PEDIATRIA
SECRETS

Thieme Revinter

PEDIATRIA SECRETS

SEXTA EDIÇÃO

RICHARD A. POLIN, MD
William T. Speck Professor of Pediatrics, College of Physicians and Surgeons, Columbia University; Director of Neonatology, New York-Presbyterian/Morgan Stanley Children's Hospital, New York, New York

MARK F. DITMAR, MD
Medical Officer, Health Resources and Services Administration, U.S. Department of Health and Human Services, Rockville, Maryland; Clinical Associate Professor of Pediatrics, Jefferson Medical College, Philadelphia, Pennsylvania

Thieme
Rio de Janeiro • Stuttgart • New York • Delhi

Dados Internacionais de Catalogação na Publicação (CIP)

P768p
    Polin, Richard A.
      Pediatria/Richard A. Polin & Mark F. Ditmar; tradução de Luciana Cristina Baldini Peruca, Sandra Mallmann & Silvia Spada – 6. Ed. – Rio de Janeiro – RJ: Thieme Revinter Publicações, 2018.
      726 p.: il; 14 x 21,5 cm; (Secrets)

    Título Original: *Pediatric Secrets*
    Inclui Índice Remissivo
    ISBN 978-85-5465-001-8

    1. Pediatria. 2. Exames de Pediatria. 3. Perguntas. I. Ditmar, Mark F. II. Título.

                                CDD: 618.92
                                  CDU: 616-053.2

Tradução:
LUCIANA CRISTINA BALDINI PERUCA (Caps. 1 a 5)
Médica Veterinária
Tradutora Especializada na Área da Saúde, SP
SANDRA MALLMANN (Caps. 6 a 12)
Tradutora Especializada na Área da Saúde, RS
SILVIA SPADA (Caps. 13 a 17)
Tradutora Especializada na Área da Saúde, SP

Revisão Técnica:
CLARISSA GUTIERREZ CARVALHO
Médica Pediatra e Neonatologista
Professora Adjunta do Departamento de Pediatria da UFRGS
Médica Assistente da Unidade de Internação Pediátrica do Hospital de Clínicas de Porto Alegre, RS
Mestrado e Doutorado em Saúde da Criança e do Adolescente pela UFRGS

Título original:
Pediatric Secrets, Sixth Edition
Copyright © 2016 by Elsevier, Inc.
ISBN 978-0-323-31030-7

© 2018 Thieme Revinter Publicações Ltda.
Rua do Matoso, 170, Tijuca
20270-135, Rio de Janeiro – RJ, Brasil
http://www.ThiemeRevinter.com.br

Thieme Medical Publishers
http://www.thieme.com

Impresso no Brasil por Intergraf Indústria Gráfica Eireli.
5 4 3 2 1
ISBN 978-85-5465-001-8

Nota: O conhecimento médico está em constante evolução. À medida que a pesquisa e a experiência clínica ampliam o nosso saber, pode ser necessário alterar os métodos de tratamento e medicação. Os autores e editores deste material consultaram fontes tidas como confiáveis, a fim de fornecer informações completas e de acordo com os padrões aceitos no momento da publicação. No entanto, em vista da possibilidade de erro humano por parte dos autores, dos editores ou da casa editorial que traz à luz este trabalho, ou ainda de alterações no conhecimento médico, nem os autores, nem os editores, nem a casa editorial, nem qualquer outra parte que se tenha envolvido na elaboração deste material garantem que as informações aqui contidas sejam totalmente precisas ou completas; tampouco se responsabilizam por quaisquer erros ou omissões ou pelos resultados obtidos em consequência do uso de tais informações. É aconselhável que os leitores confirmem em outras fontes as informações aqui contidas. Sugere-se, por exemplo, que verifiquem a bula de cada medicamento que pretendam administrar, a fim de certificar-se de que as informações contidas nesta publicação são precisas e de que não houve mudanças na dose recomendada ou nas contraindicações. Esta recomendação é especialmente importante no caso de medicamentos novos ou pouco utilizados. Alguns dos nomes de produtos, patentes e *design* a que nos referimos neste livro são, na verdade, marcas registradas ou nomes protegidos pela legislação referente à propriedade intelectual, ainda que nem sempre o texto faça menção específica a esse fato. Portanto, a ocorrência de um nome sem a designação de sua propriedade não deve ser interpretada como uma indicação, por parte da editora, de que ele se encontra em domínio público.

Todos os direitos reservados. Nenhuma parte desta publicação poderá ser reproduzida ou transmitida por nenhum meio, impresso, eletrônico ou mecânico, incluindo fotocópia, gravação ou qualquer outro tipo de sistema de armazenamento e transmissão de informação, sem prévia autorização por escrito.

PREFÁCIO

A publicação da primeira edição de *Secrets – Pediatria* ocorreu há 26 anos. Durante esse período, os avanços diagnóstico e terapêutico concomitantes às alterações sociais, econômicas e políticas globais remodelaram muito o cenário da medicina pediátrica.

O conteúdo desta edição exibe muitas dessas alterações, porém o formato permanece o mesmo. Já se observou que ponto de interrogação lembra um "anzol", como se o leitor fosse "fisgado" para se aprofundar no tópico. Embora os capítulos incluam questões sobre aspectos bem documentados e mais diretos da fisiologia pediátrica, diagnósticos diferenciais e tratamentos, foram incluídos também tópicos de controvérsia e incerteza clínicas, de modo que o leitor possa se sentir forçado a explorar esses assuntos com maiores detalhes.

Infelizmente, perdemos dois autores talentosos desde a publicação da primeira edição, Drs. Ed Charney e Steve Miller, bem como dois conselheiros do Children's Hospital da Filadélfia, Drs. David Cornfeld e Jean Cortner, que forneceram sugestões valiosas nos anos iniciais do livro. Todos respeitados profundamente como médicos, colegas e amigos, permanecendo muito lembrados.

Somos gratos aos autores dos capítulos da sexta edição por suas diligências e flexibilidade durante suas ocupações clínicas e de pesquisa; a Lisa Barnes e a equipe editorial da Elsevier pela assistência na condução dessa edição em prazos curtos e bibliomegalia; e a nossas famílias – filhos e netos – e especialmente nossas esposas, Helene Polin e Nina Ditmar, pela paciência, apoio e inspiração. Devido às nossas agendas complicadas nos últimos 26 anos, somos gratos a eles por sempre nos apoiarem.

Richard A. Polin, MD
Mark F. Ditmar, MD

COLABORADORES

Kwame Anyane-Yeboa, MD
Professor of Pediatrics
Department of Pediatrics
Columbia University Medical Center
New York, New York

Bradley A. Becker, MD
Professor
Department of Pediatrics
Saint Louis University School of Medicine
St. Louis, Missouri

Joan S. Bregstein, MD
Associate Professor of Pediatrics
Department of Pediatrics
Columbia University Medical Center;
Director of Community Outreach
Pediatric Emergency Medicine
New York-Presbyterian/Morgan Stanley
 Children's Hospital
New York, New York

Kathleen G. Brennan, MD
Neonatology Fellow
Department of Pediatrics
Columbia University College of Physicians and
 Surgeons;
Fellow
Division of Neonatology, Department of Pediatrics
New York-Presbyterian/Morgan Stanley
 Children's Hospital
New York, New York

Elizabeth Candell Chalom, MD
Clinical Associate Professor of Pediatrics
Department of Pediatrics
Rutgers University
Newark, New Jersey;
Director, Pediatric Rheumatology
Pediatrics
Saint Barnabas Health
Livingston, New Jersey

Marisa Censani, MD
Assistant Professor of Pediatrics
Department of Pediatrics
Division of Pediatric Endocrinology
Weill Cornell Medical College;
Assistant Attending Physician
Department of Pediatrics
New York Presbyterian Hospital/Weill Cornell
 Medical Center
New York, New York

Maire Conrad, MD, MS
Fellow
Department of Pediatric Gastroenterology
The Children's Hospital of Philadelphia
Philadelphia, Pennsylvania

Mark F. Ditmar, MD
Medical Officer
Health Resources and Services Administration
U.S. Department of Health and Human Services
Rockville, Maryland;
Clinical Associate Professor of Pediatrics
Jefferson Medical College
Philadelphia, Pennsylvania

Jennifer Duchon, MDCM, MPH
Clinical Fellow
Division of Pediatric Infectious Disease
Columbia-Presbyterian Medical Center
New York, New York

Andrew H. Eichenfield, MD
Assistant Professor of Pediatrics at Columbia
 University Medical Center
Division of Pediatric Allergy, Immunology, and
 Rheumatology
Columbia University Medical Center;
Attending Physician
Division of Allergy, Immunology, and
 Rheumatology
New York-Presbyterian/Morgan Stanley
 Children's Hospital
New York, New York

COLABORADORES

Marc D. Foca, MD
Associate Professor of Pediatrics at Columbia University Medical Center
Department of Pediatrics, Division of Infectious Diseases
Columbia University;
Associate Attending
Department of Pediatrics
New York-Presbyterian/Morgan Stanley Children's Hospital
New York, New York

Mary Patricia Gallagher, MD
Assistant Professor at Columbia University Medical Center
Department of Pediatrics
Division of Pediatric Endocrinology
Columbia University;
Co-Director, Pediatric Diabetes Program
Naomi Berrie Diabetes Center
Columbia University
New York, New York

Maria C. Garzon, MD
Professor of Dermatology and Pediatrics at CUMC
Columbia University;
Director, Pediatric Dermatology
New York-Presbyterian/Morgan Stanley Children's Hospital
New York, New York

Constance J. Hayes, MD
Pediatric Cardiologist
New York-Presbyterian/Morgan Stanley Children's Hospital
New York, New York

Noah J.F. Hoffman, MD
Fellow
Division of Gastroenterology, Hepatology, and Nutrition
The Children's Hospital of Philadelphia
Philadelphia, Pennsylvania

Allan J. Hordof, MD
Pediatric Cardiologist
Department of Pediatrics
Division of Pediatric Cardiology
New York-Presbyterian/Morgan Stanley Children's Hospital
New York, New York

Alejandro Iglesias, MD
Assistant Professor
Department of Pediatrics
Division of Medical Genetics
Columbia University Medical Center
New York, New York

Candi Jump, MD
Fellow
Department of Pediatric Gastroenterology, Hepatology and Nutrition
Children's Hospital of Philadelphia
Philadelphia, Pennsylvania

Bernard S. Kaplan, MB BCh
Nephrologist
Department of Pediatrics
The Children's Hospital of Philadelphia;
Professor
Department of Pediatrics
The Perelman School of Medicine at the University of Pennsylvania
Philadelphia, Pennsylvania

Christine T. Lauren, MD
Assistant Professor of Dermatology and Pediatrics and CUMC
Department of Dermatology
Columbia University Medical Center
New York, New York

Alice Lee, MD
Assistant Professor of Pediatrics
Department of Pediatrics
Columbia University
New York, New York

Tina A. Leone, MD
Assistant Professor of Pediatrics at CUMC
Department of Pediatrics
Columbia University College of Physicians and Surgeons
New York, New York

Chris A. Liacouras, MD
Professor of Pediatrics
Division of Gastroenterology, Hepatology and Nutrition
Perelman School of Medicine
Philadelphia, Pennsylvania

COLABORADORES

Elizabeth C. Maxwell, MD
Fellow
Department of Pediatric Gastroenterology,
 Hepatology and Nutrition
Children's Hospital of Philadelphia
Philadelphia, Pennsylvania

Tiffani L. McDonough, MD
Assistant Professor
Division of Child Neurology
Department of Neurology
Columbia University Medical Center
New York-Presbyterian/Morgan Stanley
 Children's Hospital
New York, New York

Steven E. McKenzie, MD, PhD
Professor
Department of Medicine and Pediatrics
Thomas Jefferson University
Thomas Jefferson University Hospitals;
Attending Physician
Department of Hematology
Philadelphia, Pennsylvania

Kevin E.C. Meyers, MB BCh
Professor of Pediatrics
Department of Nephrology/Pediatrics
The Children's Hospital of Philadelphia
University of Pennsylvania,
Philadelphia, Pennsylvania

Kimberly D. Morel, MD
Associate Professor of Dermatology and
 Pediatrics at CUMC
Department of Dermatology
Columbia University
New York, New York

Amanda Muir, MD
Instructor of Pediatrics
Department of Gastroenterology, Hepatology,
 and Nutrition
The Children's Hospital of Philadelphia
Philadelphia, Pennsylvania

Sharon E. Oberfield, MD
Professor of Pediatrics and Director of Pediatric
 Endocrinology
Department of Pediatrics
Columbia University Medical Center
New York, New York

Kerice Pinkney, MBBS
Chief Fellow
Division of Pediatric Hematology/Oncology/ Stem
 Cell Transplant
Columbia University
New York, New York

Julia Potter, MD
Adolescent Medicine Fellow
Department of Child and Adolescent Health
Columbia University Medical Center
New York, New York

James J. Riviello, Jr., MD
Sergievsky Family Professor of Neurology and
 Pediatrics
Chief, Division of Child Neurology
Department of Neurology
Columbia University Medical Center;
Chief of Child Neurology
New York-Presbyterian/Morgan Stanley
 Children's Hospital
New York, New York

Dina L. Romo, MD
Columbia University
Department of Adolescent Medicine
New York, New York

Carlos D. Rosé, MD, CIP
Professor of Pediatrics
Department of Pediatrics
Thomas Jefferson University
Philadelphia, Pennsylvania;
Chief of Rheumatology
Department of Pediatrics
duPont Children's Hospital
Wilmington, Delaware

Cindy Ganis Roskind, MD
Assistant Professor
Department of Pediatrics
Columbia University Medical Center
New York, New York

Benjamin D. Roye, MD, MPH
Assistant Professor
Department of Orthopedic Surgery
Columbia University
New York, New York

Lisa Saiman, MD, MPH
Professor of Clinical Pediatrics
Department of Pediatrics
Columbia University
New York, New York

F. Meridith Sonnett, MD
Associate Professor of Pediatrics
Department of Pediatrics
Columbia College of Physicians and Surgeons/Columbia University Medical Center;
Chief, Division of Pediatric Emergency Medicine
Department of Pediatrics
New York-Presbyterian/Morgan Stanley Children's Hospital
New York, New York

Karen Soren, MD
Associate Professor
Department of Pediatrics
Columbia University Medical Center;
Director, Adolescent Medicine
New York-Presbyterian/Morgan Stanley Children's Hospital
New York, New York

Thomas J. Starc, MD, MPH
Professor
Department of Pediatrics
Columbia University
New York, New York

Randi Teplow-Phipps, MD
Clinical Fellow in Adolescent Medicine
Department of Pediatrics
Columbia University Medical Center
New York, New York

Orith Waisbourd-Zinman, MD
Fellow Physician
Division of Gastroenterology, Hepatology and Nutrition
Children's Hospital of Philadelphia
Philadelphia, Pennsylvania

Jennifer L. Webb, MD
Assistant Professor
Department of Pediatrics
George Washington School of Medicine;
Pediatric Hematologist
Department of Pediatrics
Children's National Medical Center
Washington, DC

Danielle Wendel, MD
Pediatric Gastroenterology Fellow
Department of Gastroenterology, Hepatology, and Nutrition
Children's Hospital of Philadelphia
Philadelphia, Pennsylvania

Robert W. Wilmott, MD
IMMUNO Professor and Chair
Department of Pediatrics
Saint Louis University;
Pediatrician-in-Chief
SSM Cardinal Glennon Children's Medical Center
St. Louis, Missouri

SUMÁRIO

100 MAIORES SEGREDOS 1

CAPÍTULO 1 MEDICINA DO ADOLESCENTE 7
Karen Soren, MD ▪ Randi Teplow-Phipps, MD ▪ Julia Potter, MD
Dina L. Romo, MD

CAPÍTULO 2 COMPORTAMENTO E DESENVOLVIMENTO 42
Mark F. Ditmar, MD

CAPÍTULO 3 CARDIOLOGIA 78
Thomas J. Starc, MD, MPH ▪ Constance J. Hayes, MD ▪ Allan J. Hordof, MD

CAPÍTULO 4 DERMATOLOGIA 109
Kimberly D. Morel, MD ▪ Christine T. Lauren, MD ▪ Maria C. Garzon, MD

CAPÍTULO 5 MEDICINA DE EMERGÊNCIA 148
Joan S. Bregstein, MD ▪ Cindy Ganis Roskind, MD ▪ F. Meridith Sonnett, MD

CAPÍTULO 6 ENDOCRINOLOGIA 189
Mary Patricia Gallagher, MD ▪ Marisa Censani, MD ▪ Sharon E. Oberfield, MD

CAPÍTULO 7 GASTROENTEROLOGIA 220
Chris A. Liacouras, MD ▪ Danielle Wendel, MD ▪ Candi Jump, MD
Maire Conrad, MD, MS ▪ Noah J.F. Hoffman, MD
Elizabeth C. Maxwell, MD ▪ Amanda Muir, MD ▪ Orith Waisbourd-Zinman, MD

CAPÍTULO 8 GENÉTICA 271
Kwame Anyane-Yeboa, MD ▪ Alejandro Iglesias, MD

CAPÍTULO 9 HEMATOLOGIA 296
Jennifer L. Webb, MD ▪ Steven E. McKenzie, MD, PhD

CAPÍTULO 10 DOENÇAS INFECCIOSAS 341
Jennifer Duchon, MDCM, MPH ▪ Lisa Saiman, MD, MPH ▪ Marc D. Foca, MD

CAPÍTULO 11 NEONATOLOGIA 416
Kathleen G. Brennan, MD ▪ Tina A. Leone, MD

CAPÍTULO 12 NEFROLOGIA 460
Bernard S. Kaplan, MB BCh ▪ Kevin E.C. Meyers, MB BCh

CAPÍTULO 13 NEUROLOGIA 501
Tiffani L. McDonough, MD ▪ James J. Riviello, Jr., MD

CAPÍTULO 14 ONCOLOGIA 558
Kerice Pinkney, MBBS ▪ Alice Lee, MD

CAPÍTULO 15 ORTOPEDIA 586
Benjamin D. Roye, MD, MPH

CAPÍTULO 16 PNEUMOLOGIA 619
Robert W. Wilmott, MD ▪ Bradley A. Becker, MD

CAPÍTULO 17 REUMATOLOGIA 650
Carlos D. Rosé, MD, CIP ▪ Elizabeth Candell Chalom, MD ▪ Andrew H. Eichenfield, MD

Índice Remissivo 676

PEDIATRIA
SECRETS

Thieme Revinter

100 MAIORES SEGREDOS

Estes são os 100 principais segredos do quadro de alertas. Eles resumem os conceitos, os princípios e os detalhes mais evidentes da prática clínica.

1. A acne vulgar, que tem início antes dos 7 anos de idade, justifica investigações posteriores sobre anormalidades endócrinas, como o excesso de andrógeno ou a puberdade precoce.

2. Após a suplementação de ferro em decorrência de anemia por deficiência de ferro, a contagem de reticulócitos deve dobrar em 1 a 2 semanas, e a hemoglobina deve aumentar em torno de 1 g/dL em 2 a 4 semanas. A razão mais comum da anemia por deficiência de ferro é a má adesão ao uso da suplementação.

3. O desenvolvimento de insuficiência cardíaca congestiva (ICC) em virtude de taquicardia supraventricular (TSV) em < 24 horas é raro. Quando a TSV está presente por 24 a 36 horas, aproximadamente 20% desenvolvem ICC. Em 48 horas, o número aumenta para 50%.

4. Após os 7 anos de idade, a enurese noturna (que acomete 10% das crianças nessa idade) soluciona-se espontaneamente a uma taxa aproximada de 15% ao ano, de modo que, aos 15 anos de idade, quase 1% a 2% dos adolescentes ainda são acometidos.

5. A "marcha atópica" é o fenômeno em que, aproximadamente, metade das crianças com dermatite atópica eventualmente desenvolve asma, e dois terços, rinite alérgica.

6. Enquanto a leucemia constitui o grupo mais comum no diagnóstico de câncer pediátrico em geral, neuroblastomas ocorrem mais comumente em crianças < 1 ano de idade.

7. Tosse e engasgo (testemunhados ou relatados) ocorrem em 80% a 90% das crianças com suspeita de aspiração de corpo estranho, o que reforça a importância do questionamento sobre sufocação em uma criança avaliada em decorrência de tosse.

8. Escoliose idiopática (com um ângulo de Cobb de 10 graus ou mais) ocorre em cerca de 3% das crianças, mas somente 0,3% a 0,5% delas apresentarão progressão de curvas que necessitem de tratamento.

9. Nefropatia IgA é o tipo mais comum de doença glomerular primária no mundo. Comparados aos adultos, os pacientes pediátricos são mais propensos a lesões histológicas mínimas e menos suscetíveis a lesões crônicas avançadas.

10. A causa mais comum de perda sanguínea gastrintestinal crônica no mundo é a infecção por ancilóstomo, que está frequentemente associada à anemia por deficiência de ferro.

11. Neonatos com lesões lombossacrais na linha mediana (p. ex., fossetas sacrais, hipertricose, lipomas) acima da prega glútea devem ser submetidos a um exame de imagem de triagem da coluna em busca de disrafismo espinhal oculto.

12. O declínio da concentração de sódio sérico durante o tratamento de cetoacidose diabética (CAD) é preocupante, uma vez que indica um tratamento hídrico inapropriado ou o início da síndrome de secreção inapropriada do hormônio antidiurético (SIADH) e pode anunciar um edema cerebral iminente.

13. A causa mais identificável de hematúria microscópica é a hipercalciúria, definida como excreção elevada de cálcio urinário sem hipercalcemia concomitante.

14. O tempo médio para que a erupção cutânea da doença de Lyme apareça após a picada de um carrapato é de 7 a 10 dias, porém pode haver uma variação de 1 a 36 dias.

15. As orientações AAP de 2011 não mais recomendam a uretrocistografia miccional (UCM) de rotina para a primeira infecção do trato urinário (ITU), a menos que um ultrassom revele hidronefrose, cicatrização ou outros achados que possam sugerir refluxo vesicoureteral de alto grau ou uropatia obstrutiva.

16. Sempre considere torção ovariana no diagnóstico diferencial da dor abdominal em meninas, particularmente na faixa etária dos 9 aos 14 anos, quando cistos ovarianos que atuam como pontos principais de torção são mais comuns em virtude de maturação do eixo hormonal reprodutivo.

17. A dor no ombro esquerdo após traumatismo abdominal é um sinal preocupante, que pode representar acúmulo de sangue sob o diafragma, o que resulta em dor referida ao ombro esquerdo (sinal de Kehr) em consequência de lesão esplênica.

18. Visto que alterações histológicas irreversíveis podem se desenvolver em 4 a 8 horas após o início da torção testicular, o diagnóstico oportuno é crítico. Os índices de recuperação testicular são < 10%, caso a duração dos sintomas seja ≥ 24 horas.

19. Frequentemente, o envenenamento por monóxido de carbono é diagnosticado erroneamente, uma vez que os sintomas presentes são semelhantes aos da gripe.

20. A maior parte das hérnias umbilicais < 0,5 cm se fecha espontaneamente antes que o paciente tenha 2 anos de idade. Uma hérnia > 2 cm ainda pode se fechar espontaneamente, mas isso pode levar até 6 anos.

21. Embora a puberdade precoce ocorra com muito mais frequência em meninas (80% dos casos são meninas), os meninos são mais propensos a apresentar uma patologia identificável.

22. Considere a utilização de prostaglandina E_1 para manter a patência do ducto arterial em um lactente < 1 mês de idade que se apresenta em choque e com evidência de ICC e cianose devidas a uma lesão cardíaca ductal-dependente, como a síndrome de hipoplasia do coração esquerdo.

23. Um nível de hemoglobina $A_1C \geq 6,5\%$ em duas ocasiões é suficiente para o diagnóstico de diabetes. Níveis entre 5,7% e 6,4% colocam uma pessoa em risco elevado de diabetes.

24. A enurese noturna primária isolada raramente apresenta como etiologia uma doença orgânica identificável.

25. Somente 20% dos pacientes com intussuscepção apresentam a clássica tríade de cólicas, vômitos e fezes com sangue.

26. Em pacientes com suspeita de doenças reumáticas, fatores clínicos ligados à malignidade incluem dor óssea não articular, dor nas costas como sintoma de apresentação primária, sensibilidade óssea e sintomas constitucionais graves.

27. Três ou mais pequenas malformações devem despertar preocupação quanto a uma malformação maior.

28. Pacientes com doença de Kawasaki atípica geralmente são mais jovens (< 1 ano de idade) e mais comumente não apresentam adenopatia cervical e alterações nas extremidades.

29. Crianças maiores com deformidades unilaterais de uma extremidade (p. ex., pé cavo) devem ser submetidas à ressonância magnética para a avaliação de doença intraespinhal.

30. Em pacientes com doença falciforme, realizar ultrassom Doppler transcraniano, para mensurar o fluxo sanguíneo intracraniano, e transfusões regulares, para reduzir o conteúdo de hemoglobina S para aquelas com valores anormais, pode reduzir significativamente a probabilidade de um AVC.

31. O metanol, líquido presente no anticongelante e no limpador de para-brisa, é considerado o álcool mais letal. Ele pode causar acidose metabólica grave, refratária, e dano retiniano permanente, levando à cegueira.

32. A hiperbilirrubinemia, em geral, não é uma indicação para a interrupção da amamentação materna, e sim uma demonstração da necessidade de aumentar sua frequência.

33. As fraturas comuma alta especificidade no abuso infantil são as de costelas (particularmente, posteromediais) em crianças pequenas, lesões metafisárias clássicas de ossos longos e fraturas da escápula, processo espinhoso e esterno.

34. Aproximadamente 6% das crianças são portadoras de estreptococos e apresentarão culturas de garganta positivas entre os episódios de faringite.

35. Os dois fatores prognósticos mais consistentes para o resultado em crianças com leucemia linfoblástica aguda (LLA) são a idade de apresentação (< 1 ano ou > 10 anos caracterizam um prognóstico ruim) e a extensão da elevação da contagem inicial de células sanguíneas brancas (WBC) ($\geq 50.000/mm^3$ caracterizam um prognóstico ruim).

36. Crianças com desenvolvimento insatisfatório, fraqueza, hipotonia e acidose metabólica (particularmente, acidose láctica) devem ser avaliadas quanto a um possível distúrbio mitocondrial.

37. A síndrome do ovário policístico, que acomete até 10% das mulheres em idade reprodutiva, deve ser suspeitada nas adolescentes acima do peso ou obesas com amenorreia e sinais de hiperandroginismo (hirsutismo, acne).

38. Mulheres com infecções genitais primárias por vírus herpes simples, com liberação de HSV no parto, possuem uma probabilidade de transmitir o vírus de 10 a 30 vezes maior que mulheres com infecção recorrente.

39. As duas características essenciais de autismo são (1) interação e comunicação social prejudicadas e (2) padrão de comportamento restrito e repetitivo.

40. Os picos diários de febre da artrite idiopática juvenil sistêmica podem anteceder o desenvolvimento da artrite por semanas a meses.

41. A síncope apresenta maior probabilidade de ser de origem cardíaca na presença de início repentino sem qualquer período prodromal de tontura ou consciência direta, ocorrência durante o exercício, histórico de palpitações anteriores ao desmaio, e resultado de uma queda e/ou de um histórico familiar positivo de óbito súbito.

42. Aproximadamente, 10% a 20% dos pacientes com febre maculosa das Montanhas Rochosas não desenvolvem erupções; portanto, um alto índice de suspeita é necessário para qualquer paciente em uma área endêmica que apresente febre, mialgia, dores de cabeça graves e vômitos.

43. Uma criança de 5 anos de idade com sobrepeso apresenta uma probabilidade 4 vezes maior de ser um adolescente com sobrepeso, o que ressalta a importância de se cuidar da obesidade desde cedo.

44. A evidência mais precoce de nefropatia em pacientes com diabetes melito tipo 1 é a microalbuminúria, que é a presença de pequenas quantidades de albumina na urina, preferivelmente mensurada na primeira amostra matinal.

45. A melhor mensuração da função cognitiva em uma criança mais jovem é a linguagem receptiva, que deve ser avaliada de uma maneira livre de requisitos motores.

46. Em uma criança pequena com suspeita de trombocitopenia púrpura idiopática (TPI), a presença de esplenomegalia justifica uma avaliação mais agressiva em busca de um problema associado (p. ex., doença colágeno vascular, hiperesplenismo, leucemia, doença do armazenamento de glicogênio).

47. A causa mais comum de óbitos por *overdose* em crianças e adolescentes nos Estados Unidos é o acetaminofeno, por sua ampla disponibilidade e frequência de uso em intoxicações acidentais e suicidas.

48. O achado mais confiável, pelo exame físico, para quadril com desenvolvimento displásico em uma criança mais velha é a abdução limitada do quadril, que ocorre como resultado do encurtamento dos músculos adutores.

49. A causa mais comum de convulsões persistentes é o nível inadequado de antiepilético sérico.

50. Massas no pescoço na linha mediana, geralmente, envolvem a glândula tireoide ou reminiscências da tireoide, como, por exemplo, um cisto do ducto tireoglosso.

51. A maior parte das ambliopias é unilateral; o teste de visão com ambos os olhos abertos é inadequado.

52. A contracepção de emergência deve ser discutida com todos os adolescentes sexualmente ativos; 90% das gestações em adolescentes são não intencionais.

53. Uma criança pequena com vômitos, letargia, hipoglicemia e sem cetonas na urinálise deve ser avaliada quanto a um defeito de oxidação de ácidos graxos.

54. Sem um reforço após a idade de 5 anos, a proteção contra infecção da coqueluche é de, aproximadamente, 80% durante os primeiros 3 anos após a imunização, caindo para 50% após 4 a 7 anos e para quase 0% após 11 anos.

55. A asma raramente causa baqueteamento digital em crianças. Considere outras doenças, particularmente fibrose cística.

56. Apenas 5% dos adolescentes obesos apresentam uma causa patológica identificável como um problema endócrino (p. ex., hipotireoidismo) ou uma síndrome incomum (p. ex., Prader-Willi).

57. Crianças bilíngues desenvolvem marcos de fala normalmente; não se deve presumir que lares com dois idiomas sejam a causa do atraso na fala.

58. Sulfonamidas e antiepiléticos (especialmente fenobarbital, carbamazepina e lamotrigina) são as medicações mais comumente associadas à síndrome de Stevens-Johnson e à necrólise epidérmica tóxica.

59. A etiologia específica mais comum diagnosticada em pacientes pediátricos com doença febril sistêmica após uma viagem internacional é a malária. Mais da metade da população mundial vive em áreas onde a malária é endêmica.

60. A condição mais comum apresentada como impactação alimentar em um adolescente é a esofagite eosinofílica.

61. O tempo ideal para o reparo cirúrgico de um testículo retido é ao redor dos 12 meses de idade, uma vez que a descida espontânea após 9 meses é improvável, e alterações ultraestruturais nos túbulos seminíferos podem ocorrer no segundo ano de vida, a menos que a orquidopexia seja realizada.

62. O quadro clássico de apendicite é a anorexia seguida por dor, depois por náusea e vômito, com subsequente localização de achados no quadrante inferior direito. Entretanto, existe um amplo grau de variabilidade, especialmente em pacientes mais jovens.

63. Uma criança pequena com perda auditiva sensorioneural não sindrômica deve ser avaliada quanto a mutações no gene connexin 26. Mutações nesse gene contribuem para, pelo menos, 50% das perdas auditivas recessivas autossômicas e para, aproximadamente, 10% a 20% de toda a perda auditiva pré-lingual.

64. O sinal de Gorlin é a habilidade de tocar a ponta do nariz com a língua, o que pode ser observado em condições associadas a síndromes de hipermobilidade, como, por exemplo, a síndrome de Ehlers-Danlos.

65. Um exame pélvico não é necessário antes da prescrição de contraceptivos para adolescentes sem fatores de risco. Uma triagem apropriada para infecções transmitidas sexualmente e possível displasia cervical pode ser programada, mas atrasa a contracepção oral desnecessariamente e aumenta o risco de uma gestação.

66. Uma escama cutânea que sangra facilmente na sua remoção (sinal de Auspitz) é característica de psoríase e está relacionada à ruptura de capilares na porção superior da derme papilar.

67. A causa mais frequente de aminotransferases cronicamente elevadas entre crianças e adolescentes nos Estados Unidos é a doença hepática gordurosa não alcoólica (NAFLD), que é comumente observada em pacientes obesos com síndrome metabólica.

68. Convulsões com febre em pacientes > 6 anos não devem ser consideradas convulsões febris.

69. Uma sensação de estouro ou estalo em um cenário de dor aguda no joelho geralmente está associada a lesão do ligamento cruzado anterior, lesão meniscal e/ou subluxação patelar.

70. Hipercapnia (PCO_2 elevado) em um paciente com ataque agudo de asma é um sério sinal de que a criança pode estar cansada ou ficando gravemente obstruída.

71. Sinais e sintomas de glomerulonefrite pós-estreptocócica (p. ex., hematúria grave, hipertensão, oligúria) iniciam-se em aproximadamente 7 a 14 dias após a faringite e em 6 semanas após uma piodermite.

72. Bebês prematuros devem ser imunizados de acordo com a idade cronológica pós-natal.

73. Durante o primeiro ano de vida, hipotonia é mais comum que hipertonia em pacientes que são diagnosticados definitivamente com paralisia cerebral.

74. Uma criança do sexo masculino com abscesso hepático deve ser considerada portadora de doença granulomatosa crônica até que se prove o contrário.

75. Alterações no exame físico em avaliações prévias à participação em esportes que identificam um paciente em risco de morte súbita incluem fatores marfanoides, sopros patológicos, pulsos femorais fracos ou retardados e evidência de arritmia (batimento cardíaco rápido ou irregular).

76. Até 10% das crianças saudáveis, normais, podem apresentar teste de anticorpo antinuclear positivo de baixo nível (1:10) que permanecerá positivo. Sem fatores clínicos ou laboratoriais da doença, isso não é significativo.

77. A causa mais comum de dor pélvica crônica em adolescentes sem histórico de doença inflamatória pélvica é a endometriose.

78. Dores de cabeça que despertam a criança do sono associadas a vômitos sem náusea, que pioram com o esforço ou a tosse e apresentam alterações de intensidade, com mudanças na posição do corpo, são evidências de pressão intracraniana aumentada.

79. A oximetria de pulso como triagem para doença cardíaca congênita complexa em bebês assintomáticos no berçário é anormal quando os níveis de oxigênio são < 90% em um membro ou quando há diferença > 3% entre o membro superior direito e um membro inferior no teste inicial e na repetição.

80. A proteinúria significativa associada à hematúria possui uma probabilidade muito maior de ser causada por uma patologia renal subjacente em comparação com a hematúria isolada.

81. Na avaliação de crianças com constipação, o componente do exame físico mais importante é o exame retal, uma vez que grandes quantidades de fezes na ampola retal quase sempre indicam constipação funcional.

82. Em crianças com obesidade simples (p. ex., familiar), o crescimento linear é tipicamente aumentado; em crianças com endocrinopatias (p. ex., síndrome de Cushing, hipotireoidismo), geralmente, o crescimento linear é prejudicado.

83. O eflúvio telógeno, a causa mais comum de perda capilar difusa em crianças, se desenvolve em 2 a 5 meses após um acontecimento estressante (p. ex., cirurgia, nascimento, grande perda de peso) e se resolve gradualmente sem terapia.

84. A variável mais importante que influencia a mortalidade na fascite necrosante é o tempo de debridamento cirúrgico.

85. Engatinhar é um dos marcadores menos valiosos de desenvolvimento, uma vez que existe uma enorme variação no tempo do engatinhar e uma porcentagem significativa de crianças normais que nunca engatinharam antes de andar.

86. Recém-nascidos diagnosticados com conjuntivite por clamídia não devem ser tratados com terapia tópica somente, visto que isso não irá erradicar o microrganismo do trato respiratório superior e pode falhar na prevenção do desenvolvimento de pneumonia por clamídia. A terapia com macrolídeo oral é necessária.

87. A tosse psicogênica deve ser considerada em uma criança com tosse diurna persistente explosiva, em ruído de buzina e seca, que desaparece com o sono ou durante o final de semana.

88. Até 20% das adolescentes com menorragia podem apresentar sangramento irregular, mais comumente doença de Von Willebrand.

89. A inteligibilidade aumenta em, aproximadamente, 25% por ano; de 25% no primeiro ano a 100% aos 4 anos de idade. A inteligibilidade atrasada de forma significante requer avaliação imediata da audição e da linguagem.

90. Bebês infectados no período perinatal com hepatite B apresentam uma chance > 90% de desenvolver infecção crônica de hepatite B, e, dessas, 25% desenvolvem carcinoma hepatocelular.

91. Após um episódio de otite média aguda, aproximadamente 70% dos pacientes continuam a apresentar uma efusão da orelha média em 2 semanas, 40% em 1 mês, 20% em 2 meses e 10% em 3 meses.

92. Lesão renal aguda (LRA) substituiu o termo insuficiência renal aguda (IRA) para refletir o conceito mais adequado de reduções menores na função renal (forma curta de insuficiência completa do órgão) que apresentam repercussões clínicas significativas em termos de morbidade e mortalidade.

93. Desde a introdução de vacinas conjugadas pneumocócicas, os índices de bacteremia por *Streptococcus pneumoniae* caíram dramaticamente para < 1 em crianças febris, com aparência não tóxica, entre 3 e 36 meses de vida.

94. Muitos óbitos pediátricos nos Estados Unidos associados à influenza tendem a resultar de (1) exacerbação de uma condição médica subjacente ou de um procedimento invasivo, ou (2) coinfecção de outro patógeno, mais comumente *Staphylococcus aureus*.

95. Fibrose cística é a doença genética letal mais comum, definida como a doença que interfere na habilidade de reprodução do indivíduo como resultado da morte precoce ou de função sexual prejudicada.

96. Sarampo, após um período de incubação de 4 a 12 dias, se apresenta com tosse, coriza e conjuntivite seguidas por exantemas morbiliformes característicos com traços maculopapulares.

97. O citomegalovírus é a infecção congênita mais comum, de até 1,3% em alguns estudos, porém 80% a 90% dos neonatos infectados são assintomáticos no nascimento ou no início da infância.

98. O rubor ciliar, que é uma hiperemia em torno da córnea em que a vermelhidão da conjuntiva fica concentrada na área adjacente à córnea (limbo), é preocupante quanto a um possível sinal de patologia ocular importante (p. ex., ceratite, uveíte anterior, glaucoma agudo de ângulo fechado). O encaminhamento urgente ao oftalmologista é necessário.

99. Recomendações para diminuir o risco da síndrome da morte súbita em bebês (SIDS) incluem o não posicionamento do bebê em decúbito ventral para dormir; uso de uma superfície plana para o sono; aleitamento materno; compartilhamento de quarto sem compartilhamento de leito; imunizações rotineiras; atenção com chupetas; evitar camas macias, superaquecimento e exposição à fumaça de tabaco, álcool e drogas ilícitas.

100. O estrabismo ocasional é comum em bebezinhos, uma vez que a mácula e a fóvea são insuficientemente desenvolvidas ao nascimento, porém uma intervenção deve ser considerada quando os sintomas persistirem além dos 2 a 3 meses de vida.

MEDICINA DO ADOLESCENTE

Karen Soren, MD ▪ *Randi Teplow-Phipps, MD* ▪ *Julia Potter, MD*
Dina L. Romo, MD

CAPÍTULO 1

QUESTÕES CLÍNICAS

1. Quais são as três causas principais de mortalidade em adolescentes?

1. **Lesão não intencional** é a causa principal do óbito, sendo a maior parte das lesões causada por acidentes automobilísticos. O índice de acidente fatal por milha dirigida entre jovens de 16 a 17 anos de idade é, aproximadamente, 3 vezes maior que o índice para motoristas com 20 anos ou mais.
2. **Violência**, especificamente homicídio, é a segunda causa principal de óbito de jovens entre 15 e 24 anos de idade e, para indivíduos masculinos negros, é a causa principal de óbito nessa faixa etária. Em 2013, aproximadamente 28% de indivíduos masculinos comparados a 8% de indivíduos femininos relataram ter portado uma arma (revólver, faca ou porrete) em, pelo menos, 1 dia no mês anterior.
3. **Suicídio** é a terceira causa principal de óbito de adolescentes com idades entre 10 e 19 anos.

Highway Loss Data Institute, 2014: www.iihs.org. Último acesso em 29 de out. de 2014.
Heron M: Deaths: leading causes for 2010. National vital statistics reports: from the Centers for Disease Control and Prevention, National Center for Health Statistics, *Natl Vital Stat System*, 62:1–97, 2013.
Kann L, Kinchen S, Shanklin SL, et al: Youth risk behavior surveillance – United States, 2013, *MMWR*, 63:4, 2014.

2. Qual a frequência da violência entre namorados adolescentes?

A *violência entre namorados*, também denominada violência entre parceiros íntimos (IPV), pode ser definida como o uso de golpes, bofetadas ou ferimento físico intencional contra o namorado ou namorada. Quase 10% dos alunos do ensino médio relataram IPV, e 7% relataram já terem sido forçados a ter relação sexual.

Kann L, Kinchen S, Shanklin SL, et al: Youth risk bahavior surveillance–United States, 2013, *MMWR* 63:4, 2014.

3. Quais esportes causam o maior número de concussões em adolescentes?

Entre os indivíduos de 15 a 24 anos de idade, os esportes estão em segundo lugar, sendo os acidentes por veículos motorizados a causa principal de concussões. Em 2012, a maior parte das concussões resultou da participação em *futebol americano*, seguido por *futebol* feminino. O mecanismo mais comum de lesão foi o contato jogador-jogador. Em esportes comparáveis entre gêneros, o sexo feminino apresentou índice de concussão mais alto (OR = 1,7) que o sexo masculino.

Marar M, McIlvain NM, Fields SK, et al: Epidemiology of concussions among United States high school athletes in 20 sports, *Am J Sports Med* 40:747–755, 2012.

4. Qual o diagnóstico que requer divulgação obrigatória independente da confidencialidade?

A maior parte dos estados requer:
- Notificação às autoridades do bem-estar infantil sobre suspeitas de **abuso infantil** (físico ou sexual), conforme legislação vigente.
- Notificação às autoridades sobre ferimentos por **disparo de arma de fogo** e por **faca**.
- Advertência de um psicoterapeuta a uma vítima identificável de **ameaça de violência** por um paciente.
- Notificação de parentes ou outras autoridades caso um paciente represente uma ameaça razoável a si mesmo (a) (*i. e.*, **ideação suicida**).

5. Como o mnemônico "HEADS" contribui para a entrevista com adolescente?

Esse mnemônico permite uma abordagem sistemática de avaliação de múltiplas questões de saúde e fatores de risco que acometem adolescentes:

H – *(Home)* **Lar** (modo de vida, relações familiares, apoio)
E – **Educação** (assuntos escolares, hábitos de estudo, conquistas, expectativas)
A – **Atividades** (recreação, amigos, exercícios, emprego)

D – Drogas (álcool, tabaco, maconha, cocaína, pílulas etc.)
Depressão
S – Sexualidade (atividade sexual, orientação sexual)
(Self-esteem) **Autoestima** (imagem do corpo)
Segurança (abuso, violência do[a] parceiro[a], risco de automutilação)
(Suicidality) **Pensamentos suicidas**

6. Quando a orientação sexual geralmente emerge?
A orientação sexual emerge antes ou no início da adolescência. A juventude minoritária sexual frequentemente é definida como LGBTQ ou lésbica, Gay, Bissexual, Transgênero e jovens em dúvida. A experimentação sexual é comum na adolescência e pode não prever a orientação sexual.

7. O que caracteriza a identidade do gênero, a expressão do gênero e a disforia do gênero?
- A *identidade do gênero* é como um indivíduo identifica seu próprio gênero.
- A *expressão do gênero* é a exibição externa de características do gênero. Geralmente isso se adapta ao sexo anatômico tanto para adolescentes heteros quanto homossexuais.
- A *disforia do gênero* refere-se ao estresse emocional de possuir uma identidade de gênero diferente da identidade natal ou sexo anatômico.

Levine DA: Office-based care for lesbian, gay, bisexual, transgender, and questioning youth, *Pediatrics* 132:e297–313, 2013.

8. Quais disparidades de saúde são especiais da juventude LGBTQ?
A juventude LGBTQ apresenta índices mais elevados de sofrer *bullying*, estigmatização e/ou rejeição dos pais. Isso pode resultar em questões quanto a autoestima, depressão e pensamentos suicidas. A juventude LGBTQ também mostra índices mais elevados de uso de drogas e álcool, DSTs (particularmente vírus da imunodeficiência humana [HIV]) e domicílio na rua. Os fatores de proteção incluem ligação familiar, adultos preocupados e segurança escolar.

9. Como a mídia social pode impactar o comportamento do adolescente?
A mídia social (p. ex., Facebook, Instagram, Snapchat, Youtube) pode influenciar fortemente as atitudes e o comportamento dos adolescentes. Ela se tornou uma parte integral da vidas de muitos adolescentes. Muitos jovens usam a internet diariamente para se comunicar com amigos, manter e formar novas relações sociais. Os jovens postam, em mídias sociais, fotos de comportamentos arriscados que refletem seus comportamentos reais. Eles podem exibir postagens de comportamentos sexuais arriscados, uso de substâncias ou violência. Seus colegas podem perceber essas demonstrações públicas como aceitáveis, e essa falsa percepção pode atrair outros a se engajarem em tais comportamentos de alto risco também.

Moreno MA, Parks MR, Zimmerman FJ, et al: Display of Health risk behaviors on MySpace by adolescents: prevalence and associations, *Arch Pediatr Adolesc Med* 163:27–34, 2009.

10. O que é perseguição virtual?
A perseguição virtual é a utilização da internet, de telefones celulares ou locais de mídia social para comunicar uma informação falsa, constrangedora ou hostil sobre outra pessoa. Isso pode variar de insultos à exclusão de um colega até o assédio sexual. As vítimas da internet podem desenvolver problemas emocionais, comportamentais e relacionados à escola.

Suzuki K, Asaga R, Sourander A, et al: Cyberbullying and adolescent mental health. *Int J Adolesc Med Health* 24:27–35, 2012.

11. Quais adolescentes < 18 anos de idade podem dar consentimento a seus cuidados médicos?
Os adolescentes < 18 anos de idade devem ser considerados "emancipados" ou menores "maduros" para dar autorização. Entretanto, a definição varia de estado para estado. Menores emancipados incluem os que são casados, os que são pais, são membros das Forças Armadas, moram separados de seus pais e/ou aqueles que apresentam evidência de independência (financeira ou de outra forma).

Berlan ED, Bravender T: Confidentiality, consent and caring for the adolescent patient, *Curr Opin Pediatr* 21:450–456, 2009.
Bruce CR, Berg SL, McGuire AL: Please don't call my mom: pediatric consent and confidentiality, *Clin Pediatr* 48:243–246, 2009.

TRANSTORNOS ALIMENTARES

12. Como é feito o diagnóstico de anorexia nervosa?
A *anorexia nervosa* consiste de um espectro de anormalidades psicológicas, comportamentais e médicas. O Manual de Estatísticas e Diagnóstico de Transtornos Mentais de 2013, 5ª Edição (DSM-5), lista três componentes necessários para o diagnóstico:
1. *Restrição de ingestão de energia relativa às necessidades, levando a um peso corporal significativamente baixo* – um peso menor que o minimamente esperado. (Isso substitui o critério mais antigo de recusa para manter um peso que é > 85% do peso esperado para a altura.)
2. *Medo intenso de ganhar peso* ou de se tornar gordo ou *comportamento persistente que interfere no ganho de peso*, mesmo quando o indivíduo acometido se apresente com peso significativamente baixo. Frequentemente, os adolescentes insistem que estão tentando ganhar peso, mas não conseguem.
3. *Transtornos de percepção da forma e do tamanho do corpo, influência excessiva da forma e do peso do corpo na autoavaliação, ou falta persistente de reconhecimento da seriedade do baixo peso corporal atual.*

A presença de amenorreia não é mais necessária para o diagnóstico de anorexia nervosa em garotas pós-menarca.

American Psychiatric Association: *Diagnostic and Statistical Manual of Mental Disorders*, ed 5. Washington, DC, 2013, American Psychiatric Association.

13. Quais são os sinais de anorexia nervosa no exame físico?
- Bradicardia sinusal (ou outras disritmias).
- Hipotermia.
- Alterações ortostáticas na pressão sanguínea e frequência cardíaca.
- Cabelo opaco e fino.
- Pele seca, lanugem (pelos finos no corpo).
- Caquexia (especialmente perda de gordura facial).
- Acrocianose (mãos e pés frios e azulados).
- Edema nas extremidades.
- Sopro cardíaco (prolapso da válvula mitral).
- Retardo de crescimento.
- Atraso ou parada puberal.

14. Quais são os diagnósticos diferenciais que devem ser considerados na avaliação de um paciente com anorexia nervosa?
Devem-se considerar transtornos gastrintestinais (intestino inflamado, doença celíaca ou úlcera péptica), malignidades ocultas, distúrbios endócrinos (hipertireoidismo, diabetes) e infecção (tuberculose, HIV). Depressão, ansiedade, distúrbio obsessivo compulsivo e abuso de substâncias também podem resultar em perda de peso. A síndrome da artéria mesentérica superior (SMA) é uma consequência de perda de peso grave, mas pode se apresentar como anorexia.

15. Quais são os fatores prognósticos bons e ruins para a recuperação de anorexia?
Bom: pouca idade no início (< 14 anos), apoio familiar, duração mais curta da enfermidade.
Ruim: início em idade mais avançada, comportamento bulímico, perda de peso mais significante, desajuste familiar, doença mental comórbida, duração mais prolongada da doença.

16. Por que garotas adolescentes com anorexia nervosa estão em risco de baixa densidade mineral óssea?
Níveis de FSH e LH diminuídos resultam na não ovulação e em subsequentes níveis baixos de estrogênio sérico. Visto que o estrogênio é necessário para incorporar o cálcio nos ossos, a osteopenia pode ser uma consequência.

17. Quais são as diferenças clínicas entre a anorexia nervosa no sexo feminino e no masculino?
Estima-se que menos de 5% da anorexia nervosa envolve garotos. Indivíduos do sexo masculino são mais propensos a:
- Ter sido obesos antes do início dos sintomas.
- Ser ambivalentes quanto ao desejo de ganhar ou perder peso.

- Ter mais problemas relacionados a gênero e identidade sexual.
- Se envolver com dietas e participação em esportes.
- Se engajar em "dieta defensiva" (evitar ganho de peso após uma lesão atlética).

> Domine F, Berchtold A, Akre C, et al: Disordered eating behaviors: what about boys? *J Adolesc Health* 44:1111–117, 2009.

18. Quais distúrbios de eletrólitos ocorrem em pacientes com anorexia nervosa grave e quais são os efeitos clínicos potenciais?

Hipocalcemia: espasmo muscular e tetania, estridor, convulsões.
Hiponatremia: convulsões, coma, óbito.
Hipocalemia: disritmias, motilidade intestinal prejudicada, miopatia muscular esquelética, nefropatia.
Hipomagnesemia: cãibras musculares, fraqueza, irritabilidade, psicose, convulsões, disritmias.
Hipofosfatemia: fraqueza muscular, parestesia, distúrbios do sistema nervoso central (SNC) (p. ex., irritabilidade, delírio, convulsões).

> Norrington A, Stanley R, Tremlett M, Birrell G: Medical management of acute severe anorexia nervosa, *Arch Dis Child Educ Pract Ed* 97:48–54, 2012.

19. O que causa morte súbita em pacientes com anorexia nervosa?

A causa principal de morte súbita está relacionada a complicações *cardíacas*. A malnutrição crônica, a hipocalemia prolongada, a albumina sérica baixa e intervalos QT prolongados no eletrocardiograma estão relacionados à morte cardiovascular súbita em pacientes com distúrbios alimentares. As complicações cardiovasculares incluem bradicardia, hipotensão ortostática, disritmias (frequentemente relacionadas ao intervalo QT prolongado) e massa ventricular esquerda e contratilidade do miocárdio diminuídas.

> Jáuregui-Garrido B, Jáuregui-Lobera I: Sudden death in eating disorders, *Vasc Health Risk Manag* 8:91–98. 2012.

20. Quais são as indicações para internação hospitalar de um paciente com anorexia nervosa?

- Recusa de alimento com perda de peso contínua mesmo com tratamento intensivo.
- Desidratação e alterações ortostáticas no pulso (> 20 batidas por minuto) ou pressão sanguínea (> 10 mmHg).
- Anormalidades de eletrólitos (p. ex., hipocalemia, hiponatremia, hipofosfatemia).
- Frequência cardíaca menor que 50 batimentos por minuto durante o dia, menos que 45 batimentos por minuto durante a noite.
- Pressão sanguínea sistólica < 80 mmHg.
- Temperatura < 35,5º C.
- Disritmia cardíaca.
- Complicação médica aguda de malnutrição (síncope, convulsão, insuficiência cardíaca congestiva, pancreatite).
- Doença psiquiátrica grave coexistente (p. ex., pensamento suicida, psicose).

> Rosen DS: American Academy of Pediatrics Committee on Adolescence: Identification and management of eating disorders in children and adolescents, *Pediatrics* 126:1240–1253, 2010.

21. Quais são as complicações médicas da bulimia nervosa?

Anormalidades de eletrólitos: hipocalemia, hipocloremia e alcalose metabólica podem ocorrer. A hipocalemia pode causar um intervalo QT prolongado e anormalidades da onda T.
Esofagiana: refluxo ácido na esofagite e (raramente) laceração de Mallory-Weiss podem ser encontrados.
Sistema nervoso central: neurotransmissores podem ser acometidos, causando assim alterações nas percepções de saciedade do paciente.

Miscelânea: erosão do esmalte, aumento das glândulas salivares, queilose e calos nas articulações são sinais de vômitos recorrentes.

<small>Mehler PS: Bulimia nervosa, *N Engl J Med* 349:875–881, 2003.</small>

22. Um indivíduo de 11 anos de idade com perda de peso em virtude de recusa alimentar causada por suas características sensoriais apresenta que condição?

Transtorno da Ingestão Alimentar Tipo Restritivo/Evitativo (ARFID). Essa é uma nova categoria diagnóstica DSM-5 de transtorno alimentar não explicada por uma condição médica concomitante ou um transtorno mental. A condição é distinta da anorexia nervosa ou bulimia nervosa. Crianças e adolescentes mais jovens nessa categoria podem evitar alimentos por problemas com a digestão, eles podem ter uma aversão a cores ou texturas, ou podem comer porções muito pequenas em razão de episódios prévios amedrontadores de engasgo ou vômito. A restrição de alimento leva a perda de peso, deficiências nutricionais ou interferência no funcionamento psicossocial.

23. Qual é o fator bioquímico primário da síndrome da realimentação?

Hipofosfatemia. A *síndrome da realimentação* é um processo potencialmente fatal que resulta de deslocamento de líquido e anormalidades nos níveis de eletrólitos, que ocorrem quando um indivíduo que tem sido cronicamente malnutrido é realimentado, oral ou parentalmente. Na inanição, o fósforo total do corpo é esgotado, embora o nível de fósforo sérico geralmente permaneça normal em decorrência de ajustes na excreção renal. Quando os carboidratos são acrescentados por meio da alimentação, a insulina é secretada, o que estimula a síntese anabólica de proteína e melhora a captação intracelular de glicose, fosfato e água. Isso pode ocasionar uma hipofosfatemia extracelular significativa. Uma vez que o fosfato é necessário para processos metabólicos, podem ocorrer complicações cardíacas, respiratórias e neurológicas potencialmente fatais.

<small>Mehanna HM, Moledina J, Travis J: Refeeding syndrome: what it is, and how to prevent and treat it, *BMJ* 336:1495–1498, 2008.</small>

24. Nomeie as três características que constituem a "tríade da mulher atleta".

Baixa disponibilidade energética (com ou sem transtorno alimentar), disfunção menstrual e baixa densidade mineral óssea. Essa tríade pode estar presente em garotas ativas e mulheres jovens, particularmente nas que se envolvem em esportes que enfatizam a magreza, como, por exemplo, ginástica, balé ou mergulho. O diagnóstico baseia-se no histórico, no exame físico e na avaliação laboratorial. O exame laboratorial básico deve incluir um teste de urina para verificação de gestação, TSH, prolactina, FSH, LH e estradiol. A avaliação para densidade mineral óssea e níveis de vitamina D pode ser útil. Aconselhamento contínuo quanto a comportamentos alimentares e necessidade de ganho de peso adequado é importante. O uso de contraceptivos orais pode dar às pacientes a falsa sensação de segurança pela indução da menstruação, mas não mostrou aumento da densidade mineral óssea.

<small>De Souza MJ, Nattiv A, Joy E: 2014 Female athlete triad coalition consensus statement on treatment and return to play of the female athlete triad, *Br J Spots Med* 48:289, 2014.</small>

PONTOS-CHAVE: TRANSTORNOS ALIMENTARES

1. Transtornos alimentares podem acometer tanto o sexo feminino quanto o masculino, jovens de todas as etnias e todas as classes socioeconômicas.
2. Transtornos alimentares colocam os jovens em risco de desequilíbrio eletrolítico grave bem como outros distúrbios fisiológicos, metabólicos e hormonais.
3. A anorexia nervosa apresenta o índice mais elevado de mortalidade de qualquer distúrbio psiquiátrico.
4. Ao tratar um paciente com anorexia nervosa em uma unidade hospitalar, fique atento à sobrecarga de líquido e monitore os eletrólitos a fim de evitar a síndrome da realimentação.
5. O tratamento de um paciente com transtorno alimentar é mais bem realizado com uma abordagem colaborativa e que envolva profissional da saúde mental e nutricionista.

TRANSTORNOS MENSTRUAIS

25. Qual é a idade média para menarca nos Estados Unidos?
12,4 anos. Jovens negras não hispânicas experimentam a menarca discretamente mais cedo que brancas não hispânicas mexicano-americanas. A menstruação começa tipicamente 2 a 2,5 anos após o início do desenvolvimento da mama e ocorre na classificação de maturidade sexual (SMR) 3 a 4.

Gray SH: Menstrual disorders, *Pediatr Rev* 34:6–17, 2013.

26. Como você define um ciclo menstrual normal?
- *Intervalo:* contagem do primeiro dia de um período até o primeiro dia do período seguinte; a variação é de 21 a 45 dias em adolescentes.
- *Duração:* 3 a 7 dias; mais de 8 dias é considerado prolongado.
- *Quantidade:* média aproximada de 30 mL por ciclo; perda de sangue > 80 mL é considerada excessiva (mas pode ser difícil quantificar). Troca de um absorvente ou tampão repleto de sangue a cada 1 a 2 horas, sangramento na roupa e utilização de uma proteção secundária são sinais de sangramento excessivo.

ACOG Committee on Adolescent Health Care: ACOG Committee Opinion No. 349, November 2006: Menstruation in girls and adolescents: using the menstrual cycle as a vital sign *Obstet Gynecol* 108:1323-1328, 2006.

27. Qual é a fisiologia de um ciclo menstrual normal?
Três fases: folicular (proliferativa), ovulação e lútea (fase secretora).
  Ver Figura 1-1.

28. Qual é a diferença entre amenorreia primária e secundária?
Amenorreia primária é a falha em atingir a menarca aos 15 anos ou a ausência de menstruação por 3 anos após o desenvolvimento das características sexuais secundárias.
Amenorreia secundária é uma amenorreia ≥ 3 meses após atingir a menarca.

29. Qual é a contribuição de um teste de progesterona em uma paciente com amenorreia?
Quando ocorre um sangramento em 2 semanas após a administração de medroxiprogesterona (5 a 10 mg diariamente por 5 a 10 dias), o teste é positivo. Isso indica que o endométrio foi preparado pelo estrogênio e que a via de saída de fluxo está funcionando. Nenhuma resposta indica disfunção hipotalâmico-pituitária, obstrução anatômica ou insuficiência ovariana.

30. Quais são algumas das causas de amenorreia em adolescentes?
As causas de amenorreia em adolescentes incluem gestação, uso de anticoncepcionais, estresse, doença crônica, iatrogênicos (*i. e.*, medicações, quimioterapia), transtorno alimentar (p. ex., anorexia nervosa), tríade da mulher atleta, anomalias anatômicas (p. ex., hímen não perfurado, septo vaginal, agenesia uterina ou vaginal) e causas endocrinológicas. Distúrbios endócrinos que podem resultar em amenorreia incluem disfunção hipotalâmico-pituitária, patologia ovariana, anormalidades da tireoide, anormalidades adrenais, síndrome da insensibilidade ao andrógeno e síndrome do ovário policístico (SOP).

Talib HJ, Coupey SM: Excessive uterine bleeding, *Adolesc Med State Art Rev* 23:53–72, 2012.

31. Como você define os diferentes tipos de "ragias"?
- **Menorragia:** grande quantidade de sangue.
- **Metrorragia:** intervalo irregular de sangramento.
- **Menometrorragia:** sangramento irregular e intenso.

32. Qual é o diagnóstico diferencial do sangramento menstrual intenso?
O sangramento menstrual intenso, algumas vezes também denominado sangramento uterino ou vaginal anormal, foi primeiramente chamado de sangramento uterino disfuncional (SUD). Ele é causado pela não ovulação secundária a um eixo hipotalâmico-pituitário-ovariano imaturo. Entretanto, o diagnóstico diferencial também inclui gestação (ectópica, aborto), distúrbios de sangramento (como doença de von Willebrand, frequentemente com início do primeiro ciclo menstrual e acometendo aproximadamente 1% da população), *infecção pélvica* (gonorreia, clamídia), *corpo estranho/trauma* e *endocrinopatias* (SOP, doença da tireoide).

MEDICINA DO ADOLESCENTE

O Ciclo Menstrual

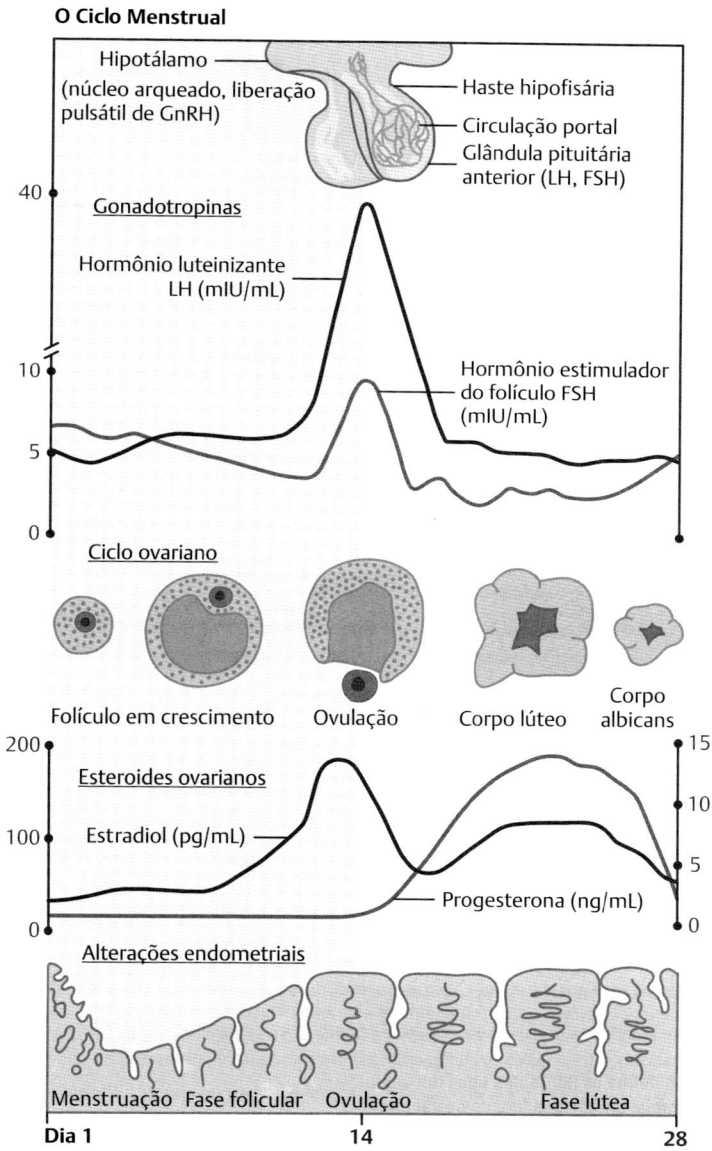

Figura 1-1. Ciclo menstrual normal, com relação entre os níveis de gonadotropinas, atividade fisiológica no ovário, níveis de esteroides ovarianos e alterações no endométrio. *(De Braverman PK, Sondheimer SJ: Menstrual disorders,* Pediatr Rev *18(1):18, 1997.)*

33. **Uma jovem de 18 anos de idade vem ao seu consultório queixando-se de 10 dias de sangramento menstrual intenso, incluindo extravasamento pelo absorvente a cada 2 horas com passagem de coágulos. Quais são os pontos-chave na avaliação desse paciente?**
    - *Sinais vitais:* verificação de hipotensão, taquicardia.
    - *Exame físico:*
        - Verificação de acnes cutâneas, hirsutismo, estrias consistentes com SOP.
        - Petéquias/hematomas sugestivos de um distúrbio menstrual.
        - Palpação do abdome para avaliar gestação não detectada.
        - Quando sexualmente ativa: exame pélvico/bimanual para verificação de infecção e doença inflamatória pélvica (DIP).
    - *Labs: h*emograma completo (avaliação em busca de anemia e contagem de plaquetas), contagem de reticulócitos, TSH, teste de gravidez.

34. **Quais são os dois fatores clínicos principais que determinam o tratamento de sangramento uterino anormal?**
    Concentração de hemoglobina (*i. e.*, anemia) e **sinais de hipotensão ortostática**. Quanto mais grave o fator clínico, mais urgente e agressivo deve ser o tratamento, particularmente em um cenário de hemorragia aguda.

35. **Como você trataria uma paciente com sangramento menstrual intenso?**
    O tratamento está baseado na extensão do sangramento. Primeiro, é importante estabilizar o endométrio administrando estrogênio (hemóstase) e progestina (para estabilidade endometrial). Isso pode ser realizado com a administração combinada de uma pílula anticoncepcional. A reposição de ferro deve ser fornecida. Considere uma transfusão de sangue, caso a paciente se encontre hemodinamicamente instável. Uma alternativa é utilizar um agente antifibrinolítico como ácido tranexâmico para prevenir a decomposição de coágulos sanguíneos, especialmente se a paciente apresentar contraindicação a uma medicação que contenha estrogênio.

36. **Você consulta uma paciente de 16 anos de idade com sobrepeso e que relata ter períodos menstruais irregulares e acnes, tendo também que remover pelos de sua porção labial superior e bochechas. Qual é o diagnóstico mais provável?**
    A **síndrome do ovário policístico (SOP)**, que pode acometer até 10% das mulheres em idade reprodutiva, é o diagnóstico mais provável. Os sintomas incluem amenorreia/oligomenorreia, hiperandrogenismo (hirsutismo, acne), sobrepeso, obesidade e ovários policísticos no ultrassom. Nem todos os pacientes com SOP apresentam todos esses sintomas. As anormalidades endocrinológicas podem incluir resistência à insulina (com níveis elevados de insulina sanguínea), razões LH/FSH elevadas e testosterona, livre e total, elevada. É importante descartar outras causas dos sintomas pela obtenção de sulfato de deidroepiandrosterona (SDHEA) (a elevação marcada sugere um possível tumor adrenal), TSH, prolactina (a elevação sugere um possível tumor hipofisário) e uma hidroxiprogesterona-17 matinal (para descartar uma hiperplasia adrenal congênita de início tardio). Os riscos e sequelas em longo prazo de SOP incluem infertilidade, câncer endometrial, síndrome metabólica e diabetes.

37. **Com que frequência ocorre a dismenorreia?**
    Até 90% das adolescentes são acometidas pela dismenorreia primária (dor durante a menstruação). A condição permanece como a maior causa única de perda de aulas escolares no sexo feminino. Entretanto, menos de 15% das jovens com dismenorreia procuram cuidados médicos, portanto é importante ir em busca do problema. A maior parte dos casos é primária, mas aproximadamente 10% das pacientes com sintomas de dismenorreia grave irão apresentar anormalidades uterinas ou pélvicas, como endometriose.

Harel Z: Dysmenorrhea in adolescents and young adults: an update on pharmacological treatments and management strategies, *Expert Opin Pharmacother* 13:2157–2170, 2012.

38. **É mais comum a ocorrência de dismenorreia na adolescência inicial ou avançada?**
    A dismenorreia ocorre mais inteiramente nos ciclos ovulatórios em virtude da liberação de prostaglandina. Os períodos menstruais logo após o início da menarca, em geral, são não ovulatórios. Com o estabelecimento de ciclos ovulatórios mais regulares após 2 a 3 anos, uma dismenorreia primária torna-se mais provável.

39. **Qual é a diferença entre dismenorreia primária e secundária?**
    A *dismenorreia primária*, também denominada dismenorreia funcional, é a ocorrência de dor na ausência de doença pélvica. Geralmente, se apresenta do segundo ao terceiro ano após a menarca; ocorre nos ciclos ovulatórios em decorrência da liberação de prostaglandina e da hiperatividade uterina; e pode vir associada a náusea, vômito e/ou diarreia. Em geral, a dor se encontra na porção inferior do abdome, no dorso ou na porção superior das coxas.

A *dismenorreia secundária* é a dismenorreia advinda de um processo patológico. Alguns desses processos incluem endometriose (tecido endometrial na porção externa do útero), infecções pélvicas, dor relacionada a um dispositivo intrauterino (DIU) (especificamente de um DIU de cobre não hormonal), gestação (sangramento relacionado a gestação ou complicações, como aborto) e anomalias do trato genital (especialmente quando a dismenorreia se apresenta desde a menarca).

Gray SH: Menstrual disorders, *Pediatr Rev* 34:6–17, 2013.

40. Quais são as duas classes de medicamentos mais comumente utilizadas para dismenorreia?
- **Fármacos anti-inflamatórios não esteroides (AINEs):** eles limitam a produção de prostaglandina. Naproxen ou ibuprofeno podem ser efetivos em até 80% das pacientes.
- **Terapias hormonais:** contraceptivos orais atuam pela redução do crescimento endometrial, que limita a produção total de prostaglandina endometrial. A ovulação é reprimida, o que também minimiza a dor. Uma pílula de estrogênio e progestina combinados é preferível. A melhora pode não ser observada em até 3 meses.

41. Qual é a causa comum de dor pélvica crônica em adolescentes sem um histórico de doença inflamatória pélvica (DIP)?
Endometriose. Essa condição resulta da implantação de tecido endometrial em áreas do peritônio externas à cavidade uterina. Isso é relatado em 25% a 38% das adolescentes com dor pélvica crônica. A dor pode ser não cíclica (pode ocorrer durante a relação ou a defecação) ou cíclica (frequentemente mais intensa imediatamente anterior à menstruação, e a dismenorreia é comum). Estudos mostram que a endometriose pode ser diagnosticada em 50% a 70% das pacientes com dismenorreia que não respondem aos AINEs. O diagnóstico definitivo é realizado por laparoscopia e biópsia. A terapia pode ser cirúrgica (p. ex., excisão, coagulação, vaporização a *laser*) e/ou clínica (p. ex., análogos do hormônio liberador de gonadotropina [GnRHa], combinação de contraceptivos orais, acetato de medroxiprogesterona).

Hickey M, Ballard K, Faquhar C: Endometriosis, *BMJ* 348:1752, 2014.

42. Qual é a idade de pico para a torção ovariana?
Dados nacionais revelam que quase 90% das jovens com torção ovariana têm > 11 anos de idade, com uma idade média de 14,5 anos e uma incidência estimada de aproximadamente 5 por 100.000 garotas com idade entre 1 e 20 anos. Considera-se que torção ovariana ocorra mais na puberdade, provavelmente em razão do aumento do desenvolvimento de cistos ovarianos pelo eixo hormonal reprodutivo em maturação. Esses cistos, então, atuam como pontos principais de torção. A torção ovariana deve ser considerada na avaliação de dor abdominal em uma adolescente.

Guthrie BD, Adler MD, Powell EC: Incidence and trends of pediatric ovarian torsion hospitalizations in the United States, 2000-2006, *Pediatrics* 125:532–538, 2010.

43. Qual o cenário em que se deve suspeitar de uma gestação ectópica?
Amenorreia com **dor abdominal unilateral** ou **dor pélvica, sangramento vaginal irregular e um teste positivo de gestação** são indicativos de gestação ectópica, até que se prove o contrário. Uma jovem com gestação ectópica rompida pode se apresentar com vestígios de choque (hipotensão, taquicardia) e sinal de sensibilidade. Níveis sequenciais de hCG podem ajudar na diferenciação entre uma gestação ectópica e uma intrauterina. Para uma gestação intrauterina viável, o tempo de duplicação dos níveis de hCG é de, aproximadamente, 48 horas; em uma gestação ectópica geralmente existe um atraso significativo. Outras causas de atraso incluem o aborto retido e o aborto espontâneo. O ultrassom é a modalidade para diagnóstico por imagem de primeira linha. A laparoscopia pode ser necessária, quando o diagnóstico permanece desconhecido.

Barnhart KT: Ectopic pregnancy, *N Engl J Med* 361:379–387, 2009.

PONTOS-CHAVE: DISTÚRBIOS MENSTRUAIS
1. Considere a doença de von Willebrand no caso de sangramento intenso anormal na menarca ou períodos menstruais frequentemente longos.
2. Padrões irregulares de sangramento menstrual são comuns no início da adolescência, visto que ciclos menstruais ovulatórios regulares tipicamente não se desenvolvem durante 2 a 3 anos após o início da menarca. Caso a irregularidade continue > 2 anos após a menarca, considere uma investigação para SOP ou outras causas.

(Continua)

PONTOS-CHAVE: DISTÚRBIOS MENSTRUAIS (*Continuação*)

3. Sempre considere gestação em uma paciente com amenorreia secundária.
4. Sinais de excesso de androgênio (hirsutismo e/ou acne) no cenário de irregularidades menstruais sugerem síndrome do ovário policístico.
5. Questione sobre dismenorreia; ela acomete > 50% das adolescentes e causa ausência de aulas escolares de modo considerável. *SOP*, síndrome do ovário policístico.

OBESIDADE

44. O que é índice de massa corporal (IMC)?

IMC = (peso[kg]/altura [m^2]). IMC é um indicador de gordura corporal específico da idade e do sexo, que é recomendado pelo Centro de Controle e Prevenção de Doenças (CDC) como ferramenta investigativa principal para obesidade. Quando representado em gráficos padrões para idade e gênero, um IMC de percentil 85 a 95 indica "sobrepeso" e um IMC > percentil 95 indica "obeso". Dados de 2011 a 2012 mostram que, entre 12 e 19 anos de idade, 35% apresentam sobrepeso, e 21% são obesos. Os gráficos para o crescimento de IMC para idade e gênero estão disponíveis em http://www.cdc.gov/growthcharts/.

Centers for Disease Control: http://www.cdc.gov/growthcharts/. Último acesso em 3 de dez. de 2014.
Ogden CL, Carroll MD, Kit BK, et al: Prevalence of childhood and adult obesity in the United States, 2011–2012, *JAMA* 311:806–814, 2014.
Endocrine Society: http://obesityinamerica.org. Último acesso em 19 de mar. de 2015.

45. Qual é a probabilidade de uma criança obesa se tornar um adolescente obeso?

Uma criança de 5 anos de idade com sobrepeso apresenta uma probabilidade 4 vezes maior de ser um adolescente com sobrepeso, o que destaca a importância de cuidar da obesidade no início da infância.

Cunningham AS, Kramer MR, Narayan KMV: Incidence of chilhood obesity in the United States, *N Engl J Med* 370:403–411, 2014.

46. Quais são alguns dos fatores de risco relacionados à obesidade?

Vários problemas físicos, sociais e emocionais potenciais estão envolvidos (Fig. 1-2).

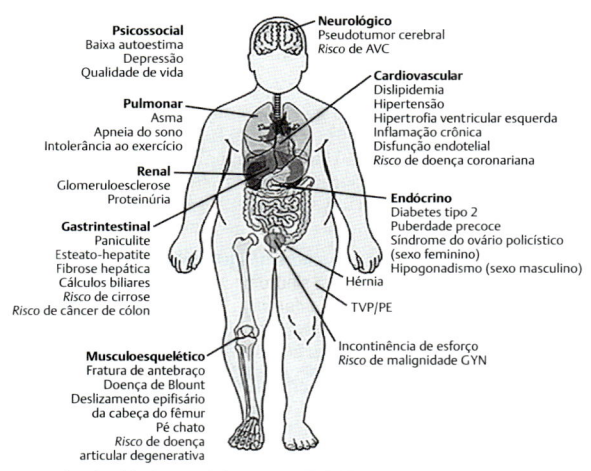

Figura 1-2. Complicações da obesidade no adolescente. *TVP/EP*, trombose de veia profunda/embolia pulmonar; *GYN*, ginecológico. *(De Slap GB:* Adolescent Medicine: The Requisites in Pediatrics. *Philadelphia, 2011, Elsevier Mosby, p 67.)*

MEDICINA DO ADOLESCENTE

47. Quais fatores podem contribuir para a obesidade?
Tanto os fatores *genéticos* quanto os *ambientais* estão associados à obesidade na maior parte dos casos. *Distúrbios endócrinos* e síndromes genéticas que levam à obesidade são incomuns. Uma área de interesse emergente é a epigenética, que é definida como estudo das alterações hereditárias na expressão genética que ocorrem sem alteração na sequência do ácido desoxirribonucleico (DNA). Os mecanismos epigenéticos incluem alterações na metilação do DNA, modificações de histona ou outros processos epigeneticamente relacionados que podem aumentar a suscetibilidade de ganho de peso.
- Os fatores *genéticos* podem explicar a variação da distribuição da gordura e da taxa de metabolismo.
- As *síndromes genéticas* incluem as síndromes de Prader-Willi, Cohen e Bardet-Biedl e são raras.
- Fatores *ambientais* incluem a ingestão calórica aumentada e a atividade física diminuída.
- Transtornos alimentares *psicológicos* podem resultar em obesidade.
- Causas *endócrinas* como hipotireoidismo, síndrome de Cushing e deficiência do crescimento hormonal são raras.

Marinez JA, Milagro FI, Claycombe KJ, et al: Epigenetics in adipose tissue, obesity, weight loss and diabetes, *Adv Nutr* 5:71–81, 2014.
Martos-Moreno GA, Vincente Barrios, Munoz-Calvo, et al: Principles and pitfalls in the differential diagnosis and management of childhood obesity, *Adv Nutr* 5:2995–3055, 2014.

48. Quais fatores no exame físico são particularmente importantes na avaliação do paciente obeso?
- Pressão sanguínea (hipertensão).
- Acantose nigricans (diabetes tipo 2).
- Hirsutismo (síndrome do ovário policístico).
- Tireoide (bócio, possível hipotireoidismo).
- Sensibilidade do quadrante superior direito (RUQ) (doença de cálculos biliares).
- Estrias (síndrome de Cushing).
- Tonsilas amigdalianas (hipertrofia; potencial para apneia do sono obstrutiva).
- Traços faciais dismórficos (evidência de síndrome genética).
- Amplitude limitada do movimento do quadril (cabeça femoral epifisária deslizante).
- Mãos e pés pequenos, criptorquidismo (síndrome de Prader-Willi).
- Anteperna arqueada (doença de Blount).

49. Como o sono influencia no peso?
A ausência de sono aumenta o risco de obesidade, e a cada hora de sono perdida o *odds* de se tornar obeso aumenta. Os indivíduos que dormem poucas horas parecem preferir alimentos com calorias e carboidratos mais altos, o que pode acarretar uma superalimentação, ganho de peso e obesidade. Dormir ajuda a manter um equilíbrio saudável dos hormônios que regulam a fome (grelina) ou saciedade (leptina). O sono insuficiente faz com que os níveis de grelina aumentem e os níveis de leptina abaixem. O sono também acomete a resposta do corpo à insulina, e a ausência de sono resulta em um nível de glicose sanguínea mais alto que o normal, aumentando o risco de diabetes.

National Institutes of Health: "What causes overweight and obesity?" Disponível em http://www.nhlbi.nih.gov/health/health-topics/topics/obe/causes.html. Último acesso em 1 de out. de 2014.

50. Quais são os critérios diagnósticos para a síndrome metabólica?
Para crianças de 10 anos de idade ou mais, a síndrome metabólica pode ser diagnosticada pela obesidade abdominal (utilizando percentis da circunferência da cintura > 90%) *e* a presença de dois ou mais fatores clínicos: triglicérides > 150 mg/dL, HDL < 40 mg/dL, pressão arterial (PA) sistólica ≥ 130/diastólica ≥ 85 mmHg e diabetes tipo 2 conhecida ou glicose elevada.

Zimmer P, Alberti KG, Kaufman F, et al: The metabolic syndrome in children and adolescents – an IDF consensus report, *Pediatr Diabetes* 8:299–306, 2007.

51. Por que um indivíduo obeso, baixo, de 11 anos de idade é mais preocupante que um indivíduo obeso, alto, da mesma idade?
A presença de sobrepeso está associada a uma idade óssea avançada em pré-adolescentes e adolescentes mais jovens; assim, a altura é elevada em comparação com colegas não obesos. Portanto, espera-se que jovens obesos sejam mais altos. A estatura baixa em um obeso de 11 anos de idade pode ser um sinal de possível doença endócrina.

52. Quais são os pontos-chave ao se discutir tratamento e aconselhamento para redução de peso em adolescentes?

É importante avaliar o histórico de dieta atual, encorajar práticas saudáveis de dietas e identificar áreas de problemas e comportamentos. Os provedores devem:

- Ajudar o adolescente a estabelecer pequenos objetivos atingíveis.
- Desencorajar o uso do alimento como recompensa/conforto e evitar comer por emoção.
- Encorajar atividade física.
- Encorajar refeições familiares; envolvimento da família para ajudar a modificar comportamentos e estilo de vida.
- Limitar o tempo em frente à tela, incluindo TV, videogames, Internet e telefone celular, quando o uso não estiver relacionado ao trabalho escolar, e desencorajar uma TV no quarto do adolescente.

Centers for Disease Control and Prevention: "How much physical activity do children need? Disponível em http://www.cdc.gov/physicalactivity/everyone/guidelines/children.html. Último acesso em 1 de out. de 2014.

53. Quais as indicações para cirurgia bariátrica em adolescentes?

A cirurgia pode ser considerada quando o adolescente apresentar um IMC ≥ 35 kg/m^2 com uma condição comórbida grave (*i. e.*, diabetes melito tipo 2, apneia do sono obstrutiva (SAHOS) grave, pseudotumor cerebral ou esteato-hepatite grave) **ou** um IMC > 40 kg/m^2 com comorbidades discretas (SAHOS discreta, hipertensão, resistência à insulina, dislipidemia, qualidade de vida prejudicada). O paciente deve estar no estágio de Tanner IV ou V; ter completado pelo menos 95% da maturidade esquelética; ser capaz de compreender as mudanças de dieta e estilo de vida após a cirurgia; e apresentar evidência de tomada de decisão madura, apoio social e motivação para assumir tratamentos pré e pós-operatórios. Muitos especialistas também recomendam que, antes da cirurgia, um paciente deva ter falhado quanto a esforços organizados contínuos de intervenção no estilo de vida para perder peso. O consentimento do adolescente deve ser sempre obtido separadamente dos pais para evitar coerção.

Black JA, White B, Viner RM, et al: Bariatric surgery for obese children and adolescents: a systematic review and meta-analysis, *Obes Rev* 14:634–644, 2013.
Apovian CM, Baker C, Ludwig DS, et al: Best practice guidelines in pediatric/adolescent weight loss surgery, *Obes Research* 13:274–282, 2005.

PONTOS-CHAVE: OBESIDADE

1. Obesidade é a condição crônica mais comum em crianças.
2. Em caso de obesidade e estatura baixa, considere anormalidades da tireoide e avalie os níveis de hormônio estimulador da tireoide e T$_4$.
3. Somente 5% das crianças obesas apresentam uma causa patológica subjacente identificável.
4. Quando uma criança está em risco em virtude do histórico familiar, quanto mais cedo fazer as modificações (p. ex., limitando o tempo de televisão, encorajando exercícios e dieta saudável), melhor.
5. Mantenha os objetivos de redução ou estabilização de peso razoáveis; quando há muito irrealismo, a ocorrência de desmotivação e o peso cíclico são mais prováveis.

DESENVOLVIMENTO SEXUAL

54. O que é estadiamento de Tanner para garotos?

Em 1969 e 1970, Dr. James Tanner classificou a progressão de estágios de puberdade (Tabela 1-1). Hoje ela é comumente denominada classificação da maturidade sexual (SMR), estadiamento do desenvolvi-

Tabela 1-1. Estadiamento de Tanner para Meninos

ESTÁGIO	DESCRIÇÃO
Pelo Púbico	
I	Nenhum
II	Contável; liso; pigmentação e comprimento aumentados; principalmente na base do pênis
III	Mais escuro; começa a encrespar; quantidade aumentada
IV	Quantidade aumentada; textura mais grosseira; cobre a maior parte da área púbica
V	Distribuição adulta; disseminado nas porções mediana das coxas e inferior do abdome

MEDICINA DO ADOLESCENTE

Tabela 1-1. Estadiamento de Tanner para Meninos *(Continuação)*	
ESTÁGIO	**DESCRIÇÃO**
Desenvolvimento Genital	
I	Pré-puberal
II	Aumento testicular (> 4 mL de volume); discreto enrugamento do escroto
III	Maior expansão testicular; início do alongamento peniano
IV	Expansão testicular continua; enrugamento aumentado do escroto; amplitude peniana aumentada
V	Adulto

mento sexual. Escalas separadas definem o estadiamento para o sexo masculino com base no aparecimento dos pelos púbicos e genital. É importante notar que a limitação desse sistema de classificação é que ele se baseia somente na inspeção visual. O estadiamento acurado requer palpação para a avaliação do volume testicular.

55. Qual é a progressão normal do desenvolvimento e crescimento sexuais de garotos durante a puberdade?
Quase todos os meninos começam a puberdade com aumento do volume testicular. Aproximadamente 1 a 1,5 ano depois, ocorre desenvolvimento dos pelos púbicos seguido, posteriormente, aproximadamente 12 meses mais tarde, pelo aumento peniano. Nos meninos, a puberdade dura uma média de 3,5 anos e, em média, começa 2 anos mais tarde que nas meninas (Fig. 1-3).

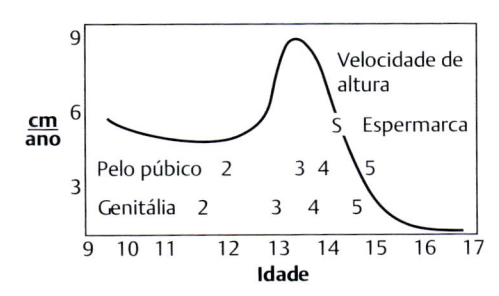

Figura 1-3. Resumo do desenvolvimento puberal em meninos. *(De Rosen DS: Physiologic growth and development during adolescence,* Pediatr Rev 25:194–200, 2004.)

56. Quais são as variações de normalidade nos estágios de desenvolvimento puberal nas meninas?
Tanner dividiu o desenvolvimento puberal em meninas de acordo com o desenvolvimento de pelos púbicos e das mamas (Tabela 1-2).

Tabela 1-2. Estágios de Tanner para Meninas	
ESTÁGIO	**DESCRIÇÃO**
Pelo Púbico	
I	Nenhum
II	Contável; liso; pigmentação e comprimento aumentados; principalmente na borda mediana dos lábios
III	Mais escuro; começa a encrespar; aumento da quantidade sobre o monte pubiano
IV	Quantidade aumentada; textura mais grosseira; lábios e monte bem cobertos
V	Distribuição adulta; com o triângulo feminino e disseminado na porção mediana das coxas
Desenvolvimento das Mamas	
I	Pré-puberal
II	Broto da mama presente; tamanho areolar aumentado
III	Maior desenvolvimento das mamas; sem contorno secundário
IV	Área areolar forma um montículo secundário sobre o contorno da mama
V	Madura; área areolar é parte do contorno da mama; o mamilo se projeta

CAPÍTULO 1

57. Qual é a progressão normal do desenvolvimento sexual e crescimento para garotas durante a puberdade?

A maior parte das garotas começa a puberdade com telarca, ou desenvolvimento das mamas. A aparência dos brotos mamários pode inicialmente ser assimétrica. O pelo púbico geralmente começa a aparecer 1 a 1,5 ano mais tarde, embora isso possa ocorrer primeiro ou simultaneamente em algumas garotas. Em torno de 15% das garotas, o pelo axilar pode aparecer primeiro. A menarca geralmente ocorre por volta de 18 a 24 meses após o início do desenvolvimento das mamas. Para garotas, a duração da puberdade é de aproximadamente 4,5 anos, que é mais longa que a dos meninos (Fig. 1-4).

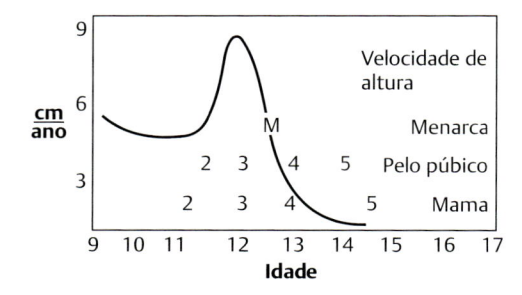

Figura 1-4. Resumo do desenvolvimento puberal em meninas. *(De Rosen DS: Physiologic growth and development during adolescence,* Pediatr Rev *25:198, 2004.)*

58. A idade de ocorrência da menarca diminuiu nos Estados Unidos no último século?

Dados de pesquisa de mulheres durante as últimas décadas indicam uma diminuição geral na idade para início da puberdade em, aproximadamente, 15 meses para meninas negras, 12 meses para meninas mexicano-americanas e 10 meses para meninas brancas. Vários fatores contribuem: ambiente (mudanças dietéticas e aumento da obesidade), condição socioeconômica e genética. Atualmente, a idade média da menarca é de 12,6 anos nas meninas brancas e de 12,1 anos nas meninas negras de peso normal, e a de meninas mexicano-americanas caindo para valores intermediários.

McDowell MA, Brody DJ, Hughes JP: Has age at menarche changed? Results from National Health and Nutrition Examination Survey (NHANES), *J Adolesc Health* 40:227–231, 2007.

59. Quando os meninos desenvolvem a capacidade de reproduzir?

A média de idade de **espermarca** (como demonstrado pela presença de espermatozoides na primeira urina matinal) é de 13,3 anos ou no estágio 3 de Tanner (SMR). Diferente do que ocorre com as meninas (em quem a menarca segue a velocidade do pico de altura), nos meninos, a espermarca ocorre antes do estirão de crescimento. A ejaculação geralmente ocorre em torno do estágio 4 de Tanner (SMR).

60. Como é definida a puberdade atrasada?

A puberdade atrasada é definida como **ausência da expansão testicular (> 4 cm) em meninos** e **ausência de desenvolvimento das mamas em meninas** em uma idade de 2 a 2,5 desvios-padrão mais tarde que a população média. Tradicionalmente, isso foi definido como idade de 14 anos em meninos e de 13 anos em meninas, porém, em razão das tendências de queda na cronologia puberal nos Estados Unidos e das disparidades raciais e étnicas, alguns especialistas defendem idades-limite mais anteriores.

Palmert MR, Dunkel L: Delayed puberty, *N Engl J Med* 366:443, 2012.

61. Por que o sentido do olfato deve ser testado em um adolescente com puberdade atrasada?

A **síndrome de Kallmann** é caracterizada por uma falha no hormônio liberador de gonadotropina GnRH, resultando em deficiência de gonadotropina e hipogonadismo. O mau desenvolvimento dos lobos olfativos também ocorre, com anosmia ou hiposmia resultante. Menos comumente, podem ocorrer fenda palatina, surdez congênita, malformação renal, pé cavo e daltonismo. Meninos com deficiência de GnHR frequentemente possuem o falo e os testículos pequenos, mas o exame físico pode ser importante apenas para a imaturidade sexual. A idade óssea atrasada é o único achado laboratorial consistente. Esses pacientes necessitam de terapia hormonal para chegar à puberdade e à fertilidade.

62. Qual é a causa mais comum de puberdade atrasada?

O atraso constitucional do crescimento e da puberdade (CDGP) é a causa de puberdade atrasada em 70% a 90% dos casos, mais comumente em meninos que meninas. Essa é uma forma de hipogonadismo

MEDICINA DO ADOLESCENTE

hipogonadotrópico na qual ocorre atraso na secreção de GnHR e na ativação do eixo gonadal. Cinquenta a 75% das crianças com CDGP possuem um histórico familiar de início tardio de puberdade, o que indica um forte componente genético. Assim que a puberdade de fato se inicia, sua evolução é normal. Embora seja considerada uma variante de crescimento normal, há algumas consequências para a altura adulta. Uma vez que o surto de crescimento na puberdade ocorre, sua duração e o pico de velocidade na estatura obtida ficam ambos reduzidos, resultando em diminuição no ganho total de altura na puberdade.

Frank Graeme. Growth Disorders. In Martin M, Alderman E, Kreipe R, Rosenfeld W, editors: *Textbook of Adolescent Health Care*. Elk Grove Village, IL, 2011, *American Academy of Pediatrics*, pp. 656–666.

63. Quais fatores sugerem atraso constitucional da puberdade?
- Histórico familiar de puberdade atrasada.
- Baixa estatura (geralmente os meninos estão abaixo do percentil 10 para altura).
- Velocidade de crescimento diminuída (4 a 5 cm/ano em meninas pré-adolescentes e 3,5 a 4,5 cm/ano em meninos pré-adolescentes) comparados a colegas da mesma idade, mesmo sexo (8 a 11 cm/ano).
- Idade óssea atrasada (de 1,5 a 4 anos) comparada à idade cronológica; a idade óssea é tipicamente de 12 a 13,5 anos antes do início da puberdade.
- Anatomia pré-puberal normal, sentido do olfato e níveis pré-puberais de LH, FSH normais.

64. Quais testes laboratoriais devem ser considerados em um menino ou menina com puberdade atrasada?
Quando o histórico ou exame físico não sugerem uma causa subjacente (p. ex., anorexia nervosa, doença crônica), os testes devem incluir **LH, FSH, testosterona** (sexo masculino) e **idade óssea**. Esses testes ajudam a classificar a condição como *hipergonadotrópica* com GnRH, FSH e LH aumentados (sugerindo possíveis falhas gonadais, insensibilidade ao androgênio ou deficiências enzimáticas) ou *hipogonadotrópica* com GnRH diminuída e FSH e LH de baixos a normais (significando atraso constitucional ou problemas hipotalâmico-hipofisário primário). A maior parte dos casos envolve GnRH diminuído.

65. Qual é a causa mais comum de falha gonadal primária em meninos?
Síndrome de Klinefelter. A frequência dessa condição é de 1:1.000 no sexo masculino. Ela é caracterizada na adolescência por ginecomastia, testículos pequenos e firmes com disgenesia do túbulo seminífero. Ela é encontrada em mais de 80% dos homens XXY (*i. e.*, homens com 47 cromossomos). O início da puberdade, em geral, não é atrasado, e os níveis de testosterona frequentemente são adequados para iniciar o desenvolvimento puberal. Os níveis de FSH e LH são elevados nesses pacientes após o início da puberdade.

66. A puberdade pode ser acelerada com segurança?
Em alguns adolescentes – mais comumente meninos – o atraso constitucional da puberdade apresenta efeitos psicológicos significativos. Estudos mostraram que, *em meninos*, a puberdade pode ser acelerada sem qualquer comprometimento da altura adulta esperada. Em meninos com mais de 14 anos de idade, com níveis de testosterona plasmática menor que 10 ng/dL, a testosterona intramuscular pode ser administrada a cada 2 a 4 semanas durante 4 a 6 meses. O tratamento para *meninas* com atraso constitucional é menos bem estudado. Estrogênio conjugado ou estradiol durante 4 a 6 meses é utilizado em meninas com mais de 13 anos de idade sem brotos mamários.

Palmert MR, Dunkel L: Delayed puberty, *N Engl J Med* 366:443–453, 2012.

67. Como você avalia um nódulo mamário observado por uma adolescente no autoexame?
Embora a incidência de lesões cancerígenas seja extremamente baixa em adolescentes, nódulos mamários realmente precisam ser cuidadosamente avaliados. *Alterações fibrocísticas* (*i. e.*, proliferação de elementos estromais e epiteliais, dilatação ductal, formação de cistos) são comuns na adolescência avançada e caracterizadas por variações quanto ao tamanho e à sensibilidade nos períodos menstruais. Alterações císticas frequentemente se resolvem durante 1 a 2 ciclos menstruais. Devem ser proporcionadas a certificação e a observação. O tumor mais comum (70% a 95%) é o fibroadenoma, que é uma massa firme, discretamente avermelhada, lisa, geralmente encontrada lateralmente. Essa é a massa mais tratada cirurgicamente ou na qual se faz biópsia em adolescentes. Outras causas de massas incluem lipomas; hematomas; abscessos; cistos simples; e, raramente, adenocarcinomas (especialmente quando ocultado está presente uma descarga sanguinolenta pelo mamilo).

O tamanho, a localização e outras características de uma massa devem ser documentados e reavaliados nos próximos um a três períodos menstruais. Uma massa persistente ou de crescimento lento deve ser avaliada por *aspiração com agulha fina*. O *ultrassom* pode ser útil para distinguir massas císticas de sólidas.

A *mamografia* é uma ferramenta muito pobre na identificação de lesões patológicas distintas em adolescentes, visto que a densidade das mamas em adolescentes torna a interpretação difícil.

<small>Huppert JS, Zidenberg N: Breast disorders in females. In Slap GB, editor: *Adolescent Medicine: The Requisites in Pediatrics.* Philadelphia, 2008, Mosby Elsevier, pp 146–151.</small>

68. O autoexame das mamas deve ser ensinado e enfatizado para todas as garotas adolescentes?
Visto que a incidência de malignidade é muito baixa nessa faixa etária, não existem dados que apoiem o autoexame das mamas, e isso pode causar ansiedade e realização de testes desnecessários. As exceções incluem todas as adolescentes com histórico de malignidade, as que passaram por terapia de radiação no tórax há mais de 10 anos e adolescentes de 18 a 21 anos cujas mães carregam o gene *BRCA1* ou *BRCA2*.

<small>Huppert JS, Zidenberg N: Breast disorders in females. In Slap GB, editor: *Adolescent Medicine: The Requisites in Pediatrics.* Philadelphia, 2008, Mosby Elsevier, p 150.</small>

PONTOS-CHAVE: DESENVOLVIMENTO SEXUAL
1. Quando não há sinais de puberdade em torno dos 13 anos de idade na menina e dos 14 no menino, avalie quanto a uma causa clínica subjacente.
2. A maior parte dos casos de puberdade tardia é de atraso constitucional.
3. Quase todos os garotos iniciam a puberdade com aumento do volume testicular; 85% das meninas iniciam a puberdade com aumento das mamas.
4. Após o início, a puberdade dura aproximadamente 4,5 anos em meninas e 3,5 anos em meninos.
5. O intervalo de tempo entre o início do desenvolvimento das mamas e a menarca é de pouco mais de 2 anos.

INFECÇÕES SEXUALMENTE TRANSMISSÍVEIS

69. Como comparar a prevalência de infecções sexualmente transmissíveis (DSTs) em adolescentes em relação a de adultos?
Entre os indivíduos sexualmente ativos, os adolescentes apresentam **probabilidade mais elevada** que os adultos de serem infectados com uma DST. Aproximadamente 25% dos adolescentes contraem no mínimo uma DST até a graduação do colégio. A reinfecção também é mais comum em adolescentes. Cerca de 40% da incidência anual de infecções por clamídia ou gonorreia ocorrem em jovens já previamente infectados com o microrganismo. Muitos adolescentes são reinfectados poucos meses após a primeira infecção. As razões para a suscetibilidade aumentada em jovens incluem o seguinte:
- Ectrópio cervical: *Neisseria gonorrhoeae* e *Chlamydia trachomatis* infectam mais prontamente o epitélio colunar, e a ectocérvice da adolescente possui mais desse tipo de epitélio que a da adulta.
- Metaplasia cervical na zona de transformação (de epitélio colunar para escamoso) é mais suscetível à infecção por papilomavírus (HPV).
- A utilização de métodos de barreira para contracepção nessa população é menos frequente.
- Adolescentes e jovens adultos são responsáveis por aproximadamente um quarto das novas infecções pelo vírus da imunodeficiência humana (HIV) nos Estados Unidos. Em geral, o número de casos do HIV está aumentando entre jovens com 13 a 24 anos de idade.

70. Qual é a melhor forma de triagem das DSTs?
Testes de amplificação do ácido nucleico (NAATs), como reação em cadeia polimerase (PCR) ou amplificação mediada por transcrição, são altamente sensíveis e específicos, principalmente para infecções por clamídia e gonocóccicas. As vantagens dos NAATs incluem resultados mais rápidos e procedimentos menos invasivos. As desvantagens incluem custos mais elevados e ausência de testes de sensibilidade aos antibióticos.

O padrão ouro para o diagnóstico de DST em casos de possível abuso sexual tradicionalmente é a cultura. Entretanto, como poucos laboratórios realizam testes de cultura e mais deles utilizam os NAATs para o diagnóstico, as recomendações estão evoluindo. A Academia Americana de Pediatria recomenda agora a utilização dos NAATs para tais avaliações.

<small>Crawford-Jakubiak JC, Committee on Child Abuse and Neglect of the American Academy of Pediatrics: The evaluation of children in the primary care setting when sexual abuse is suspected, *Pediatrics* 132:e558–e567, 2013.</small>

71. Qual é a DST mais comum na adolescente sexualmente ativa?
Entre as mulheres, a mais comum é a **infecção pelo HPV** seguida pela infecção por clamídia.

72. Como devemos triar as DSTs em adolescentes femininas?
Para todas as mulheres sexualmente ativas com menos de 25 anos de idade, o CDC recomenda monitoramento *anual* para clamídia. Adolescentes femininas de alto risco também devem ser monitoradas anualmente para gonorreia. O monitoramento universal para HIV é recomendado, mas aquele para sífilis e hepatite B se baseia no caso a caso. O monitoramento de rotina para outras DSTs, como tricomoníase, vírus herpes simples (HSV) e HPV, não é recomendado. Comportamentos sexuais arriscados devem determinar a frequência do monitoramento. Outras populações, como adolescentes gestantes ou infectadas pelo HIV, podem necessitar de uma avaliação mais completa.

CDC: Sexually Transmitted Diseases Treatment Guidelines, 2010, *MMWR* 59 (No RR-12), 2010.
Screening for HIV: Clinical Summary of U.S. Preventive Services Task Force, 2013.
AHRQ Publication No. 12-05173-EF-4. Disponível em http://uspreventivesrvicestaskforce.org/uspstf13/hivfinalrs.htmon. Último acesso em 3 de dez. de 2014.

73. Como devemos monitorar as DSTs em adolescentes masculinos?
Recomendações nacionais para o monitoramento entre garotos heterossexuais sexualmente ativos ainda não foram oficialmente determinadas. O controle da gonorreia e da clamídia deve ser considerado em adolescentes sexualmente ativos. O monitoramento universal do HIV também é recomendado atualmente. Para indivíduos homossexuais, as recomendações do CDC incluem sorologias anuais de HIV e sífilis, com monitoramento mais frequente baseado em práticas sexuais específicas.

74. Os exames pélvicos com espéculo são sempre necessários para se obter amostras para diagnóstico de DST em adolescentes?
As novas tendências em triagem das DSTs em adolescentes femininas mudaram de amostragem endocervical para coleta vaginal por *swab* ou exames de urina. O tipo ideal de amostra para NAATs em mulheres é o *swab* vaginal.
- A quantidade de clamídia em mulheres mostrou ser maior no líquido vaginal que na urina.
- As amostras vaginais obtidas sem o uso de um espéculo têm alta validade no monitoramento de tricomoníase, vaginose bacteriana e infecções fúngicas.
- A autocoleta de amostras vaginais produziu resultados comparáveis aos obtidos pelo médico na coleta de amostras cervicais quando da utilização do teste de amplificação do ácido nucleico.
- O teste urinário para clamídia e gonorreia também é útil quando a amostra vaginal não pode ser obtida ou quando a adolescente resiste em obter uma amostra vaginal com *swab*. Testes de monitoramento baseados na urina (NAATs) também apresentam boas sensibilidade e especificidade de modo semelhante às obtidas pelo uso do espéculo.

Fang J, Husman C, DeSilva L, et al: Evaluation of self-collected vaginal swab, first void urin, and endocervical swab specimens for the detection of *Chlamydia trachomatis and Neisseria gonorrhoeae* in adolescent females, *J Pediatr Adolesc Gynecol* 21:355–360, 2008.
Michel CE, Sonnex C, Carne CA, et al: *Chlamydia trachomatis* load at matched anatomic sites: implications for screening strategies, *J Clin Microbiol* 45:1395, 2005.

75. Qual DST está mais proximamente ligada ao câncer cervical?
Papiloma vírus humano. O HPV acomete 20% a 40% das adolescentes sexualmente ativas. Mais de 100 tipos de HPV foram identificados, dos quais aproximadamente 30% são conhecidos por infectarem o trato genital. Eles diferem em sua apresentação clínica. Os tipos 6 e 11 classicamente causam 90% das verrugas genitais. Os tipos 16 e 18 causam a maior parte dos cânceres cervicais. Em virtude dessa associação, a vacina contra HPV é recomendada pelo Comitê Consultivo de Práticas de Imunização para meninos e meninas, começando em consulta de 11 a 12 anos. A realização da vacinação também é recomendada para adolescentes não vacinados.*

http://www.cdc.gov/hpv/ (Último acesso em 23 de mar. de 2015).

76. Quais são as manifestações da infecção por HPV?
A infecção por HPV é tipicamente **subclínica**, porém a infecção pode se apresentar como **condiloma acuminado anogenital (verrugas genitais). A infecção cervical por HPV** pode levar à displasia cervical

*N. do T.: No Brasil, a vacinação contra HPV é recomendada pela Sociedade Brasileira de Pediatria a partir dos 9 anos de idade, em ambos os sexos.

e ao câncer cervical. Outras complicações podem incluir cânceres vulvares e vaginais. O HPV também é a causa de doenças transmitidas não sexualmente, incluindo **verrugas plantares profundas, verrugas palmares** e **verrugas comuns**.

A infecção cervical por HPV tanto do tipo de baixo quanto do de alto risco em adolescentes femininas se resolvem espontaneamente em um período de 6 a 8 meses. No sexo masculino, a infecção por HPV está associada a cânceres anais, particularmente entre homens que fazem sexo com homens (MSM) e pacientes que estão infectados pelo HIV. Cânceres orofaringianos e penianos também estão associados à infecção por HPV.

77. Quando o Papanicolaou é indicado para adolescentes?
O Colégio Americano de Obstetras e Ginecologistas recomenda que o monitoramento rotineiro da citologia cervical (Papanicolaou) para mulheres saudáveis comece aos 21 anos. Somente em certas circunstâncias (infecção por HIV, estado imunocomprometido) o exame seria indicado para mulheres mais jovens. Isso porque em adolescentes saudáveis a maior parte das infecções por HPV se autorresolve.

Whitlock EP, Vesco KK, Eder M, et al: Liquid based cytology and human papillomavirus testing to screen for cervical cancer: a systematic review for the U.S. Preventive Services Task Force, *Ann Intern Med* 155:687–697, 2011.

78. Descreva a aparência do condiloma acuminado:
Condyloma acuminata (verrugas anogenitais) são macios, carnudos, polipoides ou pápulas pedunculadas que aparecem na área genital e perianal (Fig. 1-5). Podem coalescer e tomar a aparência de couve-flor. A visualização das verrugas anogenitais pode ser melhorada umedecendo-se a área com 3 a 5% de ácido acético (vinagre), que embranquece as lesões. Eles podem estar localizados na uretra ou no pênis, escroto ou na área perineal dos homens ou na vulva, períneo, na vagina, cérvice, área periuretral ou perianal das mulheres. Também podem ser encontrados na área perioral.

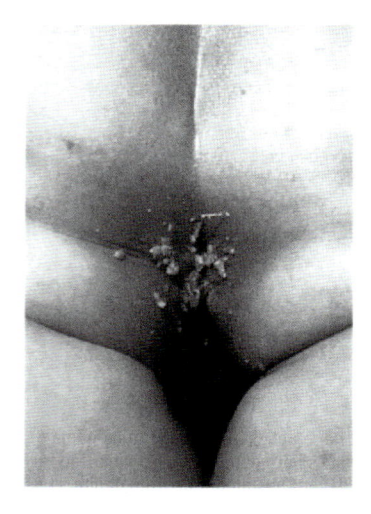

Figura 1-5. *Condylomata acuminata* perianal. *(De Gates RH:* Infectious Disease Secrets, *ed 2. Philadelphia, 2003, Hanley & Belfus, p 221.)*

79. Qual é o histórico natural das verrugas genitais?
Sem tratamento, 40% das verrugas genitais podem se resolver espontaneamente, porém o tempo é imprevisível (meses a anos). As lesões não são oncogênicas e não progridem para malignidade. O tratamento, frequentemente realizado para propósitos cosméticos ou sintomáticos de coceira ou queimação, consiste de produtos tópicos, crioterapia, ou remoção cirúrgica. Pode haver recorrência em até um terço dos casos, e geralmente se manifesta dentro dos 3 primeiros meses após a terapia.

80. Qual é a apresentação típica das infecções genitais por clamídia em adolescentes masculinos e femininos?
A maior parte é **assintomática** (até 80% em mulheres e 75% em homens), e a infecção pode persistir por vários meses. Os indivíduos com infecção assintomática contribuem para os altos índices de transmis-

são, que é a razão do monitoramento em adolescentes assintomáticos. Em mulheres com sintomas, deve-se suspeitar de clamídia caso sejam observados corrimento vaginal e sangramento, especialmente após a relação sexual. Isso pode ser decorrente de friabilidade endocervical. Em homens, os sintomas mais típicos são disúria e corrimento peniano, que geralmente é escasso e aquoso ou mucoide. Ocasionalmente, prurido ou formigamento peniano podem ocorrer sem corrimento. Menos frequentemente, frequência urinária, disúria, hematúria ou hematospermia podem ocorrer.

Siqueira LM: Chlamydia infections in children and adolescents, *Pediatr Rev* 35;145–154. 2014.

81. Qual é a aparência típica da coloração de Gram da *N. gonorrhoeae*?
Diplococci Gram-negativo intracelular (Fig. 1-6) são encontrados na coloração de Gram.

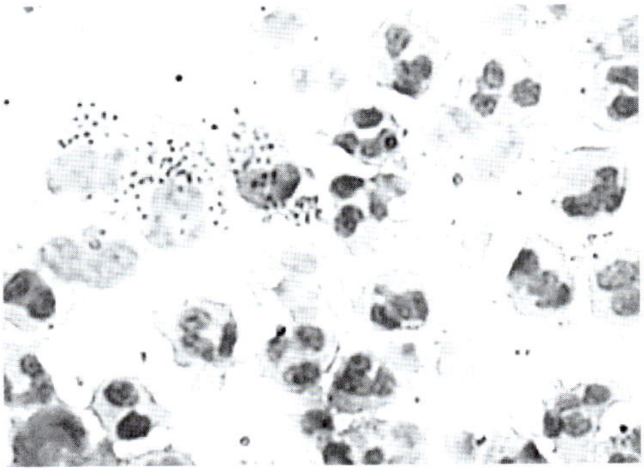

Figura 1-6. Coloração Gram de Neisseria gonorrhoeae. *(De Gates RH:* Infectious Disease Secrets, *ed 2. Philadelphia, 2003, Hanley & Belfus, p 207.)*

82. Quais são os critérios mínimos para o diagnóstico de DIP?
Dor pélvica ou na porção inferior do abdome sem nenhuma outra causa provável além da DIP, e um ou mais dos seguintes devem estar presentes:
- Sensibilidade uterina.
- Sensibilidade do movimento cervical.
- Sensibilidade anexial.

83. Quais critérios adicionais apoiam o diagnóstico de DIP?
- Temperatura oral > 38,3° C.
- Corrimento vaginal ou cervical anormal (com leucócitos > células epiteliais).
- Índice elevado de sedimentação de eritrócitos (geralmente > 15 mm/h).
- Proteína C-reativa elevada.
- Infecção cervical com *N. gonohrroeae* ou *C. trachomatis*.

Visto que nenhum aspecto clínico único ou teste laboratorial é definitivo para DIP, uma gama de achados é utilizada para apoiar o diagnóstico. Importante, os testes para gonorreia e clamídia são frequentemente negativos na DIP porque a doença se encontra na porção superior do trato genital, e as amostras obtidas são tipicamente do trato inferior.

CDC: Sexually transmitted diseases treatment guidelines, 2010, *MMWR Recomm Rep* 59 (RR-12), 1-110, 2010.

84. Quais adolescentes com DIP devem ser hospitalizados para receberem antibióticos intravenosos?
Os adolescentes com quaisquer das seguintes condições:
- Emergência cirúrgica (p. ex., apendicite ou gestação ectópica [ou quando tal diagnóstico não pode ser excluído]).
- Doença grave (p. ex., peritonite evidente, vômito, febre alta).
- Abscesso no tubo ovariano.
- Gestação.
- Imunodeficiência.

- Alta suspeita para má adesão ao seguimento oportuno dentro de 72 horas.
- Falha da terapia não hospitalar.

Esses são os mesmos critérios que são utilizados para mulheres de mais idade quando se considera hospitalização para DIP. Não existem evidências que indiquem que os adolescentes apresentem melhores resultados de hospitalizações para o tratamento da DIP, comparando-se aos adultos, se nenhuma dessas condições estiver presente.

American Academy of Pediatrics: Pelvic inflammatory disease. In Pickering LK, editor: *2012 Red Book*, ed. 28. Elk Grove Village, IL, 2012, American Academy of Pediatrics, p 550.

85. Quais são os patógenos que comumente causam a DIP?
A DIP é tipicamente uma infecção polimicrobiana ascendente que causa endometrite, salpingite e ooforite. Ocorre mais frequentemente por infecções gonocócicas ou clamidiais. Outros patógenos incluem as espécies *Gardnerella, Haemophilus influenza,* bastonetes Gram-negativos, micoplasma, *Ureaplasma urealyticum* e citomegalovírus.

86. Uma garota de 17 anos de idade sexualmente ativa com massa anexial e sensibilidade no quadrante superior direito provavelmente apresenta qual condição?
Síndrome de Fitz-Hugh-Curtis. É uma periepatite infecciosa causada por gonococos ou por clamídia. Deve ser suspeitada em qualquer paciente com DIP que apresente sensibilidade no quadrante superior direito. Ela pode ser confundida com hepatite aguda ou colecistite. Considera-se que a fisiopatologia seja a disseminação direta de uma infecção pélvica ao longo dos sulcos paracólicos até o fígado, onde a inflamação se desenvolve e se formam aderências (as assim denominadas aderências de corda de violino observadas na exploração cirúrgica). Quando a dor persiste, apesar do tratamento para DIP, uma ultrassonografia deve ser realizada para descartar um abscesso periepático.

87. Quais são as sequelas da DIP?
Vinte e cinco por cento dos pacientes com histórico de DIP irão apresentar uma ou mais sequelas principais da doença, incluindo o seguinte:
- Abscesso tubo-ovariano.
- DIP recorrente (aproximadamente 1 em 5 pacientes).
- Dor abdominal crônica: pode incluir dismenorreia exacerbada e dispareunia relacionadas às aderências pélvicas em torno de 20% das pacientes com DIP.
- Gestação ectópica: o risco é aumentado de 6 a 10 vezes.
- Infertilidade: até 21% após um episódio de DIP, 30% após 2 episódios e 55% após 3 ou mais episódios.

Trent M, Haggert CM, Jennings JJ, et al: Adverse adolescent reproductive health outcomes after pelvic inflammatory disease, *Arch Pediatric adolesc Med* 165:49–54, 2011.
Bortot AT, Risser WL, Cromwell, PF: Coping with pelvic inflammatory disease in the adolescent, *Contemp Pediatr* 21:33–48, 2004.

88. Como são diferenciadas as síndromes com úlceras genitais?
As úlceras genitais podem ser observadas com herpes simples, sífilis, cancroide, linfogranuloma venéreo e granuloma inguinal (donovanose). Herpes e sífilis são as mais comuns, e o granuloma inguinal é muito raro. Embora exista sobreposição, a distinção clínica está resumida na Tabela 1-3.

Tabela 1-3. Diferenciação das Síndromes das Úlceras Genitais

	HERPES SIMPLES	SÍFILIS (PRIMÁRIA, SECUNDÁRIA)	CANCROIDE	LINFOGRANULOMA VENÉREO
Agente	Vírus herpes simples	*Treponema pallidum*	*Haemophilus ducreyi*	*Chlamydia trachomatis*
Lesões Primárias	Vesícula	Pápula	Pápula-pústula	Pápula-vesícula
Tamanho (mm)	1-2	5-15	2-20	2-10

Tabela 1-3. Diferenciação das Síndromes das Úlceras Genitais (*Continuação*)

	HERPES SIMPLES	SÍFILIS (PRIMÁRIA, SECUNDÁRIA)	CANCROIDE	LINFOGRANULOMA VENÉREO
Número	Múltiplos, agrupamentos (coalescem ±)	Único	Múltiplo (coalescem ±)	Único
Profundidade	Superficial	Superficial ou profundo	Profundo	Superficial ou profundo
Base	Eritematosa, não purulenta	Aguda, endurecida, não purulenta	Bordas irregulares, purulenta, friável	Varia
Dor	Sim	Não	Sim	Não
Linfadenopatia	Macia, bilateral	Não macia, bilateral	Macia, unilateral, pode supurar, flutuação unilocular	Macia, unilateral, pode supurar, flutuação multiocular

De Shafer MA: Sexually transmitted disease syndromes. In McAnarmey ER, Kreipe RE, Orr DP, et al, editors: Textbook of Adolescent Medicine. Philadelphia, 1992, WB Saunders, p 708.

89. Quais são os fatores de risco da aquisição de doença genital ulcerosa?
- Ausência de circuncisão em indivíduos do sexo masculino.
- Comportamentos sexuais de alto risco (sexo sem proteção, MSM possui um risco aumentado de 6 vezes).
- Contato com úlceras pele a pele sem proteção.
- Infecção por HIV.

Braverman PK: Genital ulcer disease: herpes simplex virus, syphilis, and chancroid. In Slap GB, editor: *Adolescent Medicine: The Requisites in Pediatrics.* Philadelphia, 2008, Mosby Elsevier, p 211.
Roett MA, Mayor MT, Uduhiri KA: Diagnosis and management of genital ulcers, *AM Fam Physician* 85:254–262, 2012.

90. Quais são as principais diferenças entre HSV-1 e HSV-2?
HSV-1 está tipicamente associada à gengivoestomatite. Geralmente é transmitida não sexualmente por meio de contato com secreções orais (*i. e.*, beijo) durante a infância, enquanto que a HSV-2 está associada à infecção genital adquirida via contato genital-genital. A HSV-1 está sendo progressivamente reconhecida como uma causa de herpes genital nos países industrializados em adolescentes e colegiais, podendo resultar de sexo oral no cenário de declínio da prevalência da aquisição de HSV-1 no início da infância. Isso significa que indivíduos mais jovens são suscetíveis à infecção genital por HSV-1.

Bradley H, Marowitz LE, Gibson T, et al: Seroprevalence of herpes simplex vírus types 1 and 2 – United States, 1999-2010, *J Infect Dis* 209:325–333, 2014.

91. Como os episódios recorrentes de infecções genitais por herpes simples se comparam ao episódio primário?
- Geralmente menos grave, com resolução mais rápida.
- Menos probabilidade de apresentar sintomas prodromais (dor nas nádegas, perna ou quadril ou formigamento).
- Menos probabilidade de apresentar complicações neurológicas (p. ex., meningite asséptica).
- Mais probabilidade de apresentar infecções assintomáticas.
- Duração da contaminação viral mais curta (4 *vs* 11 dias).

Chayavichitsilp J, Buckwalter JV, Krakowski AC, et al: Herpes simplex, *Pediatr Rev* 30:119–129, 2009.
Kimberlin DW, Rouse DJ: Genital herpes, *N Engl J Med* 350:1970–1977, 2004.

92. Como são clinicamente distinguidas as três causas mais comuns de vaginite pós-puberal?

Vaginite por cândida: prurido vulvar, eritema e escoriações, corrimento vaginal (espesso, branco, semelhante à coalhada, inodoro).
Vaginite por tricomoníase: prurido vulvar e dor e eritema, corrimento vaginal (cinza, amarelo-esverdeado, espumoso; raramente com mau odor).
Vaginose bacteriana: eritema mínimo, corrimento vaginal (mau odor com cheiro de peixe; corrimento fino, branco, preso às paredes vaginais).

93. Como o pH vaginal ajuda a determinar a causa de um corrimento vaginal?

Geralmente, o pH vaginal, em uma garota púbere, é menor que 4,5 (comparado aos 7,0 de garotas pré-puberais). Quando o pH é maior que 4,5, deve-se suspeitar de infecção com tricomonas ou vaginose bacteriana.

94. Como a avaliação do corrimento vaginal ajuda a identificar a etiologia?

Ver Tabela 1-4.

Tabela 1-4. Avaliação do Corrimento Vaginal

	VAGINITE POR CÂNDIDA	VAGINITE POR TRICHOMONAS	VAGINOSE BACTERIANA
pH	≤ 4,5	> 4,5	> 4,5
KOH Prep.	Micélios pseudo-hifas	Normal	Odor de peixe (teste "whiff" positivo)
NaCl Prep.	Poucos leucócitos	Muitos leucócitos; tricomonas móvel	Células-guia

KOH, hidróxido de potássio; *NaCl*, cloreto de sódio (sal).

95. Como a tricomoníase é diagnosticada?

O método de diagnóstico mais comum é a *microscopia de montagem molhada*. Para uma montagem molhada, uma amostra do líquido vaginal é distribuída em uma lâmina de vidro, e uma salina normal é acrescentada; procure por flagelos chicoteantes e motilidade brusca dos tricomonas (Fig. 1-7). Montagens molhadas, entretanto, podem ser falsamente negativas em até um terço dos casos. *Testes de amplificação de ácido nucleico* estão disponíveis agora para detecção de *Trichomonas vaginalis,* com sensibilidade mais elevada que a montagem molhada.

Gallion HR, Dupree LJ, Scott TA, et al: Diagnosis of *Trichomonas vaginalis* in female children and adolescents evaluated for possible sexual abuse: a comparison of the InPouch *Trichomonas vaginalis* culture method and wet mount microscopy, *J Pediatr Adolesc Gynecol* 32:300–305, 2009.

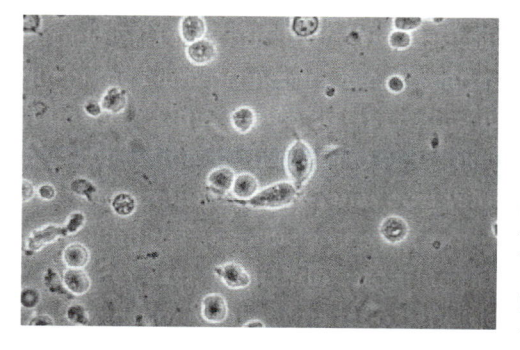

Figura 1-7. Montagem molhada de secreções vaginais com leucócitos e tricomonas flagelado. *(De Mandell GL, Bennett JE, Dolin R, editores:* Principles and Practice of Infectious Diseases, *ed 6. Philadelphia, 2004, Churchill Livingstone, p 1361.)*

MEDICINA DO ADOLESCENTE

96. Quando um paciente está recebendo tratamento padrão para infecção por tricomonas, por que o álcool deve ser evitado?
O tratamento recomendado é a administração em dose única de metronidazol ou tinidazol. Ambas as medicações interferem no processamento do álcool ingerido e podem causar uma reação semelhante a do dissulfiram em pacientes que bebem álcool nas 24 horas subsequentes à ingestão da medicação. Os sintomas podem incluir dor abdominal, cólicas, náusea/vômito, vermelhidão facial e dores de cabeça.

97. O que são "células-guia"?
Células-guia, ou em inglês *"clue-cells"*, são células epiteliais escamosas vaginais nas quais muitas bactérias estão presas. Isso dá à célula uma aparência pontilhada quando visualizada em uma preparação de salina normal (Fig. 1-8). As células-guia são características – mas não diagnósticas – de vaginose bacteriana.

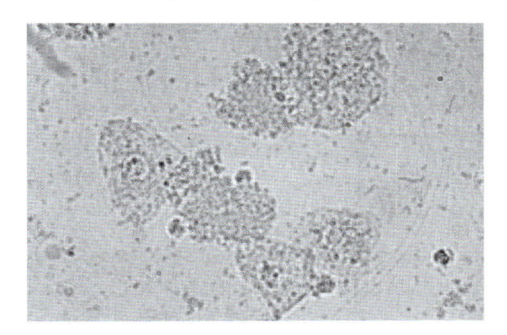

Figura 1-8. "Células-guia" são células escamosas com citoplasma dobrado e numerosas bactérias (tipicamente *Gardnerella vaginalis*) presas a sua superfície. *(De Mandell GL, Bennett JE, Dolin R, editores:* Principles and Practice of Infectious Diseases, *ed 6. Philadelphia, 2004, Churchill Livingstone, p 1366.)*

98. Qual é a etiologia da vaginose bacteriana?
Anteriormente denominada de vaginose não específica, por *Gardnerella* ou por *Haemophilus*, a vaginose bacteriana é a substituição de lactobacilos vaginais normais por uma variedade de bactérias, incluindo *Gardnerella vaginalis,* micoplasma genital e crescimento excessivo de espécies anaeróbicas.

99. Quais são os critérios para o diagnóstico de vaginose bacteriana?
O diagnóstico clínico requer três dos quatro critérios seguintes (critérios de Amsel):
- Corrimento vaginal homogêneo fino branco ou cinza.
- pH do corrimento maior que 4,5.
- Na montagem molhada, mais de 20% das células são células-guia.
- Teste "*whiff*" positivo: adição de 10% de KOH ao corrimento resulta em odor de peixe.

Hwang LY, Shafer M-A: Vaginitis and vaginosis. In Neinstein LS, editor: *Adolescent Health Care*, ed. 5. Philadelphia, 2008, Wolters Kluwer, pp 728–729.

100. O que é terapia antecipada do parceiro?
A terapia antecipada do parceiro é o tratamento do(s) parceiro(s) sexual(is) do paciente com suposta infecção de gonorreia ou clamídia sem examiná-lo antes de dispensar o tratamento. O CDC recomenda essa opção para facilitar o tratamento do parceiro. A legalidade dessa prática é determinada por cada estado.*

101. Quais são as recomendações de tratamento da CDC para DSTs comuns?
Ver Tabela 1-5.

Tabela 1-5. Orientações de Tratamento da CDC para DST	
INFECÇÃO COMUM	**TRATAMENTO RECOMENDADO**
Gonorreia uretrite/cervicite	Ceftriaxona 250 mg intramuscular (IM), dose única MAIS Azitromicina 1 g via oral, dose única
Clamídia uretrite/cervicite	Azitromicina 1 g via oral, dose única

(Continua)

*N. do T.: No Brasil, essa prática é utilizada para sífilis, especialmente na gestação, recomendada pelo MS.

CAPÍTULO 1

Tabela 1-5. Orientações de Tratamento da CDC para DST (*Continuação*)

INFECÇÃO COMUM	TRATAMENTO RECOMENDADO
DIP	Ceftriaxona 250 mg intramuscular (IM), dose única **MAIS** Doxiciclina 100 mg via oral duas vezes ao dia por 14 dias **COM OU SEM** Metronidazol 500 mg via oral duas vezes ao dia por 14 dias PROGRAMA PARENTERAL: Cefotetano 2 g IV a cada 12 h OU Cefoxitina 2 g IV a cada 6 horas **MAIS** Doxiciclina 100 mg via oral ou IV a cada 12 horas **OU** Clindamicina 900 mg IV a cada 8 horas **MAIS** Gentamicina (carga) 2 mg/kg IV uma vez, seguida por 1,5 mg/kg IV a cada 8 horas
HSV Genital	LESÃO PRIMÁRIA: Aciclovir 400 mg via oral três vezes ao dia durante 7-10 dias **OU** Valaciclovir 1 g via oral duas vezes ao dia durante 7-10 dias TERAPIA EPISÓDICA PARA HERPES GENITAL RECORRENTE: Aciclovir 800 mg via oral duas vezes ao dia durante 5 dias **OU** Valaciclovir 1 g via oral uma vez ao dia durante 5 dias SUPRESSÃO: Aciclovir 400 mg via oral duas vezes ao dia **OU** Valaciclovir 1 g via oral uma vez ao dia (diminuir para 500 mg uma vez ao dia quando < 10 surtos/ano)
Sífilis Primária	Benzatina Penicilina G 2,4 milhões de unidades IM em uma única dose

HSV, vírus herpes simples; *IM*, intramuscular; *IV*, intravenoso; *DIP*, doença inflamatória pélvica; *DST*, doença sexualmente transmissível.
http://www.cdc.gov/std/treatment/update.htm (Acessado em 23 de março de 2015).

PONTOS-CHAVE: DOENÇAS SEXUALMENTE TRANSMISSÍVEIS

1. Independente do patógeno, a maior parte das doenças sexualmente transmissíveis (DSTs) pode ser assintomática.
2. Testes de ampliação de ácido nucleico para clamídia e gonorreia são particularmente úteis no monitoramento das DSTs em homens e mulheres.
3. O monitoramento das DSTs em garotas é mais bem realizado via *swab* vaginal ou coleta de urina do que por amostra endocervical. As amostras vaginais são as mais sensíveis.
4. Nenhum sintoma único ou achado de exame ou teste laboratorial é definitivo para DIP.
5. Culturas frequentemente são negativas na DIP, visto que a doença encontra-se na porção superior do trato genital e as amostras são obtidas a partir da porção inferior do trato.
6. Apesar dos altos índices de DSTs em adolescentes, os médicos geralmente não questionam sobre atividades sexuais, fatores de risco ou meios de redução de riscos.

ABUSO DE SUBSTÂNCIAS

102. Quais são as categorias de drogas de abuso?
  - **Sedativos hipnóticos:** álcool, barbitúricos, benzodiazepinas, γ-hidroxibutirato, flunitrazepam (Rohipnol), outros sedativos.

- **Estimulantes:** cafeína, cocaína, anfetaminas, descongestionantes.
- **Tabaco.**
- **Canabinoides:** maconha, haxixe, canabinoides sintéticos.
- **Opioides:** heroína, ópio, analgésicos opioides incluindo metadona e oxicodona/derivados de oxicodona.
- **Alucinógenos:** dietilamida do ácido lisérgico (LSD), fenciclidina, mescalina, psilocibina, cogumelos alucinógenos, metilenodioximetanfetamina (MDMA, *ecstasy*, Molly).
- **Inalantes:** hidrocarbonos alifáticos, halogenados e aromáticos; óxido nitroso; cetonas; ésteres.
- **Esteroides.**

Liepman MR, Calles JL, Kizilbash L, et al: Genetic and nongenetic factors influencing substance abuse by adolescents, *Adolesc Med* 13:375–401, 2002.

103. O que é o monitoramento CRAFFT?

É um teste de seis itens para abuso de substâncias por adolescentes. Duas ou mais respostas "sim" indicam, com mais de 90% de sensibilidade e mais de 80% de especificidade, um significativo abuso de substância potencial. Vários instrumentos de monitoramento estão disponíveis para entrevistar adolescentes, e a busca de álcool ou droga deve ser parte da rotina dos cuidados médicos.
- **C**ar (carro): Você já dirigiu (ou andou com um motorista) sob a influência de drogas ou álcool?
- **R**elaxar: Você usa drogas ou álcool para relaxar, sentir-se melhor ou adaptar-se?
- **A**lone (sozinho): Você usa drogas ou álcool enquanto está sozinho?
- **F**orget (esquecer): Algumas vezes você esquece o que fez enquanto usava drogas ou álcool?
- **F**amília/Amigos: Eles já disseram a você para parar com o uso de drogas ou álcool?
- **T**rouble (problema): Você enfrentou problemas ao usar drogas ou álcool?

American Academy of Pediatrics, Comittee on Substance Abuse: policy statement – alcohol use by youth and adolescents: a pediatric concern, *Pediatrics* 125:1078–1087, 2010.

104. Quais são os sinais físicos característicos do uso de droga ilícita?

Ver Tabela 1-6.

Kaul P, Coupney SM: Clinical evaluation of substance abuse, *Pediatr Rev* 23:85–95, 2002.

Tabela 1-6. Sinais Físicos do Uso de Drogas Ilícitas

SINAIS FÍSICOS	DROGA DE ABUSO
Hipotermia	Fenciclidina, cetamina
Hipertermia	Mescalina, LSD
Frequência cardíaca elevada	Anfetamina, cocaína, maconha, MDMA, LSD
Pressão sanguínea elevada	Anfetamina, cocaína, fenciclidina, MDMA, LSD
Reflexo de vômito diminuído	Heroína, morfina, oxicodona, outros opiáceos, benzodiazepinas
Vermelhidão conjuntival	Maconha
Pupilas contraídas	Heroína, morfina, oxicodona, outros opiáceos
Resposta pupilar lenta	Barbitúricos
Irritação/ulceração da mucosa nasal	Cocaína intranasal, heroína, inalantes
Dores/queimações orais, piodermas perioriais	Inalantes
Cicatrizes cutâneas ("traços")	Uso intravenoso
Ginecomastia, testículos pequenos	Maconha
Necrose da gordura subcutânea	Uso intravenoso e intradérmico

(Continua)

Tabela 1-6. Sinais Físicos do Uso de Drogas Ilícitas (*Continuação*)	
SINAIS FÍSICOS	**DROGA DE ABUSO**
Tatuagem na fossa antecubital	Uso intravenoso
Abscessos cutâneos e celulite	Uso intravenoso e intradérmico

LSD, dietilamina do ácido lisérgico; *MDMA*, metileno dioxi-metanfetamina

105. Um adolescente deve ser triado ou tratado para abuso de drogas sem dar seu consentimento?

A Academia Americana de Pediatria (AAP) se posiciona contra o teste involuntário de drogas em adolescentes. A AAP recomenda que os pediatras discutam, com os adolescentes e com seus pais, quem receberá os resultados antes de solicitarem um teste de drogas. Outros argumentam que o direito à privacidade e à confidencialidade do adolescente não substitui os riscos potenciais de danos graves provenientes do abuso de drogas, particularmente quando existe forte suspeita clínica ou preocupação dos pais. O tratamento para drogas pode ser obtido sem consentimento, nos casos de emergência, quando o menor é incapaz de dar consentimento e/ou o curso do tratamento pode depender dos resultados da triagem. Aspectos legais variam de estado para estado. Em 1995, a Corte Suprema dos Estados Unidos determinou que a realização de teste aleatório para drogas em atletas colegiais e participantes de atividades extracurriculares é legal.

Levy S, Siqueira LM, and Committee on Substance Abuse: Testing for drugs of abuse in children and adolescents, *Pediatrics* 133:e1798–e1807, 2014.

106. Por quanto tempo as drogas ilícitas permanecem detectáveis na amostra de urina?

Varia, dependendo do estado de hidratação do paciente e do método de ingestão, mas, como regra, os metabólitos podem ser detectados após a ingestão, como mostra a Tabela 1-7. A maior parte dos exames de urina é muito sensível e pode detectar drogas em até 99% do tempo em concentrações estabelecidas como ponto de corte analítico. Entretanto, os exames podem ser muito menos específicos, algumas vezes com índices falsos-positivos de até 35%. Portanto, um segundo teste utilizando a metodologia analítica mais específica para a droga sob suspeita deve ser realizado. Além disso, o uso do exame de urina para drogas possui um valor limitado, visto que muitas drogas não estão incluídas nos painéis de monitoramento.

Levy S, Siqueira LM, and Committee on Substance Abuse: Testing for drugs of abuse in children and adolescents, *Pediatrics* 133:e1803, 2014.

Tabela 1-7. Detecção de Metabólitos de Drogas Ilícitas	
Álcool	7-12 horas
Anfetaminas	1-3 dias
Barbitúricos (curta ação)	4-6 dias
Benzodiazepinas (curta ação)	1 dia
Cocaína	1-3 dias
Heroína	< 24 horas até 1-2 dias
Maconha	1-3 dias para uso único; 3-5 semanas depois do último uso para fumantes crônicos
Metadona	1-7 dias
Morfina	1-2 dias
Oxicodona	2-4 dias
Feniciclina	2-8 dias para uso casual; várias semanas para uso crônico

107. Qual é a predisposição genética para alcoolismo?

Garotos filhos de um pai alcoólatra apresentam uma probabilidade cinco vezes maior de tornarem-se alcoólatras do que filho de pai não alcoólatra. Estudos com gêmeos demonstraram que os padrões de hereditariedade estão entre 50% e 75%.

108. Quais são os outros fatores de risco individuais para abuso de álcool?

Os fatores de risco incluem fraco desempenho escolar, distúrbio de comportamento e déficit de atenção/hiperatividade (TDAH) não tratados. Transtornos de humor e condições psiquiátricas como ansiedade, depressão, esquizofrenia e bulimia tendem a ocorrer concomitantemente ao abuso de álcool.

109. Que tipo de substância de abuso é mais comum em adolescentes mais jovens que em adolescentes mais velhos?

Abuso de inalantes. Essas substâncias são utilizadas por adolescentes de 12 a 13 anos de idade em índice mais elevado que por adolescentes mais velhos. Produtos domésticos são tipicamente usados com abuso, incluindo hidrocarbonetos alifáticos (p. ex., gasolina, butano de acendedores de cigarro), hidrocarbonetos aromáticos (p. ex., benzeno e tolueno das colas e tintas acrílicas), halogenetos de alquilo (p. ex., cloreto de metileno e tricloroetileno em solventes de tinta e removedores de manchas) e cetonas (p. ex., acetona no removedor de esmaltes). Os inalantes são as primeiras drogas ilícitas utilizadas por aproximadamente 6% dos adolescentes. Maconha e analgésicos são o segundo tipo de drogas mais comuns utilizadas por adolescentes pela primeira vez. Os inalantes têm curta duração de ação e geralmente não podem ser detectados pelo exame toxicológico.

110. Qual é a causa principal de fatalidade relacionada ao abuso de inalantes?

Arritmias fatais. Os hidrocarbonetos voláteis sensibilizam o miocárdio para o efeito da epinefrina e também acometem a despolarização das membranas celulares miocardianas. Uma propagação anormal dos impulsos pode ocorrer, algumas vezes associada a uma liberação de adrenalina (como em alucinação ou correndo de uma autoridade), resultando em arritmias fatais. Dos adolescentes que vêm a óbito em decorrência disso, aproximadamente 1 em 5 estava usando inalantes pela primeira vez. Esse fenômeno pode ser denominado Síndrome da Morte Súbita por Inalação.

Crocetti M. Inhalants, *Pediatr Rev* 29; 33–34. 2008.
Williams JF, Stork M: Inhalant abuse, *Pediatrics* 119:1009–1017, 2007.

111. Quais são as toxicidades do uso crônico da maconha?

Pulmonar: função pulmonar diminuída. Comparado ao fumo de cigarro, o fumo da maconha contém mais carcinógenos e irritantes respiratórios e produz níveis mais elevados de carboxiemoglobina e maior depósito de alcatrão. Estudos demonstraram alterações pré-malignas em indivíduos que fumam maconha, mas não os que fumam tabaco. A importância desse fato em longo prazo ainda não foi determinada. O uso crônico está associado aos sintomas de bronquite crônica.

Endócrina: contagem e motilidade espermática diminuída nos meninos. O uso da maconha pode interferir na função hipotalâmico-hipofisária e aumenta a probabilidade de não ovulação nas meninas. O uso crônico também antagoniza a insulina, o que pode afetar o tratamento da diabetes. A utilização de maconha também pode prejudicar a secreção de cortisol e do hormônio do crescimento, mas as implicações clínicas ainda não são conhecidas.

Neurológico/comportamental: memória de curto prazo, concentração e habilidade de tomada de decisões complexas diminuídas. A reação de coordenação motora e de tempo também pode ser acometida. Também pode haver interferência na aprendizagem, possível "síndrome desmotivacional". O uso no início da adolescência pode alterar o desenvolvimento cerebral e resultar em prejuízo cognitivo. A utilização regular está associada ao risco de ansiedade e depressão (embora a causalidade não tenha sido estabelecida).

112. A maconha é uma "porta" para as drogas?

Uma droga considerada como porta para as drogas é aquela com efeitos colaterais aparentemente menos desastrosos, que se acredita poder levar ao uso de drogas mais perigosas. Dados epidemiológicos e pré-clínicos indicam que o uso de maconha pelos adolescentes pode resultar em comportamentos de vícios múltiplos na fase adulta. Além disso, o uso da própria maconha em longo prazo pode levar ao vício. Um em 6 indivíduos que começam a utilizar maconha na adolescência e 25% a 50% entre os que fumam maconha diariamente ficarão viciados.

Volkow ND, Baler RD, Compton WM, Weiss SRB: Adverse health effects of marijuana use, *N Engl J Med* 370:1724–1731, 2014.

113. Quais são as drogas utilizadas pelos jovens para melhora de *performance*?

As diferentes classes dessas drogas incluem *esteroides anabolizantes* (p. ex., androstenediona), *suplementos nutricionais* (p. ex., creatina, *shakes* de proteínas), *estimulantes* (p. ex., efedrina, cafeína ou guaraná) e *outros*, incluindo hormônio do crescimento humano e produtos de reforço sanguíneo. Muitos adolescentes que usam esses produtos não participam de atividades desportivas, mas os utilizam no esforço de melhorar sua aparência.

Dandoy C, Gereige RS: *Performance*-enhancing drugs. *Pediatr Rev* 33;265–271, 2012.

114. Quais são os efeitos colaterais potenciais dos esteroides anabolizantes?

Ver Tabela 1-8.

Tabela 1-8. Efeitos Colaterais Potenciais dos Esteroides Anabolizantes	
Endócrino	Em homens – atrofia testicular, oligoespermia, ginecomastia
	Em mulheres – amenorreia, atrofia mamária, clitoromegalia
Musculoesquelético	Fechamento epifisário imaturo
Dermatológico	Acne, hirsutismo, estrias, calvície padrão masculina
Hepático	Função excretora prejudicada com icterícia colestática, resultados elevados do teste da função hepática, peliose hepática (uma forma de hepatite na qual os lóbulos hepáticos apresentam cavidades lacunares microscópicas preenchidas por sangue), tumores benignos e malignos
Cardiovascular	Hipertensão, lipoproteína de alta densidade diminuída, trombose
Psicológico	Comportamento agressivo, alterações de humor, depressão

Smith DV, McCambridge TM: Performance-enhancing substances in teens, *Contemp Pediatr* 26:41, 2009.

115. Quando começa o hábito de fumar cigarro?

Nos Estados Unidos, aproximadamente três quartos dos adultos que fumam diariamente começaram a fumar quando tinham *entre 13 e 17 anos de idade*. Perto de 9 em 10 fumantes começam a fumar em torno dos 18 anos de idade; mundialmente, a média de idade é menor. Fumar cigarros permanece a maior causa prevenível de morte prematura no mundo. Nos Estados Unidos, os índices de jovens com menos de 18 anos têm diminuído desde o final da década de 1990. Em 2014, 14% dos estudantes do 8º grau e 34% dos estudantes do colegial relataram o uso de cigarros em algum momento da vida.

http://monitoringthefuture.org//pressreleases/14drugpr_complete.pdf (Último acesso em 23 de mar. de 2015).

116. Quais são as principais razões para o início do fumo de cigarros?

- Pressão de colegas (influência mais forte).
- Curiosidade ou desejo de experimentar.
- Membro da família fumante.
- Como método de controle de peso em garotas.
- Como forma de assumir risco pelos garotos.
- Baixa autoestima e depressão.
- Os jovens LGBTQ fumam acima de 50% mais que os seus correspondentes heterossexuais e são mais propensos também ao uso de produtos orais de tabaco sem combustão.

117. Quais são os riscos de mascar tabaco?

Como resultado da diminuição do fluxo sanguíneo gengival causado pela nicotina, podem ocorrer isquemia crônica e necrose. O uso crônico resulta em **recessão gengival** e **inflamação**, **doença periodontal** e **leucoplasia oral** (como alteração pré-maligna). O risco de câncer oral e faringiano é aumentado. Embora mais utilizado pelo sexo masculino, o tabaco sem combustão usado por gestantes pode estar associado ao baixo peso dos lactantes e ao nascimento prematuro. Mascar tabaco, como fumar cigarros, é viciante.

Lenney W, Enderby B: "Blowing in the wind": a review teenage smoking, *Arch Dis Child* 93:72–75, 2008.

118. Quais são os riscos do uso do E-cigarro entre adolescentes?

Os e-cigarros aerossolizam eletronicamente a nicotina e, portanto, apresentam um perfil semelhante de efeitos colaterais dos cigarros. Pouco se sabe sobre seus efeitos à saúde em longo prazo; entretanto, visto que os e-cigarros contêm nicotina concentrada, há um risco maior de superdose. A Administração de Alimentos e Fármacos (FDA) não aprovou a sua venda para adolescentes, por essas preocupações de segurança.

119. Quais são os 5 "A's" do aconselhamento para cessar o fumo?
- *Ask* (indagar) sobre o uso de tabaco.
- *Advise* (aconselhar) a parar.
- *Assess* (avaliar) o desejo de parar de fumar.
- *Assist* (auxiliar) na tentativa de parar (p. ex., farmacoterapia, como goma de nicotina ou adesivo).
- *Arrange* (organizar) o acompanhamento.

Klein JD, Camenga DR: Tobacco prevention and cessation in pediatric patients, *Pediatric Rev* 25:17–26, 2004.
www.smokefree.gov: This is the national site with information for individuals interested in quitting, including smoking quitlines. Último acesso em 2 de maio de 2014.

120. As tatuagens são dicas para comportamentos de alto risco?

Sim. Tatuagens permanentes são obtidas por 10% a 16% dos adolescentes entre as idades de 12 e 18 anos nos Estados Unidos. Quanto mais tatuagens um adolescente possui, mais forte é a associação com comportamentos de alto risco, incluindo abuso de substância, início precoce da atividade sexual, violência interpessoal e fracasso escolar.

Owen DC, Armstrong ML, Koch JR, Roberts AE. College students with body art: well-being or high risk behavior? *J Psychosoc Nurs Ment Health Serv* 51(10):20-28, 2013.
Desai NA, Smith ML: Body art in adolescents: paint, piercings, and perils. *Adolesc Med State Art Rev* 22:97–118, 2011.
Roberts TA, Ryan SA: Tattooing and high-risk behavior in adolescents, *Pediatrics* 110:1058–1063, 2002.

TRANSTORNOS DE ADOLESCENTES MASCULINOS

121. Com que frequência a ginecomastia ocorre em meninos adolescentes?

De 60% a 70% dos meninos adolescentes apresentam algum desenvolvimento de mama. Na maior parte deles, isso se resolve espontaneamente em 1 a 2 anos; 25% persistem por ≥ 2 anos. Isso ocorre mais comumente nos estágios II e III de Tanner e geralmente consiste de aumento subareolar (broto da mama). Pode ser uni ou bilateral. O broto da mama pode ser macio, o que indica um crescimento recente e rápido do tecido. Meninos obesos frequentemente apresentam aumento de mamas em razão do depósito de tecido adiposo, e a diferenciação de uma ginecomastia (broto mamário verdadeiro) algumas vezes é difícil.

Bell DL, Breland DJ, Ott MA: Adolescent and young adult male heath: a review, *Pediatrics* 132:540, 2013.
Cakan N, Kamat D: Gynecomastia: evaluation and treatment recommendations for primary care providers, *Clin Pediatr* 46:487–490, 2007.

122. Por que a ginecomastia ocorre com tanta frequência em meninos adolescentes jovens?

No início da puberdade, a produção de estrogênio (um estimulador da proliferação ductal) aumenta relativamente mais rápido que a de testosterona (um inibidor do desenvolvimento mamário). Esse discreto desequilíbrio leva ao crescimento da mama. Em adolescentes obesos, a enzima aromatase (encontrada em concentrações mais altas no tecido adiposo) converte testosterona em estrogênio.

123. Quais garotos com ginecomastia necessitam de avaliação mais extensa?
- Meninos pré ou pós-puberais.
- Meninos em idade puberal com pouca ou nenhuma virilização ou testículos pequenos.
- Meninos com hepatomegalia ou massa abdominal palpável.
- Meninos com queixas do Sistema Nervoso Central (SNC).

A avaliação pode incluir testes para doença hipotalâmica ou hipofisária, tumores feminilizantes de adrenal ou testículos e anormalidades genéticas (p. ex., síndrome de Klinefelter). Embora o câncer de mama seja extremamente raro em homens (0,2%), o índice aumenta para 3% a 6% em pacientes com síndrome de Klinefelter. Casos de ginecomastia devem ser tratados com tranquilidade. A cirurgia cosmética é a última opção quando a ginecomastia não se resolve, causando uma angústia significativa.

124. Quais são as manifestações clínicas da torção testicular?
A torção testicular em adolescentes geralmente se apresenta com início de dor aguda hemiescrotal, que pode irradiar-se para a virilha e a porção inferior do abdome. Náusea e vômitos também são comuns. O testículo se torna agudamente sensível e pode encontrar-se em posição mais alta, indicando uma torção e a face anterior do cordão espermático encurtada. O reflexo cremastérico (o testículo se retrai após uma leve batida na coxa ipsolateral) encontra-se tipicamente ausente. Muitos pacientes relatam episódios prévios de dor escrotal aguda grave.

125. Quando é mais provável a ocorrência de torção testicular?
A torção testicular tem um pico de incidência dos 15 aos 16 anos de idade, com dois terços dos casos ocorrendo entre 12 e 18 anos de idade. O fator subjacente mais comum que leva à torção testicular é uma malformação congênita denominada deformidade *"bell-clapper"*. A deformidade *bell-clapper* refere-se a uma fixação anormal da túnica vaginal ao testículo, resultando em posição horizontal do testículo e aumentando sua motilidade. É importante salientar que o outro pico de torção testicular ocorre no período neonatal.

Sharp VJ, Kieran K, Arlen AM: Testicular torsion: diagnosis, evaluation and management, *Am Fam Physician* 88:835–840, 2013.

126. Como é diagnosticada a torção testicular?
Visto que a recuperação do testículo depende da pronta restauração do fluxo sanguíneo, estudos de imagem não devem retardar a exploração cirúrgica quando os sintomas e os achados de exame físico sugerirem fortemente uma torção.
Ultrassonografia com Doppler colorido é sensível e específica, rápida de ser realizada e frequentemente de pronta disponibilidade, tornando-a a modalidade de escolha para imagem quando a apresentação justifica maiores investigações. Fluxo sanguíneo baixo ou ausente do testículo observado no Doppler é sugestivo de torção.

127. Como é tratada a torção testicular?
A destorção manual do cordão espermático pode ser tentada quando uma intervenção cirúrgica imediata não estiver disponível. Entretanto, a exploração cirúrgica ainda é necessária para a fixação, prevenindo a recorrência. Uma orquiopexia deve ser realizada, uma vez que a deformidade de *bell-clapper* é bilateral em até 80% dos casos.

Gatti JM, Murphy JP: Acute testicular disorders, *Pediatric Rev* 29:235–240, 2008.

128. Na ocorrência de uma torção testicular completa, qual é o tempo disponível até que alterações irreversíveis se desenvolvam?
Alterações irreversíveis ocorrem em **4 a 8 horas**. Os índices relatados de recuperação testicular são de 90% a 100% quando a exploração cirúrgica é realizada em até 6 horas dos sintomas, 50% quando os sintomas estão presentes por mais de 12 horas e menos de 10% quando a duração do sintoma é de 24 horas ou mais.

129. Como a torção testicular é clinicamente diferenciada de outras causas da dor escrotal aguda?
- **Epididimite:** um processo inflamatório que, geralmente, é mais lento no início; a dor está inicialmente localizada no epidídimo; porém, à medida que a inflamação se dissemina, todo o testículo pode tornar-se dolorido; pode estar associada a náusea, febre, dor abdominal ou nos flancos, disúria e/ou corrimento uretral; geralmente a dor não se irradia para a virilha, frequentemente causada pela *C. trachomatis* e *N. gonorrhoeae*; o histórico de DSTs é sugestivo; é incomum em adolescentes não sexualmente ativos.
- **Orquite:** em geral, mais lenta no início; frequentemente com sintomas sistêmicos (náusea, vômito, febre, calafrios) como resultado de uma infecção viral difusa; em pacientes com caxumba, ocorre aproximadamente em 4 a 8 dias após a parotidite; o envolvimento bilateral é mais comum, acomete com maior frequência crianças de 7 a 12 anos de idade.
- **Torção do apêndice do testículo:** início repentino de dor localizada, sensibilidade isolada no aspecto superior do testículo (ocasionalmente com coloração azulada, o assim denominado sinal do ponto azul); náusea e vômito são incomuns; mais comum em meninos pré-púberes; o reflexo cremastérico geralmente está presente.
- **Hérnia encarcerada:** início agudo; dor não localizada no hemiescroto; massa inguinal geralmente palpável; sintomas e sinais de obstrução intestinal (vômito, distensão abdominal, tensão dos músculos da parede abdominal, dor de rebote).

Yin S, Trainor JL: Diagnosis and management of testicular torsion of the appendix testis, and epididymitis, *Clin Pediatr Emerg Med* 10:38–44, 2009.

MEDICINA DO ADOLESCENTE

130. Como o sinal de Prehn ajuda a distinguir entre epididimite e torção testicular?
O alívio da dor com a elevação do testículo *(sinal de Prehn positivo)* está associado à epididimite, enquanto a dor persistente *(sinal de Prehn negativo)* é mais indicativa de torção testicular. Entretanto, esse sinal relativamente não específico deve ser interpretado no contexto de outros sinais e sintomas.

131. Qual é o câncer sólido mais frequente em adolescentes masculinos mais velhos?
Câncer testicular. O câncer testicular é mais comum em homens entre 15 e 35 anos de idade. Os indivíduos com histórico de criptorquidismo (testículo não descido) estão em risco elevado, assim como os indivíduos do sexo masculino com um histórico de hipospadias. O tipo mais comum é um seminoma, que, se detectado quando confinado ao testículo (estágio I), tem um índice de cura de até 97% com orquiectomia e radiação. Atualmente não existe evidência de que o autoexame testicular esteja associado a melhores resultados no câncer testicular, sendo, portanto, controverso.

Bell DL, Breland DJ, Ott MA: Adolescent and young adult male health: a review, *Pediatrics* 132:535–546, 2013.

132. Qual é a importância de uma varicocele em um adolescente?
Varicocele é a dilatação do plexo pampiniforme ou do plexo venoso cremastérico do cordão espermático que resulta em dilatação da porção superior do escroto e sensação de estar portando um "saco de vermes" nessa região. É rara antes da puberdade. Aproximadamente 15% dos meninos entre 12 e 18 anos de idade apresentam varicocele, e cerca de 10% desses meninos são sintomáticos (dor, desconforto). Estudos longitudinais de adolescentes mostram que grandes varicoceles podem interferir no crescimento testicular normal e resultam em espermatogênese diminuída.

133. Quais varicoceles exigem uma intervenção cirúrgica?
Há controvérsias quanto à cirurgia ser capaz de prevenir potenciais consequências de fertilidade. O encaminhamento para possível intervenção é necessário nas seguintes situações:
- Varicocele com atrofia testicular (> 20% de diferença de volume).
- Grande varicocele.
- Varicocele bilateral (potencial mais elevado para infertilidade).
- Dor escrotal.

Fine RG, Poppas DP: Varicocele: standard and alternative indications for repair, *Curr Opin Urol* 22:513-516, 2012.
Hayes JH: Inguinal and scrotal disorders, *Surg Clin North Am* 86:371–381, 2006.

134. Em qual lado a varicocele ocorre com mais frequência?
Lado esquerdo. A veia espermática esquerda drena no interior da veia renal esquerda em ângulo reto, e a veia espermática direita drena no interior da veia cava inferior em ângulo obtuso. Essas peculiaridades hemodinâmicas favorecem pressões mais altas no lado esquerdo, o que predispõe os pacientes à varicocele do lado esquerdo. A varicocele unilateral do lado esquerdo é o tipo mais comum, ocorrendo em 90% dos pacientes; os restantes são bilaterais. Uma lesão unilateral do lado direito é rara, e muitos especialistas consideram sua presença um motivo para buscar outras causas de obstrução venosa, como um tumor renal ou retroperitoneal.

135. Qual é a diferença entre fimose e parafimose?
Fimose é a constrição do orifício do prepúcio que evita que a pele seja puxada para revelar a glande do pênis. Pode ser secundária a uma inflamação menor proveniente de ereções normais e de má higiene. O tratamento inicialmente é conservador com cremes esteroides tópicos, mas a circuncisão pode ser considerada em casos resistentes.
    Parafimose, por outro lado, é a retração da pele atrás da glande com impossibilidade de retornar. Essa é uma emergência médica e requer intervenção cirúrgica. Quando não tratada, a parafimose pode levar à isquemia peniana.

136. O que são pápulas peroladas penianas? O adolescente deve preocupar-se com elas?
Pápulas peroladas penianas (*hirsuties coronae glandis*) são pápulas de 1 a 3 mm de mesmo tamanho e formato, distribuídas simetricamente ao longo da coroa da glande do pênis. Essas pápulas são uma variação anatômica, e não infecções. Elas ocorrem em aproximadamente 15% a 20% dos adolescentes masculinos. Há uma incidência mais elevada no sexo masculino não circuncisado. Nenhum tratamento é indicado. O pediatra deve tranquilizar o jovem de que esse é um achado normal.

Leung AK, Barankin B: Pearly penile papules, *J Pediatr* 165:409, 2014.

GESTAÇÃO E CONTRACEPÇÃO NA ADOLESCÊNCIA

137. Quais os rumos da gestação na adolescência nos Estados Unidos?
Os índices de gestação na adolescência caíram acentuadamente de 1990 a 2009, exceto por um pequeno aumento entre 2006 e 2007. Os índices de gestação caíram 51% para adolescentes brancas não hispânicas e negras não hispânicas, e 40% para adolescentes hispânicas entre 1990 e 2009. Entretanto, os índices de gestação em adolescentes estão entre os mais altos no mundo desenvolvido. Os índices de gestação de negras e adolescentes hispânicas permanecem consistentemente, no mínimo, o dobro do das adolescentes brancas. Aproximadamente 80% das gestações na adolescência não são intencionais, e cerca de um terço termina em aborto. O índice de aborto na adolescência em 2008 foi o mais baixo desde que o aborto foi legalizado (em 1973). Aproximadamente metade das gestações na adolescência nos EUA progride até o parto.

Curtain SC, Abma JC, Ventura SJ, et al: Pregnancy Rates for U.S. Women Continue to Drop. *NCHS Data Brief* 136:1–8, 2013.

138. Quais fatores tornam mais provável que uma adolescente engravide?
- **Iniciação precoce da atividade sexual:** os fatores de risco para iniciação precoce incluem baixa condição socioeconômica, baixa orientação para ambições futuras e dificuldades acadêmicas.
- **Influência de colegas e irmãs:** se cercada por amigos e irmãos sexualmente ativos, uma adolescente apresenta maior probabilidade de se engajar em comportamentos sexuais. Para muitos adolescentes, a gestação não é vista como uma experiência negativa.
- **Histórico de abuso físico ou sexual**.
- **Histórico familiar de gestação na adolescência**.
- **Ausência de apoio e estrutura familiares**.
- **Barreiras à contracepção:** informação imprecisa, falta de acessibilidade, uso impróprio.
- **Histórico de gestação**.
- **Histórico de testes negativos para gestação**.
- **Raça:** negras e hispânicas apresentam índices mais elevados de gestação que brancas, embora os índices variem significativamente na raça de acordo com a condição socioeconômica.

Cox JE: Teenage pregnancy. In Neinstein LS, editor: *Adolescent Health Care*, ed. 5. Philadelphia, 2008. Wolters Kluwer, pp 565–569.

139. Caso uma adolescente tenha engravidado uma vez, qual é a probabilidade de engravidar novamente durante seus anos de adolescência?
Repetir a gestação na adolescência é comum. Estudos mostram que 28% a 63% das mães adolescentes engravidam novamente em 18 meses, e aproximadamente 40% terão uma nova gestação em 2 anos. Os fatores associados a gestações repetidas na adolescência incluem idade muito jovem na primeira concepção, primeira gestação intencional, falta de uso de contraceptivos, resultado ruim do primeiro nascimento, baixa escolaridade, uso regular de álcool e drogas, envolvimento familiar insatisfatório, baixo nível de educação dos pais e ter sido ela própria o produto de gestação de uma adolescente.

Crittenden CP, Boris NW, Rice JC, et al: The role of mental health factors, behavioral fators, and past experiences in the prediction of rapid repeat pregnancy in adolescence, *J Adolesc Heath* 44:25–32, 2009.

140. Quais são os riscos de lactentes de mães adolescentes?
Bebês nascidos de mães jovens adolescentes apresentam maior probabilidade de ser prematuros, ter baixo peso ao nascer ou ser pequenos para a idade gestacional. Além disso, a mortalidade é maior para lactentes de mães adolescentes. Não está claro se esses riscos se devem aos efeitos psicológicos da adolescente gestante ou aos fatores sociodemográficos associados à gestação na adolescência (p. ex., pobreza, cuidado pré-natal inadequado).

Ganchimeg T, Ota E, Morisaki N, et al: Pregnancy and childbirth outcomes among adolescent mothers: a World Health Organization multicountry study, *BJOG* 121:40–48, 2014.

141. Após a concepção, qual é o tempo para que o teste de urina para gravidez se torne positivo?
A gonadotropina coriônica humana (hCG) é uma glicoproteína produzida pelo tecido trofoblástico. Testes de gravidez para urina podem detectar gestação medindo o hCG total, hCG hiperglicosilada, ou a subunidade β hCG livre. Os níveis de urina de 25 mIU/mL hCG são detectáveis pelos testes mais sensíveis

MEDICINA DO ADOLESCENTE

em aproximadamente 7 dias após a fertilização. Embora muitos testes caseiros para gravidez possam detectar esses baixos níveis, alguns são menos sensíveis e podem apenas diagnosticar a gestação com precisão em torno de 3 dias após a ausência do período menstrual.

Cole LA: The utility of 6 over-the-counter (home) pregnancy tests, *Clin Chem Lab Med* 49:1317–1322, 2011.

142. Quais métodos contraceptivos são apropriados para adolescentes?
Todos os métodos reversíveis disponíveis de contracepção são apropriados para uso em adolescentes, exceto contraindicações médicas específicas.
- **Contraceptivo reversível de longa duração (LARC):** métodos contraceptivos de longa duração disponíveis incluem DIUs e implantes subdérmicos. No passado, os mitos sobre a segurança do uso de DIUs em adolescentes e mulheres multíparas desencorajaram os médicos de indicar essa opção. Entretanto, agora se sabe que deficiências metodológicas nos primeiros estudos exageraram os riscos para a população adolescente e que esses métodos são seguros e altamente efetivos. DIUs não aumentam significativamente o risco de DIP, fora das 3 semanas após a inserção, e não causam infertilidade.
- **Contracepção injetável de progesterona única:** a contracepção injetável de progesterona única disponível nos Estados Unidos (Depo-Provera®) é um tipo comum de contracepção hormonal utilizado pelas adolescentes. É administrado a cada 3 meses. O ganho de peso e o sangramento intermenstrual são efeitos colaterais associados a esse método. Embora perda mineral óssea possa estar associada a esse método, as usuárias não parecem ter riscos de fraturas aumentados.
- **Contracepção hormonal combinada:** os métodos de contracepção de progesterona e estrogênio combinados incluem a pílula anticoncepcional oral combinada (ACO), o adesivo e o anel vaginal. Esses métodos possuem o mesmo mecanismo de ação, mas variam em seus sistemas de liberação e intervalos de dosagem, de dosagem diária (ACO) a dosagem mensal (anel vaginal). Apesar da excelente eficácia no uso correto, os índices de falhas para uso típico são de, aproximadamente, 9 gestações em cada 100 mulheres e podem ser mais altos para adolescentes, uma vez que doses perdidas são comuns.
- **Métodos de barreira:** os preservativos masculino e feminino são os únicos métodos contraceptivos que também oferecem proteção contra DSTs. Entretanto, os preservativos apresentam índices de falhas relativamente altos para prevenção da gravidez; portanto, o uso de um método contraceptivo duplo (*i. e.*, contracepção hormonal juntamente com um método de barreira) deve ser encorajado.

Upadhya KK: Contraception for adolescents, *Pediatr Rev* 34:384–394, 2013.

143. Quais são as contraindicações do uso de contraceptivos que contenham estrogênio?
O estrogênio é o componente hormonal de contracepção com o maior número de contraindicações médicas. As contraindicações inquestionáveis que devem ser observadas cuidadosamente antes do início de um método que contenha estrogênio incluem:
- Enxaqueca com aura.
- Histórico pessoal de trombose venosa profunda.
- Distúrbio tromboembolítico conhecido, incluindo lúpus com síndrome do anticorpo antifosfolipídio e deficiência familiar de fator V de Leiden.
- Hipertensão não tratada (> 160/100).
- Grande cirurgia com imobilização prolongada.
- Doença cardíaca valvular complicada.
- Doença da artéria coronária.
- AVC.
- Doença hepática aguda ou crônica com função hepática anormal.
- Câncer de mama, endometrial ou outro sensível ao estrogênio.

Straw F, Porter C: Sexual health and contraception, *Arch Dis Child Educ Pract Ed* 97:177–184, 2012.

144. Qual a probabilidade de adolescentes utilizarem contraceptivos?
Aproximadamente 25% dos adolescentes não usam contraceptivos na primeira relação sexual, e em torno de dois terços relatam o uso de preservativos, com ou sem outro método contraceptivo. Entre meninas adolescentes com idades de 15 a 19 anos sexualmente experientes, a maior parte relata ter usado um método contraceptivo, com o preservativo sendo o método mais popular utilizado (96%), seguido por coito interrompido (57%), e pílula contraceptiva (56%). O tempo aproximado entre a primeira experiên-

cia sexual e a busca de serviços de planejamento familiar para adolescentes femininas é de apenas em torno de 1 ano.

145. O exame pélvico é indispensável antes do início da contracepção da paciente?
Não. Várias organizações profissionais, incluindo o Colégio Americano de Obstetras e Ginecologistas, concordam que um exame pélvico não é necessário para a iniciação segura de contracepção. Uma grande porcentagem de jovens retarda a busca de contraceptivos por acreditar que o exame pélvico é necessário. O exame pélvico de rotina e o esfregaço *Papanicolaou* devem começar aos 21 anos de idade, independente da atividade sexual ou do uso de contraceptivo.

ACOG Committee Opinion No. 463: Cervical cancer in adolescents: screening, evaluation, and management, *Obstet Gynecol* 116:469–472, 2010.

146. Qual é o tratamento oral mais comumente utilizado para contracepção de emergência pós-coito?
Levonorgestrel (Plan B® e genérico)* é um método dos EUA de progesterona única, aprovado pela FDA, atualmente disponível na formulação de uma pílula (1,5 mg de levonorgestrel) ingerida assim que possível após a relação sexual. Esse método foi aprovado para venda de balcão (sem prescrição) nos Estados Unidos para todas as mulheres, independente da idade. A contracepção de emergência de progesterona única atua por inibição ou retardo da ovulação, interrompendo o desenvolvimento folicular, espessando o muco cervical para impedir a penetração do esperma e afetando a maturação do corpo lúteo. Levonorgestrel pode reduzir o risco de gestação em, no mínimo, 75% quando administrado em 72 horas após a relação não protegida, e estudos mostram que ele mantém uma boa eficácia quando ingerido até 120 horas depois. Acetato de Ulipristal (Ella®) é outro método contraceptivo de emergência aprovado pela FDA disponível apenas com prescrição nos Estados Unidos. Esse método mantém uma eficácia estável quando inserido dentro de 5 dias da relação desprotegida, e é o método mais eficaz de contracepção de emergência.

Upadhya KK: Contraception for adolescents, *Pediatr Rev* 34:384–394, 2013

SUICÍDIO NA ADOLESCÊNCIA

147. Qual é o principal preditor da ideação suicida em adolescentes?
Depressão. Até 85% dos adolescentes com distúrbio depressivo maior (DDM) ou distimia (depressão crônica menos grave) relatam ideias suicidas. Aproximadamente um terço tenta o suicídio em algum momento durante a adolescência ou na fase adulta jovem. Essa é uma das razões pelas quais a AAP aconselha um exame minucioso para depressão, incluindo o uso de várias ferramentas de triagem, nas idades de 11 a 21 anos, em todas as consultas de rotina.

Committee on Practice and Ambulatory Medicine: 2014 Recommendations for Pediatric Preventive Health Care, *Pediatrics* 133:568–570, 2014.
Cash SJ, Bridge JA: Epidemiology of youth suicide and suicidal behavior, *Curr Opin Pediatr* 21:615, 2009.

148. Com que frequência os adolescentes tentam o suicídio nos Estados Unidos?
O suicídio é a terceira causa principal de óbito em jovens de 15 a 24 anos nos Estados Unidos, matando aproximadamente 4.600 adolescentes a cada ano. Aproximadamente 12% a 16% dos adolescentes relatam já terem pensado em suicídio, e 4% a 8% relatam já terem tentado o suicídio. Entre estudantes colegiais nos Estados Unidos, a prevalência de atentado suicida permaneceu bastante estável entre 1991 e 2011, embora a ideação suicida tenha diminuído durante o mesmo período de tempo. Aproximadamente 15% a 30% dos adolescentes que tentam o suicídio irão tentar novamente em 1 ano. A tentativa de suicídio é um fator de risco importante para o suicídio efetivado.

Nock MK, Green JG, Hwang I, et al: Prevalence, correlates, and treatment of lifetime suicidal behavior among adolescents: results from the National Comorbidity Survey Replication Adolescent Supplement, *JAMA Psychiatry* 70:300–310, 2013.

149. Quem apresenta maior probabilidade de tentar o suicídio, homens ou mulheres?
As mulheres apresentam maior valor preditivo tanto na ideação quanto na tentativa de suicídio quando comparadas aos homens. Entretanto, os homens (particularmente homens brancos) demonstram uma

---
*N. do T.: Pílula do dia seguinte, no Brasil.

probabilidade muito maior de sucesso, em parte, pela escolha de métodos mais letais (especialmente armas de fogo). Em pacientes mais jovens (10 a 14 anos), sufocação (como o enforcamento) é o método mais comumente utilizado.

150. Quais adolescentes se encontram em risco elevado de suicídio?
Os adolescentes com quaisquer das seguintes características:
- Histórico de tentativas anteriores, especialmente envolvendo méto os muito letais, e também aquelas ocorridas dentro dos 2 últimos anos.
- Distúrbio psiquiátrico, especialmente DDM, distúrbio bipolar, distúrbio de conduta.
- Fácil acesso a armas de fogo (o local mais comum para o suicídio do adolescente envolvendo armas de fogo é em casa).
- Abuso de substância (tanto drogas ilícitas quanto álcool).
- Histórico familiar de suicídio e depressão.
- Discórdia familiar.
- Perda de um dos pais por morte ou divórcio.
- Histórico de agressão impulsiva (tendência a reagir à frustração com hostilidade ou agressão).
- Jovens LGBTQ, especialmente de famílias que não os apoiam ou de ambiente escolar hostil.
- Histórico de abuso físico e/ou sexual.

Cash SJ, Bridge JA: Epidemiology of youth suicide and suicidal behavior, *Curr Opin Pediatr* 21:613–619, 2009.

CAPÍTULO 2
COMPORTAMENTO E DESENVOLVIMENTO
Mark F. Ditmar, MD

TRANSTORNO DO DÉFICIT DE ATENÇÃO/HIPERATIVIDADE

1. Quais são as características do transtorno do déficit de atenção/hiperatividade (TDAH)?

TDAH é um transtorno crônico comportamental e neurodesenvolvimental, ao qual se atribui origem neurobiológica, que é diagnosticado com base no número, gravidade e duração de três grupos de problemas comportamentais: *desatenção, hiperatividade e impulsividade*. É o transtorno de comportamento mais comumente diagnosticado em crianças. De acordo com o *Manual Diagnóstico e Estatístico de Transtornos Mentais*, 5ª edição (DSM-5), os sintomas de desatenção, hiperatividade e impulsividade devem ter durado mais de 6 meses e serem inconsistentes com o nível de desenvolvimento da criança. Esses sintomas devem envolver mais de um ambiente e resultar em prejuízo funcional significativo em casa, escola ou em ambientes sociais. Alguns sintomas devem ter começado antes dos 13 anos de idade.

American Psychiatric Association: Diagnostic and Statistical Manual of Mental Disorders, ed. 5, Arlington, VA, 2013, American Psychiatric Association.
National Resource Center on ADHD: http://www.help4adhd.org. (Último acesso em 17 de novembro de 2014.)

2. Qual é a frequência de ocorrência da TDAH?

Estudos de prevalência em comunidades indicam que 4% a 12% das crianças em idade escolar são acometidas pelo TDAH.

3. Os meninos ou meninas são mais passíveis de serem diagnosticados com TDAH?

O **sexo masculino** é três a quatro vezes mais frequentemente diagnosticado com TDAH. Seus sintomas tendem a ser mais problemáticos, particularmente na hiperatividade, enquanto no sexo feminino a apresentação de problemas de atenção é mais comum.

4. Existe uma predisposição genética para o TDAH?

O TDAH possui um alto **índice de hereditariedade**. Em estudos de gêmeos idênticos criados separados, se um gêmeo apresenta TDAH, o outro possui até 75% de probabilidade de ser diagnosticado com TDAH. Em estudos de gêmeos não idênticos, o índice de concordância atinge 33%. Estudos de irmãos de pacientes com TDAH indicam uma probabilidade de 20% a 30%. Aproximadamente 25% das crianças com TDAH possuem um dos pais com sintomas ou diagnóstico de TDAH. Estudos de mapeamento genético apoiam a conexão entre TDAH e várias zonas cromossômicas e genes candidatos. Existe a suspeita de que os genes que regulam os trajetos dopaminérgicos estejam envolvidos na patogênese do TDAH.

Zhang L, Chang S, Li Z, et el: ADHD gene: a genetic database for attention deficit hyperactivity disorder, *Nucleic Acids Res* 40:D1003-D1009, 2012.
Thapar A, Cooper M, Jefferies R, et al: What causes attention deficit hyperactivity disorder? *Arch Dis Child* 97:260–265, 2012.

5. Quais condições podem se assemelhar ao TDAH?

Médicas: toxicidade por chumbo, deficiência de ferro, disfunção da tireoide, prejuízo visual ou auditivo, distúrbios do sono, lesões de massa (p. ex., hidrocefalia), convulsões, enxaquecas complexas, síndrome do álcool fetal, síndrome do X frágil, síndrome de Willians, neurofibromatose, esclerose tuberosa, efeitos colaterais de medicação (p. ex., remédios para gripe, esteroides) e abuso de substâncias.

Transtornos de aprendizagem e de desenvolvimento: incapacidade intelectual (retardo mental), transtornos de espectro autista e déficits específicos de aprendizagem. Dificuldades de processamento auditivo central também foram investigadas, embora ainda não esteja claro se tais dificuldades constituem um distúrbio diferente ou se elas representam os déficits cognitivos observados na TDAH.

Transtornos comportamentais ou emocionais: distúrbios afetivos (p. ex., distimia, distúrbio bipolar), distúrbios de ansiedade, reações de estresse (p. ex., distúrbio de estresse pós-traumático, distúrbio de adaptação), outros distúrbios comportamentais disruptivos (p. ex., transtorno desafiador opositor), e transtornos de personalidade.

Fatores psicossociais: desarranjo familiar, disfunção parental e abuso.

6. Existe um teste diagnóstico definitivo para TDAH?

Não. O diagnóstico requer evidência dos sintomas característicos ocorrendo em frequência elevada durante um período de tempo estendido. Essa informação, que é obtida idealmente a partir de no mínimo dois ambientes ou fontes (p. ex., escola e casa), pode ser apurada através da observação da criança, de histórias narradas e aplicação de várias escalas de classificação padronizadas.

American Academy of Pediatrics: ADHD clinical practice guideline for the diagnosis, evaluation, and treatment attention deficit/hyperactivity disorder in children and adolescents, *Pediatrics* 128:1007–1022, 2011.

7. Como deve ser tratado o TDAH?

Recomenda-se uma abordagem multimodal, que pode incluir medicação psicotrópica, terapias comportamentais, educação e aconselhamento familiares e intervenções educacionais.

Feldman HM, Reiff MI: Attention deficit-hyperactivity disorder in children and adolescents, *N Engl J Med* 370:838-846, 2014.

8. Quais são as melhores medicações para o tratamento do TDAH?

Medicações estimulantes (metilfenidato, compostos de sais de anfetamina e dextroanfetamina). Ensaios controlados, aleatórios apoiam seus benefícios, geralmente demonstrando a melhora dos sintomas principais da TDAH em 70% a 80% das crianças. Dos 20% as 30% dos que não respondem a uma medicação, aproximadamente metade irá responder a outro estimulante. Outras medicações utilizadas para tratar o TDAH incluem a atomoxetina (um inibidor da recaptação de norepinefrina), agonistas α-adrenérgicos (p. ex., clonidina), antidepressivos tricíclicos, e antidepressivos atípicos (p. ex., bupropiona). Existe a preocupação do possível uso exagerado de estimulantes em crianças de todas as idades.

Feldman HM, Reiff MI: Attention deficit-hyperactivity disorder in children and adolescents, *N Engl J Med* 370:838–846, 2014.
Rappley MD: Attention-deficit/hyperactivity disorder, *N Eng J Med* 352:165–173, 2005.

9. Uma resposta positiva a uma medicação estimulante é diagnóstica de TDAH?

Uma resposta positiva não é diagnóstica visto que (1) crianças sem sintomas de TDAH que recebem estimulantes demonstram respostas positivas em relação a manutenção da atenção e maior foco, e (2) viés do observador (*i. e.*, pai ou professor) pode ser considerável. Portanto, muitos especialistas recomendam um ensaio controlado por placebo quando a medicação estimulante é utilizada.

Nahlik J: Issues in diagnosis of attention-deficit/hyperactivity disorder in adolescents, *Clin Pediatr* 43:1–10, 2004.

10. O eletrocardiograma (ECG) é necessário antes de iniciar com medicação estimulante para TDAH em um paciente?

Isso é controverso. Relatos de casos de morte súbita entre pacientes pediátricos tratados com medicações para TDAH fez com que a FDA dos E.U.A. em 2005 a 2006 publicasse advertências sobre o uso da medicação estimulante em pacientes de TDAH. A Associação Cardíaca Americana listou a indicação de um ECG nesse cenário como classe II, indicando incerteza quanto a sua necessidade ou sua ausência de necessidade. Grandes estudos subsequentemente não demonstraram um aumento de risco quando comparado ao índice normal de morte súbita.

Muitos cardiologistas pediátricos não recomendam um ECG, uma vez que, em uma população com um risco muito baixo, o ECG como teste de triagem apresenta valores preditivos baixos tanto positivos quanto negativos.

Shahani AS, Evans WN, Mayman GA, et al: Attention deficit hyperactivity disorder screening electrocardiograms: a community-based perspective, *Pediatr Cardiol* 35:485–489, 2014.
Cooper WO, Habel LA, et al: ADHD drugs and serious cardiovascular events in children and Young adults, *N Engl J Med* 365:1896–1904, 2011.
Vetter VL, Elia J, Erickson C, et al: Cardiovascular monitoring of children and adolescents with heart disease receiving stimulant drugs, *Circulation* 117:2407–2423, 2008.

11. Quão jovem é "jovem demais" para o diagnóstico de TDAH e a prescrição de medicações estimulantes?

A Academia Americana de Pediatria (AAP) recomenda uma avaliação inicial para TDAH para qualquer criança **tão jovem quanto 4 anos de idade** com problemas comportamentais ou acadêmicos e sintomas de desatenção, hiperatividade ou impulsividade. A terapia comportamental é aconselhada como a primeira linha de tratamento, mas o metilfenidato pode ser prescrito quando essa terapia não resulta em melhora significativa e uma perturbação de moderada a grave está ocorrendo na função da criança. O tratamento de crianças na pré-escola, contudo, é controversa.

American Academy of Pediatrics: ADHD clinical practice guideline for the diagnosis, evaluations, and treatment of attention-deficit/hyperactivity disorder in children and adolescents, *Pediatrics* 128(5):1007–1022, 2011.

12. Quais são os riscos para adolescentes com TDAH?

Os riscos para adolescentes envolvem **comportamentos de alto risco**, incluindo índice mais altos de doenças sexualmente transmissíveis e gestações, e **aumento de problemas escolares**, incluindo índices mais elevados de fracasso nas notas, abandono e expulsão. Descobriu-se que o TDAH não tratado é um fator de risco importante para futuro abuso de substâncias.

Wolraich ML, Wibbelsman CJ, Brown TE, et al: Attention-deficit/hyperactivity disorder among adolescents: a review of the diagnosis, treatment, and clinical implications, *Pediatrics* 115:1734–1746, 2005.

PONTOS-CHAVE: OS "Is" ESSENCIAIS DO TDAH

Desatenção (Inattention)
Atividade aumentada (Increased)
Impulsividade
Desajuste em múltiplos ambientes (Impairment)
Inapropriado (para o estágio de desenvolvimento)
Incessante (persiste por > 6 meses)

---

13. O açúcar ou aditivos alimentares tornam as crianças hiperativas?

Embora fosse gratificante se os problemas comportamentais complexos se devessem apenas a causas dietéticas, a maior parte dos estudos controlados falha em demonstrar qualquer exacerbação de sintomas provenientes da ingestão de sacarose ou aspartame.

Millichap JG, Yee MM: The diet factor in attention-deficit/hyperactivity disorder, *Pediatrics* 129:330–337, 2012.

14. As terapias da medicina alternativa ou complementar (CAM) são benéficas para o TDAH?

Muitas são tentadas por pais frustrados (frequentemente sem o conhecimento do médico da criança), como as terapias de megadose de vitaminas, herbáceas, antifúngicas e outras. Contudo, os ensaios controlados aleatórios são poucos e, quando realizados, tipicamente não demonstram benefícios. Embora a AAP não recomende uma terapia CAM específica para TDAH, a suplementação com ácido graxo essencial (ômega 3 e ômega 6) é bem tolerada e pode ser modestamente efetiva em alguns pacientes.

Bader A, Adesman A: Complementary and alternative therapies for children and adolescents with ADHD, *Curr Opin Pediatr* 24:760–769, 2012.
Chalon S: The role of fatty acids in the treatment of ADHD, *Neuropharmacology* 57:636–639, 2009.

15. Crianças com TDAH se tornam adolescentes e adultos com TDAH?

Observações contínuas de crianças inicialmente diagnosticadas com TDAH mostram que 70% a 80% continuam com os sintomas apresentados durante a adolescência e até 60% terão sintomas como adultos. Das características do TDAH, a hiperatividade é o sintoma com maior probabilidade de superação. Desatenção, distração e falha em terminar coisas apresentam maior probabilidade de persistirem. Os adolescentes e os adultos também possuem problemas continuados com ansiedade e depressão, bem como com tabaco e abuso de substâncias. Infrações com veículos motores, dificuldades de emprego e relações íntimas também são descritas como problemáticas para adultos. Crianças e adolescentes com sintomas de transtorno de conduta e TDAH estão no maior risco de problemas graves na vida adulta.

Harpin VA: The effect of ADHD on the life of an individual, their family, and community from preschool to adult life, *Arch Dis Child* 90:12–17, 2005.
Attention Deficit Disorder Association: http://www.add.org. Último acesso em 23 de mar. de 2015.

AUTISMO

16. O que é DSM-5?

O DSM é o **Manual Diagnóstico e Estatístico de Transtornos Mentais**, que é publicado pela Associação Psiquiátrica Americana em uma base periódica para diagnosticar e classificar transtornos mentais e comportamentais. Os critérios para diagnóstico são comumente alterados para melhorar a precisão diagnóstica de acordo com novas pesquisas e prática psiquiátrica contínua, porém as classificações podem ser controversas. A última versão, DSM-5, foi lançada em maio de 2013. Ela substituiu o DSM-4, que foi introduzido em 1994 e foi submetido a várias revisões.

Baker JP: Autism at 70 – redrawing the boundaries, *N Engl J Med* 369:1089–1091, 2013.

17. Como as classificações mudaram para transtornos de autismo no DSM-5?

Previamente, os transtornos do espectro autista foram classificados em grupos incluindo a síndrome de Asperger, transtorno invasivo do desenvolvimento, (PDD-NOS) não especificado de outra forma, transtorno desintegrativo infantil (com deterioração de desenvolvimento após 24 meses de idade), e transtorno autístico. O DSM-5 eliminou essas subcategorias separadas e juntou todos os grupos individuais em um termo mais amplo transtorno do espectro do autismo (TEA) com duas características essenciais (ver Pergunta 18). Os clínicos avaliam a gravidade das características autísticas para classificar os pacientes.

American Psychiatric Association: *Diagnosis and Statistical Manual of Mental Disorders*, ed 5, Washington, DC, 2013, American Psychiatric Association.
Autism Society America: http://www.autism-society.org. Último acesso em 17 de nov. de 2014.
Autism Speaks: http://www.autismspeaks.org. Último acesso em 17 de nov. de 2014.

18. Quais são as duas características essenciais do autismo?
1. **Interação social e comunicação social prejudicadas** (p. ex., solidão extrema, falha em fazer contato visual, déficit para comportamentos comunicativos não verbais para interação social, déficits para manter e compreender relacionamentos).
2. **Padrões de comportamento restritos e repetitivos** (p. ex., insistência na uniformidade ou adesão inflexível a rotinas, respostas esteriotipadas ou repetitivas a objetos, variação estreita de interesses, hiper-reatividade ao *input* sensorial, interesse incomum nos aspectos sensoriais do ambiente).

PONTOS-CHAVE: DUAS CARACTERÍSTICAS ESSENCIAIS DO AUTISMO

1. Interação social e comunicação social prejudicadas.
2. Padrões de comportamento restritos e repetitivos.

19. Quais comportamentos infantis devem levantar suspeita de possível autismo?
- Evasão de contato ocular durante a infância ("aversão ao olhar fixo").
- Relação a apenas parte do corpo de uma pessoa (p. ex., o colo) e não à pessoa como um todo.
- Falha para adquirir fala ou aquisição de fala de modo incomum (p. ex., ecolalia [repetição da fala de outra pessoa]).
- Falha para responder ao nome quando é chamado.
- Passar longos períodos de tempo em atividades repetitivas e fascinação com movimento (p. ex., giro de discos, gotejamento de água).
- Falha para olhar na mesma direção quando direcionado por um adulto ("monitoramento de olhar fixo").
- Ausência de gestos indicativos para mostrar ou solicitar alguma coisa ("gesto protodeclarativo").
- Alinhamento excessivo de brinquedos ou outros objetos.
- Brincadeira simbólica ou simulada limitada.

Johnson CP, Myers SM: Identification and evaluation of children with autism spectrum disorders, *Pediatrics* 120:1183–1215, 2007.

20. Quando a triagem para autismo deve ser realizada?

A AAP recomenda que todas as crianças sejam submetidas à triagem específica para autismo aos 18 e 24 meses idade sempre que houver preocupações com autismo. Irmãos mais novos de pacientes com autismo possuem um risco aumentado de 10 a 20 vezes. Problemas com a linguagem gestual pré-verbal e déficits para habilidades sociais estão presentes na maior parte dessas crianças aos 18 meses de idade. O reconhecimento precoce do autismo pode conduzir a uma intervenção mais antecipada, o que pode melhorar os resultados acentuadamente. Um M-CHAT-RF (Lista de Controle Modificada para Autismo em Bebês, Revisada com Acompanhamento) com 20 perguntas provavelmente se tornará o questionário para triagem mais comumente utilizado para crianças de 18 a 30 meses de idade. Outras ferramentas de triagem estão disponíveis para crianças mais velhas e mais jovens que essa variação de idades.

Robins DL, Casagrande K, Barton M, et al: Validation of the modified checklist for autism in toddlers, revised with follow-up (M-CHAT-R/F), *Pediatrics* 133:37–45, 2014.
Harrington JW, Allen K: The clinician's guide to autism, *Pediatr Rev* 35:62–77, 2014.

21. Que estudos devem ser considerados na avaliação de uma criança com suspeita de autismo?
- Triagem da audição.
- Triagem metabólica: Urina para ácidos orgânicos, soro para lactato, amino ácidos, amônia e ácidos graxos de cadeia muito longa (na presença de regressão de desenvolvimento, incapacidade intelectual, características dismórficas, hipotonia, vômito ou desidratação, intolerância à alimentação, convulsões de início precoce, vômito episódico).
- Cariótipo, análise cromossômica de *microarray*, outro teste genético (na presença de características dismórficas ou incapacidade intelectual; mais de duas dúzias de síndromes genéticas estão associadas ao autismo).
- Análise de DNA para X Frágil (na presença de incapacidade intelectual ou fenótipo de face longa, fina e orelhas proeminentes).
- Eletroencefalograma (especialmente no histórico de convulsões, períodos de olhar fixo, ou regressão de etapas).
- Neuroimagem com ressonância magnética (especialmente na presença de formato ou circunferência craniana anormal, anormalidades neurológicas focais ou convulsões).
- Nível de chumbo (no histórico de alotriofagia).

Pickler L, Elias E: genetic evaluation of the child with an autism spectrum disorder, *Pediatr Ann* 38:26–29, 2009.

22. O que contribui para o aparente aumento do autismo nos Estados Unidos?
Os dados dos Centros de Controle e Prevenção de Doenças (CDC) publicados em 2014 indicaram um índice de prevalência de transtornos do espectro autismo (TEA) de 1 em 68, que foi um aumento de 30% a partir de estimativas de 2012 de 1 em 88. Enquanto alguns especialistas acreditam que a condição em si esteja crescendo verdadeiramente em prevalência, outras razões podem incluir substituição diagnóstica (que assume que crianças foram previamente caracterizadas como atrasadas no desenvolvimento e não portadoras de TEA), ampliação da definição de TEA, e melhor triagem e constatação. O maior aumento de casos diagnosticados ocorreu entre os pacientes com funcionamento mais elevado com doença menos grave e em populações negras e hispânicas.

CDC. Prevalence of autism spectrum disorder among children aged 8 years – autism and developmental disabilities monitoring network, 11 sites, United States, 2010, *MMWR* 63(SS02):1–21, March 28, 2014.
Harrington JW, Allen K: The clinician's guide to autism, *Pediatr Rev* 35:62–77, 2014.

23. Vacinas causam autismo?
Muito alarde foi feito a respeito de possíveis gatilhos ambientais para o autismo, especialmente vacinas, em particular para sarampo, caxumba e rubéola (MMR), e componentes da vacina, especialmente timerosal (um composto que contém mercúrio utilizado como conservante em algumas vacinas). O Instituto de Medicina não descobriu nenhuma ligação entre o uso de timerosal ou MMR como uma causa para autismo.

IOM (Institute of Medicine). 2012. *Adverse Effects of Vaccines: Evidence of Causality.* Washington, DC: The National Academies Press, pp 145–153.

24. A intervenção precoce e/ou terapia melhora o resultado em crianças com autismo?
Em geral, o diagnóstico mais antecipado e o envolvimento de terapias para crianças com autismo parecem melhorar os resultados, como menor necessidade de educação especial em anos futuros e um aumento na chance de independência como adulto. Alguns subgrupos de crianças com autismo, como grupos sem déficits cognitivos coexistentes, irão passar bem melhor. Além disso, o reconhecimento mais antecipado e a intervenção podem ajudar as famílias na compreensão e superação de comorbidades médicas potencialmente desafiadoras e questões sociais e comportamentais.

Zwaigenbaum L, Bryson S, Lord C, et al: Clinical assessment and management of toddlers with suspected autism spectrum disorder: insights from studies of high-risk infants, *Pediatrics* 123:1383–1391, 2009.

PROBLEMAS COMPORTAMENTAIS

25. Quais são os tipos mais comuns de problemas comportamentais em crianças?
- **Problemas da rotina diária** (p. ex., recusa de alimento, anormalidades do sono, dificuldades de evacuação e micção).
- **Comportamento agressivo resistente** (p. ex., ataque de raiva, agressividade com os colegas).
- **Comportamento de dependência exagerada** (p. ex., ansiedade de separação, temores, timidez).
- **Hiperatividade.**
- **Hábitos indesejáveis** (p. ex., sugar o polegar, bater a cabeça, roer unhas, brincar com os genitais).
- **Problemas escolares.**

Chamberlin RW: Prevention of behavioral problems in young children, *Pediatr Clin North Am* 29:239–247, 1982.

26. Com que frequência o bebê chora a cada dia?
No estudo de Brazellon's de 1962 incluindo 80 bebês, descobriu-se que, com 2 semanas de vida, a média do tempo de choro foi de aproximadamente 2 horas por dia. Essa media aumentou para quase 3 horas por dia com 6 semanas e então abaixou para aproximadamente 1 hora por dia com 12 semanas.

Brazelton TB: Crying in infancy, *Pediatrics* 29:579–588, 1962.

27. O que é cólica infantil?
Cólica é o choro excessivo ou manha, que ocorre em 5 a 20% das crianças, dependendo dos critérios utilizados. Para propósitos de estudo, ela é definida como paroxismos de choro em uma criança de outra forma saudável por mais de 3 horas por dia, mais de 3 dias por semana durante mais de 3 semanas. O quadro clinico típico é o do bebê saudável, bem alimentado (geralmente entre o tempo de vida de 2 semanas a 3 meses) que chora intensa e inconsolavelmente por várias horas de cada vez durante o final da tarde ou noite. Frequentemente a criança parece estar com dor e apresenta o abdome discretamente distendido, com as pernas encolhidas; um alívio temporário ocasional ocorre na liberação de gás.

Os sintomas quase sempre desaparecem quando o bebê atinge 3 a 4 meses de vida, porém o problema pode ter repercussões, incluindo a interrupção precoce da amamentação materna, testagem de múltiplas fórmulas lácteas, aumento da ansiedade e aflição maternas, diminuição da interação mãe-bebê e risco aumentado de abuso infantil.

28. O que causa cólica?
Nenhuma causa específica foi identificada, e provavelmente, a etiologia é multifatorial. Teorias envolvem disfunção gastrintestinal (p. ex., intolerância ou alergia ao leite de vaca ou proteína de soja, refluxo gastroesofágico, intolerância à lactose, imaturidade do trato gastrintestinal), problemas neurológicos (imaturidade do sistema nervoso central, desequilíbrio neurotransmissor), processos hormonais (p. ex., serotonina aumentada), criança de temperamento difícil e problemas de interação entre a criança e seu tratador (p. ex., interpretação errônea das mensagens da criança, transferência da ansiedade dos pais).

29. Existem tratamentos eficazes para cólica?
Como é o caso da maior parte das condições de autorresolução sem uma causa conhecida, o **aconselhamento** é o tratamento mais eficiente. Entretanto, múltiplas intervenções com eficácia mínima são tentadas e elas frequentemente envolvem o trato gastrintestinal: eliminação do leite de vaca da dieta da mãe lactante, mudanças de fórmulas (para soja ou para hidrolisados de proteína), ou tentativa com chá de ervas ou simeticona para diminuir os gases intestinais. Os probióticos foram estudados como possíveis remédios, mas os resultados clínicos são confusos. Medicações como antiespasmódicos não são recomendadas devido ao risco de efeitos colaterais. Outros modificadores sensoriais (p. ex., passeios de carro, massagem, enfaixamento) também são tentados para proporcionar um curso de ação até a solução esperada aos 3 a 4 meses.

Chumpitazi BP, Shulman RJ: Five probiotic drops a day to keep infantile colic away? *JAMA Pediatr* 168:204–205, 2014.
Drug and Therapeutics Bulletin: Management of infantile colic, *BMJ* 347:f4102, 2013.

30. Quais avaliações devem ser realizadas para o bebê que chora excessivamente?
O bebê com choro agudo excessivo (interpretado pelos cuidadores como diferente na qualidade e que persiste além do tempo razoável, geralmente 1 a 2 horas, sem explicação adequada) pode ser um árduo problema para pediatras e médicos de emergência. O diagnóstico diferencial é amplo, mas a cólica infantil permanece o diagnóstico mais comum (mas um diagnóstico de exclusão). O histórico e o exame

físico levam ao diagnóstico na maior parte dos bebês. Entretanto, outros testes a serem considerados incluem o de fezes para sangue oculto (possível intussuscepção), teste de fluoresceína em ambos os olhos (possível abrasão da córnea), urinálise e cultura de urina (possível infecção do trato urinário), oximetria do pulso (a hipóxia de causas cardíacas podem se manifestar aumentando a irritabilidade), e eletrólitos e glicose sanguínea (possível distúrbio endócrino ou metabólico).

Ditmar MF: Crying. In Schwartz MW, editor: *The 5-Minute Pediatric Consult*, ed 6. Philadelphia, 2012, Wolters Kluwer, pp 236–237.
Douglas PS, Hill PS: The crying baby: what approach? *Curr Opin Pediatr* 23:523–529, 2011.

31. Como as crianças devem ser punidas?

O objetivo da punição deve ser ensinar as crianças que um comportamento específico é errado e desencorajar esse comportamento no futuro. Para atingir esse objetivo, a punição deve ser consistente e relativamente curta. Deve ser realizada de forma tranquila logo após a infração. Um tempo afastado de atividades regulares e suspensão de privilégios são duas técnicas que podem ser utilizadas. O uso de punição corporal é controverso. Embora o espancamento e outras formas de punição sejam amplamente praticadas, a maior parte das autoridades em desenvolvimento é contra essa prática, visto que elas não promovem a internalização das regras de comportamento e podem legitimizar a violência.

Larsen MA, Tentis E: The art and science of disciplining children, *Pediatr Clin North Am* 50:817–840, 2003.

32. Qual a validade do provérbio "poupe a vara e estrague a criança" como defesa da punição corporal?

O provérbio bíblico verdadeiro (Provérbios 13:24) diz, "Quem poupa a vara odeia seu filho, mas quem o ama é cuidadoso em discipliná-lo." Embora o provérbio tenha sido usado com frequência como justificativa para o espancamento, na verdade ele não se refere a estratégias disciplinares específicas, mas sim à necessidade de amor e disciplina. Além disso, a vara pode se referir ao cajado do pastor, que era utilizado para guiar e não para bater na ovelha.

Carey TA: Spare the rod and spoil the child: is this a sensible justification for the use of punishment in child rearing? *Child Abuse Negl* 18:1005–1010, 1994.

33. A lesão física é uma preocupação em crianças que batem a cabeça?

Bater a cabeça, que é um problema comum que ocorre em 5 a 15% das crianças normais, raramente resulta em lesão física. Quando a lesão ocorre, geralmente é em crianças com autismo ou outra incapacidade de desenvolvimento. Crianças normais geralmente mostram sinais de contentamento quando se batem e a ação comumente desaparece aos 4 anos de idade (ela pode reaparecer espontaneamente durante avaliação pediátrica.).

34. Qual é a diferença entre crise de perda de fôlego "azul" e crise de perda de fôlego "branca"?

Ambas são ataques de síncope com interrupção involuntária da respiração que ocorre em até 4% das crianças entre 6 meses e 4 anos de idade.

"Azul" ou **crise cianótica:** mais comum. Choro intenso provocado por incômodo físico ou emocional que leva à apneia no final da expiração. É seguido por cianose, opistótono, rigidez e perda de tônus. Um breve balanço convulsivo pode ocorrer. O episódio dura de 10 a 60 segundos. Um curto período de sonolência pode ocorrer.

"Branca" ou **crise pálida:** mais comumente precipitada por um acontecimento inesperado que amedronta a criança. O choro é limitado ou ausente. A perda de fôlego e a perda de consciência ocorrem simultaneamente. Em testes, crianças propensas a essas crises demonstram aumento da capacidade de resposta para manobras vagais. Essa hipersensibilidade parassimpática pode causar vagarosidade cardíaca, débito cardíaco diminuído e pressão arterial diminuída, que resulta em uma aparência pálida.

35. Quando se deve considerar um diagnóstico de transtorno convulsivo e não de crise de perda de fôlego?

- Acontecimento precipitante pequeno ou inexistente.
- Histórico de ausência de choro ou de choro mínimo, ou de perda de fôlego.
- Episódio dura > 1 minuto.
- Período de sonolência pós-episódio dura > 10 minutos.

COMPORTAMENTO E DESENVOLVIMENTO

- Componente convulsivo de episódio é proeminente e ocorre antes da cianose.
- Ocorre em crianças < 6 meses ou > 4 anos de idade.
- Associado à incontinência.

36. O tratamento com ferro diminui a frequência das crises de perda de fôlego?
Na década de 1960, observou-se que crianças com crises de perda de fôlego apresentavam níveis mais baixos de hemoglobina que os controles. O tratamento com ferro diminuiu a frequência de crises de perda de fôlego em algumas crianças, mais notoriamente nas crianças com anemia por deficiência de ferro. Interessantemente, algumas das crianças cujas crises de perda de fôlego respondem ao ferro não são anêmicas, e o mecanismo pelo qual o ferro diminui essas crises não é conhecido.

Zehetner AA, Orr N, et al: Iron supplementation for breath-holding attacks in children, *Cochrane Database of Systematic Reviews* (5):CD008132, 2010.

37. Quando o hábito de sugar o polegar justifica uma intervenção?
Quando a frequência de sugar o polegar persiste em uma criança com mais de 4 a 5 anos de idade ou em quem os dentes permanentes começam a surgir, geralmente o tratamento é indicado. A persistência de sugar o polegar após a erupção dos dentes permanentes pode levar a mal oclusão.

38. Quais são os tratamentos utilizados para sucção do polegar?
O tratamento, em geral, possui dois componentes: (1) modificações físicas como a aplicação de uma substância de sabor desagradável a intervalos frequentes (tais produtos estão comercialmente disponíveis) e ou uso de uma tala para o polegar ou luva para sucção durante a noite, e (2) modificação de comportamento com reforço positivo (pequenas recompensas) oferecido quando a criança é observada sem sugar o seu polegar. Geralmente, aparelhos dentários oclusivos não são necessários.

39. Quando o treinamento de uso do *toilet* deve ser iniciado?
Quando a criança apresenta prontidão de linguagem (uso de frases com duas palavras e comandos de dois estágios), compreende a causa e o efeito de usar o *toilet*, parece desejar independência sem piorar os comportamentos oposicionais, e detém consciência corporal e habilidades motoras suficientes, o treinamento pode ser iniciado. O pré-requisito físico d maturação neurológica do controle da bexiga e do intestino geralmente ocorre entre 18 e 30 meses de idade. O preparo emocional da criança é frequentemente influenciado por seu temperamento, atitude dos pais e interações pais-criança. O "peniquinho" é tipicamente introduzido quando a criança está com 2 e 3 anos de idade. Nos Estados Unidos, aproximadamente um quarto das crianças atinge a continência diurna aos 2 anos e 98% aos 3 anos. Existem disparidades raciais distintas no que se refere às crenças dos pais. Pais negros acreditam que o treinamento deva ser iniciado por volta de 18 meses comparando-se aos 25 meses dos pais brancos.

Kaerts N, Van Hal G, et al: Readiness signs used to define the proper moment to start toilet training: a review of the literature, *Neurourol Urodyn* 31:437–440, 2012.
Horn IB, Brenner R, Rao M, et al: Beliefs about the appropriate age for initiating toilet training: are there racial and socioeconomic differences? *J Pediatr* 149:165–168, 2006.

40. Meninas ou meninos são treinados mais cedo para o uso da *toilet*?
Em média, as **meninas** são treinadas mais cedo que os meninos. Com relação aos outros marcos de desenvolvimento durante os primeiros anos de vida, contudo, não parece haver diferenças significativas de sexo (*i. e.*, em andar ou correr, padrões de sono ou habilidades verbais). As meninas realmente mostram um desenvolvimento ósseo mais rápido.

TRANSTORNOS CRANIANOS

41. Quantas fontanelas estão presentes ao nascer?
Embora existam seis fontanelas presentes ao nascer (duas anterolaterais, duas posterolaterais, uma anterior e uma posterior), somente duas (as fontanelas anterior e posterior) geralmente são palpáveis ao exame físico (Fig. 2-1).

42. Quando ocorre a oclusão da fontanela anterior?
Com base em estudos utilizando o exame físico, classicamente se ensinava que a oclusão ocorre entre 10 e 14 meses. Entretanto, exames de tomografia computadorizada (TC) indicam que a oclusão é bastante variável e ocorre mais tarde que se pensava anteriormente. Apenas 16% das fontanelas anterio-

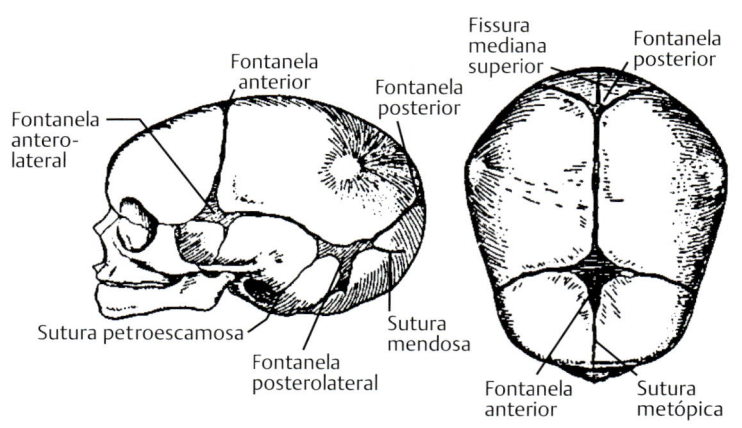

Figura 2-1. Crânio ao nascimento mostrando suturas maiores e fontanelas. Nenhuma tentativa é realizada para mostrar a moldagem ou o sobreposicionamento dos ossos que, algumas vezes, ocorre no nascimento.
(De Silverman FN, Kuhn JP, editors: Caffey's Pediatric X-ray Diagnosis, *ed 9. St. Louis, 1993, Mosby, p 5.)*

res são ocluídas aos 10 meses, 50% aos 16 meses e 88% aos 20 meses. Portanto, aproximadamente 10% das crianças normais podem não apresentar oclusão completa até 20 a 24 meses de idade. É importante notar que 3 a 5% das crianças normais possuem oclusão aos 5 a 6 meses.

Pindrik F, Ye X, Ji BG, et al: Anterior fontanelle closure and size in full-term children based on head computed tomography, *Clin Pediatr* 53:1149–1157, 2014.

43. Quais condições estão mais comumente associadas à oclusão prematura ou retardada da fontanela?
Oclusão prematura: microcefalia, razão cálcio-vitamina D alta na gestação, craniossinostose, hipertireoidismo, ou variação do normal

Oclusão retardada: acondroplasia, síndrome de Down, pressão intracraniana aumentada, macrocefalia familiar, raquitismo, ou variação do normal.

44. Quando uma fontanela anterior é grande demais?
O tamanho da fontanela pode ser calculado utilizando-se a fórmula: (comprimento + largura)/2, onde o comprimento é igual à dimensão anteroposterior e a largura é igual à dimensão transversa. Entretanto, há uma ampla variabilidade no âmbito do tamanho normal da fontanela anterior. O tamanho médio da fontanela no dia 1 de vida é de 2,1 cm, com um limite superior de normal de 3,6 cm em crianças brancas e 4,7 cm em crianças negras. Esses limites superiores podem ser úteis para identificar distúrbios nos quais uma fontanela grande pode ser uma característica (p. ex., hipotireoidismo, hipofosfatasia, displasias esqueléticas, pressão intracraniana aumentada). É importante notar que a fontanela posterior normalmente é do tamanho aproximado da ponta de um dedo ou menor em 97% dos recém-nascidos a termo.

Kiesler J, Ricer R: The anterior fontanel, *Am Fam Physician* 67:2547–2552, 2003.

45. Quais são os tipos de craniossinostose primária?
A *craniossinostose* é a fusão prematura de várias linhas de suturas cranianas que resulta nas suturas em crista, crescimento assimétrico e deformidade do crânio. As linhas de sutura (com desarranjos resultantes listados em parênteses) incluem sagital (escafocefalia ou dolicocefalia); coronal (braquicefalia); unilateral, coronal ou lambdoide (plagiocefalia); e metópica (trigonocefalia). Suturas múltiplas fundidas podem resultar em um crânio alto e pontudo (oxicefalia ou acrocefalia) (Fig. 2-2).

46. Qual é o tipo mais comum de craniossinostose?
Sagital (60%); a sinostose coronal responde por 20% dos casos.

COMPORTAMENTO E DESENVOLVIMENTO

Normocefalia   Dolicocefalia   Trigonocefalia   Plagiocefalia

Plagiocefalia   Braquicefalia

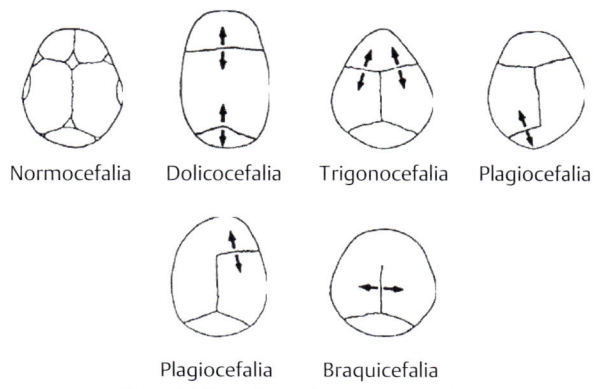

Figura 2-2. Tipos de craniossinostose primária.

47. O que causa a craniossinostose?
A maior parte dos casos de craniossinostose isolada não possui uma etiologia. A craniossinostose primária pode ser observada como parte das síndromes craniofaciais, incluindo as síndromes de Apert, Crouzon e Carpenter. Causas secundárias podem incluir anormalidades no metabolismo de cálcio e fósforo (p. ex., hipofosfatasja, raquitismo), doenças hematológicas (p. ex., talassemia), mucopolissacaridoses e hipertireoidismo. O crescimento cerebral inadequado (p. ex., microcefalia) pode levar à craniossinostose.

Williams H: Lumps, bumps and funny shaped heads, *Arch Dis Child Educ Pract Ed* 93:120–128, 2008.

48. O que é plagiocefalia posicional ou deformacional?
Desde a implementação do programa "back-to-sleep" (dormir na posição supina) pela AAP em 1992 para reduzir o risco da síndrome da morte súbita em bebês (SIDS), uma estimativa de 13 a 20% de bebês desenvolveram achatamento occipital (plagiocefalia posterior ou lambdoide) devido à deformação calvarial transitória a partir de posições prolongadas em supinação ao dormir. A condição pode ser evitada trocando a posição da cabeça do bebê durante o sono e alimentação e observando a posição prona ("hora da barriguinha") por no mínimo 5 minutos diariamente durante as primeiras 6 semanas de vida. A terapia para casos graves consiste de reposicionamento; e raramente, cirurgia. A terapia com capacete, enquanto amplamente utilizada, não mostrou ser efetiva em um estudo aleatório.

van Wijk RM, van Vlimmeren LA, Groothuis-Oudshoorn CGM, et al: Helmet therapy in infants with positional skull deformation: randomised controlled trial, *BMJ* 348:2741, 2014.
American Academy of Pediatrics Committee on Practice and Ambulatory Medicine: Prevention and management of positional skull deformities in infants, *Pediatrics* 128:1236–1241, 2011.

49. Como a plagiocefalia posicional se diferencia da plagiocefalia causada pela craniossinostose?
A plagiocefalia lambdoide sinostótica é muito mais rara. Geralmente ela está associada à formação em crista das linhas de sutura envolvidas, e causa um padrão diferente de abaulamento frontal e orelha deslocada quando a cabeça do bebê é observada de cima (Fig. 2-3).

50. Que condições estão associadas ao amolecimento craniano?
- Disostose cleidocraniana.
- Craniotabes.
- Crânio lacunar (associado à espinha bífida e importantes anormalidades do SNC).
- Osteogênese imperfeita.
- Múltiplos ossos wormianos (associado ao hipotireoidismo, hipofosfatasia, e hidrocefalia crônica).
- Raquitismo.

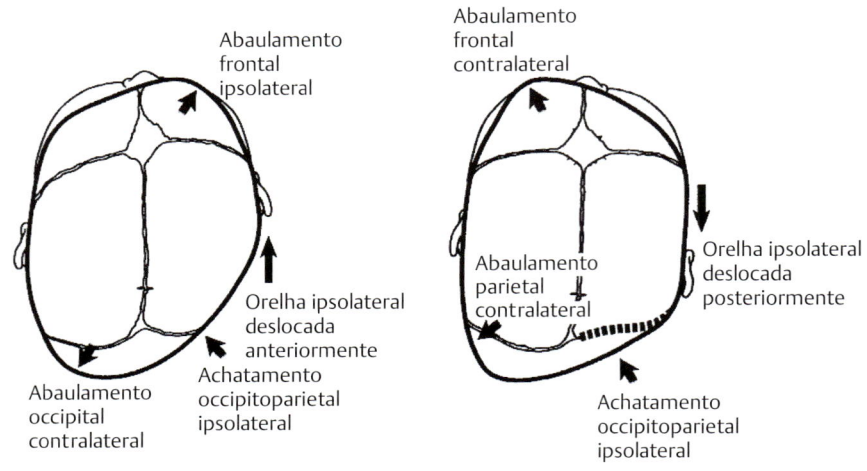

Figura 2-3. Fatores que distinguem a plagiocefalia posicional *(à esquerda)* da craniossinostose lambdoide *(à direita)*. *(De Kabbani H, Raghuveer TS: Craniosynostosis,* Am Fam Physician *69:2866, 2004.)*

51. Qual é a importância do craniotabes?

Nessa condição, ossos cranianos anormalmente moles e pouco espessos se deformam sob pressão e recuam como uma bola de ping-pong. Isso ocorre com maior frequência nos ossos parietais e frontais, e geralmente, está associado ao raquitismo na infância. Ela também pode ser observada na hipervitaminose A, sífilis e hidrocefalia. O craniotabes pode ser um achado normal nos 3 primeiros meses de vida.

52. Que avaliações devem ser feitas em uma criança com microcefalia?*

A extensão da avaliação depende de vários fatores: aquisição pré-natal *vs* pós-natal, presença de anormalidades maiores ou menores, problemas de desenvolvimento e anormalidades neurológicas. O diagnóstico pode ser tão direto quanto uma simples variante familiar (autossômica dominante) em uma criança com inteligência normal, ou pode variar a diversas condições associadas ao crescimento cerebral anormal (p. ex., infecções intrauterinas, síndromes hereditárias, anormalidades cromossômicas). A avaliação pode incluir o seguinte:
- Aferição das medidas das cabeças dos pais.
- Avaliação oftalmológica (nervo óptico anormal ou achados de retina podem ser encontrados em várias síndromes).
- Teste genético (p. ex., cariótipo, análise cromossômica *microarray*).
- Neuroimagem (ressonância magnética por imagem craniana (RNM) ou TC para avaliar possíveis anormalidades estruturais ou calcificações intracranianas).
- Triagem metabólica.
- Culturas e sorologia na suspeita de infecção intrauterina (p. ex., citomegalovirus).

Von der Hagen M, Pivarcsi M, et al: Diagnostic approach to microcephaly in childhood: a two-center study and review of the literature, *Dev Med Child Neuro* 56: 732–741, 2014.

53. Quais são as três causas gerais principais da macrocefalia?
- **Pressão intracraniana elevada:** causada pelos ventrículos dilatados (p. ex., hidrocefalia progressiva de várias causas), coletas de líquido subdural, tumores intracranianos, ou hipertensão intracraniana idiopática (*i. e.*, pseudotumor cerebral).
- **Crânio espessado:** causado por displasias cranioesqueléticas (p. ex., osteopetrose) e diversas anemias.
- **Megalencefalia (cérebro aumentado):** Pode ser familiar ou sindrômico (p. ex., síndrome Sotos) ou causada por doenças de depósito, leucodistrofias, ou distúrbios neurocutâneos (p. ex., neurofibromatose).

---

*N. do T.: No Brasil desde final de 2015 se associa infecção de zika vírus em gestantes a microcefalia nos RNs, com padrão morfológico e radiológico mais específico.

DESENVOLVIMENTO E TRANSTORNOS DENTÁRIOS

54. Quando os dentes primários e permanentes irrompem?

Os dentes mandibulares geralmente irrompem primeiro. Os incisivos centrais aparecem aproximadamente aos 5 a 7 meses de vida, geralmente com 1 novo dente por mês dai por diante até 23 a 30 meses, tempo em que os segundos molares (e, portanto, todos os 20 dentes primários e decíduos) estão no lugar. Dos 32 dentes permanentes, os incisivos centrais irrompem primeiro entre 5 a 7 anos, e os terceiros molares estão no lugar aos 17 a 22 anos.

American Academy of Pediatric Dentistry: http://www.aapd.org. Último acesso em 17 de nov. de 2014.

55. Qual é a importância dos dentes natais?

Ocasionalmente, os dentes estão presentes no nascimento (dentes natais) ou irrompem em 30 dias após o nascimento (dentes neonatais). Na realização de raios X, 95% dos dentes natais são incisivos primários, e 5% são dentes supranumerários ou dentes extras. Dentes muito pontudos que podem causar lacerações na língua e dentes muito soltos que podem ser aspirados devem ser removidos. O sexo feminino é mais comumente acometido que o sexo masculino, e a prevalência é de 1 em 2.000 a 3.500. A maior parte dos casos é familiar e sem consequência, mas dentes natais podem estar associados a síndromes genéticas, incluindo as síndromes Ellis-van Creveld e Hallermann-Streiff.

56. É comum a ausência congênita de dentes?

A ausência congênita dos primeiros dentes é muito rara, mas até 25% dos indivíduos pode apresentar ausência de um ou mais terceiros molares, e até 5% pode apresentar uma ausência de outro dente secundário ou permanente (mais comumente os incisivos laterais maxilares e segundo pré-molar mandibular).

57. O que são mesiodentes?

São dentes **supranumerários em forma de pino** que ocorrem em até 5% dos indivíduos, e se encontram mais comumente situados na linha mediana do maxilar. Eles devem ser considerados para remoção, visto que interferem na erupção dos incisivos permanentes.

58. Qual é a importância de uma criança que apresenta um único dente superior central?

O incisivo central maxilar mediano solitário (Fig. 2-4) pode estar associado a defeitos de desenvolvimento, estatura baixa (devido à deficiência do hormônio do crescimento), dismorfologia craniofacial discreta e incapacidade intelectual. É exemplo de defeito na linha mediana apresentando importância potencial quanto ao acompanhamento de anormalidades do SNC.

Viana ES, Kramer PF, Closs LQ, Scalco G: Solitary median maxillary central incisor syndrome and holosprosencephaly: a case report, *Pediatr Dent* 32:424–427, 2010.

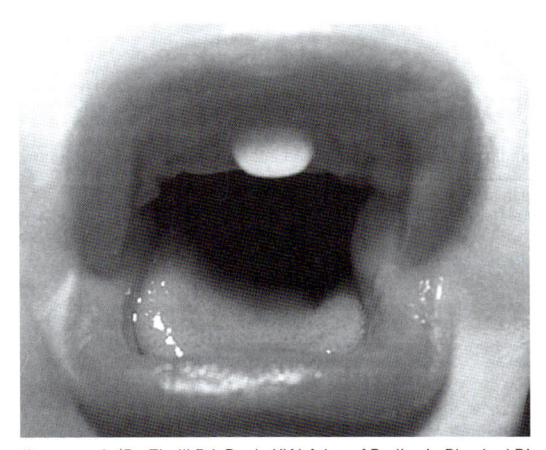

Figura 2-4. Incisivo maxilar central. *(De Zitelli BJ, Davis HW:* Atlas of Pediatric Physical Diagnosis, *ed 5. Philadelphia, 2011, Mosby Elsevier, p 353.)*

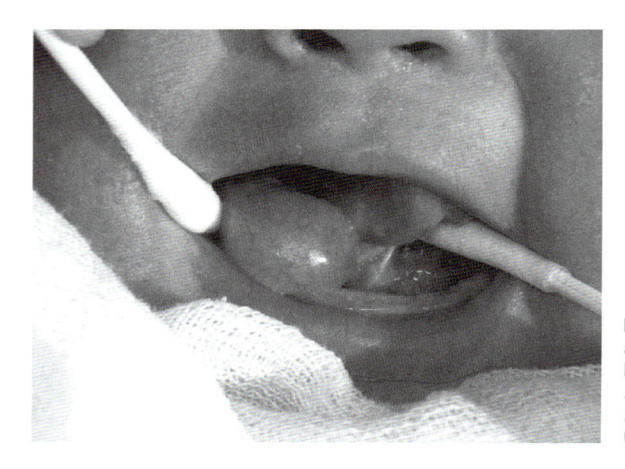

Figura 2-5. Rânula sublingual do assoalho direito da boca em um bebê de 1 mês. *(De Zhi K, Wen Y, Ren W, Zhang Y: Management of infant ranula,* Int J Pediatr Otolaryngol *72:823–826, 2008.)*

59. O que é rânula?
Uma grande **mucocele**, geralmente azulada, indolor, macia e unilateral, que ocorre sob a língua. (Fig. 2-5). A maior parte delas se autorresolve. Quando um paciente apresenta uma grande mucocele, uma marsupialização pode ser realizada. Quando a rânula é recorrente, a excisão pode ser necessária.

60. Onde estão localizadas as pérolas de Epstein?
Esses nódulos brancos, superficiais móveis geralmente se encontram na linha mediana e frequentemente estão pareados no palato duro em recém-nascidos. São cistos que contêm queratina e são assintomáticos, não aumentam de tamanho e geralmente se esfoliam espontaneamente em poucas semanas.

61. Qual é a doença crônica mais comum na infância?
Cáries dentárias no início da infância acometem quase metade das crianças nas idades de 2 a 11 anos, que é 2 1/2 vezes o índice de obesidade, 4 vezes o índice de asma e 7 vezes o índice de rinite alérgica. Aos 17 anos de idade, somente 15 a 20% dos indivíduos estão livres de cáries dentárias, e a média das crianças apresenta 8 superfícies dentárias cariadas, restauradas ou perda de dentes. A prevenção de cáries dentárias envolve diminuição da frequência de exposição dos dentes aos carboidratos (a frequência é mais importante que a quantia total), o uso de suplementos de fluoreto desde os 6 meses de vida para crianças onde o fornecimento de água é deficiente em fluoreto, aplicação de verniz de fluoreto em todos os bebês e crianças começando quando o primeiro dente irrompe, aumento da escovação dos dentes e uso de selantes dentários.

Moyer V: Prevention of dental caries in children from birth through age 5 years: US Preventive Services Task Force recommendation statement, *Pediatrics* 133:1102–1111, 2014.

62. O que são cáries por leite de mamadeira?
O contato frequente de líquidos cariogênicos (p. ex., leite, fórmulas, leite materno, sucos) com os dentes, como ocorre com bebês que adormecem com a mamadeira ou que se alimentam no peito frequentemente à noite após a idade de 1 ano ("cáries da mamada"), é associado a um aumento significativo no desenvolvimento de cáries (Fig. 2-6). A AAP recomenda que os bebês não sejam colocados para dormir com a mamadeira (a menos que ela esteja com água), que a amamentação materna noturna seja limitada à medida que o desenvolvimento dos dentes progride, e que alimentos em copo sejam introduzidos quando a criança estiver com 1 ano de idade.

63. Como o fluoreto reduz o desenvolvimento de cáries dentárias?
- Considera-se que o fluoreto tópico a partir da escovação aumente a remineralização do esmalte.
- A fermentação bacteriana do açúcar em ácido exerce um papel importante no desenvolvimento de cáries, e o fluoreto inibe esse processo.
- À medida que os dentes se desenvolvem, o fluoreto se incorpora no cristal de hidroxiapatita do esmalte, tornando-o assim menos solúvel e menos susceptível à erosão.

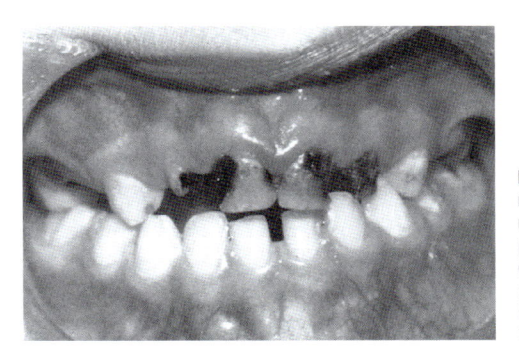

Figura 2-6. Deterioração clássica pela mamadeira envolvendo os dentes anteriores maxilares. Os incisivos mandibulares são protegidos pela língua durante a alimentação e geralmente ficam livres de cáries. *(De Gessner IH, Victorica BE:* Pediatric Cardiology: A Problem-Oriented Approach, *Philadelphia, 1993, WB Saunders, p 232.)*

64. O que é fluorose?
A exposição excessiva a níveis de fluoreto durante o desenvolvimento dos dentes, principalmente em um paciente com menos de 8 anos de idade, pode prejudicar o esmalte, causando mudanças que variam de leves (marcas brancas rendadas) a graves (furos, mosqueamento, estrias).

65. Por quanto tempo deve-se dar continuidade à suplementação com fluoreto?*
A suplementação com fluoreto deve continuar até que a criança tenha 14 a 16 anos de idade, quando as terceiras coroas molares estão completamente calcificadas.

PONTOS-CHAVE: PROBLEMAS DENTÁRIOS

1. O uso prolongado de chupeta além dos 18 meses de vida pode resultar em distorções orais e dentárias.
2. As cáries dentárias constituem a doença mais comum da infância.
3. O uso apropriado de fluoreto e selantes dentários pode prevenir as cáries na maior parte das crianças.
4. O uso de mamadeiras com leite ou ainda aleitamento materno na hora de dormir, após a erupção dentária, leva a maiores incidências de cáries se não forem acompanhadas de higiene bucal subsequente.
5. O fluoreto excessivo está associado inicialmente à aparência branca, salpicada ou rendada do esmalte.

66. Qual é a eficácia dos selantes dentários para prevenir cavidades?
Os selantes dentários podem reduzir o desenvolvimento de cáries em até 80% comparando-se aos índices de dentes não tratados. Embora o fluoreto atue primariamente protegendo as superfícies moles, os selantes dentários (geralmente bisfenol A e glicidil metacrilato) atuam protegendo as depressões e fissuras da superfície, especialmente nos dentes posteriores. A reaplicação pode ser necessária a cada 2 anos. Como um procedimento dentário preventivo, ele é relativamente subutilizado.

67. A gengivite é comum em crianças?
A gengivite é **extremamente comum**, acometendo quase 50% das crianças. A condição geralmente é indolor e é manifestada pela descoloração vermelho azulado das gengivas, que ficam intumescidas e sangram com facilidade. A causa é o depósito de bactérias na placa entre os dentes; a cura é obtida com higiene dentária e uso de fio dental diariamente.

68. Qual é o maior gasto relacionado à saúde antes da vida adulta para crianças que se desenvolvem normalmente?
Aparelhos dentários. Mais de 50% das crianças apresentam mal oclusões que podem ser melhoradas com tratamento, mas apenas 10 a 20% apresentam mal oclusões graves que requerem tratamento. Para outros, os custos e benefícios dos aparelhos precisam ser pesados individualmente. Além do gasto financeiro, os custos dos aparelhos incluem desconforto físico e possíveis aumentos de riscos de cárie dentária e doença periodontal.

---

* N. do T.: No Brasil o uso oral de flureto não é estimulado e sim as aplicações tópicas sob forma de resinas e escovação dos dentes com pasta fluoretada.

69. O que causa halitose em crianças?
Halitose (mal odor bucal) geralmente é o resultado de fatores orais, incluindo atividade microbiana no dorso da língua e entre os dentes. As condições associadas ao gotejamento pós-nasal, incluindo sinusite crônica, infecções do trato respiratório superior e inferior e várias doenças sistêmicas também são causas.

Amir E, Shimonov R, Rosenberg M: Halitosis in children, *J Pediatr* 134:338–343, 1999.

70. Chupetas: amiga ou inimiga?
Pros: Parece reduzir o risco de SIDS (por essa razão, o uso na infância agora é encorajado pela AAP depois que a amamentação materna está bem estabelecida ou logo após o nascimento em crianças alimentadas com formulações); papel no desenvolvimento da sucção.

Conts: Pode (ou não) promover a interrupção precoce da amamentação materna; pode, modestamente, aumentar o risco de otite media; quando limpa de modo inadequado, pode servir de reservatório de bactérias, com conformação de duas partes apresenta potencial de aspiração; potencial de uso compulsivo (viciado em chupeta); uso persistente (anos) pode interferir no posicionamento normal dos dentes.

Home RSC, Hauck FR, Moon RY, et al: Dummy (pacifier) use and sudden infant death syndrome: Potential advantages and disadvantages, *J Paediatr Child Health* 50:170–174, 2014.
O'Connor NR, Tanabe KO, et al: Pacifiers and breastfeeding: a systematic review, *Arch Pediatr Adolesc Med* 163:378–382, 2009.

AVALIAÇÃO DO DESENVOLVIMENTO

71. Quais aspectos do desenvolvimento são tipicamente monitorados?
- Habilidades motoras (grosseiras e refinadas).
- Fala e linguagem.
- Atividades do dia a dia (sociais e pessoais).
- Cognição.

Bellman M, Byrne O, Sege R: Developmental assessment of children, *BMJ* 346:8687, 2013.

72. O que são reflexos primitivos?
Reflexos primitivos são automatismos geralmente desencadeados por um estímulo externo. Considera-se que eles emanam de regiões primitivas do SNC: a espinha, os labirintos da orelha interna e o tronco encefálico. Exemplos são o reflexo de busca, que é desencadeado pelo toque do canto da boca e reflexo tônico cervical assimétrico (RTCA) desencadeado pela rotação da cabeça. Alguns reflexos (p. ex., enraizamento, sucção e apreensão) possuem um valor de sobrevivência. Outros, como RTCA ou reflexo labiríntico tônico, não apresenta um propósito óbvio. Reflexos de marcha e de colocação geralmente desaparecem aos 2 meses de vida. Os reflexos de apreensão e de Moro e a RTCA geralmente desaparecem aos 5 meses de vida.

73. Quais os três reflexos primitivos, que quando persistentes além dos 4 a 6 meses, podem interferir no desenvolvimento da habilidade de rolar, sentar e utilizar ambas as mãos juntas?
- **reflexo de moro:** extensão súbita do pescoço resulta em extensão, abdução e, depois, adução das extremidades superiores com flexão dos dedos, pulsos e cotovelos.
- **RTCA:** em um bebê calmo, em supinação, virar a cabeça lateralmente resulta em extensão do braço e perna no lado da virada e a flexão de ambos para o lado de fora da virada (posição de espadachim).
- **Reflexo labiríntico tônico** em uma criança que está sendo mantida na posição prona, a flexão do pescoço resulta na protração do ombro e flexão do quadril, enquanto a extensão do pescoço provoca retração do ombro e extensão do quadril.

Zafeiriou DI: Primitive reflexes and postural reactions in the neurodevelopmental examination, *Pediatr Neurol* 31:1–8, 2004.

74. Com que idade as crianças desenvolvem a destreza manual?
Geralmente aos **18 a 24 meses**. A preferência por uma das mãos geralmente é fixada quando a criança tem 5 anos de idade. A destreza manual antes de 1 ano pode ser indicativa de um problema com o lado não preferido (p. ex., hemiparesia, lesão do plexo braquial).

75. Qual a porcentagem de crianças canhotas?
Vários estudos colocam a prevalência **entre 7 e 10%**. Entretanto, em crianças nascidas prematuras sem paralisia cerebral, o índice aumenta para 20 a 25%. Embora exista a hipótese de que lesão cerebral previa seja responsável por essa maior prevalência de canhotos, os estudos de hemorragia intraventricular

unilateral e destreza manual não mostraram uma relação. É importante notar que os animais, como ratos, cães e gatos mostram preferência por uma pata, mas nesses grupos, 50% preferem a pata esquerda e 50% preferem a pata direita.

Marlow N, Roberts BL, Cooke RW: Laterality and prematurity, *Arch Dis Child* 64:1713–1716, 1989.

76. Existem diferenças étnicas no desenvolvimento do primeiro ano de vida?

Sim. Mesmo após a correção de variáveis potenciais como social, econômica, ambiental e características do lar, diferenças étnicas na obtenção de marcos desenvolvimentais ocorrem. Um estudo em larga escala baseado na população do Reino Unido descobriu que crianças indianas, negras caribenhas e negras africanas apresentam uma probabilidade muito menor de atrasos nos sinais de desenvolvimento motor grosseiro quando comparadas às crianças brancas.

Kelly Y, Sacker A, et al: Ethnic differences in achievement of developmental milestones by 9 months of age: The Millennium Cohort Study, *Dev Med Child Neurol* 48:825–830, 2006.

77. Quais são os marcos principais de desenvolvimento de habilidades motoras durante os 2 primeiros anos de vida?

Ver Tabela 2-1.

Tabela 2-1. Principais Marcos de Desenvolvimento de Habilidades Motoras

MARCO DE DESENVOLVIMENTO	VARIAÇÃO DE IDADE (MESES)
Motricidade Grosseira Principal	
Firmeza da cabeça quando posta em posição de apoio	1-4
Senta-se sem apoio por > 30 segundos	5-8
Transita ou anda segurando-se em objetos	7-13
Fica em pé sozinha	9-16
Anda sozinha	9-17
Sobe escadas com ajuda	12-23
Motricidade Fina Principal	
Aperta	2-4
Alcança	3-5
Transfere objetos de uma mão para a outra	5-7
Pinça fina com o indicador e o polegar em aposição	9-14
Rabiscos espontâneos	12-24

78. Qual é a importância do momento cronológico do engatinhar como marco de desenvolvimento?

Engatinhar é um dos marcos menos importantes, visto que existe uma enorme variabilidade no momento cronológico do engatinhar. Uma porcentagem significativa de crianças normais nunca engatinhou antes de andar.

Wong K: Crawling may be unnecessary for normal child development, *Scientific American* 301:11, 2009.

79. Quais são as causas mais comuns de atraso motor grosseiro?

A **variação normal** é a mais comum, seguida pelo **retardo mental. Paralisia cerebral** é uma terceira causa distante, e todas as outras condições combinadas (p. ex., atrofia muscular espinhal, miopatias) estão em distante quarto lugar. A causa patológica mais comum de atraso motor grosseiro é o retardo mental (RM), embora a maior parte das crianças com essa condição apresenta marcos normais de desenvolvimento motor grosseiro.

80. Quais são as principais bandeiras vermelhas que indicam que o desenvolvimento da criança é anormal?

Presença de:
- Perda de marcos de desenvolvimento em qualquer idade.
- Preocupações dos pais quanto à visão ou habilidade da criança para seguir objetos.
- Persistência de baixo tônus muscular ou flacidez.
- Ausência de fala (ou outros esforços para se comunicar) aos 18 meses.
- Assimetria de movimentos.

- Persistência em andar na ponta dos pés.
- Evidência de micro ou macrocefalia, particularmente se discordante da circunferência das cabeças dos pais em percentis.

Incapacidade para:
- Sentar-se sem apoio aos 12 meses.
- Andar aos 18 meses (meninos) ou 2 anos (meninas).
- Andar que não nas pontas dos pés.
- Correr aos 2 1/2 anos.
- Ir ao alcance de objetos aos 6 meses (corrigido para prematuridade, quando aplicável).
- Apontar para objetos a fim de mostrar a outros aos 2 anos.

Bellman M, Byrne O, Sege R: Developmental assessment of children, *BMJ* 346:8692, 2013.

81. Que características sugerem uma possível causa metabólica para o desenvolvimento anormal?
- Consanguinidade dos progenitores.
- Histórico familiar de morte inexplicada na infância.
- Sintomas progressivos ou intermitentes (como vômitos), que são inexplicados.
- Intervalos livres de sintomas.
- Demora na aquisição de marcos do desenvolvimento.
- Perda de habilidades.
- Evidência de encefalopatia (p. ex., mudanças de personalidade, períodos de letargia).
- Fenótipo específico.
- Características faciais grosseiras.
- Organomegalia.

Horridge KA: Assessment and investigation of the child with disordered development, *Arch Dis Child Educ Pract Ed* 96:9–20, 2011.

82. Os andadores* infantis promovem força física ou desenvolvimento das extremidades inferiores?
Não. Ao contrário, dados publicados confirmam que crianças em andadores realmente manifestam discretos, mas estatisticamente importantes atrasos motores grosseiros. Descobriu-se que crianças em andadores se sentam e engatinham mais tarde que as que não usam andadores. Entretanto, a maior parte anda sem ajuda na expectativa normal de tempo. Riscos para a segurança podem incluir traumatismo craniano, fraturas, queimaduras, aprisionamento de dedos e lesões dentárias. A maior parte dessas lesões sérias envolve queda das escadas.

Pin TP, Eldridge B, Galea MP: A review of the effects of sleep position, play position and equipment use on motor development in infants, *Dev Med Child Neuro* 49:858–867, 2007.

83. Os gêmeos se desenvolvem a um ritmo comparável a crianças de nascimento único?
Os gêmeos exibem **atraso motor e verbal significativos** durante o primeiro ano de vida. A dificuldade não se encontra na ausência de potencial, mas na ausência relativa de estímulo individual. Em geral, crianças que estão muito próximas em uma família possuem menor aquisição de habilidades verbais. Gêmeos com atraso significativo de linguagem ou com uso excessivo da "linguagem dos gêmeos" (linguagem compreendida apenas pelos próprios gêmeos) podem ser candidatos à terapia intervencionista.

84. Crianças prematuras se desenvolvem no mesmo ritmo das nascidas a termo?
Para a maior parte delas, o ritmo de desenvolvimento é o mesmo. Em avaliações de desenvolvimento contínuo, elas finalmente "alcançam" seus colegas cronológicos, não pelo desenvolvimento acelerado, mas pela aritmética do tempo. À medida que elas envelhecem seu grau de prematuridade (em meses) torna-se menos de uma porcentagem de sua idade cronológica. Cedo na vida, a extensão de prematuridade é um ponto-chave e deve ser levada em conta durante as avaliações. Tais "fatores de correção" geralmente são desnecessários após a idade de 2 a 3 anos, dependendo do grau de prematuridade.

85. Quando o bebê sente odores?
O sentido do olfato está presente **no nascimento**. Crianças recém-nascidas mostram preferência virando a cabeça em direção a ataduras de gaze embebida com leite de sua mãe opondo-se ao leite de outra mulher. O mesmo ocorre com o odor axilar. Em um estudo, crianças expostas ao odor familiar, antes de

---
* N. do T.: A Sociedade Brasileira de Pediatria recomenda fortemente a proibição do uso de andadores.

procedimentos para retirada de pequena quantidade de sangue do calcanhar, apresentaram respostas mais baixas para dor.

Marin MM, Rapisardi G, Tani F: Two-day-old newborn infants recognise their mother by her axillary odour, *Acta Paediatr* 104:237–240, 2015.
Goubet N, Strasbaugh K, Chesney J: Familiarity breeds content? Soothing effect of a familiar odor on full-term newborns, *J Dev Behav Pediatr* 28:189–194, 2007.

86. Quais são as melhores medidas de desenvolvimento cognitivo?

De forma ideal, o desenvolvimento cognitivo deve ser avaliado de modo que seja livre de necessidades motoras. A **linguagem receptiva** é a melhor medida da função cognitiva. Até um piscar de olhos ou uma olhada voluntária pode ser utilizada para avaliar a cognição independentemente da incapacidade motora. Habilidades adaptativas, como uso de ferramentas (p. ex., colher, lápis de cera), também são úteis, embora elas possam ser adiadas por razões puramente motoras. Marcos motores grosseiros como andar levantam preocupações sobre retardo mental se forem adiados, mas marcos motores grosseiros normais não podem ser utilizados para sugerir um desenvolvimento cognitivo normal.

87. O que o estadiamento de brincadeiras nos diz sobre o desenvolvimento de uma criança?

Um histórico bem elaborado das brincadeiras de uma criança é um adjunto valioso para marcos mais tradicionais, como linguagem e habilidades adaptativas (Tabela 2-2).

Tabela 2-2. Atividade Lúdica e Desenvolvimento Infantil

VARIAÇÃO DE IDADE (MESES)	ATIVIDADE LÚDICA	HABILIDADES SUBJACENTES
3	Brincadeira com as mãos em linha média	Sensoriomotora, autodescoberta
4-5	Bater objetos	Habilidade de interferir no ambiente
6-7	Alcance direcionado; transferências	
7-9	Bater e colocar objetos na boca	
12	Arremesso ("Eu derrubo no chão e você pega para mim)"; explorar objetos pela inspeção visual e os manusear em vez de levá-los à boca	Permanência de objeto; reciprocidade social; uso de apontamento; compartilhamento de atenção (olhar fixo); e linguagem simples para provocar reação no cuidador
16-18+	Empilhar e descartar; explorar tampas, interruptores de luz, brinquedos mecânicos simples (*Jack-in-the-box;* formar bolas)	Comportamento meios-fins: experimentando com causalidade
24	Jogo de imitação ("ajudar" com a louça; brincar de boneca com uma boneca real)	Linguagem e socialização; desenvolvimento da "linguagem interior"
36	Brincar de faz de conta (p. ex., brincar de boneca com um travesseiro para representar a boneca)	Distinção de "real" e "não real"
48	Jogos simples de tabuleiro, jogos de *playground* baseados em regras (p. ex., "etiqueta")	Operações concretas (Piaget)

Dados de http://www.parentcenter.com. Acessado em 17 de nov. de 2014.

88. O que se pode aprender sobre o nível desenvolvimental de uma criança no que se refere ao uso de um giz de cera?

Muito. Com menos de 9 meses, a criança usará o giz de cera como um objeto para dentição. Entre 10 e 14 meses, o bebê fará marcas em um pedaço de papel, como resultado de segurar o giz e batê-lo contra o papel. Aos 14 a 16 meses, o bebê fará marcas espontaneamente, e aos 18 a 20 meses, ele fará marcas com rabiscos vigorosos. Aos 20 a 22 meses, o bebê começará a copiar padrões geométricos específicos como apresentado pelo examinador (Tabela 2-3). A habilidade para executar essas figuras requer

Tabela 2-3. Uso de Giz de Cera e Nível de Desenvolvimento	
IDADE	**TAREFA**
20-22 meses	Alterna de rabiscos a riscos imitando o examinador
27-30 meses	Alterna de horizontal a vertical imitando o examinador
36 meses	Copia círculo da ilustração
3 anos	Copia cruz
4 anos	Copia quadrado
5 anos	Copia triângulo
6 anos	Copia "*Union Jack*" (desenho da bandeira do Reino Unido)

habilidades visuais-perceptivas, motoras-finas e cognitiva. O atraso na capacidade de completar essas tarefas sugere dificuldade de desenvolvimento.

89. Qual é o valor do teste de desenho Goodenough-Harris?

Esse teste "desenhe uma pessoa" é uma ferramenta de triagem para avaliar a cognição e o intelecto, a percepção visual e a integração visual-motora da criança. Solicita-se a ela que desenhe uma pessoa, e um ponto é atribuído a cada parte do corpo desenhada com pares (p. ex., pernas) que é considerada como uma parte. Uma criança normal com 4 anos e 9 meses irá desenhar uma pessoa com três partes; a maior parte das crianças com idade de 5 anos e 3 meses irá desenhar uma pessoa com seis partes.

90. Quais são as características-chave do exame físico na avaliação de uma criança com possível atraso desenvolvimental?

- *Circunferência da cabeça*: possível microcefaia ou macrocefalia.
- *Características dismórficas*: possíveis condições genéticas, metabólicas, ou sindrômicas.
- *Anormalidades cutâneas* (p. ex., manchas de café com leite, neurofibromas): possível síndrome neurocutânea.
- *Observações de movimentos* (p. ex., inquietude, fraqueza, espasticidade): possível transtorno neurológico subjacente.
- *Avaliação do tônus, força, e reflexos*: possível transtorno neurológico subjacente.
- *Exame ocular* (p. ex., nistagmo, catarata) possível transtorno de visão devido ao transtorno neurológico.
- *Tamanho do fígado* (p. ex., hepatomegalia): possível transtorno metabólico.

Bellman M, Byrne O, Sege R: Developmental assessment of children, *BMJ* 346:8687, 2013.

91. Em bebês com atraso desenvolvimental global, quais são as causas prováveis?

A maior parte dos pacientes apresenta um insulto ante- ou perinatal (p. ex., infecção intrauterina), mas 1% com atraso global pode apresentar um problema congênito de metabolismo e 3,5 a 10% pode ter algum distúrbio cromossômico.

Shevell M, Ashwal S, Donley D, et al: Practice parameter: evaluation of the child with global developmental delay. Report of the Quality Standards Committee of the American Academy of Neurology and the Practice Committee of the Child Neurology Society, *Neurology* 60:367–380, 2003.

92. Quais fatores aumentam a probabilidade de se encontrar uma doença potencialmente progressiva em pacientes com atraso global?

- Membro familiar acometido.
- Consanguinidade parental.
- Organomegalia.
- Reflexos de tendão ausentes.

Fenichel GM: *Clinical Pediatric Neurology*, ed 6. Elsevier, 2009, Philadelphia, p 121.

DESENVOLVIMENTO E TRANSTORNOS DA LINGUAGEM

93. Quais são os tempos médios para o desenvolvimento de linguagem expressivo, receptivo e visual?

Ver Tabela 2-4.

Tabela 2-4. Desenvolvimento da Linguagem Expressiva, Receptiva e Visual

IDADE (MESES)	EXPRESSIVA	RECEPTIVA	VISUAL
0-3	Arrulho	Alerta para voz	Reconhece os pais; trajeto visual
4-6	Balbuciação monossilábica, riso	Reage a voz e sons	Responde a expressões faciais
7-9	Balbuciação polissilábica	Reconhece o próprio nome; fica inibido ao comando "Não"	Imita jogos (*Patty cake; peek-a-boo*)
10-12	Específico mama/dada; primeira palavra que não mama/dada ou nomes de outros membros da família ou animais de estimação	Responde a, pelo menos, 1 comando de um passo sem pista gestual (p. ex., "Vem aqui," "Me dá")	Aponta para objetos desejados
16-18	Usa palavras para indicar desejos	Responde a muitos comandos de um passo; aponta para partes do corpo ao comando	
22-24	Frases de duas palavras	Responde a comandos de dois passos	
30	Fala telegráfica	Responde a comandos preposicionais	
36	Sentenças simples		

94. Quais são os sinais de fala receptiva e expressiva significativamente atrasada que justificam uma avaliação?
Ver Tabela 2-5.

American Speech-Language-Hearing Association: http://www.asha.org. Último acesso em 24 de mar. de 2015.

95. Bebês surdos balbuciam?
Sim. A balbuciação começa aproximadamente ao mesmo tempo tanto em bebês surdos quanto em bebês com audição, porém crianças surdas param a balbuciação sem a progressão normal da fala comunicativa com significado.

Locke JL: Babbling and early speech: continuity and individual differences, *First Language* 9:191–205, 1989.
Laurent Clerc National Deaf Education Center: http://clerccenter.gallaudet.edu. Último acesso em 17 de nov. de 2014.

96. Com que idade a fala da criança se torna compreensível?
A inteligibilidade aumenta aproximadamente 25% por ano. Uma criança de 1 ano de idade apresenta em torno de 25% de inteligibilidade, aos 2 anos de idade ela apresenta 50%, aos 3 anos 75% e aos 4 anos de idade 100%. Significativamente, a inteligibilidade retardada deve requerer uma avaliação imediata da audição e da linguagem.

97. Quais são as causas mais comuns do assim denominado atraso no desenvolvimento da fala?
As causas mais comuns do atraso na fala e na linguagem incluem o seguinte: transtornos no desenvolvimento da linguagem (*i. e.*, cognição normal, inteligibilidade prejudicada e emergência atrasada de frases, sentenças e marcadores gramaticais), incapacidade intelectual, perda de audição e transtorno do espectro autista.

Feldman HM: Evaluation and management of language and speech disorders in preschool children, *Pediatr Rev* 26:131–142, 2005.

98. Quais fatores de risco tornam a perda de audição mais provável em um recém-nascido ou pequeno bebê?
- Anomalia craniofacial.
- Histórico familiar de perda permanente da audição na infância.

Tabela 2-5. Sinais de Problemas de Fala - Linguagem que certamente Requerem Avaliação Futura

IDADE (MESES)	RECEPTIVA	EXPRESSIVA
15	Não olha/aponta para 5 a 10 objetos/pessoas nomeados pelo pai	Não usa 3 palavras
18	Não responde a simples comandos ("Role a bola")	Não usa palavras únicas (incluindo mama, dada)
24	Não aponta para figuras ou partes do corpo quando elas são nomeadas	Vocabulário de palavra única de ≤ 10 palavras
30	Não responde verbalmente ou afirma/balança a cabeça a perguntas	Não usa frases únicas de 2 palavras, incluindo combinações não verbais; fala ininteligível
36	Não compreende preposições ou palavras de ação; não segue direções de 2 estágios	Vocabulário < 200 palavras; não pede coisas pelo nome; ecolalia de perguntas; regressão da linguagem após adquirir frases de 2 palavras

Dados de Harlor ADB Jr, Bower C et al.: Clinical report-hearing assessment in infants and children: recommendations beyond neonatal screening, Pediatrics 124:1252-1263, 2009; and Schum RL: Language screening in the pediatric office setting, Pediatr Clin North Am 54:432, 2007.

- Traumatismo craniano que requer hospitalização.
- Infecções *in utero* (como citomegalovirus [CMV], herpes, rubéola, sífilis, toxoplasmose).
- Cuidados na Unidade de terapia intensiva neonatal (UTIN) durante > 5 dias.
- Necessidade de terapia de oxigenação da membrana extracorporal (ECMO).
- Exposição a medicações ototóxicas (gentamicina, tobramicina, furosemida).
- Hiperbilirrubinemia que necessitou de uma exsanguineotransfusão.
- Estigma de uma síndrome associada a perda de audição.

Yelverton JC, Dominguez LM, Chapman DA, et al: Risk factors associated with unilateral hearing loss, *JAMA Otolaryngol Head Neck Surg* 139:59–63, 2013.

99. O que causa timpanogramas planos?

A timpanometria é uma mensuração objetiva da complacência da membrana timpânica e o compartimento da orelha média que a envolve, variando a pressão do ar no canal externo da orelha de aproximadamente -200 a +400 mm H_2O enquanto mede a energia refletida de um tom acústico simultâneo. Um traçado normal é semelhante a um "V" invertido com o pico ocorrendo a uma pressão de ar de 0 mm H_2O; isso indica um canal externo funcionalmente normal, uma membrana timpânica intacta, e uma ausência de excesso de líquido da orelha média. Os timpanogramas planos ocorrem com perfuração da membrana timpânica, oclusão da sonda de timpanometria contra a parede do canal, obstrução do canal por um corpo estranho ou impacção pelo cerume, ou grande efusão da orelha média. Os timpanogramas planos devido à efusão da orelha média estão geralmente associados à perda auditiva condutiva de 20- a 30-dB, embora em exemplos ocasionais, a perda pode chegar a 50 dB.

100. Uma criança pequena com úvula bífida e fala hipernasal muito provavelmente apresenta qual condição?

Insuficiência velofaringeana com possível fissura de palato submucosa. O *velum* (palato mole) se move posteriormente durante a deglutição e a fala, separando assim a orofaringe da nasofaringe. A insuficiência velofaringeana existe quando essa separação encontra-se incompleta, que pode ocorrer após o reparo da fissura do palato ou adenoidectomia (geralmente transitória). Em casos graves, a regurgitação nasofaringeana de alimentos pode ocorrer. Em casos mais discretos, a única manifestação pode ser a fala hipernasal como resultado da emissão nasal de ar durante a fonação. Na presença de uma úvula bífida, deve-se palpar o palato cuidadosamente em busca da presença de uma fenda submucosa.

COMPORTAMENTO E DESENVOLVIMENTO

PONTOS-CHAVE: DESENVOLVIMENTO DA LINGUAGEM

1. Bandeiras muito vermelhas incluem ausência de palavras com significado aos 18 meses ou ausência de frases com significado aos 2 anos de idade.
2. A inteligibilidade deve aumentar anualmente em 25% a 1 ano de idade até 100% aos 4 anos de idade.
3. Gaguejar é comum em crianças mais novas, mas além da idade de 5 a 6 anos, ela justifica uma avaliação de fala.
4. Autismo, incapacidade intelectual e paralisia cerebral podem estar presentes no retardo de fala.
5. A avaliação da audição é obrigatória em qualquer cenário de atraso de fala significativo.

101. Quando gaguejar é anormal?

Gaguejar é uma característica comum da fala de crianças na pré-escola. Entretanto, a maior parte das crianças não persiste com a gagueira além dos 5 ou 6 anos de idade. Pré-escolares em risco elevado de gagueira persistente incluem aqueles com histórico familiar positivo de gagueira e os que apresentam ansiedade provocada pelo estresse relacionado à fala. Crianças com mais de 5 ou 6 anos de idade que gaguejam devem ser encaminhadas a um fonoaudiólogo para avaliação e tratamento.

National Stuttering Association: www.westutter.org. Último acesso em 23 de mar. de 2015.

102. Que conselhos devem ser dados aos pais de uma criança que gagueja?

- Não dê à criança diretrizes sobre como lidar com sua fala (p. ex., "Devagar," ou "Respire.")
- Proporcione um modelo de fala fácil e relaxado em sua própria maneira de falar com a criança.
- Reduzir a necessidade e as expectativas da criança falar com estranhos, adultos ou autoridades ou competir com outros (como irmãos) e ser ouvida.
- Ouvir atentamente a criança com paciência e sem demonstrar preocupação.
- Buscar orientação profissional quando a fala não é notoriamente mais fluente em 2 a 3 meses.

103. Que crianças com "língua presa" devem ser submetidas à correção cirúrgica?

"Língua presa", anquiloglossia completa ou parcial, é a restrição da mobilidade da língua devido a um frênulo lingual curto ou espessado (Fig. 2-7). A anquiloglossia completa, com a língua impossibilitada de se projetar pelo rebordo alveolar ou se mover lateralmente, é incomum, mas quando presente, requer uma frenuloplastia. A anquiloglossia parcial, com variabilidade no âmbito de movimento lingual, ocorre em até 5% dos recém-nascidos. Existe uma ampla variação de opiniões quanto à necessidade de "corte." A anquiloglossia pode interferir na amamentação materna quando existe limitação na extensão lingual ou incapacidade de tocar o palato duro com a boca bem aberta. A anquiloglossia está menos comumente associada a problemas de fala. Um vídeo de frenuloplastia está disponível na http://www.youtube.com/watch?v=XN-vVYd1m-o.

Bowley DM, Arul GS: Fifteen minute consultation: the infant with a tongue tie, *Arch Dis Child Educ Pract Ed* 99:127–129, 2014.
Webb AN, Hao W, Hong P: The effect of tongue-tie division on breastfeeding and speech articulation: a systematic review, *Int J Pediatr Otorhinolaryngol* 77:635–646, 2013.

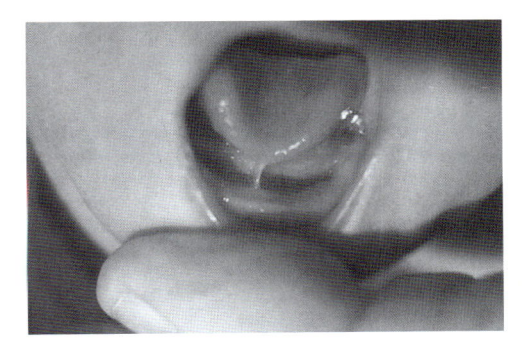

Figura 2-7. Recém-nascido com anquiloglossia. *(De Clark DA:* Atlas of Neonatology. *Philadelphia, WB Saunders, 2000, p 146.)*

RETARDO MENTAL/DEFICIÊNCIA INTELECTUAL

104. Por que o termo *retardo mental* está sendo mudado?
Existe controvérsia de que o termo é estigmatizante e pejorativo, contudo é uma terminologia que está sendo substituído. O DSM-5 utiliza o termo *deficiência intelectual*. Entretanto, devido a vários estatutos e programas que utilizam o termo retardo mental e assim carregam ramificações legais, a mudança provavelmente será um processo gradual.

Harns JC: New terminology for mental retardation in DSM-5 and ICD-11, *Curr Opin Psychiatry* 26:260–262, 2013.

105. Como é definida a deficiência intelectual?
A Associação Americana sobre Deficiências Intelectuais e do Desenvolvimento define a deficiência intelectual (anteriormente retardo mental) como "uma deficiência caracterizada por limitações significativas tanto no funcionamento intelectual quanto no comportamento adaptativo como expressado nas habilidades adaptativas conceituais, sociais e práticas. Essa deficiência origina-se antes da idade de 18 anos".

American Association on Intellectual and Developmental Disabilities: www.aaidd.org. Último acesso em 17 de nov. de 2014.

106. Como a inteligência é classificada nas pontuações do teste de QI?
A maior parte dos testes é construída para produzir um QI médio de 100 e um desvio padrão de 15 pontos (Tabela 2-6).

Tabela 2-6. Construção das Classificações do Coeficiente de Inteligência		
COEFICIENTE DE INTELIGÊNCIA	**DESVIO-PADRÃO**	**CATEGORIA**
> 130	> + 2	Muito superior
116-130	+1 a +2	Média alta a superior
115-85	Médio ± 1	Média
84-70	-1 a -2	Média baixa a ID limítrofe
69-55	-2 a -3	ID fraca
54-40	-3 a -4	ID moderada
39-25	-4 a -5	ID grave
< 25	< -5	ID profunda

ID, deficiência intelectual.

107. Que fatores podem indicar problemas cognitivos em bebês e crianças pequenas?
Em bebês e criancinhas, o desenvolvimento de habilidades motoras e especialmente o desenvolvimento da linguagem são os melhores correlatos usuais do alcance cognitivo. À medida que a criança cresce, vários marcos podem ser avaliados. Um atraso sequencial importante deve justificar o encaminhamento ao teste de desenvolvimento formal para avaliar a possibilidade de deficiência intelectual (Tabela 2-7).

First LR, Palfrey JS: The infant or young child with developmental delay, *N Engl J Med* 330:478–483, 1994.

Tabela 2-7. Sinais de Atraso Sequencial no Alcance Cognitivo	
2-3 meses	Não alerta a mãe com interesse especial
6-7 meses	Não vai em busca de objeto caído
8-9 meses	Sem interesse por *peek-a-boo*
12 meses	Não procura um objeto escondido
15-18 meses	Sem interesse por jogos de causa e efeito

Tabela 2-7. Sinais de Atraso Sequencial no Alcance Cognitivo *(Continuação)*	
2 anos	Não categoriza semelhanças (p. ex., animais *vs* veículos)
3 anos	Não sabe o próprio nome completo
4 anos	Não consegue escolher entre a mais curta ou a mais comprida de duas linhas
4½ anos	Não consegue contar sequencialmente
5 anos	Não sabe cores ou letras
5½ anos	Não sabe o próprio aniversário ou endereço

108. No mundo, qual é a causa evitável mais comum da deficiência intelectual?
A **deficiência de iodo** leva à hipotiroxinemia materna e fetal durante a gestação, que causa danos no desenvolvimento do cérebro. A deficiência de iodo endêmica grave pode causar cretinismo (caracterizado pela surdo-mudez, deficiência intelectual grave e frequentemente hipotireoidismo) e pode ocorrer em 2 a 10% das comunidades mundiais isoladas. A deficiência moderada de iodo, que é até mesmo mais comum, leva a graus mais discretos de danos cognitivos.

Zimmermann MB, Jooste PL, Pandav CS: Iodine-deficiency disorders, *Lancet* 372:1251–1262, 2008.
Cao XY, Jiang XM, Dou ZH, et al: Timing of vulnerability of the brain to iodine deficiency in endemic cretinism, *N Engl J Med* 331:1739–1744, 1994.

TRANSTORNOS PSIQUIÁTRICOS

109. Qual é a prevalência dos transtornos psiquiátricos na infância?
Em geral, 15 a 20% das crianças de 4 a 20 anos de idade em amostras de comunidade são diagnosticadas com um transtorno psiquiátrico específico. Os transtornos mais comuns são os seguintes:
- ADHD (4 a 12%).
- Transtorno de ansiedade (5 a 15%).
- Transtorno oposicional (5 a 10%).
- Transtorno da ansiedade excessiva (2 a 5%).
- Transtorno de conduta (1 a 5%).
- Depressão (2 a 12%).

National Institute of Mental Health: http://www.nimh.nih.gov. Último acesso em 17 de nov. de 2014.
American Academy of Child and Adolescent Psychiatry: http://www.aacap.org. Último acesso em 17 de nov. de 2014.

110. Quais itens constituem os "11 Sinais de Ação"?
Desenvolvidos como uma ferramenta de triagem por vários especialistas nacionais em saúde mental pediátrica, esses são os 11 itens da lista designada a identificar questões precoces em crianças e adolescentes. Caso qualquer um desses sinais esteja presente, um dano significativo é altamente possível e uma avaliação por especialista é justificada (Tabela 2-8).

Tabela 2-8. 11 Sinais Sugestivos de Problemas de Saúde Mental Significativos	
TRANSTORNO POTENCIAL	**SINAL**
Depressão grave	Sentir-se muito triste ou isolado por mais de 2 semanas
Ideação suicida	Tentativa séria de se machucar ou se suicidar, ou fazer planos para tal
Ataque de pânico	Medo repentino incontrolável sem motivo, algumas vezes com aceleração cardíaca ou respiração rápida
Agressão grave	Envolvimento em múltiplas brigas, utilizando uma arma ou desejando maldosamente ferir outros indivíduos

(Continua)

Tabela 2-8. 11 Sinais Sugestivos de Problemas de Saúde Mental Significativos *(Continuação)*

TRANSTORNO POTENCIAL	SINAL
Baixo controle de impulso	Comportamento fora de controle grave que pode ferir a si próprio ou outras pessoas
Transtorno alimentar	Ausência de alimentação, vômitos ou uso de laxantes para perder peso
Ansiedade	Preocupações ou temores intensos que atrapalham sua rotina diária
Desatenção/hiperatividade grave	Extrema dificuldade de concentração ou de ficar parado que o coloca em perigo físico ou causa fracasso escolar
Abuso de substância	Uso repetido de drogas ou álcool
Alterações de humor	Alterações graves de humor que causam problemas nos relacionamentos
Mudanças de personalidade	Mudanças drásticas de comportamento ou personalidade

Adaptada de Jensen PS, Goldman E, Offord E, et al.: Overlooked and underserved: "action signs" for identifying children with unmet mental health needs, Pediatrics *128:970-979, 2011.*

111. Se o pai possui transtorno afetivo, qual é a probabilidade de que o filho tenha problemas semelhantes?
Aproximadamente 20 a 25% dessas crianças irão desenvolver um transtorno afetivo importante e até 40 a 45% irão desenvolver um problema psiquiátrico.

112. Como a mania difere em crianças e adolescentes?
Mania ocorre em aproximadamente 0,5 a 1% dos adolescentes e ocorre menos frequentemente em crianças pré-púberas. Crianças mais jovens podem apresentar irritabilidade extrema, labilidade emocional e agressão. Disforia, hipomania e agitação podem estar interligadas. Hiperatividade, distratibilidade e pressão por falar geralmente ocorrem em todos os grupos etários. Os sintomas nos adolescentes se assemelham muito aos observados em adultos. Eles incluem bom humor exacerbado, ideias irreais, perda do sono, comportamento bizarro, delírios de grandeza, paranoia e euforia.

113. Que comportamentos ritualísticos são comuns em crianças com transtorno obsessivo compulsivo (TOC)?
Os rituais mais comuns envolvem **limpeza excessiva, rituais motores grosseiros de repetição** (p. ex., subir e descer as escadas) e **comportamentos repetitivos de verificação** (p. ex., verificar se as portas estão fechadas ou que a tarefa está correta). As obsessões mais comumente lidam com medo de contaminação. Os sintomas tendem a aumentar e diminuir de gravidade, e obsessões ou compulsões específicas mudam o tempo todo. A maior parte das crianças tenta disfarçar seus rituais. A ansiedade e a angústia que interferem na vida escolar e familiar podem ocorrer quando as crianças falham nos esforços de resistir aos pensamentos e às atividades. Uma terapia comportamental cognitiva e medicações inibidoras seletivas de recaptação de serotonina (SSRI) (p. ex., sertralina), particularmente em combinação, podem ser benéficas.

Gilbert AR, Maalouf FT: Pediatric obsessive-compulsive disorder: management in primary care, *Curr Opin Pediatr* 20:544–550, 2008.

114. Quais são as diferenças entre o início de TOC infantil e o início de TOC adulto?
Comparado ao início de TOC adulto, um paciente com início de TOC infantil está mais propenso a:
- Ter um transtorno de tic associado.
- Ter um transtorno de comportamento perturbador associado (p. ex., TDAH).
- Ter um parente de primeiro grau com TOC (*i. e.*, hereditariedade elevada no início infantil).
- Ser do sexo masculino (início de TOC em adulto apresenta predominância feminino: masculino).
- Ter um prognóstico melhor (quase metade dos pacientes com início de TOC na infância apresenta níveis subclínicos de gravidade dos sintomas, que são sinais de remissão no início da vida adulta; somente 20% dos adultos não tratados apresentam remissão.)

Grant JE: Obsessive-compulsive disorder, *N Engl J Med* 371:1324–1331, 2014.
Sarvet B: Childhood obsessive-compulsive disorder, *Pediatr Rev* 34:20, 2013.

115. O que difere um transtorno de conduta de um transtorno oposicional desafiador?

Ambos são transtornos de comportamento perturbadores da infância e início da adolescência. O **transtorno de conduta** é o transtorno mais sério, visto que ele é diagnosticado quando os comportamentos da criança violam os direitos de outros (p. ex., agressão) ou estão em conflito com a maior parte das normas sociais (p. ex., roubo, abandono, atear fogo). Crianças com transtorno de conduta estão em risco por desenvolverem o transtorno de personalidade antissocial observado em adultos.

O **transtorno oposicional desafiador** é caracterizado por comportamentos negativos e desafiadores recorrentes para com autoridades.

116. Quais são os sintomas comuns de depressão em crianças e adolescentes?
- Tristeza.
- Problemas escolares.
- Lacrimejamento.
- Queixas somáticas.
- Irritabilidade.
- Idealização suicida.
- Autoimagem negativa.
- Mudanças de apetite.
- Falta de concentração.
- Mudanças de peso involuntárias.
- Interesse diminuído em atividades usuais.
- Problemas do sono, incluindo hipersonia.
- Fadiga.
- Delírios.

117. Como é diagnosticado um transtorno depressivo maior em crianças?

Os critérios do DSM-5 requerem a presença de 5 ou mais sintomas (de 9 possíveis) a partir das categorias do sono, interesse, culpa, concentração, apetite, psicomotor e suicida durante um período de 2 semanas. Várias escalas classificatórias (p. ex., the Hamilton Depression Rating Scale, the Childhood Depression Inventory, the Child Behavioral Checklist, the Beck Depression Inventory) estão disponíveis para ajudar na avaliação.

118. Quais são os tratamentos para o transtorno depressivo maior em crianças e adolescentes?

Psicoterapia: vários tipos de terapia podem ser utilizados, incluindo a terapia comportamental cognitiva, terapia interpessoal e terapia familiar.

Farmacoterapia: SSRIs são recomendados pela American Academy of Child and Adolescent Psychiatry como tratamentos de escolha para crianças que justificam uma farmacoterapia. Existem advertências controversas pelas agências regulatórias na Grã-Bretanha e Estados Unidos quanto à possibilidade de associação de medicamentos antidepressivos com o risco elevado de suicídio.

Clark MS, Jansen KL, Cloy JA: Treatment of childhood and adolescent depression, *Am Fam Physician* 86:442–448, 2012.

119. Qual a probabilidade de um adolescente deprimido vir a ser um adulto deprimido?

Apesar de ser uma condição tratável, a depressão é crônica e recorrente, e até 60% dos adolescentes irão apresentar recorrência quando adultos.

Weissman MM, Wolk S, Goldstein RB, et al: Depressed adolescents grow up, *JAMA* 281:1707–1713, 1999.

120. Quais são os tipos de transtornos da ansiedade em crianças?

Transtorno da ansiedade da separação: temores de separação de cuidadores inapropriados para a etapa do desenvolvimento, irrealísticos e persistentes que interferem nas atividades diárias.

Transtorno do pânico: períodos recorrentes de intenso medo ou desconforto; raro em crianças pré-púberas; pode ocorrer com ou sem agorafobia (medo ou angústia em ou sobre locais que podem limitar a saída, como por exemplo, um restaurante).

Transtorno da ansiedade social: extrema ansiedade sobre interações sociais com colegas e adultos; pode manifestar-se como generalizada ou específica (p. ex., falar em público).

121. O que é preferível para crianças com transtorno de ansiedade, terapia comportamental cognitiva (TCC) ou medicação?

Na verdade, uma **combinação de ambas.** Em um estudo de 488 crianças que utilizaram apenas TCC, medicação (sertralina), combinação de terapia ou placebo, a combinação de terapia resultou em 80% de melhora muito boa ou boa quando mensurada por escalas de classificação comparada à terapia isolada ou placebo.

Walkup JT, Albano AM, Piacentini J, et al: Cognitive behavioral therapy, sertraline, or a combination in childhood anxiety, *N Engl J Med* 359:2753–2766, 2008.

122. O que caracteriza o transtorno bipolar?

Esse é um transtorno de humor com flutuações de *manias* seguidas por depressão e intervalos de comportamento relativamente normal. Em crianças, frequentemente há alterações de humor fora de controle com alterações dramáticas de comportamento incluindo irritabilidade e violência acentuadas.
- **Episódio maníaco:** autoestima exagerada, necessidade de sono diminuída, ideias irreais ou pensamentos competitivos, distração, aumento de atividade direcionada ao objetivo, envolvimento excessivo em atividades perigosas que possuem um alto potencial para consequências perigosas
- **Episódio depressivo maior:** humor deprimido, interesse ou prazer em atividades acentuadamente diminuído, mudanças significativas de peso e apetite, insônia ou hipersonia, fadiga ou perda de energia, habilidade de concentração diminuída, indecisão, pensamentos recorrentes de morte ou suicídio.

Cummings CM, Fristad MA: Pediatric bipolar disorder: recognition in primary care, *Curr Opin Pediatr* 20:560–565, 2008.

PROBLEMAS FAMILIARES PSICOSSOCIAIS

123. Qual a probabilidade de crianças nos Estados Unidos experimentarem a separação ou o divórcio de seus pais?

Aproximadamente metade dos primeiros casamentos terminam em divórcio. Nos Estados Unidos, em torno de 1,5 milhões de crianças experimentam o divórcio dos pais a cada ano. Estima-se que quase 75% das crianças negras e 40% das crianças brancas nascidas de pais casados passam pela experiência de divórcio dos pais antes de atingirem 18 anos de idade. Além desse fator estressante, 50% dos indivíduos que se divorciam casam novamente em 4 anos, criando outra grande transição familiar para a criança. Desses novos lares, quase 90% consiste de uma mãe biológica e um padrasto.

Tanner JL: Separation, divorce and remarriage. In: Carey WB, Crocker AC, Coleman WL et al., editors: *Developmental Behavioral Pediatrics,* ed 4, Philadelphia, 2009, Saunders Elsevier, p 126.

124. Como crianças de diferentes idades variam em suas respostas ao divórcio dos pais?

Idade pré-escolar (2 a 5 anos): muito provável demonstrar regressão nos marcos de desenvolvimento (p. ex., treinamento de toilet); irritabilidade; perturbações do sono; preocupação com medo de abandono; maior exigência em relação ao pai ou a mãe com quem ela vive.

Início da idade escolar (6 a 8 anos): muito provável demonstrar entristecimento; preocupado com o medo de rejeição e de ser substituído; metade pode apresentar uma diminuição na atuação escolar.

Idade escolar avançada (9 a 12 anos): muito provável demonstrar profunda raiva de um ou ambos os pais; muito provável que distinga um dos pais como culpado de causar o divórcio; deterioração na atuação escolar e nos relacionamentos com colegas; sensação de solidão e de impotência.

Adolescência: potencial significativo para depressão aguda e até idealização suicida; comportamento anormal (abuso de substância, abandono, atividade sexual); autoquestionamento do próprio potencial de sucesso no casamento.

Hetherington EM: Divorce and the adjustment of children, *Pediatr Rev* 26:163–169, 2005.
Kelly JB: Children's adjustment in conflicted marriage and divorce: a decade review of research, *J Am Acad Child Adolesc Psychiatry* 39:963–973, 2000.

125. Que fatores são centrais para um bom resultado após o divórcio?
- Habilidade dos pais de colocar os conflitos de lado ou resolvê-los sem o envolvimento das crianças.
- Disponibilidade emocional e física do pai em custódia para com a criança.
- Competências parentais do pai que exerce a custódia.

- Garantir que a criança não se sinta rejeitada pelo pai que não exerce a custódia.
- Temperamento da criança.
- Presença de rede de apoio familiar.
- Ausência da continuidade de fúria ou depressão na criança.

Cohen GJ: Helping children deal with divorce and separation, *Pediatrics* 110:1019–1023, 2002.

126. O que é "síndrome da criança vulnerável"?

A *síndrome da criança vulnerável* é caracterizada pela preocupação excessiva dos pais sobre a saúde e o desenvolvimento do filho. Geralmente isso ocorre após uma enfermidade em que os pais ficam compreensivelmente aborrecidos ou preocupados com a saúde da criança (p. ex., prematuridade, doença cardíaca congênita). Entretanto, essa preocupação persiste apesar da recuperação da criança. Os problemas da síndrome podem incluir dificuldades patológicas da separação para pai e filho, problemas do sono, superproteção e indulgência exagerada. As crianças encontram-se em risco de problemas comportamentais, escolares e de relacionamento com os colegas.

Pearson SR, Boyce WT: The vulnerable child syndrome, *Pediatr Rev* 25:345–348, 2004.

127. Como se desenvolve a compreensão cognitiva da morte?

Criancinhas (< 2 anos): morte como uma separação, abandono ou mudança; pode se tornar irritável ou isolado.

Pré-escola (2 a 6 anos): pensamento pré-lógico com crenças mágicas e egocêntricas de que a criança pode ser responsável pela morte; morte como temporária e reversível.

Idade escolar (6 a 10 anos): pensamento lógico concreto; morte como permanente e universal, mas devido a enfermidades específicas ou lesão e não devido a um processo biológico; morte é algo que ocorre com outros; pode desenvolver um interesse mórbido pela morte.

Adolescência (> 10 anos): pensamento lógico abstrato; compreensão mais completa da morte; morte como possibilidade para si mesmo.

Linebarger JS, Sahler OJZ, Egan KA: Coping with death, *Pediatr Rev* 30:350–355, 2009.

128. Crianças adotadas devem ser informadas sobre sua adoção?

Sim. Isso não deve ocorrer como uma informação abrupta, mas com acréscimos de informações que podem ser dadas com o tempo. A maior parte das crianças na pré-escola não compreende o processo ou o significado da adoção, e para elas, a revelação deve ser guiada por aquilo que a criança quer saber. Crianças em idade escolar devem estar cientes de sua adoção e se sentir confortável para conversar com seus pais sobre isso.

Borchers D, for the American Academy of Pediatrics Committee on Early Childhood, Adoption, and Dependent Care: Families and adoption: The pediatrician's role in supporting communication, *Pediatrics* 112:1437–1441, 2003.

129. A violência doméstica é comum?

Estatísticas indicam que aproximadamente 1 em 4 mulheres são fisicamente agredidas pelo esposo ou companheiro durante sua vida. O termo *violência doméstica* é agora mais comumente denominado "violência do parceiro íntimo." O impacto potencial em crianças nessas famílias é enorme, incluindo problemas de saúde mental e comportamental, atraso de desenvolvimento e potencial para abuso infantil. Crianças que testemunham violências do parceiro íntimo estão em maior risco de desenvolverem transtornos psiquiátricos, fracasso escolar e iniciação de violência contra outros indivíduos, incluindo futuros parceiros. A AAP recomenda desde 1998 que todos os pediatras incorporem uma investigação sobre violência doméstica como parte anterior às orientações.

Gilbert AL, Bauer NS, Carroll AE, et al: Child exposure to parental violence and psychological distress associated with delayed milestones, *Pediatrics* 132:e1577–e1583, 2013.
Tjaden P, Thoennes N: *Extent, nature, and consequences of intimate partner violence*, National Violence Against Women Survey. Washington, 2000, National Institute of Justice and the Centers for Disease Control and Prevention, p iii.

130. Quem são as crianças "chave de trinco"?

O termo se refere a milhões de crianças < 18 anos de idade que ficam sem cuidados supervisionais após a escola porque são membros de famílias em que 1 ou os 2 pais trabalham. Devido à enorme variação de circunstâncias, as consequências podem ser positivas (p. ex., maturidade aumentada, autoconfiança) ou negativas (p. ex., isolamento, sentimentos de negligência). O aumento de programações após a escola pode minimizar as consequências negativas.

131. Quais são os efeitos de assistir televisão por muito tempo em crianças pequenas?
É difícil não superestimar a exposição de crianças à televisão. Trinta por cento dos pré-escolares possuem uma televisão em seu quarto. Em alguns estudos, crianças pequenas passam um terço de suas horas livres assistindo televisão. Por ocasião da graduação do secundário de um indivíduo, mais horas terão sido gastas assistindo televisão que em sala de aula. Embora a AAP desencoraje assistir televisão nos 2 primeiros anos de idade, a maior parte das crianças começa a assistir televisão aos 5 meses de vida. Estudos documentam os efeitos de assistir televisão por longo tempo nas seguintes áreas: comportamento agressivo elevado (quando exposto a programações mais violentas), aumento no nível geral de excitação, risco elevado para problemas de atenção, aumento da obesidade e diminuição da atuação escolar. As implicações em longo prazo dessa exposição precoce excessiva à televisão são desconhecidas, mas os efeitos negativos no desenvolvimento, obesidade, sono, cognição e atenção foram demonstrados.

PROBLEMAS ESCOLARES

132. Como é definida a "incapacidade de aprendizagem"?
Atualmente, como definida pela legislação federal, a *incapacidade de aprendizagem* (LD) "significa um transtorno em um ou mais processos psicológicos básicos envolvidos na compreensão ou no uso da linguagem, falada ou escrita, que pode se manifestar em uma habilidade imperfeita de ouvir, pensar, falar, ler, escrever, soletrar ou fazer cálculos matemáticos". Tais dificuldades não se devem a obstáculos visuais, auditivos ou motores; problemas emocionais; retardo mental; ou questões ambientais, sociais, culturais ou econômicas. Isso implica em uma discrepância entre o alcance acadêmico e o esperado para a idade, escolarização e inteligência.

Dworkin PH: School failure. In Augustyn M, Zuckerman B, Caronna EB, editors: *The Zuckerman Parker Handbook of Developmental and Behavioral Pediatrics for Primary Care*, ed 3, Philadelphia, 2011, Lippincott Williams & Wilkins, p 317.

133. Qual é a diferença entre dislexia, discalculia e disgrafia?
Dislexia é uma LD de leitura. É o LD mais comum, acometendo 3 a 15% das crianças em idade escolar. Aproximadamente 80% das crianças identificadas com incapacidade de aprendizagem apresentam dislexia (ou uma dificuldade de leitura específica) como seu diagnóstico primário. Caracterizada por problemas de decodificação de palavras únicas (*i. e.*, leitura de palavras únicas isoladas), a dislexia geralmente é o resultado de déficits no processamento fonológico.
Discalculia, ou incapacidade matemática específica, acomete 1 a 6% das crianças. As incapacidades matemáticas envolvem dificuldades em computação, conceitos matemáticos e/ou aplicação desses conceitos em situações diárias.
Disgrafia, ou transtorno da expressão escrita, acomete até 10% das crianças. Dificuldades com a escrita possuem várias etiologias possíveis, incluindo problemas com controle motor fino, habilidades linguísticas, habilidades visuais-espaciais, planejamento motor, propriocepção, atenção, memória e sequência.

Feder KP, Majnemer A: Handwriting development, competency, and intervention, *Dev Med Child Neurol* 49:312–317, 2007.
Shaywitz SE, Shaywitz BA: Dyslexia, *Pediatr Rev* 24:147–152, 2003.

134. Quais são as pistas que indicam possível dislexia em uma criança na idade escolar?
Problemas de fala: pronúncia incorreta de palavras multissilábicas; hesitação, fala agitada; linguagem imprecisa.
Problemas de leitura: problemas de leitura e pronúncia de palavras não familiares; leitura em voz alta hesitante e agitada; a escrita à mão é desordenada; ato de soletrar extremamente fraco; grandes dificuldades para aprender uma língua estrangeira; frequentemente um histórico familiar de dificuldades de leitura ou de soletrar.

Shaywitz SE, Gruen JR, Shaywitz BA: Management of dyslexia, its rationale, and underlying neurobiology, *Pediatr Clin North Am* 54:609–623, 2007.

135. Como são diferenciados os dois tipos de comportamentos de evasão escolar?
- **Evasão relacionada à ansiedade:** temores excessivos (de colegas, potencial de zombarias, notas); frequentemente um pai superprotetor; alunos tipicamente excelentes sem problemas comportamentais em sala de aula; meninas acometidas com mais frequência que meninos; geralmente os sintomas são manifestações psicológicas de ansiedade (p. ex., dor de cabeça, dor abdominal).
- **Evasão de ganho secundário:** sem ansiedade em relação à escola; frequentemente a ausência segue uma enfermidade persistente; ausência "recompensada" em casa (p. ex., compaixão, televisor); em geral são alunos pobres; meninos acometidos com mais frequência que meninas; sintomas fabricados ou exagerados (p. ex., dor de garganta, dor nas extremidades).

Schmitt BD: School avoidance. In Augustyn M, Zuckerman B, Caronna EB, editors: *The Zuckerman Parker Handbook of Developmental and Behavioral Pediatrics for Primary Care*, ed 3, Philadelphia, 2011, Lippincott Williams & Wilkins, pp 309–314.

136. Qual a magnitude do problema causado por "*bullies*"?
Bullying é definido como "abuso de poder intencional, sem provocação por uma ou mais crianças para causar dor ou angústia em outra criança em ocasiões repetidas". É um problema universal em escolas do mundo todo. As vítimas frequentemente experimentam uma variedade de problemas psicológicos, psicossomáticos e comportamentais que incluem ansiedade, insegurança, baixa autoestima, dificuldades para dormir, sudorese noturna, tristeza e crises de dor de cabeça e abdominal. Nessa era de mídia social e redes sociais, o *bullying* eletrônico (ou *cyberbullying*) é um problema que está crescendo rapidamente.

Juvonen J, Graham S: Bullying in schools: The power of bullies and the plight of victims, *Ann Rev Psychol* 65:159–185, 2014.

PROBLEMAS DO SONO

137. Qual é a necessidade média diária de sono por idade?
- Recém-nascidos: 16 a 20 horas.
- 6 meses: 13 a 14 horas.
- Criancinhas (1 a 3 anos): 12 horas.
- Pré-escolares (3 a 6 anos): 11 a 12 horas.
- Infância média (6 a 12 anos): 10 a 11 horas.
- Adolescentes (> 12 anos): 9 horas.

Chamness JA: Taking a pediatric sleep history, *Pediatr Ann* 37:503, 2008.

138. Por que a posição em decúbito dorsal para o sono é recomendada para bebês?
Em países que defendem a posição de decúbito dorsal para o sono como medida preventiva de SIDS, existe uma diminuição dramática na incidência da síndrome. Hipóteses sobre os motivos da posição em decúbito ventral ser mais perigosa para bebês incluem o potencial de obstrução das vias aéreas e a possibilidade de respirar novamente o dióxido de carbono, particularmente quando um leito macio é utilizado.

139. Quando os bebês começam a dormir a noite toda?
Quando eles têm aproximadamente 3 meses de idade, em torno de 70% dos bebês (ligeiramente mais para bebês alimentados em mamadeiras e discretamente menos para bebês com amamentação materna) não choram ou acordam os pais entre meia noite e 6 horas da manhã. Aos 6 meses, 90% das crianças se enquadram nessa categoria, mas entre 6 e 9 meses, a porcentagem de bebês que acordam à noite aumenta.

140. Que conselho aos pais pode minimizar o problema de acordar à noite?
- Criar uma rotina pai-criança para a hora de dormir e, após a mesma, colocar o bebê no berço onde for dormir enquanto ela ou ele ainda está acordada(o) (*i. e.*, não embale o bebê para dormir).
- O pai não deve estar presente quando a criança adormece.
- Eliminar gradualmente as alimentações noturnas (bebês aos 6 meses recebem nutrição suficiente durante o dia para que isso seja possível).
- Objetos transicionais (p. ex., cobertor, ursinho) podem minimizar questões de separação.

- Criar uma programação de sono consistente e uma rotina na hora de dormir de 20 a 30 minutos.
- Evitar dar a criança itens que contenham cafeína no fim da tarde, início da noite (p. ex., chocolate, refrigerante).

Meltzer LJ, Mindell JA: Nonpharmacologic treatments for pediatric sleeplessness, *Pediatr Clin North Am* 51:135–151, 2004.

141. É muito comum problemas de sono em crianças na fase escolar de ensino fundamental?
Aproximadamente 40% das crianças entre 7 e 12 anos experimentam demora do início do sono, 10% acordam durante a noite e 10% apresentam sonolência significativa durante o dia. Alguns estudos mostram que a extensão do sono também está inversamente relacionada a sintomas psiquiátricos relatados pelo professor.

Chamness JA: Taking a pediatric sleep history, *Pediatr Ann* 37:503, 2008.

142. O que são parasonias?
Parasonias são fenômenos físicos indesejáveis que ocorrem durante o sono. Exemplos incluem terrores noturnos, pesadelos, sonambulismo, enurese noturna, bruxismo do sono, sonilóquio, e movimentação do corpo. Entre 3 e 13 anos de idade, quase 80% de todas as crianças terão passado por pelo menos um episódio de parasonia.

143. Com que idade o sonambulismo e o sonilóquio ocorrem?
É muito comum a ocorrência do **sonambulismo** entre as idades de 5 e 10 anos. Até 15% das crianças entre 5 e 12 anos podem ter tido essa experiência uma vez, e até 10% das crianças entre 3 e 10 podem andar à noite regularmente. A criança sonâmbula é desajeitada, inquieta e anda sem propósito, e o episódio não é lembrado. Lesões são comuns durante esses "passeios". **Falar dormindo** é monossilábico e frequentemente incompreensível. Ambas as condições geralmente terminam antes dos 15 anos de idade. Casos sérios podem ser beneficiados com a utilização da terapia com diazepam ou imipramina.

144. Qual é a diferença entre pesadelos e terrores noturnos?
Pesadelos são sonhos amedrontadores que ocorrem durante o sono com movimento rápido dos olhos (REM) (geralmente durante a última metade da noite) e que pode ser prontamente lembrado ao acordar. A criança é despertada sem dificuldade e geralmente é facilmente consolável, porém voltar a dormir após um pesadelo pode ser problemático.

    Terrores noturnos são breves episódios que ocorrem durante o estágio IV do sono não REM. Geralmente duram de 30 segundos a 5 minutos, durante os quais a criança se senta, grita e parece acordada, frequentemente com o olhar fixo e suando abundantemente. A criança não pode ser consolada, retorna ao sono rapidamente e não se lembra do episódio pela manhã. O início dos terrores noturnos em uma criança mais velha ou ataques múltiplos persistentes podem indicar uma psicopatologia mais séria.

145. Quais recomendações devem ser dadas ao pai cuja criança está tendo terrores noturnos?
Uma explicação sobre o fenômeno ao pai, com ênfase ao fato de que a criança ainda está dormindo durante o episódio e não deve ser acordada, é tudo o que é necessário. Quando o estresse ou privação coincide com os terrores noturnos, esses fatores devem ser tratados. Se os tratamentos não forem bem-sucedidos, outras abordagens devem ser consideradas.
- Quando os terrores noturnos ocorrem no mesmo horário a cada noite, o pai deve despertar a criança 15 minutos antes do evento antecipado durante um período de 7 dias e mantê-lo(la) acordado(a) por no mínimo 5 minutos. Isso frequentemente interrompe o ciclo do sono e resulta em solução para o problema.
- Raramente, para terrores noturnos graves, um pequeno curso de diazepam irá suprimir o sono REM, reprogramar os ciclos do sono e resultar na interrupção do problema.

TRANSTORNOS VISUAIS E DE DESENVOLVIMENTO

146. Qual é a acuidade visual do recém-nascido?
Devido ao pequeno diâmetro do olho, bem como imaturidade retinal, a acuidade visual do recém-nascido é grosseiramente 20/200 a 20/400. A face humana é o objeto de fixação mais preferido durante o início da infância. O sentido da luz é a mais primitiva de todas as funções visuais e está presente em torno do sétimo mês do feto.

147. Os bebês produzem lágrimas?
Alácrima, ou ausência de secreção lacrimal, não é incomum durante o período de recém-nascimento, embora algumas crianças possam apresentar lacrimejamento reflexivo ao nascer. Na maior parte dos

bebês, o lacrimejamento é atrasado e tipicamente não observado até que o bebê tenha 2 a 4 meses de vida. A ausência persistente de lágrima é observada na síndrome de Riley-Day (disautonomia familiar). Essa é uma síndrome genética rara, observada na população de judeus Ashkenazi acometendo 1 em cada 10.000 recém-nascidos. Outros sintomas incluem diaforese, manchas ou aspecto marmoreado cutâneo, hiporreflexia e indiferença à dor.

148. Com que idade a cor do olho de um bebê assume sua cor permanente?
Os olhos de um recém-nascido nunca serão mais claros do que são ao nascer. A pigmentação da íris de todas as raças aumenta durante os primeiros 6 a 12 meses, a cor do olho geralmente é definida aos 6 meses senão em torno de 1 ano.

149. Um bebê de 2 semanas com secreção ocular intermitente e conjuntiva clara qual diagnóstico provavelmente apresenta?
A obstrução do ducto nasolacrimal, observada em aproximadamente 5% dos recém-nascidos, ocorre tipicamente devido a um bloqueio intermitente na extremidade inferior do ducto. Massagear a área e esperar vigilantemente é tudo o que é necessário. Quase todos os casos (95%) se resolvem aos 6 meses, e alguns são solucionados depois disso. Ocasionalmente, *dacriocistite aguda* pode se desenvolver com dor, eritema na região do saco lacrimal, que, dependendo da gravidade e da idade do paciente, pode justificar o uso de antibióticos IV (Fig. 2-8). O encaminhamento oftalmológico durante os primeiros 6 meses geralmente é desnecessário, a menos que ocorram múltiplos episódios de dacriocistite ou uma grande mucocele congênita. A maior parte dos oftalmologistas aconselham o encaminhamento entre 6 e 13 meses, visto que durante esse período, a simples passagem de sonda no ducto é curativa em 95% dos pacientes. Após 13 meses, o índice de cura apenas por sondagem cai para 75%, e a intubação do ducto com silicone frequentemente é necessária.

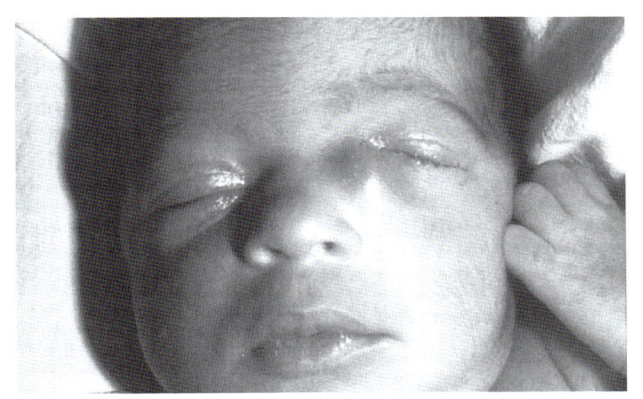

Figura 2-8. Obstrução congênita do ducto nasolacrimal com dacriocele infectada (dacriocistite) com tumefação e eritema ao longo da porção lateral esquerda do nariz. *(De Bergelson JM, Shah SS, Zaoutis TE:* Pediatric Infectious Diseases: The Requisites in Pediatrics, *Philadelphia, Elsevier Mosby, 2008, p 76.)*

150. O que são as válvulas de Rosenmüller e Hasner?
São estreitamentos do sistema de drenagem nasolacrimal onde o bloqueio geralmente pode ocorrer na infância, particularmente na válvula de Hasner devido à persistência de uma membrana embriônica (Fig. 2-9).

151. O que é acuidade visual normal para crianças?
- **Nascimento aos 6 meses:** melhora gradualmente de 20/400 para 20/80.
- **6 meses a 3 anos:** melhora de 20/80 a 20/50.
- **2 a 5 anos:** melhora para 20/40 ou melhor, com uma diferença de menos de 2 linhas entre os olhos esquerdo e direito nos gráficos visuais.
- **>5 anos:** 20/30 ou melhor, com uma diferença de menos de 2 linhas entre os olhos nos gráficos visuais.

Deve-se notar que quase 20% das crianças necessitam de óculos para correção de erros refrativos antes da se tornarem adultos.

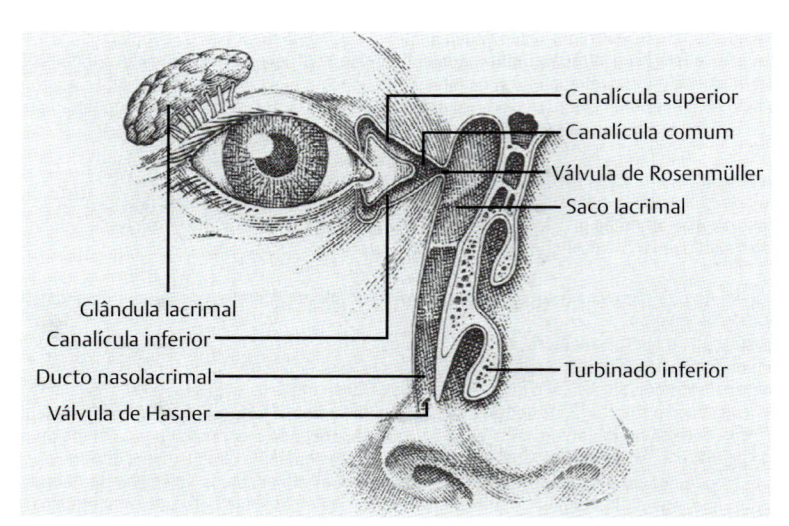

Figura 2-9. Sistema de drenagem nasolacrimal. *(De Ogawa GSH, Gonnering RS: Congenital nasolacrimal duct obstruction,* J Pediatr *119:13, 1991.)*

152. Quando a fixação binocular e percepção profunda se desenvolvem nas crianças?
A binocularidade da visão depende primariamente da coordenação adequada dos músculos extraoculares e é normalmente estabelecida aos 3 a 6 meses de vida. Aproximadamente aos 6 a 8 meses, a evidência precoce de percepção profunda é observada, mas ainda é fracamente desenvolvida. A percepção profunda torna-se muito acurada aos 6 ou 7 anos de idade e continua a melhorar até o início da adolescência.

153. Como a capacidade refrativa varia com a idade?
A criança recém-nascida é típica e discretamente hiperópico (hipermétrope). A discreta hiperopia na verdade aumenta vagarosamente em torno dos primeiros 8 anos. Então ela diminui gradualmente até a adolescência, quando a visão é emmetrópica (sem erro refrativo). Após os 20 anos, existe uma tendência à miopia (vista curta).

154. Como são classificados os graus de cegueira?
A Organização Mundial da Saúde define a cegueira como se segue:
- **Deficiência visual:** acuidade visual de Snellen de ≤ 20/60 (melhor olho corrigido).
- **Cegueira social:** acuidade visual de Snellen de ≤ 20/200 ou um campo visual de ≤ 20.
- **Cegueira virtual:** acuidade visual de Snellen de < 20/1200 ou um campo visual de ≤ 10.
- **Cegueira total:** sem percepção de luz.

American Foundation for the Blind: www.afb.org. Último acesso em 20 de mar. de 2015.
Prevent Blindness America: www.preventblindness.org. Último acesso em 20 de mar. de 2015.

155. O que é estrabismo?
Estrabismo é um desalinhamento dos olhos com giro interno (esotropia), ou giro externo (exotropia), ou para cima (hipertropia) de um olho.

156. Um bebê de 2 meses de vida é observado com olhos que parecem girar para fora e não voltados para frente. Isso é estrabismo?
Sim, mas a intervenção não é necessária a menos que o sintoma persista além dos 2 a 3 meses de vida. O estrabismo é definido como um desvio do alinhamento ocular perfeito. Entretanto, a maior parte dos recém-nascidos (até 70%) irá apresentar um alinhamento exodesviado (*i. e.,* olhando apenas para fora) e não um alinhamento ortotropico (*i. e.,* reto). A maior parte dos bebês irá se tornar ortotrópicos quando tiverem 4 meses de vida.

Bebês não focalizam bem, uma vez que a mácula e a fóvea se encontram insuficientemente desenvolvidas no nascimento. Portanto, não é incomum que os bebês ocasionalmente tenham um desvio cruzado dos olhos para dentro ou que seus olhos girem discretamente para fora a 10 ou 15 graus. O giro persistente para dentro dos olhos por mais de alguns segundos ou o desvio para fora de mais de 10 a 15 graus requer encaminhamento oftalmológico.

157. Nomeie os tipos de estrabismo infantil

- **Estrabismo de privação visual** ocorre quando a visão normal em um ou ambos os olhos é interrompida por qualquer causa. Os tipos mais sérios ocorrem com tumores (p. ex., retinoblastoma). Em crianças com tumores oculares, o estrabismo pode ser um sinal presente.
- **Esotropia infantil ou congênita** ocorre nos primeiros poucos meses de vida, geralmente como uma condição isolada e frequentemente com estrabismos de grandes ângulos. A cirurgia corretiva geralmente é necessária.
- **Esotropia acomodativa** comumente ocorre entre as idades de 3 meses e 5 anos em crianças muito hipermétropes (hiperópicas). Essas crianças utilizam lentes extras para acomodação devido a seus problemas visuais, que leva à convergência persistente. Óculos para corrigir a hiperopia frequentemente corrigem a esotropia.
- **Exotropia intermitente** aparece entre as idades de 2 e 8 anos como desalinhamento que frequentemente é trazido à tona pela fadiga, desatenção visual ou brilho da luz solar. Existe um forte componente hereditário. A cirurgia é sempre necessária após a correção dos erros refrativos e eliminação de qualquer patologia que possa ter causado privação visual.
- **Estrabismo incomitante** é causado pelo movimento limitado do olho devido à restrição (p. ex., cicatriz periocular) ou paralisia muscular, mais comum devido a uma patologia neurológica (p. ex., paralisia do nervo craniano) ou muscular. O tamanho do desvio muda dependendo do olhar fixo devido às restrições do movimento ocular.

Wright KW. *Pediatric Ophthalmology for Primary Care*, ed 3, Elk Grove Village, IL, 2008, American Academy of Pediatrics, pp 49–70.

158. O que separa o pseudoestrabismo do verdadeiro estrabismo?

Frequentemente a causa de encaminhamentos oftalmológicos desnecessários, o **pseudoestrabismo** é a aparência de desalinhamento ocular (geralmente esotropia) que ocorre em crianças com uma ponte nasal ampla e plana e pregas epicantais proeminentes. A íris parece ser desviada para a linha mediana, com quantias distintas de esclera branca em cada lado (Fig. 2-10). Essa é uma condição comum que pode ocorrer em até 30% dos recém-nascidos e é mais comum em crianças asiáticas. Nenhum tratamento é necessário. Ele pode ser distinguido da esotropia verdadeira (ou estrabismo) pela observação dos movimentos extraoculares completos, pelas reflexões simétricas de um *flash* de luz na córnea a partir de uma distância de aproximadamente 30 cm (embora esse teste como medida de estrabismo seja mais acurado em crianças ≥ 6 meses de vida), e pela visualização normal de reflexos vermelhos pelo oftalmoscópio direto.

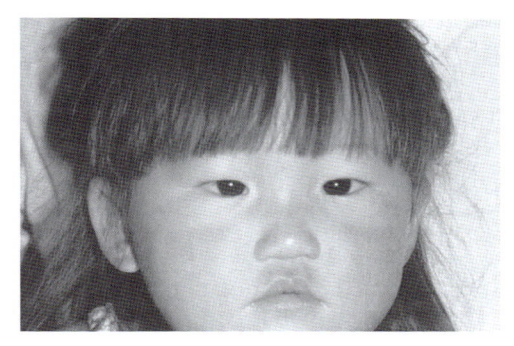

Figura 2-10. Pseudoesotropia. Notar que a ampla ponte nasal e as pregas epicantais proeminentes criam a ilusão de uma esotropia. Os reflexos da luz corneana estão centrados em cada olho, portanto os olhos estão retos. *(De Gault JA:* Ophthalmology Pearls. *Philadelphia, Hanley & Belfus, 2003, p 45.)*

159. O que é ambliopia?
Ambliopia refere-se à acuidade visual diminuída em um olho que não é corrigível com óculos e é o resultado de um estímulo visual diminuído daquele olho. O córtex visual adere ao conceito de "use-o ou perca-o". A ambliopia é a causa mais comum de perda de visão em crianças menores de 6 anos de idade e ocorre em 1 a 2% desse grupo etário e em 2 a 2,5% da população geral.

160. Quais são as causas da ambliopia?
- **Estrabismo:** a atuação de um olho é suprimida para evitar visão dupla.
- **Ambliopia anisometrópica:** diferenças de refração significativas causam a supressão de imagens do olho mais fraco.
- **Privação:** as imagens recebidas não são claras (p. ex., proveniente de catarata congênita ou ptose).
- **Ambliopia de oclusão:** isso é tipicamente iatrogênico. A cobertura prolongada do olho preferido como tratamento para ambliopia pode causar alterações na acuidade visual no olho preferido.

Mittelman D: Amblyopia, *Pediatr Clin North Am* 50:189–196, 2003.

161. Quais tratamentos são eficazes para ambliopia?
O primeiro passo envolve o fornecimento de uma imagem retinal clara com o uso de óculos ou lentes de contato para erros refrativos e com remoção de quaisquer opacidades obstrutivas como catarata, por exemplo. A oclusão do olho bom permite a estimulação do córtex visual que se correlaciona ao olho amblíopico. Tradicionalmente, a oclusão prolongada é o apoio terapêutico principal. Por causar dilatação papilar e paralisia de acomodação, gotas de atropina a 1% no melhor olho causam desfocagem, particularmente para pacientes que são hiperópicos, e confiança no olho amblíopico. Estudos recentes mostraram que atropina e oclusão são tratamentos eficazes para pacientes de 3 a 12 anos de idade e que períodos menores de oclusão são tão eficazes quanto períodos mais longos.

Repka MX, Kraker RT, Holmes JM, et al: Atropine vs patching for treatment of moderate amblyopia, *JAMA Ophthalmol* 132:799–805, 2014.

162. O que é o teste de reflexo vermelho?
Um componente essencial de qualquer exame ocular em uma criança, o teste de reflexo vermelho é uma avaliação da luz refletida para fora do fundo ocular. Um oftalmoscópio direto, programado a um poder de lente de "0", é projetado em ambos os olhos a uma distância de 45 cm. Uma imagem vermelha, simétrica a partir de ambos os olhos, deve ser visível. Uma cor anormal, (particularmente branca), coloração incompleta (pontos escuros presentes), ou coloração assimétrica justificam uma consulta oftalmológica uma vez que podem representar catarata, glaucoma, retinoblastoma, estrabismo ou altos erros refrativos.

American Academy of Pediatrics, Section on Ophthalmology: Red reflex examination in neonates, infants, and children, *Pediatrics* 112:1401–1404, 2008.

163. Por que o diagnóstico e o tratamento precoces são críticos para pacientes com catarata congênita?
O atraso no tratamento pode levar à perda de visão irreversível como resultado da ambliopia de privação. A catarata não diagnosticada até apenas 4 a 8 semanas após o nascimento pode resultar em déficits permanentes. Em geral, quanto mais nova a criança, mais urgente a necessidade de avaliação quando existe suspeita de catarata.

164. O que é *ectopia lentis*?
Ectopia lentis refere-se ao desalojamento ou deslocamento das lentes. Isso pode dever-se a um traumatismo, mas também está sendo associado a doenças sistêmicas como a síndrome de Marfan, homocistinúria e sífilis congênita.

165. Que doenças podem se apresentar com uma pupila branca?
Leucocoria, ou pupila branca, pode ser o resultado de qualquer anormalidade intraocular atrás do espaço pupilar por onde a luz é obstruída (Fig. 2-11). Isso inclui bebês com catarata, retinoblastoma ou retinopatia da prematuridade que desenvolveram descolamento da retina.

Varughese R: Fifteen minute consultation: A structured approach to the child with a white red reflex, *Arch Dis Child Educ Pract ed* 99:162–165, 2014.

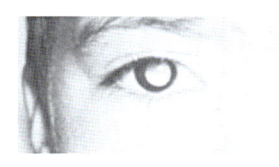

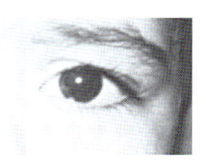

Figura 2-11. Leucocoria. Reflexo papilar branco em uma criança com retinoblastoma. *(De Kleigman RM, Stanton BF, Schor NF, et al:* Nelson Textbook of Pediatrics, *ed 19. Philadelphia, Elsevier Saunders, 2011, p 2157.)*

166. É muito comum pupilas de tamanhos desiguais?
Até 20% da população normal pode apresentar **anisocoria** fisiológica (desigualdade do tamanho pupilar) de até 0,5 mm. A porcentagem da diferença permanece a mesma na iluminação forte ou fraca.

167. A heterocromia é normal?
Sim, se for um achado *isolado*. A heterocromia da iris, ou diferentes cores da iris, pode ser um traço dominante autossômico familiar. Também é observado em algumas síndromes (p. ex., Waardenburg, Horner). Entretanto, mudanças na cor podem ocorrer de traumatismo, hemorragia, inflamação (uveite, iridociclite), malignidade (retinoblastoma, neuroblastoma), ou glaucoma, ou após uma cirurgia intraocular.

PONTOS-CHAVE: VISÃO
1. O teste do reflexo vermelho deve ser realizado rotineiramente para todos os bebês.
2. A suspeita de catarata requer avaliação urgente, particularmente em recém-nascidos e bebês muito novos.
3. Erros de acuidade visual não corrigidos em crianças < 8 anos de idade podem causar problemas irreversíveis por toda a vida.
4. A ambliopia acompanha o estrabismo em 30 a 60% dos casos.
5. Pseudoesotropia, uma variante normal, imita o estrabismo como resultado de pregas epicantais ampliadas. Diferente do estrabismo, os reflexos de luz na córnea são iguais.
6. A obstrução do ducto lacrimal é comum em bebês e são resolvidos espontaneamente em > 95% dos casos em torno dos 6 meses de idade.

168. Quando as crianças são conscientes das diferenças de cores?
Aos 6 meses de idade, os bebês apresentam conscientização perceptiva das cores. Aos 2 ½ anos de idade, 50% das crianças podem combinar cubos ou cartões pela cor. Aos 3 ½ a 4 anos, 50% pode nomear 4 cores corretamente.

Sharma A: Developmental examination: birth to 5 years, *Arch Dis Child Educ Pract* ed 96:162–175, 2011.

169. Como é herdado o daltonismo?
O daltonismo envolve tipicamente a variável perda da habilidade de distinguir cores, especialmente o vermelho, verde e azul. Os defeitos podem ser parciais (anomalia) ou completos (anopia). Defeitos na apreciação da cor vermelha ou verde são transmitidos de modo recessivo ligado ao X e acomete até 1 e 6%, respectivamente, da população masculina. O daltonismo da cor azul é um fenômeno dominante autossômico e ocorre em 0,1% da população.

Agradecimento
Os editores agradecem as contribuições dos Drs. Nathan J. Blum, Mark Clayton, e James Coplan que foram mantidos a partir das três primeiras edições de *Segredos em Pediatria*.

CAPÍTULO 3

CARDIOLOGIA

Thomas J. Starc, MD, MPH ▪ *Constance J. Hayes, MD*
Allan J. Hordof, MD

QUESTÕES CLÍNICAS

1. A patologia cardíaca é a causa mais comum de dor no peito em crianças?
Uma causa cardíaca de dor no peito é **muito incomum e representa** menos de 1% das causas em uma série publicada. As causas identificáveis mais comuns envolvem dor musculoesquelética (p. ex., tensão muscular intercostal, costocondrite, síndrome de Tietze, síndrome da dor precordial), que ocorre de um quarto a metade dos casos. Outras causas são doenças *pulmonares* (p. ex., asma, tosse, pneumonia, pleurisia), doenças *gastrintestinais* (p. ex., refluxo, gastroenterite) e doenças variadas (p. ex., crise de anemia falciforme, herpes-zóster). Outras possibilidades incluem doenças psicogênicas (p. ex., ansiedade, respiração com hiperventilação/desordenada) e as sempre presentes doenças idiopáticas (que podem representar a maior categoria).

Collins SA, Griksaitis MJ, Legg JP: 15-minute consultation: a structured approach to the assessment of chest pain in a child, *Arch Dis Child Educ Pract Ed* 99:122–126, 2014.

2. Qual é a diferença clínica entre a costocondrite e a síndrome de Tietze?
A *costocondrite* envolve dor aguda na parede anterior do tórax que emana de *múltiplas* junções *costocondrais* e *costoesternais*. As causas podem ser inflamatórias; pós-traumáticas; ou, menos comumente, infecciosa (incluindo bacteriana ou fúngica). Visto que a cartilagem costal é avascular, ela é suscetível a infecção após uma cirurgia ou trauma. A apresentação do quadro pode ser insidiosa e demorada. Palpação e percussão em áreas acometidas reproduzem tipicamente a dor. Tumefação não é uma característica proeminente.

A *síndrome de Tietze* é uma forma localizada de costocondrite, geralmente envolvendo apenas uma junção costocondral (tipicamente a segunda ou terceira junção costocondral). Uma massa sensível, edemaciada (mas não quente), de 1 a 4 cm frequentemente é palpável no local. Geralmente o início está mais relacionado ao trauma.

3. Quais são as bandeiras vermelhas potenciais que chamam a atenção para uma causa cardíaca como motivo para dor no peito?
- Histórico pessoal de doença cardíaca adquirida ou congênita.
- Síncope de esforço.
- Dor no peito de esforço tipo cardíaca (p. ex., localizada centralmente com radiação para o braço esquerdo/mandíbula, dor esmagadora ou peso).
- Estado hipercoagulável ou hipercolesterolêmico.
- Histórico familiar de morte súbita < 35 anos, doença cardíaca isquêmica com início na juventude, arritmias herdadas (como síndrome do QT longo).
- Doenças do tecido conjuntivo.
- Histórico de uso de cocaína/anfetamina.

Collins SA, Griksaitis MJ, Legg JP: 15-minute consultation: a structured approach to the assessment of chest pain in a child, *Arch Dis Child Educ Pract Ed* 99:123, 2014.

4. Uma criança com dor no peito aguda, lancinante, muito localizada, que ocorre durante o repouso e passa completamente sem sintomas associados após 1 minuto provavelmente apresenta que condição?
Síndrome da dor precordial, também denominada *Texidor twinge* após o descritor original de 1955, pode ser um fenômeno subvalorizado em crianças, com traços característicos que frequentemente provocam estudos diagnósticos extensivos e improdutivos. Ela se manifesta em crianças como uma dor no peito de início repentino, muito localizada (o paciente aponta para a área com um ou dois dedos), que mais comumente ocorre na borda esternal esquerda, no tórax anterior direito ou nos flancos, com variação de lado do episódio a episódio. A dor ocorre tipicamente no repouso sem provocação, é exacerbada por inspirações profundas do ar (logo, o paciente respira vagarosamente). Geralmente a dor dura de 30 segundos a 3 minutos. Diferente de causas cardíacas, pulmonares, gastrintestinais ou da pa-

rede do tórax, existe uma escassez de sintomas associados (p. ex., ausência de palpitações, palidez, ruborização, febre, sensibilidade ou síncope iminente). O exame físico, quando realizado durante o episódio, é normal. A causa é desconhecida. A dor pode ter origem a partir da pleura parietal ou da parede do tórax (p. ex., costela ou cartilagem), mas não de origem cardíaca ou pericárdica. Testes auxiliares, quando realizados, são normais. O tratamento é expectante com tranquilização.

Gumbiner CH: Precordial catch syndrome, *South Med J* 96:38–41, 2003.

5. Qual é a importância do prolapso da válvula mitral (PVM)?

O PVM ocorre quando um ou ambos os folhetos da válvula mitral crescem excessivamente para dentro do átrio esquerdo próximo ao final da sístole. Alguns estudos mostram que até 13% das crianças normais apresentam algum grau de prolapso do folheto posterior na ecocardiografia. Existe um espectro de anormalidades anatômicas, das quais as menos importantes são variações do normal. Crianças com traços clínicos de insuficiência da válvula mitral constituem a categoria patológica. Sempre que a auscultação revelar os achados clássicos de PVM, o encaminhamento ao cardiologista pediátrico é recomendado. Isso permite a avaliação da criança quanto a possíveis anormalidades cardíacas concomitantes (p. ex., insuficiência mitral, defeitos do septo atrial tipo secundário) e a confirmação do diagnóstico.

6. Que doenças do tecido conjuntivo podem estar associadas ao PVM?

Síndrome de Marfan, síndrome de Ehlers-Danlos, pseudoxantoma elástico, osteogênese imperfeita e síndrome de Hurler podem estar associadas ao PVM.

7. Quais são os tipos comuns de anéis *vasculares* e *slings vasculares*?

Anéis vasculares ocorrem quando a traqueia e/ou o esôfago é circundado por estruturas vasculares aberrantes. *Slings vasculares* são compressões (tipicamente anteriores) causadas por vasos aberrantes não circundantes (Tabela 3-1).

Tabela 3-1. Anéis Vasculares e *Slings*

	FREQUÊNCIA (%)	SINTOMAS	TRATAMENTO
Anéis "Completos"			
Arco aórtico duplo	50	Dificuldade respiratória, que piora com a alimentação ou esforço (início < 3 meses)	Divisão cirúrgica de um arco menor (geralmente, o esquerdo)
Arco aórtico direito com ligamento arterioso esquerdo	45	Dificuldade respiratória branda (início tardio na infância); disfunção para engolir	Divisão cirúrgica do ligamento arterioso
Anéis "Incompletos"			
Artéria inominada anômala	< 5	Estridor e/ou tosse na infância	Tratamento conservador ou sutura cirúrgica da artéria ao esterno
Artéria subclávia direita aberrante	< 5	Disfunção ocasional para engolir	Geralmente nenhum tratamento é necessário
Sling vascular ou artéria pulmonar esquerda anômala	Raro	Chiado e episódios cianóticos durante as primeiras semanas de vida	Divisão cirúrgica da artéria pulmonar esquerda anômala e anastomose à artéria pulmonar principal; reconstrução da traqueia também pode ser necessária

Adaptada de Park MK: Pediatric Cardiology for Practitioners, *ed 5. St Louis, 2008, Mosby Elsevier, p 578.*

8. Quais avaliações são comumente realizadas na suspeita de um anel vascular?
- **Radiografia do tórax:** para detecção de possível arco aórtico do lado direito.
- **Esofagrama por bário:** anteriormente considerado o padrão ouro para diagnóstico (antes da ressonância magnética por imagem); confirma chanfradura externa do esôfago em até 95% dos casos (Fig. 3-1).
- **Ressonância magnética (RM):** não invasiva e utilizada agora como a primeira modalidade diagnóstica.
- **Arteriograma:** delineação precisa da anatomia vascular; raramente necessária em razão da RM.
- **Ecocardiograma:** não se deve confiar para a identificação do anel em si, mas importante na avaliação de outras lesões cardíacas congênitas que possam ocorrer em pacientes com anéis vasculares.

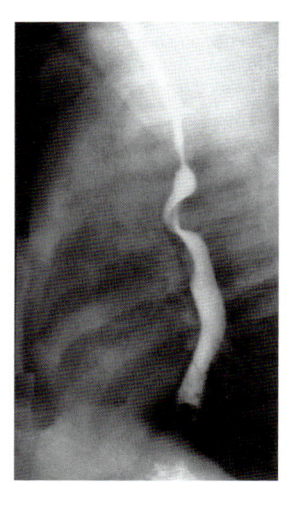

Figura 3-1. Ingestão de bário por uma criança pequena, com compressão posterior do esôfago e da traqueia devida a um anel vascular. *(De Zitelli BJ, Davis HW:* Atlas of Pediatric Physical Diagnosis, *ed 4. St. Louis, Mosby, 2002, p 540.)*

9. Descreva quatro categorias de cardiomiopatia em crianças
- **Cardiomiopatia dilatada** é a mais comum. A etiologia geralmente é desconhecida. Anatomicamente, o coração é normal, mas ambos os ventrículos são dilatados. Crianças mais velhas exibem sintomas de insuficiência cardíaca congestiva (ICC). Bebês demonstram ganho de peso insuficiente, dificuldade de alimentação e angústia respiratória. Em todos os grupos etários pediátricos, um sintoma agudo mais presente pode ser o choque.
- **Cardiomiopatia hipertrófica com obstrução do fluxo de saída ventricular esquerdo (VE)** também é conhecida como estenose subaórtica hipertrófica idiopática e hipertrofia septal assimétrica. Dos pacientes com essa condição, a maior parte apresenta um grau de obstrução do trajeto da via de saída do VE como resultado de hipertrofia anormal da região subaórtica do septo intraventricular. A maior parte desses defeitos é herdada de modo autossômico dominante.
- **Cardiomiopatia hipertrófica sem obstrução do fluxo de saída VE** geralmente também é de etiologia desconhecida. Pode estar associada à doença metabólica sistêmica, particularmente uma doença de depósito. Cardiomegalia é uma característica constante.
- **Cardiomiopatia restritiva** está associada à função diastólica anormal dos ventrículos. Os ventrículos podem ser de tamanho normal ou podem ser hipertrofiados com função sistólica normal. Os átrios são tipicamente ampliados. A etiologia geralmente é desconhecida, mas a cardiomiopatia restritiva pode ser observada com doenças de depósito.

Pettersen MD: Cardiomyopathies encountered commonly in the teenage years and their presentation, *Pediatr Clin North Am* 61:173–186, 2014.
Watkins H, Ashrafian H, Redwood C: Inherited cardiomyopathies, *N Engl J Med* 364:1643–1656, 2011.

CARDIOLOGIA

10. Que mineral é acrescentado aos líquidos de hiperalimentação para prevenir uma cardiopatia potencial?
Selênio é rotineiramente acrescentado aos líquidos de hiperalimentação para prevenir a deficiência do mineral, que pode ser a causa tanto da fraqueza esquelética quanto da cardiomiopatia. Essa doença cardíaca "adquirida" foi descrita em pacientes sob hiperalimentação em longo prazo (antes da hiperalimentação moderna); pacientes com síndrome da imunodeficiência adquirida (AIDS), diarreia crônica e caquexia. Ela também foi descrita em crianças que vivem na província de Keshan, na China, onde o solo é naturalmente pobre em selênio. Essa doença é tipicamente reversível com a adição de selênio à dieta ou aos líquidos intravenosos.

11. Quais são as causas cardíacas de morte cardíaca súbita em crianças e adolescentes?
A *morte súbita* ocorre em decorrência de fibrilação ventricular no cenário de anormalidades do miocárdio ou das coronarianas ou ainda relacionadas a distúrbios primários de ritmo. As principais causas estruturais são cardiomiopatia hipertrófica (particularmente, com extrema hipertrofia do VE), anomalias da artéria coronária (congênita ou adquirida), síndrome de Marfan e displasia arritmogênica ventricular direita (VD). Crianças com cardiopatias congênitas cianóticas (p. ex., estenose aórtica grave, anomalia de Ebstein) estão em maior risco de morte súbita. Anormalidades do ECG que podem levar à morte súbita incluem a síndrome de Wolff Parkinson White, a síndrome do QT longo, um bloqueio AV e a síndrome Brugada.

Rowland T: Sudden unexpected death in young athletes: reconsidering "hypertrophic cardiomyopathy," *Pediatrics* 123:1217–1222, 2009.

12. Quais características históricas podem identificar o paciente que está em risco de morte súbita?
- A morte súbita pode estar associada a sintomas prévios de desconforto torácico por esforço; tontura; ou dispneia prolongada com exercício, síncope e palpitações.
- Histórico familiar de doença cardiovascular prematura (< 50 anos), cardiomiopatia hipertrófica ou dilatada, síndrome de Marfan, síndrome do QT longo, outras arritmias clinicamente significativas ou morte súbita.
- O reconhecimento prévio de sopro cardíaco ou pressão sanguínea sistêmica elevada são achados significativos.

Mahmood S, Lim L, Akram Y, et al: Screening for sudden cardiac death before participation in high school and collegiate sports, *Am J Prev Med* 45:130–133, 2013.

13. Quais características encontradas no exame físico identificam pacientes em risco de morte súbita numa avaliação prévia à participaçãoem esportes?
- **Características marfonoides:** alto e magro, articulações hiperextensíveis, peito escavado, clique e sopro sugestivos de PVM.
- **Sopros patológicos** (qualquer sopro sistólico grau 3/6 ou maior, qualquer sopro diastólico).
- **Pulsos femorais** atrasados ou fracos.
- **Arritmia:** batimento cardíaco irregular ou rápido.

Singh A, Silberbach M: Cardiovascular preparticipation sports screening, *Pediatr Rev* 27:418–423, 2006.

14. O eletrocardiograma (ECG) deve ser incluído como triagem em atletas jovens?
Esse tópico permanece muito discutido. O valor potencial é que um ECG pode identificar atletas em risco com cardiomiopatia hipertrófica, hipertrofia cardíaca grave, WPW, Bloqueio AV e síndrome do QT longo. Proponentes argumentam que somente a utilização do histórico e do exame físico não está diminuindo o índice de morte cardíaca repentina. Alguns até pedem triagens universais para todas as crianças. Os oponentes defendem que a morte cardíaca súbita é um acontecimento raro e que o ECG é uma ferramenta de triagem imprecisa pela sobreposição entre rastreios normais e anormais. A European Society of Cardiology recomenda o exame de ECG, mas a American Heart Association, conforme postulado em 2014, não endossa o uso de ECG como parte do processo de pré-participação.

Friedman RA: Electrocardiographic screening should not be implemented for children and adolescents between ages 1 and 19 in the United States, Circulation 130:698–702, 2014.
Vetter VL: Electrocardiographic screening of all infants, children and teenagers should be performed, *Circulation* 130: 688–697, 2014.

15. **Nomeie cinco distúrbios em que um exame de ECG possa identificar um fator de risco para morte súbita.**
    - **Síndrome de Wolf-Parkinson-White:** PR curto, onda delta, anormalidades da onda T levando a taquicardia supraventricular e fibrilação ventricular.
    - **Síndrome do QT longo:** secundário a canalopatia congênita, anormalidade de eletrólitos ou induzida por fármaco levando a taquicardia ventricular e *torsades de pointes*.
    - **Síndrome Brugada:** condução ventricular direita atrasada com importante elevação do ST em V_1-V_3 levando à fibrilação ventricular.
    - **Cardiomiopatia hipertrófica.**
    - **Bloqueio AV.**

16. **Qual é o diagnóstico provável de um pequeno jogador de 10 anos de idade que desenvolve uma parada cardíaca repentina após ser atingido no peito por uma rebatida de beisebol?**
    Commotio cordis. Essa é uma arritmia que ameaça a vida e ocorre como resultado de um golpe rombo, não penetrante, direto no peito. A força precordial frequentemente é apenas baixa ou moderada e tipicamente não associada a lesão estrutural. Considera-se que a fibrilação ventricular ocorra quando o impacto é aplicado durante a fase vulnerável de repolarização, que ocorre 30 a 15 milissegundos antes do pico da onda T. A ressuscitação cardiopulmonar imediata seguida pela desfibrilação melhora a chance de sobrevivência.

    _{Maron BJ, Estes NAM III: Commotio cordis, *N Engl J Med* 362:917–927, 2010.}

17. **Em quais pacientes a síncope apresenta maior probabilidade de ser de natureza cardíaca?**
    - Início repentino sem qualquer período prodromal de tontura ou consciência direta.
    - Síncope durante exercício ou esforço.
    - Histórico de palpitações ou batimento cardíaco anormal antes de desmaiar.
    - Síncope levando a queda que resulta em uma lesão.
    - Histórico familiar de morte súbita.

18. **Quais arritmias podem estar associadas à síncope?**
    Ver Tabela 3-2.

Tabela 3-2. Síncope

DIAGNÓSTICO	HISTÓRICO E EXAME FÍSICO	ACHADOS ELETROCARDIOGRÁFICOS
WPW	Histórico familiar de WPW, cardiomiopatia hipertrófica conhecida, ou anomalia de Ebstein	Intervalo PR curto, presença de ondas delta
Síndrome do QT Longo	Histórico familiar de QT longo, morte súbita, e/ou surdez	QTc limítrofe = 440-460 ms QTc prolongado = > 460 ms
Bloqueio Atrioventricular	Miocardite, doença de Lyme, febre reumática aguda, histórico materno de lúpus	Bloqueio cardíaco de primeiro, segundo ou terceiro graus
Displasia Ventricular Direita Arritmogênica	Síncope, palpitações, histórico familiar positivo	PVCs, taquicardia ventricular, bloqueio do ramo esquerdo do feixe
Taquicardia Ventricular	A maior parte da taquicardia ventricular ocorre em corações anormais; requer avaliação extensiva	Taquicardia ventricular

PVCs, Contrações ventriculares prematuras; *QTc*, intervalo QT corrigido; *WPW*, síndrome de Wolf-Parkinson-White.
De Feinberg AN, Lane-Davies A: Syncope in the adolescent, *Adolesc Med* 13:553–567, 2002.

CARDIOLOGIA 83

PONTOS-CHAVE: SÍNCOPE COM MAIOR PROBABILIDADE DE SER DE NATUREZA CARDÍACA
1. Que ocorre durante o exercício.
2. Início repentino sem sintomas prodromais ou consciência direta.
3. Completa perda de tônus ou consciência levando à lesão.
4. Palpitações ou batimento cardíaco anormal observados antes do evento.
5. Velocidade cardíaca anormal (rápida ou lenta) após o evento.
6. Histórico familiar de morte súbita.

19. Quais são os sinais clínicos mais comuns de coarctação da aorta (Fig. 3-2) em crianças *mais velhas*?
- Pressão sanguínea diferencial: braços > pernas (100%).
- Murmúrio sistólico ou sopro dorsal (96%).
- Hipertensão sistólica nas extremidades superiores (96%).
- Pulsos femorais ou de extremidades inferiores diminuídos ou ausentes (92%).

Ing FF, Starc TJ, Griffiths SP, Gersony WM: Early diagnosis of coarctation of the aorta in children: a continuing dilemma, *Pediatrics* 98:378–382, 1996.

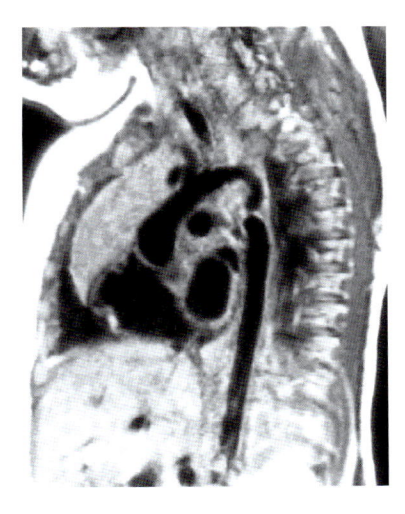

Figura 3-2. Imagem por ressonância magnética de coarctação da aorta. *(De Clark DA:* Atlas of Neonatology. *Philadelphia, 2000, WB Saunders, p 119.)*

20. O quanto o exercício intenso acomete o débito cardíaco?
O *débito cardíaco* é calculado pela fórmula: *débito cardíaco = Frequência cardíaca x Volume sistólico.* O débito cardíaco no exercício intenso aumenta aproximadamente até 5 vezes o valor da linha de base. No exercício em posição ereta, o volume sistólico aumenta no início do exercício em torno de 1½ a 2 vezes os valores de base, mas então estabiliza nesse nível. A velocidade cardíaca também aumenta no início do exercício, mas continua a subir até o valor preditivo máximo de, aproximadamente, 200 batidas/minuto no exercício de pico.

21. Quais lesões cardíacas podem levar à trombose e ao AVC?
- **Arritmias:** fibrilação atrial crônica, *flutter* atrials.
- **Cardiomiopatias:** a função cardíaca diminuída está associada ao risco elevado de formação de trombos; portanto, muitos desses pacientes estão sob a administração de aspirina ou varfarina.
- **Válvulas mecânicas:** esses pacientes necessitam de anticoagulantes ao longo da vidas.
- Pacientes com **circulação de Fontan** estão em risco elevado de trombose.
- Pacientes com ***shunts* sistêmicos a pulmonares**, como *shunts* de Blalock-Taussig, estão em risco de trombose de *shunt*.
- Pacientes com **doença de Kawasaki** com aneurismas coronarianos estão em risco de trombose nas artérias coronarianas.

22. Quais são as duas doenças neuromusculares mais comuns em que é rotineiramente recomendada uma consulta cardíaca?

- **Distrofia muscular Duchenne** é uma doença recessiva ligada ao X com uma anormalidade no gene da distrofina, que leva à necrose e à fibrose muscular. Embora a maior parte dos óbitos seja devida à insuficiência respiratória, a morte por cardiomiopatia pode ocorrer em até 25% dos pacientes. Os sintomas de doença cardíaca são tipicamente ocultados pela miopatia esquelética, que mascara quaisquer queixas induzidas pelos exercícios, como brevidade de respiração no esforço. Portanto, exames de ecocardiogramas e ECGs são recomendados para acompanhamento em longo prazo.
- **Ataxia Friedreich** é um transtorno recessivo autossômico envolvendo um gene codificando frataxina, uma proteína mitocondrial. Os sintomas incluem ataxia e fraqueza muscular, manifestando-se tipicamente aos 9 anos de idade. As anormalidades cardíacas incluem ambas as cardiomiopatias, dilatada e concêntrica. A fibrilação atrial e o *flutter* atrial são arritmias comumente relatadas. Visto que a fraqueza muscular e a ataxia previnem o esforço prolongado, são recomendados ecocardiogramas e ECGs periódicos.

23. Por que agentes quimioterápicos que utilizam arsênico constituem preocupação cardíaca?

O *arsênico* pode causar QT prolongado e leva a *torsades de points* e fibrilação ventricular. O monitoramento por ECGs periódicos é recomendado nesses pacientes.

DOENÇA CARDÍACA CONGÊNITA

24. Quais fatores maternais no pré-natal podem estar associados à doença cardíaca no neonato?

Ver Tabela 3-3.

Tabela 3-3. Fatores Maternais no Pré-Natal Associados à Doença Cardíaca em Neonatos

FATOR HISTÓRICO NO PRÉ-NATAL	DEFEITO CARDÍACO ASSOCIADO
Diabetes melito	Obstrução da via de saída do ventrículo esquerdo (hipertrofia septal assimétrica, estenose aórtica), D-transposição de grandes artérias, defeito septal ventricular
Lúpus eritematoso	Bloqueio cardíaco, pericardite, fibrose endomiocárdica
Rubéola	Ducto arterioso patente, estenose pulmonar (periférica)
Uso de álcool	Estenose pulmonar, defeito septal ventricular
Uso de aspirina	Síndrome da hipertensão pulmonar persistente
Lítio	Anomalia de Ebstein
Difenil-hidantoína	Estenose aórtica, estenose pulmonar
Infecção por Coxsackie B	Miocardite

De Gewitz MH: Cardiac disease in lhe newborn infant. In Polin RA, Yoder MC, Burg FD, editors: Workbook in Practical Neonatology, ed 3. Philadelphia, 2001, WB Saunders, p 269.

25. Em um neonato cianótico, qual teste pode auxiliar a distinguir doença pulmonar de doença cardíaca congênita (DCC) cianótica?

Teste de hiperóxia. O bebê é colocado em oxigênio 100%, e o nível de gás sanguíneo arterial é obtido. Uma PaO_2 menor que 100 mmHg é característica de doença cardíaca. Tipicamente, crianças com doença cardíaca cianótica também apresentam uma PCO_2 baixa ou normal, enquanto crianças com doença pulmonar apresentam uma PCO_2 elevada. Entretanto, o teste de hiperóxia geralmente não distingue crianças com doença cardíaca cianótica de crianças com hipertensão pulmonar.

CARDIOLOGIA

26. Quais lesões cardíacas congênitas comumente aparecem na cianose durante o período de neonato?
  Circulações sistêmicas e pulmonares independentes (cianose grave).
  • Transposição de grandes artérias com um septo ventricular intacto.
  Fluxo sanguíneo pulmonar inadequado (cianose grave).
  • Atresia da válvula tricúspide.
  • Atresia da válvula pulmonar com septo ventricular intacto.
  • Tetralogia de Fallot.
  • Anomalia de Ebstein grave da válvula tricúspide.
  Lesões com mistura (cianose moderada).
  • Retorno venoso pulmonar anômalo total.
  • Síndrome de hipoplasia do coração esquerdo (SHCE).
  • Tronco arterioso.

  Victoria BE: Cyanotic newborns. In Gessner IH, Victoria BE, editors: *Pediatric Cardiology: A Problem Oriented Approach.* Philadelphia, 1993, WB Saunders, p 101.

PONTOS-CHAVE: CAUSAS CARDÍACAS DE CIANOSE EM NEONATOS
1. Transposições das grandes artérias.
2. Tetralogia de Fallot.
3. Tronco arterioso.
4. Atresia pulmonar.
5. Retorno venoso pulmonar anômalo total.
6. Atresia tricúspide.
7. Coração esquerdo hipoplásico.

27. No paciente com suspeita de doença cardíaca, quais anormalidades ósseas observadas na radiografia de tórax aumentam essa probabilidade?
  • **Anormalidades hemivertebrais e de costelas:** associada à tetralogia de Fallot, tronco arterioso e síndrome de VACTERL (anormalidades **v**ertebrais, **a**tresia **a**nal, anormalidades **c**ardíacas, fístula **t**raqueoesofágica e/ou atresia **e**sofágica, agenesia e displasia **r**enal e defeitos dos **m**embros).
  • **11 pares de costelas:** observadas em pacientes com síndrome de Down.
  • **Deformidades torácicas esqueléticas** (p. ex., escoliose, tórax em funil, diâmetro anteroposterior estreito): associada a síndrome de Marfan e prolapso da válvula mitral.
  • **Entalhamento bilateral da costela:** coarctação de aorta (observada em crianças mais velhas).

28. Como as marcações vasculares pulmonares na radiografia torácica auxiliam no diagnóstico diferencial de um neonato cianótico com suspeita de doença cardíaca?
  A radiografia torácica pode auxiliar na diferenciação dos tipos de defeitos cardíacos congênitos. Um aumento ou uma diminuição nas marcações vasculares pulmonares é indicativo do montante de fluxo sanguíneo pulmonar:
  Marcações pulmonares diminuídas (fluxo sanguíneo pulmonar diminuído).
  • Atresia pulmonar ou atresia grave.
  • Tetralogia de Fallot.
  • Atresia tricúspide.
  • Anomalia de Ebstein.
  Marcações pulmonares aumentadas (fluxo sanguíneo pulmonar aumentado).
  • Transposição das grandes artérias.
  • Retorno venoso pulmonar anômalo total.
  • Tronco arterioso.

29. Quais achados de ECG sugerem condições cardíacas congênitas específicas?
  • **Desvio do eixo esquerdo:** defeitos do coxim endocárdico (ambos completam o canal atrioventricular [AV] e defeitos septais atriais tipo *ostium primum*), atresia tricúspide.
  • **Síndrome WPW:** anomalia de Ebstein, L-transposição das grandes artérias (L-TGA).
  • **Bloqueio cardíaco completo:** L-TGA, síndrome da poliesplenia, lúpus maternal.

30. Quais achados de radiografia torácica (Fig. 3-3) são considerados característicos para várias DCCs?
- **Coração em forma de bota:** tetralogia de Fallot.
- **Coração em forma de ovo:** transposição das grandes artérias.
- **Silhueta de um boneco de neve:** retorno venoso pulmonar anômalo total (supracardíaca).
- **Entalhamento da costela:** coarctação da aorta (crianças mais velhas).

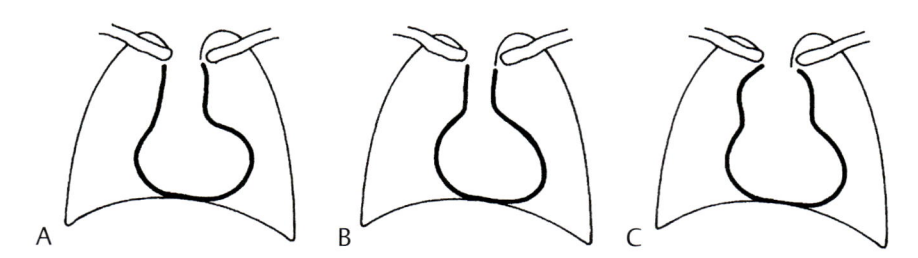

Figura 3-3. Silhuetas cardíacas anormais. **A,** Coração em "forma de bota" observado na tetralogia de Fallot cianótica ou atresia tricúspide. **B,** Coração em "forma de ovo" observado na transposição das grandes artérias. **C,** Silhueta de "boneco de neve" observado no retorno venoso anômalo total da artéria pulmonar (tipo supracardíaco). *(De Park MK:* Pediatric Cardiology for Practitioners, *ed 5. Philadelphia, Mosby Elsevier, 2008, p 68.)*

31. Quais são as lesões cardíacas comuns ductal-dependentes?
Fluxo sanguíneo pulmonar ductal-dependente
- Estenose da válvula pulmonar crítica.
- Atresia pulmonar.
- Tetralogia de Fallot com estenose pulmonar grave.
- Atresia tricúspide com estenose pulmonar ou atresia pulmonar.

Fluxo sanguíneo sistêmico ductal-dependente
- Coarctação da aorta.
- SHCE.
- Arco aórtico interrompido.

32. Quais tipos de DCCs estão associados ao arco aórtico direito?
- Tetralogia de Fallot na atresia pulmonar (50%).
- Tronco arterioso (35%).
- Tetralogia de Fallot clássica (25%).
- Ventrículo direito com dupla via de saída (25%).
- Ventrículo único (12,5%).

Crowley JJ, Oh KS, Newman B, et al: Telltale signs of congenital heart disease, *Radiol Clin North Am* 31:573–582, 1993.

33. Nomeie 5 tipos diferentes de estenose do trajeto da via de saída ventricular.
- Estenose da válvula aórtica (mais comum no sexo masculino).
- Estenose aórtica supravalvular (síndrome de Williams).
- Estenose aórtica subvalvular devida a uma membrana subaórtica.
- Estenose aórtica subvalvular devida à cardiomiopatia obstrutiva hipertrófica.
- Estenose aórtica subvalvular devida ao túnel fibromuscular.

34. Quais síndromes genéticas estão mais comumente associadas à DCC?
Ver Tabela 3-4.

CARDIOLOGIA

Tabela 3-4. Síndromes Genéticas Associadas à Doença Cardíaca Congênita (DCC)

SÍNDROME	PORCENTAGEM DE PACIENTES COM DCC	DEFEITOS CARDÍACOS PREDOMINANTES
Down	50	ECD, VSD, TOF
Turner	20	COA
Noonan	65	PS, ASD, ASH
Marfan	60	MVP, AoAn, AR
Trissomia 18	90	VSD, PDA
Trissomia 13	80	VSD, PDA
DiGeorge	80	IAA-B, TA
Williams	75	SVAS, PS periférico

AoAn, aneurisma aórtico; *AR*, regurgitação aórtica; *ASD*, defeito septal atrial; *ASH*, hipertrofia septal assimétrica; *DCC*, doença cardíaca congênita; *COA*, coarctação da aorta; *ECD*, defeito do coxim endocárdico; *IAA-B*, arco aórtico interrompido tipo B; *MVP*, prolapso da válvula mitral; *PDA*, ducto arterioso patente; *PS*, estenose pulmonar; *SVAS*, estenose aórtica supravalvular; *TA*, tronco arterioso; *TOF*, tetralogia de Fallot; *VSD*, defeito septal ventricular.
De Frias JL: Genetic issues of congenital heart defects. In Gessner IH, Victoria BE, editors: Pediatric Cardiology: A Problem Oriented Approach. *Philadelphia, 1993, WB Saunders, p 238.*

35. Quais bebês com DCC devem ser avaliados em busca de outras anomalias?
Na avaliação do recém-nascido com doença cardíaca, várias associações conhecidas entre DCC e outras anormalidades devem ser consideradas, especialmente para o paciente com doença mais complexa. Síndromes como CHARGE (**c**oloboma, doença cardíaca [**h**eart], **a**tresia coanal, **r**etardo de crescimento e desenvolvimento ou anomalias do sistema nervoso central, hipoplasia **g**enital, anomalias da orelha [**e**ar] e/ou surdez) ou VACTERL podem ser primeiramente identificadas pela presença de doença cardíaca. Uma associação entre defeitos conotruncais (tetralogia de Fallot, tronco arterioso e arco aórtico interrompido) e deleção no cromossomo 22 é frequentemente observada. Alguns desses pacientes podem apresentar síndrome de DiGeorge ou síndrome velocardiofacial, mas outros podem apresentar apenas uma disfunção palatal mínima. Por essa razão, pacientes com defeitos cardíacos conotruncais devem ser submetidos a exame em busca de deleção do cromossomo 22; caso isso seja encontrado, esses pacientes devem ser encaminhados ao geneticista para testes especiais e avaliação.

36. Descreva as manifestações clínicas de um grande ducto arterioso patente (PDA).
- Taquipneia e taquicardia.
- Pulso em martelo d'água.
- Precórdio hiperdinâmico.
- Pressão de pulso amplo.
- Sopro contínuo (criança mais velha).
- Sopro sistólico (bebê prematuro).
- Oxigenação lábil (bebê prematuro).
- Apneia (bebê prematuro).

37. É comum a ocorrência de PDAs em bebês prematuros?
PDAs são evidentes em 40% a 60% dos bebês com peso de 501 a 1.500 g ao nascer.

38. O sopro em vai e vem é uma boa descrição para o murmúrio cardíaco de um PDA?
Não. O murmúrio cardíaco de um PDA típico geralmente é *contínuo* ou, no mínimo, "*transborda* da sístole na diástole". Em um pequeno bebê pré-termo, a porção diastólica pode ser difícil de discernir. A direção do fluxo sanguíneo é da aorta à artéria pulmonar na sístole e continua da aorta à artéria pulmonar durante a diástole. Um murmúrio em vai e vem descreve o fluxo sanguíneo nas lesões valvulares semilunares como a combinação da estenose aórtica com a insuficiência aórtica ou estenose pulmonar com insuficiência pulmonar. O fluxo sanguíneo nesses exemplos vai em direção "anterógrada" durante a sístole e "retrógrada" durante a diástole. Esse fluxo para trás e para frente é adequadamente descrito como vai e vem.

39. Como se pode explicar uma PaO$_2$ de mais de 400 mmHg em uma amostra de sangue obtida de cateter umbilical em um recém-nascido com transposição das grandes artérias?

Uma PaO$_2$ muito elevada pode ser observada quando o cateter venoso umbilical passa da veia cava inferior para o átrio direito e para dentro do átrio esquerdo. A PO$_2$ no átrio esquerdo representa a oxigenação venosa pulmonar, e não o nível de oxigênio arterial. Na doença cardíaca cianótica, os valores de PO$_2$ das veias alveolar e pulmonar geralmente são normais. É a concentração da oxigenação arterial que é gravemente diminuída em crianças com doença cardíaca cianótica.

40. Como diferem os sintomas presentes de defeito septal ventricular (VSD) e defeito septal atrial (ASD)?

VSD: em um bebê com grande VSD, os sinais de ICC geralmente aparecem em 4 a 8 semanas de vida, quando a resistência vascular pulmonar cai e o fluxo sanguíneo pulmonar aumenta. A ICC se deve a um grande *shunt* da esquerda para a direita e um fluxo sanguíneo pulmonar aumentado e pode estar associada à falha em crescer ou a infecções respiratórias recorrentes. A criança com um pequeno VDS pode apresentar murmúrio sistólico durante as primeiras semanas de vida. Esses bebês não desenvolvem ICC, e a oclusão espontânea frequentemente acontece.

ASD: a maior parte das crianças com um ASD isolado não é clinicamente diagnosticada até que tenham de 3 a 5 anos de idade. A maior parte é assintomática por ocasião do diagnóstico. Raramente, bebês com ASD demonstram sinais de ICC durante o primeiro ano de vida.

41. Qual é a primeira preocupação do cardiologista pediatra quando uma criança com um grande VSD é negligenciada no acompanhamento e retorna após 2 anos de idade?

Embora mesmo grandes VSDs possam ocluir espontaneamente na infância, a criança com um grande VSD pode desenvolver **doença vascular pulmonar irreversível** como sequela do longo período com fluxo sanguíneo pulmonar aumentado e de **hipertensão pulmonar** (síndrome de Eisenmenger). Essa complicação geralmente é evitável quando o VSD é ocluído antes dos 18 a 24 meses de idade.

42. Quais são alguns dos sintomas comuns presentes em crianças mais velhas com hipertensão pulmonar primária?

Nos estágios iniciais da doença, as crianças são assintomáticas no repouso. Crianças com hipertensão pulmonar primária podem apresentar sintomas como fadiga, dispneia, tosse crônica e respiração curta no exercício. Elas também podem apresentar dor torácica, síncope e convulsões atípicas. Esses sintomas são facilmente confundidos com outras doenças crônicas, como asma, pneumonia recorrente ou transtorno convulsivo.

Nicolarsen J, Ivy D: Progress in the diagnosis and management of pulmonary hypertension in children, *Curr Opin Pediatr* 26:527–535, 2014.

43. Quais fatores no exame são sugestivos de hipertensão pulmonar?

O exame físico pode revelar impulsão do VD ou elevação sugestiva de hipertrofia do VD. O componente pulmonar do segundo som cardíaco geralmente é alto. Pode haver um murmúrio diastólico decrescente de 1-2 cruzes/6 de insuficiência pulmonar na porção superior esquerda da borda esternal e um murmúrio holossistólico de 1-2 cruzes/6 de insuficiência tricúspide na porção inferior esquerda da borda esternal. Eventualmente, sinais de insuficiência cardíaca direita com edema periférico, distensão da veia do pescoço, ascite e hepatomegalia podem se desenvolver.

44. Qual é a anormalidade na anomalia de Ebstein?

Os folhetos septal e posterior da válvula tricúspide são espessados e deslocados inferiormente para o interior do ventrículo direito. Em sua forma mais séria, a válvula tricúspide é gravemente incompetente, ocorre aumento atrial direito profundo e predominância de sinais de ICC.

45. Quais são as quatro anormalidades estruturais da tetralogia de Fallot?

- Estenose pulmonar com obstrução do trajeto da via de saída do VD.
- Defeito de septo ventricular.
- Aorta sobrepondo-se ao defeito de septo ventricular.
- Hipertrofia do VD.

46. O que ocorre durante um *"Tet spell"*?

Tet spells são episódios hipercianóticos que ocorrem em pacientes com tetralogia de Fallot. Considera-se que a fisiopatologia esteja relacionada a uma mudança no equilíbrio da resistência vascular sistêmica a pulmonar. Os episódios podem ser iniciados por eventos que causam uma diminuição na resistência vascular sistêmica (p. ex., febre, choro, hipotensão) ou por eventos que causam um aumento na obstrução do trajeto da via de saída pulmonar. Ambos os tipos de eventos levam a mais *shunting* da direita para a esquerda e cianose aumentada. Hipóxia e cianose podem resultar em acidose metabólica e vasodilatação sistêmica, que causam, subsequentemente, um aumento na cianose. A anemia pode ser um fator de predisposição. Embora a maior parte dos episódios seja autolimitada, um *Tet spell* prolongado pode levar a AVC ou óbito; portanto, um episódio é uma indicação de cirurgia.

47. Nomeie duas condições em que o murmúrio desaparece ou diminui de intensidade e ainda assim o paciente se apresenta verdadeiramente pior.

Tetralogia de Fallot. O murmúrio cardíaco sistólico representa o fluxo sanguíneo através do estreito trajeto da via de saída do VD. Com a piora da obstrução do trajeto da via de saída do VD ou durante um episódio cianótico, menos sangue cruza a válvula, e o murmúrio cardíaco consequentemente diminui e pode, na verdade, desaparecer completamente.

Defeito de septo ventricular (VSD) com síndrome de Eisenmenger. O shunt da esquerda para direita através do VSD diminui em razão do aumento na resistência vascular pulmonar. O murmúrio cardíaco diminui e pode desaparecer. Um "período de calmaria" sem nenhum *shunting* vem a seguir pela progressão do *shunting* aumentado da direita para a esquerda e cianose. O componente pulmonar do segundo som cardíaco começa a aumentar em intensidade, e cianose visível e baqueteamento dos leitos ungueais são frequentemente observados.

48. Após qual idade um provável sopro pela estenose de ramos pulmonares periféricos merece um estudo mais detalhado?

O sopro pela estenose de ramos pulmonares periféricos - um murmúrio de ejeção sistólica de baixa intensidade que é ouvido frequentemente em recém-nascidos – é o resultado da hipoplasia relativa das artérias pulmonares bem como do ângulo agudo da ramificação das artérias pulmonares no início da vida do recém-nascido. Um murmúrio que persiste **além de 6 meses de vida** deve ser investigado.

49. Qual é o papel da oximetria de pulso na investigação de doença cardíaca congênita complexa (CDCC) em bebês assintomáticos no berçário?

De aproximadamente 1 em 100 crianças nascidas com doença cardíaca congênita, 25% irão apresentar CDCC, definida como uma condição que requer intervenção cirúrgica ou com cateter no primeiro ano de vida. Quando o diagnóstico é postergado, pode haver um impacto significativo na morbidade e mortalidade. Esses atrasos podem ocorrer por limitações no valor do exame físico (particularmente nas lesões sem sopros distintos), dificuldade na identificação da cianose em neonatos anêmicos ou de pigmentação escura e alta hospitalar precoce para lesões ductal-dependentes quando os ductos arteriosos ainda não ocluíram. Bebês com alta podem se apresentar mais tarde *in extremis* com piora clínica repentina e profunda, incluindo choque, em virtude de mudanças na resistência vascular pulmonar e oclusão ductal. O exame de oximetria de pulso universal de neonatos, idealmente realizada após 24 horas, agora é recomendada pela AAP como meio de identificar bebês com CDCC antes de deixar o berçário. A lógica está baseada na presença, em algum grau, de hipoxemia na maior parte dos casos de CDCC. Considera-se que o exame possua uma sensibilidade de 60% a 70% para CDCC, portanto um exame normal não descarta uma doença cardíaca.

Thangaratinam S, Brown K, Zamora J, et al: Pulse oximetry screening for critical congenital heart defects in asymptomatic newborn babies: a systemic review and meta-analysis, *Lancet* 379:2459–2464, 2012.

50. Qual é o protocolo de investigação da AAP para CDCC utilizando-se a oximetria de pulso?

A saturação do oxigênio é mensurada na mão direita e em qualquer um dos pés. O exame é falho quando o nível de oxigênio é < 90% em ambos os membros. Caso a saturação do oxigênio seja ≥ 90% e < 95% em ambos os membros ou exista uma diferença de > 3% entre a mão e o pé, a repetição do teste deve ser realizada em 1 hora. Se persistente, o exame é falho. Para um exame falho, a consulta é recomendada, e uma ecocardiografia geralmente é indicada.

Mahle WT, Martin GR, Beekman RH III, et al: Endorsement of Health and Human Services recommendation for pulse oximetry screening for critical congenital heart disease, *Pediatrics* 129:190–192, 2012.
Kemper AR, Mahle WT, Martin GR, et al: Strategies for implementing screening for critical congenital heart disease, *Pediatrics* 128:e1259–e1267, 2011.

51. Quais lesões ductal-dependentes são os alvos primários da AAP para a investigação com uso da oximetria de pulso?
Hipoplasia de VE, atresia pulmonar, tetralogia de Fallot, retorno venoso pulmonar anômalo total, transposição das grandes artérias e tronco arterioso são os alvos principais para a investigação com uso de oximetria de pulso.

52. O que se deve dizer aos pais sobre o risco de recorrência de defeitos cardíacos comuns?
O risco em gestações após o nascimento de uma criança acometida é de aproximadamente 1 a 4%. Com dois parentes de primeiro grau acometidos, o risco é de aproximadamente 10%. Com três crianças acometidas, a família pode ser considerada em risco ainda maior.

Congenital Heart Information Network: www.tchin.org. Último acesso em 6 de jan, de 2015.

53. Você consegue pensar em gestos com as mãos para se lembrar das doenças cardíacas cianóticas congênitas?
Ver Figura 3-4.

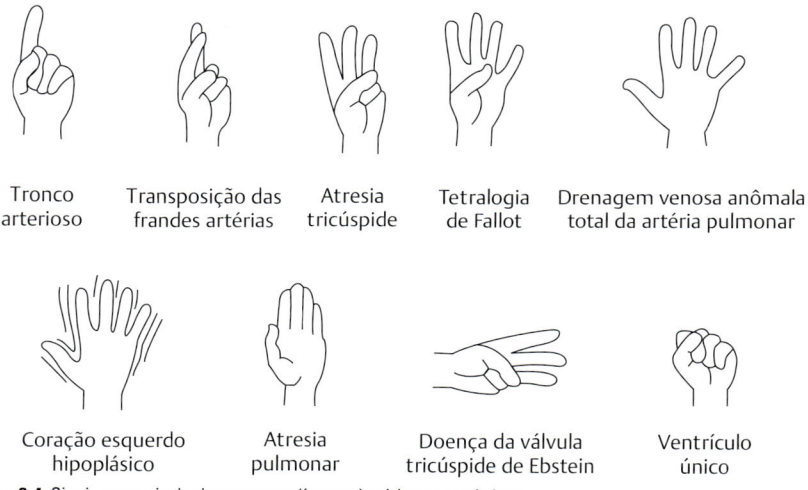

Figura 3-4. Sinais manuais de doenças cardíacas cianóticas congênitas.

INSUFICIÊNCIA CARDÍACA CONGESTIVA

54. Identifique os sinais e sintomas clínicos associados à ICC em crianças.
Podem ser agrupados em três categorias:
- **Sinais ou sintomas de *performance* miocárdica prejudicada:** cardiomegalia, taquicardia, ritmo em galope, extremidades frias ou manchas, insuficiência de crescimento, sudorese na alimentação, palidez.
- **Sinais ou sintomas de congestão pulmonar:** taquipneia, chiado, estertor, cianose, dispneia, tosse.
- **Sinais ou sintomas de congestão venosa:** hepatomegalia, distensão da veia do pescoço, edema periférico (observado no paciente mais velho).

55. Como o tamanho do coração é avaliado em crianças mais velhas?
Índice cardiotorácico (CT): esse índice é derivado comparando-se o diâmetro transverso maior do coração ao diâmetro interno mais amplo do tórax: índice CT = (A + B)/C, como mostrado na Figura 3-5. Um índice CT de > 0,5 indica cardiomegalia.

56. Na infância, como a causa provável de ICC varia por idade?
Ver Tabela 3-5.

CARDIOLOGIA

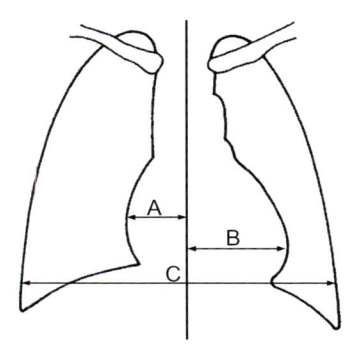

Figura 3-5. Índice cardiotorácico obtido com a divisão do maior diâmetro horizontal do coração *(A + B)* pelo maior diâmetro interno do tórax *(C)*. *(De Park MK:* Pediatric Cardiology for Practitioners, *ed 5, Philadelphia, 2008, Mosby Elsevier, p 66.)*

Tabela 3-5. Causas de Insuficiência Cardíaca Congestiva

IDADE NO INÍCIO	CAUSA
Ao nascer	Hipoplasia de VE com forame oval restritivo Volume de lesões de sobrecarga: Insuficiência pulmonar ou tricúspide grave (*i. e.,* Ebstein grave, tetralogia de Fallot com válvula pulmonar ausente) Grande fístula arteriovenosa sistêmica Arritmia
0-7 dias	TGA e VSD PDA em bebês pequenos prematuros SHCE TAPVR, particularmente aqueles com obstrução venosa pulmonar Fístula arteriovenosa sistêmica AS ou PS crítica
1-6 semanas	COA isolada com anomalias associadas AS crítica Grandes lesões de *shunt* da esquerda para direita (VSD, PDA, AVC) Todas as outras lesões previamente listadas
6 semanas-4 meses	Grande VSD Grande PDA Outras, como artéria coronária esquerda anômala a partir da PA

AS, estenose aórtica; *AVC*, canal atrioventricular; *COA*, coarctação da aorta; *PA*, artéria pulmonar; *PDA*, ducto arterioso patente; *PS*, estenose pulmonar; *SHCE*, síndrome hipoplásica do coração esquerdo; *TAPVR*, retorno venoso pulmonar anômalo total; *TGA*, transposição das grandes artérias; *VSD*, defeito septal ventricular.
Adaptada de Park, Myung K: Pediatric Cardiology for Practitioners, *ed 5. St. Louis, 2008, Mosby, p 462.*

PONTOS-CHAVE: CAUSAS CARDÍACAS COMUNS DE INSUFICIÊNCIA CARDÍACA CONGESTIVA EM UM BEBÊ DE 6 SEMANAS DE VIDA

1. Defeito septal ventricular.
2. Canal atrioventricular.
3. Ducto arterioso patente.
4. Coarctação da aorta.

57. Quais são as idades típicas para a apresentação de ICC?
Como regra geral, lesões de sobrecarga de grande volume [p. ex., anomalia de Ebstein ou malformações arteriovenosas (AV)] estão presentes logo após o nascimento, lesões ductal-dependentes se apresentam na primeira semana, quando o ducto oclui, e lesões com *shunting* significativo da esquerda para direita se apresentam durante o primeiro a segundo mês de vida como uma queda da resistência vascular pulmonar normal (com *shunting* sistêmico a pulmonar elevado).

58. Quando um paciente desenvolve ICC e cardiomegalia durante o período de recém-nascido, porém nenhum murmúrio cardíaco é ouvido, qual é o diagnóstico diferencial?
- Miocardite.
- Cardiomiopatia como resultado de asfixia ou sepse.
- Doença do armazenamento de glicogênio (doença de Pompe).
- Arritmia cardíaca: taquicardia supraventricular paroxismal, bloqueio cardíaco congênito, *flutter* atrial.
- Malformações arteriovenosas (p. ex., fígado, veia de Galeno).

59. Quando um paciente desenvolve ICC e cardiomegalia após o período de recém-nascido, mas nenhum sopro é ouvido, qual é o diagnóstico diferencial?
Doenças miocárdicas
- Miocardite (viral ou idiopática).
- Doença do armazenamento de glicogênio (doença de Pompe).
- Fibroelastose endocárdica.

Doenças da artéria coronária resultando em insuficiência miocárdica
- Origem anômala da artéria coronária esquerda a partir da artéria pulmonar.
- Síndrome de Kawasaki (vasculite aguda da infância e infância inicial).
- Calcificação das artérias coronárias.

Cardiopatia congênita na insuficiência cardíaca severa
- Coarctação da aorta em bebês.
- Anomalia de Ebstein (pode apresentar ritmo em galope).

ELETROCARDIOGRAMAS E ARRITMIAS

60. Como o ECG de um bebê a termo difere do da criança mais velha?
- **Nascimento:** ao nascer, o ECG reflete a dominância do VD. O complexo QRS consiste de uma onda R alta nas derivações precordiais direitas (V_1 e V_2) e uma onda S nas derivações precordiais esquerdas (V_5 e V_6). O eixo também se encontra para cima (90 a 150 graus). As ondas T são inicialmente variáveis com voltagem relativamente baixa. Elas estão para cima nas derivações precordiais anteriores (V_1 a V_{3-4}), invertem depois de 7 dias de vida e podem permanecer invertidas até aproximadamente 12 a 13 anos.
- **Criança pequena (2 a 4 anos):** existe um desvio de eixo da direita para o quadrante normal, e a onda R diminui durante as derivações precordiais direitas. A onda S desaparece do precórdio esquerdo.
- **Idade escolar:** nessa idade, o ECG apresenta um padrão quase adulto, com uma onda R pequena e uma S dominante nas derivações precordiais direitas e um eixo no quadrante normal.

Price A, Kaski J: How to use the paediatric ECG, *Arch Dis Child Educ Pract Ed* 99:53–60, 2014.

61. Quais são os fatores característicos do ECG de um bebê prematuro?
No bebê prematuro, existe menos dominância VD. A onda R pode ser pequena nas derivações precordiais direitas, e pode não haver onda S significativa sobre o precórdio esquerdo. O eixo elétrico frequentemente se encontra no quadrante normal (0 a 90 graus).

62. Descreva as anormalidades do ECG associadas ao equilíbrio de potássio e cálcio.
Ver Figura 3-6.

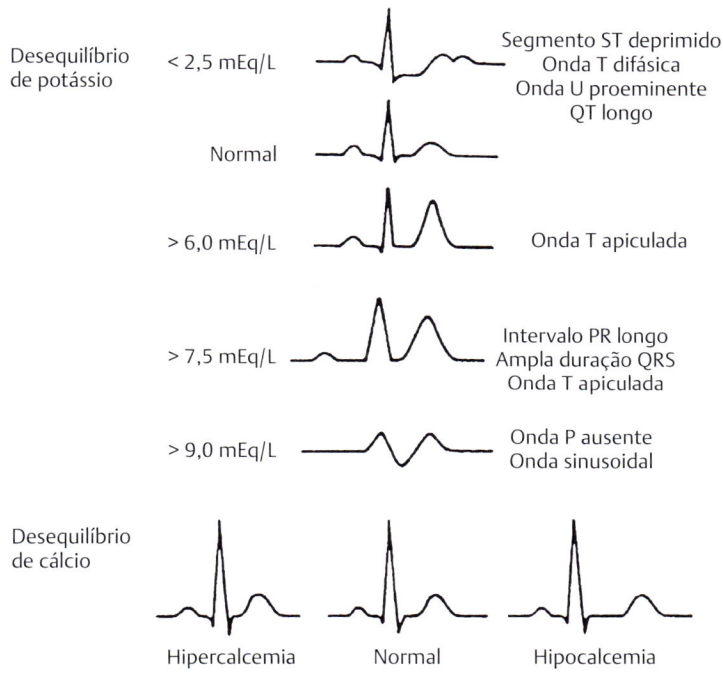

Figura 3-6. Anormalidades do eletrocardiograma associadas aos desequilíbrios de potássio e cálcio. *(De Park MK, Guntheroth WG:* How to read Pediatric ECGs, *ed 3. St. Louis, 1992, Mosby, pp 106–107.)*

63. Qual é a diferença entre um intervalo QT e um intervalo QT corrigido (QTc)?

O intervalo QT representa o tempo necessário para despolarização ventricular e repolarização. Ele tem início no aparecimento do complexo QRS e continua através do final da onda T. Esse intervalo varia com a velocidade cardíaca. O QTc se ajusta às diferenças de velocidade cardíaca. Como regra, um intervalo QTc prolongado é diagnosticado quando o QTc excede 0,44 segundos utilizando a seguinte fórmula, conhecida como *fórmula Bazett*, com RR representando o intervalo desde o surgimento do complexo QRS precedente até o surgimento do próximo complexo QRS:

$$QTc = QT \text{ (em segundos)} / \sqrt{\text{intervalo RR (em segundos)}}$$

Al-Khatib SM, LaPointe NM, Kramer JM, Califf RM: What clinicians should know about the QT interval, *JAMA* 289:2120–2127, 2003.

64. O que causa um intervalo QT prolongado?

Síndrome QT longo congênito
- Forma hereditária: canalopatias iônicas (defeitos genéticos em genes específicos do canal de potássio e sódio), síndrome de Jervell e Lange-Nielsen (associada à surdez), síndrome de Romano-Ward.
- Tipo esporádico.

Síndrome do QT longo adquirido
- Fármaco induzido (especialmente antiarrítmicos, antidepressivos tricíclicos, fenotiazinas).
- Anormalidades metabólicas e eletrolíticas (hipocalcemia, hipocalemia, dietas de energia muito baixa).
- Transtornos do sistema nervoso central e sistema nervoso autonômico (especialmente após traumatismo craniano ou AVC).
- Doença cardíaca (miocardite, doença da artéria coronária).

Behere SP, Shubkin CD, Weindling SN: Recent advances in the understanding and management of long QT syndrome, *Curr Opin Pediatr* 26:727–733, 2014.
Roden DM: Long QT syndrome, *N Engl J Med* 358:169–176, 2008.
SADS (Sudden Arrhythmia Death Syndromes) Foundation: www.sads.org. (Está disponível uma lista de drogas que devem ser evitadas em pacientes com síndrome do QT longo.) Último acesso em 31 de mar. de 2015.

PONTOS-CHAVE: ELETROCARDIOGRAMAS
1. Quando comparados aos adultos, recém-nascidos e bebês normalmente apresentam dominância ventricular direita.
2. Batimentos atriais prematuros em crianças geralmente são benignos.
3. Intervalos QT devem ser corrigidos para frequências cardíacas.

65. Quais traços do ECG são encontrados nas síndromes do QT longo?
São transtornos de repolarização com prolongamento do intervalo QT, corrigido para a frequência cardíaca (QTc). Outros achados do ECG são braquicardia relativa, anormalidades da onda T e taquiarritmias ventriculares episódicas, particularmente *torsade de points* (Fig. 3-7).

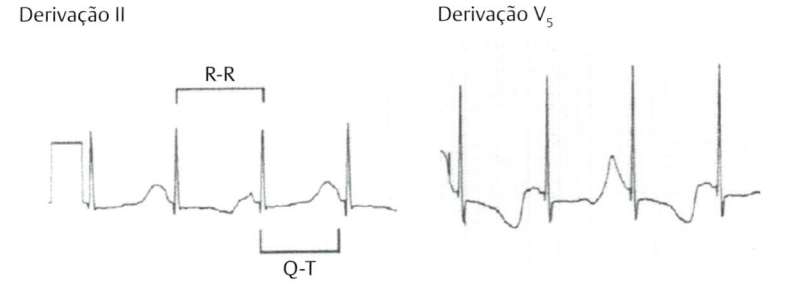

Derivação II　　　　　　　　　Derivação V_5

Fórmula Bezett: $QTc = \dfrac{Q\text{-}T}{\sqrt{R\text{-}R}}$

Figura 3-7. Síndrome do QT longo, derivações II e V5. Observar intervalo QT longo e alternâncias da onda T (alternando ondas T para cima e para baixo). *(De Towbin JA: Molecular genetic basis of sudden cardiac death,* Pediatr Clin North Am *51:1230, 2004, Fig. 1.)*

66. O que caracteriza a *torsade de points*?
Do francês para "voltar a um ponto", é uma taquicardia ventricular de formas variadas caracterizadas por mudanças abruptas na amplitude e polaridade (Fig. 3-8). É uma taquiarritmia patológica observada em pacientes com síndromes do QT longo e em uso de alguns fármacos (p. ex., cisaprida, tioridazina).

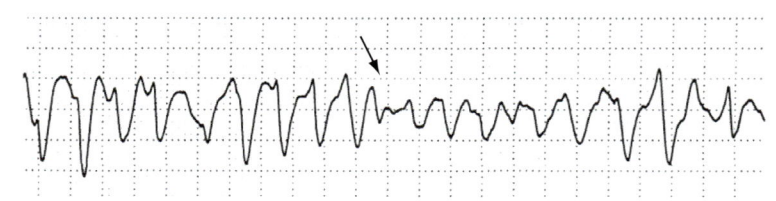

Figura 3-8. Taquicardia ventricular polimórfica em *torsade de points*. Observar a mudança de fase *(seta)* com mudança na polaridade QRS. *(De Samson RA, Atkins RA: Tachyarrhythmias and defibrillation,* Pediatr Clin Norlh Am *55:891, 2008.)*

67. Quando a amiodarona não deve ser utilizada como terapia de primeira linha em pacientes com taquicardia ventricular?
Em pacientes com *torsade de points* (taquicardia ventricular polimórfica com um intervalo QT longo) ou com taquicardia ventricular e um intervalo QT longo, não deve ser utilizada amiodarona. Amiodarona é um agente antiarrítmico classe III e irá encompridar o intervalo QT, predispondo o paciente a arritmias subsequentes.

CARDIOLOGIA

68. Quais são os achados de ECG em pacientes com bloqueio cardíaco completo?
As atividades atriais e ventriculares são completamente independentes. As ondas P são regulares, e os complexos QRS também são regulares, com um índice menor que o índice P (Fig. 3-9).

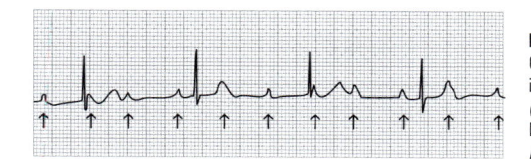

Figura 3-9. Bloqueio cardíaco completo. O traçado demonstra atividade atrial *(setas)* independente do ritmo ventricular mais lento. *(De Zitelli BJ, Davis HW:* Atlas of Pediatric Physical Diagnosis, *ed 4. St. Louis, 2002, Mosby, p 144.)*

69. Qual é o grau de anormalidade das contrações atriais prematuras?
Geralmente, os batimentos atriais prematuros são benignos, com exceção dos pacientes com um substrato elétrico ou anatômico para taquicardia supraventricular (TSV) ou *flutter* atrial.

70. Como a TSV em crianças difere da taquicardia sinusal fisiológica?
Tipicamente, a TSV possui as seguintes características:
- Início e término repentinos em vez de alteração gradual na frequência.
- Frequência ventricular persistente de > 180 batimentos/minuto.
- Intervalo RR fixo ou quase fixo no ECG.
- Forma anormal da onda P ou eixo ou ondas P ausentes.
- Pequena mudança na frequência cardíaca durante atividade, choro ou obstrução respiratória.

71. Quando as contrações ventriculares prematuras isoladas (PVCs) são geralmente benignas em crianças, de outra forma saudáveis, em idade escolar?
- Coração estruturalmente normal.
- Os intervalos, especialmente QTc, são normais.
- Sem evidência de miocardite, cardiomegalia ou tumor ventricular.
- Sem histórico de uso de drogas.
- Eletrólitos e glicose são normais.
- A ectopia diminui no exercício.

72. Nomeie os dois mecanismos mais comuns de TSV.
- **Síndrome de WPW** (devida a uma via acessória).
- **Reentrada nodal AV**.

73. Quais são os cenários clínicos em que a TSV pode ocorrer?
- Coração estruturalmente normal: via acessória ou reentrada nodal AV.
- Doença cardíaca congênita (pré ou pós-cirurgicamente): anomalia de Ebstein, L-TGA com VSD e estenose pulmonar; após procedimentos Mustard, Senning e Fontan.
- Cardiomiopatia hipertrófica.
- Cardiomiopatia dilatada.
- Induzido por fármacos: simpatomiméticos (p. ex., medicações para resfriados, teofilina, beta-agonistas).
- Infecções: miocardite.
- Hipertireoidismo.

74. Quais são algumas das causas de um complexo QRS alargado?
- Contração ventricular prematura.
- Taquicardia ventricular.
- Contração atrial prematura com condução aberrante.
- TSV na condução aberrante.
- Feixe de blocos de ramos.
- Síndromes de pré-excitação (síndrome de WPW).
- Anormalidades de eletrólitos.
- Miocardite.
- Cardiomiopatia.
- Marca-passo ventricular eletrônico.

75. Quais manobras vagais são utilizadas para tratar a TSV paroxística infantil?

Bebês
- Colocar um saco plástico com gelo moído sobre a testa e o nariz.
- Induzir ânsia com lâmina lingual.

Crianças mais velhas e adolescentes
- Métodos acima.
- Massagem unilateral da carótida.
- Manobra de Valsalva (esforço abdominal enquanto mantém a respiração bloqueada).
- Colocar-se de cabeça para baixo.

Em geral, a manobra de Valsalva e a massagem da carótida não são efetivas para crianças menores de 4 anos de idade. A pressão ocular não é recomendada, visto que está sendo associada à lesão retinal. A estimulação vagal retarda a condução e prolonga a resistência do nodo AV, interrompendo assim o circuito de reentrada.

76. Além de manobras vagais, quais tratamentos são utilizados agudamente para lidar com a TSV?

Quando a condição clínica do paciente encontra-se deteriorada, a **cardioversão** de corrente direta sincronizada é indicada. Em pacientes que se encontram estáveis e para quem manobras falharam, a **adenosina** substitui a digoxina e a verapamil como primeiro fármaco de escolha. Um bolo inicial de 100 mcg/kg exerce um efeito em 10 a 20 segundos, retardando a condução através do nodo AV. Caso isso seja inefetivo, a dose pode ser aumentada em incrementos de 50 a 100 mcg/kg em cada 1 a 2 minutos para uma dose única máxima de 300 mcg/kg. A dose inicial em adultos é de 6 mg e então 12 mg, caso a taquicardia persista.

77. Por que deve ser realizado um traçado eletrográfico (preferivelmente com múltiplas derivações) ao se administrar adenosina intravenosa?

A adenosina é utilizada para converter TSV ao ritmo sinusal. Durante a conversão, a observação do encerramento da arritmia no ECG frequentemente pode revelar o mecanismo da taquicardia. Caso a taquicardia não cesse, outras informações podem ser obtidas a partir do ECG, incluindo,
- A taquicardia é atrial na origem; podem-se observar graus variados de bloqueio AV na taquicardia atrial persistente (p. ex., *flutter* atrial).
- A taquicardia é juncional ou ventricular com condução ventriculoatrial (VA) 1:1; a adenosina pode induzir ao bloqueio VA na dissociação VA.
- A taquicardia cessou e foi imediatamente reiniciada por um batimento atrial prematuro.

78. Em quais situações a dose de adenosina deve ser modificada na suspeita de arritmia cardíaca?

A adenosina não deve ser rotineiramente utilizada em **pacientes após transplante cardíaco**. Uma experiência anterior com adenosina nesses pacientes produziu assístole sem nenhum ritmo de escape subjacente. Visto que o coração nesses pacientes não apresenta inervações simpáticas e parassimpáticas após o transplante, a resposta a catecolaminas é tipicamente atenuada, e a frequência cardíaca geralmente é mais lenta que o normal. Além disso, muitos pacientes que receberam transplante cardíaco estão tomando dipiridamol (Persantin), que potencializa os efeitos da adenosina, prolongando, assim, a duração do bloqueio AV. Em pacientes com **fios de estimulação cardíaca efetivos**, pode ser possível utilizar uma dose mais baixa de adenosina.

Em virtude dos padrões anormais de fluxo em pacientes com o **procedimento de Fontan**, esses pacientes frequentemente requerem doses mais altas de adenosina para o tratamento de arritmias cardíacas.

79. Quais crianças são candidatas às técnicas de ablação transcateter para TSV?

A *terapia por ablação* é utilizada mais comumente em crianças com arritmias que são refratárias ao tratamento médico e em crianças com sintomas que ameaçam a vida ou possíveis necessidades de medicação por toda a vida. Atualmente é comum a realização de ablação em crianças com sintomas de WPW ou taquicardia por reentrada nodal AV. As recomendações para ablação transcateter estão mudando à medida que a evidência do aumento de segurança e eficácia do procedimento é obtida. As recomendações variam com a idade do paciente, a gravidade da arritmia, o tipo de lesão, a dificuldade com o controle médico do transtorno do ritmo e a habilidade do cirurgião.

McCammond AN, Balaji S: Management of tachyarrhythmias in children, *Curr Treat Options Cardiovasc Med* 14:490–502, 2012.

CARDIOLOGIA

80. Qual é a arritmia letal da síndrome de WPW?
A arritmia letal em pacientes com WPW é a **fibrilação atrial com uma resposta ventricular rápida que se deteriora em fibrilação ventricular**. A frequência da resposta ventricular nesses pacientes é dependente do período refratário efetivo da via acessória, e não do nodo AV. Isso pode resultar em frequências ventriculares de 250 a 300 batimentos por minuto. Após a ablação da via acessória, esses pacientes não estão mais em risco de fibrilação atrial.

81. Como é diagnosticada a síndrome de WPW com base no ECG?
Uma via acessória contorna o nodo AV, resultando assim em despolarização ventricular precoce (pré-excitação). Essa é a causa mais comum de TSV em crianças. Em bebês e crianças pequenas com frequências cardíacas rápidas, a onda delta pode não ser tão evidente. Achados clássicos (Fig. 3-10) incluem:
- Apresentação anormal da porção inicial do QRS (onda delta).
- Intervalo PR de < 100 ms.
- Duração QRS de > 80 ms.
- Alterações não específicas do ST e da onda T.
- Indícios adicionais que podem ser sugestivos de WPW incluem o seguinte:
  - Nenhuma onda Q nas derivações do tórax esquerdo.
  - Desvio do eixo esquerdo.

Perry JC, Giuffre RM, Garson A Jr: Clues to the electrocardiographic diagnosis of subtle Wolff-Parkinson-White syndrome in children, *J Pediatr* 117:871–875, 1990.

Pré-excitação em Wolff-Parkinson-White

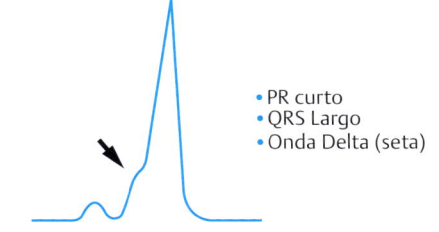

- PR curto
- QRS Largo
- Onda Delta (seta)

Figura 3-10. Pré-excitação em Wolff-Parkinson-White. *(De Goldberger AL, Goldberger AD, Shvikin A*: Clinical Electrocardiography: A Simplified Approach, *ed 8*. Philadelphia, 2013. Elsevier Saunders, p 208.)

TRANSTORNOS INFECCIOSOS E INFLAMATÓRIOS

82. Quantas culturas de sangue devem ser obtidas de pacientes em suspeita de endocardite bacteriana?
No mínimo **três** culturas sanguíneas devem ser obtidas. A utilização de locais múltiplos pode diminuir a probabilidade de colher por engano um contaminante para o agente etiológico verdadeiro.

83. Por que culturas sanguíneas colhidas adequadamente podem ser negativas em um ambiente clinicamente suspeito de endocardite bacteriana?
- Uso anterior de antibiótico.
- A endocardite pode ser do lado direito.
- Infecção não bacteriana: fúngica (p. ex., *Aspergillus, Candida)* ou microrganismos incomum (p. ex., *Bartonella, Rickettsia, Chlamydia*).
- Infecção bacteriana incomum: microrganismos de crescimento lento (p. ex., *Brucella, Haemophilus*) ou anaeróbios.
- As lesões podem ser murais ou não valvulares (*i. e.*, menos prováveis de serem hematogenicamente semeadas).
- Endocardite trombótica não bacteriana (formações de trombos estéreis plaqueta-fibrina após lesão endocárdíaca).
- Diagnóstico incorreto.

Starke JR: Infective endocarditis. In Cherry JD, Harrison GJ, Kaplan SL et al. editors: *Feigin and Cherry's Textbook of Pediatric Infectious Diseases*, ed 7. Philadelphia, 2014, Saunders Elsevier, p 358.

84. Quando a profilaxia antibiótica para procedimento dentário é recomendada?

Em 2007, a American Heart Association fez mudanças significativas nas recomendações de antibióticos para pacientes cardíacos. Somente pacientes com risco elevado de eventos adversos por endocardite são aconselhados a receber profilaxia dentária. A profilaxia com procedimentos dentários é recomendada para o seguinte:
- Prótese de válvula cardíaca.
- Endocardite anterior.
- Doença cardíaca congênita (DCC): DCC cianótica não reparada, incluindo *shunts* paliativos; DCC reparada com material ou aparelho protético durante os primeiros 6 meses após o procedimento; DCC reparada com defeitos residuais no local de uma emenda protética ou aparelho protético (que inibe a endotelialização). A profilaxia antibiótica não é recomendada para nenhuma outra forma de DCC.
- Receptores de transplante cardíaco que desenvolvem valvulopatia cardíaca.

Wilson W, Taubert KA, Gewitz M, et al: Prevention of infective endocarditis: guidelines from the American Heart Association, *Circulation* 116:1736–1754, 2007.

85. O ecocardiograma é confiável para diagnosticar a endocardite bacteriana (EB)?

A ecocardiografia pode, algumas vezes, identificar uma massa intracardíaca presa à parede do miocárdio ou a parte da válvula. Embora o resultado da ecocardiografia seja baixo para diagnosticar a EB, a probabilidade de um achado positivo é aumentada frente a algumas condições (p. ex., cateteres de permanência, prematuridade, imunossupressão, evidência de embolização periférica). A EB é um diagnóstico clínico e laboratorial (exame físico e culturas sanguíneas, respectivamente), e não somente um diagnóstico "ecocardiográfico". Um estudo negativo não descarta a EB.

Starke JR: Infective endocarditis. In Cherry JD, Harrison GJ, Kaplan SL et al. editors: *Feigin and Cherry's Textbook of Pediatric Infectious Diseases*, ed 7. Philadelphia, 2014, Saunders Elsevier, p 359–360.

86. Quando se deve suspeitar de miocardite?

Os sintomas presentes da miocardite podem ser diversos, variando de ICC subclínico a rapidamente progressivo. Ele deve ser considerado em qualquer paciente que vivencie insuficiência cardíaca inexplicada. Os sinais clínicos incluem taquicardia fora de proporção a febre, taquipneia, precórdio silencioso, tons cardíacos abafados, ritmo em galope sem sopro e hepatomegalia.

Pettit MA, Koyfman A, Foran M: Myocarditis, *Pediatr Emerg Care* 30:832–835, 2014.

87. Quais condições estão associadas ao desenvolvimento de miocardite?

Infecções
- *Bacteriana:* Difteria.
- *Viral:* Coxsackie B (mais comum), coxsackie A, vírus da imunodeficiência humana, *echovirus*, rubéola.
- *Micoplasmática.*
- *Rickettsial:* Tifo.
- *Fúngica:* Actinomicose, coccidioidomicose, histoplasmose.
- *Protozoária:* Tripanossomíase (doença de Chagas), toxoplasmose.

Inflamatório
- Doença de Kawasaki.
- Lúpus eritematoso sistêmico.
- Artrite reumatoide.
- Miocardite eosinofílica.

Agentes químicos e físicos
- Lesão por radiação.
- Fármacos: doxorrubicina.
- Toxinas: chumbo.
- Mordidas de animais: escorpião, cobra.

CARDIOLOGIA

88. Uma criança que reside na América do Sul se apresenta com sintomas que incluem tumefação ocular unilateral e ICC aguda. Qual é o diagnóstico provável?
Provavelmente, miocardite aguda como resultado de **doença de Chagas** (tripanossomíase americana). O s*inal de Romaña* é unilateral, indolor, violáceo, com edema palpebral frequentemente acompanhado por conjuntivite. É observado em 25% a 50% dos pacientes com doença de Chagas precoce em áreas endêmicas. A tumefação ocorre próximo ao local de mordida do vetor parasítico, o inseto verdadeiro. A doença de Chagas, uma infecção pelo protozoário *Trypanosoma cruzi*, é uma causa comum de miocardite crônica e aguda nas Américas Central e do Sul.

89. Quais são os sinais e sintomas clínicos comuns de pericardite?
- *Sintomas:* dor torácica, febre, tosse, palpitações, irritabilidade, dor abdominal.
- *Sinais:* atrito de fricção, palidez, pulso paradoxal, sons cardíacos abafados, distensão da veia do pescoço, hepatomegalia.

90. Qual é a posição confortável para o paciente com pericardite?
O paciente típico de pericardite prefere a posição sentada, inclinando-se para frente.

91. O que é a doença de Kawasaki?
Também denominada síndrome do linfonodo mucocutâneo, a *doença de Kawasaki* é uma doença multissistêmica caracterizada pela vasculite de vasos sanguíneos de tamanhos médio e pequeno. Quando não tratada, a condição pode levar ao aneurisma da artéria coronária e ao infarto do miocárdio. Um alto índice de suspeita é importante, visto que a doença de Kawasaki substitui a febre reumática aguda como a causa principal de doença cardíaca adquirida no mundo desenvolvido.

Sundel RP: Kawasaki disease, *Rheum Dis Clin North Am* 41:63–73, 2015.
Kawasaki Disease Foundation: www.kdfoundation.org. Último acesso em 6 de jan. de 2015.

92. Quais são os critérios diagnósticos principais para a doença de Kawasaki?
A presença de febre e, pelo menos, quatro das cinco características são necessárias para o diagnóstico clássico. O mnemônico **My HEART** pode ser útil:
- Alterações da **m**ucosa, especialmente oral e respiratória superior; lábios secos e vincados; "língua de **m**orango".
- Alterações da mão (**H**and) e extremidades, incluindo palmas e solas avermelhadas e edema; descamação das pontas dos dedos e pododáctilos é um achado tardio (segunda semana da doença).
- Alterações oculares (**E**ye), primariamente uma infecção conjuntival bilateral sem descarga.
- **A**denopatia, que geralmente é cervical, frequentemente unilateral, e ≥ 1,5 cm de diâmetro.
- Erupção cutânea (**R**ash), que geralmente é um exantema em tronco sem vesículas, bolhas ou petéquias.
- Elevação da **t**emperatura, frequentemente para 40° C ou acima, permanecendo durante > 5 dias.

93. O que torna incompleta (ou atípica) a doença de Kawasaki incompleta (ou atípica)?
A *doença de Kawasaki incompleta (ou atípica)* não preenche os critérios diagnósticos suficientes para a doença de Kawasaki clássica. As características clínicas são semelhantes, mas diferem em número. Na doença incompleta, as crianças apresentam febre, mas menos de quatro sinais de inflamação mucocutânea. Aproximadamente 15% a 20% dos casos relatados de Kawasaki são da variedade incompleta, particularmente em menores de 1 ano. Apesar de não corresponder aos critérios clássicos, crianças com doença de Kawasaki incompleta permanecem em risco das mesmas alterações da artéria coronária.

Manlhiot C, Christie E, McCrindle BW, et al: Complete and incomplete Kawasaki disease: two sides of the same coin, *Eur J Pediatr* 171:609–611, 2012.

94. Qual manifestação diagnóstica da doença de Kawasaki está mais comumente ausente?
Linfadenopatia cervical, tanto na doença de Kawasaki completa quanto na incompleta, está mais comumente ausente. Até 90% dos pacientes com doença incompleta e 40% a 50% dos que correspondem aos critérios clássicos para a doença de Kawasaki não apresentam adenopatia.

Fukushige J, Takahashi N, Ueda Y, Ueda K: Incidence and clinical features of incomplete Kawasaki disease, *Acta Paediatr* 83:1057, 1994

CAPÍTULO 3

95. Quais testes laboratoriais são frequentemente anormais nos primeiros 7 a 10 dias da doença de Kawasaki?
- **Contagem sanguínea completa:** cinquenta por cento dos pacientes apresentam uma contagem sanguínea de células brancas elevada (> 15.000) com neutrofilia e anemia normocrômica, normocítica progressiva. A contagem de plaquetas aumenta e atinge o pico na segunda a terceira semana da doença.
- **Urinálise:** piúria sem bacteriúria (geralmente cultura negativa).
- **Reagentes da fase aguda:** proteína C-reativa, taxa de sedimentação de eritrócito significativamente elevada em 80%.
- **Química sanguínea:** discreto aumento na transaminase hepática, baixo sódio sérico, proteína, e/ou albumina.
- **Líquido cerebroespinhal:** pleocitose (geralmente linfocítica) com proteína e glicose normais.

Harnden A, Takahashi M, Burgner D: Kawasaki disease, *BMJ* 338:1133–1138, 2009.

96. Qual é a idade típica de crianças com doença de Kawasaki?
Oitenta por cento dos casos ocorrem entre as idades de 6 meses e 5 anos. Entretanto, podem ocorrer casos em bebês e adolescentes. Ambos os grupos parecem estar em risco elevado de desenvolvimento de sequelas da artéria coronária. O diagnóstico é frequentemente retardado, particularmente em bebês, visto que os sinais e sintomas da doença podem ser incompletos ou sutis. É importante notar que a condição é extremamente rara em adultos.

PONTOS-CHAVE: CARACTERÍSTICAS DIAGNÓSTICAS DA DOENÇA DE KAWASAKI
1. Eritema da cavidade oral e lábios secos e vincados.
2. Conjuntivite: bilateral e sem descarga.
3. Edema e eritema e ou descamação das mãos e pés.
4. Linfadenopatia cervical.
5. Exantema polimorfo no tronco, nas regiões flexoras e no períneo.
6. Febre, frequentemente até 40° C, durando ≥ 5 dias.
7. Nenhuma outra entidade diagnóstica identificável para explicar os sinais e sintomas.
8. Doença de Kawasaki incompleta (febre, mas menos de quatro dos outros critérios) é comum em crianças < 1 ano de idade.

97. Por que todas as crianças com doença de Kawasaki devem receber terapia com imunoglobulina intravenosa (IVIG)?
A IVIG demonstrou diminuir a incidência de anormalidades da artéria coronária em crianças com doença de Kawasaki. Além disso, a febre e os índices laboratoriais de inflamação são resolvidos mais rapidamente após o tratamento. A dosagem mais comum é uma única infusão por 8 a 12 horas de 2 g/kg. Em crianças que permanecem febris 36 horas após a primeira infusão, uma segunda dose de 2 g/kg é recomendada.
Quando administrada 5 a 10 dias após o início da febre, a IVIG melhora o resultado, com dilatação da artéria coronária se desenvolvendo em menos de 5% dos pacientes e aneurismas coronários gigantes se desenvolvendo em menos de 1% dos pacientes. No momento, não há meios confiáveis de prever quais crianças com doença de Kawasaki irão desenvolver anormalidades da artéria coronária. Portanto, todas as crianças com doença de Kawasaki devem receber imunoglobulina parenteral.

98. A terapia com aspirina é benéfica para crianças com doença de Kawasaki?
Aspirina em alta dose (80 a 100 mg/kg por dia divididos em doses administradas em cada 6 horas) é efetiva para diminuir o grau de febre e o desconforto em pacientes durante os estágios agudos da doença. Não está claro se uma alta dose de aspirina apresenta um efeito adicional para diminuir a incidência de anormalidades da artéria coronária, quando utilizada em conjunto com IVIG. A aspirina pode ser benéfica quando administrada em baixas doses após a resolução da febre por seus efeitos na agregação das plaquetas e prevenção de complicações trombóticas observadas em crianças com doença de Kawasaki. Assim sendo, na ausência de febre por 48 horas, o paciente recebe aspirina em doses baixas (3 a 5 mg/kg/dia), que é continuada por aproximadamente 6 a 8 semanas. Caso o acompanhamento com ecocardiograma não revele anormalidades coronárias nessa ocasião, a terapia geralmente é descontinuada. Quando anormalidades estão presentes, a terapia é continuada indefinidamente.

CARDIOLOGIA

99. Qual é a probabilidade de um paciente desenvolver patologia da artéria coronária com e sem tratamento para doença de Kawasaki?

Em 30% a 50% dos pacientes, uma discreta dilatação difusa das artérias coronárias começa 10 dias após o início da febre. Quando não tratada, 20% a 25% desses casos progridem a aneurismas verdadeiros (Fig. 3-11). Em aproximadamente 1% dos casos, aneurismas gigantes (> 8 mm de diâmetro) se desenvolvem e podem cicatrizar com estenose e levar à isquemia do miocárdio. Com a terapia IVIG, a incidência de aneurismas é reduzida para menos de 5%.

Harnden A, Takahashi M, Burgner D: Kawasaki disease, *BMJ* 338:1133–1138, 2009.

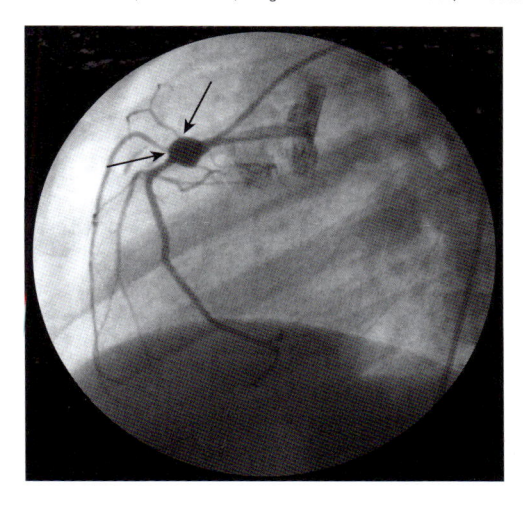

Figura 3-11. Vista lateral de angiograma coronário mostrando artéria coronária direita com aneurisma sacular. *(De Vetter VL, editor:* Pediatric Cardiology: The Requisites in Pediatrics. *Philadelphia, 2006, Mosby, p 135.)*

FARMACOLOGIA

100. Qual é o tempo esperado antes do início da ação da digoxina oral?

A digoxina oral atinge o pico dos níveis plasmáticos 1 a 2 horas após a administração, mas um pico de efeito hemodinâmico não é evidente até 6 horas após a administração (*versus* 2 a 3 horas para digoxina intravenosa).

101. Uma criança com síndrome de WPW é tratada com digoxina para prevenir TSV. Por que o cardiologista pediátrico se preocupa?

A fibrilação ventricular foi relatada em crianças maiores e adolescentes com WPW que foram tratados com digoxina. A digoxina pode reduzir o período refratário efetivo do trajeto de desvio resultando em uma condução mais rápida através da via acessória. A digoxina também torna lenta a condução através do nodo AV, e essa combinação de efeitos pode resultar em um risco aumentado de morte súbita em pacientes com WPW que desenvolvem fibrilação atrial. Por essa razão, o propranolol substituiu a digoxina como o fármaco de escolha para o tratamento de crianças com WPW e TSV. É importante notar que verapamil também pode diminuir o período refratário efetivo da via acessória e aumentar o risco de morte súbita em pacientes com WPW, caso desenvolvam fibrilação atrial.

102. Quando a indometacina deve ser administrada a recém-nascidos com PDA?

A indometacina é eficaz para a oclusão de PDA nos primeiros 10 dias de vida. O fármaco é indicado para bebê pré-termo com PDA hemodinamicamente significativo, ou seja, aquele em que está presente um estado respiratório deteriorante (p. ex., taquipneia, apneia, retenção de CO_2, suporte ventilatório aumentado, falha no desmame do suporte ventilatório), um débito cardíaco insuficiente ou uma evidência de ICC.

Hamrick SEG, Hansmann G: Patent ductus arteriosus of the preterm infant, *Pediatrics* 125:1020–1030, 2010.

103. Quais são os efeitos colaterais da indometacina em recém-nascidos?

- Discreta, porém transitória, diminuição da função renal.
- Hiponatremia.

- Disfunção plaquetária produzindo um tempo de coagulação prolongado.
- Perda oculta de sangue a partir do trato intestinal.

104. Quais são as contraindicações para a terapia com indometacina?
A indometacina é contraindicada quando o nível de creatinina é > 1,8 mg/dL, a contagem de plaquetas é < 60.000/mm^3 ou há evidência de uma diátese hemorrágica.

105. Quais são as indicações para prostaglandina E$_1$ (PGE$_1$) no neonato?
A PGE$_1$ é indicada em lesões cardíacas que dependam de PDA para manter o fluxo sanguíneo pulmonar ou sistêmico adequado ou promover mistura adequada.
- Fluxo sanguíneo pulmonar inadequado (p. ex., atresia pulmonar com septo ventricular intacto, atresia tricúspide com septo ventricular intacto, estenose pulmonar crítica).
- Fluxo sanguíneo sistêmico inadequado (p. ex., coarctação crítica da aorta, arco aórtico interrompido, hipoplasia de VE).
- Mistura inadequada (p. ex., transposição dos grandes vasos).

106. Quais são os efeitos colaterais principais da PGE$_1$?
Apneia, febre, vermelhidão cutânea, convulsões, hipotensão e bradicardia ou taquicardia são os principais efeitos colaterais da PGE$_1$.

107. Como se diferenciam os receptores α, β e dopaminérgicos?
α: no músculo liso vascular, esses receptores causam vasoconstrição.
β_1: no músculo liso miocárdico, esses receptores aumentam a contratilidade miocárdica (efeito inotrópico), a frequência cardíaca (efeito cronotrópico) e a condução AV (efeito dromotrópico).
β_2: no músculo liso vascular, esses receptores causam vasodilatação.
Dopaminérgico: no músculo liso vascular mesentérico e renal, esses receptores causam vasodilatação.

108. Como os efeitos relativos dos receptores se diferenciam pelo tipo de fármaco?
Ver Tabela 3-6.

Tabela 3-6. Efeitos Relativos do Receptor pelo Tipo de Fármaco

FÁRMACO	α	β_1	β_2	DOPAMINÉRGICO
Epinefrina	+++	+++	+++	0
Norepinefrina	+++	+++	+	0
Isoproterenol	0	+++	+++	0
Dopamina*	0 a +++ (relacionado à dose)	++ a +++ (relacionado à dose)	++ (relacionado à dose)	+++
Dobutamina	0 a +	+++	+	0

Efeito da medicação: 0, nenhum; +, pequeno; ++, moderado; +++, grande.
*Para dopamina, em baixas doses (2 a 5 μg/kg/min), efeitos dopaminérgicos predominam. Em altas doses (5 a 20 μg/kg/min), são observados efeitos α e β aumentados. Com doses muito altas (> 20 μg/kg/min), ocorre um efeito α acentuadamente aumentado, com fluxo sanguíneo renal e mesentérico diminuído. Para dobutamina, os efeitos inotrópicos β_1 são mais pronunciados que os efeitos cronotrópicos.

109. Como são preparadas as infusões de emergência para suporte cardiovascular?
Ver Tabela 3-7.

Tabela 3-7. Infusões de Emergência para Suporte Cardiovascular

CATECOLAMINA	MISTURA	DOSE
Isoproterenol, epinefrina, norepinefrina	0,6 mg x peso corporal (em kg), acrescido de diluente para chegar a 100 mL	1 mL/h libera 0,1 μg/kg/min
Dopamina, dobutamina	6 mg x peso corporal (em kg), acrescidos de diluente para chegar a 100 mL	1 mL/h libera 1 μg/kg/min

EXAME FÍSICO

110. O que causa o primeiro som cardíaco?
O *primeiro som cardíaco* é causado pela oclusão das válvulas mitral e tricúspide.

111. O que causa o segundo som cardíaco?
O *segundo som cardíaco* é causado pela oclusão das válvulas aórtica e pulmonar.

112. Em quais situações um segundo som cardíaco anormal pode ser auscultado?
S_2 amplamente separado
- Tempo de ejeção VD prolongado.
- Sobrecarga do volume VD: defeito septal atrial, retorno venoso pulmonar anômalo parcial.
- Atraso na condução no VD: bloqueio do ramo direito.

S_2 único
- Presença de apenas uma válvula semilunar: atresia aórtica ou pulmonar, tronco arterioso.
- P_2 não audível: tetralogia de Fallot, transposição das grandes artérias.
- A_2 retardada: estenose aórtica grave.
- Pode ser normal em um recém-nascido.

S_2 paradoxalmente separado (A_2 segue P_2)
- Estenose aórtica grave.
- Bloqueio do ramo esquerdo.

P_2 alto
- Hipertensão pulmonar.

113. Qual é a diferença entre pulso alternante e pulso paradoxal?
- O *pulso alternante* é o padrão de pulso em que existe variabilidade de alternância (batimento a batimento) da força do pulso decorrente de diminuição do desempenho ventricular. Algumas vezes, isso é observado em pacientes com ICC grave.
- O *pulso paradoxal* indica um exagero da redução normal da pressão sanguínea sistólica durante a inspiração. Condições associadas incluem tamponada cardíaca (p. ex., efusão, pericardite constritiva), doença respiratória grave (p. ex., asma, pneumonia) e doença miocárdica que acomete a conformidade da parede (p. ex., fibroelastose endocárdica, amiloidose).

114. Como é mensurado o pulso paradoxal?
Para mensurar o pulso paradoxal, determine a pressão sistólica observando o primeiro som de Korotkoff audível. Então, afira novamente a pressão sanguínea elevando a pressão do manômetro. no mínimo. até 25 mmHg mais alto que a pressão sistólica e permita que ela caia de forma bem lenta. Pare assim que o primeiro som for ouvido. Observe que o som desaparece durante a inspiração. Diminua a pressão lentamente e observe quando todos os batimentos pulsados são ouvidos. A diferença entre essas duas pressões é a pressão paradoxal. Normalmente, em crianças, existe uma flutuação de 8 a 10 mmHg na pressão sistólica em fases diferentes de respiração.

115. Qual é o diagnóstico diferencial para um sopro sistólico em cada área auscultatória?
Ver Figura 3-12.

116. Quais são os sopros inocentes mais comuns?
Ver Tabela 3-8.

117. Qual é o efeito de sentar-se no sopro inocente típico?
Sentar-se acentua ou aumenta a intensidade do sopro de um zumbido venoso. Contrariamente, o sopro inocente vibratório típico ao longo da borda esternal inferior esquerda é mais alto na criança em supinação e irá diminuir de intensidade, e algumas vezes desaparecer, quando sentada ereta.

Estenose da válvula aórtica
AS supravalvular
AS subvalvular

Estenose da válvula pulmonar
Defeito septal atrial
Sopro de ejeção pulmonar, inocente
Sopro de fluxo pulmonar do recém-nascido
Estenose da artéria pulmonar
Estenose aórtica
Coarctação da aorta
Ducto arterioso patente
Retorno venoso anômalo parcial (PAPVR)
Retorno venoso anômalo total (TAPVR)

Defeito septal ventricular incluindo ECD
Sopro inocente vibratório (Sopro de Still)
HCM
Regurgitação tricúspide
Tetralogia de Fallot

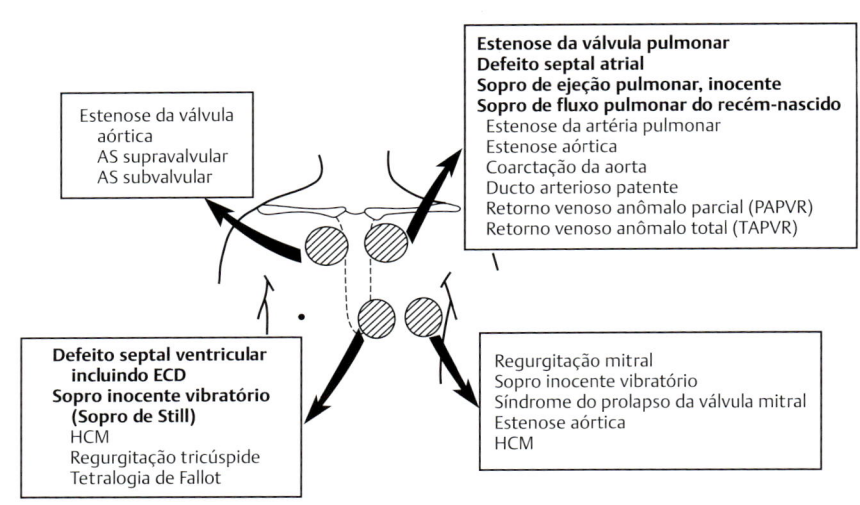

Regurgitação mitral
Sopro inocente vibratório
Síndrome do prolapso da válvula mitral
Estenose aórtica
HCM

Figura 3-12. Sopros sistólicos audíveis em várias localizações. Muitos podem irradiar para outras áreas. Condições menos comuns são mostradas em um tipo menor. *AS*, estenose aórtica; *ECD*, defeito do coxim endocárdico, *HCM*, cardiomiopatia hipertrófica. *(De Park MK: Pediatric Cardiology for Practitioners, ed 4. St. Louis, Mosby, 2002, p 32.)*

Tabela 3-8. Sopros Inocentes mais Comuns

TIPO (MOMENTO)	DESCRIÇÃO DO SOPRO	GRUPO DE IDADE COMUM
Sopro vibratório clássico; sopro de Still (sistólico)	Máximo na MLSB ou entre LLSB e ápice Vibratório de baixa frequência, "corda de som agudo", ou musical Grau de intensidade 2-3/6	3-6 anos de idade; ocasionalmente na infância
Sopro de ejeção pulmonar (sistólico)	Máximo na ULSB Precoce para sistólico médio Grau de intensidade 1-2/6	8-14 anos de idade
Sopro de fluxo pulmonar do recém-nascido (sistólico)	Máximo na ULSB Transmite bem para tórax esquerdo e direito, axilas e dorso Grau de intensidade 1-2/6	Prematuro e recém-nascidos a termo, geralmente desaparece em torno de 3-6 meses de vida
Zumbido venoso (contínuo)	Máximo nas áreas supraclavicular e infraclavicular direita (ou esquerda) Inaudível na posição supina Alterações de intensidade na rotação da cabeça e compressão da veia jugular Grau de intensidade 1-2/6	3-6 anos de idade
Ruído da carótida (sistólico)	Área supraclavicular direita e sobre as carótidas Vibração ocasional sobre a artéria carótida Grau de intensidade 2-3/6	Qualquer idade

LLSB, borda esternal inferior esquerda; *MLSB*, borda esternal mediana esquerda; *ULSB*, borda esternal superior esquerda.

118. Quais fatores são sugestivos de sopro patológico?
- Sopros diastólicos.
- Sopros sistólicos atrasados.
- Sopros panssistólicos.
- Sopros contínuos.
- Sopros associados à vibração.
- Sopros na área aórtica (borda esternal superior direita) e área tricúspide (borda esternal inferior esquerda).
- Qualidade ruim.
- Anormalidades cardíacas associadas (p. ex., pulsos assimétricos, estalidos, separação anormal).

McCrindle BW, Shaffer KM, Kan JS, et al: Cardinal clinical signs in the differentiation of heart murmurs in children, *Arch Pediatr Adolesc Med* 150:169–174, 1996.
Rosenthal A: How to distinguish between innocent and pathologic murmurs in childhood, *Pediatr Clin North Am* 31:1229–1240, 1984.

119. Quando um sopro é detectado, quais outros fatores sugerem que ele seja patológico?
- Evidência de retardo de crescimento (mais comumente observado em sopros com grandes *shunts* da esquerda para direita).
- Fatores dismórficos associados (p. ex., doença valvular na síndrome de Hurler, síndrome de Noonan).
- Cianose exercional, palidez, ou dispneia, especialmente quando associada a esforço menor, como subir alguns degraus (pode ser um sinal de ICC precoce).
- Curtos tempo e volumes de alimentação em bebês (pode ser um sinal de ICC precoce).
- Episódios sincopais ou pré-sincopais (podem ser observados na cardiomiopatia hipertrófica).
- Histórico de abuso de fármaco intravenoso (fator risco de risco de endocardite).
- Histórico maternal de diabetes melito (associada a hipertrofia septal assimétrica, VSD, D-transposição), uso de álcool (associado a estenose pulmonar e VSD), ou outras medicações.
- Histórico familiar de doença cardíaca congestiva.

Etoom Y, Ratnapalan S: Evaluation of children with heart murmurs, *Clin Pediatr* 53:111–117, 2014.

PONTOS-CHAVE: SOPROS PATOLÓGICOS
1. Diastólico.
2. Pansistólico.
3. Sistólico tardio.
4. Contínuo.
5. Vibração presente durante exame.
6. Anormalidades cardíacas adicionais (p. ex., estalidos, separação anormal, pulsos assimétricos).

CIRURGIA

120. O que são cirurgias de *shunt*?
Shunts arteriais são conexões entre uma artéria sistêmica e a artéria pulmonar e são utilizados para melhorar a saturação de oxigênio em pacientes com cardiopatia congênita cianóticos e fluxo sanguíneo pulmonar diminuído. *Shunts* venoarteriais conectam uma veia sistêmica e a artéria pulmonar e também são utilizados para propósitos semelhantes.

121. Nomeie as principais cirurgias de *shunt* (Fig. 3-13) para cardiopatia congênita.
- O *shunt* **Blalock-Taussig (BT)** consiste de uma anastomose entre a artéria subclávia e a artéria pulmonar ipsolateral. A artéria subclávia pode ser dividida e a extremidade distal anastomizada à artéria pulmonar (*shunt* BT clássico), ou um enxerto protético (Gore-Tex) pode ser interposto entre as duas artérias (*shunt* BT modificado). Ele permite o fluxo sanguíneo pulmonar em crianças com estenose pulmonar grave ou atresia.
- O *shunt* **Sano** (não representado) é um canal do ventrículo direito à artéria pulmonar frequentemente utilizado como uma alternativa ao *shunt* Blalock-Taussig no procedimento de Norwood para hipoplasia de VE.
- O *shunt* **Waterston** é uma anastomose entre a aorta ascendente e a artéria pulmonar direita. Esse procedimento é raramente realizado hoje em dia.
- O *shunt* **Potts** é uma anastomose entre a aorta descendente e a artéria pulmonar esquerda. Esse procedimento é raramente realizado hoje em dia.

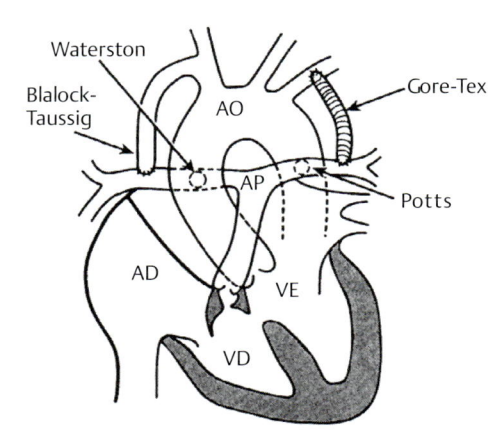

Figura 3-13. Principais cirurgias *shunt*. *AO*, aorta; *VE*, ventrículo esquerdo; *AP*, artéria pulmonar; *AD*, átrio direito; *VD*, ventrículo direito. *(De Park MK*: Pediatric Cardiology for Practitioners, *ed 4. St. Louis, 2002, Mosby, p 194.)*

122. Qual é o propósito do procedimento de Fontan?

O *procedimento* (ou cirurgia) *de Fontan* redireciona o sangue venoso sistêmico da veia cava superior e inferior diretamente às artérias pulmonares, desviando do ventrículo. É mais comumente utilizado para qualquer lesão cardíaca com um único ventrículo funcional. Uma abordagem comum atualmente é a anastomose da veia cava superior à artéria pulmonar direita e redirecionamento do fluxo da veia cava inferior à artéria pulmonar direita através de um desvio intracardíaco ou um *shunt* extracardíaco. Esse sangue desoxigenado flui passivamente para os pulmões e retorna ao ventrículo para ser bombeado à circulação sistêmica.

Tsai W, Klein BL: The postoperative cardiac patient, *Clin Pediatr Emerg Med* 6:216–221, 2005.

123. Quais são os distúrbios de ritmo mais comuns após o procedimento de Fontan?

Em decorrência da extensiva manipulação atrial no procedimento de Fontan, existem dois distúrbios de ritmo cardíaco principais.
- **Perda do ritmo sinusal** com um ritmo atrial não sinusal ou ritmo juncional. O marca-passo atrial pode ser necessário nos pacientes para aumentar a frequência cardíaca ou para restaurar a sincronia AV.
- **Taquicardia reentrante intra-atrial** era mais comum após o procedimento de Fontan estilo antigo em virtude das cicatrizes das incisões e do tamanho do átrio. Embora menos comum com as técnicas cirúrgicas mais recentes, um grande problema clínico permanece nesses pacientes; frequentemente é resistente aos fármacos e requer cateter ou ablação cirúrgica.

124. Em que tipo de cirurgia cardíaca a complicação de enteropatia por perda de proteína é mais comum?

Procedimento Fontan. A enteropatia por perda de proteína, que ocorre em 2% a 10% dos casos, é uma condição manifestada por graus variados de ascite, edema periférico, diarreia, má absorção de gordura e hipoalbuminemia. A função cardíaca frequentemente é normal nesses pacientes, e a causa é atribuída a uma dinâmica anormal do fluxo na vasculatura mesentérica secundária às pressões altas na circulação de Fontan.

125. Quais são algumas das razões para se ocluir cirurgicamente um defeito septal ventricular?

- Insuficiência respiratória crônica secundária a insuficiência cardíaca.
- Insuficiência cardíaca crônica.
- Prevenção de doença obstrutiva vascular pulmonar.
- Insuficiência de crescimento secundária a insuficiência cardíaca crônica.
- Carga de volume cardíaco esquerdo persistente na cardiomegalia crônica.
- Prolapso da válvula aórtica com insuficiência da válvula aórtica.
- Endocardite recorrente.

126. Quais são as indicações para a oclusão de um defeito septal atrial?
Crianças assintomáticas com um defeito septal atrial secundário associado a dilatação do VD e fluxo sanguíneo pulmonar aumentado são tipicamente submetidas à oclusão eletiva entre 3 e 5 anos de idade. Crianças com um defeito septal atrial secundário típico geralmente podem receber oclusão com técnicas de cateterização. Um defeito septal atrial venoso sinusal ou primário é ocluído com cirurgia. Além disso, um segundo defeito muito grande ou lesões associadas são tipicamente ocluídas na cirurgia. O raro bebê que apresentar um defeito septal atrial sintomático deve ser submetido à cirurgia no momento do diagnóstico.

127. Qual é o momento típico para as três cirurgias de crianças com hipoplasia de VE?
- **Recém-nascido:** *Procedimento Norwood* – reconstrução de uma nova aorta, septectomia atrial e *shunt* pulmonar.
- **4 a 8 meses:** *Glenn shunt* (hemiFontan) – conexão da cava superior à artéria pulmonar.
- **2 a 4 anos:** *Procedimento de Fontan* – conexão da cava inferior à artéria pulmonar.

Barron DJ, Kilby MD, Davies MD, et al: Hypoplastic left heart syndrome, *Lancet* 374:551–564, 2009.

128. Quais são os índices de sobrevivência em longo prazo de crianças com hipoplasia de VE?
Antes dos avanços do procedimento de Norwood, na década de 1980, crianças com hipoplasia de VE invariavelmente vinham a óbito nas primeiras semanas de vida. Após a introdução do procedimento de Norwood, os índices de sobrevivência aumentaram progressivamente. Em um ensaio randomizado multicêntrico de Reconstrução de Ventrículo Único de bebês com hipoplasia de VE, a sobrevida de 3 anos foi de 67% para o procedimento de Norwood com um *shunt* ventricular direito à artéria pulmonar (Sano) *versus* 61% para bebês com procedimento de Norwood com um *shunt* BT modificado.

Newburger JW, Sleeper LA, Frommelt PC, et al: Transplantation-free survival and interventions at 3 years in the single ventricle reconstruction trial, *Circulation* 129:2013–2020, 2014.

129. Qual é o prognóstico em longo prazo para transplante cardíaco durante a fase de recém-nascido e infância?
As estatísticas de sobrevida melhoraram dramaticamente durante os últimos 10 anos com o uso de agentes imunossupressivos mais novos e mais seguros, como ciclosporina e FK506. Entretanto, crianças com coração transplantado estão em maior risco de rejeição cardíaca, infecção, doença de artéria coronária acelerada e síndromes linfoproliferativas. Estimativas recentes de índices de sobrevida de 5 anos variam entre 65 e 80%.

130. Uma menina de 5 anos de idade, 2 semanas após um reparo descomplicado de um defeito septal atrial secundário, apresenta febre, angústia respiratória e necessidade de dormir sentada desde a alta. Qual é o diagnóstico de preocupação imediata?
Síndrome pós-pericardiotomia (PPCS) e **efusão pericárdica**. A PPCS ocorre tipicamente entre 7 e 21 dias após qualquer procedimento cirúrgico que abre o espaço pericárdico. Os sintomas podem incluir febre, dor torácica, irritabilidade, dispneia e uma preferência por sentar-se. O exame físico pode mostrar febre, taquicardia, frequência respiratória aumentada, hipotensão com pressão de pulso diminuída, bulhas cardíacas abafadas, veias do pescoço distendidas, hepatomegalia e pulso paradoxal. O diagnóstico diferencial inclui lesões cardíacas residuais, cardiomiopatia, pneumonia, sepse e efusões pleurais.

131. Qual é a etiologia da hipertensão pós-operatória após o reparo de coarctação da aorta?
Acredita-se que a *hipertensão pós-operatória* se deva a trauma barorreceptor secundário à cirurgia, aumento de catecolaminas circulantes e uma resposta exagerada do sistema renina-angiotensina. O tratamento com sedação, analgesia, esmolol, nitroprussiato e propranolol foi bem-sucedido. Esses fármacos podem ser mudados para enalapril ou captopril, quando a alimentação oral é retomada.

132. Um menino de 5 anos de idade, 6 dias após reparo cirúrgico descomplicado de coarctação da aorta, apresenta angústia respiratória; uma efusão pleural é observada no raio X do tórax. Qual é a aparência e composição provável do líquido pleural?
Turva, branca leitosa, alta em triglicérides e linfócitos, consistente com um **quilotórax**. Após o reparo cirúrgico de uma coarctação da aorta, um ducto arterioso patente ou um anel vascular, os pacientes

estão em risco de efusões pleurais quilosas secundárias ao trauma ao ducto torácico. A lesão ao ducto torácico pode resultar em perda de líquido linfático-quiloso (de origem intestinal) no espaço pleural. Tipicamente, isso começa após as alimentações serem retomadas. O paciente começa a aumentar a ingestão de gordura, o que aumenta a formação de quilo. As crianças geralmente respondem a uma dieta sem gordura, mas algumas vezes precisam de ligação cirúrgica do ducto torácico.

Agradecimento

Os editores expressam sua gratidão às contribuições do Dr. Bernard J. Clark III, que foram mantidas das primeiras três edições de *Segredos em Pediatria*.

DERMATOLOGIA

Kimberly D. Morel, MD ▪ *Christine T. Lauren, MD* ▪ *Maria C. Garzon, MD*

ACNE

1. Quando a acne se desenvolve mais tipicamente?
O desenvolvimento de microcomedões é tipicamente o sinal mais precoce de acne. Estudos mostraram que os comedões ocorrem em três quartos das meninas na pré-menarca, em uma média de idade de 10 anos, e em aproximadamente 10 a 11 anos de idade nos meninos. Eles podem anunciar (ou pré-datar) o início da puberdade.

2. Quando o aparecimento de acne é precoce?
A acne vulgar que começa antes dos 7 anos de idade deve justificar investigações de anormalidades endócrinas, como excesso de andrógeno ou puberdade precoce.

Eichenfield LF, Krakowski AC, Piggott C, et al: Evidence-based recommendations for the diagnosis and treatment of pediatric acne, *Pediatrics* 131:S163–S185, 2013.

3. Qual estrutura cutânea é envolvida na patogênese da acne?
A unidade pilossebácea. Ela consiste de um folículo piloso em associação com glândulas sebáceas, que secretam sebo no lúmen folicular.

4. Quais são os quatro fatores-chave na patogênese da acne?
1. Produção de secreção sebácea andrógeno-dependente.
2. Ceratinização folicular anormal, que leva ao tamponamento folicular.
3. Proliferação das bactérias *Propionibacterium acnes,* que vivem no lúmen folicular e se expandem em um ambiente anaeróbico; *P. acnes* é lipolítica e quebra a secreção sebácea, liberando mediadores de inflamação.
4. Inflamação.

5. Os pontos negros são causados pela pele suja?
Não. A cor preta de um "ponto negro", ou comedão aberto, é causada pela massa de secreção sebácea e restos de queratina compacta que oxidou na abertura folicular. Os pontos brancos, também denominados comedões fechados, se fixam na pele, mas não estão expostos à atmosfera.

6. Qual é a diferença entre acne neonatal e acne infantil?
A **acne neonatal ou acne do bebê** ocorre em até 20% dos recém-nascidos e se apresenta tipicamente durante as 4 primeiras semanas após o nascimento. Papulopústulas eritematosas se desenvolvem na face, especialmente nas bochechas. Ela tem sido atribuída à elevação transitória de hormônios androgênicos (ambos derivados maternalmente e endógenos) que estão presentes em bebês recém-nascidos. As lesões tipicamente se resolvem em 1 a 3 meses à medida que os níveis de androgênio caem. C*ephalic pustulosis neonatal* é um termo que foi proposto para substituir *acne neonatal*. Visto que as lesões mostraram conter espécies de *Malassezia*, a acne neonatal pode, na verdade, representar uma reação inflamatória a essa flora, e não uma acne verdadeira.

A **acne infantil** é incomum e geralmente se apresenta tardiamente (3 a 6 meses). Histologicamente, as lesões são semelhantes à acne vulgar verdadeira, como observado em crianças mais velhas: comedões abertos e fechados; pápulas inflamatórias; e, raramente, nódulos podem estar presentes. Um exame em busca de sinais de excesso de androgênio é indicado, embora a maior parte dos pacientes com essa condição não apresente evidência de puberdade precoce ou níveis hormonais elevados. A terapia sistêmica pode ser necessária para minimizar a formação de cicatriz.

---

[a]Disclaimer: Although off-label use of medications is discussed in this chapter, it is not designed to provide specific treatment guidelines.
[b]Conflict of interest: Dr. Kimberly Morel: Galderma, Scientific Advisory Board Meeting, July 2013. Pierre Fabre, Scientific Advisory Board Meeting, September 2013. Drs. Kimberly Morel, Christine Lauren and Maria Garzon, Astellas Pharma, Inc., grant support to University.

PONTOS-CHAVE: DESCRIÇÕES MORFOLÓGICAS DE LESÕES CUTÂNEAS PRIMÁRIAS

1. **Mácula:** uma área plana, circunscrita, reconhecível pela variação de cor da pele ao redor, ≤ 1 cm.
2. **Mancha:** uma grande mácula, > 1 cm.
3. **Pápula:** uma elevação circunscrita, ≤ 1 cm.
4. **Placa:** uma grande pápula superficial, > 1 cm.
5. **Nódulo:** uma elevação sólida circunscrita, ≤ 1 cm.
6. **Vesícula (pequena bolha):** uma elevação clara, preenchida com líquido, ≤ 1 cm.
7. **Bolha (grande vesícula):** uma elevação preenchida com líquido, > 1 cm.
8. **Pústula:** uma elevação de pele circunscrita preenchida com pus.

7. Quais transtornos se assemelham à acne neonatal e infantil?
- **Miliaria rubra** ou **pustulosa,** frequentemente em áreas de oclusão e pregas cutâneas.
- Milia, pápulas brancas sem eritema circundante.
- **Hiperplasia sebosa,** pápulas amareladas tipicamente sobre o nariz.
- **Dermatite seborreica,** manchas escamosas, eritematosas em vez de pústulas.

8. Um bebê com acne apresenta maior probabilidade de ser um adolescente com acne?
Não se acredita que a presença ou gravidade de acne em um bebê de < 3 meses de idade tenha correlação com um aumento de probabilidade de acne na adolescência. Entretanto, a acne retardada entre 3 e 6 meses de vida (especialmente se persistente e séria) está associada a uma possibilidade maior de doença mais séria na adolescência. O histórico familiar de acne grave também aumenta a probabilidade de de problemas futuros.

Herane MI, Ando I: Acne in infancy and acne genetics, *Dermatology* 206:24–28, 2003.

9. Quais são os fatores que exacerbam a acne?
- Limpeza em que se esfrega com vigor ou realização de furos nas lesões.
- Uso de maquiagem comedogênica ou outros produtos faciais.
- Medicações: esteroides anabólicos e corticosteroides, lítio, barbitúricos e alguns contraceptivos orais.
- Transpiração e roupas justas ou equipamento esportivo.
- Disfunção hormonal, como síndrome do ovário policístico.
- Estudos estão avaliando a influência de dietas com alto índice glicêmico e resistência à insulina.

PONTOS-CHAVE: FATORES PRINCIPAIS NA PATOGÊNESE DA ACNE

1. Produção de secreção sebácea androgênio-dependente.
2. Ceratinização folicular anormal.
3. Proliferação de *Propionobacterium acnes*.
4. Inflamação.

10. Quais são as formas mais graves de acne?
Acne *fulminans* é um transtorno raro, porém grave, que também é denominado acne ulcerativa febril aguda. Ela ocorre, principalmente, em meninos adolescentes com lesões extensivas, inflamatórias e ulcerativas no tronco e tórax, que geralmente estão associadas a febre, indisposição, artralgia e leucocitose. A etiologia permanece desconhecida, mas se considera que complexos imunes estejam envolvidos. O tratamento é sistêmico e inclui o seguinte: antibióticos, glicocorticoides e retinoides.

Acne *conglobata* é uma forma grave de acne que se apresenta com comedões, pápulas, pústulas, nódulos e abscessos. Está associada a cicatrização significativa. Ela frequentemente surge no início da vida adulta, mais tipicamente em mulheres. A terapia com retinoide sistêmico é o tratamento de escolha.

James WD: Acne, *N Engl J Med* 352:1463–1472, 2005.

11. Qual é a abordagem terapêutica para acne?

As terapias para acne, incluindo comedolíticos, agentes antibacterianos e moduladores hormonais, atingem vários fatores envolvidos na patogênese da acne.

- **Antibióticos tópicos,** incluindo eritromicina e clindamicina, devem ser utilizados em combinação com peróxido de benzoíla (BPO) para diminuir o risco de resistência ao antibiótico para *Propionibacterium acnes*. O BPO em si mesmo é bactericida contra *P. acnes*.
- **Antibióticos sistêmicos** (p. ex., tetraciclina e seus derivados) são mais frequentemente utilizados para acne papulopustular de moderada a grave.
- **Retinoides tópicos** tretinoína, tazarotena (gestação categoria X) e adapaleno são agentes comedolíticos que previnem a formação de novos tampões de queratina.
- **Retinoides sistêmicos** (isotretinoína) são utilizados em casos de acne vulgar grave. O mecanismo de ação exato da isotretinoína não é conhecido, mas afeta todos os quatro fatores na patogênese da acne: ceratinização/tamponamento folicular, inibição de atividade da glândula sebácea, redução da *P. acnes* e inflamação.
- **Modulação hormonal** é mais comumente alcançada com contraceptivos orais. Contraceptivos orais seletos são aprovados pela Food and Drug Administration (FDA) para tratar a acne de moderada a grave em mulheres que menstruam com idade acima de 14 anos. Agentes antiandrogênicos, como espironolactona, são utilizados em algumas adolescentes com ondas de calor pré-menstruais, hirsutismo e alopecia padrão masculino.

Eichenfield LF, Krakowski AC, Piggott C, et al: Evidence-based recommendations for the diagnosis and treatment of pediatric acne, *Pediatrics* 131:S163–S185, 2013.

12. Quando a utilização de isotretinoína é indicada em adolescentes com acne?

Isotretinoína, que é um ácido-13-cis-retinoico, é mais apropriadamente utilizada para **acne nodulocística**, **acne *conglobata*** ou **acne cicatrizante** que não é responsiva aos modos padrões de tratamento (p. ex., antibiótico oral/tópico, retinoides tópicos). Dado o efeito colateral conhecido de teratogenicidade, mesmo se apenas uma dose de isotretinoína for tomada durante a gestação ou se uma mulher ficar grávida dentro dos 30 dias da última dose, o monitoramento rigoroso e o aconselhamento de um contraceptivo definitivo são indispensáveis. A FDA e os fabricantes de isotretinoína criaram um registro denominado iPLEDGE (www.ipledgeprogram.com), no esforço de reduzir o risco de exposição fetal ao medicamento. Esse programa monitora as pacientes em tratamento com isotretinoína com testes laboratoriais mensais e verificação de contracepção e conhecimento de riscos.

Eichenfield LF, Krakowski AC, Piggott C, et al: Evidence-based recommendations for the diagnosis and treatment of pediatric acne, *Pediatrics* 131:S163–185, 2013.
Merritt B, Burkhart CN, Morrell DS: Use of isotretinoin for acne vulgaris, *Pediatr Ann* 38:311–320, 2009.

13. Quais efeitos colaterais graves podem estar associados à terapia para acne com minociclina sistêmica?

Tetraciclinas, incluindo o derivado minociclina, são antibióticos orais amplamente prescritos para acne e são utilizados seguramente por longos períodos de tempo. Eles são contraindicados para pacientes < 8 anos de idade em razão do seu potencial para manchas dentárias permanentes. Reações raras – particularmente para minoclina – incluem manchas na pele, pneumonite, hepatite autoimune, lúpus fármaco-induzido, reações semelhantes à doença sérica e reações graves de hipersensibilidade.

Brown RJ, Rother KI, Artman H, et al: Minocycline-induced drug hypersensitivity syndrome followed by multiple autoimmune sequelae, *Arch Dermatol* 142:862–868, 2009.

14. Qual combinação de produtos para acne causa uma cor de pele amarelo-laranja e descoloração capilar?

O uso de dapsona gel 5% (Aczona, uso não indicado no rótulo para pacientes com menos de 12 anos de idade) mais BPO leva a uma descoloração da pele para amarelo-laranja. Os pacientes devem ser advertidos para evitar a aplicação desses medicamentos ao mesmo tempo. A sulfacetamina aplicada ao mesmo tempo em que o BPO também causa essa reação. Na aplicação alternada, manhã e noite, deve-se realizar uma limpeza delicada entre cada passo. Quando a reação ocorre, pode levar de poucos dias a 2 meses para a resolução.

Dubina MI, Fleischer AB Jr; Interaction of topical sulfacetamide and topical dapsone with benzoyl peroxide, *Arch Dermatol* 145:1027–1029, 2009.

15. Que outros produtos para acne não devem ser utilizados em combinação?
A combinação de tretinoína mais BPO aplicados ao mesmo tempo é conhecida por causar oxidação e inatividade da tretinoína. A tretinoína também é inativada pela luz solar, portanto, recomenda-se aplicá-la à noite. BPO pode ser utilizado pelo paciente na manhã seguinte. Um produto de combinação tópica (Epiduo[b]) foi desenvolvido e contém adapaleno em uma combinação estável com BPO 2,5%. É aprovado pela FDA para tratar acne em paciente com ≥ 9 anos de idade.

16. De que cor fica sua toalha vermelha após usá-la para enxugar sua face coberta com BPO?
Rosa ou até branca! O efeito oxidante de BPO possui um resultado bactericida na *P. acnes*, o lado negativo é que o efeito oxidante branqueia ou desbota roupas, toalhas e lençóis. Os pacientes devem ser advertidos quanto a esse efeito e ser cautelosos ao usar tecidos após aplicação recente de BPO.

QUESTÕES CLÍNICAS

17. Quais achados cutâneos na região mediana lombossacral são sugestivos de disrafismo espinhal oculto?
- Lipoma.
- Hipertricose.
- Fossetas: fístulas ou grandes fossetas dérmicas (> 0,5 cm) que estão localizadas > 2,5 cm da borda anal (particularmente com desvio lateral da fenda).
- Lesões vasculares (hemangioma [Fig. 4-1], mancha de vinho do porto, telangiectasias).
- Variantes de pigmentação (ambas as hiperpigmentações, incluindo lentigo e nevo melanocítico, e hipopigmentação).
- Aplasia cútis congênita.
- Apêndices (pólipo cutâneo, cauda).

Drolet BA, Chamlin SL, Garzon MC, et al: Prospective study of spinal anomalies in children with infantile hemangiomas of the lumbosacral skin, *J Pediatr* 157:789–794, 2010.
Drolet B: Birthmarks to worry about. Cutaneous markers of dysraphism, *Dermatol Clin* 16:447–453, 1998.

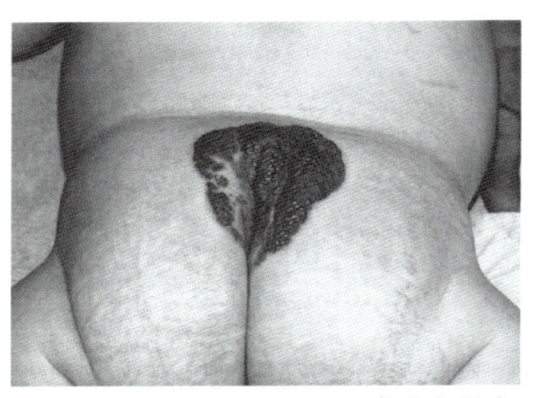

Figura 4-1. Hemangioma lombossacral com medula presa subjacente. *(De Drolet BA, Garzon MC, editores: Birthmarks of medical significance,* Pediatr Clin North Am *57:1077, 2010.)*

PONTOS-CHAVE: LESÕES MEDIANAS LOMBOSSACRAIS ASSOCIADAS AO DISRAFISMO ESPINHAL OCULTO OU MEDULA PRESA

1. Fossetas sacrais (particularmente com desvio lateral da fenda glútea).
2. Manchas pilosas.
3. Apêndices (pólipo cutâneo ou cauda).
4. Lipoma sacral.

DERMATOLOGIA

5. Lesões vasculares (hemangioma, mancha de vinho do porto, telangiectasias).
6. Variantes de pigmentação (hiperpigmentação, incluindo lentigo e nevo melanocítico, e hipopigmentação).
7. Aplasia cútis congênita.

18. Qual é o significado de tragos acessórios (apêndices pré-auriculares)?
Tragos acessórios são pápulas ou nódulos carnudos tipicamente anteriores ao trago normal, ou, menos comumente, na bochecha ou linha do maxilar. Eles contêm quantidades variáveis de cartilagem. Na maior parte dos casos, os tragos acessórios são achados cutâneos isolados. Defeitos extensivos podem estar associados à perda de audição. Recém-nascidos com trago acessório devem passar por teste de audição. Menos comumente, eles estão associados a outras anormalidades do primeiro arco branquial (p. ex., fenda labial e palatal) ou síndromes raras como síndrome de Treacher Collins, VACTERL ou síndrome oculoauriculovertebral. Os tragos acessórios são tratados excisando-se a pápula e seu talo cartilaginoso cirurgicamente.

19. Quais condições causam erupções na pele semelhantes a anéis?
Nem todos os anéis são tínea. Lesões cutâneas anulares (semelhante a anel) podem ser observadas em uma ampla variedade de doenças cutâneas em crianças. As causas comuns dessas lesões incluem o seguinte:
- *Tinea corporis*.
- Dermatite (especialmente numular).
- Psoríase.
- Urticária.
- Granuloma anular (frequentemente composto de pequenas pápulas sem escama sobrejacente).
- Eritema migratório.
- Lúpus sistêmico eritematoso.

PONTOS-CHAVE: DIAGNÓSTICO DIFERENCIAL DE ERUPÇÕES CUTÂNEAS SEMELHANTES A ANEL

1. *Tinea corporis*.
2. Dermatite (atópica, numular ou de contato).
3. Psoríase.
4. Granuloma anular (frequentemente composto de pequenas pápulas sem escama sobrejacente).
5. Eritema migratório.
6. Lúpus sistêmico eritematoso.

20. Qual é a aparência e o histórico natural do molusco contagioso?
Molusco contagioso é uma infecção cutânea comum causada pelo poxvírus. São pequenas lesões bronze-rosadas, papulosas, em forma de cúpula, que frequentemente apresentam um centro umbilicado. Geralmente são assintomáticas, mas podem estar associadas a dermatite eczematosa e prurido. Uma superinfecção pode complicar o curso, requer terapia antibiótica e aumenta a probabilidade de formação de cicatriz após a resolução. Em crianças saudáveis, o curso é autolimitado, mas pode permanecer durante 2 anos. Em alguns casos, a persistência e a expansão do molusco podem requerer exame de varredura em busca de imunodeficiências congênitas ou adquiridas.

21. Qual é a melhor forma de erradicar o molusco contagioso?
Quando acompanhamento expectante não é desejado, as opções terapêuticas são primariamente métodos destrutivos. Curetagem (com remoção do núcleo), crioterapia e agentes descamantes (retinoides tópicos aplicados com moderação) podem ser utilizados. Um método popular envolve a utilização de um agente formador de bolhas, cantaridina,[a] que é aplicada em lesões individuais no consultório médico. Imunomodulador (p. ex., imiquimod,[a] cimetidina[a]) e terapias antivirais permanecem não aprovadas em crianças.

Moye VA, Cathcart S, Morrell DS: Safety of cantharidin: a retrospective review of cantharidin treatment in 405 children with molluscum contagiosum, *Pediatr Dermatol* 31:450–454, 2014.

22. Quais são a causas comuns de urticária aguda em crianças?
A urticária aguda pode durar várias semanas. Caso persista além desse período, ela é tipicamente caracterizada como urticária crônica. Em crianças, as causas mais comuns de urticária aguda incluem os cinco "Is":
- Infecção (viral e bacteriana são as mais frequentes, mas patógenos fúngicos também podem causar urticária).
- Infestação (parasitas).

- Ingestão (medicação e alimentos).
- Injeções ou infusões (imunizações, produtos sanguíneos e antibióticos).
- Inalação (alergênicos como pólens e mofos).

PONTOS-CHAVE: CAUSAS COMUNS DA URTICÁRIA – OS CINCO I'S

1. Infecção (viral e bacteriana são as mais frequentes, mas patógenos fúngicos também podem causar urticária).
2. Infestação (parasitas).
3. Ingestão (medicação e alimentos).
4. Injeções ou infusões (imunizações, produtos sanguíneos e antibióticos).
5. Inalação (alergênicos como pólens e mofos).

23. Qual é o quadro clínico característico de eritema nodoso?

Pródromos como febre, calafrios, indisposição e artralgia podem preceder os achados cutâneos típicos. Erupções cutâneas nodulares vermelhas a azuis aparecem sobre a porção anterior das tíbias. As lesões podem ser observadas nos joelhos, tornozelos, nas coxas e, ocasionalmente, nos antebraços extensores inferiores e na face. Elas podem evoluir por um espectro de cores que lembram um hematoma. Frequentemente, as mudanças são diagnosticadas erroneamente como celulite ou secundárias a um evento traumático. Essa condição está associada a uma variedade de infecções (p. ex., *streptococcus* beta-hemolítico do grupo A, tuberculose) e causas não infecciosas (p. ex., colite ulcerativa, leucemia).

24. O que, tecnicamente, são verrugas?

Tumores epidérmicos benignos causados por diferentes tipos de papilomavírus humano.

25. Como as verrugas plantares se distinguem clinicamente dos calos?

Verrugas plantares são verrugas nas solas dos pés que podem ser dolorosas. Elas são planas ou áreas discretamente elevadas de hiperceratose firme, com um "colarinho" epidérmico normal (Fig. 4-2). Diferentemente dos *calos*, com os quais podem ser confundidas, as verrugas plantares causam obliteração das linhas cutâneas normais (dermatóglifos). Pontos vermelho-escuros (capilares trombosados) podem ser observados dentro da verruga.

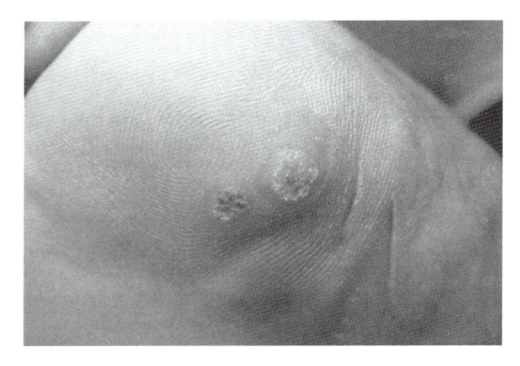

Figura 4-2. Verrugas plantares. Observar interferência nas linhas da pele. Pontos pretos característicos nas verrugas são capilares trombosados. *(De Cohen BA:* Pediatric Dermatology, *ed 2. London, 1999, Mosby, p 115.)*

26. Como as verrugas normais podem ser tratadas?

O modo de terapia depende do tipo e do número de verrugas, da localização no corpo e da idade do paciente. Não importa qual tratamento é utilizado, verrugas podem sempre reaparecer; não há curas absolutas. O principal objetivo é remover as verrugas sem cicatrização residual. Uma opção é a ausência total de tratamento, visto que a maior parte das verrugas resolve-se espontaneamente, contudo leva anos para tal. Uma variedade de terapias é utilizada. A terapia mais comumente escolhida é realizada com ácido salicílico, com aparadas regulares e oclusão. A segunda é a crioterapia (nitrogênio líquido tópico) em combinação com ácido salicílico. Outras terapias, incluindo tretinoína tópica, aplicação de fita adesiva, eletrodissecação, laser de corante pulsante, imiquimod tópico e imunoterapia de contato, são utilizadas para tratar verrugas recalcitrantes em crianças.[a] Em alguns relatos de caso, a cimetidina oral foi relatada como sendo efetiva, talvez por sua atividade imunomodulatória, embora faltem evidências.[a] A injeção de antígeno de *Candida* como uma imunoterapia também foi relatada como eficaz.[a]

Lynch MD, Cliffe J, Morris-Jones R: Management of cutaneous viral warts, *BMJ* 348:g3339, 2014.
Swanson A, Canty K: Common pediatric skin conditions with protracted courses: a therapeutic update, *Dermatol Clin* 31:239–249, 2013.

27. Um paciente de 8 anos de idade apresenta um nódulo duro, sem maciez, livremente móvel no pescoço, com cor da pele discretamente azulada. Qual é o diagnóstico mais provável?

Pilomatricoma (pilomatrixoma). Também denominado epitelioma calcificante benigno de Malherbe, é um tumor benigno que, frequentemente, surge em crianças e adolescentes na face e no pescoço. Geralmente não é confundido com uma condição maligna, porém é comum a recomendação de excisão, visto que esses nódulos aumentam de tamanho ou podem tornar-se inflamados ou infectados.

28. O que é "sinal da gangorra"?

Um indício para o diagnóstico de pilomatricomas. É como crianças brincando em uma gangorra, quando um lado sobe e o outro desce. Pilomatricomas são firmes e, quando uma extremidade é pressionada para baixo, a outra se levanta.

29. Quais são as causas mais comuns de caroços e protuberâncias na pele de crianças?

Embora a maior parte dos pais tema a malignidade, nódulos e tumores na pele raramente são malignos. Os cistos de inclusão epidérmica são uma das causas mais comuns e, frequentemente, são reconhecidos por seu ponto central. Pilomatricomas constituem outra causa pediátrica comum (ver questões 27 e 28). Embora benignos, devem ser removidos, uma vez que podem aumentar com o tempo e podem se tornar inflamados ou infectados. Hemangiomas infantis profundos podem se desenvolver cedo na infância; eles são macios e parcialmente compressíveis, mas podem ser difíceis de ser reconhecidos se não estiverem associados ao componente superficial vermelho do hemangioma. Realização de imagem pode ser indicada quando não houver indícios cutâneos externos. Quaisquer nódulos firmes ou macios rapidamente progressivos devem ser avaliados imediatamente, visto que um encaminhamento à cirurgia pediátrica pode ser necessário para ajudar no diagnóstico definitivo e descartar casos raros de malignidade.

Wyatt AJ, Hansen RC: Pediatric skin tumors, *Pediatr Clin North Am* 47:937–963, 2000.

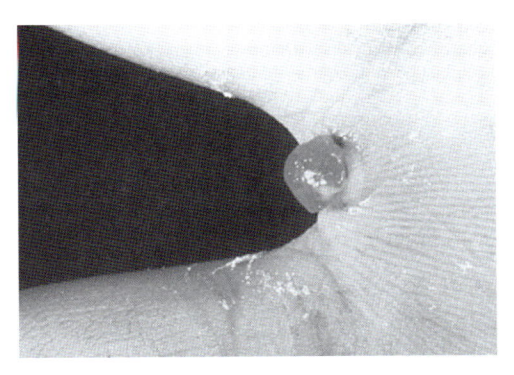

Figura 4-3. Granuloma piogênico no espaço membranoso entre os dedos. *(De Cohen BA: Pediatric Dermatology, ed 2. London, 1999, Mosby, p 127.)*

30. Por que um granuloma piogênico não é nem piogênico nem granuloma?

Um *granuloma piogênico*, que também é denominado hemangioma capilar lobular, é uma lesão adquirida comum que se desenvolve tipicamente no local de trauma óbvio ou trivial em qualquer parte do corpo. Uma proliferação capilar local ocorre, em geral, rapidamente, podendo desenvolver hemorragia (Fig. 4-3). Curetagem e eletrodissecação do local são curativas. A lesão não é nem um pioderma infeccioso, nem um granuloma, na biópsia.

31. Que condição é classicamente diagnosticada pelo sinal de Darier?

Mastocitoma. Essa é uma lesão benigna composta de mastócitos que surgem ao nascimento ou durante o início da infância. Ele aparece como uma placa ou um nódulo rosa/bronze, frequentemente com uma superfície de casca de laranja. O sinal de Darier se refere à formação de eritema e pápula de urticária ao se bater ou esfregar a lesão. As alterações na pele são causadas pela liberação de histamina dos mastócitos mecanicamente traumatizados.

32. Que distúrbio pode se apresentar como "sardas" associadas a urticárias?

Urticária pigmentosa (mastocitose). Presente ao nascimento ou durante o início da infância, mastocitomas múltiplos aparecem como máculas, pápulas ou placas marrons (formação de vesícula também pode ocorrer) e são frequentemente confundidos com sardas ou nevos melanocíticos. Em geral, as lesões são apenas cutâneas, porém, raramente, elas podem acometer outros sistemas orgânicos (p, ex., pulmões, rim, trato gastrintestinal, sistema nervoso central). O sinal de Darier é uma característica-chave do diagnóstico.

33. O que é impetigo?

Impetigo é uma infecção cutânea superficial que é causada por *Staphylococcus aureus* ou *streptococcus* grupo A. Historicamente, *streptococcus* foi o agente mais prevalente. Entretanto, há poucas décadas, *S. aureus* parece ser o microrganismo predominante, embora possam ocorrer infecções mistas. O impetigo bolhoso geralmente é causado por *S. aureus*.

34. Para impetigo, é melhor a terapia tópica ou sistêmica?

O tratamento geralmente requer um antibiótico que seja ativo contra *streptococci* e *staphylococci*. Os antibióticos tópicos podem ser utilizados em doenças localizadas. Os componentes da pomada de antibiótico triplo (geralmente bacitracina-neomicina-polimixina B) realmente apresentam alguma atividade contra a bactéria patogênica do impetigo, mas a mupirocina é mais eficaz como agente tópico, embora a resistência à mupirocina esteja subindo. Antibióticos sistêmicos, com atividade contra *S. aureus* e *streptococcus* grupo A, geralmente são indicados para envolvimento extensivo, surtos em contatos domésticos, escolares ou times atléticos, ou quando a terapia tópica não tiver resolvido. Cefalosporinas (p. ex., cefalexina, cefadroxila), amoxicilina-clavulanato e dicloxacilina são mais eficazes. A eritromicina provavelmente não é útil, uma vez que números crescentes de *staphylococci* são resistentes; padrões de resistência local devem determinar se a eritromicina pode ser utilizada. *S. aureus* resistente à meticilina (MRSA) é cultivado como agente causador de infecções com mais frequência. A maior parte das cepas de MRSA permanece sensível a trimetoprima-sulfametoxazol e clindamicina.

Jungk J, Como-Sabetti K, Stinchfield P, et al: Epidemiology of MRSA at a pediatric healthcare system, *Pediatr Infect Disease J* 26:339–344, 2007.

Sladden MJ, Johnston GA: Common skin infections in children, *BMJ* 329:95–99, 2004.

35. Que sinal dermatológico começa a partir de um arranhão?

Dermografismo (dermatografismo) ocorre quando a pele suscetível é atingida firmemente por um objeto pontudo. O resultado é uma linha vermelha seguida por um "calorão" eritematoso, que eventualmen-

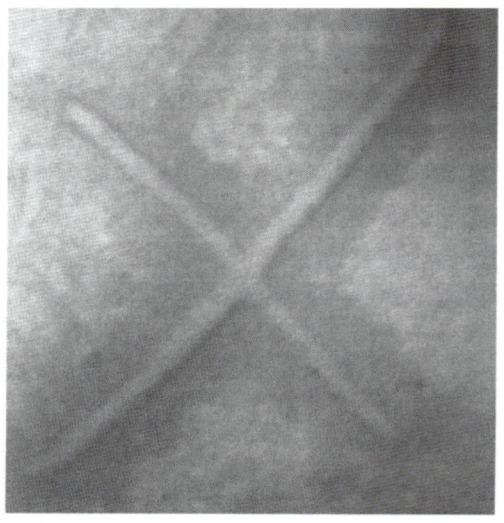

Figura 4-4. Dermografismo. Uma resposta de urticária é decorrente da agressão à pele. *(De Goldbloom RB: Pediatric Clinic Skills, ed 4. Philadelphia, 2011, Elsevier Saunders.)*

te, é acompanhado por uma pápula (Fig. 4-4). Essa "resposta tripla de Lewis" geralmente ocorre em 1 a 3 minutos. O dermografismo (ou escrita cutânea) é uma resposta tripla de Lewis exagerada e é observada em pacientes com urticária. A tendência do aparecimento de dermografismo pode ser em qualquer idade e pode durar de meses a anos. A causa frequentemente é desconhecida. Dermografismo branco é observado em pacientes com diátese atópica, em quem a linha vermelha é substituída por uma linha branca sem calor e vergão subsequentes.

36. A língua geográfica ocorre como resultado de viagem global?
Não, portanto não há necessidade de permanecer em casa. *Língua geográfica* refere-se à condição benigna em que ocorrem denudações da papila filiforme sobre a superfície da língua, dando a esta uma aparência de mapa em relevo (Fig. 4-5). Os padrões podem mudar em horas e dias, e a histopatologia se assemelha à da psoríase. O paciente geralmente é assintomático. Nenhum tratamento é efetivo ou necessário, uma vez que a autorresolução é a regra.

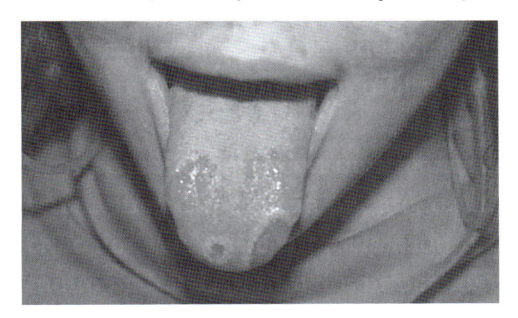

Figura 4-5. Língua geográfica. *(De Sahn EE: Dermatology Pearls. Philadelphia, 1999, Hanley & Belfus, p 162.)*

37. Quais doenças estão associadas à língua de morango?
Febre escarlate (escarlatina) causada por um *streptococcus* beta-hemolítico do grupo A e doença de Kawasaki são os transtornos mais comuns associados à língua de morango. As características da superfície "semelhante ao morango" são causadas por papilas linguais proeminentes. A língua de morango branca é causada por exsudato fibrinoso sobrejacente à língua. Línguas de morango vermelhas não possuem exsudato fibrinoso.

38. O que os pais devem procurar no rótulo de um protetor solar?
A FDA exigiu linguagem atualizada nos rótulos de protetores solar. Os pais devem procurar um protetor descrito como de amplo espectro, indicando que será eficaz contra raios ultravioleta A (UVA) e ultravioleta B (UVB). Um produto com fator de proteção solar (SPF) de 30 a 50 é preferido; o máximo permitido em rótulo é o SPF 50, uma vez que um fator maior não oferece proteção maior significativamente. As palavras: *bloqueador solar* e *à prova d'água* não são mais permitidas no rótulo. Os pais devem procurar um protetor solar resistente à água; entretanto, 80 minutos é o tempo máximo de permanência do protetor na pele durante atividades aquáticas ou com transpiração. A informação também deve incluir proteção física, incluindo o uso de roupas para proteção solar, chapéus e óculos de sol. É importante notar que suplementação de vitamina D deve ser considerada quando se pratica proteção solar, especialmente se a insuficiência de vitamina D ocorrer juntamente a dieta fortificada.

TRANSTORNOS ECZEMATOSOS

39. Qual é a diferença entre eczema e dermatite atópica?
O termo *eczema* deriva da palavra grega *ekzein,* que significa explodir: *ek* (ex) (fora) mais *zein* (ferver). Para a maior parte dos médicos, eczema é sinônimo de dermatite atópica, uma doença de pele crônica manifestada por erupções cutâneas intermitentes. **Eczema** é, principalmente, um termo morfológico utilizado para descrever uma erupção eritematosa, descamante, inflamatória, com prurido, edema, pápulas, placas, vesículas e crostas. Existem outras "erupções eczematosas" (eczema numular, dermatite alérgica de contato), mas eczema (comum) é certamente o mais frequente.

Dermatite atópica é uma tendência alérgica mais ampla com múltiplas manifestações dérmicas que são, principalmente, secundárias ao prurido. A dermatite atópica foi denominada "prurido que causa erupção, não erupção que causa prurido". Suas manifestações são pele seca, dermatite crônica e recorrente, baixo limiar ao prurido, palmas hiperlineares, dobras das pálpebras (pregas de Dennie-Morgan), pitiríase *alba* e queratose pilar, entre outras.

40. Qual é a distribuição usual da erupção na dermatite atópica?
- *Infantil:* bochechas; canela; tronco e superfícies extensoras das extremidades, joelhos e cotovelos.
- *Infância (idade de 2 anos à puberdade):* pescoço; pés; pulsos; e fossas periorbital, antecubital, poplítea.
- *Adulto:* pescoço, mãos, pés e fossas antecubital e poplítea.

PONTOS-CHAVE: PRINCIPAIS CARACTERÍSTICAS DE DERMATITE ATÓPICA
1. Envolvimento da superfície extensora na infância.
2. Envolvimento da superfície flexural em crianças mais velhas.
3. Liquenificação na irritação crônica.
4. Pregas de Dennie-Morgan sob os olhos.
5. Parte da tríade atópica: dermatite atópica, asma e rinite alérgica.
6. Imunidade inata diminuída na pele leva ao aumento da suscetibilidade a infecções cutâneas bacterianas e virais.

---

41. Descreva as cinco ações essenciais para tratar dermatite atópica
1. **Reduzir prurido.** Corticosteroides tópicos e emolientes suaves ajudam a reduzir o prurido. Anti-histamínicos orais também podem ser utilizados por seu efeito sedativo à noite e pode reduzir o prurido.
2. **Hidratar a pele.** Emolientes (petrolato e pomadas e cremes sem fragrância) previnem a evaporação da umidade via oclusão e são mais bem aplicados imediatamente após o banho, quando a pele está maximamente hidratada, para "bloquear" a umidade. Um protocolo de "molhar e esfregar" é aconselhável em casos refratários.
3. **Reduzir a inflamação.** Esteroides[a] tópicos são valiosos como anti-inflamatórios e podem acelerar o clareamento de erupções eritematosas (inflamadas). Corticosteroides de média potência podem ser utilizados em áreas que não sejam nem a face nem regiões fechadas (área das fraldas); esteroides de potência baixa (p. ex., hidrocortisona 1%) podem ser utilizados nessas áreas de pele fina por períodos limitados de tempo. Imunomoduladores tópicos, como tacrolimus[b] tópico e pimecrolimus, são aprovados para o tratamento intermitente de dermatite atópica moderada a grave em crianças com 2 anos de idade e mais velhas. Entretanto, seus efeitos colaterais em longo prazo não foram completamente avaliados.
4. **Controlar a infecção.** A superinfecção por *Staphylococcus aureus* é extremamente comum. Cefalosporinas de primeira geração, como cefalexina, são os antibióticos comuns de escolha para dermatite atópica infectada. Banhos com água sanitária diluída são recomendados em alguns casos, 2 a 3 vezes por semana, para reduzir a colonização de estafilococos.
5. **Evitar irritantes.** Sabonetes e xampus suaves sem fragrância devem ser utilizados; lãs e vestimentas sintéticas justas devem ser evitadas; vestimentas não sintéticas justas podem ajudar a minimizar a sensação de prurido; considere mobília, carpete, animais de estimação e ácaros do pó como possíveis irritantes e/ou fatores desencadeantes.

Eichenfield LF, Tom WL, Chamlin SL, et al: Guidelines of care for the management of atopic dermatitis: section 1. Diagnosis and assessment of atopic dermatitis, *J Am Acad Dermatol* 70:338–351, 2014.
Eichenfield LF, Tom WL, Berger TG, et al: Guidelines of care for the management of atopic dermatitis: section 2. Management and treatment of atopic dermatitis with topical therapies, *J Am Acad Dermatol* 71:116–132, 2014.
Sidbury R, Davis DM, Cohen DE, et al: Guidelines of care for the management of atopic dermatitis: section 3. Management and treatment with phototherapy and systemic agents, *J Am Acad Dermatol* 71:327–349, 2014.

42. Por que existe advertência em destaque sobre os inibidores tópicos de calcineurina?
Os efeitos colaterais em longo prazo da utilização crônica ainda estão sob investigação. Está em vigor uma advertência baseada nas preocupações quanto à absorção sistêmica e ao risco associado elevado de câncer em populações de pacientes nos quais a administração sistêmica em longo prazo ocorreu, como receptores de transplante de órgãos. Os pacientes devem ser instruídos sobre a importância da proteção solar enquanto utilizam medicações imunossupressoras tópicas, como inibidores tópicos de calcineurina.

Thaçi D, Salgo R: Malignancy concerns of topical calcineurin inhibitors for atopic dermatitis: facts and controversies, *Clin Dermatol* 28:52–56, 2010.

DERMATOLOGIA

43. Por que esteroides fluorados (halogenados) e outros esteroides tópicos potentes não devem ser utilizados sobre a face?
- A pele facial é mais fina, portanto a absorção percutânea é mais elevada.
- Telangiectasias ou aranhas vasculares podem ocorrer.
- Atrofia cutânea pode ocorrer.
- Dermatite perioral ou rosácea pós-esteroide pode ocorrer com sintomas rebotes, que são piores que a erupção original.

44. Existe uma base genética para dermatite atópica?
É provável que tanto fatores genéticos quanto ambientais exerçam uma função. Suscetibilidade à dermatite atópica é encontrada em pacientes com mutações na *filagrina*, uma proteína epitelial que faz ligações cruzadas de queratina e serve para proteger a epiderme da perda de água, ou camada externa da pele. Muitas crianças com dermatite atópica apresentam um histórico familiar de atopia. Se um dos pais apresentar uma diátese atópica, 60% dos filhos serão atópicos; quando os dois pais apresentarem, 80% das crianças serão acometidas. Gêmeos monozigóticos frequentemente são concordantes para doença atópica.

Palmer CN, Irvine AD, Terron-Kwiatkowski A, et al: Common loss-of-function variants of the epidermal barrier protein filaggrin are a major predisposing factor for atopic dermatitis, *Nat Genet* 38:441–446, 2006.

45. Existem alterações imunológicas consistentes em crianças com dermatite atópica?
Alterações humorais incluem níveis elevados de imunoglobulina E e um número mais alto que o normal de testes cutâneos positivos (reações cutâneas tipo I) para alérgenos ambientais comuns. Anormalidades célula-mediadas foram encontradas apenas durante crises agudas de dermatite; essas crises incluem depressão discreta a moderada de imunidade célula-mediada, uma diminuição de 30% a 50% de rosetas E que formam linfócitos, fagocitose diminuída de células de levedura por neutrófilos e defeitos quimiotáticos de células polimorfonucleares e mononucleares. A imunidade inata da pele é alterada com níveis inferiores de peptídeos antimicrobianos e suscetibilidade elevada a infecções bacterianas e virais cutâneas.

Eichenfield LF, Tom WL, Chamlin SL, et al: Guidelines of care for the management of atopic dermatitis: section 1. Diagnosis and assessment of atopic dermatitis, *J Am Acad Dermatol* 70:338–351, 2014.

46. Qual é o papel das mutações de filagrina no desenvolvimento da dermatite atópica?
O gene da filagrina codifica uma proteína epidérmica (filagrina, baixa para proteína agregadora de filamento) abundantemente expressada na camada externa da epiderme. A filagrina é essencial para a homeostase e manutenção epidermal das funções da barreira cutânea, bem como retenção de água. Aproximadamente 10% dos indivíduos de descendência europeia são, no mínimo, portadores heterozigóticos para o gene, o que resulta em uma diminuição de 50% na proteína filagrina expressada. Esse grupo apresenta maior probabilidade de desenvolver eczema de gravidade elevada.

Irvine AD, McLean WHI, Leung DYM: Filaggrin mutations associoated with skin and allergic diseases, *N Engl J Med* 365:1315–1327, 2011.

47. Quais outras condições cutâneas imitam a dermatite atópica?
- Dermatite seborreica.
- Sarna.
- Psoríase.
- Tinha da cabeça.
- Líquen simples crônico.
- Acrodermatite enteropática.
- Dermatite de contato.
- Histiocitose de células de Langerhans.
- Eczema xerótico (pele seca).
- Transtornos da imunodeficiência (p. ex., síndrome de Wiskott-Aldrich, síndrome da hiperimunoglobulina E, imunodeficiência combinada grave).
- Eczema numular.
- Transtornos metabólicos (p. ex., fenilcetonúria, deficiência de ácido graxo essencial, deficiência de biotinidase).

48. O que é "marcha atópica"?

Aproximadamente, metade dos bebês com dermatite atópica irá desenvolver asma, e dois terços irão desenvolver rinite alérgica. Portanto, essa condição em bebês marcha em direção a outras. Atualmente estão em estudo modos de interromper essa progressão.

Spergel JM, Paller AS: Atopic dermatitis and the atopic march, *J Allergy Clin Immunol* 112:S118–S127, 2003.

49. Quais as características que ajudam a diferenciar a dermatite seborreica da atópica durante a infância?

Ver Tabela 4-1.

Tabela 4-1. Dermatite Seborreica *versus* Dermatite Atópica

CARACTERÍSTICAS	DERMATITE SEBORREICA	DERMATITE ATÓPICA
Cor	Salmão	Rosa ou vermelha (se inflamada)
Escama	Amarelada, gordurosa	Branca, não gordurosa
Idade	Crianças < 6 meses ou adolescentes	Pode começar aos 2-12 meses e continuar até a infância
Prurido	Não presente	Pode ser grave
Distribuição	Face, couro cabeludo pós-auricular, axilas e virilha	Bochechas, tronco e extensores das extremidades
Fatores associados	Nenhum	Pregas de Dennie-Morgan, olheiras alérgicas, palmas hiperlineares
Liquenificação	Nenhuma	Pode ser proeminente
Resposta a esteroides tópicos	Rápida	Mais lenta

50. Como os pais devem lidar com a crosta láctea?

A *dermatite seborreica* do couro cabeludo, também denominada "crosta láctea", ocorre durante a infância e se apresenta como uma erupção aderente, escamosa, gordurosa e amarela no couro cabeludo que pode se estender para testa, olhos, orelhas, sobrancelhas, nariz e dorso da cabeça. Ela aparece durante os primeiros poucos meses de vida e, geralmente, se resolve em algumas semanas a poucos meses. O tratamento inclui a aplicação de óleo mineral seguido de xampu anticaspa suave contendo sulfeto de selênio[a]. Os pais devem usar de cautela para ter cuidado extra ao lavar o couro cabeludo, visto que esses xampus podem irritar os olhos do bebê. Um esteroide tópico[a] de potência suave como hidrocortisona (1% a 2,5%) pode ser necessário em áreas persistentes. As famílias devem ser advertidas para não esfregar ou retirar as escamas, uma vez que a pele subjacente frequentemente é sensível e inflamada.

51. Qual a condição que causa pápulas na bochecha, na porção superior dos braços e coxas?

Queratose pilar. Associada tanto à dermatite atópica quanto à ictiose vulgar, essa condição percorre famílias e é assintomática. É caracterizada por pápulas foliculares espinhosas, dando às áreas envolvidas uma sensação de "pele de galinha" ou "carne de ganso". O tratamento comum é com emolientes suaves ou emolientes que contenham agentes suaves de descamação, como ácido láctico,[a] ácido salicílico,[a] ou uma preparação de ácido alfa-hidroxi.[a]

52. Quais são as causas de erupção por contato irritativo de fralda?

Uma variedade de fatores locais está envolvida. As fraldas contribuem para fricção da pele e impedem a evaporação da umidade, aumentando, assim, a hidratação epidérmica, a permeabilidade a irritantes e lesão mecânica. Enzimas proteolíticas na urina e nas fezes e amônia gerada da urina irritam a pele friccionada. Pediatras experientes advertem que lenços umedecidos em base alcoólica também pioram a ardência das erupções pelo uso de fraldas.

53. Quais características da erupção pelo uso de fralda sugerem doenças mais sombrias?

- Sensibilidade acentuada, início rápido (síndrome da pele escaldada estafilocócica).
- Ulcerações profundas, vesículas (herpes simples).

- Grandes lesões erosivas, vermelho cor de carne (particularmente intertriginosas), que são pobremente responsivas aos esteroides tópicos e antifúngicos (istiocitose de células de Langerhans, acrodermatite enteropática, estados de imunodeficiência).
- Lesões extensivas e graves com odor pungente (abuso ou negligência quanto à troca infrequente).

Boiko S: Making rash decisions in the diaper area, *Pediatr Ann* 29:50–56, 2000.

54. As preparações tópicas esteroidal/antifúngica são úteis para o tratamento de crianças com dermatite da fralda?
A maior parte das dermatites da fralda geralmente é diagnosticada como dermatite de contato irritante ou dermatite por cândida. A dermatite da fralda irritante responde bem a corticosteroides[a] de potência muito baixa (como resultado de suas propriedades anti-inflamatórias) e a uma barreira tópica, como pomada de óxido de zinco. A candidíase da área da fralda responde bem a preparações antifúngicas tópicas; raramente uma medicação anticândida oral é necessária.[a] Em ambos os tipos de dermatite da fralda, as mudanças frequentes de fralda, a exposição ao ar e evitar umidade excessiva são úteis. A combinação de preparações contendo medicações antifúngicas e corticosteroides não é recomendada para tratar a dermatite da fralda, visto que a potência do componente esteroide geralmente é muito alta para a utilização na área da fralda.

Kazaks EL, Lane AT: Diaper dermatitis, *Pediatr Clin North Am* 47:909–920, 2000.

55. Quais deficiências dietéticas podem estar associadas a uma dermatite eczematosa?
Deficiência de zinco, biotina, ácidos graxos essenciais e proteína (kwashiorkor) pode estar associada à dermatite eczematosa.

56. Quais são os dois tipos principais de dermatite de contato?
Irritante e **alérgica**. A dermatite de contato irritante surge quando agentes como sabonetes, cosméticos, alvejantes ou ácidos apresentam efeitos tóxicos diretos quando em contato com a pele. A dermatite de contato alérgica é uma reação imune inflamatória mediada por célula T que requer sensibilização a um antígeno específico.

57. Que tipo de agentes pode causar dermatite de contato em crianças?
A dermatite de contato pode ocorrer em todas as faixas etárias, porém frequentemente ela é sub-reconhecida em pacientes pediátricos. Os sensibilizantes incluem resinas de plantas (hera venenosa, sumagre ou carvalho); fechos de metal e cintos; pomada de neomicina; conservantes (liberadores de formaldeído); corantes de tecido; e materiais utilizados em calçados, incluindo adesivos, aceleradores de borracha e agentes de curtição de couro. É importante notar que a dermatite de contato alérgica devida a metais em fones móveis e outros aparelhos eletrônicos portáteis, especialmente níquel e cromo, tem estado em alta nos anos recentes.

Jacob SE, Admani S: iPad-increasing nickel exposure in children, *Pediatrics* 134:e580–e582, 2014.
Richardson C, Hamann CR, Hamann D, et al: Mobile phone dermatitis in children and adults: a review of the literature, *Pediatr Allergy Immunol Pulmonol* 27:60–69, 2014.

58. Quando a erupção por hera venenosa parece relativa à exposição?
Hera venenosa ou dermatite por rhus é uma reação típica de hipersensibilidade retardada. O tempo entre exposição e lesões cutâneas geralmente é de 2 a 4 dias. Entretanto, a erupção pode aparecer até com uma semana ou mais após o contato com o indivíduo que não foi sensibilizado previamente (isso explica por que as lesões continuam a irromper após a "eclosão" da erupção).

59. As vesículas, na hera venenosa, são contagiosas?
Não. O conteúdo das bolhas não contém o alérgeno. Lavar a pele remove toda o óleo resina da superfície e evita contaminações subsequentes.

60. O que é reação "id"?
Seu superego será recompensado se você identificar a reação "id" em um caso dermatológico confuso. Essa reação é a generalização de uma dermatite inflamatória local (p. ex., dermatite de contato, tinha da cabeça após o tratamento) em locais que não estiveram diretamente envolvidos com o agente ofensor. O mecanismo exato permanece desconhecido, mas pode ser mediado por imunocomplexos.

61. Como o veículo, utilizado em uma preparação dermatológica, afeta a terapia da tinha da cabeça?

Em geral, lesões agudas (úmida, gotejante) são mais bem tratadas com preparações aquosas, secantes. Lesões crônicas secas ficam melhores quando um veículo lubrificante, umidificador é utilizado. Como regra, qualquer veículo que melhore a hidratação da pele melhora a absorção percutânea das medicações tópicas (a maior parte das quais é hidrossolúvel). Assim sendo, em preparações de igual concentração, a relação de potência é pomada > creme > gel > loção. Ver Tabela 4-2.

Tabela 4-2. Veículos Utilizados em Preparações Dermatológicas

Veículos Secantes

Loção: uma suspensão de pó em água; o pó terapêutico permanece após a evaporação da fase aquosa; útil em áreas capilares, particularmente o couro cabeludo

Gel: emulsão transparente que liquidifica quando aplicada à pele; muito útil na preparação para acne e preparação com alcatrão para psoríase

Pasta: combinação de pó (geralmente amido de milho) e pomada; mais firme que pomada

Veículos Umidificantes

Creme: mistura de óleo em uma emulsão aquosa; mais útil que pomadas quando a umidade ambiental é alta e em áreas naturalmente ocluídas; menos gorduroso que a pomada

Pomada: mistura de água em uma emulsão oleosa; também apresenta uma base inerte de petróleo; efeito lubrificante mais duradouro que o do creme

---

INFECÇÕES FÚNGICAS

62. Quais são os métodos úteis para diagnosticar infecções por tinha?

Embora o exame microscópico de preparações de hidróxido de potássio (KOH) seja empregado na busca de hifas, o uso de ágar especial para dermatófito – *dermatophyte test médium* (DTM) é confiável, simples, barato e mais definitivo. Amostras de cabelo, pele ou unhas são obtidas por meio de raspagem com bisturi, cotonete ou escova de dente (a última, especialmente, para tinha da cabeça), e essas amostras são inoculadas diretamente no meio. Após aproximadamente 1 a 2 semanas, uma mudança de cor de amarelo para vermelho no ágar ao redor da colônia de dermatófitos indica positividade. Caso seja necessário um diagnóstico mais definitivo, a cultura em ágar Sabouraud é o teste de escolha.

PONTOS-CHAVE PRINCIPAIS CARACTERÍSTICAS DA TINHA DA CABEÇA

1. Alopecia escamosa.
2. Cabelos com pontos pretos frequentemente observados.
3. Associado a adenopatia cervical posterior.
4. Teste de hidróxido de potássio frequentemente positivo.
5. Diagnóstico confirmado pela cultura fúngica positiva.
6. Causa mais comum: *Trichophyton tonsurans*.

---

63. Como se pode diferenciar a dermatite de fralda irritativa da dermatite da fralda por cândida?

Ambos os tipos de dermatite frequentemente se apresentam juntos. A dermatite de fralda irritativa clássica envolve a pele que está em contato com a fralda, com preservação das pregas da pele que estão protegidas. A dermatite por cândida, por outro lado, acomete as pregas da pele, como as pregas inguinais e fenda intraglútea. Na prática clínica, a infecção por cândida é uma infecção comum que pode ser precipitada pelo comprometimento da barreira cutânea observada na dermatite irritativa. Na infecção por cândida, observam-se tipicamente placas confluentes, da cor de carne, envolvendo as dobras da virilha. Pápulas satélites e escamosas ou pústulas são comumente observadas na periferia da placa. O diagnóstico pode ser feito clinicamente e com uma preparação KOH e cultura de levedura. O tratamento compreende um agente tópico anticândida, como clotrimazola,[a] e uso de um creme espesso para barreira, como óxido de zinco. Poucos dias de pomada de corticosteroide de baixa potência podem reduzir o eritema significativamente. Lembre-se de considerar outras causas, como dermatite seborreica, psoríase, acrodermatite enteropática, histiocitose das células de Langerhans ou imunodeficiência para dermatite da fralda crônica e refratária.

DERMATOLOGIA

64. Um couro cabeludo escamoso e linfonodos edemaciados qualificam um paciente a utilizar griseofulvina?
Não. Em um estudo, a escamação do couro cabeludo e a adenopatia cervical foram mais frequentemente causadas por dermatite seborreica ou atópica que por tinha da cabeça.

Williams JV, Eichenfield LF, Burke BL, et al: Prevalence of scalp caling in prepubertal children, *Pediatrics* 115:e1–e6, 2005.

65. Por que a cultura para tinha da cabeça é necessária?
A tinha da cabeça pode ser causada por uma variedade de microrganismos dermatófitos fúngicos. Durante a última década, observou-se resistência aos tratamentos comumente utilizados. Crianças com tinha da cabeça necessitam de cursos mais longos de tratamento e doses mais elevadas da medicação para erradicar a infecção fúngica. Além disso, outras condições (p. ex., *alopecia areata*, psoríase do couro cabeludo) podem ser confundidas com tinha da cabeça. Portanto, como outras infecções pediátricas, é importante documentar o tipo de infecção com a cultura, para que o tratamento adequado possa ser administrado.

66. Como uma cultura poderá ser obtida quando o meio de cultura fúngica não estiver disponível no posto?
O método mais simples é umedecer um *swab* de cultura feito de algodão na água. Então, pegar o *swab* e esfregá-lo em áreas acometidas e em todos os quatro quadrantes do couro cabeludo. O *swab* de algodão pode ser utilizado para inocular diretamente o meio de cultura fúngica, se houver esse meio no posto, ou transportado de volta ao laboratório para inoculação.

Friedlander SF, Pickering B, Cunningham BB, et al: Use of the cotton swab method in diagnosing tinea capitis, *Pediatrics* 104:276–279, 1999.

67. Qual é a apresentação clínica da tinha da cabeça?
A tinha da cabeça ocorre mais comumente na pré-adolescência, no sexo masculino e em crianças afro-americanas nos Estados Unidos. Ela pode se apresentar com uma variedade de características morfológicas, incluindo descamação do couro cabeludo, alopecia, eritema, pápulas, pústulas, tinha de "ponto preto", ou um quérion (uma massa macia, úmida). A apresentação do "ponto preto" ocorre quando a haste capilar infectada se quebra na superfície do couro cabeludo, deixando uma área sem cabelo com pontos pretos (ou pontos mais claros, dependendo da cor do cabelo) (Fig. 4-6). A adenopatia regional é muito comum na tinha inflamatória.

Hubbard TW: Predictive value of symptoms in diagnosing childhood tinea capitis, *Arch Pediatr Adolesc Med* 153:1150–1153, 1999.

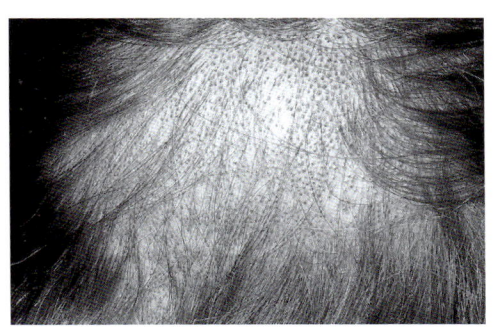

Figura 4-6. Tinha do ponto preto.
(De Schachner LA, Hansen RC, editors: Pediatric Dermatology, *ed 3. Edinburgh, 2003, Mosby, p 1096.)*

68. Como devem ser tratadas as crianças com tinha da cabeça?
Os dermatófitos (*i. e.*, fungos) que causam tinha proliferam fundo na haste capilar, além do alcance de terapia tópica apenas. A terapia recomendada inclui cursos sistêmicos de griseofulvina ou terbinafina. A escolha da medicação deve ser individualizada com base nos resultados da cultura (a griseofulvina permanece o tratamento de escolha para espécies *Microsporum*), no custo, na duração da terapia e em consideração de complacência. A griseofulvina oral (preparação em tamanho micro ou ultramicro) apresenta um perfil de segurança de longo prazo em crianças. É administrado com alimentos gordurosos, como leite ou sorvete, para facilitar a absorção. Grânulos de terbinafina, que podem ser salpicados em alimentos não ácidos, são aprovados pela FDA para o tratamento de tinha da cabeça em crianças de 4 anos de idade e mais velhas.

Moriarty B, Hay R, Morris-Jones R: The diagnosis and management of tinea, *BMJ* 345:e4380, 2012.

69. Como devem ser monitoradas as crianças que estão recebendo medicação sistêmica para tinha da cabeça?

A incidência de hepatite ou supressão da medula óssea proveniente da griseofulvina em crianças é rara. Crianças que são submetidas a um curso agudo de tratamento (6 a 8 semanas) não necessitam, obrigatoriamente, de contagem sanguínea ou testes de função hepática. Entretanto, um histórico de hepatite ou sintomas associados justifica uma avaliação pré-tratamento da função hepática e um monitoramento intermitente. A resistência da tinha à griseofulvina está crescendo, e dosagens maiores, por mais tempo, podem ser necessárias para alcançar a cura clínica. Para aqueles casos raros, em que a griseofulvina será utilizada por > 2 meses, deve-se considerar a obtenção de contagem sanguínea completa e testes de função hepática em meses alternados. Ao utilizar *terbinafina,* um painel de contagem sanguínea completa e testes de função hepática são recomendados, para serem realizados como base de referência, e os pacientes devem ser advertidos/monitorados quanto à evidência de efeitos colaterais, como hepatotoxicidade. Casos raros de insuficiência hepática e supressão da medula óssea foram relatados.

70. O que é um quérion?

Quérion é uma massa flutuante e macia que ocorre em alguns casos de tinha da cabeça. Pode estar associado a alopecia, pústulas e drenagem purulenta. Acredita-se que seja, principalmente, uma resposta inflamatória excessiva à tinha, e assim o tratamento inicial consiste de agentes antifúngicos, principalmente griseofulvina (> 2 anos) ou terbinafina (> 4 anos de idade), e xampu com sulfeto de selênio.[a] O diagnóstico e o tratamento imediato são importantes para minimizar o potencial de formação de cicatriz permanente. Cursos curtos de esteroides orais podem ser considerados em lesões intensamente dolorosas.[a]

Honig PJ, Caputo GL, Leyden JJ, et al: Microbiology of kerions, *J Pediatr* 123:422-424, 1993.

71. O que coloca o "versicolor" na tinha versicolor?

Um transtorno superficial muito comum da pele, a tinha versicolor (também denominada pitiríase versicolor) é causada pela forma de levedura *Malassezia furfur*, conhecida como *Pityrosporum orbiculare* e *Piterosporum ovale*. Ela aparece como máculas e manchas múltiplas com finas escamas sobre a porção superior do tronco; e ocasionalmente face e outras áreas (Fig. 4-7). As lesões são "versáteis" na cor (*i. e.*, bronze-claro, avermelhada ou branca) e podem ser "versáteis" conforme a estação (*i. e.*, mais clara no verão e mais escura no inverno na comparação com a pele ao redor). A levedura interfere na produção de melanina, possivelmente pela interrupção da atividade de tirosinase nos locais envolvidos. O diagnóstico pode ser confirmado escarificando-se um pedaço da pele envolvida e utilizando a preparação KOH, que vai demonstrar hifas fúngicas características e um padrão de esporo semelhante à uva, referido como aparência de "espaguete e almôndegas". A despigmentação pode persistir por meses após o tratamento.

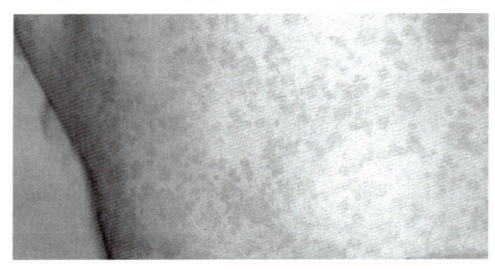

Figura 4-7. Tinha versicolor no tórax. *(De Gawkrodger DJ:* Dermatology: An Illustrated Colour Text, *ed 3. London, 2002, Churchill Livingstone, p 38.)*

72. Como a tinha versicolor é tratada?

- **Loção de sulfeto de selênio 2,5%:**[a] o xampu ou a loção são aplicados sobre a área acometida à noite durante a primeira semana, diminuindo-se a frequência durante as semanas subsequentes. Aplicações mensais podem diminuir recorrências.
- **Xampu de cetoconazol 2%:**[a] o xampu é aplicado na pele umedecida, fazendo uma espuma. Os pacientes são instruídos a deixar o xampu sem enxague por 3 a 5 minutos. O tratamento é repetido por 1 a 3 dias consecutivos. Tratamentos profiláticos mensais são sugeridos para prevenir a recorrência.
- **Cremes antifúngicos tópicos:**[a] podem ser aplicados uma a duas vezes ao dia, em áreas limitadas. Geralmente isso é menos benéfico na doença difusa, que é comumente observada.
- **Agentes antifúngicos orais:**[a] esses tratamentos, que algumas vezes são efetivos após uma única dose, podem ser considerados na tinha versicolor difusa grave ou recalcitrante em crianças mais velhas e adolescentes, porém esse uso é não padronizado (*off-label*). Assim sendo, efeitos colaterais, incluindo toxicidade hepática, devem ser considerados.

DERMATOLOGIA

73. Quais erupções se assemelham à tinha dos pés (pé de atleta) em crianças?
- *Eczema disidrótico:* eritema com microvesículas nos espaços interdigitais e laterais dos pés.
- *Dermatite de contato:* tipicamente envolve o dorso dos pés e poupa os espaços interdigitais.
- *Dermatose plantar juvenil:* eritema brilhante e fissura dos pododáctilos e porções distais das solas; frequentemente prurídica.
- *Queratose plantar sulcada:* pequenos sulcos que podem convergir em erosões superficiais nas solas dos pés; a hiper-hidrose e o mau odor são comuns; associada a espécies de *Corynebacterium* ou infecções por *Micrococcus sedentarius*.

ANORMALIDADES DOS CABELOS E DAS UNHAS

74. Com que rapidez os cabelos crescem?
Os cabelos crescem, aproximadamente, 1 cm por mês.

75. Em quais partes da pele o cabelo não é normalmente encontrado?
Normalmente, o cabelo não é encontrado nas palmas das mãos, solas dos pés, na genitália e em aspectos mediais/laterais dos pododáctilos e quirodáctilos.

76. O que causa cabelos esparsos ou ausentes em crianças?
- **Congênita localizada:** nevo sebáceo, aplasia cútis, incontinência pigmentar, hipoplasia dérmica focal, trauma intrauterino, infecção (p. ex., herpes).
- **Congênita difusa:** síndrome dos anágenos frouxos, síndrome de Menkes, tricósquise, síndromes genéticas (p. ex., displasia ectodérmica, ictiose lamelar, síndrome de Netherton).
- **Adquirida localizada:** tinha da cabeça, *alopecia areata*, alopecia por tração, formação de cicatriz traumática (p. ex., tricotilomania), alopecia androgênica, histiocitoce de células de Langerhans, lúpus eritematoso.
- **Adquirida difusa:** eflúvio telógeno, eflúvio anágeno, acrodermatite enteropática, endocrinopatias (p. ex., hipotireoidismo).

Datloff J, Esterly NB: A system for sorting out pediatric alopecia, *Contemp Pediatr* 3:53–56, 1986.

77. Que tipo de alopecia simplesmente requer uma mudança no estilo de penteado como tratamento?
Alopecia por tração. Essa condição se deve ao estilo de penteado com tranças apertadas ou rabos de cavalo que criam tensão na haste capilar. Esse processo prejudica a área, que serve de fonte de novas células para o folículo capilar. Uma reação eritematosa papular ou papulopustular pode ser observada. O tratamento envolve estilos soltos de cabelo, evitando processamentos químicos ou tratamentos quentes. Com mudanças precoces apropriadas no estilo de penteados, o prognóstico é excelente. Entretanto, quando o processo continua, ele pode resultar em alopecia de formação de cicatriz.

Castrelo-Soccio, L: Diagnosis and management of alopecia in children, *Pediatr Clin North Am* 61:427–442, 2014.

78. Como a *alopecia areata* pode ser diferenciada clinicamente da tinha da cabeça?
Na *tinha da cabeça*, o microrganismo fúngico invade a haste capilar, mas também está presente na epiderme (a camada do topo da pele). Geralmente, há mudanças de descamação e de lesões inflamatórias entremeadas com pontos pretos que representam fios capilares quebrados. Na *alopecia areata*, o couro cabeludo é liso, embora manchas possam ser de cor rosa a pêssego (Fig. 4-8). Alguns fios de cabelos

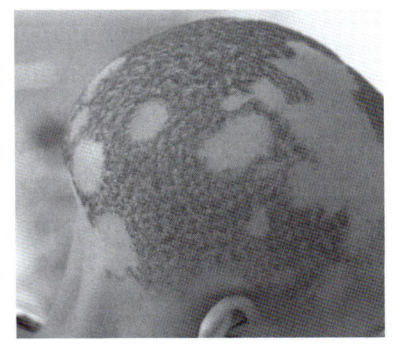

Figura 4-8. Manchas bem demarcadas de ausência capilar da *alopecia areata*.

nas manchas podem apresentar uma aparência pontiaguda, com a extremidade mais ampla distalmente e a extremidade mais fina na base do couro cabeludo (*i. e.*, o fio de cabelo em "ponto de exclamação"). Não existe linfadenopatia em pacientes com *alopecia areata*, mas isso não é incomum em pacientes com tinha da cabeça. O padrão ouro para o diagnóstico da tinha é uma cultura fúngica positiva.

79. Quais são os indicadores prognósticos relatados como pobres para a recuperação capilar de pacientes com *alopecia areata*?
- Atopia.
- Presença de outra doença imune-mediada (p. ex., doença da tireoide, vitiligo).
- Histórico familiar de *alopecia areata* (aproximadamente 25% dos pacientes).
- Idade jovem no começo.
- Duração mais longa de doença ativa.

Gilhar A, Etzioni A, Paus R: *Alopecia areata, N Engl J Med* 366:1515–1525, 2012.
Uchiyama M, Egusa C, Hobo A, et al: Multivariate analysis of prognostic factors in patients with rapidly progressive *alopecia areata, J Am Acad Dermatol* 67:1163–1173, 2012.

80. Quais são os tratamentos para *alopecia areata*?
O tratamento é baseado na extensão da doença: perda do cabelo em áreas fragmentadas, perda de todo o cabelo da cabeça ou universal (perda de todo o cabelo do corpo). Embora a causa seja desconhecida, a *alopecia areata* é geralmente considerada um transtorno autoimune mediado por células T. Portanto, os tratamentos são direcionados para a supressão da resposta imune ao redor do folículo capilar. Corticosteroides tópicos ou intralesionais são a base da terapia.[a] Corticosteroides sistêmicos raramente são utilizados de forma crônica pelos efeitos colaterais.[a] Antralina, como um irritante, ou outros sensibilizantes tópicos são utilizados para causar uma dermatite suave e teoricamente alterar a imunidade local para promover o recrescimento capilar.[a] Outros tratamentos imunossupressores sistêmicos foram tentados em pacientes adultos com *alopecia areata*; entretanto, em razão do potencial dos efeitos colaterais, eles não são tipicamente empregados em crianças. A opção do não tratamento deve ser revisto com a família. Grupos de apoio devem ser oferecidos, e muitos pacientes melhoraram a autoestima após se adaptarem à prótese capilar.

Castrelo-Soccio, L: Diagnosis and management of alopecia in children, *Pediatr Clin North Am* 61:427–442, 2014.
Children's Alopecia Project: www.childrensalopeciaproject.org. Último acesso em 17 de nov. de 2014.
National *Alopecia Areata* Foundation: www.naaf.org. Último acesso em 17 de nov. de 2014.

81. A maior parte dos fios de cabelo está em crescimento ou em período latente?
A maior parte dos lactentes e crianças apresenta aproximadamente 90% de cabelo na cabeça no estado de **crescimento** (anágeno) e, aproximadamente, 10% no estado de latência (telógeno). Em média, o couro cabeludo cresce durante 3 anos aproximados, fica latente por 3 meses, e, então, os fios caem e são substituídos por um novo cabelo em crescimento.

82. Você está avaliando uma criança saudável de 4 anos de idade com cabelos finos, esparsos, que nunca cortou o cabelo. Qual é a suspeita da condição?
A síndrome do anágeno frouxo é tipicamente observada em meninas loiras de 2 a 5 anos de idade, mas também pode ocorrer em crianças com cabelos escuros. O cabelo pode ter comprimentos variados e é facilmente puxado do couro cabeludo. Um exame microscópico de alguns fios puxados revela uma predominância de bulbos capilares anágenos com cutículas desmanchadas. Não há achados em unhas, pele ou dentes associados na síndrome do anágeno frouxo. Não há tratamento, mas pentear os cabelos cuidadosamente deve ser encorajado. Felizmente, a condição tende a melhorar com o tempo.

Dhurat RP, Deshpande DJ: Loose anagen hair syndrome, *Int J Trichology* 2:96–100, 2010.

83. Qual é o diagnóstico provável em uma criança que desenvolve perda capilar difusa 3 meses após uma cirurgia importante?
Eflúvio telógeno. Essa é a causa mais comum de perda capilar difusa adquirida em crianças. Em um indivíduo saudável, muitos fios de cabelo estão presentes na fase de crescimento (anágeno). Após um estresse físico ou emocional, como febre significativa, enfermidade, gestação, nascimento, cirurgia ou grande perda de peso, um grande número de fios capilares podem se converter em fase latente (telógeno). Aproximadamente 2 a 5 meses após o acontecimento estressante, o cabelo começa a surgir, às vezes em grandes tufos. A condição é temporária e geralmente não produz uma perda de mais de 50% de cabelo. Quando as raízes capilares são examinadas, há caracteristicamente um bulbo da raiz de cor mais clara, que identifica um cabelo telógeno. A perda de cabelo pode continuar por 6 a 8 semanas, tempo em que fios novos, curtos, em recrescimento devem ser visíveis. O diagnóstico diferencial para eflúvio telógeno inclui deficiências nutricionais e função anormal da tireoide.

Eflúvio anágeno, uma perda de fios capilares em crescimento, é mais comumente observado durante os tratamentos de radiação e quimioterapia para câncer.

84. Que causa surpreendente de perda assimétrica de cabelos em uma criança, algumas vezes, faz com que um interno arranque os cabelos dela?
Tricotilomania é a perda de cabelos como resultado de automanipulação, como esfregar, torcer ou puxar. A perda de cabelo é assimétrica. O achado físico mais comum é comprimento desigual dos cabelos na mesma região sem evidência de mudanças epidérmicas do couro cabeludo. Os pais, frequentemente, não observam o comportamento causativo, e convencê-los do possível diagnóstico pode requerer algum esforço. A modificação do comportamento, frequentemente, é a primeira linha de tratamento. Em crianças mais jovens, o comportamento de puxar os cabelos geralmente se resolve; em crianças mais velhas, ele pode persistir e necessita de um encaminhamento ao psiquiatra para um tratamento adicional. Raramente, uma criança engole o cabelo e desenvolve vômito pela formação de um tricobezoar gástrico (bola de cabelo).

85. O que causa cabelo verde?
Crianças com cabelos loiros ou de cor clara podem desenvolver cabelos verdes após longos períodos de exposição em piscinas cloradas. É o resultado da incorporação de íons de cobre na matriz do cabelo. Xampus quelantes sem receita estão disponíveis para prevenção e tratamento.

86. Como pododáctilos encravados devem ser tratados?
Sabonetes, sandálias que abrem na região dos dedos, calçados adequadamente ajustados, antibióticos tópicos ou sistêmicos, incisão e drenagem, ou remoção cirúrgica da porção lateral da unha, podem ser todos utilizados. O controle é mais bem obtido deixando-se a unha crescer além da extremidade livre do dedo. A instrução adequada no cuidado com as unhas, incluindo corte reto, e não em arco, é essencial.

87. Quais patógenos são responsáveis pela paroníquia?
Paroníquia aguda (inflamação da prega ungueal, geralmente com formação de abscesso) é mais comumente causada por *Staphylococcus aureus*. A prega ungueal lateral ou proximal torna-se intensamente eritematosa e macia. Quando uma coleção de pus se desenvolve nesse local, ela deve ser incisada e drenada. O tratamento da paroníquia aguda inclui a administração oral de antibióticos antiestafilocócicos.

Paroníquia crônica é mais frequentemente causada pela *Candida albicans* e, em geral, envolve o histórico de exposição crônica à água (p. ex., lavar louça, chupar o dedo). Embora raramente haja inflamação, existe edema das pregas ungueais e separação das pregas a partir da placa ungueal. As unhas podem se tornar sulcadas e desenvolvem uma coloração amarelo-verde. Uma cultura bacteriana pode revelar uma variedade de microrganismos Gram-positivos e negativos. A terapia inclui agentes antifúngicos tópicos, evitando-se o contato com a água. Não há lugar para a griseofulvina no tratamento de paroníquia crônica.

88. Que condição uma criança saudável com 7 anos de idade provavelmente desenvolve com amarelamento progressivo e aumento de friabilidade de todas as unhas em um período de 12 meses?
Distrofia das 20 unhas (traquioníquea). O desenvolvimento progressivo de unhas grosseiras com sulcos longitudinais, *pitting*, desfolheamento, cristas e descoloração ocorrendo isoladamente em crianças em idade escolar recebe esse nome, embora nem todas as unhas devam estar envolvidas. A etiologia permanece desconhecida, e a maioria de casos se resolve espontaneamente sem formação de cicatriz. Entretanto, as mudanças das unhas podem estar associadas a outras condições, como *alopecia areata*, líquen plano, psoríase e dermatite atópica.

89. Que alteração ungueal pode acompanhar a doença mão, pé e boca (DMPB) várias semanas depois que as alterações da outra mão e pé cessaram?
Onicomadese é a separação da placa ungueal proximal do leito ungueal, que se acredita ser causada pela interrupção do crescimento ungueal. Está mais comumente associada a algumas enfermidades e aparece várias semanas após. Atualmente existem vários relatos de onicomadese após DMPB causada pelo vírus Coxsackie.

Chu DH, Rubin AI: Diagnosis and management of nail disorders in children, *Pediatr Clin North Am* 61:293–308, 2014.

INFESTAÇÕES
90. Como se diferenciam os piolhos?
- **Pediculose do couro cabeludo** (piolhos da cabeça): *Pediculus capitis*, o menor e mais comum dos três piolhos humanos, é um parasita obrigatoriamente humano. A disseminação ocorre diretamente pelo contato com um indivíduo ou indiretamente pelo uso compartilhado de pentes, escovas ou chapéus. A infestação é mais comum em tipos de cabelos finos que grossos.

- **Pediculose corporal** (piolho do corpo): *Pediculus humanus,* o maior (2 a 4 mm) dos três tipos, geralmente está associado à má higiene. Ele não vive no corpo, mas nas bainhas das roupas. Pode ser um vetor para outras doenças, como tifo epidêmico, febre de trincheira e febre recorrente.
- **Pediculose pubiana** (piolho púbico): *Phthirus púbis* também é conhecido como piolho caranguejo por ser um inseto grande de pernas parecidas com garras. Algumas vezes é confundido com sardas marrons. A aquisição ocorre, principalmente, pelo contato sexual.

91. Quais são os achados clínicos da infestação por piolhos de cabeça?

Prurido do couro cabeludo é o mais comum, mas muitas crianças são **assintomáticas**. Uma busca por piolhos deve ser realizada em qualquer criança em idade escolar que apresente prurido no couro cabeludo. Lêndeas (ovos de piolho) são encontradas em maior densidade nas áreas parietais e occipitais.

92. Como é feito o diagnóstico de piolhos da cabeça?

No exame físico, um piolho verdadeiro (inseto sem asas, acinzentado, de aproximadamente 3 a 4 mm) pode ser difícil de encontrar, embora se possam encontrar lêndeas com facilidade. As lêndeas se fixam, primeiramente, no cabelo próximo à superfície do escalpo e são ovais, cor de carne (Fig. 4-9). Não são facilmente removidas da haste capilar (quando comparadas aos elencos capilares, caspas e restos externos). O sobrediagnóstico de piolho da cabeça é comum. Uma avaliação microscópica da lêndea em suspeita pode confirmar o diagnóstico. Quando o piolho emerge, a casca vazia do ovo, ou lêndea, parece branca e permanece firmemente presa à haste capilar à medida que o cabelo cresce (Fig. 4-9).

Pollack RJ, Kiszewski AE, Spielman A: Overdiagnosis and consequent mismanagement of head louse infestations in North America, *Pediatr Infect Dis J* 19:689–693, 2000.

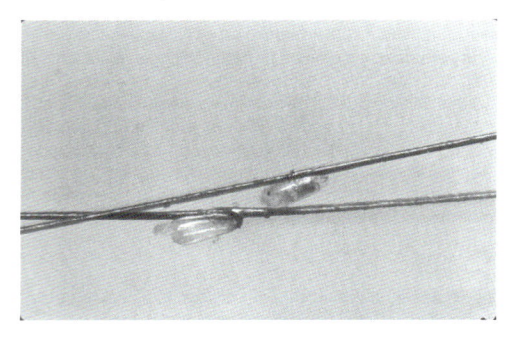

Figura 4-9. Ovo de piolho viável (direita) e lêndea vazia (esquerda) presa ao cabelo de uma criança. *(De Schachner LA, Hansen RC, editores:* Pediatric Dermatology, *ed 3. Edinburgh, 2003, Mosby, p 1143.)*

93. Quais tipos de tratamento estão disponíveis para piolho da cabeça?

- **Permetrina:** 1% e 5% (Nix, Elimite).
- **Piretrinas:** (RID, A-200, R&C) (A resistência a esses produtos sem receita está aumentando.)
- **Malathion:** 0,5% (Ovide é aprovado pela FDA para o tratamento do piolho da cabeça em crianças com 6 anos de idade e mais velhas; é contraindicado para crianças abaixo de 2 anos de idade.)
- **Loção de álcool benzílico 5%:** (Ulesfia é aprovado pela FDA para o tratamento de piolhos da cabeça em crianças com 6 meses de vida e mais velhas.)
- **Asfixiantes: exemplos:** geleia de petróleo (Vaselina), maionese, azeite de oliva (esses apresentam eficácia questionável e são uma bagunça!)
- **Ivermectina:** loção 0,5% (Sklice é aprovado pela FDA para o tratamento de piolho da cabeça em crianças de 6 meses de vida e mais velhas.)
- **Lindane:** 1% (Kwell não é recomendado em razão das "advertências em preto da caixa" quanto à toxicidade séria.)
- **Colheita de lêndeas:** (Ver Pergunta 95.)

Pariser DM, Meinking TL, Bell M, et al: Topical 0.5% ivermectin lotion for treatment of head lice, *N Engl J Med* 367:1687–1693, 2012.
Frankowski BL, Bocchini JA Jr, Council on School Health and Committee on Infectious Diseases: Head lice, *Pediatrics* 126:392–403, 2010.

DERMATOLOGIA

94. Quais as precauções que devem ser tomadas antes de prescrever malathion 5% loção (Ovide) para piolhos da cabeça?
Malathion, organofosforado fraco, inibidor da colinesterase, é um tratamento tópico aprovado para piolhos da cabeça resistentes e seus ovos. É aprovado para utilização em crianças ≥ 6 anos de idade. É contraindicado para recém-nascidos e bebês. Visto que é inflamável, malathion nunca deve ser utilizado próximo a chamas ou fontes de calor. Deve ser utilizado em uma área bem ventilada por causa do odor, e as precauções também incluem aumento da absorção por ferimentos abertos.

95. Os pais devem retirar as lêndeas?
Quando uma infestação é tratada adequadamente, as lêndeas não são viáveis ou contagiosas. Apesar disso, muitas escolas não permitem que crianças com lêndeas compareçam, embora essa política de ausência não tenha mostrado benefício no controle de surtos. O aumento da resistência à terapia pode tornar a remoção mais importante para evitar a confusão diagnóstica. A remoção manual (coleta de lêndeas) é o método mais eficaz; entretanto, leva tempo e é enfadonho. Pentes de dentes finos, como o pente de LiceMeister (disponível pela National Pediculosis Association [www.headlice.org]), ou outros pentes veterinários com dentes finos, ajudam na remoção.

96. Como a raspagem de pele em busca de escabiose ou as "preparações para escabiose" são feitas?
Visto que a mais alta porcentagem de ácaros geralmente está concentrada nas mãos e nos pés, os espaços membranosos entre os dígitos são os melhores locais para procurar tocas lineares características. Umedecer a pele com álcool ou óleo mineral, raspar a área da toca com uma pequena lâmina de bisturi arredondada (p. ex., No. 15 ou lâmina Fomon de extremidade romba) e colocar os raspados em uma lâmina de vidro com uma gota de KOH (ou óleo mineral adicional, quando utilizado) e uma placa de cobertura. Tocas, quando não observadas, podem ser localizadas com maior precisão esfregando-se um marcador com ponta de feltro lavável através do espaço membranoso e removendo a tinta com álcool (denominado *teste da tinta na toca*). Caso as tocas estejam presentes, a tinta penetra no *stratum corneum* e delineia o local. Sob o microscópio, ácaros, ovos e/ou cíbalos (fezes dos ácaros) podem ser observados (Fig. 4-10).

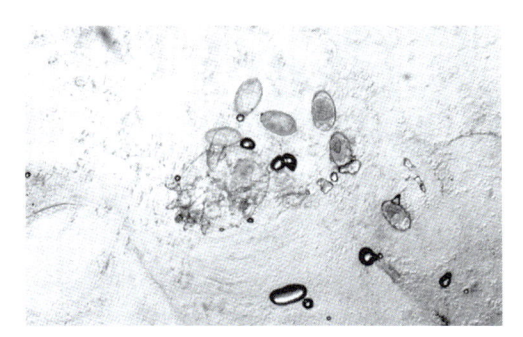

Figura 4-10. Ácaros e ovos da sarna. *(De Gates RH, editor:* Infectious Disease Secrets, *ed 2. Philadelphia, 2003, Hanley & Belfus, p 356.)*

97. Qual tratamento elimina a escabiose em bebês?
O tratamento de escolha para escabiose é permetrina 5% creme (Elimite, Acticin). Pode ser utilizado em crianças tão pequenas quanto com 2 meses de vida com baixo risco de neurotoxicidade.[a] É o mais eficaz e preferido ao Lindane, que apresenta um risco de neurotoxicidade muito maior.
    Permetrina creme é aplicado do pescoço aos quirodáctilos à noite, com remoção após 8 a 14 horas pelo banho de imersão ou chuveiro. O escalpo também é tratado em bebês e crianças pequenas com poucos cabelos. O retratamento em uma semana é recomendado. Os médicos devem conscientizar os pacientes sobre o fato de que as lesões e o prurido podem demorar, no mínimo, 2 semanas após a terapia efetiva. Antiestamínicos e esteroides tópicos de baixa potência podem ajudar a controlar os sintomas.[a] Ressaltar firmemente que toda a família e os contatos próximos devem ser tratados simultaneamente.

Gunning K, Pippitt K, Kiraly B, et al: Pediculosis and scabies: treatment update, *Am Fam Physician* 86:535–541, 2012.

98. Quais áreas do corpo são mais comumente envolvidas por escabiose em crianças mais jovens comparando-se aos adultos?

Bebês e crianças: nódulos nas axilas e lesões em escalpo, face, solas e porção dorsal dos pés.
Adultos: interdigital.

Boralevi F, Diallo A, Miquel J, et al: Clinical phenotype of scabies by age, *Pediatrics* 133:e910–e916, 2014.

99. Em quais condições o sinal do "café da manhã, almoço e jantar" é observado?

Essa é uma referência jocosa à tendência de um inseto de mover-se de um local a outro em busca de alimento. A aparência típica é de uma série de pápulas rosadas ou de urticária, cada uma com um ponto central que ocorre em resposta à picada de um **percevejo** (*Cimex lecturarius*) ou outro inseto rastejante (Fig. 4-11).

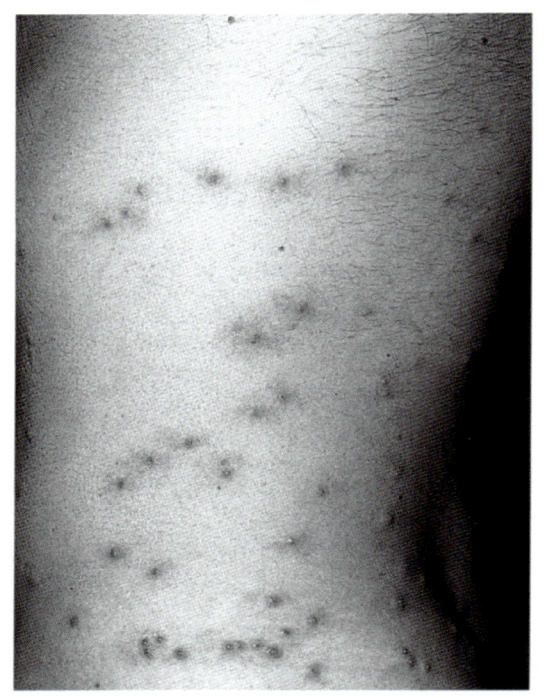

Figura 4-11. Picadas de percevejos com pápulas eritematosas ou pápulas que podem causar prurido. Frequentemente atacam áreas expostas, especialmente à noite. *(Callen JP, Greer KE, Paller AS et al.:* Color Atlas of Dermatology, *ed 2. Philadelphia, 2000, WB Saunders, p 67.)*

100. A aquisição de um novo colchão garante que percevejos não irão picar?

Não. As infestações não ficam limitadas aos colchões. Outra mobília, quarto fora de ordem e rachaduras e fendas nas paredes ou no assoalho também podem abrigar percevejos. Eles são, então, atraídos para o dióxido de carbono úmido e quente ao redor da criança que está dormindo no escuro da noite.

CONDIÇÕES NEONATAL

101. Quais são as marcas de nascimento mais comuns?

- **Manchas salmão** (*nevus simplex*, manchas vasculares) são manchas maculares fracas, rosa-vermelho, compostas de capilares dérmicos distendidos que são encontrados na glabela, nas pálpebras e na nuca. Elas são encontradas em 70% dos bebês brancos e 60% dos bebês negros. Embora, em geral, desapareçam, elas podem persistir indefinidamente, tornando-se mais proeminentes durante o choro.

- **Manchas mongólicas** (melonose dérmica) são máculas preto-azuladas encontradas na área lombossacra e, ocasionalmente, nos ombros e nas costas. Elas são observadas em 80% a 90% dos bebês com tipo de pele mais escura, mas ≤ 10% em bebês brancos com pele clara. A maior parte dessas manchas clareia aos 2 anos de idade, aproximadamente, e desaparece em torno dos 10 anos.

102. Como as lesões pustulares devem ser avaliadas no período de recém-nascido?

É muito importante descartar etiologias infecciosas, visto que algumas podem ameaçar a vida. O material purulento deve ser avaliado com uma coloração de Gram, hidróxido de potássio (KOH), preparação de Tzanck e culturas bacterianas e virais. A coloração de Wright revela a presença de neutrófilos ou eosinófilos. Ver Tabela 4-3.

Tabela 4-3. Lesões Papulares Neonatais Comuns

CARACTERÍSTICAS	PUSTULOSE CEFÁLICA NEONATAL	MILIA	ERITEMA TÓXICO
Distribuição	Face	Face e outras áreas	Face, tronco e extremidades
Aparência	Pápula ou pústula	Pápula amarela ou branca	Pápula amarela ou branca
Eritematosa	Sim	Não	Sim
Conteúdos no esfregaço	PMNs	Queratina + material sebáceo	Eosinófilos
Incidência	Ocasional	40%-50% de bebês a termo	30%-50% de bebês a termo
Curso	Últimos meses	Desaparece em 3-4 semanas	Desaparece em 2 semanas

PMNs, células polimorfonucleares.

103. Qual é o diagnóstico diferencial de vesículas ou pústulas no recém-nascido?

Ver Tabela 4-4.

Tabela 4-4. Diagnóstico Diferencial de Vesículas no Recém-Nascido

NÃO INFECCIOSAS	INFECCIOSAS
Miliaria	Candidíase
Eritema tóxico	Foliculite/impetigo estafilocócico
Melanose pustular transitória	Herpes simples
Pustulose cefálica benigna (acne neonatal)	Sífilis congênita
Acropustulose infantil	Varicela
Incontinência pigmentar	Sepse bacteriana
Histiocitose de células de Langerhans	Escabiose

Adaptada de: Frieden IJ, Howard R: Vesicles, pustules, bullae, erosions and ulcerations. In Eichenfield LF, Frieden IJ, Esterly NB, editors: Textbook of Neonatal Dermatology, *ed 2. Philadelphia, 2008, WB Saunders, pp 131-158.*

104. Qual é a importância médica da pele marmoreada?

A *cutis marmorata* é o mosqueamento azulado da pele frequentemente observado em bebês e crianças pequenas que foram expostas a baixas temperaturas ou refrigeração. O efeito marmorizado reticulado é o resultado de capilares e vênulas dilatados, causando áreas escurecidas na pele, que desaparece com aquecimento. A *cutis marmorata* não tem importância médica, e nenhum tratamento é indicado. Entretanto, a *cutis marmorata persistente* está associada às síndromes de trissomia 21, trissomia 18 e de Cornelia de Lange. Também existe uma anomalia vascular congênita denominada *cutis marmorata* telangiectásica congênita (CMTC), que apresenta um mosqueamento reticulado purpúreo persistente da pele. Além disso, malformações capilares (manchas de vinho do porto) podem apresentar uma aparência reticulada e ser confundidas com pele marmoreada.

105. **Um bebê saudável com nódulos avermelhados disseminados na pele dorsal muito provavelmente apresenta qual condição?**
A **necrose adiposa subcutânea** consiste de lesões nodulares induradas, agudamente circunscritas, geralmente observadas em recém-nascidos a termo e bebês saudáveis durante os primeiros dias ou semanas de vida. As áreas duras como pedra da paniculite são avermelhadas a violetas e são mais frequentemente encontradas nas bochechas, no dorso, nas nádegas, nos braços e nas coxas. A maior parte das lesões é autolimitada e não requer terapia. Entretanto, ocasionalmente, elas podem se calcificar extensivamente e drenar de forma espontânea, com subsequente formação de cicatriz. Lembre-se que uma hipercalcemia significativa pode estar presente em um pequeno número de pacientes. Portanto, nível de cálcio sérico deve ser solicitado sempre que o transtorno for suspeitado. Ele deve ser reverificado periodicamente até que a condição se resolva e durante vários meses adiante.

106. **Qual o conselho a ser dado à família de um recém-nascido com mancha amarela, sem cabelo, com a textura de paralelepípedo?**
Provavelmente, a lesão é um **nevo sebáceo**. Esse neoplasma hamartomatoso geralmente se apresenta como uma placa sem cabelo amarelo-rosada no couro cabeludo ou na face ao nascimento (Fig. 4-12) e é composto, principalmente, de glândulas sebáceas malformadas. Sob a influência de andrógenos na puberdade, as glândulas podem hipertrofiar e levar ao desenvolvimento de outros neoplasmas, frequentemente tumores anexiais benignos. O risco exato de desenvolvimento de carcinoma de células basais é controverso, mas geralmente baixo. Alguns especialistas aconselham excisão durante os anos de pré-adolescência ou pré-puberais. O monitoramento cuidadoso da lesão quanto a novos crescimentos ou ulcerações que não cicatrizam em todas as idades é aconselhado, especialmente durante a adolescência.

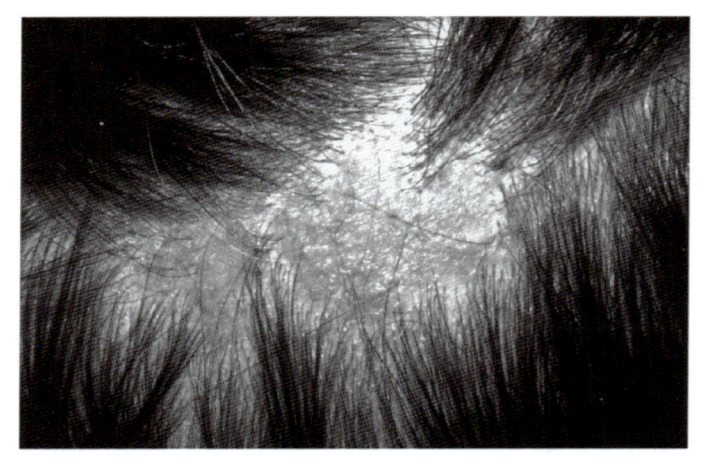

Figura 4-12. Nevo sebáceo laranja-amarelado do couro cabeludo. *(De Kleigman RM, Stanton BF, Schor NF et al.: Nelson Textbook of Pediatrics, ed 19. Philadelphia, 2011, Elsevier Saunders, p 2235.)*

107. **Quais síndromes estão associadas à aplasia congênita da cútis?**
A *aplasia congênita da cútis* (ausência congênita de pele) se apresenta no couro cabeludo como ulcerações ou cicatrizes atróficas solitárias ou múltiplas bem demarcadas. De profundidade variável, as lesões podem estar limitadas à epiderme e à porção superior da derme, ou ocasionalmente se estender para dentro do crânio e da dura (Fig. 4-13). Quando um "colarinho de cabelo" está presente, uma conexão subjacente com o SNC deve ser considerada. Embora a maior parte das crianças com essa lesão seja, de outra forma, normal, sem anomalias associadas, outras associações incluem epidermólise bolhosa, infartos placentários, teratógenos, *nevus* sebáceos e anomalias dos membros. A aplasia da cútis é um fator da trissomia 13, 4p-, da síndrome oculocerebrocutânea e síndrome de Adams-Oliver.

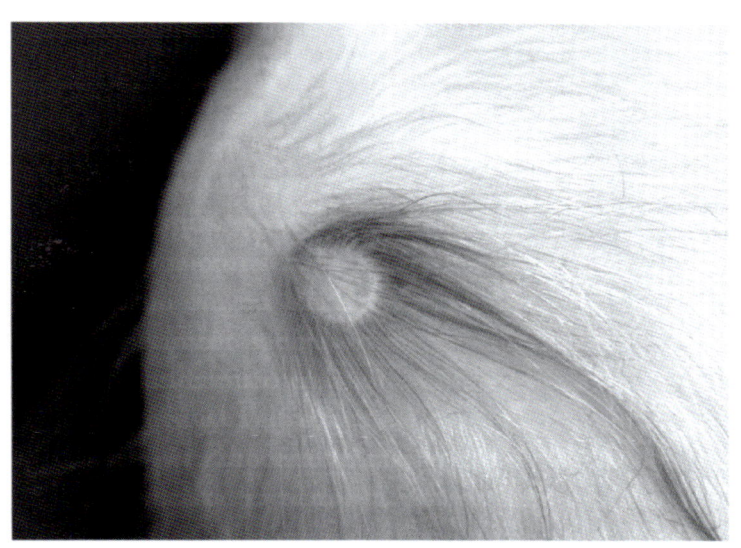

Figura 4-13. Aplasia congênita da cútis cicatrizada com "sinal do colarinho de cabelo". *(De Zitelli BJ, Davis HW: Atlas of Pediatric Physical Diagnosis, ed 5. Philadelphia, 2011, Mosby Elsevier, p 342.)*

108. Descreva a aparência e a distribuição da melanose pustulosa neonatal transitória.

Consistindo de pequenas lesões vesicopustulares de 2 a 4 mm de tamanho, a melanose pustulosa transitória ocorre em quase 5% dos recém-nascidos negros e < 1% dos brancos. Pode estar presente ao nascimento ou aparecer logo após. As lesões mais frequentemente se agrupam no pescoço, na bochecha, nas palmas e solas, embora possam ocorrer também na face e no tronco. As pústulas se rompem facilmente e progridem para máculas pigmentadas, marrons, com um colarinho escamativo (Fig. 4-14).

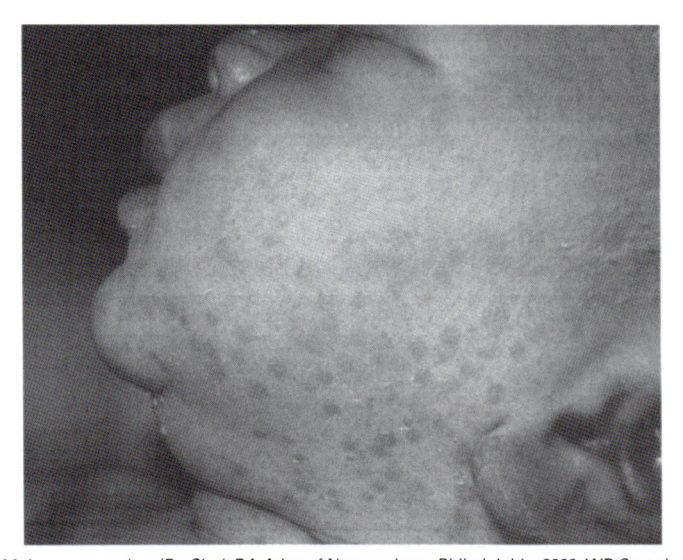

Figura 4-14. Melanose pustular. *(De Clark DA: Atlas of Neonatology. Philadelphia, 2000, WB Saunders, p 261.)*

O exame microscópico dos conteúdos das pústulas revela neutrófilos sem microrganismos. Não existem manifestações sistêmicas associadas, e a erupção é autolimitada, embora a hiperpigmentação possa durar por meses.

109. **O eritema tóxico neonatal é realmente tóxico?**

    De modo algum. O *eritema tóxico* é uma erupção comum composta de máculas eritematosas, pápulas e pústulas que ocorrem em recém-nascidos, geralmente durante os primeiros dias de vida. As lesões podem começar como máculas irregulares, manchadas, vermelhas, variando em tamanho de milímetros a vários centímetros. Elas frequentemente se desenvolvem em pápulas e pústulas de 1 a 3 mm, de cor amarelo-esbranquiçada sobre uma base eritematosa, dando uma aparência de "picada de pulga". Elas ocorrem em todo o corpo, exceto nas palmas e solas, que são poupadas, visto que as lesões ocorrem em folículos pilossebáceos, que estão ausentes nas superfícies palmares e plantares. O aparecimento é menos comum em crianças prematuras, com incidência proporcional ao tempo gestacional e ao pico de 41 a 42 semanas. Embora ela possa ser observada no nascimento, é mais comum nos primeiros 3 a 4 dias de vida e, ocasionalmente, é observada com até 10 dias de vida. O eritema tóxico geralmente dura de 5 a 7 dias e soluciona sem pigmentação. Exceto pela erupção, o recém-nascido parece saudável.

110. **Para propósito acadêmico (e faturamento), é possível ser mais científico quanto ao diagnóstico da "brotoeja"?**

    O nome científico para essa condição é *miliaria rubra*. Ela se deve à retenção de suor, e sua morfologia clínica é determinada pelo nível em que o suor está retido. A retenção de suor em níveis superficiais produz vesículas claras sem eritema ao redor (sudamina ou cristalina). A *miliaria rubra* (brotoeja, pápulas eritematosas, vesículas, papulovesículas) é produzida pela retenção do suor em um nível mais profundo. As lesões pustulares (*miliaria pustulosa*) são produzidas na retenção de suor em níveis mais profundos (bebês raramente desenvolvem esses tipos). Com o advento do ar-condicionado, a *miliaria* raramente ocorre em berçários de recém-nascidos.

TRANSTORNOS PAPULOESCAMOSOS

111. **Quais as doenças associadas à reação de Koebner?**

    Koebnerização é uma resposta à lesão local onde lesões cutâneas são encontradas (p. ex., lesões lineares em locais de fricção). Ela é observada em pacientes com psoríase (Fig. 4-15), bem como em pacientes com outras condições, incluindo líquen plano e verrugas chatas.

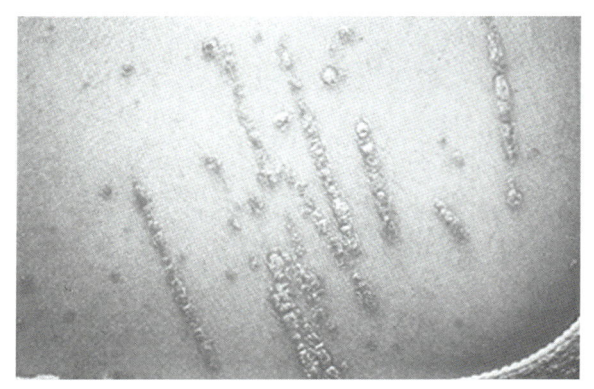

Figura 4-15. Fenômeno de Koebner na psoríase com placas lineares no local das escoriações. *(De Cohen BA: Pediatric Dermatology, ed 2. St. Louis, 1999, Mosby, p 63.)*

DERMATOLOGIA

112. Qual é o padrão típico das lesões na psoríase infantil?
A psoríase se apresenta como placas eritematosas bem circunscritas, com escamas brancas sobrejacentes em crianças e adultos. Essas placas ocorrem no couro cabeludo, nos cotovelos e joelhos (Fig. 4-16), no sacro e na genitália. A psoríase também pode se apresentar com lesões gotejadas (semelhantes a gotas) sobre o tronco e as extremidades. Essas crianças podem apresentar infecção estreptocócica beta-hemolítica do grupo A como um fator precipitante subjacente.

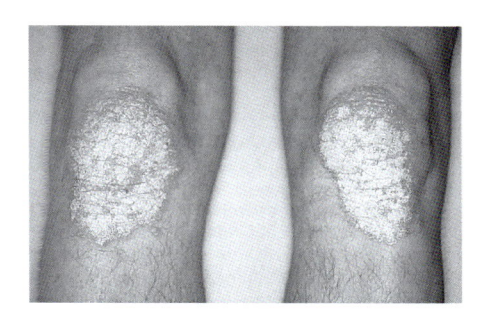

Figura 4-16. Placas de psoríase nos joelhos. *(De Gawkrodger DJ:* Dermatology: An Illustrated Colour Text*, ed 3. London, 2002,.Churchill Livingstone, p 27.)*

113. Qual a porcentagem de crianças com psoríase que apresentam envolvimento ungueal?
Alterações ungueais, mais comumente depressões, podem ser a única manifestação de psoríase (Fig. 4-17). A incidência relatada de depressão ungueal em crianças com psoríase é de até 40%. Em um estudo recente, descobriu-se que meninos apresentam envolvimento com maior frequência que meninas. Outras alterações ungueais incluem onicólise (separação da placa ungueal do leito ungueal na margem distal) e espessura da placa ungueal, frequentemente com descoloração branco-amarelada.

Mercy K, Kwasny M, Cordoro KM, et al: Clinical manifestations of pediatric psoriasis: results of a multicenter study in the United States, *Pediatr Dermatol* 30:424–428, 2013.

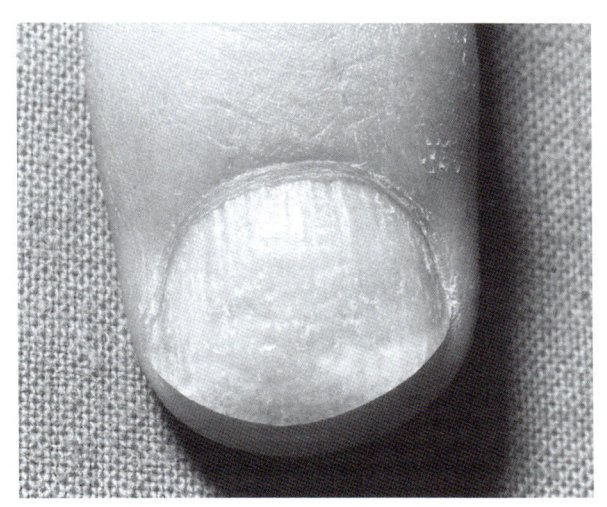

Figura 4-17. Depressão ungueal associada à psoríase. *(De Goldbloom RB:* Pediatric Clinic Skills*, ed 4. Philadelphia, 2011, Elsevier Saunders, p 228.)*

114. Uma escama cutânea que facilmente sangra na remoção é característica de qual condição?
A aparência de pontos de sangramento perfurados após a remoção de uma escama é o *sinal* de *Auspitz*. Ele é observado, principalmente, na **psoríase** e está relacionado à ruptura de capilares no alto da derme papilar, próximo à superfície da pele.

115. Como a prevalência da obesidade infantil está associada à psoríase infantil?
Sobrepeso e obesidade estão associados a uma probabilidade mais elevada de psoríase infantil. Além disso, pacientes adolescentes com psoríase apresentam lipídios sanguíneos mais altos. Isso destaca a importância de se rastrear crianças com psoríase em busca de fatores de risco de doença cardiovascular.

Koebnick C, Black MH, Smith N, et al: The association of psoriasis and elevated blood lipids in overweight and obese children, *J Pediatr* 159:577–583, 2011.

116. Quais são as modalidades de tratamento para psoríase?
Várias terapias foram utilizadas para tratar a psoríase. A escolha de tratamento depende da extensão do envolvimento, dos tratamentos anteriores e da idade do paciente. Os tratamentos incluem corticosteroides tópicos, calcipotrieno (um análogo da vitamina A), retinoides e alcatrão.[a] Outras modalidades de tratamento incluem fototerapia UVB (tipicamente UVB de banda estreita) e, raramente, retinoides sistêmicos e metotrexato.[a] Agentes biológicos como etanercepte foram utilizados para tratar a psoríase de amplo espectro de moderada a grave em pacientes pediátricos.[a]

Mercy K, Kwasny M, Cordoro KM, et al: Clinical manifestations of pediatric psoriasis: results of a multicenter study in the United States, *Pediatr Dermatol* 30:424–428, 2013.
Shah KN: Diagnosis and treatment of pediatric psoriasis, *Am J Clin Dermatol* 14:195–213, 2013.

117. Quais são os oito Ps do líquen plano?
- **Pápulas:** geralmente, de 2 a 6 mm de diâmetro; frequentemente observadas em um padrão linear como resultado da reação de Koebner.
- **Placas:** comumente gerado de uma confluência de pápulas com marcações exageradas na superfície da pele sobrejacente (estrias de Wickham).
- **Planar:** lesões individuais, geralmente de cobertura plana.
- **Púrpura:** distintamente violácea.
- **Prurídico:** frequentemente, coceira intensa.
- **Poligonal:** bordas das pápulas geralmente são angulares.
- **Pênis:** local comum de envolvimento em crianças.
- **Persistente:** crônico, com remissões e exacerbações em até 18 meses.

118. Como a pitiríase rósea é diferenciada da sífilis secundária?
A distinção é frequentemente feita com dificuldade, visto que ambas são principalmente erupções papuloescamosas. Classicamente, a *pitiríase rósea* consiste de lesões ovais que se organizam de modo paralelo no tronco (distribuição de "árvore de Natal") e são precedidas em 40% a 80% dos casos por uma grande lesão eritematosa (mancha heráldica). As lesões da *sífilis secundária* ocorrem 3 a 6 semanas após o cancro, e, comparadas à pitiríase rósea, elas podem apresentar maior envolvimento nas palmas, solas e membranas mucosas e acompanhando linfadenopatia. Entretanto, uma vez que as apresentações atípicas são comuns, o teste para sífilis deve ser realizado em qualquer indivíduo sexualmente ativo diagnosticado com pitiríase rósea.

119. Qual é o tratamento para pitiríase rósea?
A pitiríase rósea é uma condição autolimitada que, geralmente, se resolve em 6 a 12 semanas. Portanto, o tratamento frequentemente não é necessário, a menos que haja prurido significativo ou desfiguração cosmética. Uma ampla variedade de tratamentos é relatada. Corticosteroides tópicos[a] podem ajudar a reduzir o prurido, mas eles não alteram o curso da doença. A fototerapia UVB resulta em melhora clínica em alguns indivíduos, e existem alguns relatos para apoiar a utilização de eritromicina oral[a] para diminuir o curso. Entretanto, estão faltando evidências gerais que apoiem a utilização dessas terapias.

Drago F, Broccolo F, Rebora A: Pityriasis rosea: an update with a critical appraisal of its possible herpesviral etiology, *J Am Acad Dermatol* 61:303–318, 2009.

DERMATOLOGIA

120. Qual é o diagnóstico provável para uma criança de 5 anos de idade que se apresenta com uma formação linear de pápulas róseas a hipopigmentadas recentemente adquiridas no braço?
Embora o diagnóstico diferencial possa ser amplo, uma causa comum desse tipo de erupção é **líquen estriado**. Essa erupção geralmente é assintomática, não requer tratamento e dura de semanas a poucos anos. Manchas claras após a erupção aguda podem persistir por mais tempo.

Peramiquel L, Baselga E, Dalmau J, et al: Lichen striatus: clinical and epidemiological review of 23 cases, *Eur J Pediatr* 165:267–269, 2006.

FOTODERMATOLOGIA

121. Por que é importante a limitação de exposição solar excessiva em crianças?
Muitos indivíduos levam uma porcentagem significativa de suas vidas expondo-se precocemente ao sol. Anos de exposição solar sem proteção levam a formação de sardas, enrugamento e câncer de pele, incluindo melanoma. Em uma era de índices crescentes de melanoma e carcinomas de células basais e escamosas, a utilização de estratégias de proteção solar durante os anos pediátricos pode diminuir o risco de um indivíduo.

122. Por que o bronzeamento em ambiente* interno deve ser anulado e desencorajado para crianças?
O bronzeamento em ambiente interno tornou-se comum entre garotas adolescentes. Em um estudo recente, 24% das garotas do ensino médio relataram o uso de bronzeamento em ambiente interno. Esse bronzeamento está associado a um risco elevado de melanoma na vida adulta. Um estudo descobriu que o bronzeamento em ambiente interno antes dos 35 anos de idade aumenta o risco de melanoma em aproximadamente 59%. Nem todos os estados americanos possuem uma legislação restringindo o uso da cama de bronzeamento entre menores.

Guy GP Jr, Berkowitz Z, Tai E, et al: Indoor tanning among highschool students in the United States, 2009 and 2011, *JAMA Dermatol* 150:501–511, 2014.

123. Quais são as boas estratégias para proteção contra exposição solar?
- Buscar a sombra, quando possível, e lembrar que os raios solares são mais fortes entre as 10 horas da manhã e 2 horas da tarde.
- Lembrar que água, neve e areia refletem os raios de sol e podem aumentar sua chance de queimadura solar.
- Utilize roupas, chapéus e óculos solares para proteção.
- Aplique protetor solar, no mínimo, 30 minutos antes da exposição ao sol.
- Utilize um protetor solar de amplo espectro, com um SPF de 30 ou mais.
- Aplique quantidades generosas de protetor solar: aproximadamente 1 oz (tamanho de um copo de *shot* ou 30 mL) é suficiente para cobrir áreas cutâneas expostas de um adulto de estatura mediana; 15 mL é tipicamente necessário para uma criança de 7 anos de idade.
- Use um protetor solar resistente à água e reaplique o protetor a cada 80 minutos durante atividades aquáticas ou ao transpirar.
- Utilize protetor labial que contenha filtro solar.

American Academy of Dermatology: www.aad.org/media-resources/stats-and-facts/prevention-and-care/sunscreens. Último acesso em 14 mar. de 2015.

124. Como o SPF de um protetor solar é determinado?
O SPF é o nível de eficiência de um protetor solar para proteger contra a luz UVB. Não é uma mensuração da proteção da luz UVA. A classificação do SPF é a razão da dose de luz ultravioleta necessária para produzir vermelhidão mínima em uma pele protegida do sol e a dose de luz ultravioleta necessária para produzir uma vermelhidão mínima em uma pele desprotegida.

125. Os protetores solares devem ser evitados em crianças?
Isso é controverso. Existem preocupações quanto a se a pele de bebês < 6 meses de vida apresenta características absortivas diferentes e se sistemas biológicos que metabolizam e excretam fármacos podem não estar completamente desenvolvidos. Portanto, comportamentos de proteção e uso de roupas protetoras são aconselhados para crianças < 6 meses de vida. A proteção física (p. ex., roupas, cha-

---

* N. do T.: No Brasil, as camas de bronzeamento artificial estão proibidas desde 2009, porém em alguns locais a decisão foi revogada temporariamente. Em 2014, a ANVISA proibiu a modalidade.

péus, óculos de sol) é ideal, porém, se a pele de uma criança não está adequadamente protegida, pode ser sensato aplicar protetor solar em pequenas áreas, como face e dorso das mãos. Protetores solares físicos que contenham óxido de zinco são preferidos aos protetores solares químicos para o uso em pele de bebês.

> Committee on Environmental Health and Section on Dermatology: Ultraviolet light: a hazard to children and adolescents, *Pediatrics* 127:588–597, 2011.
> American Academy of Pediatrics: www.healthychildren.org/English/ages-stages/baby/bathing-skin-care/Pages/BabySunburn-Prevention.aspx. Último acesso em 14 de mar. de 2015.

126. Arriscamos o desenvolvimento da vitamina D com o uso de protetor solar?

A síntese da vitamina D é um efeito benéfico da exposição à luz ultravioleta, e vários estudos sugerem uma associação entre níveis baixos de vitamina D e o desenvolvimento de câncer. Isso, entretanto, não deve ser interpretado como uma razão de busca de bronzeamento. Na maior parte dos indivíduos, quantidades adequadas de vitamina D podem ser obtidas pela ingestão de uma dieta saudável, que inclua alimentos que naturalmente contenham ou sejam fortificados com a vitamina D. A American Academy of Pediatrics aumentou a recomendação de ingestão diária de vitamina D para prevenir o raquitismo e a deficiência de vitamina D em crianças.

> Wagner CI, Greer FR, AAP section on breastfeeding: Prevention of rickets and vitamin D deficiency in infants, children and adolescents, *Pediatrics* 122:1142–1152, 2008.

127. Qual é a doença de "lime" que não é transmitida por carrapatos?

Os limões contêm psoralenos que reagem com a luz ultravioleta e que podem produzir eritema, vesículas e/ou hiperpigmentação em áreas da pele que estiveram em contato com o suco do limão. Isso é conhecido como fitofotodermatite e é observado em outras plantas que contêm psoraleno, como aipo e figos. Além disso, a dermatite berloque (berloque é a palavra francesa para "pingente", ao qual algumas lesões podem se assemelhar) é uma hiperpigmentação do pescoço de padrão irregular em virtude da **fotossensibilização** por furocumarinas (*i. e.*, psoralenos) em perfumes. É causada por fragrâncias que contêm óleo de bergamota, um extrato da casca de um tipo de laranja que cresce no sul da França e na Itália. O óleo de bergamota contém 5-metoxipsoraleno, que aumenta a resposta eritematosa e pigmentar da luz UVA.

128. Quais condições estão associadas à sensibilidade solar acentuada?

- **Transtornos herdados:** porfirias, xeroderma pigmentosa, síndrome de Bloom, síndrome de Rothmund-Thomson, transtorno de Hartnup.
- **Agentes exógenos:** fármacos (p. ex., tetraciclinas, tiazidas), dermatite de contato fotoalérgica (associada a perfumes e ésteres de ácido para-aminobenzoico).
- **Doença sistêmica:** lúpus eritematoso, dermatomiosite.
- **Transtornos idiopáticos:** erupção polimorfa solar, urticária solar, prurigem actínica, hidroa vacinforme.

> Chantorn R, Lim HW, Shwayder TA: Photosensitivity disorders in children: part I, *J Am Acad Dermatol* 67:1093.e1–e18, 2012.
> Chantorn R, Lim HW, Shwayder TA: Photosensitivity disorders in children: part II, *J Am Acad Dermatol* 67:1113.e1–e15, 2012.

129. Qual é a aparência da erupção polimorfa solar?

Sendo a fotodermatose pediátrica mais comum, a erupção polimorfa solar é caracterizada por pápulas vermelhas pruríticas, placas ou papulovesículas que aparecem algumas horas a dias após a exposição à luz ultravioleta. Ela pode ser diagnosticada por fototeste (*i. e.,* a indução de lesões por exposição intencional à luz ultravioleta) e pela biópsia cutânea. Geralmente, ela é sugerida por histórico clássico e exclusão de outra doença por fotossensibilidade.

> Gruber-Wackernagel A, Byrne SN, Wolf P: Polymorphous light eruption: clinical aspects and pathogenesis, *Dermatol Clin* 32:315–334, 2014.

130. Uma criança com sensibilidade solar está protegida ao sentar-se atrás da janela?

Sim e não, dependendo da razão da sensibilidade. A luz ultravioleta está dividida em três grupos de comprimento de onda: ultravioleta C (UVC), 200 a 290 nm; UVB, 290 a 320 nm; e UVA, 320 a 400 nm. A luz UVC é citotóxica e pode causar lesão da retina, mas felizmente é quase completamente absorvida pela camada de ozônio. A luz UVB causa queimadura solar; calorões/hiperemia da pele (p. ex., em pacientes com lúpus eritematoso); e, na exposição crônica, câncer de pele. A luz UVA (que também é emitida por lâmpadas fluorescentes utilizadas em escolas) é responsável pela fototoxicidade por psoraleno e fármacos e crises de porfiria. Ela pode causar câncer na exposição crônica. Janelas bloqueiam a luz UVB, mas não a UVA. Portanto, crianças com transtornos por sensibilidade UVA não estão protegidas quando se sentam atrás de uma janela, a menos que essa tenha sido pré-preparada com um filtro UVA.

TRANSTORNOS DE PIGMENTAÇÃO

131. **Quais transtornos da infância estão associados a áreas de hipopigmentação?**
Hipopigmentação é causada pela diminuição – não a ausência total – de pigmentação ou melalina. Condições que se caracterizam por lesões hipopigmentadas incluem esclerose tuberosa, *tinea versicolor*, pitiríase alba, nevo despigmentoso, hipomelanose de Ito, lepra e hipopigmentação pós-inflamatória.

132. **O tratamento é útil para crianças com hipopigmentação pós-inflamatória?**
Em crianças com pitiríase *alba*, esteroides tópicos de potência muito baixa, medidas de hidratação e de proteção solar podem tornar a cor da pele mais uniforme. O tratamento não parece ajudar em outros casos de hipopigmentação pós-inflamatória, como as que ocorrem após dermatite, infecção, abrasões ou queimaduras, mas a proteção solar é aconselhável.

133. **Quais tratamentos estão disponíveis para vitiligo?**
Vitiligo é um transtorno de despigmentação (ausência total de pigmentação com demarcações agudas; Fig. 4-18). A etiologia é desconhecida, mas pode ser autoimune por natureza. Existem raras associações com outras condições autoimunes, incluindo tireoidite e diabetes de início juvenil. O tratamento pode ser insatisfatório. Esteroides tópicos potentes foram utilizados para áreas localizadas.[a] Tacrolimus tópico pomada[a,b] sem receita foi utilizado com algum sucesso para tratar vitiligo facial em crianças. A terapia com luz ultravioleta foi empregada em algumas crianças com doença grave, extensiva. Mais recentemente, *Excimer laser* (308 nm) foi instituído como um tratamento potencialmente eficaz para doença focal. Corantes (incluindo agentes de autobronzeamento) e cosméticos corretores frequentemente são úteis para camuflar as lesões cutâneas.

National Vitiligo Foundation: www.mynvfi.org. Último acessado em 20 de mar. 2015.

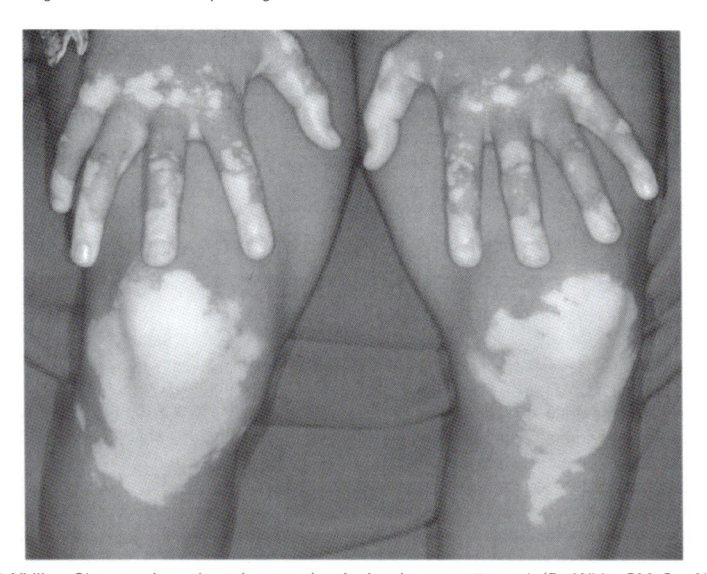

Figura 4-18. Vitiligo. Observar áreas bem demarcadas de despigmentação total. *(De White GM, Cox NH: Diseases of the Skin: A Color Atlas and Text. London, 2002, Mosby, p 286.)*

134. **Quais condições estão associadas à despigmentação congênita da pele?**
A *despigmentação congênita, ou albinismo,* constitui várias síndromes geneticamente herdadas que são caracterizadas por transtornos da síntese de melanina e que podem acometer a pele, os cabelos e

os olhos. O *albinismo generalizado* (*oculocutâneo*) frequentemente é complicado pelas anormalidades oculares, incluindo prejuízo visual, fotofobia e nistagmo. *Piebaldismo* é uma forma distinta de despigmentação congênita que acomete segmentos da pele. Os pacientes com essa condição frequentemente apresentam um topete de cabelo branco, que é causado por uma mutação genética que difere do albinismo generalizado. A *despigmentação localizada congênita* associada ao topete branco, à íris com heterocromia e à surdez congênita caracteriza a síndrome de Waardenburg.

135. Qual é o diagnóstico provável quando um paciente que toma trimetoprim-sulfametoxazol desenvolve uma única lesão eritematosa, aguda, marginal, redonda, que deixa uma área de hiperpigmentação após a resolução?

Erupção fixa por fármaco. Essas placas inflamatórias de 2 a 10 cm, vermelhas a violetas, são geralmente solitárias e podem se transformar em bolha. Essa reação de hipersensibilidade ocorre após a ingestão da medicação (comumente antibióticos), especialmente trimetoprim-sulfametoxazol e tetraciclina. A hiperpigmentação resultante ajuda a fazer a distinção.

Morelli JG, Tay YK, Rogers M, et al: Fixed drug eruptions in children, *J Pediatr* 134:365–367, 1999.

136. Por que o nevo Spitz e o melanoma maligno frequentemente são confundidos?

O nevo Spitz pode aparecer repentinamente e crescer rapidamente. Histologicamente, ele apresenta muitas características que podem ser confundidas com malignidade. Na verdade, previamente ele foi denominado melanoma juvenil benigno. "Benigno" é a palavra-chave para essa pápula vermelha a marrom, em forma de cúpula, que geralmente aparece na face ou extremidade. A correlação clinicopatológica é a chave para a realização do diagnóstico. É essencial que um patologista experiente interprete a biópsia quando existir a suspeita de nevo Spitz. O melanoma na infância tem sido erroneamente diagnosticado como nevo Spitz, e o nevo Spitz tem sido diagnosticado erroneamente como melanoma.

Murphy ME, Boyer JD, Stashower ME, et al: The surgical management of Spitznevi, *Dermatol Surg* 28:1065–1069, 2002.

137. Em crianças com nevo pigmentado, quais fatores aumentam o risco de melanoma?

O melanoma é raro durante a infância. Quando existir um histórico familiar de melanoma ou moles atípicos, um histórico de queimaduras solares graves antes dos 18 anos de idade, ou a criança apresentar um nevo congênito gigante, o risco é maior. O risco aumenta com a idade em indivíduos de pele clara (escala de Fitzpatrick para tipos de pele), crianças com pele pouco bronzeada e sardas. Os riscos estimados variam para os nevos congênitos de diferentes tamanhos. O risco projetado de tempo de vida para um melanoma que se desenvolve no interior de um nevo congênito é controverso. Para nevos congênitos pequenos, o risco é baixo. Para nevos congênitos grandes, estima-se que o risco seja de 6% a 8%. Nevos adquiridos, muito raramente, desenvolvem melanomas.

Gibbs NF, Makkar HS: Disorders of hyperpigmentation and melanocytes. In Eichenfield LF, Frieden IJ, Esterly NB, editors: *Textbook of Neonatal Dermatology*, ed 2. Philadelphia, 2008, WB Saunders, pp 397–421.

138. Como o ABC do melanoma pediátrico difere do melanoma adulto?

Os critérios para a detecção do melanoma convencional em adultos estão baseados nas regras do "ABCDE", que correspondem a **A**ssimetria, irregularidade da **B**orda, diversificação de **C**or, **D**iâmetro > 6 mm e **E**volução. Em uma revisão retrospectiva recente de melanoma pediátrico, **A**melanose, sangramento (**B**leeding), protuberâncias ("**B**umps"), **C**or uniforme, **D**iâmetro variável e desenvolvimento **D**e novo também foram descrições adicionais propostas para detectar melanoma na população pediátrica.

Cordoro KM, Gupta D, Frieden IJ, et al: Pediatric melanoma: results of alarge cohort study and proposal for modified ABCD detection criteria for children, *J Am Acad Dermatol* 68:913–925, 2013.

MARCAS DE NASCENÇA VASCULARES

139. Como são classificadas as marcas de nascença?

A classificação biológica atualizada de marcas de nascença vasculares é a classificação mais amplamente aceita de marcas de nascença vasculares. Foi primeiramente proposta em 1982 e recentemente adaptada para refletir novos conhecimentos. Duas amplas categorias de marcas vasculares de nascença são descritas: **tumores vasculares** e **malformações vasculares.** Existem muitos tipos de tumores vasculares, porém os hemangiomas infantis são os mais comuns. Esses hemangiomas demonstram hiperplasia celular. As malformações, que são compostas de vasos displásicos, malformados, são categorizadas com base em suas características de fluxo e tipo de canais anômalos. A maior parte das anomalias vasculares observadas na infância se enquadra nessas categorias.

Tumores vasculares (selecionados):
- Hemangioma infantil.
- Hemangioma congênito.
- Hemangioendotelioma kaposiforme.
- Angioma em tufos.
- Granuloma piogênico.

Malformações vasculares:
- Malformação capilar (manchas de vinho do porto, manchas salmão).
- Malformação linfática (linfangioma microcístico, macrocístico).
- Malformações venosas.
- Malformações arteriovenosas.
- Malformações combinadas.

Wassef M and the Scientific Committee of the International Society for the Study of Vascular Anomalies: *Updated ISSVA classification.* Melbourne, Australia, April 2014.
Mulliken JB, Glowacki J: Hemangiomas and vascular malformations in infants and children, *Plast Reconstr Surg* 69:412–420, 1982.

140. Qual é o histórico natural de hemangiomas infantis não tratados?

Hemangiomas, ou mais especificamente hemangiomas infantis, são tumores vasculares benignos comuns. Raramente se encontram totalmente desenvolvidos ao nascimento, mas lesões precursoras (uma área de palidez, telangiectasia ou "hematoma") podem ser detectadas pela inspeção cuidadosa nos primeiros dias de vida. Elas podem apresentar componentes superficiais e/ou profundos. Os hemangiomas passam por uma fase de crescimento até que a criança atinja o tempo de vida de 6 a 12 meses, tempo em que os tumores começam a involuir. Os hemangiomas logo marcam seu território e então podem crescer em espessura ou volume. O crescimento é não linear e frequentemente mais dramático nos primeiros meses de vida, com muitos deles atingindo 80 de seu tamanho final aos 3 meses de vida. Esse processo de involução ocorre durante vários anos. Pode ainda haver alterações cutâneas residuais (p. ex., redundância cutânea, palidez, atrofia, telangiectasia) após a resolução do hemangioma. O tratamento de hemangiomas infantis precisa ser individualizado, visto que muitos fatores são avaliados na decisão de tratar ativamente o hemangioma infantil.

Luu M, Frieden IJ: Haemangioma: clinical course, complications and management, *Br J Dermatol* 169:20–30, 2013.

141. Quais os objetivos principais do tratamento de hemangiomas infantis?

As decisões quanto a quais hemangiomas necessitam de tratamento e quais as modalidades terapêuticas melhores nem sempre podem ser fáceis. Os objetivos principais do tratamento são os seguintes:
- Prevenir ou reverter complicações que ameacem a vida ou as funções.
- Tratar hemangiomas ulcerados.
- Prevenir desfiguração permanente causada por uma lesão em aumento rápido.
- Minimizar o estresse psicossocial para a família e o paciente.
- Evitar procedimentos demasiadamente agressivos que possam resultar em formação de cicatriz em lesões que apresentam uma boa probabilidade de involução sem lesões residuais significativas.

Luu M, Frieden IJ: Haemangioma: clinical course, complications and management, *Br J Dermatol* 169:20–30, 2013.

142. O que os padrões de hemangiomas na superfície cutânea podem nos dizer?

As características dos hemangiomas na superfície cutânea podem proporcionar indícios de anormalidades subjacentes e ajudar na previsão de resultados. Os hemangiomas são descritos como superficiais quando estão localizados na porção superior da derme e se apresentam como pápulas e placas vermelhas ("morango"). Os hemangiomas profundos estão localizados na porção mais profunda da derme e do tecido subcutâneo e, frequentemente, são de cor azul-púrpura. Hemangiomas mistos apresentam componentes superficiais e profundos ("fenômeno do *iceberg*"). Os hemangiomas também são caracterizados com base em sua distribuição na superfície da pele. Os que parecem surgir de um único foco são denominados hemangiomas "localizados" ou "focais", e as lesões que cobrem uma ampla área na superfície cutânea, que podem representar uma subunidade de desenvolvimento, são denominadas "segmentais". Lesões focais múltiplas (multifocais) podem anunciar hemangiomas internos, e hemangiomas segmentais podem predizer um envolvimento com outros transtornos anatômicos e de desenvolvimento (síndrome PHACE).

Haggstrom AN, Lammer EJ, Schneider RA, et al: Patterns of infantile hemangiomas: new clues to hemangioma pathogenesis and embryonic facial development, *Pediatrics* 117:698–703, 2006.

143. Quais hemangiomas são especialmente preocupantes?
- **Hemangioma cutâneo múltiplo** pode estar associado a hemangiomas viscerais (mais comumente hemangiomas hepáticos).
- **Hemangiomas grandes/volumosos** podem causar desfiguração significativa de estruturas subjacentes.
- **Hemangiomas segmentais** estão associados às síndromes PHACE e LUMBAR.
- **Hemangiomas "da barba"** podem ser um marcador de hemangiomas laringianos ou subglóticos subjacentes que podem prejudicar a função respiratória.
- **Hemangiomas espinhais da linha mediana** podem ser um marcador de uma anormalidade subjacente da medula espinhal.
- **Hemangiomas da cabeça e do pescoço**, geralmente lesões segmentais > 5 cm de diâmetro, podem estar associados a outras anomalias congênitas, incluindo defeitos do sistema nervoso central, cardíaco, ocular e esternal (p. ex., malformação da fossa posterior, hemangioma, anormalidades arteriais, coarctação, anormalidades oculares, síndrome de defeitos esternais [PHACE(S)]).
- **Localizações anatômicas vulneráveis** prejudicam as funções vitais e causam desfiguração (p. ex., periocular, pescoço, lábio, ponta nasal).
- **Hemangiomas ulcerados** aumentam o risco de superinfecção, podem sangrar, causar dor e levar à formação de cicatriz.

Haggstrom AN, Drolet BA, Baselga E, et al: Prospective study of infantile hemangiomas: clinical characteristics predicting complications and treatment, *Pediatrics* 118:882–887, 2006.

144. Quando o tratamento é indicado para hemangiomas infantis?
- Em lesões que interfiram no funcionamento fisiológico normal (*i. e.*, respiração, audição, deglutição e visão), especialmente hemangiomas perioculares (para prevenir ambliopia).
- Na hemorragia recorrente, ulceração ou infecção.
- Em lesão de crescimento rápido que distorça os traços faciais ou que possua o potencial de resultar em uma lesão residual que irá causar desfiguração.

Luu M, Frieden IJ: Haemangioma: clinical course, complications and management, *Br J Dermatol* 169:20–30, 2013.

145. Quais são os tratamentos mais comumente utilizados para hemangiomas infantis problemáticos?
Na maior parte dos casos, os tratamentos tópicos são utilizados para lesões superficiais menores que não possuem um componente profundo significativo; medicações sistêmicas são utilizadas para hemangiomas infantis mais profundos, aqueles com um padrão de crescimento agressivo, ou aqueles que necessitam de uma terapia mais agressiva. Até recentemente, não havia tratamentos aprovados pela FDA para o hemangioma infantil. Em março de 2014, uma formulação específica de propranolol[b] oral recebeu a aprovação da FDA para o tratamento de crianças > 5 semanas com hemangiomas infantis problemáticos. Outras medicações utilizadas para hemangioma permanecem "sem receita".

Betabloqueadores (timolol tópico-gel formador de solução[a] e propranolol[a]): timolol tópico-gel formador de solução, uma preparação oftalmológica, foi relatado como eficaz para o tratamento de hemangiomas superficiais. O propranolol oral foi primeiramente relatado como interruptor eficiente da proliferação e acelerador da regressão de hemangiomas infantis em 2008. Em muitos casos, tornou-se a terapia de primeira linha para hemangiomas problemáticos.

Corticosteroides[a] (intralesional oral e tópico): esses foram a base para o tratamento de hemangiomas até a alguns anos atrás. Seu uso foi amplamente suplantado por betabloqueadores.

Laser corante pulsado: pode ser utilizado com outras modalidades, mas geralmente é de pouco benefício nas situações em que o tratamento sistêmico com propranolol é indicado. A penetração limitada restringe a utilização em lesões superficiais. Ele pode ser útil para hemangiomas ulcerados que falham em responder a outras modalidades de tratamento.

Cirurgia: a excisão cirúrgica é mais comumente utilizada para tratar lesões residuais de hemangiomas. Lesões faciais que deixam um residual de lesão significativo são tratadas frequentemente em torno dos 3 anos de idade, antes que a criança inicie a pré-escola.

Luu M, Frieden IJ: Haemangioma: clinical course, complications and management, *Br J Dermatol* 169:20–30, 2013.

PONTOS-CHAVE: HEMANGIOMAS PREOCUPANTES

- **Hemangiomas múltiplos:** podem estar associados a hemangiomas viscerais (mais comumente hemangiomas hepáticos).
- **Hemangiomas grandes/volumosos:** podem causar desfiguração significativa de estruturas subjacentes.
- **Hemangiomas segmentais:** estão associados às síndromes PHACE e LUMBAR.
- **Hemangiomas "da barba":** podem ser um marcador de hemangiomas laringianos ou subglóticos subjacentes que podem prejudicar a função respiratória.
- **Hemangiomas espinhais da linha mediana:** podem ser um marcador de uma anormalidade subjacente da medula espinhal.
- **Hemangiomas da cabeça e do pescoço:** geralmente lesões segmentais > 5 cm de diâmetro, podem estar associados a outras anomalias congênitas.
- **Localizações anatômicas vulneráveis:** prejudicam as funções vitais e causam desfiguração (p. ex., periocular, pescoço, lábio, ponta nasal).
- **Hemangiomas ulcerados:** aumentam o risco de infecção, causam dor e levam à formação de cicatriz.

146. Por que uma criança com tumor vascular e trombocitopenia de início recente é tão preocupante?

Isso pode indicar o desenvolvimento da **síndrome** (ou fenômeno) **de Kasabach-Merritt**, uma condição ameaçadora da vida que apresenta tumores vasculares que aumentam rapidamente e também coagulopatia progressiva. As plaquetas são sequestradas no interior da(s) lesão(ões), formando trombo e consumindo fatores de coagulação. A equimose pode se desenvolver inicialmente ao redor do tumor, porém pode ocorrer uma coagulopatia disseminada com anemia. Frequentemente, uma terapia agressiva (geralmente esteroides sistêmicos e/ou vincristina, e cirurgia) é necessária. A síndrome de Kasabach-Merritt não é causada por hemangiomas, mas sim por dois tumores vasculares raros (hemangioendotelioma kaposiforme e angioma em tufos).

147. Como os hemangiomas superficiais diferem das manchas de vinho do porto?

Os **hemangiomas superficiais** são tumores vasculares superficiais, palpáveis, que geralmente involuem com o tempo. No passado, eles eram denominados hemangiomas "em morango". A **mancha de vinho do porto**, algumas vezes denominada *nevus flammeus,* é um tipo de malformação capilar composta de vasos capilares e pós-capilares do tamanho de vênulas que não involuem. Alguns hemangiomas superficiais podem imitar as manchas de vinho do porto durante as primeiras semanas de vida; a observação de seu padrão de crescimento é útil para estabelecer o diagnóstico correto (Tabela 4-5).

Tabela 4-5. Hemangiomas Superficiais *versus* Manchas de Vinho do Porto

HEMANGIOMAS SUPERFICIAIS	MANCHAS DE VINHO DO PORTO
Palpável	Plana, macular
Comum (4%-10% das crianças < 1 ano de idade)	Menos comum (0,1%-0,3%)
Frequentemente não aparente ao nascimento (mais visível com 2-12 semanas)	Presente no nascimento
Vermelho-vivo	Rosa-pálida a vermelho-azulada (escurece com a idade)
Bordas bem definidas	Bordas variáveis
Patologia: Células endoteliais angioblásticas proliferantes com número variável de capilares preenchidos de sangue	Patologia: Dilatação capilar na derme
A maioria involui espontaneamente ao redor dos 9 anos de idade	Sem involução: pode piorar com escurecimento e hipertrofia
Fase de crescimento rápido	Crescimento proporcional (à medida que a criança cresce)
Terapia sugerida: espera observada; tratamento ativo para algumas lesões	Terapia sugerida: *laser* corante pulsado frequentemente é utilizado para lesões faciais

148. O que é "simples" a respeito do *nevus simplex*?

Nevus simplex, também conhecido como "picada de cegonha", quando se localiza na nuca, e "beijo de anjo", quando localizado na gabela e nas pálpebras, é muito comum. Rosa a vermelho na coloração, ele frequentemente descolore sem tratamento nos primeiros poucos anos de vida. Portanto, tranquilidade e monitoramento geralmente constituem o único tratamento recomendado, que é uma solução "simples". Sua localização característica ajuda a diferenciá-lo das verdadeiras manchas faciais de vinho do porto, que não perdem a cor com o tempo e podem necessitar de tratamento.

149. Quando as manchas de vinho do porto estão associadas a outras anomalias?

A **síndrome de Sturge-Weber** (Fig. 4-19) refere-se à associação de mancha de vinho do porto (acometendo tipicamente a pele inervada pelo primeiro ramo do nervo trigêmeo), anomalia vascular ocular ligada ao glaucoma e anomalia vashemangionmacular leptomeningiana associada a convulsões e retardo de desenvolvimento.

A **síndrome de Klippel-Trenaunay** refere-se a uma mancha de vinho do porto no membro (geralmente extremidade inferior) com crescimento excessivo ipsolateral de tecido mole e ósseo e anomalias venosas/linfáticas.

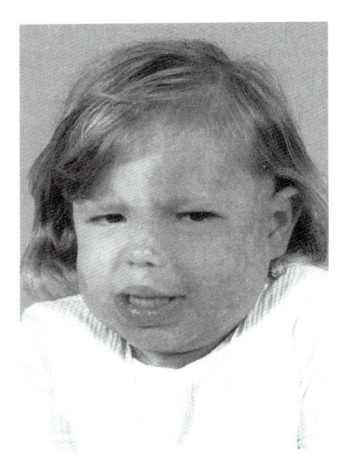

Figura 4-19. Síndrome Sturge-Weber. A mancha de vinho do porto bilateral envolve as regiões V_1, V_2 e V_3 e à direita V_3. *(De Sahn EE: Dermatology Pearls. Philadelphia, 1999, Hanley & Belfus, p 225.)*

150. Como as malformações capilares do tipo mancha de vinho do porto são tratadas?

As manchas de vinho do porto, quanto à coloração, frequentemente são rosa a vermelho-escuro durante a infância. Com a maturidade, elas geralmente escurecem e assumem sua cor de "vinho do porto". O tratamento das malformações capilares faciais, em geral, é recomendado durante a infância ou cedo na infância, quando as lesões parecem ser mais receptivas à terapia com laser de corante pulsado. O laser de corante pulsado utilizado para o tratamento de manchas de vinho do porto age de forma a atingir a oxiemoglobina e levar à destruição de vasos sanguíneos e subsequente clareamento da mancha. Tratamentos múltiplos, às vezes, requerem anestesia geral ou sedação para atingir o clareamento. É importante que pacientes e familiares compreendam que esse tratamento frequentemente permite um clareamento cosmeticamente aceitável, porém o desaparecimento/remoção completo da marca de nascença ainda não é possível com as tecnologias atuais. Em alguns pacientes, a mancha volta a escurecer após o tratamento, e tratamentos de retoque podem ser necessários.

TRANSTORNOS VESICOBOLHOSOS

151. O que é o sinal de Nikolsky?

Esse sinal demonstra **fragilidade epidérmica**. Uma pressão lateral delicada colocada sobre a pele aparentemente intacta causa uma erosão, especialmente próximo a vesículas pré-formadas. Esse sinal é positivo em várias condições bolhosas autoimunes, infecciosas e herdadas, como penfigoide bolhoso, síndrome da pele escaldada estafilocócica (SSSS) e epidermólise bolhosa.

DERMATOLOGIA

152. Quais são as causas de vesículas cutâneas na infância?
- **Infecciosa:** bacteriana (impetigo bolhoso, SSSS), viral, (vírus herpes simples, varicela).
- **Dermatite de contato:** veneno da hera, fitofotodermatite.
- **Transtornos herdados:** epidermólise bolhosa, eritrodermia ictiosiforme bolhosa congênita.
- **Transtornos autoimunes:** doença linear de imunoglobulina A, penfigoide bolhoso, pênfigo vulgar.
- **Outras:** eritema multiforme, necrólise epidérmica tóxica, lesão térmica (queimaduras).

153. Como SSSS é diferenciado da necrólise epidérmica tóxica (TEN)?
Ambas são doenças bolhosas difusas. A **SSSS** comumente surge em crianças pequenas de < 5 anos de idade e se desenvolve após uma infecção estafilocócica localizada com doença cutânea difusa causada por uma toxina esfoliativa. O nível das vesículas inclui os níveis superficiais da epiderme. Acredita-se que a **TEN** seja uma reação de hipersensibilidade (frequentemente a um fármaco) e ocorra em todos os grupos etários. O nível das vesículas na TEN é profundo, e toda a epiderme é necrótica. (Tabela 4-6.)

Tabela 4-6. Diferenciação entre Síndrome da Pele Escaldada Estafilocócica e Necrólise Epidérmica Tóxica

CARACTERÍSTICAS	SÍNDROME DA PELE ESCALDADA ESTAFILOCÓCICA	NECRÓLISE EPIDÉRMICA TÓXICA
Etiologia	Infecções; estafilococo grupo II	Imunológica; geralmente relacionada ao fármaco
Morbidade/mortalidade	Baixa com tratamento	Alta
Envolvimento da membrana mucosa	Raro	Frequente
Sinal de Nikolsky	Presente	Ausente
Lesões-alvo	Ausentes	Frequentemente presentes
Nível da vesícula	Epiderme superior (abaixo do extrato córneo)	Subepidérmico
Histopatologia	Sem necrose epidérmica ou inflamação dérmica	Necrose epidérmica de espessura total; inflamação dérmica perivascular proeminente

Adaptada de Roberts LJ: Dermatologic diseases. In McMillan JA, DeAngelis CD, Feigin RD, et al. editors: Oski's Pediatrics, Principles and Practice, *ed 3. Philadelphia, 1999, Lippincott Williams & Wilkins, p 379.*

154. Por que os neonatos são suscetíveis à SSSS?
A resposta está no fato de que os recém-nascidos compartilham sua suscetibilidade à SSSS com pacientes na insuficiência renal. É a **eliminação reduzida da toxina esfoliativa** pelos rins imaturos do recém-nascido que contribui para o aumento da suscetibilidade à SSSS.

155. Onde o *S. Aureus* pode ser encontrado em pacientes com SSSS?
O *S. Aureus* normalmente coloniza a nasofaringe e o umbigo. A fonte de infecção também pode estar presente no trato urinário, em ferimento, na conjuntiva ou no sangue. As bactérias, geralmente, não estão presentes no local das lesões cutâneas, visto que são o resultado de um efeito sistêmico mediado pela toxina.

156. Qual é o diagnóstico provável para uma criança de 4 anos de idade que desenvolve um histórico de 1 semana de lesões bolhosas disseminadas, dolorosas e prurídicas com lesões crostosas, em torno das quais vesículas estão arranjadas em uma aparência de cordão de pérolas?
Dermatose bolhosa crônica da infância. Essa é a doença bolhosa autoimune adquirida mais comum em crianças pequenas. Ela é caracterizada na biópsia por imunoglobulina A (IgA) e deposição de C3 ao longo da base da membrana (algumas vezes, denominada dermatose bolhosa por IgA linear). Embora o diagnóstico diferencial de doenças bolhosas seja grande, o aparecimento de novas vesículas ou bolhas em cordão de pérolas (ou agregado de pérolas) ao redor de placas crostosas ou eritematosas é característica.

Sheehan M, Huddleston H, Mousdicas N: Chronic bullous dermatosis of childhood, *Arch Pediatr Adolesc Med* 162:581–582, 2008.

157. Quais são os subtipos da epidermólise bolhosa (EB)?

A EB é um grupo heterogêneo de transtorno herdado caracterizado pela formação de vesículas e erosões em locais de fricção ou trauma. Existem três subtipos de EB categorizados com base na região de junção dérmico-epidérmica (DEJ) que elas acometem: **simples**, **juncional** e **distrófica**. A extensão da vesícula e o grau de cicatrização se correlacionam grosseiramente com o nível de formação de vesícula na epiderme ou derme. Um quarto subtipo da EB foi acrescentado, a **síndrome de Kindler**, que acomete camadas múltiplas da DEJ.

Dystrophic Epidermolysis Bullosa Research Association of America: www.debra.org. Último acesso em 23 de mar. de 2015.

158. As vesículas da epidermólise bolhosa devem ser "estouradas"?

Sim. Visto que os pacientes com EB apresentam uma anormalidade genética das proteínas que mantêm sua epiderme e derme juntas, a pressão do simples acúmulo de líquido no interior de uma vesícula intacta pode fazer com que a vesícula se expanda. A vesícula deve ser drenada com uma agulha estéril ou lanceta após delicado preparo do local com álcool estéril. O topo da vesícula deve ser deixado intacto.

159. Qual o transtorno que está associado a "lesões em alvo"?

Eritema multiforme (EM). Essa é uma condição cutânea tipicamente aguda, autolimitada, mas algumas vezes recorrente (EM menor), que se acredita ser uma reação imune mediada por células T, mais comum em determinadas infecções (p. ex., por vírus herpes simples, estreptocócica, por vírus Epstein-Barr [EBV]), mas também associada a uma variedade de outros gatilhos, particularmente a medicações (p. ex., fármacos com sulfa, penicilinas, anticonvulsivantes). No EM maior, ocorrem erosões ou bolhas na mucosa oral, genital ou ocular. A maior parte dos casos se resolve em 1 a 2 semanas. As lesões em alvo características ocorrem como pápulas vermelhas, escuras, que evoluem em um epitélio danificado, localizado e deprimido com disseminação de edema anular (claro) e inflamação na periferia (eritema) (Fig. 4-20).

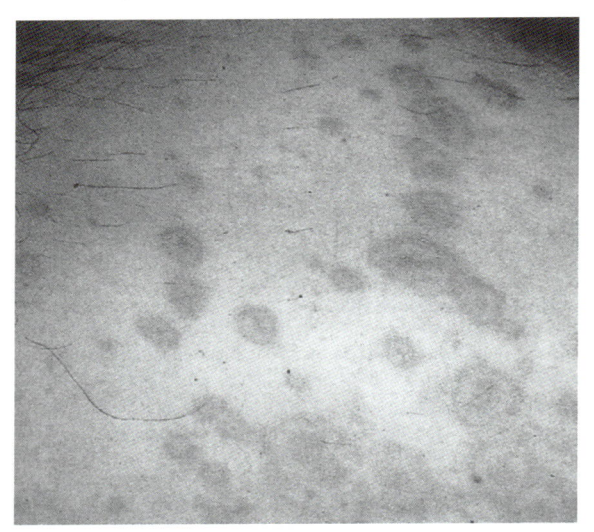

Figura 4-20. Eritema multiforme com lesões em alvo típicas. *(De Goldbloom RB:* Pediatric Clinical Skills, *ed 4. Philadelphia, 2011, Elsevier Saunders, Color plate 19-11.)*

160. O EM é parte de um contínuo na síndrome de Stevens-Johnson (SJS) e necrólise epidérmica tóxica (TEN)?

Essa é uma área de controvérsia. Tradicionalmente, essas condições têm sido vistas como transtornos relacionados, uma vez que possuem fatores clínicos e histológicos compartilhados. Entretanto, a maior parte dos casos de EM está associada a infecções, enquanto acredita-se que ocorrências de SJS/TEN estejam relacionadas a fármacos em > 90% dos casos. Também existem distinções de acordo com anamnese (histórico), morfologia dos locais envolvidos, extensão das lesões e mecanismos patogênicos. As opiniões atuais as favorecem como condições distintas, não sendo SJS/TEN o resultado de estágio final de alguns casos de EM.

Iwai S, Sueki H, Watanabe H, et al: Distinguishing between erythema multiforme major and Stevens-Johnson syndrome/toxic epidermal necrolysis immunopathologically, *J Dermatol* 39:781–786, 2012.
Roujeau JC: Stevens-Johnson syndrome and toxic epidermal necrolysis are severity variants of the same disease which differs from erythema multiforme, *J Dermatol* 24:726–729, 1997.

161. O que distingue SJS de TEN?
Ambas são transtornos mucocutâneos graves caracterizados por necrose extensiva e deslocamento epidérmico. Acredita-se que sejam um contínuo, geralmente disparados por medicações, e são distinguidos, principalmente, com base na porcentagem da superfície do corpo que está envolvida. A SJS é a menos grave das duas, definida como < 10% de envolvimento da superfície corporal. A TEN abrange > 30% da área do corpo. Entre 10% e 30%, indica uma classificação de sobreposição.

162. Quais medicamentos estão mais comumente associados a SJA e TEN em crianças?
Sulfonamidas e **anticonvulsivantes**, especialmente fenobarbital, carbamazepina e lamotrigina. Causas menos comuns são penicilinas e NSAIDs. Muito raramente, paracetamol (actaminofeno) pode estar envolvido.

Ferrandiz-Pulido C, Garcia-Patos V: A review of causes of Stevens-Johnson syndrome and toxic epidermal necrolysis in children, *Arch Dis Child* 98:998–1003, 2013.

163. A terapia[a] com esteroides é benéfica para o tratamento de SJS ou TEN?
Essa é uma área contínua de controvérsia; os estudos são inconclusivos. Na SJS, o tratamento pode ser considerado precocemente durante o curso do quadro, quando envolver múltiplas superfícies mucosas, porém com a desnudação cutânea limitada. O potencial dos esteroides de aumentar complicações médicas (p. ex., hemorragia, infecção) deve ser levado em conta, mas um grande estudo em 2008 descobriu que ele era menor do que se imaginava anteriormente. Quando iniciado, a resposta clínica (ou falta dela) deve ser cuidadosamente acompanhada, e os esteroides devem ser descontinuados se a condição estiver piorando. Visto que a maior parte dos casos de SJS se resolve espontaneamente, outras terapias são vitais: cuidado da pele, suporte nutricional, cuidado oftalmológico e tratamento de infecções bacterianas secundárias. Houve relatos de esteroides associados a um índice elevado de mortalidade entre pacientes com TEN.

Koh MJ-A, Yay Y-K: An update on Stevens-Johnson syndrome and toxic epidermal necrolysis in children, *Curr Opin Pediatr* 21:505–510, 2009.
Schneck J, Fagot JP, Sekula P, et al: Effects of treatment on the mortality of Stevens-Johnson syndrome and toxic epidermal necrolysis: a retrospective study on patients included in the EuroSCAR study, *J Am Acad Dermatol* 58:33–40, 2008.

164. Qual terapia deve ser considerada para pacientes com SJS ou TEN rapidamente progressivo?
Imunoglobulina[a] intravenosa deve ser considerada. Deve-se usar o tratamento com cautela, especialmente em pacientes com função renal insuficiente, estados hipercoaguláveis ou deficiência de IgA.

Momin SB: Review of intravenous immunoglobulin in the treatment of Stevens-Johnson syndrome and toxic epidermal necrolysis, *J Clin Aesthet Dermatol* 2:51–58, 2009.

165. Qual infecção deve ser considerada em uma criança com SJS e tosse?
A **pneumonia por micoplasma** induz erosões mucosas que imitam aquelas da SJS induzida por fármaco.

Bullen LK, Zenel JA: A 15-year-old female who has cough, rash and painful swallow, *Pediatr Rev* 26:176–181, 2005.

166. Além de mãos, pés e boca, quais outros locais do corpo são frequentemente acometidos em crianças com infecção pelo vírus coxsackie?
As infecções pelo vírus coxsackie frequentemente também causam lesões cutâneas nas **nádegas**, levando alguns médicos a denominarem a condição de síndrome das "mãos-pés-boca-nádegas."

Mohr MR, Sholtzow M, Bevan HE, et al: Exploring the differential diagnosis of hemorrhagic vesicopustules in a newborn, *Pediatrics* 127:e226–e230, 2011.

Agradecimento

Os editores gratamente reconhecem as contribuições dos Drs. Robert Hayman, Leonard Kristal e Vivian Lombillo, que foram mantidas das primeiras edições de *Segredos em Pediatria*.

CAPÍTULO 5
MEDICINA DE EMERGÊNCIA

Joan S. Bregstein, MD ▪ Cindy Ganis Roskind, MD
F. Meridith Sonnett, MD

BIOTERRORISMO

1. Por que as crianças são mais vulneráveis aos agentes biológicos que os adultos?
- **Diferenças anatômicas e fisiológicas:** derme mais fina, maior superfície corporal, menor volume relativo de sangue, ventilação-minuto mais elevada.
- **Considerações relativas ao desenvolvimento:** incapacidade de fugir de situações perigosas, possível aumento de risco para transtornos de estresses pós-traumáticos (TEPT).
- **Algumas vacinas não licenciadas para crianças:** antrax (18 a 65 anos), peste (18 a 61 anos).
- **Vacinas mais perigosas em crianças:** varíola, febre amarela.
- **Antibióticos menos familiares aos pediatras:** tetraciclinas, fluoroquinolonas.

Cieslak TJ, Henretig FM: Bioterrorism, *Pediatr Ann* 32:145–165, 2003.
Centers for Disease Control and Prevention Emergency Preparedness Response: http://www.bt.cdc.gov.
Último acesso em 21 de jan. de 2014.

2. Quais são as três rotas de transmissão do antrax?
- **Inalação:** a mais temida, que pode levar à necrose hemorrágica multiorgânica.
- **Cutânea:** inoculado através de uma ferida, causando uma úlcera negra e indolor.
- **Ingestão:** pode causar sintomas gastrintestinais ou no trato respiratório superior.

O *Bacillus anthracis*, que é um bastonete Gram-positivo formador de esporos, pode sobreviver por longos períodos de tempo antes de entrar no corpo, quando irá germinar e proliferar (Fig. 5-1).

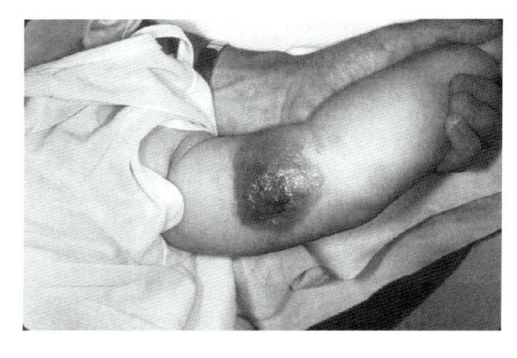

Figura 5-1. Antrax cutâneo em uma criança. *(De Schachner LA, Hansen RC, editors: Pediatric Dermatology, ed 3. Edinburgh, 2003, Mosby, p 1033.)*

3. E como se diferenciam as lesões da varíola das lesões de varicela (catapora)?
- As lesões da *varíola* predominam no rosto e nas extremidades (centrífugas), ao passo que as lesões da varicela são tipicamente mais concentradas no tronco (centrípeta).
- A erupção cutânea da *varíola* progride em estágios semelhantes (máculas, pápulas, vesículas, crostas), ao passo que a *varicela* é observada em grupos múltiplos em diferentes estágios.
- A erupção da varíola se desenvolve mais lentamente que a erupção da varicela.

4. Como os sintomas de apresentação da peste bubônica podem ser diferenciados dos sintomas de uma peste resultante do bioterrorismo?

A *peste bubônica* – ou "morte negra" – era resultante da mordida de pulgas, o que levava à adenopatia regional grande e sensível (o "bubo") com disseminação hematogênica, envolvimento multiorgânico e septicemia subsequentes. No bioterrorismo, o microrganismo *Yersinia pestis* podia ser aerossolizado, e a inalação resultava em apresentações mais típicas de pestes pneumônicas: febre, calafrios, taquipneia, tosse e escarro sanguinolento; a linfadenite, provavelmente, seria um achado posterior.

Dennis DT, Chow CC: Plague, *Pediatr Infect Dis J* 23:69–71, 2004.

5. Por que as famílias que vivem perto de usinas nucleares devem manter iodeto de potássio (KI) em seus armários de remédios?
A Academia Americana de Pediatria recomenda que as famílias que vivem em um perímetro de 25 km de uma usina nuclear (ou 80 km em áreas densamente povoadas, onde a evacuação pode ser mais difícil) tenham KI à mão para o evento de uma catástrofe de radiação nuclear. O KI inibe a absorção de iodo radiativo (^{113}I) pela glândula tireoide. Crianças são mais suscetíveis que adultos ao desenvolvimento subsequente de câncer da tireoide, quando expostas. Se o KI for administrado em até uma hora, 90% do ^{113}I é bloqueado, mas, após 12 horas, o efeito é muito pequeno.

Committee on Environmental Health, American Academy of Pediatrics: Radiation disasters and children, *Pediatrics* 111:1455–1466, 2003.

6. Por que as crianças são mais vulneráveis ao terrorismo na forma de ataques com explosivos e rajadas?
- Massas menores resultam em uma força maior por unidade de superfície corporal a partir da energia liberada pela explosão.
- As crianças são mais suscetíveis a fraturas como resultado de placas de crescimento calcificadas de modo incompleto.
- A parede torácica possui maior flexibilidade em crianças, resultando em uma chance maior de lesão cardíaca e pulmonar no caso de rajadas de explosivos.

Garth RJN: Blast injury of the ear: an overview and guide to management, *Injury* 26:363–366, 1995.

7. Quais categorias de agentes devem ser consideradas na ocorrência de um ataque com armas químicas?
- **Nervo:** os agentes nervosos são semelhantes aos inseticidas organofosforados e incluem inibidores de colinesterase, como Sarin, Soman e VX. Os agentes nervosos inibem a ação acetilcolinesterase nas sinapses colinérgicas neuronais, onde então a acetilcolina se acumula. Esses agentes, geralmente, são incolores, inodoros, insípidos e não irritativos à pele. Os vapores dos agentes nervosos são mais densos que o ar e tendem a se acumular em áreas baixas, colocando as crianças em um risco maior que os adultos pela exposição. Os agentes utilizados nos ataques terroristas são inalados e absorvidos através da pele e das membranas mucosas.
- **Asfixiantes:** os asfixiantes são compostos tóxicos que inibem a oxidase do citocromo, causando anoxia celular e acidose láctica (intervalo aniônico elevado). Cianeto de hidrogênio, o agente tóxico mais comumente conhecido nessa categoria, é um líquido ou gás incolor com odor semelhante a amêndoas amargas. A exposição ao cianeto de hidrogênio produz início rápido de taquipneia, taquicardia e pele avermelhada, seguido por náusea, vômito, confusão, fraqueza, tremor, convulsões e morte.
- **Sufocação e agentes pulmonares:** os agentes sufocantes incluem cloro e fosgênio. Quando inalados, esses agentes produzem irritação maciça da mucosa e edema, bem como um dano significativo ao parênquima pulmonar.
- **Bolhas e agentes vesicantes:** agentes formadores de bolhas incluem gás mostarda e gás tóxico. O gás mostarda é um agente alquilante, altamente tóxico para as células que se reproduzem rapidamente e as células pouco diferenciadas; pele, parênquima pulmonar e medula óssea são frequentemente prejudicados. O gás tóxico é um composto arsênico que acomete a pele e os olhos logo após a exposição.

8. Qual deve ser o tratamento médico inicial quando ocorre um ataque com armas químicas?
O único primeiro passo mais importante para o tratamento de todas as exposições químicas é a **estratégia de descontaminação inicial**. A remoção imediata das roupas do paciente pode eliminar aproximadamente 90% dos contaminantes.

ABUSO INFANTIL: FÍSICO E SEXUAL

9. Quais são os indicadores históricos importantes de possível abuso infantil?
- Múltiplos atendimentos hospitalares prévios por lesões traumáticas.
- Histórico de lesões não tratadas.
- Causa não conhecida de traumas, ou inapropriada à idade ou à atividade.

- Retardo na busca por atendimento médico.
- Histórico incompatível com as lesões.
- Pais despreocupados acerca da lesão ou mais preocupados com problemas menores (p, ex., resfriado, cefaleia).
- Histórico de irmãos vítimas de maus-tratos.
- Histórico inconsistente para explicar a lesão ou as alterações.

Sirotnak AP, Grigsby T, Krugman RD: Physical abuse of children, *Pediatr Rev* 25:264–276, 2004.
Kottmeier P: The battered child, *Pediatr Ann* 16:343–351, 1987.

10. **Qual é a causa mais comum de traumatismo craniano fechado grave em crianças com menos de 1 ano de idade?**
    Traumatismo craniano abusivo. Essa é a terminologia adotada pela Academia Americana de Pediatria para substituir o termo *síndrome do bebê sacudido*. Ela descreve a lesão causada em bebês e crianças pequenas que resulta de um impacto na cabeça ou de uma sacudida violenta da cabeça, ou a combinação dos dois mecanismos. O termo *síndrome do bebê sacudido* foi mudado, visto que ele implica em um conhecimento por parte do médico atendente do mecanismo da lesão, que muito frequentemente não é conhecido. O traumatismo craniano abusivo é mais comum em crianças < 1 ano de vida e, comparado a lesões cranianas acidentais, apresenta um índice de mortalidade muito maior. Bebês do sexo masculino e bebês de grupos socioeconômicos inferiores tendem a estar em risco mais elevado. O traumatismo craniano abusivo se manifesta como hematomas subdurais, hemorragias subaracnoides e infartos cerebrais. O diagnóstico é sugerido pela ausência de um mecanismo que confirme a lesão, a despeito de uma criança sintomática ou, raramente, uma confissão do agressor. Em muitos casos, o exame físico revela hemorragia retiniana (Fig. 5-2); outros sinais de traumatismo, geralmente, não estão presentes. O diagnóstico é confirmado pela tomografia computadorizada (TC) ou ressonância magnética (RM). Caso uma punção lombar seja realizada, o líquido pode estar sanguinolento ou xantocrômico. O prognóstico é sinistro para um bebê que está em coma em decorrência desse abuso: 50% deles morrem, e quase metade dos que sobrevivem apresenta sequelas neurológicas significativas.

Niederkrotenthaler T, Xu L, Parks SE, et al: Descriptive factors of abusive head trauma in young children: United States, *Child Abuse Legl* 37:446–455, 2013.
Christian CW, Block R, Committee on Child Abuse and Neglect: Abusive head trauma in infants and children, *Pediatrics* 123:1409–1411, 2009.

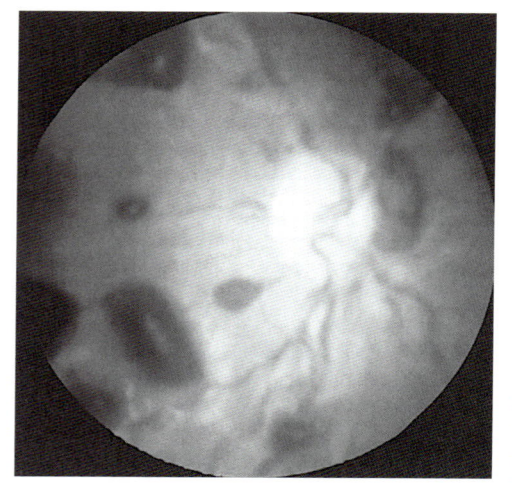

Figura 5-2. Hemorragias retinianas em vítima de traumatismo craniano abusivo. *(De Zitelli BJ, Davis HW:* Atlas of Pediatric Physical Diagnosis, *ed 4. St. Louis, 2002, Mosby, p 181.)*

11. **Por que o diagnóstico de traumatismo craniano abusivo é frequentemente negligenciado?**
    Quando um bebê encontra-se inconsciente com angústia respiratória, apneia e/ou convulsões, o diagnóstico de traumatismo craniano abusivo deve ser considerado. Entretanto, dependendo do grau de impacto ou da sacudida e do grau de dano resultante, os sintomas podem ser leves e não específicos e

podem imitar os sintomas de uma doença viral, um transtorno ou uma disfunção alimentar, ou até mesmo cólica. As vítimas podem apresentar um histórico de pouca alimentação, vômito, letargia e/ou irritabilidade que podem continuar por dias ou semanas. A identificação precoce de lesões abusivas é crítica, em razão do risco de mortalidade a cada evento abusivo recorrente.

> Schwartz, KA, Preer G, Mckeag H, et al: Child maltreatment: a review of key literature in 2013, *Curr Opin Pediatr* 26:396–404, 2014.
> Jaspan T: Current controversies in the interpretation of nonaccidental head injury, *Pediatr Radiol* 38:S378–S387, 2008.

12. Que testes diagnósticos podem contribuir em caso de suspeita de síndrome do bebê sacudido?
- **Tomografia craniana computadorizada:** boa para demonstrar hemorragias subaracnoideas e extra-axiais grandes, bem como efeitos de massa; pode resultar em falso-negativo, especialmente no início da apresentação.
- **Ressonância magnética:** boa para diagnosticar hemorragias subdurais e lesões intraparenquimais; pode não detectar sangramento subaracnoideo e fraturas.
- **Punção lombar:** pode evidenciar líquido cerebrospinal com sangue.
- **Exame do esqueleto:** pode ser normal ou pode revelar fraturas de costelas agudas ou calcificadas, o que é sugestivo de abuso.
- **Hemograma completo:** pode ser normal ou pode mostrar anemia leve a moderada.
- **Tempo de protrombina/tempo de tromboplastina parcial:** pode mostrar anormalidades leves a moderadas ou revelar franca coagulação intravascular disseminada (DIC).
- **Amilase:** pode mostrar aumento, significando possível lesão pancreática.
- **Provas de função hepática:** anormalidades podem significar lesão hepática oculta.

> American Academy of Pediatrics, Section on Radiology: Diagnostic imaging of child abuse, *Pediatrics* 123:1430–1435, 2009.

13. Quais achados do exame físico são importantes indicadores de possível abuso infantil?
- Queimadura, especialmente por cigarro, ou queimaduras por imersão nas nádegas ou no períneo ou queimaduras em uma distribuição de mãos e pés.
- Trauma genital ou doença sexualmente transmitida (DST) em uma criança pré-púbere.
- Sinais de castigo corporal excessivo (vergões, marcas de cinto ou cordas, mordidas).
- Lacerações do frênulo em crianças pequenas (associadas a alimentação forçada).
- Múltiplas lesões em vários estágios de resolução.
- Lesões em um bebê na fase pré-móvel.
- Dano neurológico associado a hemorragias retinianas ou da esclera.
- Fraturas sugestivas de abuso (p. ex., fraturas cranianas em lactentes, fraturas metafisárias, fraturas em costelas posteriores, fraturas em bebês em fase pré-móvel, fraturas escapulares em bebês além do período imediato de recém-nascido).

> Sirotnak AP, Grigsby T, Krugman RD: Physical abuse of children, *Pediatr Rev* 25:264–276, 2004.
> Kottmeier P: The battered child, *Pediatr Ann* 16:343–351, 1987.

14. Quando hemorragias retinianas são observadas em uma criança com convulsões, qual a probabilidade de que as convulsões tenham causado a hemorragia?
Em teoria, qualquer convulsão pode causar hemorragias pela súbita elevação da pressão venosa retiniana juntamente à elevação da pressão venosa central e intratorácica. Entretanto, um estudo prospectivo de crianças com convulsões que passaram por avaliação oftalmológica não descobriu evidências de associação entre convulsões e hemorragias retinianas. Combinando seus dados com alguns estudos anteriores, os autores determinaram uma prevalência de hemorragias retinianas com convulsão de somente 3 em 10.000 aproximadamente – uma probabilidade extremamente pequena. Quando hemorragias retinianas são encontradas em uma criança com convulsões, a possibilidade de lesão não acidental deve ser explorada.

> Curcoy AI, Trenchs V, Morales M, et al: Do retinal haemorrhages occur in infants with convulsions? *Arch Dis Child* 94:873–875, 2009.

15. Na suspeita de uma criança ser vítima de abuso, um exame oftalmológico rotineiro em busca de hemorragias retinianas é indicado como parte da avaliação médica?
A resposta costumava ser sim. No passado, todas as crianças com suspeita de serem vítimas de abuso de qualquer natureza eram submetidas a exames oculares minuciosos para a detecção de hemorragias retinianas. Entretanto, pesquisas recentes demonstraram convictamente que, na ausência de neuroi-

magem positiva, um exame ocular não revela hemorragias retinianas clinicamente significativas e não é necessário.

Greiner MV, Berger RP, Thackeray JD, et al: Dedicated retinal examination in children evaluated for physical abuse without radiographically identified traumatic brain injury, *J Pediatr* 163:527-531, 2013.

16. **Quando a morte inexplicada de uma criança deve levantar a suspeita de abuso?**
    Sempre. A síndrome da morte súbita infantil (SIDS) deve ser um diagnóstico de exclusão em qualquer morte inexplicada. As mortes em decorrência da SIDS geralmente ocorrem no primeiro ano de vida, mais comumente (90%) em crianças com menos < 7 meses de vida. Todas as crianças que morrem subitamente de causas obscuras devem passar por um exame físico completo à procura de sinais de traumatismo externo (p. ex., contusões e lesão genital).

17. **Que condições com equimoses (contusões) podem ser confundidas com abuso infantil?**
    - **Manchas mongólicas (melanose dérmica)** são comumente confundidas com contusões, em especial quando ocorrem em outro local que não a área lombossacra clássica; diferentemente das contusões, elas não perdem a cor com o tempo (Fig. 5-3).
    - **Distúrbios da coagulação** incluem hemofilia ou doença de von Willebrand. Em 20% dos casos de hemofilia, não há histórico familiar da doença; as contusões podem ser notadas em locais incomuns em resposta a um pequeno trauma.
    - **Medicina popular**, como as práticas do sudeste asiático, de friccionar a pele com colher (*qual sha*) ou com moeda (*cao gio*) podem produzir equimoses; a prática de *cupping* (aplicação das bordas de uma xícara aquecida no dorso) produz equimoses circulares.
    - **Moxabustão**: é a prática do sudeste asiático de queimar uma substância herbácea no abdome da criança para curar doenças.
    - Tinturas **de roupas**, em especial jeans, às vezes simulam equimoses; são facilmente removidas, através da aplicação tópica de álcool.
    - **Vasculite**, particularmente a púrpura de Henoch-Schönlein com erosão purpúrica comumente nas nádegas e nas extremidades inferiores, ou púrpura trombocitopênica idiopática (PTI), pode ser confundida com sinais de abuso infantil.
    - **Deficiência de vitamina K.**

Kaczor K, Pierce MC, et al: Bruising and physical child abuse, *Clin Pediatr Emerg Med* 7:153-160, 2006.

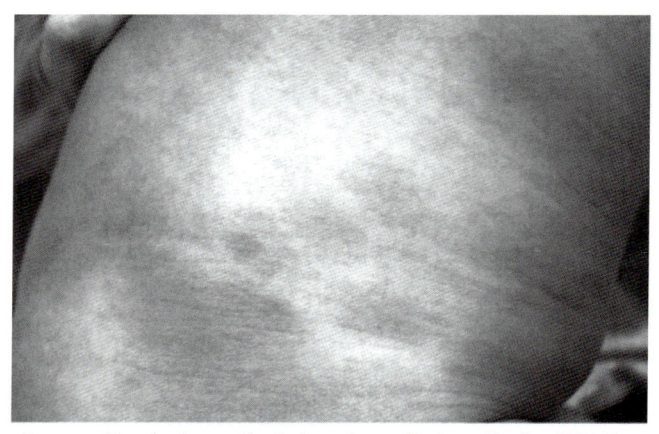

Figura 5-3. Manchas mongólicas (melanose dérmica) na criança. *(De Jenny C, editor:* Child Abuse and Neglect, Philadelphia, 2011, Elsevier Saunders, p 253.)

MEDICINA DE EMERGÊNCIA

18. Como as fraturas são datadas radiograficamente em crianças?
Após uma fratura, observa-se o seguinte:
- **1-7 dias:** tumefação dos tecidos moles; gordura e planos fasciais indefinidos; linha de fratura nítida.
- **7-14 dias:** formação de novo osso periosteal, à medida que se forma um calo mole; borramento da linha de fratura; ocorre mais cedo nos lactentes e mais tarde nas crianças mais velhas.
- **14-21 dias:** calo mais definido (isto é, duro) formando-se à medida que o osso periosteal se converte em osso lamelar.
- **21-42 dias:** pico da formação do calo duro.
- **≥ 60 dias:** a remodelação do osso se inicia, dando nova forma à deformidade (até 1-2 anos).

Quando o momento da lesão não se correlaciona com a data da fratura ou quando estão presentes fraturas em múltiplos estádios de cicatrização, deve-se suspeitar de abuso infantil.

19. Quais fraturas são sugestivas de abuso infantil?
Todas as fraturas podem ser resultantes de abuso infantil, e um histórico cuidadoso irá guiar o médico quanto ao grau de suspeita indicada em cada caso. Em bebês e crianças pequenas, o abuso físico é a causa de até 20% das fraturas. Essa é uma faixa etária em que a suspeita deve ser alta. Algumas fraturas mostraram uma alta especificidade para abuso, como as fraturas de costelas em bebês, particularmente posteromedialmente; lesões metafisárias clássicas de ossos longos; e fratura da escápula, processo espinhoso e esterno. As fraturas metafisárias (Fig. 5-4) requerem forças de cisalhamento que, geralmente, não são produzidas no trauma acidental, com uma probabilidade elevada de mecanismos que envolvem sacudidas com os membros agitados, se retorcendo e se debatendo. A presença de fraturas múltiplas, fraturas de idades e/ou estágios diferentes de cicatrização e fraturas cranianas complexas também apresenta um bom grau de especificidade para abuso.

Flaherty EG, Perez-Rossello JM: Evaluating children with fractures for child physical abuse, *Pediatrics* 133: e477–e489, 2014.
Pierce MC, Bertocci G: Fractures resulting from inflicted trauma: assessing injury and history compatibility, *Clin Pediatr Emerg Med* 7:143–148, 2006.

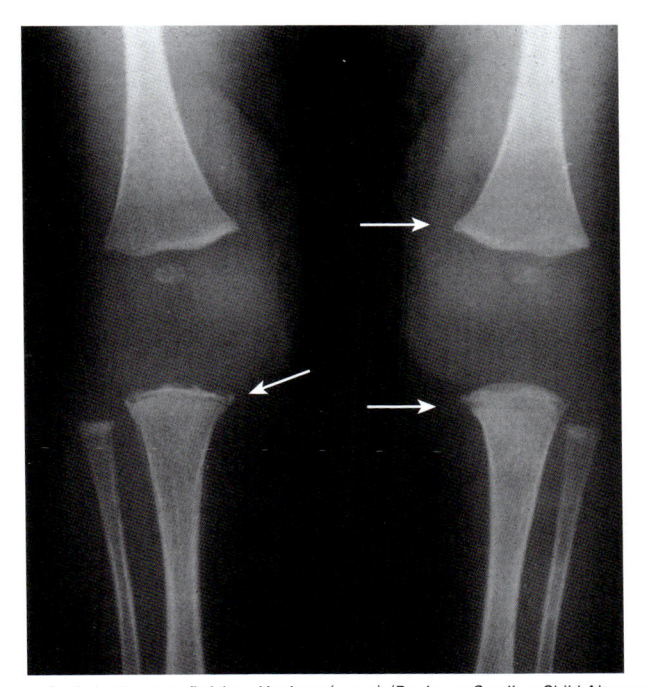

Figura 5-4. Radiografia de lesões metafisárias clássicas *(setas)*. *(De Jenny C, editor:* Child Abuse and Neglect, *Philadelphia, 2011, Elsevier Saunders, p 285.)*

20. Com que segurança um médico pode atribuir um fêmur fraturado em uma criança que não se locomove a um traumatismo não acidental?

Fraturas femorais em uma criança que não se locomove são muito frequentemente o resultado de um traumatismo não acidental. Entretanto, há exceções a essa "regra". Algumas fraturas de fêmur em crianças pequenas podem ser acidentais:
- Uma pequena queda sobre o joelho pode produzir um toro ou uma fratura transversa impactada da metáfise femoral distal.
- Crianças brincando em uma mesa estacionária, como um Exersaucer, podem sofrer uma fratura metafisária oblíqua do fêmur distal.
- Quedas de uma escadaria em uma criança que não se locomove pode, algumas vezes, fazer com que a perna fique torcida sob a criança, resultando em uma fratura femoral em espiral.

Haney SB, Boos SC, Kutz TJ, et al: Transverse fracture of the distal femoral metadiaphysis: a plausible accidental mechanism, *Pediatr Emerg Care* 25:841–844, 2009.
Pierce MC, Bertocci GE, Janosky JE, et al: Femur fractures resulting from stair falls among children: an injury plausibility model, *Pediatrics* 115:1712–1722, 2005.

21. Qual é o propósito do exame esquelético?

Lesões esqueléticas, particularmente lesões múltiplas cicatrizadas, são fortes indicadores de um padrão de abuso físico. O exame esquelético é uma avaliação radiográfica de múltiplos ossos do corpo para:
1. Revelar fraturas de ossos adicionais (novas ou em cicatrização), que não os ossos fraturados já conhecidos do médico; e
2. Revelar fraturas (novas ou em cicatrização) em uma criança em suspeita de abuso que se manifesta de forma que não sejam fraturas.

22. O que constitui o exame esquelético?

O exame esquelético é constituído de uma série de imagens múltiplas que incluem vistas de raio X do seguinte:
- **Esqueleto apendicular:** úmero, antebraços, mãos, fêmur, pernas e pés.
- **Esqueleto axial:** tórax, pelve (incluindo a coluna vertebral lombar média e inferior), coluna vertebral lombar, coluna vertebral cervical e crânio.

A série pode incluir entre 19 e 30 vistas de raio X. *"Body grams"* (estudos que abrangem todo o corpo da criança em uma ou duas exposições) não são consideradas sensíveis o suficiente para serem úteis.

American Academy of Pediatrics, Section on Radiology: Diagnostic imaging of child abuse, *Pediatrics* 123:1430–1431, 2009.

23. Até que idade o exame esquelético deve ser solicitado?

Na suspeita de abuso físico, a Academia Americana de Pediatria recomenda um estudo compulsório em crianças de até 2 anos de idade. O resultado diminui após essa idade e é de pouco valor após os 5 anos.

American Academy of Pediatrics, Section on Radiology: Diagnostic imaging of child abuse, *Pediatrics* 123:1432, 2009.

24. Qual é a importância do acompanhamento de exame esquelético?

Tanto a Academia Americana de Pediatria quanto o Colégio Americano de Radiologia recomendam o acompanhamento dos exames esqueléticos por 2 semanas após o estudo inicial quando o primeiro foi anormal ou incerto ou quando existir suspeita de abuso físico com bases clínicas, apesar de o primeiro estudo ter sido normal. O acompanhamento do exame esquelético pode demonstrar uma fratura oculta previamente negligenciada pela presença de novas formações de calos. O resultado pode ser substancial com estudos que demonstram novos achados que variam de 14% a 61%. Em virtude da radiação adicional, a pesquisa também está abordando a aplicabilidade de vistas mais limitadas no estudo de acompanhamento.

Hansen KK, Keeshin BR, et al: Sensitivity of the limited view follow-up skeletal survey, *Pediatrics* 134:242–248, 2014.

MEDICINA DE EMERGÊNCIA

25. Além de abuso infantil, quais condições devem ser consideradas como causa de fraturas inexplicadas de osso longo em uma criança pequena?
- **Osteogênese imperfeita** (OI) é um transtorno congênito raro que se apresenta com fragilidade óssea. Além de fraturas frequentes, os pacientes com esse transtorno frequentemente apresentam:
  - Esclera azul.
  - Frouxidão ligamentar.
  - Osteopenia.
  - Ossos cranianos wormianos.
  - Dentinogênese imperfeita.
  - Histórico familiar de OI (embora nem sempre, já que novos casos podem resultar de novas mutações)
  - Perda de audição.
- Raquitismo por deficiência de vitamina D.
- Escorbuto.
- Deficiência de cobre.

26. Quando as lesões por queimaduras levantam a suspeita de abuso infantil?
As lesões por queimadura correspondem a aproximadamente 5% dos casos de abuso físico. Como acontece com outras lesões, a descrição do incidente causador da queimadura deve ser compatível com o desenvolvimento da criança, a extensão e o grau da queimadura observada. Os seguintes tipos levam à suspeita de maus-tratos:
- **Queimaduras por imersão:** linhas nitidamente demarcadas nas mãos e nos pés (distribuição em "meia e luva"), nas nádegas e no períneo com uma profundidade uniforme de queimadura. É clássica a imersão da criança em banho quente.
- **Queimaduras geográficas:** queimaduras geralmente de segundo ou terceiro grau, em um padrão bem definido, como queimaduras circulares por cigarros ou queimaduras por ferro a vapor.
- **Queimaduras salpicadas:** padrão com marcas de gotículas projetando-se a distância da área mais envolvida. Marcas salpicadas nas costas geralmente requerem o envolvimento de outra pessoa e podem ou não ser acidentais.

27. Como você reconhece o abuso infantil em um cenário médico?
Nessa forma de abuso infantil, também denominada síndrome de Munchausen ou falsificação da condição pediátrica, os adultos responsáveis pelo cuidado da criança impõem uma doença à criança ou falsificam sintomas para obter cuidados médicos para a criança. As características incluem o seguinte:
- Episódios recorrentes de um quadro médico confuso.
- Múltiplas avaliações diagnósticas em diferentes centros médicos ("*doctor shopping*").
- Relacionamento marital sem sustentação, frequentemente com isolamento materno.
- Mãe disposta ao tratamento, colaboradora, superenvolvida.
- Alto nível de conhecimento médico por parte dos pais.
- Histórico de tratamento médico extenso ou doença dos pais.
- Resolução do quadro clínico durante os períodos em que a criança está sob observação no hospital.
- Os achados se correlacionam com a presença dos pais.

Stirling J: Beyond Munchausen syndrome by proxy: identification and treatment of child abuse in a medical setting, *Pediatrics* 119:1026–1030, 2007

28. Com que frequência o abuso sexual é cometido por um indivíduo conhecido previamente pela criança ou pelo adolescente?
Entre 75% e 80% das vezes. Os familiares são os autores em, aproximadamente, um terço dos casos.

29. No caso de suspeita de abuso sexual pré-puberal, qual a importância da realização de um exame físico imediatamente após a chegada da criança ao hospital?
Quando nenhuma troca de líquidos corporais ocorre, e a criança não se apresenta com uma emergência médica, como sangramento vaginal, não é necessário realizar um exame médico imediato em um ambiente de consultório ou pronto-socorro (PS). De fato, é preferível encaminhar a criança a um local com equipe médica familiarizada com exames de abuso sexual, como um departamento de emergência pediátrica ou um centro de proteção à criança. Havendo troca de líquidos corporais, o tempo para o exame é mais crítico. As orientações variam de estado a estado, com recomendações de que evidências forenses sejam colhidas de 24 a 96 horas após o fato.

30. Após a documentação do histórico e um exame físico cuidadoso, que evidência deve ser colhida em casos de abuso sexual em uma menina pré-púbere?

Visto que infecções transmitidas sexualmente não são comuns em crianças avaliadas em busca de abuso, a cultura de todos os locais (vaginal, retal e oral) para todos os microrganismos não é recomendada quando a criança não se encontra sintomática. Cada caso deve ser tratado individualmente. Entretanto, eis aqui algumas considerações:

- Se a criança foi penetrada por via vaginal ou anal.
- Se o abusador foi um estranho.
- Quando se tem conhecimento de que o abusador teve uma DST ou se encontra em risco.
- Se a criança tiver um irmão ou outro parente na casa com DST.
- Se a criança apresentar sinais ou sintomas de uma DST.
- Se a criança já foi diagnosticada anteriormente com DST.

Quando se toma a decisão de fazer a coleta de amostras de uma criança pré-púbere, a AAP recomenda a utilização de um teste de amplificação de ácido nucleico (NAAT) para a detecção de infecção com *Chlamydia trachomatis* e *Neisseria gonorrhoeae*. Testes baseados na cultura para esses microrganismos são altamente insensíveis. Entretanto, deve-se notar que o FDA não aprovou o uso de NAAT para culturas do reto e da garganta em pacientes pediátricos.

Jenny C, Crawford-Jakubiak JE: The evaluation of children in the primary care setting when sexual abuse is suspected, *Pediatrics* 132:e558–e567, 2013.

31. Após a documentação do histórico e exame físico cuidadoso, que evidências devem ser colhidas em caso de suspeita de abuso ou ataque sexual de uma paciente pós-púbere?

- Testes de gravidez, se a paciente for pós-menárquica.
- Evidência de contato sexual, incluindo duas ou três amostras, colhidas por *swab*, de cada área atingida, buscando as seguintes substâncias: espermatozoides (móveis e não móveis), fosfatase ácida (secretada pela próstata; componente do líquido seminal), P_{30} (glicoproteína prostática presente no líquido seminal), antígenos de grupo sanguíneo.
- NAAT para DSTs de todos os três locais.
- Evidência para documentar o autor: material estranho nas roupas, cabelos suspeitos de não pertencerem ao paciente, teste de DNA (controverso).

Jenny C, Crawford-Jakubiak JE: The evaluation of children in the primary care setting when sexual abuse is suspected, *Pediatrics* 132; e558-e567, 2013.
American Academy of Pediatrics, Committee on Child Abuse and Neglect: Guidelines for the evaluation of sexual abuse in children, *Pediatrics* 116:506–512, 2005.

32. Após a avaliação inicial no PS para ataque sexual, que tipo de cuidado de acompanhamento o médico deve oferecer?

- Encaminhamento para especialista e aconselhamento nos casos de vírus da imunodeficiência humana (HIV) em 3 a 5 dias.
- Exame ginecológico de acompanhamento em 1 a 2 semanas.
- Repetição de testes sorológicos para sífilis e HIV em 6 semanas, 3 meses e 6 meses.
- Aconselhamento psiquiátrico.

33. Quando uma criança não sexualmente ativa é diagnosticada com uma infecção causada por um microrganismo associado à DST, qual é a probabilidade de o abuso sexual ser a razão da aquisição?

Ver Tabela 5-1.

Tabela 5-1. Probabilidade de Abuso Sexual de acordo com o Microrganismo

MICRORGANISMO	PROBABILIDADE DE ABUSO SEXUAL
Neisseria gonorrhoeae	Diagnóstico
Treponema pallidum (sífilis)	Diagnóstico
Chlamydia trachomatis	Diagnóstico
Vírus da imunodeficiência humana	Diagnóstico

MEDICINA DE EMERGÊNCIA 157

Tabela 5-1. Probabilidade de Abuso Sexual de acordo com o Microrganismo *(Continuação)*	
MICRORGANISMO	**PROBABILIDADE DE ABUSO SEXUAL**
Trichomonas vaginalis	Altamente suspeito
Condyloma acuminata	Suspeito
Herpes (localização genital)	Suspeito
Vaginose bacteriana	Inconclusivo

Adaptada da American Academy of Pediatrics: Sexually reansmitted diseases. In Pickering LK, editor: 2006 Red Book, ed 27. Elk Grove Village, IL, 2006, American Academy of Pediatrics, p 172.

34. O tamanho da abertura himenal é um achado importante no diagnóstico de abuso sexual?
A abertura himenal é medida com a criança em supinação, com as pernas em posição de rã, e vários estudos têm tentado determinar o tamanho com maior probabilidade de correlacionar-se com o abuso sexual. O limite superior do normal varia de 4 a 8 mm, mas variações na técnica, no posicionamento e no relaxamento relativo da paciente *geralmente* tornam tais mensurações *inúteis* e *não diagnósticas*. A parte mais importante do exame é a inspeção da porção posterior do hímen e dos tecidos circunjacentes. Tipicamente, uma borda posterior do hímen medindo, no mínimo, 1 mm está presente, a menos que tenha havido trauma. A ruptura completa do hímen deixa uma lacuna permanente ou um defeito. A ruptura de espessura total através do hímen posterior (mais bem visualizado na posição de joelhos sobre o tórax) é considerada uma evidência confiável de trauma. Outras variações de forma ou tamanho himenal devem ser interpretadas com cautela, visto que existe uma sobreposição considerável no diâmetro entre garotas abusadas e não abusadas.

Berkoff MC, Zolotor AJ, Makoroff KL, et al: Has this prepubertal girl been sexually abused? *JAMA* 23:2779–2792, 2008.
Pillai M: Genital findings in prepubertal girls: what can be concluded from an examination? *J Pediatr Adolesc Gynecol* 21:177–185, 2008.

35. Qual é o achado mais comum de uma criança que foi sexualmente abusada?
Um **exame físico normal** é o achado físico mais normal, que é o motivo, na ausência de sangramento vaginal ou outras emergências médicas, de o exame físico ser confiado a um médico examinador experiente no ED pediátrico ou no centro de defesa da criança. É crucial saber que um exame normal não descarta o abuso sexual.

36. Quais são os fármacos "Boa noite, Cinderela"?
Os *fármacos para abuso sexual* são substâncias que tornam uma paciente incapaz de dizer "não" ou consentir, o que torna mais fácil para um abusador cometer o ato. O termo tipicamente se aplica a três fármacos – *flunitrazepam (Rohypnol)*, γ-*hidroxibutírico (GHB)* e *cloridrato de cetamina* –, que são apresentados em vários nomes de rua. Os efeitos desses fármacos, incluindo sonolência, relaxamento muscular e sedação profunda e amnésia, são aumentados com a utilização simultânea de álcool.

Kaufman M: Care of the adolescent sexual assault victim, *Pediatrics* 122:462–470, 2008.

37. Como podemos verificar se um paciente tomou um fármaco do tipo "Boa noite, Cinderela"?
A maior parte desses fármacos pode ser detectada no sangue e/ou urina. Entretanto, pelo fato de eles serem metabolizados muito rapidamente, os exames precoces são importantes na avaliação do paciente. Por exemplo, o Rohypnol pode ser detectado no sangue em 24 horas e na urina em até 48 horas, GHB na urina somente até 12 horas após a ingestão, e cetamina na urina em até 72 horas. Nenhum desses fármacos está incluído nos painéis de fármacos de rotina.

Kaufman M: Care of the adolescent sexual assault victim, *Pediatrics* 122:462–470, 2008.

PONTOS-CHAVE: FRATURAS PROVENIENTES DE ABUSO

1. Qualquer fratura pode ser o resultado de um traumatismo não acidental.
2. Crítico na avaliação: histórico, idade do paciente, nível de desenvolvimento do paciente, histórico familiar.
3. Fraturas com maior probabilidade de abuso: costela, escápula, processo espinhoso, esterno, ossos longos com lesões metafisárias.
4. Fraturas suspeitas: < 8 meses de idade com fratura do eixo femoral, fraturas cranianas complexas ou bilaterais, fratura femoral em criança que não caminha (sem história de correlação plausível).
5. Investigações esqueléticas são indicadas na suspeita de trauma não acidental em crianças < 2 anos de idade.

PONTOS-CHAVE HEMORRAGIAS RETINIANAS

1. Podem ser o único sinal de lesão não acidental do bebê sacudido.
2. Quase nunca causadas por convulsões isoladas.
3. Devem sempre ser avaliadam em um bebê cujos sintomas presentes incluem irritabilidade excessiva, letargia, aparência semelhante à sepse, convulsões ou coma.
4. Devem sempre ser confirmadas por um oftalmologista.
5. Se encontradas, devem ser acompanhadas por uma série esquelética e de neuroimagem craniana (varredura por tomografia computadorizada e/ou ressonância magnética).

PONTOS-CHAVE: ABUSO SEXUAL

1. O achado físico mais comum é um exame normal.
2. O autor é conhecido da vítima em 75% a 80% dos casos.
3. As infecções diagnósticas de abuso são gonorreia, sífilis, clamídia e HIV.
4. Para uma vítima de abuso sexual pré-puberal, o teste NAAT é preferido para gonorreia e clamídia, visto que a cultura é muito insensível.
5. As razões para exame médico imediato incluem sangramento contínuo ou evidência de lesão aguda.
6. A utilização de protocolos padronizados ou aceitos é importante durante o processo de avaliação.

HIV, vírus da imunodeficiência humana; *NAAT*, teste de amplificação do ácido nucleico.

LESÃO AMBIENTAL

38. Qual é a diferença entre afogamento em água doce e em água salgada?

A lesão causada ao pulmão pela **água doce** se deve, principalmente, à ruptura do surfactante, o que leva ao colapso alveolar. O dano às membranas alveolares leva à transudação de líquido para os espaços aéreos e ao edema pulmonar. A **água salgada** provoca a movimentação do líquido diretamente para dentro dos espaços aéreos pela criação de um forte gradiente osmótico, e a água acumulada retira o surfactante por lavagem, o que produz o colapso alveolar. Ambos os tipos resultam em função anormal do surfactante e permeabilidade endotelial capilar elevada. Qualquer que seja o mecanismo, os pacientes desenvolvem um desequilíbrio venlilação-perfusão e hipoxemia, o que pode requerer um suporte mecânico agressivo. Portanto, o manejo para afogamento em água doce e em água salgada é o mesmo.

Meyer RJ, Theodorou AA, Berg RA: Childhood drowning, *Pediatr Rev* 27:163–169, 2006.

39. Qual é o tempo de submersão preditivo de resultados em afogamentos?

O risco de morte ou de grave prejuízo neurológico após a alta hospitalar aumenta com a duração de submersão como se segue:
0 a 5 minutos: 10%.
6 a 10 minutos: 56%.
11 a 25 minutos: 88%.
> 25 minutos: quase 100%.

Sinais de lesão no tronco cerebral também são preditivos de morte ou de sequelas neurológicas graves.

Szpilman D, Bierens JJLM, Handley AJ, et al: Drowning, *N Engl J Med* 366:2102–2110, 2012.

40. Quais alterações cardiovasculares ocorrem à medida que a temperatura corporal cai?
- **31° a 32° C:** aumento da frequência cardíaca, do débito cardíaco e da pressão arterial; vasoconstrição periférica e volume vascular central elevado; eletrocardiograma (ECG) normal.
- **28° a 31° C:** diminuição da frequência cardíaca, do débito cardíaco e da pressão arterial; irregularidades ao ECG, que incluem contrações ventriculares prematuras (PVCs), arritmias supraventriculares, fibrilação atrial e inversão da onda T.
- **< 28° C:** irritabilidade miocárdica grave; fibrilação ventricular, geralmente refratária à desfibrilação elétrica; pulso ou pressão arterial frequentemente ausente; ondas J no ECG.

41. Quais são as consequências fisiológicas do aquecimento por via externa de forma muito rápida de um paciente gravemente hipotérmico?
- **Queda da temperatura central:** a temperatura corporal cai porque o reaquecimento externo causa vasodilatação e retorno do sangue venoso frio ao coração.
- **Hipotensão:** a vasodilatação periférica aumenta o espaço vascular total, causando, portanto, uma queda na pressão arterial.
- **Acidose:** o ácido láctico retorna da periferia, resultando assim, em acidose por reaquecimento.
- **Arritmias:** o reaquecimento altera o equilíbrio acidobásico e eletrolítico no contexto de um miocárdio irritável.

42. Quais são os métodos de reaquecimento aceitáveis para a criança hipotérmica?
Para pacientes com hipotermia discreta (32 a 35° C), o reaquecimento passivo pela remoção de roupas geladas e pela colocação do paciente em um ambiente quente e seco com cobertores, em geral, é suficiente. O reaquecimento externo ativo envolve o uso de cobertores térmicos, bolsas de água quente e aquecedores de ambiente e também pode ser utilizado para pacientes com hipotermia aguda na faixa de 32 a 35° C. O reaquecimento externo ativo não deve ser usado para hipotermia crônica (> 24 horas). Técnicas de reaquecimento central mais agressivas devem ser consideradas para pacientes com temperaturas abaixo de 32° C. Essas técnicas incluem irrigação gástrica ou colônica com líquidos aquecidos, diálise peritoneal, lavagem pleural e reaquecimento extracorpóreo do sangue com *bypass* parcial. Os líquidos intravenosos e outros líquidos devem ser aquecidos a 43° C. Os pacientes devem receber oxigênio aquecido e umidificado por máscara ou por tubo endotraqueal.

Brown DJA, Brugger H, Boyd J, Paal P: Accidental hypothermia, *N Engl J Med* 367:1930–1938, 2012.

43. Quais são os sistemas que apresentam maior comprometimento em pacientes com hipertermia?
A hipertermia é uma emergência médica que consiste em disfunção multissistêmica que inclui febre muito alta (normalmente > 41,5° C). Os sistemas acometidos incluem os seguintes:
- **Sistema nervoso central (SNC):** confusão, convulsões e perda de consciência.
- **Cardiovascular:** hipotensão em decorrência de depleção de volume, vasodilatação periférica e disfunção miocárdica.
- **Renal:** necrose tubular aguda e insuficiência renal, com acentuadas anormalidades eletrolíticas.
- **Hepatocelular:** lesão e disfunção.
- **Heme:** hemostasia anormal, frequentemente com sinais de CIVD.
- **Muscular:** rabdomiólise.

Jardine DS: Heat illness and heat stroke, *Pediatr Rev* 28:249–258, 2007.

44. Com que rapidez a temperatura sobe no interior de um automóvel fechado?
A maior elevação de temperatura em um veículo fechado ocorre nos primeiros 15 a 30 minutos. Deixar a janela ligeiramente aberta não muda a elevação rápida da temperatura. Em um estudo observacional, a temperatura interna de um automóvel elevou-se em aproximadamente ~4,5° C, comparada a temperaturas externas. A hipertermia é uma causa significativa de óbito em crianças que são deixadas descuidadamente no interior de veículos motores.

McLaren C, Null J, Quinn J: Heat stress from enclosed vehicles: moderate ambient temperatures cause significant temperature rise in enclosed vehicles, *Pediatrics* 116:e109–e111, 2005.

45. Quais são as características da hipertermia?
- A hipertermia ocorre quando a temperatura do corpo excede 40° C, resultando em colapso termorregulatório.
- Os sintomas incluem: tontura, desorientação, agitação, confusão, lentidão, convulsão, pele seca quente que se apresenta corada, mas não suada, perda de consciência, batimento cardíaco rápido e alucinações.
- A temperatura corporal central de 41,6° C ou mais alta pode ser letal, visto que as células são lesadas e os órgãos internos começam a parar.

McLaren C, Null J, Quinn J: Heat stress from enclosed vehicles: moderate ambient temperatures cause significant temperature rise in enclosed vehicles, *Pediatrics* 116:e109–e111, 2005.

46. Por que as crianças são mais vulneráveis aos efeitos das mudanças da temperatura externa?
Os sistemas termorregulatórios das crianças não são tão eficientes quanto os de um adulto, e o aquecimento de seus corpos apresenta um índice 3 a 5 vezes mais rápido que o de adultos.

47. Quais são os sinais e sintomas da exposição significativa das vias aéreas superiores ao calor em um paciente que esteve em uma casa em chamas?
- Expectoração carbonada.
- Pelos nasais chamuscados.
- Queimaduras faciais.
- Angústia respiratória.

Não se deve confiar apenas na presença de desconforto respiratório como um indicador de intubação endotraqueal imediata. Os primeiros três sinais listados representam uma exposição significativa ao calor para as vias aéreas, e o edema progressivo pode evoluir rapidamente à obstrução das vias aéreas superiores.

48. Quais são os sinais e sintomas de insuficiência respiratória resultantes de lesão e edema provenientes da exposição ao calor durante uma casa em chamas?
- Rouquidão.
- Estridor.
- Angústia respiratória em elevação.
- Baba e dificuldade para engolir.

Um tubo endotraqueal deve ser emergencialmente considerado para pacientes com os sinais e sintomas acima. O edema mucoso da via aérea superior pode tornar difícil a intubação, e o médico mais experiente deve realizar essa operação.

49. Quais são os estudos laboratoriais necessários para pacientes com suspeita de intoxicação por monóxido de carbono (CO)?
- Nível de carboxiemoglobina (COHb) no sangue.
  0% a 1%: normal (fumantes podem ter até 5% a 10%).
  10% a 30%: cefaleia, dispneia induzida pelo exercício, confusão.
  30% a 50%: cefaleia grave, náuseas, vômitos, aumento da frequência cardíaca e das respirações, distúrbios visuais, perda de memória, ataxia.
  50% a 70%: convulsões, coma, comprometimento cardiorrespiratório grave.
  70%: em geral, fatal.
- **Nível de hemoglobina**: para avaliar anemia corrigível.
- **pH arterial**: para avaliar acidose.
- **Urinálise à procura de mioglobina:** os pacientes com intoxicação por monóxido de carbono são suscetíveis a rupturas tecidual e muscular, com possível insuficiência renal aguda resultante da deposição renal de mioglobina.

50. Quais são os passos principais no tratamento da intoxicação por monóxido de carbono em crianças?
- O tratamento inclui **oxigênio a 100%** até que o nível de COHb caia para 5%. A meia-vida da COHb é de 5 a 6 horas, se o paciente estiver respirando ar ambiente (ao nível do mar). A meia-vida de COHb é reduzida para 1 hora a 1½ hora, se o indivíduo estiver respirando oxigênio a 100% (ao nível do mar) e < 1 hora sob terapia em uma câmara de oxigênio hiperbárico.

- Encaminhar para uso de **oxigênio hiperbárico** nas seguintes condições: histórico de coma, convulsão ou condição mental anormal no local ou no ED; acidose metabólica persistente; neonato; gestação (o feto é mais vulnerável aos efeitos hipóxicos do CO); se o nível de HbCO for maior que 25%, mesmo quando o paciente se encontra neurologicamente intato.

51. Por que o monóxido de carbono é uma toxina mortal?
- O CO é inodoro e invisível e pode acometer gravemente o paciente sem aviso.
- O CO é onipresente como produto da combustão parcial (emissões de escapamento de carro, equipamento de aquecimento doméstico, queima de carvão).
- Na ausência de um histórico claro, o início da intoxicação por CO é frequentemente mal diagnosticado como doença semelhante à gripe.

52. Qual é a fisiopatologia da intoxicação por monóxido de carbono?
- O CO desenvolve uma ligação quase irreversível com a hemoglobina (com uma afinidade 200 a 300 vezes a do oxigênio), que desvia a curva de dissociação da oxiemoglobina para a esquerda e altera sua forma de sigmoidal para hiperbólica (com redução da liberação de O_2 para os tecidos).
- O CO desenvolve uma forte ligação com outras proteínas que contêm heme, particularmente na mitocôndria, levando à acidose metabólica e à disfunção celular (especialmente, em tecidos do SNC e cardíaco).

53. Que outros riscos de exposição sérios devem-se considerar no manejo de um paciente que sofre de intoxicação por monóxido de carbono?
Uma das considerações mais importantes no manejo de um paciente intoxicado por monóxido de carbono é a intoxicação simultânea por **cianeto** (CN). Em pacientes expostos ao CO com acidose persistente e altos níveis de lactato, deve-se considerar seriamente a intoxicação por CN e tratar de acordo. A terapia com suplementação de oxigênio não é adequada. Na suspeita de intoxicação por CN, trate o paciente com tiossulfato de sódio.

Weaver LK: Carbon monoxide poisoning, *N Engl J Med* 360:1217–1225, 2009.

54. Quais são os diferentes graus de lesões por queimaduras?
Ver Tabela 5-2.

Tabela 5-2. Classificação dos Ferimentos por Queimaduras

GRAU	PROFUNDIDADE	APARÊNCIA CLÍNICA	CAUSA
Superficial	Epiderme	Secas, eritematosas	Queimadura solar, escalde
Parcial (Segundo grau)	Derme superficial	Bolhosas, úmidas, eritematosas	Escalde, imersão, contato
	Derme profunda	Escaras brancas	Gordura, incêndio
Total (Terceiro grau)	Subcutânea	Avascular – branca/escura, seca, cerosa (amarela)	Imersão prolongada, chamas, contato, gordura, óleo
	Muscular	Carbonizada, superfície cutânea fissurada	Chamas

Adaptada de Coren CV: Burn injuries in children, Pediatr Ann *16:328–339, 1987.*

55. Como se aplica a "regra dos nove" em crianças?
A "*regra dos nove*" é um método utilizado para estimar a extensão das queimaduras em adultos. Por exemplo, em adultos, o braço todo representa 9% da área de superfície corporal (ASC), a face anterior da perna outros 9% da ASC, e assim por diante. A estimativa da extensão das queimaduras é particularmente útil no cálculo das necessidades hídricas. Com essa fórmula, é necessária a correção para a idade em face das diferentes proporções corporais. Portanto, para crianças, usa-se a superfície da mão de um paciente, que representa aproximadamente 1% da ASC, como uma ferramenta para estimar a porcentagem de ASC acometida pela queimadura (Fig. 5-5).

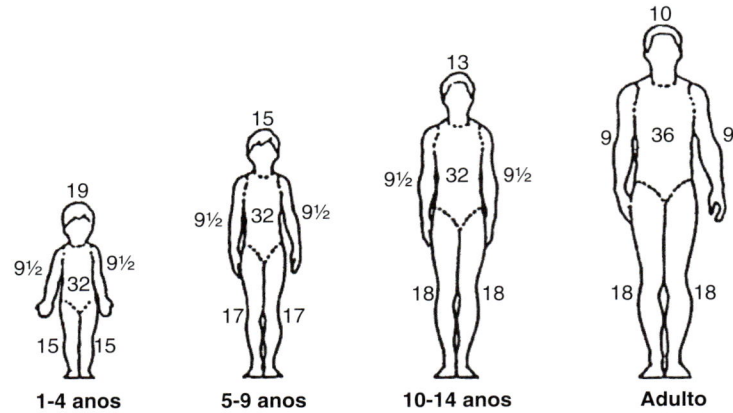

Figura 5-5. Regra dos nove aplicada para as crianças *(Carvajal HF. Burn injuries. In Behrman RE editor. Nelson Textbook of Pediatrics, ed 14. Philadelphia, 1992, WB Saunders, p 235.)*

56. Quais são as lesões por queimadura que necessitam de hospitalização?
- Queimaduras de segundo grau cobrindo mais de 10% da ASC.
- Queimaduras de terceiro grau cobrindo mais de 2% da ASC.
- Queimaduras significativas envolvendo mãos, pés, face, juntas ou períneo.
- Quando houver suspeita de que a queimadura seja resultante de abuso infantil.
- Queimadura elétrica.
- Queimadura circunferencial (que pode predispor o paciente a um comprometimento vascular).
- Explosão, inalação ou queimaduras químicas (nas quais pode haver trauma de outro órgão).
- Queimaduras significativas em crianças < 2 anos de idade.

Rodgers GL: Reducing the toll of childhood burns, *Contemp Pediatr* 17:152–173, 2000.

57. Por que as queimaduras oculares por substâncias alcalinas são piores do que as queimaduras por ácidos?
As queimaduras por **álcalis** são causadas por lixívia (água sanitária), limão ou amônia, além de outros agentes; elas são caracterizadas pela necrose por liquefação. Elas são piores que as queimaduras por ácido, visto que a lesão é contínua. Quando entra em contato com os olhos, o **ácido** é rapidamente tamponado pelo tecido, e sua penetração é limitada pelas proteínas precipitadas: o resultado é a necrose de coagulação, que se limita geralmente à área de contato. Os álcalis, porém, penetram mais rápida e profundamente, causando lesão progressiva em nível celular por meio da combinação com as membranas lipídicas. Isso enfatiza a importância de uma irrigação prolongada dos olhos acometidos, em particular nas queimaduras por álcalis.

58. Em que diferem as lesões causadas por raios daquelas causadas por fios de alta voltagem?
- **Raios:** consistem em corrente contínua de voltagem extremamente alta (200.000 a 2.000.000.000 volts) emitida em questão de milissegundos. A exposição ao raio causa contrachoque elétrico maciço, com assistolia, parada respiratória e dano tecidual mínimo.
- **Fios de alta voltagem:** emissão de corrente alternada de voltagem mais baixa (raramente excedendo 70.000 volts) durante um longo período de tempo. A exposição à alta voltagem causa fibrilação ventricular e lesão tecidual profunda. A necrose muscular resultante pode levar à liberação substancial de mioglobina e à insuficiência renal.

59. Na lesão elétrica, é mais perigosa a corrente alternada ou a corrente contínua?
Em baixas voltagens (p. ex., naquelas encontradas em aparelhos eletrodomésticos), a **corrente alternada** é mais perigosa do que a corrente contínua. A exposição à corrente alternada pode provocar contrações tetânicas dos músculos, de modo que a vítima fica impedida de se liberar do contato, levando, dessa forma, a uma lesão tecidual maior por meio da exposição prolongada. A corrente contínua ou a corrente alternada de alta voltagem tipicamente causa uma forte contração muscular única, que irá empurrar a vítima ou jogá-la para longe da fonte elétrica.

MEDICINA DE EMERGÊNCIA

60. Que agentes são as causas mais comuns de anafilaxia observadas nos setores de emergência nos Estados Unidos?

Alimento. *Amendoins, vários tipos de nozes* (p. ex., amêndoas, avelãs) e *frutos do mar* encabeçam a lista e são duas vezes mais comuns que as picadas de abelhas como agentes desencadeantes. As reações graves ocorrem em 1 a 2 horas após a exposição. Pode ocorrer anafilaxia sem reação dermatológica, de modo que é necessário que haja um alto índice de suspeita em uma criança com broncoespasmo súbito e inexplicado, laringoespasmo, sintomas gastrintestinais (GI) graves, ou pouco responsiva a estímulos. Em alguns adolescentes, certos alimentos (p. ex., trigo, aipo, moluscos), se ingeridos dentro de quatro horas antes de exercício físico, podem levar a uma anafilaxia alimento-dependente induzida por exercício. Os fatores de risco para reações anafiláticas fatais incluem histórico de asma, retardo no diagnóstico e retardo na administração de epinefrina.

Rudders SA, Banerji A, Vassallo MF, et al: Trends in pediatric emergency department visits for food-induced anaphylaxis, *J Allergy Clin Immunol* 126:385–388, 2010.
Lack G: Food allergy, *N Engl J Med* 359:1252–1260, 2008.

61. Quais são as considerações importantes ao se tratar queimaduras de frio em crianças?
- Reaquecer a área acometida com água a uma temperatura de 37° C a 43° C por 20 minutos.
- Nunca tentar reaquecer se houver risco de recongelamento.
- Esfregar a área acometida pode causar lesão subsequente ao tecido.

PONTOS-CHAVE: LESÕES AMBIENTAIS

1. Alimento (p. ex., amendoim, vários tipos de nozes, frutos do mar) é duas vezes mais comum que picadas de insetos como causa de anafilaxia em crianças.
2. A intoxicação por monóxido de carbono frequentemente é mal interpretada, pois os sintomas de apresentação são semelhantes aos de uma gripe.
3. Considere a intoxicação por cianeto em pacientes com exposição ao CO. Caso haja persistência de acidose e lactato elevado, inicie a terapia com tiossulfato de sódio.
4. A ocorrência de obstrução iminente das vias aéreas superiores em um incêndio é mais provável se houver a presença de escarro carbonário, pelos nasais ou faciais chamuscados, ou anormalidades respiratórias (p. ex., rouquidão, estridor).
5. A hospitalização é indicada para queimaduras significativas envolvendo as mãos, os pés, as articulações ou o períneo, ou se houver queimaduras circunferenciais.
6. Queimaduras por álcalis são mais severas que queimaduras por ácidos em virtude de necrose de liquefação contínua.

RESSUSCITAÇÃO

62. Quais são os problemas comuns identificados na ressuscitação cardiopulmonar (RCP) feita por profissionais?
- Numerosos estudos demonstram que a frequência da compressão, muitas vezes, é inadequada
- A descompressão da parede torácica (fase de relaxação) é, muitas vezes, incompleta.
- A compressão da parede torácica é, muitas vezes, muito superficial.
- A compressão da parede torácica é interrompida frequentemente.
- A ventilação é excessiva.

Sutton RM, Niles D, Nysaether J, et al: Quantitative analysis of CPR quality during in-hospital resuscitation of older children and adolescents, *Pediatrics* 124:494–99, 2009.

63. Qual é a função da capnografia durante a ressuscitação?

A *capnografia*, o monitoramento de dióxido de carbono, mostrou-se benéfica durante a ressuscitação cardiopulmonar porque pode prover informação sobre a eficiência da compressão torácica. Quando disponível, ela pode ser utilizada. No entanto, as leituras precisam ser interpretadas com cuidado, porque medicações vasoconstritoras, doenças de pulmão e ventilação minuto podem afetar os resultados.

Kleinman ME, de Caen AR, Chameides L, et al: Part 10: Pediatric basic and advanced life support: 2010 international consensus on cardiopulmonary resuscitation and emergency cardiovascular care science with treatment recommendations, *Circulation* 122:S466–S515, 2010.

64. Por que a via aérea de um lactente ou uma criança é mais propensa à obstrução do que a de um adulto?
- Os lactentes possuem diâmetros menores da via aérea. Visto que o fluxo aéreo é inversamente proporcional ao raio da via aérea elevado à quarta potência (lei de Poiseuille), pequenas alterações no diâmetro da traqueia podem resultar em reduções muito grandes no fluxo aéreo.
- A cartilagem traqueal do lactente é menos rígida e pode resultar em colapso mais facilmente se hiperestendida.
- A luz da orofaringe do lactente é relativamente menor que a de um adulto em decorrência do maior tamanho da língua em relação ao menor tamanho da mandíbula.
- As vias aéreas inferiores são menores e menos desenvolvidas nas crianças, estando, assim, em risco de obstrução das vias aéreas por corpos estranhos pequenos.

65. Como se pode estimar o tamanho correto dos tubos endotraqueais (TETs) para determinado paciente?
Diretrizes do PALS (Suporte de Vida Avançado Pediátrico) recomendam atualmente que tubos com balonete sejam utilizados na maior parte das crianças além do período neonatal. Ao escolher um tubo com balonete, a fórmula *[3,5 + (idade em anos/4)]* é mais comumente utilizada. Outra orientação para facilitar a lembrança é que o minguinho da criança deve se aproximar do diâmetro interno do tubo.

Ao escolher um *tubo sem balonete,* deve-se estimar meio tamanho maior, e a fórmula *[4 + (idade em anos/4)]* é apropriada. Uma vez que essas fórmulas são estimativas, é aconselhável ter tubos meio tamanho maior e menores disponíveis e preparados antes da intubação.

Kleinman ME, de Caen AR, Chameides L, et al: Part 10: Pediatric basic and advanced life support: 2010 international consensus on cardiopulmonary resuscitation and emergency cardiovascular care science with treatment recommendations, *Circulation* 122:S466–S515, 2010.

66. Quando devem ser usados tubos com balonete ou sem balonete?
No passado, TETs sem balonete eram recomendados para crianças menores de 8 anos de idade pela preocupação de que o balonete pudesse colocar pressão excessiva sobre a já estreita porção da cartilagem cricoide pediátrica. Entretanto, a Associação Americana do Coração sugeriu que tanto os tubos com balonete quanto os sem balonete são aceitáveis para lactentes e crianças submetidas à intubação. Os tubos com balonete podem até ser preferíveis em casos de alto risco de aspiração, nas vítimas de queimaduras e naquelas com doenças pulmonares que podem necessitar de pressões de ventilação mais elevadas. Ao utilizar um tubo com balonete, deve-se cuidar para evitar pressões excessivas do balonete.

Kleinman ME, de Caen AR, Chameides L, et al: Part 10: Pediatric basic and advanced life support: 2010 international consensus on cardiopulmonary resuscitation and emergency cardiovascular care science with treatment recommendations, *Circulation* 122:S466–S515, 2010.

67. Como deve ser calculada a profundidade apropriada de um TET?
Após a inserção de um TET, a profundidade apropriada (mensurada a partir da linha gengival) pode ser aproximada utilizando-se a seguinte fórmula para crianças com mais de 1 ano:

$$(\text{Idade em anos}/2) + 12 \text{ cm}$$

Essas mensurações devem sempre ser confirmadas por meios clínicos e radiográficos.

68. Como a colocação correta de um TET deve ser confirmada?
- Melhora ou continuidade da estabilidade dos sinais vitais, incluindo a saturação de oxigênio.
- Elevação bilateral da parede torácica.
- Sons de respiração simétricos bilaterais.
- Ausência de sons gástricos de insuflação sobre o estômago.
- Utilização de um aparelho detector de CO_2 exalado e de capnografia de onda contínua.
- Laringoscopia direta.
- Radiografia do tórax.

69. Quais são as drogas de emergência que podem ser administradas por meio de um TET?
Lidocaína, **E**pinefrina, **A**tropina, **N**aloxona (LEAN). Vasopressina também pode ser administrada pelo TET. Entretanto, se disponível, a administração intraóssea ou intravenosa é sempre preferível, uma vez

que a absorção é mais previsível. A dose ideal da maior parte dos fármacos por via endotraqueal não é conhecida. Portanto, as recomendações para epinefrina são 10 vezes a dose intravenosa, e para outros fármacos, 2 a 3 vezes a dose intravenosa. Caso os fármacos sejam administrados através do TET, eles devem ser seguidos por 5 mL de salina normal e ventilação de pressão positiva.

Kleinman ME, de Caen AR, Chameides L, et al: Part 14: Pediatric basic and advanced life support: 2010 international consensus on cardiopulmonary resuscitation and emergency cardiovascular care science with treatment recommendations, *Circulation* 122:S876–S908, 2010.

70. Quais são as razões potenciais para a deterioração aguda em um paciente intubado?
Elas podem ser lembradas utilizando-se o acrônimo **DOPE**:
- **D**eslocamento do TET.
- **O**bstrução do TET.
- **P**neumotórax.
- **E**quipamento com falha.

American Heart Association: *PALS Provider Manual*, Dallas, 2006, American Heart Association, p 195.

71. Quando a atropina é indicada durante a ressuscitação cardiopulmonar?
Em lactentes, a *atropina* é recomendada como uma pré-medicação antes da laringoscopia. Ela pode ser administrada à criança com bradicardia sintomática com pulso depois que outras medidas ressuscitadoras (*i. e.*, oxigenação, ventilação e epinefrina) foram iniciadas. A atropina também pode ser considerada em casos de bradicardia induzida vagalmente ou de intoxicação por anticolinérgico.

Kleinman ME, de Caen AR, Chameides L, et al: Part 10: Pediatric basic and advanced life support: 2010 international consensus on cardiopulmonary resuscitation and emergency cardiovascular care science with treatment recommendations, *Circulation* 122:S466–S515, 2010.

72. Quando o uso do cálcio é indicado durante a ressuscitação cardiopulmonar?
A utilização rotineira do cálcio *geralmente não é recomendada* em algoritmos de ressuscitação, visto que ele não mostrou melhorar o retorno de circulação espontânea. O uso de cálcio pode ser considerado nas seguintes situações específicas:
- Superdose de um bloqueador de canal de cálcio.
- Hipercalemia resultando em arritmia cardíaca.
- Hipocalcemia documentada.
- Hipermagnesemia.
- Hipercalemia.

Kleinman ME, de Caen AR, Chameides L, et al: Part 10: Pediatric basic and advanced life support: 2010 international consensus on cardiopulmonary resuscitation and emergency cardiovascular care science with treatment recommendations, *Circulation* 122:S466–S515, 2010.

73. Quais são as contraindicações para o uso de acesso intraósseo?
- Colocação em um osso fraturado.
- Colocação através de pele suja ou infetada.
- Uso em pacientes com distúrbios de osso, como a osteopetrose ou a osteogênese imperfeita.
- Repetir a tentativa no mesmo osso (pelo risco de extravasamento através do local da punção inicial).

Blumberg SM, Gorn M, Crain EF: Intraosseous infusion: a review of methods and novel devices, *Pediatr Emerg Care* 24:50–56, 2008.

74. Testes de laboratório podem ser obtidos de acesso intraósseo?
Comparado com punção venosa, parece haver uma boa correlação entre soro e eletrólitos da medula óssea, assim como hemoglobina, níveis de fármaco, tipagem de grupo sanguíneo e testes de função renal. A correlação não é boa para a coleta de testes de função hepática e gasometrias de sangue arterial (PCO_2 e PO_2). Além disso, as correlações positivas parecem piorar após 30 minutos de RCP e/ou admi-

nistração de fármacos e líquidos. As amostras mais confiáveis para fundamentar decisões clínicas são as obtidas no momento da colocação da linha intraóssea no início da reanimação.

Blumberg SM, Gorn M, Crain EF: Intraosseous infusion: a review of methods and novel devices, *Pediatr Emerg Care* 24:51, 2008.

75. Quais são as complicações do acesso intraósseo?

A morbidade significativa é muito incomum (< 1%). Os problemas mais comuns são o extravasamento de líquidos e infecções superficiais da pele. A osteomielite é rara (< 0,6%) e normalmente só ocorre nas infusões prolongadas. Outras complicações raras são necrose cutânea, fraturas ósseas e síndrome compartimental. Apesar do risco teórico de atrasar o crescimento ósseo, causar danos de placa de crescimento e embolismo de gordura significativos, esses acontecimentos não foram relatados na literatura. Obter acesso venoso e descontinuar infusões intraósseas logo que possível após a estabilização são recomendados como meios para minimizar futuras complicações.

Blumberg SM, Gorn M, Crain EF: Intraosseous infusion: a review of methods and novel devices, *Pediatr Emerg Care* 24:51, 2008.

76. Quais fatores indicam que uma agulha intraóssea está colocada corretamente?
- Pode-se sentir um suave estalo à medida que você rompe o córtex ósseo.
- A agulha deve estar bem estável.
- Deve haver um fluxo livre de líquido intravenoso sem infiltração do tecido subcutâneo.
- A aspiração da medula óssea, apesar de confirmar a colocação, pode não ser sempre possível, mesmo quando a colocação da agulha estiver correta. Portanto, se não for possível a aspiração da medula óssea, você deverá contar com outros sinais para determinar a posição.

77. Como o peso de uma criança pode ser estimado?

Algumas regras práticas:
- A média de recém-nascidos a termo pesa 3 kg.
- A média de bebês com 1 ano de idade pesa 10 kg.
- A média de crianças com 5 anos de idade pesa 20 kg.
    A seguinte fórmula também pode ser usada:

$$\text{Peso} = (3 \times \text{idade}) + 7$$

Novas diretrizes sugerem que, em pacientes obesos, as doses de medicação devem ser calculadas de acordo com o peso corporal ideal e não deve ser superior à dosagem recomendada para adultos.

Kleinman ME, de Caen AR, Chameides L, et al: Part 10: Pediatric basic and advanced life support: 2010 international consensus on cardiopulmonary resuscitation and emergency cardiovascular care science with treatment recommendations, *Circulation* 122:S466–S515, 2010.
Luscombe M, Owens B: Weight estimation in resuscitation: is the current formula still valid? *Arch Dis Child* 92:412–415, 2007.

78. Nomeie as causas potencialmente reversíveis de parada cardíaca.
- **H's**: **h**ipoxemia, **h**ipovolemía, **h**ipotermia, **h**iper/**h**ipocalemia, **h**ipoglicemia e íons de **h**idrogênio (acidose).
- **T's**: **T**amponamento, pneumotórax de **t**ensão, **t**oxinas e **t**romboembolismo.

American Heart Association: *PALS Provider Manual*, Dallas, 2006, American Heart Association, p 178.

79. Quais são os achados clínicos típicos associados à taquicardia supraventricular (TSV)?
- Início súbito.
- A frequência cardíaca geralmente é superior a 180 batimentos por minuto em crianças e mais de 220 batimentos por minuto em bebês.
- A variação de frequência cardíaca é mínima.

- Ondas P ausentes, anormais ou invertidas.
- Lactentes: sinais e/ou sintomas inespecíficos ou, se ocorrer TSV durante horas ou dias, sinais sugestivos de insuficiência cardíaca congestiva ou choque (p. ex., má alimentação, irritabilidade, vômitos, cianose, palidez, tosse, dificuldade respiratória, letargia).
- Crianças que verbalizam: palpitações e agitações no tórax.

Salerno JC, Seslar SP: Supraventricular tachycardia, *Arch Pediatr Adolesc Med* 163:268–274, 2009.

80. Se uma criança desenvolver TSV, quanto tempo até a insuficiência cardíaca congestiva (ICC) se desenvolver?

É raro uma criança desenvolver ICC a partir da TSV em menos de 24 horas. Quando TSV está presente entre 24 e 36 horas, cerca de 20% desenvolvem ICC. Em 48 horas, o número aumenta para 50%.

Salerno JC, Seslar SP: Supraventricular tachycardia, *Arch Pediatr Adolesc Med* 163:268–274, 2009.

81. Quais os fatores que podem ser preditivos de resultados após a parada cardíaca pediátrica?

Fatores associados a maior *probabilidade* de retorno de circulação espontânea, incluindo:
- Curto período de tempo de iniciação de RCP adequada.
- RCP de alta qualidade.
- Menor duração global de reanimação.
- Parada cardíaca testemunhada.

Fatores associados a *resultados pobres* incluem:
- Lactentes.
- Obesidade.
- Ritmo inicial de não perfusão.
- Parada fora do hospital.

Kleinman ME, de Caen AR, Chameides L, et al: Part 10: Pediatric basic and advanced life support: 2010 international consensus on cardiopulmonary resuscitation and emergency cardiovascular care science with treatment recommendations, *Circulation* 122:S466–S515, 2010.

82. Pupilas fixas e dilatadas são contraindicação de reanimação para um paciente pediátrico em parada cardíaca?

Não. A dilatação da pupila começa 15 segundos após a parada cardíaca e é completa após cerca de 1 minuto e 45 segundos. Pode ser apenas um sinal de hipóxia transitória. As únicas contraindicações absolutas para ressuscitação são *rigor mortis*, córnea nublada, presença de livores e decapitação.

83. Quando uma reanimação falha deve ser interrompida?

Embora não haja nenhuma orientação definitiva, alguns estudos sugerem que, quando **mais de duas administrações** de epinefrina foram feitas e/ou **mais de 20 minutos** transcorreram desde o início da reanimação sem melhora clínica cardiovascular ou neurológica, a probabilidade de morte ou sobrevivência com transtornos neurológicos aumentam consideravelmente. Paradas sem testemunho fora de hospital quase sempre estão associadas a um resultado ruim. Em casos de hipotermia, os pacientes devem ser reaquecidos a 36° C antes que a reanimação seja interrompida. Em pacientes com condições agudas, reversíveis, tais como toxicidade por fármaco ou doença cardíaca, o suporte de vida cardíaco extracorpóreo pode ser considerado, caso disponível.

American Heart Association: *PALS Provider Manual.* Dallas, 2006, American Heart Association, p 182.
Schindler M, Bohn D, Cox PN, et al: Outcome of out-of-hospital cardiac or respiratory arrest in children, *N Engl J Med* 335:1473–1479, 1996.

84. Por que a reanimação é menos bem-sucedida em crianças do que em adultos?

Os **adultos** mais comumente sofrem colapso e parada a partir de doença cardíaca primária e arritmias associadas – taquicardia ventricular e fibrilação. Essas são mais prontamente reversíveis e oferecem um prognóstico melhor. As **crianças**, entretanto, sofrem parada cardíaca como um fenômeno secundário de outros processos, tais como obstrução respiratória ou apneia, muitas vezes associadas a infecção, hipóxia, acidose ou hipovolemia. A parada cardíaca primária é rara. A disritmia mais comum associada à parada cardíaca pediátrica é a assistolia. É menos frequentemente reversível, e no momento em que uma criança sofre uma parada cardíaca, danos neurológicos graves estão quase sempre presentes.

85. Os membros da família devem observar uma reanimação?
Este tem sido um tema controverso, com os membros da família sendo historicamente excluídos do cenário de uma reanimação em andamento. No entanto, dados acumulados indicam que a presença de membros da família (1) não interfere com os esforços médicos ou resulta em aumento da pressão para a equipe médica ou em aumento de conflitos médico-legais e (2) está associada à menor probabilidade de sintomas relacionados com transtorno de estresse pós-traumático, incluindo ansiedade e depressão para aqueles que observam a reanimação, em comparação com aqueles que não observam.

Jabre P, Belpomme V, Azoulay E, et al: Family presence during resuscitation, *N Engl J Med* 368:1008–1018, 2013.

CHOQUE

86. Todas as crianças entram em choque hipotensivo?
Não. Choque é uma síndrome aguda resultante da disfunção cardiovascular que resulta em um sistema circulatório incapaz de fornecer oxigênio e substratos ao corpo. Na fase inicial de choque (choque compensado), a pressão arterial, muitas vezes, é preservada. Fisiologicamente, as crianças vão manter um estado de choque compensado até muito tarde na progressão da doença.

87. Quais são os sinais e sintomas de choque precoce ou compensado?
- Taquicardia inexplicada.
- Taquipneia leve.
- Preenchimento capilar prolongado.
- Mudanças ortostáticas na pressão ou pulso.
- Irritabilidade.

88. Quais são os sinais e sintomas de choque tardio ou descompensado?
- Taquicardia aumentada.
- Taquipneia aumentada.
- Pulsos periféricos fracos.
- Preenchimento capilar marcadamente prolongado.
- Extremidades frias.
- Hipotensão.
- Estado mental alterado.
- Baixo débito urinário.

89. Quais são os fatores externos que podem afetar a precisão da mensuração do tempo de preenchimento capilar em crianças e neonatos?
- **Temperatura ambiente:** crianças em um ambiente fresco (19,4° C) em comparação com crianças em um ambiente mais quente (25,7° C) terão um tempo de enchimento capilar (TEC) significativamente prolongado (> 2 segundos). Setenta por cento das crianças saudáveis em um estudo apresentaram um TEC prolongado no ambiente mais frio, mas nenhum teve prolongação no ambiente mais quente.
- **Luz ambiente:** condições mais escuras afetam muito a capacidade de fazer determinações visuais precisas.
- **Local de mensuração:** em neonatos, o TEC mostrou ser maior quando mensurado no calcanhar, comparando-se com a cabeça ou o esterno. Paradoxalmente, em crianças mais velhas, o TEC foi mais rápido quando mensurado na ponta do dedo, comparando-se com o esterno.
- **Aplicação de pressão:** em neonatos, a aplicação de pressão por 3 a 4 segundos aumenta significativamente o TEC, comparando-se com períodos mais breves (1 a 2 segundos) de aplicação de pressão. A maior parte das diretrizes orienta uma aplicação de pressão entre 3 e 5 segundos.
- **Confiabilidade interobservador:** quando diferentes observadores medem o TEC, estudos indicam que a concordância não é boa, mas melhora com TEC curto (< 1 segundo) ou prolongado (> 4 segundos).

King D, Morton R, Beran C: How to use capillary refill time, *Arch Dis Child Educ Pract Ed* 99:111–116, 2014.

90. Quanto volume de sangue pode ser perdido antes que a hipotensão possa ser observada em crianças?
Algumas crianças podem perder até 30% de seu volume de sangue antes que a pressão arterial decline visivelmente. É importante notar que 25% do volume sanguíneo é igual a 20 mL/kg, que é apenas 200 mL em uma criança com 10kg. Perdas > 40% do volume sanguíneo provocam hipotensão grave, que, se prolongada, pode tornar-se irreversível.

MEDICINA DE EMERGÊNCIA

91. O que define a hipotensão em crianças (*i. e.*, pressão arterial sistólica < 5º percentil para idade)?
Ver Tabela 5-3.

> Kleinman ME, de Caen AR, Chameides L, et al: Part 14: Pediatric basic and advanced life support: 2010 international consensus on cardiopulmonary resuscitation and emergency cardiovascular care science with treatment recommendations, *Circulation* 122:S876–S908, 2010.

Tabela 5-3. Hipotensão em Crianças

IDADE	PRESSÃO ARTERIAL SISTÓLICA (MMHG)
< 1 mês	≤ 60
1 mês a 1 ano	≤ 70
1 a 10 anos	≤ 70 + (2 × idade em anos)
> 10 anos	≤ 90

92. Quais os tipos de choque que podem ocorrer em crianças?
- **Hipovolêmico:** volume em circulação diminuído (perda de sangue; perda de líquido decorrente de gastroenterite, causa mais comum em crianças).
- **Distributivo:** acúmulo de sangue na vasculatura periférica (séptico, anafilático, neurogênico).
- **Cardiogênico:** disfunção cardíaca com débito cardíaco diminuído (p. ex., doença cardíaca congênita, miocardite, disritmia).
- **Obstrutivo:** obstrução mecânica do trato de saída de fluxo ventricular (p. ex., tamponamento cardíaco, pneumotórax de pressão).

93. Quais são as marcas que identificam o choque séptico?
- Febre ou hipotermia.
- Acidose metabólica.
- Vasodilatação: pressão de pulso ampliada e/ou hipotensão, pulsos fortes.

> Angus DC, van der Poll T: Severe sepsis and septic shock, *N Engl J Med* 369:840–851, 2013.

94. Quais são os itens-chave para o tratamento inicial de choque séptico?
O reconhecimento precoce da sepse com início da terapia está associado a um resultado melhor.
- Controle e/ou manutenção das vias aéreas.
- Reconhecimento de baixa perfusão e choque.
- Administração de 20 mL/kg a 60 mL/kg de solução cristaloide isotônica assim que possível e na primeira hora.
- Se ainda houver evidência de choque ou baixa perfusão, iniciar a terapia vasoativa na primeira hora.

> Dellinger RP, Levy MM, Rhodes A: Surviving sepsis campaign: international guidelines for management of severe sepsis and septic shock: 2012, *Crit Care Med* 41:580–637, 2013.
> Carcillo JA, Fields AI: Clinical practice parameters for hemodynamic support of pediatric and neonatal patients in septic shock, *Crit Care Med* 30:1370, 2002.

95. Os corticosteroides são recomendados para o tratamento de choque séptico?
Houve alguns estudos em adultos sugerindo que corticosteroides podem ser benéficos para o tratamento de choque séptico. Atualmente, os corticosteroides são recomendados apenas para crianças que podem apresentar *choque séptico resistente a volume ou resistente à catecolamina* ou as que possuem um histórico claro ou uma evidência de *insuficiência adrenal*. Mesmo nessas circunstâncias, o uso de esteroides não traz dados convincentes de melhora de sobrevivência em crianças.

> Menon K, McNally JD, ChoongK, et al: A systematic review and meta-analysis on the effect of steroids in pediatric shock, *Pediatr Crit Care Med* 14:474–480, 2013.

96. Qual é a terapia farmacológica mais importante para o choque anafilático?

Epinefrina. A epinefrina deve ser administrada via intramuscular, assim que possível. As concentrações de plasma da epinefrina parecem ficar mais altas quando dadas de modo intramuscular na coxa, comparando-se com a administração no braço por via subcutânea ou intramuscular. Caso o paciente apresente sintomas refratários graves e hipotensão, a epinefrina pode ser dada como uma infusão intravascular contínua. A falha na administração de epinefrina aumenta rapidamente o risco de morte proveniente de anafilaxia.

Liberman DB, Teach SJ: Management of anaphylaxis in children, *Pediatr Emerg Med* 24:861–866, 2008.

97. Quais são as causas possíveis de choque na fase de recém-nascido?

O diagnóstico diferencial é amplo, mas lembre-se do mnemônico **THE MISFITS**:
- **T**rauma (não acidental e acidental).
- Doença cardíaca *(**H**eart)* e hipovolemia.
- **E**ndócrina (p. ex., hiperplasia adrenal congênita).
- **M**etabólica (eletrólito).
- Erros **I**natos do Metabolismo.
- **S**epse (p. ex., meningite, pneumonia, infecção do trato urinário).
- Erros no preparo da **F**órmula (p. ex., subdiluição ou superdiluição).
- Catástrofes **I**ntestinais (p. ex., vólvulo, intussuscepção, enterocolite necrosante).
- **T**oxinas e intoxicações.
- Convulsões *(**S**eizures)*.

Brousseau T, Sharieff GQ: Newborn emergencies: the first 30 days of life, *Pediatr Clin North Am* 53:69–84, 2006.

98. Um recém-nascido de 4 dias de vida é levado ao PS em choque com evidência de ICC e cianose. Além de manejo das vias aéreas e da respiração, qual é a terapia farmacológica de primeira linha?

Provavelmente, esse bebê possui doença cardíaca congestiva com uma lesão ductal-dependente, como a síndrome do coração esquerdo hipoplásico ou coarctação da aorta. O bebê necessita de infusão de **prostaglandina E$_1$** para manter a patência do ducto arterioso até que a cirurgia corretiva seja realizada.

99. Quais são as quatro classes de medicamentos que podem ser usadas para dar suporte ao débito cardíaco?

- **Inotrópicos:** aumentam a contratilidade cardíaca e, muitas vezes, a frequência cardíaca (p. ex., dopamina, dobutamina, epinefrina).
- **Vasopressores:** aumentam a resistência vascular e a pressão arterial (p. ex., dose maior de dopamina, epinefrina, norepinefrina e vasopressina).
- **Vasodilatadores:** reduzem a resistência vascular e a pós-carga cardíaca e promovem a perfusão periférica (nitroprussiato de sódio).
- **Inodilatadores:** aumentam a contratilidade cardíaca e reduzem a pós-carga (p. ex., milrinona).

100. Uma criança de 8 anos de idade é levada ao PS após cair de cabeça em uma piscina vazia. Sua frequência cardíaca é normal, mas, apesar de ressuscitação agressiva com volume, ela permanece hipotensa. Exames de TC do tórax, abdome, pelve e cabeça revelam apenas uma pequena contusão cerebral. Qual é a causa provável dessa hipotensão?

Muito provavelmente, esse paciente está sofrendo de **choque neurogênico**. A perda de tônus simpático impede a resposta taquicardíaca esperada. As marcas indicadoras de choque neurológico são hipotensão cursando ou com bradicardia ou com uma frequência cardíaca normal, apesar da reposição de volume. Caso a hipotensão não possa ser corrigida com expansão volêmica, pode ser necessária a terapia vasopressora, e dentro das primeiras 8 horas, os corticosteroides podem ser considerados.

PONTOS-CHAVE: SINAIS E SINTOMAS DE CHOQUE

1. Taquicardia.
2. Pulso periférico fraco.
3. Enchimento capilar lento.
4. Extremidades frias.
5. Hipotensão.
6. Estado mental alterado.

PONTOS-CHAVE: CHOQUE NO TRAUMA PEDIÁTRICO

1. O choque em pacientes pediátricos com trauma, muitas vezes, é mascarado, visto que a criança consegue a manutenção dos sinais vitais por um longo período de tempo, mesmo na presença de comprometimento hemodinâmico grave.
2. O choque deve ser suspeitado em pacientes com taquicardia, diminuição da pressão do pulso > 20 mmHg, manchas cutâneas, extremidades frias, enchimento capilar retardado (> 2 segundos) e estado mental alterado.
3. A presença de hipotensão em uma criança representa estado de choque não compensado e indica perda sanguínea grave.
4. O choque não é explicável pelo trauma na cabeça somente, exceto no caso de um bebê com fontanelas abertas e suturas cranianas não fundidas, que pode ter uma hemorragia significativa no espaço subgaleal ou epidural.
5. O choque pode estar associado a fraturas do fêmur e/ou da região pélvica.
6. O choque deve requerer uma avaliação imediata do abdome da criança em busca da fonte da perda de sangue.

TOXICOLOGIA

101. Quais são as intoxicações mais comuns em crianças menores de 6 anos?
Ver Tabela 5-4.

Tabela 5-4. Intoxicações Comuns em Crianças

NÃO FARMACÊUTICAS	FARMACÊUTICAS
Cosméticos e outros produtos de beleza	Analgésicos
Produtos de limpeza	Preparados para tosse e resfriado
Plantas, incluindo cogumelo e tabaco	Agentes tópicos
Pilhas, brinquedos e outros corpos estranhos	Vitaminas
Inseticidas, pesticidas e rodenticidas	Antimicrobianos

102. Que medicações podem matar uma criança de 10 kg com apenas 1 ou 2 comprimidos, cápsulas ou colheres de chá cheias?
- **Antidepressivos tricíclicos** (amitriptilina, imipramina, desipramina).
- **Antipsicóticos** (tioridazina, clorpromazina).
- **Antimalárico** (cloroquina, hidroxicloroquina).
- **Antiarrítmicos** (procainamida, flecainida).
- **Bloqueadores de canal de cálcio** (nifedipina, verapamil).
- **Hipoglicêmicos orais** (gliburida, glipizida).
- **Opioides** (metadona, hidrocodona).
- **Imidazolinas** (clonidina, tetra-hidrozolina).

Bar-Oz B, Levichek Z, Koren G: Medications that can be fatal for a toddler with one tablet or teaspoonful, *Paediatr Drugs* 6:123–126, 2004.

103. Qual a medicação que causa mais mortes por superdosagem em crianças, por ano, nos Estados Unidos?
Acetaminofeno. Grandes números de intoxicações acidentais e suicidas ocorrem por ano, em parte por sua ampla disponibilidade.

Hanhan UA: The poisoned child in the pediatric intensive care unit, *Pediatr Clin North Am* 55:669–686, 2008.

PONTOS-CHAVE: SUPERDOSAGEM DE ACETAMINOFENO

1. Ingestões significativas podem não apresentar sintomas iniciais.
2. Avaliar coingestão.
3. Administrar carvão, se a ingestão ocorreu dentro de 4 horas de tratamento.
4. Avaliar o nível de acetaminofeno no plasma em 4 horas após a ingestão (quando possível) e aplicar nomograma.
5. Administrar o antídoto N-acetilcisteína dentro de 8 a 10 horas de ingestão.

104. Nomeie a toxicologia "bombas relógio."
Bombas-relógio são medicamentos que não provocam sintomas logo após a ingestão, porém, mais tarde, possuem um curso profundamente tóxico.
- **Acetaminofeno** (leão hepática retardada).
- **Ferro** (cianose retardada e acidose metabólica).
- **Álcoois** – metanol (acidose retardada), etilenoglicol (nefrotoxicidade retardada).
- **Lítio**.
- **Anticonvulsivos** – fenitoína (Dilantin), carbamazepina.
- **Medicações de liberação prolongada**.

105. Que terapias com fármacos empíricos são indicadas para uma criança intoxicada que se apresenta com estado mental alterado?
Todos os pacientes intoxicados que se apresentam com estado mental deprimido devem receber *oxigênio* por meio de uma máscara facial unidirecional. Deve-se rapidamente avaliar a glicose plasmática, ou iniciar tratamento empírico para hipoglicemia com 0,5 g/kg de *glicose intravenosa* (5 mL/kg de soro glicosado a 10%). A hipoglicemia está associada à ingestão de etanol, β-bloqueadores e agentes hipoglicêmicos orais. *Naloxona* deve ser administrada como uma medida diagnóstica terapêutica no caso de suspeita ou conhecimento de ingestão de opioide.

106. O que é descontaminação gastrintestinal?
A *descontaminação gastrintestinal* refere-se a uma variedade de medicamentos que podem ser administrados e técnicas que podem ser utilizadas para diminuir a absorção de venenos ingeridos. Métodos de descontaminação gastrintestinal incluem carvão ativado, irrigação intestinal total e lavagem gástrica. A eficácia dessas técnicas é difícil de estudar, e grande parte da evidência disponível baseia-se em estudos com voluntários e animais.

107. Como funciona o carvão ativado de dose única, e quando ele deve ser considerado?
A *dose única de carvão ativado* é preparada como uma pasta líquida e administrada oralmente ao paciente intoxicado. À medida que vai entrando no estômago, adsorve as toxinas, prevenindo, portanto, a absorção na corrente sanguínea. É mais eficaz quando administrado em até uma hora da ingestão do veneno. O carvão ativado em dose única pode ser considerado em pacientes que ingeriram uma substância potencialmente tóxica conhecida por ser adsorvida pelo carvão em 1 hora da apresentação. É muito provável que ele ajude crianças que tenham ingerido carbamazepina, dapsona, fenobarbital, quinino (Qualaquin), teofilina, salicilato, fenitoína ou ácido valproico (Depakene). O carvão é contraindicado em pacientes cujos reflexos das vias aéreas estão comprometidos, e não deve ser administrado via tubo nasogástrico, a menos que as vias aéreas estejam protegidas com um TET, pelo risco de aspiração.

American Academy of Clinical Toxicology, European Association of Poisons Centres and Clinical Toxicologists: Position statement: single-dose activated charcoal, *J Toxicol Clin Toxicol* 43:61, 2005.

108. Para quais substâncias o carvão não é recomendado?
- Hidrocarbonetos, pelo possível risco de aspiração.
- Outros: ácidos, álcoois, álcalis, cianeto, ferro, metais pesados e lítio.

American Academy of Clinical Toxicology, European Association of Poisons Centres and Clinical Toxicologists: Position statement: single-dose activated charcoal, *J Toxicol Clin Toxicol* 43:61–87, 2005.

109. Quando é indicada a lavagem gástrica?
A *lavagem gástrica* envolve a passagem de sonda orogástrica de grosso calibre (p. ex., sonda orogástrica 24-Fr para uma criança pequena e 36-Fr para um adolescente), com administração sequencial e aspiração de pequenos volumes de soro fisiológico (10 mL/kg em crianças; 200 a 300 mL em um adulto), com a intenção de remover as substâncias tóxicas presentes no estômago. Sua eficácia ainda não foi comprovada, e as complicações são importantes (p. ex., laringoespasmo, lesão esofágica, aspiração, pneumonia aspirativa); o procedimento não deve ser utilizado rotineiramente. Um trabalho de posicionamento da Academia Americana de Toxicologia Clínica (AACT) e da Associação Europeia de Centros de Venenos e Toxicologistas Clínicos (EAPCCT) indica que não existe evidência de que a lavagem gástrica deva ser utilizada rotineiramente e, se não nunca, no tratamento de envenenamentos. A evidência para o uso em situações especiais (p. ex., ingestões letais, exposições recentes, substâncias não ligadas ao carvão ativado) é fraca. Quando praticada por médicos experientes, ela pode ser considerada para pacientes com ingestão de uma quantidade de veneno que ameaça sua vida, ocorrendo em até 60 minutos antes da avaliação, quando as vias aéreas do paciente estão protegidas.

Benson BE, Hoppu K, Troutman WG, et al: Position paper update: gastric lavage for gastrointestinal decontamination, *Clin Toxicol* 51:140–146, 2013.

MEDICINA DE EMERGÊNCIA

110. Quais são as indicações para a irrigação intestinal completa em ingestões agudas?
Esse é um método de descontaminação intestinal que utiliza um grande volume de solução eletrolítica balanceada de polietilenoglicol, como GoLYTELY, administrada via oral ou tubo nasogástrico. Não se tem conhecimento de que essas soluções causem desequilíbrio eletrolítico, visto que nem são significativamente absorvidas, nem produzem efeito osmótico. A irrigação pode ser considerada para ingestões tóxicas de medicamentos de liberação lenta ou com revestimento entérico. Ela também pode ser útil na ingestão de grandes quantidades de ferro, ou pequenos volumes de fármacos ilícitos. A contraindicação mais importante da irrigação é o comprometimento das vias aéreas. Embora a irrigação intestinal completa possa ser útil aos indivíduos que ingeriram metais pesados ou medicações de ação prolongada ou de liberação sustentada, existem poucos ensaios clínicos sobre a eficácia desse procedimento em crianças.

American Academy of Clinical Toxicology, European Association of Poisons Centres and Clinical Toxicologists: Position statement: whole bowel irrigation, *J Toxicol Clin Toxicol* 42:843–854, 2004.

111. Como é usada a manipulação do pH urinário no tratamento de pacientes com intoxicações?
A *acidificação ou a alcalinização* da urina para aumentar a excreção de ácidos e bases fracas tem sido uma maneira tradicional de aumentar a eliminação dos agentes toxicológicos. Nos últimos anos, seu uso tem sido limitado em virtude das possíveis complicações decorrentes de sobrecarga hídrica (p. ex., edema pulmonar e cerebral), risco de acidemia e uso de outros avanços terapêuticos (p. ex., hemodiálise). Porém, a diurese alcalina ainda é considerada valiosa no manejo das superdosagens agudas de salicilatos, barbitúricos e antidepressivos tricíclicos.

112. Para quais ingestões e exposições existem antídotos disponíveis?
Ver Tabela 5-5.

Tabela 5-5. Antídotos

INGESTÃO OU EXPOSIÇÃO	ANTÍDOTO
Paracetamol	N-acetilcisteína (Mucomyst)
Anticolinérgicos	Fisostigmina
Benzodiazepínico	Flumazenil
β-bloqueadores	Glucagon
Monóxido de carbono	Câmara hiperbárica de oxigênio
Bloqueador do canal de cálcio	Cálcio, glucagon
Cianeto	Nitrato de sódio, tiossulfato de sódio
Digoxina	Digibind (anticorpo antidigoxina)
Etilenoglicol	Etanol, fomepizole
Ferro	Deferoxamina
Isoniazida	Piridoxina (vitamina B_6)
Chumbo	EDTA, DMSA
Mercúrio	Dimercaprol, DMSA
Metanol	Etanol
Agentes de metemoglobinemia	Azul de metileno
Opiáceos	Naloxona, nalmefeno
Organofosforados	Atropina, pralidoxima
Fenotiazinas (reação distônica)	Difenidramina
Tricíclicos	Bicarbonato
Varfarina (veneno de rato)	Vitamina K

DMSA, ácido dimercaptosuccínico; *EDTA*, ácido etilenodiaminotetracético.

113. Para que tipos de intoxicações a naloxona é considerada um antídoto?

A *naloxona* (Narcan) é um antídoto para as drogas opioides. Ela reverte a depressão respiratória e do sistema nervoso central, causada pela morfina e pela heroína, e melhora a depressão de sensório nas superdosagens de muitos dos opioides sintéticos, incluindo o propoxifeno, a codeína, o dextrometorfano, a pentazocina e a meperidina. Ela também é um antídoto conhecido para a clonidina.

114. Que ingestões são radiopacas ao raio X abdominal?

O mnemônico **CHIPS** indica os possíveis suspeitos:
- **C** = *Chloral hydrate* = hidrato de cloral.
- **H** = *Heavy metals* = metais pesados (p. ex., arsênico, ferro, chumbo).
- **I** = Iodetos.
- **P** = *Phenotiazines* = fenotiazinas, psicotrópicos (p. ex., antidepressivos tricíclicos).
- **S** = *Slow-release capsules* = capsulas de liberação lenta, drágeas com revestimento entérico.

A probabilidade de radiopacidade depende de inúmeros fatores, incluindo o peso do paciente, o tamanho da ingestão e a composição da matriz da pílula.

Barkin RM, Kulig KW, Rumack BH: Poisoning and overdose. In Barkin RM, Rosen P, editors: *Emergency Pediatrics*, ed 4. St. Louis, 1994, Mosby, p 335.

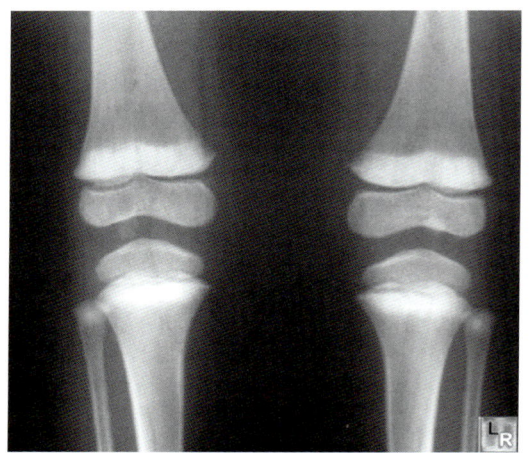

Figura 5-6. Radiografia de ossos longos de ambos os joelhos de uma criança com envenenamento por chumbo mostra bandas metafisárias densas envolvendo os fêmures distais, as tíbias proximais e as fíbulas proximais. (*De Dapul H, Laraque D: Lead poisoning in children*, Adv Pediatr *61:313–333, 2014.*)

115. Quais são as causas das "linhas de chumbo" à radiografia da intoxicação crônica por chumbo?

As *linhas de chumbo* são faixas metafisárias transversas mais proeminentes na extremidade dos ossos tubulares longos que são observadas nos estágios mais tardios da exposição crônica ao chumbo (Fig. 5-6). Elas representam **depósitos aumentados de cálcio** (não chumbo). O chumbo excessivo interfere no metabolismo ósseo e interrompe a reabsorção de osso esponjoso primário pelos osteoclastos envolvidos na destruição óssea, mantendo a atividade dos osteoblastos, que participam na deposição de cálcio. Como resultado da toxicidade por chumbo e relativa atividade osteoblástica aumentada, ocorre uma deposição exuberante de cálcio que resulta em faixas metafisárias densas correspondentes à zona de calcificação provisional.

Raber SA: The dense metaphyseal band sign, *Radiology* 211:773–774, 1999.

116. O que é Toxidrome?

Toxidrome, diminutivo para uma síndrome tóxica, é um conjunto de sinais e sintomas clínicos muito sugestivo de um envenenamento particular ou categoria de intoxicação. Por exemplo, pacientes com superdosagem de salicilato geralmente apresentam febre, hiperpneia e taquipneia, estado mental anormal (variando de letargia a coma), tinido, vômito e, algumas vezes, odor de óleo de wintergreen proveniente do salicilato de metila.

Koren G: A primer of paediatric toxic syndromes or "toxidromes", *Paediatr Child Health* 12:457-459, 2007.

117. Qual é o toxidrome para anticolinérgicos?
A descrição clássica da toxicidade anticolinérgica é "maluco como um chapeleiro, rápido como uma lebre, vermelho como uma beterraba, seco como um osso, cego como um morcego, cheio como um carrapato, quente como Hades (inferno)."
- O chapeleiro: delírio, alucinações visuais.
- A lebre: taquicardia, hipertensão.
- A beterraba: pele avermelhada, vermelhidão facial.
- O osso: pele seca, membranas mucosas secas.
- O morcego: pupilas dilatadas, lentas.
- O carrapato: retenção urinária, motilidade GI diminuída e sons intestinais hipoativos.
- Hades: hiperpirexia, incapacidade de transpirar.

118. Quais os odores da respiração que podem estar associados a ingestões específicas?
Ver Tabela 5-6.

Woolf AD: Poisoning in children and adolescents, *Pediatr Rev* 14:411-422, 1993.

Tabela 5-6. Odores da Respiração Associados a Ingestões Específicas

ODOR CARACTERÍSTICO	TOXINA OU FÁRMACO RESPONSÁVEL
Wintergreen	Salicilato de metila
Amêndoa amarga	Cianeto
Cenouras	Cicutoxina (da cicuta aquática)
Frutas	Etanol, acetona (removedor de esmalte de unha), álcool isopropil, clorofórmio
Peixe	Fosfeto de zinco ou alumínio
Alho	Inseticidas organofosforados, arsênico, tálio
Cola	Tolueno
Hortelã	Colutório, álcool para fricção
Bola de naftalina	Naftaleno, *p*-diclorobenzeno, cânfora
Amendoim	Raticida (o odor provém de um agente flavorizante)
Ovo podre	Sulfato de hidrogênio, *N*-acetilcisteína, dissulfiram
Corda (queimada)	Maconha, ópio
Graxa de sapato	Nitrobenzeno

119. Quais são as limitações do rastreamento toxicológico de rotina?
A maior parte dos rastreamentos toxicológicos destina-se à detecção de drogas encontradas no abuso de substâncias. Mesmo nos maiores hospitais pediátricos, os rastreamentos toxicológicos abrangentes, em geral, incluem apenas uma fração das drogas disponíveis para as crianças. A maioria dos rastreamentos sanguíneos realiza análises para acetaminofeno, salicilatos e álcoois. Na urina, são frequentemente rastreadas as substâncias de abuso e outras drogas psicoativas comuns, incluindo antidepressivos, antipsicóticos, benzodiazepínicos, hipnótico-sedativos e anticonvulsivantes. Outras toxinas potenciais que podem causar alterações do estado mental (p. ex., monóxido de carbono, hidrato de cloral, cianeto e organofosforados) ou depressão circulatória (p. ex., β-bloqueadores, bloqueadores dos canais de cálcio, clonidina, digitálicos) podem não estar incluídas no rastreamento de rotina, mas podem ser testadas por meio de exames de sangue individualizados. Em estudos clínicos, a triagem to-

xicológica apresenta maior validade em contextos quantitativos (*i. e.,* avaliar os níveis das drogas). Além disso, o tratamento para pacientes com envenenamento grave deve ser iniciado muito antes de os resultados de muitos rastreamentos toxicológicos estarem disponíveis.

Archer JRH, Wood DM, Bargan PI: How to use toxicology screening tests, *Arch Dis Child Educ Pract* Ed 97,194–199, 2012.
Moeller KE, Lee KC, Kissack JC: Urine drug screening: practical guide for clinicians, *Mayo Clin Proc* 83:66–76, 2008.

120. Após o uso de maconha, por quanto tempo a avaliação da urina permanece positiva?

Após a primeira vez de uso único, o rastreamento da droga pode ser positivo durante 3 dias. Um usuário assíduo de maconha por longo tempo pode apresentar teste positivo para a droga, que pode persistir por 30 dias ou mais após a cessação. Duas precauções: medicamentos não esteroidais, incluindo ibuprofeno e inibidores da bomba de prótons, foram relatados como reagentes cruzados com imunoensaios para canabinoide. Resultados falsos-negativos podem ocorrer quando um jovem "espertinho" acrescenta Visine (colírio para olhos irritados) à amostra de urina. Os agentes químicos da Visine diminuem diretamente as concentrações de canabinoides na urina.

Moeller KE, Lee KC, Kissack JC: Urine drug screening: practical guide for clinicians, *Mayo Clin Proc* 83:66–76, 2008.

121. Como variam os diferentes tipos de ingestão de álcool?

Todos os álcoois podem causar distúrbios do sistema nervoso central, que variam desde leve alteração mental e anormalidades motoras até depressão respiratória e coma. Cada tipo de álcool está associado a complicações metabólicas específicas.

- **Etanol** (presente em bebidas, colônias e perfumes, loções pós-barba, colutórios, antissépticos tópicos, álcoois para fricção) em lactentes e crianças pequenas pode causar a tríade clássica de coma, hipotermia e hipoglicemia, e, em adolescentes, pode causar intoxicação e achados neurológicos leves. Em níveis > 500 mg/dL, pode ser letal.
- **Metanol** (presente em produtos anticongelantes e em líquidos para limpar para-brisas) pode causar acidose metabólica refratária grave e dano retiniano permanente, levando à cegueira.
- **Álcool isopropílico** (presente em produtos para limpar joias, álcoois de fricção, removedores de gelo para para-brisa, cimento, removedores de tinta) pode causar gastrite, dor abdominal, vômitos, hematêmese e depressão do SNC, hiperglicemia moderada, hipotensão e acetonemia, sem acidose.
- **Etilenoglicol** (presente nem produtos anticongelantes, fluido para freios) causa acidose metabólica grave; além disso, ele é metabolizado a ácido oxálico, que pode causar dano renal pela precipitação de cristais de oxalato de cálcio no parênquima renal e pode levar à hipocalcemia.

122. Qual álcool é considerado o mais letal?

O **metanol**. A morte pode ocorrer como resultado de doses tão pequenas como 4 mL de metanol puro. Uma particularidade do metanol é que ele se torna mais tóxico à medida que é metabolizado. O metanol é metabolizado pelo álcool desidrogenase em formaldeído e ácido fórmico. É o ácido fórmico que causa a acidose metabólica refratária e os sintomas oculares.

123. Qual é o tratamento para as ingestões de metanol e etilenoglicol?

Tanto o metanol como o etilenoglicol requerem a enzima álcool-desidrogenase para originar seus metabólitos tóxicos. O etanol inibe competitivamente a formação desses metabólitos, servindo como um substrato para a enzima. Entretanto, ele tem um efeito embriagante, pode causar hipoglicemia, e sua cinética é amplamente variável. O fomepizol é um bloqueador de álcool-desidrogenase mais seguro e mais efetivo.

Brent J: Fomepizole for ethylene glycol and methanol poisoning, *N Engl J Med* 360:2216–2223, 2009.

124. O que é "MUDPILES"?

MUDPILES é um mnemônico para ingestões associadas à *acidose metabólica com um grande hiato aniônico*.
- **M** = **M**etanol, metformina.
- **U** = **U**remia.
- **D** = Cetoacidose **D**iabética.
- **P** = **P**araldeído.
- **I** = **I**soniazida, ferro *(iron)*, erros inatos do metabolismo.
- **L** = Acidose **l**áctica (observada em casos de choque, CO e cianeto).
- **E** = **E**tanol, etilenoglicol.
- **S** = **S**alicilatos.

125. Como os achados pupilares podem ajudar no diagnóstico das ingestões tóxicas?
- **Miose** (pupilas puntiformes): narcóticos, organofosforados, fenciclidina, clonidina, fenotiazinas, barbitúricos e etanol.
- **Midríase** (pupilas dilatadas): anticolinérgicos (atropina, anti-histamínicos, antidepressivos tricíclicos); simpaticomiméticos (anfetaminas, cafeína, cocaína, LSD, nicotina).
- **Nistagmo:** barbitúricos, cetamina, fenciclidina, fenitoína.

126. Se uma criança ingeriu um produto contendo acetaminofeno, quando deve ser obtido o primeiro nível de tal substância?
Um nível plasmático obtido **quatro horas** após a ingestão é um bom indicador do potencial para a toxicidade hepática. Há nomogramas disponíveis para determinar o risco. Como regra, é improvável que doses < 150 mg/kg sejam prejudiciais.

127. Quando se deve iniciar o "ataque NAC"?
A *N-acetilcisteína (NAC)* é um antídoto específico para a hepatotoxicidade por acetaminofeno, servindo como substituto da glutationa na desintoxicação dos metabólitos hepatotóxicos. Ela deve ser usada em qualquer superdosagem de acetaminofeno com nível sérico tóxico da substância dentro das primeiras 24 horas após a ingestão. É especialmente eficaz quando usada nas primeiras 8 horas após a ingestão. Mesmo quando os níveis do acetaminofeno não estão rapidamente disponíveis, ou não está claro quanto tempo transcorreu após a ingestão, é preferível iniciar a NAC.

128. Como a NAC previne a hepatotoxicidade na superdosagem de acetaminofeno?
Normalmente, 94% do acetaminofeno é metabolizado para formar glicuronídeo ou sulfato e 2% é excretado inalterado na urina, sendo ambos não tóxicos. Os restantes 4% estão conjugados com glutationa (com a ajuda do citocromo P-450) para formar ácido de mercaptopurina, que também não é hepatotóxica. Quando ocorre uma superdosagem significativa de acetaminofeno, o citocromo P-450 torna-se o grande sistema para metabolizar o acetaminofeno, conduzindo ao esgotamento dos depósitos hepáticos de glutationa. Quando a glutationa está esgotada para menos de 70% do normal, um metabólito intermediário altamente reativo se liga às macromoléculas hepáticas, causando necrose hepatocelular. Presume-se que a NAC reabasteça a glutationa, ajudando assim o citocromo P-450 na conversão do excesso de acetaminofeno em ácido de mercaptopurina.

Heard KJ: Acetylcysteine for acetaminophen poisoning, *N Engl J Med* 359:285–292, 2008.

129. Qual é o resultado clássico da gasometria arterial no envenenamento por salicilatos?
Acidose metabólica e **alcalose respiratória.** Os salicilatos estimulam diretamente o centro respiratório medular, causando, dessa forma, taquipneia e diminuição da PCO_2 (alcalose respiratória). Eles também causam acidose láctica e cetoacidose pela inibição das enzimas do ciclo de Krebs, rompendo a fosforização oxidativa e inibindo o metabolismo dos aminoácidos (acidose metabólica).

130. O que são os salicilatos ocultos?
São os salicilatos encontrados em produtos vendidos sem receita médica, como o Pepto-Bismol (salicilato de bismuto). A absorção de salicilato pode ser substancial, não se devendo fazer uso de Pepto-Bismol em caso de gripe ou varicela por causa das possíveis complicações, como o desenvolvimento da síndrome de Reye.

Szap MD: Hidden salicylates, *Am J Dis Child* 143:142, 1989.

131. Quais são os achados eletrocardiográficos clássicos associados aos antidepressivos tricíclicos?
Os antidepressivos tricíclicos interferem com a condução miocárdica e podem precipitar taquicardias ventriculares ou um bloqueio cardíaco completo. Um intervalo QRS > 0,1 segundo é indicativo de resultado ruim para esses pacientes. A presença de uma grande onda R na derivação aVR também está associada aos antidepressivos tricíclicos. Se esses achados forem observados, deve-se iniciar o tratamento com bicarbonato de sódio. O bicarbonato de sódio ajuda a prevenir o bloqueio do canal sódico causado por esse tipo de medicamento. É importante notar que a difenidramina (Benadril), se ingerida em altas doses, pode imitar os achados ECG dos antidepressivos tricíclicos.

132. Que aspectos clínicos e laboratoriais se correlacionam com uma elevação aguda do ferro sérico?

Os níveis de ferro sérico obtidos de 4 a 6 horas após a ingestão correlacionam-se com a gravidade da intoxicação. Os níveis de ferro > 300 µg/dL estão associados a uma toxicidade leve, que consiste de sintomas gastrintestinais locais, como náuseas, vômitos e diarreia. Um nível sérico de ferro de 500 µg/dL está associado à toxicidade sistêmica grave, e um nível de 1.000 µg/dL está associado ao óbito. Outros testes laboratoriais que se correlacionam com um nível elevado de ferro incluem leucocitose (> 15.000/mm^3) e hiperglicemia (> 150 mg/dL). Algumas vezes, pode-se demonstrar a presença de comprimidos radiopacos na radiografia abdominal.

133. Quais são os quatro estágios clínicos da intoxicação por ferro e quais são as fisiopatologias correlatas?

- **Estágio 1** (0,5 a 6 horas): durante este estágio, o ferro exibe um efeito corrosivo direto no intestino delgado. Os sintomas incluem náusea, vômitos, dor abdominal e/ou hemorragia gastrintestinal.
- **Estágio 2** (6 a 24 horas): o ferro acumula-se silenciosamente nas mitocôndrias durante esse período, sendo relativamente livre de sintomas.
- **Estágio 3** (4 a 40 horas): esta fase caracteriza-se por toxicidade sistêmica com choque, acidose metabólica, função cardíaca deprimida e necrose hepática.
- **Estágio 4** (2 a 8 semanas): durante esta fase, pode haver desenvolvimento de estenose pilórica e obstrução como resultado de irritação intestinal localizada anterior.

134. O que é mais prejudicial: beber detergente de lavar louças ou produtos para limpeza do vaso sanitário?

Você estará melhor se tiver escolhido o *produto para vaso sanitário*, embora tanto a ingestão de ácido (produto para vaso sanitário) como a de álcali (detergente de lavar louças) possam causar queimaduras esofágicas graves. A lesão causada pelos álcalis é uma necrose de liquefação que dissolve as proteínas e os lipídeos, portanto, provoca uma penetração mais profunda da substância cáustica, com maior lesão dos tecidos locais. Com os ácidos, ocorre uma necrose por coagulação. Isso resulta na formação de uma escara, o que limita a penetração da toxina nos tecidos mais profundos. Comparados aos ácidos, os álcalis são mais comumente apresentados nas formas sólidas e em pasta, o que aumenta o tempo de contato e o potencial para lesão dos tecidos.

135. Quais são os hidrocarbonetos que colocam o paciente em maior risco de pneumonite química?

Os hidrocarbonetos domésticos com *baixas viscosidades* são os que mais aumentam o risco de aspiração. Esses incluem lustra-móveis, gasolina ou querosene, terebintina e outros solventes de tintas e combustíveis mais leves.

136. Qual é o diagnóstico diferencial na criança que apresenta confusão mental e letargia?

Um estado ou nível de consciência alterado pode ser decorrente de muitas causas. O mnemônico **AEIOU TIPS** compreende as muitas causas possíveis:
- **Á**lcool, abuso de substância.
- **E**pilepsia, encefalopatia, anormalidades eletrolíticas, endócrina.
- **I**nsulina, intussuscepção.
- **O**verdose, deficiência de oxigênio.
- **U**remia.
- **T**rauma, anormalidade de temperatura, tumor.
- **I**nfecção.
- Envenenamento (***P**oison*), condições psiquiátricas.
- Choque (***S**hock*), AVC, lesão que ocupa espaço (intracraniana).

Avner JR: Altered states of consciousness, *Pediatr Rev* 27:331–337, 2006.

137. Um paciente que recebe um fármaco antiemético (p. ex., prometazina) e desenvolve movimentos involuntários e prolongados de torção e rotação de pescoço, tronco e membros está apresentando que condição?

Distonia aguda. Essa reação distônica é classicamente observada como um efeito colateral de agentes antidopaminérgicos, como os neurolépticos, os antieméticos ou a metoclopramida. Nas crianças, as fenotiazinas são as culpadas mais comuns. O tratamento inclui a administração de difenidramina (Benadryl). A benzotropina (Cogentin) também é usada em adolescentes.

138. O que "SLUDGE" e "DUMBELS" têm em comum?

Ambos os acrônimos são usados para ajudar a lembrar quais são os problemas envolvidos com o envenenamento por organofosforados, inseticidas lipossolúveis usados na agricultura e no terrorismo ("gás nervoso"). Os organofosforados inibem a colinesterase e causam todos os sinais e sintomas do excesso de acetilcolina.
- **Efeitos muscarínicos:** aumento das secreções traqueal e oral, miose, salivação, lacrimejamento, micção, vômito, cólicas, defecação e bradicardia; podem progredir até o edema pulmonar franco.
- *Efeitos sobre o SNC:* agitação, delírio, convulsões e/ou coma.
- *Efeitos nicotínicos*: sudorese, fasciculação muscular e, finalmente, paralisia.
- O mnemônico **SLUDGE**: **s**alivação, **l**acrimejamento, **u**rina, **d**efecação, **c**ólicas GI, **ê**mese.
- **DUMBELS**: **d**efecação, **u**rina, **m**iose, **b**roncorreia/bradicardia, **ê**mese, **l**acrimejamento, **s**alivação.

139. Que intoxicação por metal pode imitar a síndrome de Kawasaki?

Por mercúrio. *Acrodinia* refere-se a uma forma de intoxicação por sais de mercúrio que resulta em uma constelação de sinais e sintomas muito semelhantes a da que é, atualmente, reconhecida como síndrome de Kawasaki. A apresentação clássica da acrodinia foi descrita em crianças expostas ao calomelano, uma substância usada em formulações em pó para a dentição, que é essencialmente cloreto mercuroso. O complexo sintomático incluía tumefação e rubor das mãos e dos pés, erupções cutâneas, diaforese, taquicardia, hipertensão, fotofobia e irritabilidade intensa, com anorexia e insônia. Os lactentes ficavam frequentemente muito flácidos, permanecendo em uma posição de rã, com fraqueza muito significativa do quadril e dos músculos da cintura escapular. Sintomas semelhantes foram descritos em crianças expostas a outras formas de mercúrio, incluindo lâmpadas fluorescentes quebradas e fraldas enxaguadas em cloreto de mercúrio.

140. Por que o cianeto é tão tóxico?

O íon *cianeto* liga-se ao citocromo que contém heme como enzima, na cadeia de mitocôndrias onde ocorre o transporte de elétrons, que é a via final comum no metabolismo oxidante. Portanto, com uma exposição significativa, praticamente cada célula no corpo torna-se carente de oxigênio em nível mitocondrial e incapaz de funcionar. O corpo possui vias menores de desintoxicação do cianeto, incluindo excreção por pulmões e fígado por meio da rodanase, uma enzima hepática que combina cianeto ao tiossulfato para formar tiocianeto, que é menos tóxico para excreção renal. Entretanto, esses mecanismos são inadequados em face de uma exposição significativa ao cianeto. Como no envenenamento por monóxido de carbono, os sintomas tendem a ser mais proeminentes nos sistemas de órgãos metabolicamente ativos. O sistema nervoso central, em particular, é acometido rapidamente, causando cefaleia e tontura, que podem progredir para prostração, convulsões, coma e morte. Ingestões menos graves podem ser notadas, inicialmente, pela queimação da língua e das membranas mucosas, com taquipneia e dispneia devidas à estimulação dos quimiorreceptores pelo cianeto.

141. Em que situações deve-se suspeitar de envenenamento por cianeto?
- **Ingestão suicida**, frequentemente envolvendo profissionais da área química, que têm acesso a sais de cianeto como reagentes.
- **Incêndios** causando combustão de materiais como lã, seda, borracha sintética, poliuretano e nitrocelulose, que resultam na liberação de cianeto.
- Pacientes que estão recebendo **infusão contínua de nitroprussiato**, um agente anti-hipertensivo que contém cinco partes de cianeto por molécula.

142. Que tipos de plantas respondem pela maior porcentagem de óbitos decorrentes dos envenenamentos por plantas?

Os **cogumelos** respondem por, pelo menos, 50% desse tipo de óbito. A variedade mais temida é a espécie *Amanita*, que causa, inicialmente, sintomas intestinais por meio de uma toxina (falotoxina) e, a seguir, insuficiência hepática e renal por meio de outra toxina (amatoxina). As outras classes de cogumelos podem causar uma variedade de sintomas de início precoce (< 6 horas), incluindo efeitos muscarínicos (p. ex., sudorese, salivação, cólicas), efeitos anticolinérgicos (p. ex., entorpecimento, mania, alucinações), gastroenterite e efeitos do tipo Antabuse, se tomados com álcool.

143. O visco é tóxico?

O *visco*, uma planta natalina popular, é uma sempre-viva com pequenas bagas brancas. A ingestão de pequenas quantidades de bagas, folhas ou hastes pode resultar em sintomas GI, incluindo dor, náuseas, vômitos e diarreia. Raramente, ingestões de grandes quantidades podem resultar em convulsões, hipertensão, e até mesmo em parada cardíaca. Em alguns países, extratos de visco têm sido usados, ilegalmente, como abortivos, preparados em chás particularmente tóxicos. Nos Estados Unidos, uma chamada telefônica típica a um centro de intoxicação é sobre uma criança que comeu uma ou duas bagas de visco, o que, de modo geral, não produz sinais ou sintomas significativos.

144. Baterias tipo disco devem ser removidas quando engolidas?

Apesar da preocupação com a possibilidade de que uma pilha tipo disco possa produzir lesão intestinal corrosiva, a maior parte atravessa o trato gastrintestinal sem incidentes. Uma radiografia inicial é indicada para a localização. Quando a pilha está no esôfago, é necessária a remoção. Caso contrário, se a pilha estiver no estômago ou mais adiante, e o paciente permanecer assintomático, é apropriada a conduta expectante cautelosa com acompanhamento radiográfico, caso a bateria não seja localizada nas fezes.

Litovitz T, Whitaker N, Clark L, et al: Emerging battery-ingestion hazard: clinical implications, *Pediatrics* 125:1168–1177, 2010.

145. Quais são os métodos disponíveis para se remover um corpo estranho do esôfago?

São usados três métodos; o costume local prevalece na hora da escolha.
- **Esofagoscopia**, o método mais comumente usado, é feita sob anestesia geral.
- **Sonda de Foley** pode ser introduzida, ultrapassando o corpo estranho, inflada, e então tracionada para remover o objeto. Esse método de extração é usado por vários centros, particularmente para moedas, quando a ingestão ocorreu há menos de 24 horas e não há desconforto respiratório. Complicações como a obstrução da via aérea por uma moeda deslocada e a perfuração do esôfago são possíveis.
- ***Bougienage***, o objeto é impelido para dentro do estômago.

146. Que droga recreativa é mais frequentemente associada a festas *rave*?

Festas *rave* são grandes festas ou festivais com *performance*s ao vivo de música eletrônica, shows com luz de laser, imagens projetadas, efeitos visuais e máquinas de fumaça. Várias drogas estão associadas a esses eventos, incluindo o LSD e a cetamina, mas a droga que está mais associada a festas *raves* é a **MDMA** (popularmente conhecida como **ecstasy** ou **Molly**), uma droga psicoativa que tem similaridades tanto com anfetamina estimulante quanto com o alucinógeno mescalina.

147. Por que o *ecstasy* é considerado tão perigoso?

Ecstasy raramente é vendido como droga pura e, muitas vezes, inclui outras substâncias sobre as quais o usuário pode não estar ciente; portanto, seus efeitos não são previsíveis. A forma pura (conhecida como Molly para "molecular") pode causar taquicardia, boca seca, atrito de dentes e maxilar cerrado. Reações adversas graves à droga incluem hipertermia pronunciada, convulsões, crises hipertensivas, disritmias, perturbações metabólicas, CIVD, rabdomiólise, insuficiência renal aguda, toxicidade do fígado e AVC. Ele também é conhecido por ser fatal em alguns casos. O tratamento do drogado inclui cuidados de suporte e geralmente envolve alguma forma de resfriamento.

PONTOS-CHAVE: TOXICOLOGIA

1. Xarope de Ipeca não é mais recomendado para envenenamentos.
2. Carvão ativado é mais eficaz se for administrado dentro de uma hora após a ingestão.
3. A lavagem gástrica não é eficaz para a maioria das ingestões.
4. A irrigação completa do intestino é indicada para substâncias de liberação lenta ou de revestimento entérico.
5. Alcalinização de urina ainda é considerada valiosa no tratamento de overdoses agudas de salicilatos, barbitúricos ou antidepressivos tricíclicos.

TRAUMA

148. Quais são os principais sinais de uma fratura do assoalho da órbita?

Uma força traumática aplicada no olho pode resultar em uma fratura tipo "blow-out", afetando o assoalho da órbita ou a parede medial (Fig. 5-7). A fratura pode resultar do aumento súbito na pressão intraorbitária ou de uma força concussiva direta afetando as paredes ósseas. Os sintomas e sinais podem incluir:
- Dor e/ou diplopia ao olhar para cima.
- Incapacidade de olhar para cima no lado acometido em decorrência do encarceramento do músculo reto inferior.
- Enoftalmia (isto é, deslocamento posterior do globo ocular).
- Perda da sensibilidade sobre o lábio superior e as gengivas no lado lesado.
- Crepitação e sensibilidade sobre a crista orbitária inferior.

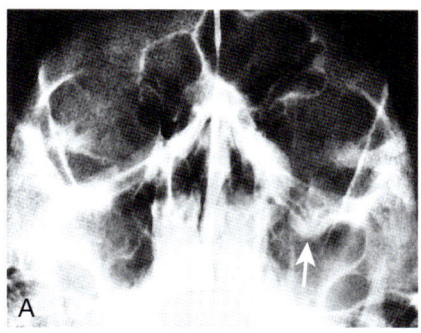

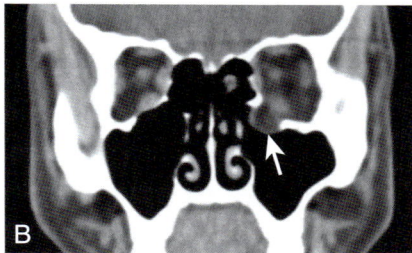

Figura 5-7. Incidência de Waters (**A**) mostra massa de tecido mole polipoide no teto do antro esquerdo *(seta)*, resultado de uma fratura por explosão do assoalho orbital. Exame de TC coronal (**B**) mostra tecidos moles herniados *(seta)* da fratura por explosão. *(De Som PM, Curtin HD, editors:* Head and Neck Imaging, *ed 5. Philadelphia, 2011, Mosby, p 513.)*

149. Ao avaliar um paciente com uma lesão ocular, quando se deve suspeitar de um globo rompido e como se deve tratá-lo?

A ruptura do globo denota uma laceração de espessura completa da córnea e/ou esclera. Essa é uma emergência oftalmológica e deve ser reconhecida imediatamente. Os fatores clínicos de base incluem:
- Pupila em forma de lágrima.
- Hemorragia subconjuntival de 360 graus.
- Enoftalmia.

Na suspeita de ruptura do globo ocular, um oftalmologista deve ser consultado emergencialmente, e o acrômio **SANTAS** deve ser seguido:
- Proteção (**Shield**) deve ser colocada sobre o olho para evitar lesões subsequentes.
- **Antieméticos** devem ser administrados para proteger contra pressão elevada.
- **NPO** (nada via oral, ou por boca) para preparar para a cirurgia.
- **Tétano,** deve ser aplicada vacina.
- **Analgésicos**, parenteral ou oral (evitar uso tópico), devem ser administrados.
- **Sedação**, caso não seja contraindicada por outras lesões, deve ser administrada.

Levin AV: Eye trauma. In Fleischer GR, Ludwig S, editors. *Textbook of Pediatric Emergency Medicine*, ed 6. Philadelphia, 2010, Wolters Kluwer, pp 1448–1453.

Rahman WM, O'Connor TJ: Facial trauma. In Barkin RM, Caputo GL, editors: *Pediatric Emergency Medicine, Concepts and Clinical Practice.* St. Louis, 1997, Mosby, pp 252–253.

150. Quando devem ser reimplantados os dentes que sofreram avulsão?

A **avulsão** é o deslocamento completo do dente de seu alvéolo. Os dentes primários (isto é, os dentes de leite) não devem ser reimplantados, já que pode ocorrer ancilose dentária ou lesão no nervo da raiz do dente. Os dentes secundários devem ser reparados em até 30 minutos (menos de 10 minutos seria o tempo ideal) para maximizar a chance de viabilidade dentária. Portanto, e preferível a inserção precoce após o dente ter sido delicadamente enxaguado (mesmo que isso não resulte em um ajuste perfeito, o reimplante pode prevenir que as raízes sequem). É importante que a manipulação das raízes seja a mínima possível. Se não for feito o reimplante imediato (p. ex., no caso de paciente não colaborativo), o dente desalojado deve ser enxaguado com delicadeza, transportado em leite ou saliva ou embaixo da língua de um paciente colaborativo (ou dos pais) e reimplantado temporariamente, até que possam ser obtidos cuidados dentários definitivos.

Bernius M, Perlin D: Pediatric ear, nose and throat emergencies, *Pediatr Clin North Am* 55:209–210, 2006.

151. Quais são as três considerações mais importantes quando avaliamos o trauma nasal?

- **Sangramento:** quando persistente, o sangramento deve ser controlado com pressão, gelo, vasoconstrição tópica, cauterização e tamponamento nasal anterior ou posterior.
- **Hematoma septal:** quando o septo nasal fica abaulado para o interior da cavidade nasal, é provável que exista um hematoma, que deve ser drenado. Se não for feita a drenagem, o resultado poderá ser a formação de um abscesso, ou a necrose por compressão, levando a uma deformidade chamada nariz em sela.
- **Rinorreia aquosa:** pode ser um sinal de fratura da placa cribriforme, do etmoide suborbitário, do seio esfenoidal, ou do seio frontal com extravasamento de líquido cerebroespinhal.

152. Dentro de quanto tempo a fratura nasal de uma criança deve ser reduzida?
Se a fratura do osso nasal causar assimetria (que é notada à medida que o edema do trauma agudo diminui), a fratura deve ser reduzida **dentro de 4 a 5 dias**. Uma demora maior pode resultar em união inadequada.

153. Após uma colisão automobilística, uma criança de oito anos de idade se apresenta com dor lateral direita, frequência cardíaca de 150 batimentos por minuto, pressão sanguínea de 110/80 mmHg e tempo de enchimento capilar de 3,5 segundos. Como deve ser manejada sua terapia inicial com líquidos?
É importante reconhecer que essa criança encontra-se em choque, apesar da pressão arterial normal para a idade. Para crianças em choque, as alterações na pressão sanguínea, muitas vezes, são tardias e acentuadas. Os achados de taquicardia, enchimento capilar prolongado e pulsos diminuídos são indicativos de *hipovolemia* nesse paciente, sendo necessária a ressuscitação agressiva com líquidos. Cristaloide isotônico (solução salina ou Ringer lactato) deve ser administrado em bolos de 20 mL/kg durante 5 a 10 minutos. Se, após 40 mL/kg de cristaloide, as mensurações hemodinâmicas não melhorarem ou tiverem piorado, derivados sanguíneos devem ser administrados em bolos de 10 mL/kg.

154. Quais são os sinais e sintomas de um pneumotórax de tensão?
O *pneumotórax de tensão* se apresenta com hipotensão, desconforto respiratório, sons diminuídos de respiração no lado acometido e desvio traqueal. O tratamento começa com descompressão urgente com agulha no segundo espaço intercostal na linha midclavicular seguida do posicionamento de um tubo torácico.

155. Quais crianças com traumatismo craniano agudo leve necessitam de exame TC de emergência?
O maior estudo prospectivo de crianças com menos de 18 anos de idade (> 42.000 pacientes) com traumatismo craniano foi elaborado para determinar quais pacientes se encontram em risco muito baixo de lesão craniana traumática clinicamente importante, dispensando realização de TC: Valores preditivos negativos (*i. e.*, a probabilidade de alguma coisa não estar presente, nesse caso lesão cerebral significativa) foram de 100% para o grupo mais jovem e 99,95% para o grupo mais velho (e, portanto, considerou-se a TC desnecessária) quando as seguintes características forem observadas na avaliação:
- **Menor de 2 anos:** estado mental normal, sem hematoma na cabeça, exceto frontal, sem perda de consciência por menos de 5 segundos, mecanismo de lesão não grave (p. ex., queda de menos de 90 cm, colisão automobilística sem ejeção do paciente ou óbito de outro passageiro, sem lesão craniana por objeto de alto impacto), sem fratura craniana palpável, agindo normalmente de acordo com os pais.
- **Com 2 anos e mais:** estado mental normal, sem perda de consciência, sem vômito, mecanismo de lesão não grave, sem sinais de fratura craniana basilar, sem dor de cabeça grave.

Kuppermann N, Holmes JF, Dayan PS, et al: Identification of children at very low risk of clinically important brain injuries after head trauma: a prospective cohort study, *Lancet* 374:1160–1170, 2009.

156. Qual é o risco associado à TC em crianças?
A radiação ionizante dos exames de tomografia computadorizada pode ser implicada como causa de malignidades letais. Usando os dados das taxas de câncer após as explosões das bombas atômicas no Japão, na Guerra Mundial II, e comparando-se esse grau de radiação e as sequelas com a radiação da TC, estima-se que a taxa potencial de malignidades letais a partir da TC cranial pediátrica pode estar entre 1/1.000 e 1/1.500. Esse fato destaca a necessidade de se obter estudos de TC com indicações clínicas apropriadas para determinar que a quantidade de radiação seja tão baixa quanto possível durante o procedimento.

Brenner DJ, Hall EJ: Computed tomography—an increasing source of radiation exposure, *N Engl J Med* 35:2277–2284, 2007.

157. Quando a pressão intracraniana encontra-se agudamente elevada, em quanto tempo um papiledema se desenvolve?
Geralmente, podem se passar 24 a 48 horas até que o papiledema se desenvolva.

158. Quais são os componentes da Escala de Coma de Glasgow (GCS)?
Desenvolvida em 1974 pelo departamento de Neurocirurgia na Universidade de Glasgow, a escala era uma tentativa de padronizar a avaliação da profundidade e da duração da consciência prejudicada e do

coma, especialmente em um cenário de trauma. A escala está baseada na abertura ocular, em respostas verbais e respostas motoras, com uma pontuação total que varia de 3 a 15 (Tabela 5-7).

Tabela 5-7. Escala de Coma de Glasgow

Melhor Resposta Verbal*
5 Conversação orientada, apropriada
4 Conversação confusa
3 Palavras inapropriadas
2 Sons incompreensíveis
1 Nenhuma resposta

Melhor Resposta Motora ao Comando ou após Estímulo de Dor (p. ex., Friccionar o Nó dos Dedos sobre o Esterno)
6 Obedece ao comando verbal
5 Localiza
4 Retira
3 Flexão anormal (postura de descorticação)
2 Extensão anormal (postura de descerebração)
1 Nenhuma resposta

Abertura Ocular
4 Espontânea
3 Em resposta ao comando verbal
2 Em resposta a dor
1 Nenhuma resposta

*Crianças < dois anos de idade devem receber o escore verbal total para choro após estimulação.

159. Como varia a localização das fraturas da coluna cervical entre crianças pequenas e crianças maiores e adultos?

As crianças menores tendem a apresentar fraturas da coluna cervical superior, ao passo que as crianças maiores e os adultos têm fraturas que envolvem, mais frequentemente, a coluna cervical inferior, pelas seguintes razões:
- Mudança do ponto de apoio da coluna: no lactente, o ponto de apoio da coluna cervical está aproximadamente em C2-C3; na criança de 5-6 anos, o ponto de apoio está em C3-C4; dos oito anos de idade até a idade adulta, ele está em C5-C6. Essas alterações devem-se, em grande parte, ao tamanho relativamente grande da cabeça da criança comparada ao de um adulto.
- Os músculos do pescoço das crianças pequenas são relativamente fracos.
- Os reflexos de proteção das crianças pequenas são mais fracos.

Woodward GA: Neck trauma. In Fleisher GR, Ludwig S, editors: *Textbook of Pediatric Emergency Medicine*, ed 6. Philadelphia, 2010, Wolters Kluwer, pp 1379–1380.

160. O que é SCIWORA?

SCIWORA representa a Lesão da Medula Espinhal sem Anormalidade Radiográfica *(Spinal Cord Injury Without Radiographic Abnormality)*. SCIWORA é mais comumente observada em crianças > 8 anos de idade. Esses pacientes têm sinais e sintomas consistentes com lesão da medula espinhal, mas estudos radiográficos e TC revelam anormalidades não ósseas. Postula-se que, sendo a coluna vertebral pediátrica altamente maleável, ela permite que a medula sofra a lesão a partir das forças de flexão-extensão sem causar perturbações ósseas. A RM, muitas vezes, revela lesão medular nesses casos. As queixas neurológicas iniciais dessas crianças devem ser levadas a sério, visto que o início da SCIWORA pode atrasar até 4 dias. Mesmo com radiografias normais, um paciente com um sensório alterado ou com anormalidades neurológicas consistentes com lesão da medula cervical (p. ex., alterações motoras ou sensoriais, problemas de intestino e bexiga, instabilidade de sinal vital) requer imobilização continuada do pescoço e avaliação mais extensa.

161. **Uma única radiografia cervical lateral é suficiente para "liberar" um paciente após um trauma de pescoço?**
    Não. Em alguns estudos, a sensibilidade de uma única incidência para a identificação de fraturas é de apenas 80%. O American College of Radiology recomenda pelo menos três incidências: (1) anteroposterior (incluindo a junção C7-T1, C1-C7), (2) lateral e (3) com a boca aberta (odontoide). Aúltima incidência, em geral, é difícil de obter na criança pequena. A TC e a RM são reservadas para uma avaliação mais extensa da lesão da medula espinhal, quando as três incidências iniciais são negativas em pacientes sintomáticos. O uso de incidências oblíquas é controverso.

    Hutchings L: Clearing the cervical spine in children, *Trauma* 13:340–352, 2011.
    Eubanks JD, Gilmore A, Bess S, et al: Clearing the pediatric cervical spine following injury, *J Am Acad Orthop Surg* 14:552–564, 2006.

162. **Por que a dor no ombro esquerdo é um sinal preocupante após um trauma abdominal?**
    Ela pode representar o acúmulo de sangue abaixo do diafragma, resultando em dor referida ao ombro esquerdo (sinal de Kehr). O sinal pode ser demonstrado pela palpação do quadrante superior esquerdo ou colocando o paciente na posição de Trendelenburg. O sinal é preocupante pela possibilidade de lesão de órgão sólido abdominal — mais comumente, o baço — e exige uma avaliação cirúrgica e estudos radiológicos (geralmente, TC ou ultrassonografia) para medir a extensão da lesão.

    Lee J, Moriarty KP, Tashjian DB: Less is more: management of pediatric splenic injury. *Arch Surg* 147:437–441, 2012.

163. **Uma criança de cinco anos apresenta equimoses no baixo abdome após um acidente de carro. Do que você deve suspeitar imediatamente?**
    As lesões dessa criança devem alertá-lo imediatamente para a possibilidade de uma **lesão causada pelo cinto de segurança**. Em crianças que são muito jovens (< 8 anos) ou muito pequenas (< 1,50 m), o cinto fica anormalmente alto no corpo da criança e, em vez de atravessar o colo no quadril, cruza o baixo abdome. As lesões mais comuns são lesões na espinha lombar, especialmente fraturas de flexão-distração (fratura de Chance), e perfuração ou ruptura de bexiga ou intestinal.

    Santschi M, Echave V, Laflamme S, et al: Seat-belt in children involved in motor vehicle crashes, *Can J Surg* 48:373–376, 2005.

164. **Em um garoto de sete anos com fratura pélvica comprovada ao raio X, qual procedimento diagnóstico deve ser realizado?**
    Em sua passagem através da próstata, a uretra localiza-se muito próximo ao osso púbico e, desse modo, está suscetível à lesão no contexto de uma fratura pélvica. Deve-se suspeitar de lesão uretral em todos os pacientes com fraturas pélvicas, mesmo naqueles sem hematúria. O procedimento diagnóstico recomendado é a **uretrografia retrógrada**.

165. **Nesse mesmo paciente, como na pergunta 164, observa-se sangue na ponta do pênis. Por que o cateterismo é contraindicado?**
    Uma próstata esponjosa, elevada, encontrada no exame de toque retal, e sangue observado no meato uretral são sinais clínicos de **possível ruptura uretral**; esses dois achados são contraindicações para a passagem de um cateter de Foley. Uma ruptura uretral parcial pode, potencialmente, tornar-se uma ruptura completa com a passagem do cateter.

166. **Qual é o foco do exame FAST?**
    FAST é o acrônimo (em inglês) de **a**valiação **f**ocalizada com **s**onografia em **t**rauma. É usado como triagem para sangramento abdominal e pericárdico, uma vez que o sangue aparece escuro (hipoecoico) contra o fundo brilhante (hiperecoico) dos órgãos internos. Um exame FAST avalia quatro áreas principais para o sangramento: o saco pericárdico, a fossa hepatorrenal (bolsa de Morrison), a fossa esplenorrenal e a pelve (bolsa de Douglas). Essa ferramenta não invasiva fornece aos clínicos informações rápidas sobre lesões torácica e abdominal potencialmente fatais. Em vítimas de traumatismo abdominal que se encontram instáveis, um exame positivo de FAST pode ser uma indicação de que o paciente precisa de intervenção cirúrgica urgente.

    Levy JA, Bachur RG: Bedside ultrasound in the pediatric emergency department, *Curr Opin Pediatr* 20:235–242, 2008.

167. Em crianças com traumatismo abdominal fechado, existem achados clínicos que predigam baixo risco de lesões clinicamente importantes?
A rede de pesquisa PECARN recrutou prospectivamente 12.000 crianças após traumatismo abdominal fechado. Diante da presença dos seguintes preditores, identifica-se corretamente 99% das crianças como de baixo risco:
- Nenhuma evidência de sinal de trauma ou sinal de cinto de segurança.
- Pontuação de GCS > 13.
- Nenhuma sensibilidade abdominal.
- Nenhuma evidência de trauma da parede torácica.
- Nenhuma queixa de dor abdominal.
- Sem diminuição de sons respiratórios.
- Sem vômitos.

Holmes JF, Lillis K, Monroe D, et al: Identifying children at very low risk of clinically important blunt abdominal injuries. *Ann Emerg Med* 62:107–116, 2013.

SUTURAS DE FERIMENTO

168. Qual é o conselho que se deve dar por telefone sobre o transporte de um dedo avulso?
Embrulhe o membro decepado em uma gaze seca (se possível esterilizada). Coloque-o embrulhado em um saco plástico pequeno, selado, para minimizar seu contato com a água. Esse saco deve ser posto em um recipiente cheio de gelo. É errado colocar o membro avulso em qualquer líquido, pois isso causa edema tecidual. O contato direto com o gelo deve ser evitado para prevenir a necrose dos tecidos.

169. Quais são as lacerações que devem ser encaminhadas a um cirurgião ou a um médico habilitado para fazer suturas?
- Lacerações complexas grandes.
- Lacerações estreladas ou aladas.
- Lacerações em que haja dúvidas sobre a vitalidade tecidual.
- Lacerações envolvendo as margens dos lábios (bordas vermelhas).
- Lacerações profundas com dano a nervos ou tendões.
- Lacerações de faca ou causadas por ferimentos à bala.
- Forte preocupação com um resultado cosmético por parte do paciente ou da família.
- Lacerações envolvendo fraturas expostas ou penetração na articulação.
- Lacerações envolvendo a pálpebra interna, em virtude de potenciais danos aos ductos lacrimais.
- Lacerações profundas envolvendo a face, em virtude de danos potenciais à parótida ou ao nervo facial.

170. Por quantos dias as suturas devem permanecer no local?
O suprimento sanguíneo é que dita a cicatrização: quanto mais sangue, mais rápida e melhor é a recuperação. Em geral, à medida que o sítio da laceração dirige-se da cabeça para os artelhos, menor o tempo de suprimento sanguíneo e maior o tempo de permanência da sutura: *pálpebras* – 3 dias; *face e cabeça* – 5 dias; *tronco e membros superiores* – 7 a 10 dias; e *membros inferiores* – 8 a 10 dias.

171. Quando se deve suspeitar de lesão nervosa em uma laceração no dedo?
- **Teste de sensibilidade anormal** (diminuição da dor ou da discriminação entre dois pontos).
- **Função autonômica anormal** (ausência de suor ou ausência de enrugamento da pele após contato prolongado com a água).
- **Amplitude de movimento do dedo diminuída** (pode indicar, também, ruptura articular, óssea ou tendínosa).
- **Sangue pulsátil que emerge do ferimento** (no lado flexor, o nervo é superficial à artéria digital, e o fluxo arterial implica em lesão nervosa).

172. O que deve ser feito se houver suspeita de dano nervoso?
Para lesões de nervos importantes (p. ex., o plexo braquial), é necessária uma consultoria imediata. Se o nervo digital for lesionado, o reparo imediato não é essencial, e não existe uma emergência verdadeira. O reparo nervoso tardio é bastante satisfatório, principalmente nas crianças menores. Caso a equipe médica bem como o centro cirúrgico não estiverem preparados para o procedimento, pode ser feito

o fechamento da pele e adiada a cirurgia(após a consulta ao cirurgião). Deve-se tomar cuidado para não usar uma pinça hemostática ou outra pinça para estancar o sangramento, já que isso pode aumentar o dano ao nervo. A pressão simples, frequentemente por períodos prolongados, em geral, é suficiente.

173. Que lacerações não devem ser suturadas?

Nas lacerações com alto risco de infecção, deve-se considerar a cicatrização por segunda intenção ou o fechamento primário tardio. Como regra geral, isso inclui os ferimentos perfurantes cosmeticamente não importantes, as mordeduras humanas, as lacerações envolvendo superfícies mucosas (p. ex., boca, vagina) e os ferimentos com alta probabilidade de contaminação (p. ex., cortes ao manusear lata de lixo). No passado, muitas autoridades recomendavam que ferimentos não tratados por mais de 6 a 12 horas, nos braços e nas pernas, e por 12 a 24 horas na face não fossem suturados. Porém, o tipo de ferimento e o risco de infecção são mais importantes do que qualquer critério absoluto de tempo. Por exemplo, pode-se considerar possível a sutura de uma laceração não contaminada na face mesmo depois de 24 horas após a lesão. Uma boa regra prática é a seguinte: se você consegue irrigar e limpar o ferimento até que pareça "recente", então estará pronto para fazer a sutura. Caso contrário, você deve deixá-lo cicatrizar por segunda intenção.

PONTOS-CHAVE: LACERAÇÕES

1. A melhor defesa contra infecção no cenário do fechamento da ferida é a irrigação copiosa.
2. A irrigação pode ser dolorosa e deve ser feita depois que o anestésico local for aplicado ou infiltrado.
3. A irrigação pode ser feita com vários líquidos diferentes, incluindo água estéril, solução salina normal ou água de torneira, mas não deve ser feita com líquidos contendo dine, que são abrasivos para o tecido.
4. Não há nenhum material universal de sutura que seja bom para todas as feridas. O material deve ser escolhido com base na localização, no tamanho e na profundidade da ferida e na resistência à tração que é necessária para juntar com facilidade as bordas da ferida.
5. Suspeite de lesão do nervo digital, se houver sensibilidade anormal, função autonômica anormal, amplitude de movimento do dedo diminuída, ou sangue pulsante emergindo da ferida.

174. Das mordeduras de cães e gatos, quais acarretam maior risco de infecção?

Em geral, os índices de infecção são maiores nas **mordeduras de gatos**, pelo fato de que os ferimentos, nesses casos, têm maior probabilidade de ser por punção em vez de laceração. Além disso, a *Pasteurella multocida*, o patógeno mais comumente responsável pela infecção, está presente em concentrações mais altas nas mordidas de gatos. Os ferimentos causados pelas mordidas de cães e gatos geralmente contêm múltiplos outros microrganismos, incluindo *Staphylococcus aureus*, *Moraxella*, *Streptococcus*, espécies de *Neisseria* e anaeróbios.

Kannikeswaran N, Kamat D: Mammalian bites, *Clin Pediatr* 48:145–148, 2009.
Talon DA, Citron DM, Abrahamian FM, et al: Bacteriologic analysis of infected dog and cat bites, *N Engl J Med* 340:85–92, 1999.

175. Devem-se administrar antibióticos profiláticos para mordeduras de cães, gatos e humanas?

Esse é um tópico controverso. Embora os antibióticos sejam amplamente prescritos após mordidas de mamíferos, a profilaxia com antibióticos mostrou-se capaz de reduzir significativamente as infecções em apenas dois contextos: mordidas nas mãos e mordidas humanas. Alguns especialistas recomendam o tratamento para outras lesões de "alto risco", como mordidas de gato, ferimentos nos pés, ferimentos perfurantes, ferimentos em pacientes imunossuprimidos e ferimentos tratados inicialmente após 12 horas do evento. Mais importante é o fato de que tais ferimentos devem ser primeiramente irrigados, limpos e debridados, se necessário.

Singer AJ, Dagum AB: Current management of acute cutaneous wounds, *N Engl J Med* 359:1037–1046, 2008.

176. Quais animais muitas vezes carregam o vírus da raiva?

Apesar de todas as espécies de animais serem suscetíveis à infecção pelo vírus da raiva, apenas algumas espécies são importantes como portadoras da doença. Nos Estados Unidos, a raiva foi identificada mais comumente em **guaxinins, gambás, raposas, coiotes** e **morcegos**.

Center for Disease Control and Prevention Rabies Domestic Animal Surveillance:
www.cdc.gov/rabies/location/usa/surveillance/domestic_animals.html. Último acesso em 19 de nov. de 2014.

177. Quais animais possuem maior probabilidade de apresentar raiva: gatos ou cães?

Durante os anos de 2000 a 2004, mais **gatos** que cães foram diagnosticados com raiva nos Estados Unidos. Isso pode ser decorrente do fato de que existem menos leis de vacinação para gatos, menos leis de uso de guias em gatos, e gatos tendem a vaguear mais livremente que cães.

Center for Disease Control and Prevention Rabies Domestic Animals:
www.cdc.gov/rabies/exposure/animals/domestic.html. Último acesso em 19 de nov. de 2014.

178. Se, em um zoológico local, uma criança de 20 meses de idade for mordida por um pato, arranhada por um coelho (rompimento da pele), cuspida por um camelo e lambida na face por um cavalo, ela deverá receber profilaxia para a raiva?

Em geral, não é necessária nenhuma profilaxia para os ferimentos causados por esses animais, a menos que estejam ativamente raivosos. O departamento de saúde local deverá ser contatado, se houver qualquer dúvida. É recomendado o uso imediato de vacinação antirrábica e de imunoglobulina da raiva para mordeduras ou arranhões de morcegos, gambás, guaxinins, raposas e a maior parte de outros animais carnívoros, se houver lesões de rompimento da pele. As mordeduras de cães e gatos, em geral, não necessitam de profilaxia, quando o animal é sadio e pode ser mantido em observação rigorosa durante um período de dez dias. Nenhum caso nos Estados Unidos foi atribuído a um cão ou gato que tenha permanecido sadio durante o confinamento de dez dias.

American Academy of Pediatrics: Rabies. In Pickering LK, editor: *2012 Red Book*, ed 29. Elk Grove Village, IL, 2012, American Academy of Pediatrics, pp 600-607.

179. Quando a utilização de lidocaína com epinefrina é contraindicada como anestésico local?

A lidocaína com epinefrina é contraindicada quando existe dúvida quanto à viabilidade tecidual e em qualquer caso em que uma vasoconstrição podssa produzir lesão isquêmica à extremidade de um órgão sem um suprimento sanguíneo alternativo (p. ex., ponta do nariz, margem da orelha, ponta dos dedos das mãos ou pés).

180. Quais são os métodos para diminuir a dor da infiltração local de lidocaína?

- Infiltração na camada subcutânea.
- Infiltração lenta.
- Tamponamento do anestésico (p. ex., com bicarbonato; não existe fórmula mágica, mas uma que funciona é 10 partes de lidocaína e uma parte de bicarbonato).
- Aquecimento do anestésico à temperatura do corpo.
- Uso de agulha de pequeno calibre (p. ex., calibre 30).
- Técnicas de distração do paciente.

181. Quais são alguns dos ingredientes da sopa de letras dos anestésicos tópicos?

- **LET** (**l**idocaína 4%, **e**pinefrina 0,1% e **t**etracaína 0,5%).
- **TAC** (**t**etracaína, **a**drenalina e **c**ocaína).
- **LMX** (lidocaína lipossômica a 4% e 5%).
- **V-TAC** (TAC **v**iscoso).
- **PLP** (prilocaína, lidocaína e fenilefrina [phenylephrine]).
- **EMLA** (**m**istura **e**utética de **a**nestésicos **l**ocais [*eutectic mixture of local anesthetics*], tipicamente lidocaína e prilocaína).

O TAC está entre os primeiros a serem desenvolvidos, mas seus altos custos e as dúvidas sobre sua segurança (em decorrência da presença de cocaína como um de seus componentes) acabaram por resultar no desenvolvimento de outros agentes – principalmente o LET –, que o substituíram como terapia de primeira escolha. A American Academy of Pediatrics recomenda a utilização de anestésicos tópicos, como o LET, para lacerações simples da cabeça, do pescoço e das extremidades ou do tronco < 5 cm de comprimento. Pode haver ocorrência de toxicidade sistêmica pela absorção excessiva de anestésicos tópicos; entretanto, isso pode ser minimizado evitando-se o uso em membranas mucosas e ferimentos abertos grandes.

Zempsky WT: Pharmacologic approaches for reducing venous access pain in children, *Pediatrics* 122:S140-S153, 2008.

182. Quando os adesivos teciduais devem ser considerados ou evitados?

Considere os adesivos teciduais nos seguintes casos:
- Feridas com boa margem de aproximação e com pouca tensão.
- Feridas limpas e lineares.
- Feridas que ordinariamente, se suturadas, necessitam de fio 5-0 ou menores (*i. e.*, feridas com pouca tensão).

Evite adesivos teciduais nos seguintes casos:
- Feridas em que uma boa margem de aproximação não pode ser alcançada (p. ex., feridas com bordas irregulares).
- Feridas por mordida ou perfurações.
- Geralmente, feridas mais profundas que 5 mm.
- Mãos, pés ou articulações, a menos que as áreas acometidas possam ser imobilizadas.
- Mucosa oral ou outras superfícies da mucosa, ou áreas com quantidades aumentadas de umidade, como o períneo ou as axilas.
- Pacientes com condições que possam retardar a cicatrização da ferida (p. ex., diabetes melito ou pacientes sob uso de esteroides em longo prazo).

183. Em quais situações podem-se escolher suturas absorvíveis às não absorvíveis ao reparar uma laceração pediátrica?

Uma sutura absorvível geralmente é aquela que perde a maior parte de sua força elástica em 1 a 3 semanas e é totalmente absorvida dentro de 3 meses. Tradicionalmente, as suturas absorvíveis eram usadas apenas para suturas profundas. No entanto, recentemente, o uso de suturas absorvíveis para fechamento percutâneo de feridas em adultos e crianças tem sido aprovado. As vantagens das suturas absorvíveis incluem a eliminação de uma visita de acompanhamento para remover as suturas do paciente e a possibilidade de diminuição de cicatrizes e infecção. Candidatos com ferida ideal para suturas absorvíveis incluem o seguinte:
- Lacerações faciais, onde a pele cicatriza rapidamente e suturas intactas prolongadas podem levar a um resultado cosmético subótimo (fios de rápida absorção, que são absorvidos em menos de 1 semana, são particularmente bons em feridas faciais).
- Fechamento percutâneo de lacerações por gesso ou talas.
- Fechamento de lacerações da língua ou da mucosa oral.
- Lacerações de mão e dedo.
- Lacerações de leito ungueal.

184. Qual é o líquido apropriado para utilização na irrigação da ferida?

Salina normal, água estéril ou até mesmo água da torneira podem ser utilizadas. O ponto-chave parece ser a ação de lavagem, e não o líquido. Alguns autores argumentam que, por várias razões disponibilidade, baixo custo, eficiência e eficácia – a água da torneira deve ser fortemente considerada para limpeza de ferida no ED. No entanto, outras soluções de limpeza, antissépticos, como betadine e álcool, permanecem controversos em virtude dos efeitos tóxicos sobre os tecidos e da falta de um benefício clínico significativo.

Cooper DD, Seupaul RA: Is water effective for wound cleansing? *Ann Emerg Med* 60:626-627, 2012.

185. Como a sedação consciente é mais bem gerenciada em crianças?

Não há um método único que seja melhor para a sedação consciente de pacientes pediátricos para procedimentos diagnósticos, radiológicos ou de pequenas cirurgias. Pesquisas indicam que uma grande variedade de abordagens é usada em salas de emergência e salas de radiologia, incluindo opioides (morfina, fentanil), benzodiazepínicos (diazepam, midazolam), barbitúricos (pentobarbital, tiopental) e agentes não barbitúricos anestésicos-analgésicos (cetamina). Embora a sedação consciente, por definição, seja um estado de consciência deprimida medicamente controlada com via aérea patente, reflexos protetores mantidos e respostas adequadas à estimulação em comando verbal, o potencial para desenvolver problemas rapidamente deve ser antecipado. Esses podem incluir hipoventilação, apneia, obstrução das vias aéreas e colapso cardiorrespiratório. Consequentemente, os agentes farmacológicos usados para sedação consciente devem ser administrados sob condições supervisionadas e na presença de pessoal competente, capaz de reanimação, monitoramento contínuo (especialmente, oximetria de pulso) e de equipamento de ressuscitação suficiente (p. ex., sistema de entrega de oxigênio de pressão positiva, aparelho de aspiração). Como regra, poucos locais de atendimento são apropriados para sedação consciente.

Sury M: Conscious sedation in children. *Contin Educ Anaesth Crit Care Pain* 12:152–156, 2012.
Mandt MJ, Roback MG: Assessment and monitoring of pediatric procedural sedation, *Clin Pediatr Emerg Med* 8:223–231, 2007.

Agradecimento
Os editores gratamente reconhecem as contribuições dos Drs. Jane Lavelle e Fred Henretig, que foram mantidas das edições anteriores de *Segredos em Pediatria*.

ENDOCRINOLOGIA

Mary Patricia Gallagher, MD ▪ *Marisa Censani, MD*
Sharon E. Oberfield, MD

CAPÍTULO 6

TRANSTORNOS ADRENAIS

1. Quais são os sintomas de insuficiência adrenal?
- **Recém-nascidos:** achados inespecíficos de vômitos, irritabilidade e baixo ganho de peso; podem progredir para choque cardiovascular.
- **Crianças:** letargia, cansaço fácil, baixo ganho de peso e queixas abdominais vagas; hiperpigmentação (insuficiência primária); sintomas de hipoglicemia (insuficiência primária ou secundária); também podem exibir colapso vascular durante doença intercorrente.

2. O que distingue insuficiência adrenal primária da secundária?
- **Primária:** anormalidade da glândula adrenal, baixo nível de cortisol acompanhado por um nível elevado do hormônio adrenocorticotrófico (ACTH); também pode ter deficiência de mineralocorticoides.
- **Secundária:** disfunção hipotalâmica ou pituitária, baixo nível de cortisol acompanhado por um nível de ACTH inapropriadamente normal ou baixo; produção normal de mineralocorticoides; frequentemente associada a deficiências pituitárias múltiplas.

3. Qual é o diagnóstico diferencial de insuficiência adrenal primária?
- **Defeitos enzimáticos herdados:** hiperplasia adrenal congênita (são conhecidos múltiplos defeitos enzimáticos), hipoplasia adrenal congênita.
- **Doença autoimune:** síndrome de poliendocrinopatia autoimune isolada (APS) tipos 1 e 2; o tipo 2 também é conhecido como síndrome de Schmidt.
- **Doença infecciosa:** tuberculose, meningococcemia, infecções fúngicas disseminadas.
- **Trauma:** hemorragia adrenal bilateral.
- **Hipoplasia adrenal:** devida a defeitos hereditários nos receptores ACTH adrenais.
- **Iatrogênico:** uso de esteroides exógenos.

4. Quais são as causas mais comuns de insuficiência adrenal secundária?
As causas secundárias podem incluir falha no desenvolvimento do eixo hipotalâmico e/ou hipofisário no estágio embrionário ou rompimento do eixo como resultado de tumor, trauma no sistema nervoso central (SNC), irradiação, infecção ou cirurgia. Um tratamento prolongado com glicocorticoides exógenos também irá suprimir as partes hipotalâmica e pituitária do eixo.

5. Quais sinais clínicos sugerem que a insuficiência adrenal seja um problema primário, e não secundário?
- **Insuficiência adrenal primária:** os níveis de ACTH irão se elevar como consequência da interrupção da alça de *feedback* hormonal, e esses níveis elevados frequentemente causam hiperpigmentação. A deficiência primária comumente origina hiponatremia e hipercalemia. Isso pode estar presente como um desejo por consumir sal ou como cãibras musculares. Hipercalcemia leve também pode ser encontrada.
- **Insuficiência adrenal secundária:** os níveis de ACTH são baixos; portanto, não ocorre hiperpigmentação. Além do mais, na insuficiência secundária, a função da zona glomerulótica da glândula adrenal (responsável pela secreção da aldosterona) permanece intacta. Assim sendo, hipercalemia e depleção de volume são distintamente incomuns, mas ainda pode ocorrer hiponatremia isolada como consequência do decréscimo na capacidade de excretar uma carga de água (hiponatremia dilucional). Os sinais clínicos mais importantes provêm da história; isto é, a criança foi exposta a esteroides exógenos ou existe uma história de insulto ao SNC? Além disso, existem deficiências de outros hormônios pituitários?

6. Qual é a forma mais comum de hiperplasia adrenal congênita (HAC)?
HAC refere-se a um grupo de transtornos autossômicos recessivos que resultam de vários defeitos enzimáticos na biossíntese do cortisol. Dependendo da enzima envolvida, o bloqueio pode resultar em deficiências e/ou excessos nas outras vias dos esteroides (isto é, mineralocorticoides e androgênios). A

deficiência de 21-hidroxilase representa mais de 90% dos casos; as formas completa (perdedora de sal, aproximadamente dois terços dos casos) e parcial (virilizante simples) ocorrem em cerca de 1 em 12.000 nascimentos e têm uma distribuição igual entre os sexos. Existem diferenças substanciais na prevalência de vários grupos raciais e étnicos. Uma forma com início tardio ou atenuada (deficiência leve) manifesta-se em meninas adolescentes com hirsutismo e irregularidades menstruais.

Zoltan A, Zhou P: Congenital adrenal hyperplasia: diagnosis, evaluation, management, *Pediatr Rev* 30:e49–e57, 2009.

7. Entre os recém-nascidos com HAC, por que as meninas têm mais probabilidade de ser diagnosticadas mais cedo do que os meninos?

As formas mais comuns de HAC resultam em excesso de produção de androgênio no feto; os efeitos do excesso de androgênio pré-natal no desenvolvimento de clitóris e grandes lábios podem ser facilmente identificados no período neonatal. Nos meninos, o excesso de androgênio não causa aparência claramente anormal da genitália externa. HAC deve ser sempre considerada no diagnóstico diferencial de transtornos do desenvolvimento sexual externo, particularmente em bebês com um cariótipo 46, XX.

8. Como os principais preparados esteroides variam em potência?
Ver a Tabela 6-1.

Tabela 6-1. Potência dos Preparados Esteroides Comuns

NOME	POTÊNCIA GLICOCORTICOIDE RELATIVA	DOSAGEM RELATIVA (MG)	POTÊNCIA MINERALOCORTICOIDE RELATIVA
Cortisona	1	100	+
Hidrocortisona	1,25	80	++
Prednisona	5	20	+
Prednisolona	5	20	+
Metilprednisolona	6	16	0
9a-Fluorocortisol	20	5	+++++
Dexametasona	50	1	0

Adaptada de Donohoue PA: The adrenal cortex. In McMillan JA, De Angelis CD et al., editors: Oski's Pediatrics, Principles and Practice, ed 3. Philadelphia, 1999, JB Lippincott, p 1814.

9. Em que diferem as doses fisiológicas, de estresse e farmacológicas de hidrocortisona?

- *Fisiológicas*: estudos detalhados demonstraram que a produção adrenal de glicocorticoides no indivíduo normal é de, aproximadamente, 7 a 8 mg/m² em 24 horas. Como 50% a 60% da hidrocortisona oral é absorvida, a reposição fisiológica oral recomendada é de aproximadamente 12 a 15 mg/m² em 24 horas.
- *Estresse*: com base em estudos realizados antes do desenvolvimento de radioimunoensaios de alta qualidade, a opinião de consenso era que a produção de glicocorticoides aumentava aproximadamente três vezes quando os indivíduos estavam estressados fisiologicamente. Portanto, quando é utilizado o termo *dose de estresse*, geralmente isso significa que a dose está, no mínimo, três vezes acima da reposição fisiológica, isto é, 50 a 100 mg/m² de hidrocortisona em 24 horas.
- *Farmacológicas*: os glicocorticoides são amplamente utilizados em doses farmacológicas para o tratamento de vários processos inflamatórios e, em cirurgia ou trauma, para reduzir ou prevenir inchaço e inflamação. As doses de glicocorticoides acima de 50 mg/m² de hidrocortisona em 24 horas, que estão sendo usadas para tratar essas condições, são referidas como *doses farmacológicas*; ou seja, a medicação não está sendo usada para substituição adrenal ou dosagem de estresse.

10. Quando ocorre a supressão do eixo adrenal-pituitário em tratamento prolongado com corticosteroides?

Como regra geral, quanto mais longa a duração do tratamento e mais alta a dose de glicocorticoides, maior o risco de supressão adrenal. Se doses farmacológicas de glicocorticoides são usadas por menos de 10 dias, existe um risco relativamente baixo de insuficiência adrenal permanente, enquanto que o uso diário por mais de 30 dias acarreta um risco de supressão adrenal prolongada ou permanente. A razão para o tratamento com glicocorticoides também deve ser considerada; isto é, uma criança com traumatismo craniano pode ter estado inicialmente em tratamento com glicocorticoides para reduzir o edema do cérebro, mas também está em risco significativo de deficiências pituitárias secundárias.

TRANSTORNOS DO METABOLISMO DO CÁLCIO

11. Quais são as causas de hipercalcemia?
Lembre-se do mnemônico "**H**igh **5-I**s": H (**h**iperparatireoidismo) mais os cinco **I**s (**i**diopática, **i**nfantil, **i**nfecção, **i**nfiltração e **i**ngestão) e S (transtornos e**s**queléticos).
Hiperparatireoidismo:
- Familiar.
- Isolado.
- Sindrômico.

Idiopática:
- Síndrome de Williams.

Infantil:
- Necrose gordurosa subcutânea.
- Secundária a hipoparatireoidismo materno e transferência inadequada de cálcio através da placenta.

Infecção:
- Tuberculose.

Infiltração:
- Malignidade.
- Sarcoidose.

Ingestão:
- Síndrome do leite alcalino.
- Diuréticos tiazídicos.
- Intoxicação com vitamina A.
- Intoxicação com vitamina D.

Transtornos esqueléticos:
- Hipofosfatasia.
- Imobilização.
- Displasias esqueléticas.

12. Uma criança de 8 anos engessada após cirurgia de quadril desenvolve vômitos e uma concentração sérica de cálcio de 15,3 mg/dL. Houve algum erro na prescrição de fluidos intravenosos e o que deve ser feito?
A hipercalcemia extrema da criança, provavelmente, se deve à imobilização com gesso em todo o corpo e à reabsorção óssea. Uma concentração sérica de cálcio de mais de 15 mg/dL ou a presença de sintomas significativos (isto é, vômitos, hipertensão) constitui uma *emergência médica* e requer intervenção imediata para baixar o nível de cálcio. A abordagem inicial do tratamento médico é aumentar a excreção urinária de cálcio. Isso é obtido com solução salina isotônica em duas a três vezes as taxas de manutenção com função renal normal. Depois que a hidratação estiver adequada, pode ser acrescentada furosemida, 1 mg/kg por via intravenosa a cada 6 a 8 horas até que o cálcio baixe para 12 mg/dL. Furosemida e outros diuréticos de alça são agentes diuréticos e calciúricos potentes. O monitoramento meticuloso da entrada e saída dos eletrólitos séricos e urinários (incluindo magnésio sérico) é vital.

O monitoramento eletrocardiográfico (ECG) é obrigatório porque a hipercalcemia pode estar associada a distúrbios da condução, incluindo contrações ventriculares prematuras, taquicardia ventricular, intervalo de PR prolongado, duração de QRS prolongada, intervalo de QTc reduzido e bloqueio atrioventricular. Um tratamento adicional com glicocorticoides, para diminuir a absorção do cálcio, e agentes anti-hipercalcêmicos, para inibir a reabsorção óssea, também pode ser considerado. Poderá ser necessária a admissão a uma unidade de cuidados intensivos para monitoramento atento da condição cardíaca, dos níveis eletrolíticos e para o manejo dos fluidos. Se for possível o aumento da mobilidade, isso ajudará a corrigir a hipercalcemia.

Kirkland JL: Parathyroid glands. In Crocetti M, Barone MA, editors: *Oski's Essential Pediatrics*, ed 2. Philadelphia, 2004, Lippincott Williams & Wilkins, p 551.

13. Qual sinal é pesquisado através de percussão, o sinal de Chvostek ou de Trousseau?

Ambos são manifestações clínicas de irritabilidade neuromuscular que ocorrem quando hipocalcemia ou hipomagnesemia estão presentes; concentrações normais de cálcio extracelular são necessárias para a função muscular e nervosa.
- **Sinal de Chvostek:** a percussão da glândula paratireoide sobre o nervo facial na frente da orelha resulta em espasmo muscular facial com movimento do lábio superior.
- **Sinal de Trousseau:** hipóxia leve induzida ao se inflar o medidor de pressão sanguínea a pressões maiores do que a sistólica por 2 a 5 minutos resulta em espasmo carpal no contexto de hipocalcemia.

Desses dois sinais, o sinal de Trousseau é mais específico. Recomenda-se que os dois sinais clínicos sejam confirmados com a medida com cálcio ionizado. Uma maneira fácil de lembrar-se da diferença é que o sinal de **Ch**vostek afeta parte da bochecha (**ch**eek, em inglês).

Cooper M, Gittoes N: Diagnosis and management of hypocalcemia, *BMJ* 336:1298-1302, 2008.

14. O que é hipoparatireoidismo?

O hormônio da paratireoide (PTH) é um hormônio regulador do cálcio liberado pelas glândulas paratireoides que aumenta o cálcio sérico ampliando a reabsorção de Ca^{2+} dos ossos e a absorção gastrintestinal e urinária de cálcio através da elevação na síntese do calcitrol. O hipoparatireoidismo pode resultar de defeito de desenvolvimento, destruição da glândula por cirurgia ou processo autoimune ou por um defeito biossintético na produção hormonal. O resultado pode ser hipocalcemia aguda ou crônica. Deve ser obtido um nível intacto de PTH em todas as crianças que apresentam hipocalcemia. O resultado deve ser interpretado à luz do nível de cálcio; ou seja, o PTH é apropriadamente elevado para o grau de hipocalcemia?

Shoback D: Hypoparathyroidism, *N Engl J Med* 359:391-403, 2008.

15. Em que circunstâncias clínicas deve-se suspeitar de hipoparatireoidismo?
- Manifestações de hipocalcemia (p. ex., espasmo carpal, broncoespasmo, tetania, convulsões).
- Cataratas lenticulares (estas também podem ocorrer com outras causas de hipocalcemia de longa duração).
- Mudança de comportamento, variando desde depressão até psicose.
- Candidíase mucocutânea (encontrada na forma familiar).
- Pele seca e escamosa, psoríase e alopecia em tufos.
- Cabelo e unhas quebradiços.
- Hipoplasia de esmalte dentário (se hipocalcemia estiver presente durante o desenvolvimento dental).

16. Quais as principais causas de hipocalcemia em crianças?
- **Nutricional:** ingestão inadequada de vitamina D e, em casos raros, ingestão gravemente inadequada de cálcio e/ou ingestão excessiva de fosfato podem causar esta condição.
- **Insuficiência renal:** esta pode ser resultante de: (1) aumento no fósforo sérico por um decréscimo na taxa de filtração glomerular com cálcio sérico reduzido e hiperparatireoidismo secundário ou (2) atividade reduzida de α-hidroxilase, que converte 25-hidroxivitamina D na forma biologicamente ativa, 1,25-$(OH)_2$D.
- **Síndrome nefrótica:** com a albumina sérica reduzida, os níveis de cálcio total são reduzidos. Além disso, a absorção intestinal do cálcio é reduzida, as perdas urinárias da globulina ligadora do colecalciferol são aumentadas, e as perdas urinárias de cálcio são aumentadas com a terapia com prednisona (tratamento padrão para síndrome nefrótica com lesão mínima). Em pacientes com hipoalbuminemia, haverá um aumento no cálcio total, mas nenhum decréscimo no cálcio ionizado. O cálcio corrigido é estimado com a adição de 0,8 mg/dL ao cálcio total para cada 1 mg de decréscimo na albumina sérica abaixo de 4 mg/dL.
- **Hipoparatireoidismo:** em bebês, pode resultar de um defeito no desenvolvimento durante a embriogênese (aplasia ou hipoplasia da glândula paratireoide) e pode ocorrer no contexto de uma síndrome, como a síndrome de DiGeorge, causada por uma deleção no cromossomo 22q11. Em crianças maiores, pode ocorrer no contexto de síndrome poliglandular autoimune (tipo 1) ou síndromes de miopatia mitocondrial.
- **Pseudo-hipoparatireoidismo:** este é um grupo de síndromes de resistência periférica em que a resistência ao PTH resulta em níveis elevados de PTH no contexto da função renal normal e subsequente hipocalcemia devida ao efeito atenuado ou ausente de PTH no contexto de altas concentrações séricas de PTH.
- **Transtornos dos genes sensores de cálcio:** mutações do gene do receptor sensível ao cálcio (CaSR) resultam no cálcio sendo detectado como normal em níveis subfisiológicos e na secreção de PTH desativada inapropriadamente, causando hipoparatireoidismo.

Moe SM: Disorders involving calcium, phosphorus, and magnesium, *Prim Care* 35:215-237, 2008.
Umpaichitra V, Bastian W, Castells S: Hypocalcemia in children: pathogenesis and management, *Clin Pediatr* 40:305-312, 2001.

ENDOCRINOLOGIA

17. Qual é o diagnóstico mais provável em uma criança com hipocalcemia que tem dedos em formato anormal?
Osteodistrofia hereditária de Albright (AHO), um tipo de pseudo-hipoparatireoidismo, é caracterizada por baixa estatura, obesidade, atraso no desenvolvimento e braquidactilia, especificamente um encurtamento do quarto e quinto metacarpos (Fig. 6-1).

Desai N, Kalra A: Short fourth and fifth metacarpals, *JAMA* 308:1034–1035, 2012.

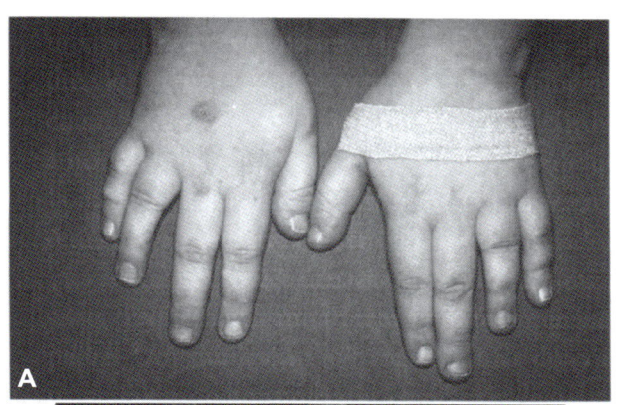

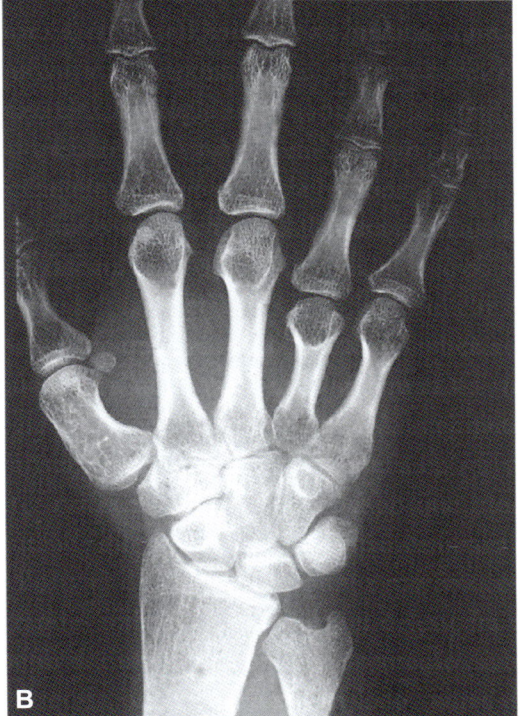

Figura 6-1. Quarto e quinto metacarpos curtos de uma criança (**A**), que são mais bem visualizados na radiografia (**B**). (*De Moshang T Jr*: Pediatric Endocrinology: The requisites in Pediatrics. *Philadelphia, 2005, Elsevier Mosby, p 8.*)

SÍNDROMES CLÍNICAS

18. Como se desenvolve a síndrome da secreção inapropriada do hormônio antidiurético (SIADH)?

O hormônio antidiurético é liberado da glândula pituitária posterior e serve como um regulador do volume do líquido extracelular. A secreção de ADH é regulada por alterações na osmolalidade detectada pelo hipotálamo e alterações no volume sanguíneo detectadas pela carótida e nos receptores de estiramento do átrio esquerdo. Por definição, a secreção de ADH na SIADH é *inapropriada*; portanto, a pessoa não pode receber este diagnóstico se estiver desidratada.

Uma patologia intracraniana pode aumentar a secreção de ADH diretamente por efeitos locais no SNC, e uma patologia intratorácica pode aumentar a secreção estimulando os receptores de volume. Medicações podem promover diretamente a liberação de ADH e reforçam seus efeitos renais. SIADH é usualmente assintomática até que se desenvolvam sintomas de intoxicação por água e hiponatremia. Podem ocorrer náusea, vômitos, irritabilidade, alterações na personalidade, obnubilação e convulsões. Um indivíduo com hiponatremia que se desenvolveu por um período de tempo prolongado terá menos probabilidade de apresentar sintomas do que um indivíduo em quem a hiponatremia se desenvolveu de forma aguda.

19. O que é a perda de sal cerebral e como é diferenciada de SIADH?

Perda de sal cerebral (CSW) é definida como excessiva perda urinária de sódio em indivíduos com doença intracraniana, resultando em hiponatremia e desidratação. O mecanismo ainda não está claro. CSW tipicamente se desenvolve na primeira semana após o dano cerebral e. geralmente. se resolve com o tempo. Tanto CSW quanto SIADH estão associadas à hiponatremia. Contudo, indivíduos com CSW possuem sinais de depleção do volume intravascular (p. ex., pulso rápido, baixa pressão arterial), enquanto que crianças com SIADH possuem evidências de sobrecarga do volume intravascular. Em SIADH, a restrição de líquidos leva, frequentemente, a um aumento no sódio sérico. Por outro lado, a restrição de líquidos na CSW não aumentará o sódio sérico, mas prejudicará ainda mais o volume intravascular; portanto, poderá ser perigosa, resultando em comprometimento cardiovascular.

20. Quais são os cinco critérios para o diagnóstico de SIADH?

1. Hiponatremia com osmolalidade sérica reduzida.
2. Osmolalidade urinária elevada comparada com a osmolalidade sérica (uma osmolalidade urinária < 100 mOsm/dL usualmente exclui o diagnóstico).
3. Concentração urinária de sódio excessiva para a extensão da hiponatremia (usualmente > 20 mEq/L).
4. Funções renal, adrenal e da tireoide normais.
5. Ausência de depleção do volume.

21. Quais características clínicas sugerem diabetes *insipidus* (DI)?

Como a DI é causada por uma insuficiência de ADH ou pela incapacidade de responder a ADH, os sinais e sintomas tendem a estar diretamente relacionados à perda excessiva de líquidos. O espectro clínico pode variar, dependendo da idade da criança. O bebê pode apresentar sintomas de retardo no desenvolvimento em consequência de desidratação crônica, ou pode haver uma história de episódios repetidos de hospitalizações por desidratação. Também pode haver uma história de febre de baixo grau intermitente.

Com frequência, os cuidadores relatam ingesta de grandes volumes ou incapacidade de manter secas as fraldas do bebê. A maior absorvência das fraldas descartáveis pode retardar o diagnóstico nos bebês. Na criança pequena, DI pode aparecer como dificuldade com o treinamento esfincteriano. Na criança maior, pode ser observado o aparecimento de enurese, aumento na frequência urinária, noctúria ou aumentos dramáticos na ingestão de líquidos. Micção frequente com grandes volumes urinários deve levar à suspeita de DI.

22. Como é feito o diagnóstico de DI?

A privação da ingestão de água por um tempo limitado e o monitoramento criterioso dos parâmetros físicos e bioquímicos podem ser necessários. O diagnóstico de DI se baseia na demonstração dos seguintes aspectos: (1) urina inapropriadamente diluída em face de uma osmolalidade sérica em elevação ou elevada; (2) débito urinário que permanece alto apesar da ausência de ingestão oral; e (3) alterações nos parâmetros físicos compatíveis com desidratação (perda de peso, taquicardia, perda do turgor da pele, membranas das mucosas secas). Uma criança que, com privação de água, concentra urina apropriadamente (> 800 mOsm/L) e cuja osmolalidade sérica permanece constante (< 290 mOsm/L) é improvável que tenha DI. Quando é considerada DI, é recomendada fortemente uma consulta endocrinológica pediátrica.

Se uma criança satisfizer os critérios para o diagnóstico de DI, o teste de privação de água é usualmente encerrado com a administração de alguma forma de ADH, como desmopressina, e a provisão de líquidos. Se a urina posteriormente ficar concentrada apropriadamente, isso confirma o diagnóstico de deficiência de ADH (DI central). A incapacidade de concentração sugere resistência renal ao ADH (DI nefrogênica). A DI, com frequência, pode ser o primeiro sinal clínico de tumor do hipotálamo ou da base do crânio (p. ex., granulomatose de Wegener). Recomenda-se exame de ressonância magnética (RM) cerebral, caso seja confirmado um diagnóstico de DI.

Ranadive SA, Rosenthal SM: Pediatric disorders of water balance, *Endocrinol Metab Clin North Am* 38:663–672, 2009.
Linshaw MA: Congenital nephrogenic diabetes insipidus, *Pediatr Rev* 28:372–379, 2007.

CETOACIDOSE DIABÉTICA

23. O que é cetoacidose diabética (CAD)?
A CAD é um estado de desarranjo metabólico severo que resulta da deficiência grave de insulina e de quantidades aumentadas de hormônios contrarregulatórios (catecolaminas, glucagon, cortisol e hormônio do crescimento). As principais características são hiperglicemia (glicose > 200 mg/dL), produção de cetona e acidose (pH venoso < 7,30 ou HCO_3 sérico < 15 mEq/L).

24. Qual a porcentagem de pacientes diabéticos recém-diagnosticados que apresentam sintomas de CAD?
Isto é extremamente variável de localidade para localidade (13% a 80%), dependendo de acesso à assistência médica; situação econômica da comunidade; e outros fatores, incluindo a história familiar. Os primeiros sintomas de CAD têm mais probabilidade de passar despercebidos ou ser mal interpretados em crianças muito pequenas.

Klingensmith GJ, Tamborlane W, Wood J, et al: Diabetic ketoacidosis at diabetes onset: still an all too common threat in youth, *J Pediatr* 162:330.e1–334.e1, 2013.
Usher-Smith JA, Thompson M, Ercole A, et al: Variation between countries in the frequency of diabetic ketoacidosis at first presentation of type 1 diabetes in children: a systematic review, *Diabetologia* 55(11):2878–2894, 2012.

25. Quais são os fundamentos da terapia para CAD?
- Primeiros cuidados de apoio adequados (manutenção das vias aéreas, se necessário, oxigênio suplementar, quando necessário).
- Ressuscitação com volume (que deve ser iniciada antes de se começar a terapia com insulina).
- Administração de insulina (dose inicial de 0,05 a 0,1 unidade/kg/hora).
- Monitoramento frequente de sinais vitais, eletrólitos, glicose e estado bacidobásico.

Olivieri L, Chasm R: Diabetic ketoacidosis in the pediatric emergency department, *Emerg Med Clin North Am* 31:755–773, 2013.

26. Qual deve ser o manejo inicial com líquidos em CAD?
A associação entre a taxa de administração de sódio e líquidos em CAD e o desenvolvimento de edema cerebral permanece controversa. A preocupação é que a queda na osmolaridade contribua para o edema cerebral. A Sociedade Internacional para a Diabetes Pediátrica e Adolescente (ISPAD) recomenda o seguinte:
Inicial:
- Nos raros pacientes que se apresentam em **choque**, o volume circulatório deve ser rapidamente recuperado com solução salina isotônica (ou solução de Ringer com lactato) em bolos de 20 mL/kg com reavaliação depois de cada bolo.
- Em pacientes que têm volume gravemente reduzido, mas não estão em choque, o volume inicial é tipicamente 10 mL/kg dados durante 1 a 2 horas.

Subsequente:
- Depois que o paciente está hemodinamicamente estável, a reposição de líquidos é feita mais lentamente. A reposição do restante do déficit de líquidos (após a subtração do volume dos bolos que foram recebidos) é feita durante as 48 horas seguintes numa taxa que não exceda 1,5 a 2 vezes a taxa de manutenção. Em geral, CAD está associada a uma perda de peso inicial de 7% a 10%.
- A escolha da tonicidade dos líquidos deve ser feita com base na condição clínica de cada paciente (grau de hiperosmolaridade, status do SNC, tendência do sódio sérico etc.). As diretrizes da ISPAD estabelecem que "nenhuma estratégia de tratamento pode ser recomendada definitivamente como sendo superior a outra com base em evidências."

Wolfsdorf J, Craig ME, Daneman D, et al: Diabetic ketoacidosis in children and adolescents with diabetes, *Pediatr Diabetes* 10 (Suppl 12):118–133, 2009.

27. Por que uma queda na concentração de sódio durante o tratamento de DKA é motivo de preocupação?

A maioria dos pacientes com CAD tem um déficit de sódio significativo de 8 a 10 mEq/kg que precisa ser reposto. Depois dos bolos líquidos iniciais, geralmente são necessários líquidos contendo 0,5% de solução salina normal. Como regra geral, a concentração sérica de sódio é baixa no princípio e aumenta no decorrer do tratamento. Uma concentração inicial de sódio de mais de 145 mEq/L sugere desidratação severa ou hiperosmolaridade.

O sódio sérico "corrigido" deve ser acompanhado durante todo o tratamento. Esse valor pode ser calculado com a utilização da equação: Sódio corrigido = Sódio medido (mEq/L) + 0,016 × [glicose sérica (mg/dL) − 100]. O sódio sérico corrigido que começa a cair com o tratamento merece atenção imediata porque indica manejo inapropriado dos líquidos ou o início de SIADH e pode sinalizar edema cerebral iminente.

Katz MA: Hyperglycemia-induced hyponatremia—calculation of expected serum sodium depression, *N Engl J Med* 289(16):843–844, 1973.

28. Qual é a condição típica do potássio em crianças com CAD?

Em quase todas as crianças com CAD, existe diminuição do potássio intracelular e déficit no **potássio corporal total substancial** de 3 a 6 mmol/kg, embora o valor inicial do potássio sérico medido possa ser normal ou alto, em grande parte decorrente de acidose. Será necessária terapia de reposição. Se o paciente estiver hipocalêmico, deve ser dado potássio com a expansão inicial do volume e antes da administração de insulina. A administração de insulina resulta no transporte de potássio para as células com maior decréscimo nos níveis séricos. Se o nível inicial de potássio estiver dentro de uma variação normal, iniciar a reposição de potássio (com a concentração na solução a 40 mEq/L) após a expansão inicial do volume e o início concomitante da insulinoterapia, desde que o débito urinário possa ser documentado. Se a medida inicial do potássio for significativamente elevada, deve-se adiar a reposição de potássio até que o débito urinário tenha sido documentado e a hipercalemia diminua. É digno de nota que, se os níveis rápidos de potássio sérico não estiverem disponíveis, poderá ser útil um eletrocardiograma (ECG) para procurar alterações da hipocalemia ou hipercalemia (p. ex., alterações nas ondas T) para orientar o manejo.

Wolfsdorf J, Craig ME, Daneman D, et al: Diabetic ketoacidosis in children and adolescents with diabetes, *Pediatr Diabetes* 10(Suppl 12):118–133, 2009.

29. Por que os níveis de potássio caem durante o manejo de CAD?

Correção da acidose (menos K^+ trocado da célula por H^+ quando o pH aumenta).
- Administração de insulina (aumenta a absorção celular de K^+).
- Efeitos dilucionais da reidratação.
- Perdas urinárias contínuas.

A maioria dos pacientes tem potássio reduzido, embora o K^+ sérico usualmente seja normal ou elevado. Um K^+ baixo é particularmente preocupante, porque sugere redução severa do potássio.

30. Deve ser usado bicarbonato para o tratamento de crianças com CAD?

Os prós e contras do uso de bicarbonato de sódio são apresentados na Tabela 6-2.

Tabela 6-2. Fatores que Determinam o Uso de Tratamento com Bicarbonato em Cetoacidose Diabética

PRÓS	CONTRAS
A melhora no pH estimula a contratilidade miocárdica em crianças com problemas raros e a resposta às catecolaminas	Problemas na função cardíaca são raros em crianças
Resposta ventilatória à acidose atenuada quando o pH é < 7,0	Resposta ventilatória bem mantida em crianças
Nenhum efeito adverso do bicarbonato na oxigenação foi demonstrado clinicamente	Pode alterar a ligação ao oxigênio da hemoglobina, potencialmente reduzindo a oxigenação do tecido

Tabela 6-2. Fatores que Determinam o Uso de Tratamento com Bicarbonato em Cetoacidose Diabética *(Continuação)*

PRÓS	CONTRAS
Relevância questionável da acidose do sistema nervoso central	Acidose paradoxal do sistema nervoso central documentada em humanos
Pode ser útil nos raros pacientes com hipercalemia	Hipocalemia pode resultar da absorção de K^+ quando a acidose é corrigida; baixo K sérico é seis vezes mais comum após o tratamento com bicarbonato
	Pode estar associado a aumento na hiperosmolaridade e edema central

31. Existem indicações para o uso de bicarbonato?

A administração de bicarbonato para acidose em CAD não demonstrou ser benéfica em ensaios controlados. O estabelecimento de um volume intravascular adequado e a provisão de quantidades suficientes de insulina são muito mais importantes no tratamento de CAD do que o bicarbonato. A decisão de iniciar terapia com bicarbonato deve estar baseada na gasometria arterial, e não na gasometria venosa. Duas indicações possíveis incluem:

- **Acidose metabólica profunda** (pH arterial < 6,9), que pode comprometer a contratilidade cardíaca e/ou afetar adversamente a ação da epinefrina durante a ressuscitação.
- **Hipercalemia com risco de vida** com bradicardia, fraqueza muscular severa.

Wolfsdorf J, Craig ME, Daneman D, et al: Diabetic ketoacidosis in children and adolescents with diabetes, *Pediatr Diabetes* 10(Suppl 12):125, 2009.

Green SM, Rothrock SG, Ho JD, et al: Failure of adjunctive bicarbonate to improve outcome in severe pediatric diabetic ketoacidosis, *Ann Emerg Med* 31:41–48, 1998.

32. Quando deve ser acrescentada glicose aos líquidos intravenosos em pacientes com CAD?

Isso irá depender do ritmo em que o nível de glicose sérica estiver diminuindo. Em geral, quando o nível de glicose se aproxima de 300 mg/dL, deve ser acrescentada glicose aos líquidos intravenosos. Usualmente é indicado solicitar antecipadamente o líquido contendo glicose para evitar hipoglicemia. Muitos centros usam atualmente o método das *"duas bolsas"*: eles solicitam duas bolsas de líquido intravenoso, com conteúdo idêntico de eletrólitos, exceto pela concentração de glicose. Uma contém 10% ou 12,5% de glicose e a outra não contém glicose. À medida que a glicemia se aproxima de 300 mg/dL, é acrescentada glicose ao infusado (através de um cateter em Y). Com o sistema de duas bolsas, é possível alterar a concentração de glicose em qualquer ponto entre 0% e 12,5%, com o objetivo de manter a glicemia na faixa de 100 a 200 mg/dL, evitando, dessa forma, a hipoglicemia. É importante observar que, se a concentração de glicose no sangue estiver diminuindo muito rapidamente ou estiver muito baixa antes da resolução da acidose, será preferível aumentar os níveis de glicose acrescentando glicose ao infusado em vez de reduzir a taxa de infusão de insulina.

Poirier MP, Greer D, Satin-Smith M: A prospective study of the "two-bag system" in diabetic ketoacidosis management, *Clin Pediatr* 43:809–813, 2004.

PONTOS-CHAVE: CETOACIDOSE DIABÉTICA

1. A tríade de desarranjo metabólico inclui hiperglicemia, cetose e acidose.
2. Dor abdominal pode simular apendicite; hiperventilação pode simular asma ou pneumonia.
3. Um bolo inicial de insulina não é mais recomendado.
4. O potássio corporal total é usualmente significativamente diminuído.
5. Edema cerebral é a causa mais comum de morbidade e mortalidade em crianças com CAD.
6. Se o nível de sódio começar a cair com a reposição de líquidos, ficar atento à secreção do hormônio antidiurético e possível edema cerebral.
7. Terapia com bicarbonato usualmente não é indicada para acidose.

33. No passado, era dado um bolo de insulina no início da terapia para CAD. Isso ainda é recomendado?

Não. Um bolo inicial (tradicionalmente 0,1 U/kg) era dado antigamente antes de se ministrar insulina. Isso se revelou desnecessário, podendo aumentar o risco de edema cerebral.

Wolfsdorf J, Glaser N, Sperling MA: Diabetic ketoacidosis in infants, children, and adolescents: a consensus statement from the American Diabetes Association, *Diabetes Care* 29:1150–1159, 2006.

34. Insulina contínua ou em bolo é melhor para o tratamento inicial de CAD?

Amplas evidências demonstram que insulina intravenosa (IV) **contínua** (com uma dose inicial de 0,05 a 0,1 unidade/kg/h) deve ser o padrão de cuidados. A dose mais baixa de insulina pode ser mais adequada para crianças menores, que são mais sensíveis à insulina. A terapia deve começar depois que o bolo líquido inicial estiver concluído. Começar a insulina no início da terapia com líquidos aumenta o risco de hipocalemia severa e de redução muito rápida da osmolaridade sérica. Em geral, esta infusão deve ser mantida até que a acidose tenha melhorado significativamente (pH > 7,30, bicarbonato > 15 mmol/L e/ou fechamento da lacuna aniônica). Se a administração IV contínua de insulina não for possível, poderá ser dada insulina de curta ou rápida ação (insulina lispro ou insulina aspart) por via subcutânea (SC) ou intramuscular (IM), a cada 1 a 2 horas, se a circulação periférica não estiver prejudicada. A dose inicial recomendada é 0,3 unidade/kg SC seguida 1 hora depois de insulina SC a 0,1 unidade/kg de hora em hora ou 0,12 a 0,2 unidade/kg a cada 2 horas.

Wolfsdorf J, Craig ME, Daneman D, et al: Diabetic ketoacidosis in children and adolescents with diabetes, *Pediatr Diabetes* 10(Suppl 12):123–124, 2009.
Wolfsdorf J, Glaser N, Sperling MA: Diabetic ketoacidosis in infants, children, and adolescents: a consensus statement from the American Diabetes Association, *Diabetes Care* 29:1153–1154, 2006.

35. O que se corrige mais rapidamente durante a administração contínua de insulina: hiperglicemia ou acidose?

Hiperglicemia. Mesmo que ocorra a normalização da glicose sérica, uma acidose persistente poderá estar presente. Assim, a infusão contínua de insulina não deve ser reduzida até que exista resolução da cetoacidose. Poderá ser acrescentada glicose aos líquidos intravenosos para prevenir hipoglicemia enquanto a acidose está sendo corrigida.

36. Qual é a causa principal de mortalidade em CAD?

Edema cerebral. Ocorre edema cerebral clinicamente significativo em até 1% dos pacientes pediátricos, com altas taxas de mortalidade.

37. Que fatores de risco estão associados ao desenvolvimento de edema cerebral?

A patogênese do edema cerebral não está completamente compreendida. Estudos por tomografia computadorizada (TC) demonstraram que pode ocorrer edema cerebral *subclínico* na maioria dos pacientes pediátricos com CAD. A escalada do edema cerebral com risco de vida é imprevisível, frequentemente ocorrendo quando as anormalidades bioquímicas estão melhorando. Poderá ter início repentino ou ocorrer gradualmente, porém tipicamente ocorre durante as primeiras 5 a 15 horas depois de iniciada a terapia. Os fatores de risco identificados incluem os seguintes:
- Idade precoce.
- Pacientes recentemente diagnosticados.
- Acidose mais profunda.
- Elevação atenuada no sódio sérico durante a terapia.
- Maior hipocapnia (após a correção da acidose).
- Aumento do nitrogênio ureico sanguíneo (BUN).
- Terapia com bicarbonato para acidose.
- Administração de insulina na primeira hora de tratamento com líquidos.
- Volumes mais elevados de líquidos dados durante as primeiras 4 horas.

Wolfsdorf J, Craig ME, Daneman D, et al: Diabetic ketoacidosis in children and adolescents with diabetes, *Pediatr Diabetes* 10(Suppl 12):126, 2009.
Levin DL: Cerebral edema in diabetic ketoacidosis, *Pediatr Crit Care Med* 9:320–329, 2008.
Glaser NS, Wootton-Gorges SL, Buonocore MH, et al: Frequency of subclinical cerebral edema in children with diabetic ketoacidosis, *Pediatr Diabetes* 7:75–80, 2006.

38. Quais os sinais e sintomas que sugerem piora do edema cerebral durante o tratamento de CAD?
- Cefaleia.
- Vômitos, recorrência.
- Alteração no estado mental: sonolência, irritabilidade, agitação.
- Alteração no estado neurológico: paralisia do nervo craniano, reações pupilares anormais, postura anormal.
- Incontinência (idade inapropriada).
- Pressão arterial elevada.
- Desaceleração inapropriada do ritmo cardíaco.
- Diminuição na saturação de oxigênio.

Wolfsdorf J, Craig ME, Daneman D, et al: Diabetic ketoacidosis in children and adolescents with diabetes, *Pediatr Diabetes* 10(Suppl 12):126, 2009.

DIABETES MELITO

39. Quais são os riscos de uma criança desenvolver diabetes tipo 1 (DM1) se um dos irmãos ou um dos pais estiver afetado?
A maioria das pessoas com DM1 não tem história familiar do transtorno, mas ter um parente de primeiro ou segundo graus com DM1 aumenta o risco. O grupo genético do antígeno leucocitário humano (HLA) é responsável por 40-60% do risco GENÉTICO de uma pessoa, com muitos outros genes e fatores ambientais desconhecidos também desempenhando um papel. Os principais determinantes genéticos são polimorfismos de genes HLA classe II que codificam DQ e DR com os haplótipos compartilhando o risco mais alto. As abordagens atuais para avaliar o risco de DM1 usam a história familiar, a medida dos anticorpos associados a DM1 e o genótipo de HLA (DR e DQ).
- Irmãos com DM1: 6%.
- Irmãos com DM1com HLA idêntico *positivo* DR3/4-DQ8: 55% a 80%.
- Irmãos com DM1com HLA não idêntico *positivo* DR3/4-DQ8: 5%.
- Irmãos com DM1 com HLA idêntico *negativo* DR3/4-DQ8: 25%.
- Pai com DM1: 4% a 6%.
- Mãe com DM1: 2% a 4%.

Baschal EE, Eisenbarth GS: Extreme genetic risk for type 1A diabetes in the post-genome era, *J Autoimmun* 31:1–6, 2008.

40. Quanto tempo dura o período de "lua de mel" em pacientes com DM1 recentemente diagnosticada?
A lua de mel geralmente começa entre 2 e 4 semanas após o início do tratamento com insulina. Este é um período de redução nas exigências de insulina exógena devido à produção residual de insulina endógena. O período de lua de mel pode durar algumas semanas ou meses, mas não é previsível. Acumulam-se evidências de que a produção de insulina endógena pode ser preservada pela manutenção do "controle excelente" e evitação de hiperglicemia. A cessação da lua de mel é frequentemente anunciada pela exigência crescente de insulina. Isso geralmente é gradual, mas pode ser mais agudo, ocorrendo com uma doença intercorrente que aumenta as exigências de insulina.

41. Como variam os tipos de insulina no seu início e durante a ação?
Ver Tabela 6-3.

Tabela 6-3. Farmacocinética da Insulina e de Agentes Semelhantes à Insulina*

INSULINA	INÍCIO	PICO	DURAÇÃO EFETIVA
Ação Rápida			
Aspart, glulisina, lispro (NovoLog, Apidra, Humalog)	5-15 min	30-90 min	3-5 h
Curta Duração			
Regular†	30-60 min	2-3 h	4-8 h

(Continua)

Tabela 6-3. Farmacocinética da Insulina e de Agentes Semelhantes à Insulina* *(Continuação)*			
INSULINA	**INÍCIO**	**PICO**	**DURAÇÃO EFETIVA**
Ação Intermediária			
NPH	2-4 h	4-10 h	10-16 h
(Humulina N, Novolin N)	2-4 h	3-8 h	10-24 h
Detemir (Levemir)			
Longa Duração			
Glargina (Iantus)	2-4 h	Sem pico	20-24 h

*Presumindo 0,1 a 0,2 U/kg por injeção. O início e a duração variam significativamente de acordo com o local da injeção.
†Insulina regular está disponível em diferentes concentrações; o padrão é U-100 (100 unidades por mL), mas U-500 também está disponível para aqueles com resistência extrema à insulina.

42. Quando deve haver suspeita de fenômeno de Somogyi?

O *fenômeno de Somogyi* é hiperglicemia de rebote após um incidente de hipoglicemia. Esse rebote é secundário à liberação de hormônios contrarregulatórios, que é a resposta natural à hipoglicemia. Quando é mantido um controle mais rígido da glicose, existe aumento na probabilidade de hipoglicemia e, portanto, do fenômeno de Somogyi. Se a hipoglicemia for reconhecida e tratada prontamente, será menos provável que ocorra hiperglicemia de rebote. Assim, o fenômeno de Somogyi é comumente relatado mais frequentemente à noite, porque existe maior probabilidade de hipoglicemia não reconhecida e não tratada quando a criança estiver dormindo. Deve haver suspeita do fenômeno de Somogyi quando uma criança cuja glicemia está com excelente controle começa a ter glicose sanguínea alta intermitente pela manhã. Se for observado esse padrão, a concentração de glicose sanguínea deve ser verificada entre 2h e 3h da manhã durante várias noites para determinar se está ocorrendo hipoglicemia. Se puder ser documentada hipoglicemia, a dose ou o tipo de insulina noturna deverá ser alterado, ou a hora em que essa dose é dada poderá precisar ser mudada.

43. O que causa o "fenômeno do amanhecer"?

O termo *fenômeno do amanhecer* descreve uma elevação na concentração de glicose sanguínea que ocorre durante as primeiras horas da manhã (entre 5h e 8h da manhã), particularmente entre pacientes que têm níveis de glicose normais durante a maior parte da noite. Acredita-se que a elevação na glicose se deva a vários fatores, incluindo os seguintes:
- Efeito cumulativo do aumento noturno no hormônio do crescimento.
- O aumento normal no nível matinal de cortisol.

Prevenir a hiperglicemia matinal em um indivíduo com um pronunciado "fenômeno do amanhecer" pode ser difícil sem o uso de uma bomba de insulina.

PONTOS-CHAVE: DIABETES MELITO TIPO 1

1. A destruição das células das ilhotas pancreáticas causa deficiência absoluta de insulina.
2. A tríade clássica dos sintomas inclui poliúria, polidipsia e polifagia.
3. O controle mais rígido da glicose reduz substancialmente os índices de complicação de retinopatia, nefropatia e neuropatia.
4. A obtenção do nível da hemoglobina A_1C (hemoglobina glicosilada) é um procedimento padrão para avaliar o controle médio durante os 2 a 3 meses prévios.
5. A puberdade é uma época de aumento na resistência à insulina, requerendo, portanto dosagem aumentada.

44. Com que rapidez se desenvolve doença renal após o início de diabetes melito?

Alterações microscópicas na membrana basal glomerular podem estar presentes até 2 anos depois do diagnóstico de diabetes. Microalbuminúria frequentemente pode ser detectada 5 anos após o diagnóstico de DM1. Os pacientes com nefropatia diabética representam mais de 25% daqueles que recebem diálise renal de longa duração nos Estados Unidos. A progressão pode ser substancialmente retardada por meio da atenção meticulosa ao controle glicêmico.

ENDOCRINOLOGIA

45. Como a hemoglobina A_1C (HbA_1C) é útil para o monitoramento do controle glicêmico?

O nível de hemoglobina A_1C (também conhecida como hemoglobina glicosilada) é uma combinação de hemoglobina-glicose formada de modo não enzimático dentro da célula. Inicialmente, é formada uma ligação instável entre a glicose e a molécula de hemoglobina. Com o tempo, essa ligação se reorganiza para formar um composto mais estável no qual a glicose é covalentemente ligada à molécula de hemoglobina. A quantidade da forma instável pode aumentar rapidamente na presença de um nível alto de glicose sanguínea, enquanto que a forma estável se altera lentamente e fornece um valor da concentração de glicose no sangue durante os 120 dias de vida dos glóbulos vermelhos. Assim, os níveis de glico-hemoglobina fornecem uma medida objetiva do controle diabético médio ao longo do tempo.

Cooke DW, Plotnick L: Type 1 diabetes mellitus in pediatrics, *Pediatr Rev* 29:374–384, 2008.
Rewers M, Pihoker C, Donaghue K, et al: Assessment and monitoring of glycemic control in children and adolescents with diabetes, *Pediatr Diabetes* 8:408–418, 2007.

46. Quais são os objetivos para hemoglobina A_1C?
Ver Tabela 6-4.

Tabela 6-4. Metas da Hemoglobina A_1C para Crianças e Adolescentes com Diabetes Tipo 1

IDADE	META DE HBA_1C*
< 19 anos	< 7,5%
≥ 19 anos	< 7,0%

*De acordo com as Recomendações da Sociedade Internacional para a Diabetes Pediátrica e Adolescente, de 2013, e da Associação Americana de Diabetes, de 2014.

47. Qual o processo patológico que caracteriza a diabetes tipo 2 (DM2)?
A DM2 é caracterizada por uma resistência à ação da insulina acompanhada por um defeito relativo na secreção da insulina, na ausência de marcadores autoimunes.

48. A prevalência de DM2 em crianças está aumentando?
Anteriormente rara em pediatria, a DM2 em crianças está aumentando em incidência e prevalência. Nos Estados Unidos, houve um aumento de 30% na prevalência de DM2 em jovens com menos de 19 anos entre 2001 e 2009. Ela é mais comum em crianças e adolescentes não brancos com uma forte história familiar de DM2. Raramente é vista antes do início da puberdade.

Dabelea D, Mayer-Davis EJ, Saydah S, et al: Prevalence of type 1 and type 2 diabetes among children and adolescents from 2001 to 2009, *JAMA* 311:1778–1786, 2014.

49. Que características históricas e clínicas sugerem diabetes tipo 2, e não tipo 1?
- **Obesidade** é muito comum em crianças com DM2; é muito menos comum em crianças com DM1 ao diagnóstico.
- **Idade de início:** apenas raramente a DM2 se apresenta antes da puberdade; DM1 apresenta-se comumente em crianças pré-púberes e púberes.
- **Grupos de minorias raciais e étnicas,** particularmente negros, americanos mexicanos e americanos nativos, estão em maior risco para DM2..
- A **história familiar** usualmente é fortemente positiva quando uma criança desenvolve DM2; mais de 50% das crianças afetadas têm, pelo menos, um parente de primeiro grau com DM2.
- **Acantose nigricans,** um marcador de resistência à insulina, está presente em 90% dos casos de DM2, mais comumente na parte posterior do pescoço.
- **Hiperandrogenismo** em meninas está associado a resistência à insulina e obesidade. É comum em meninas e mulheres jovens com DM2.
- **Sintomas diversos:** diferentemente dos pacientes com DM1, a maioria das crianças e adolescentes com DM2 se apresentará sem cetonúria (embora até 33% das crianças com DM2 apresentem cetonúria).

Liu L, Hironaka K, Pihoker C: Type 2 diabetes in youth, *Curr Probl Pediatr Adolesc Health Care* 34:254–272, 2004.

50. Quais as características laboratoriais que são úteis para distinguir DM1 de DM2?

Embora a classificação possa usualmente ser feita com base nas características clínicas, a medida dos níveis de **insulina de jejum** e **peptídeos C** (baixos em DM1; normais ou elevados em DM2) ou **autoanticorpos anti-ilhotas** (positivos em DM1; ausentes em DM2) pode ser útil para distinguir DM1 de DM2. Leve em consideração que pode haver sobreposição na avaliação laboratorial.

51. O que é acantose nigricans?

Acantose nigricans são placas hiperpigmentadas e, com frequência, rugosas encontradas mais proeminentemente em áreas intertriginosas, especialmente na nuca (Fig. 6-2). Este é um marcador de resistência à insulina.

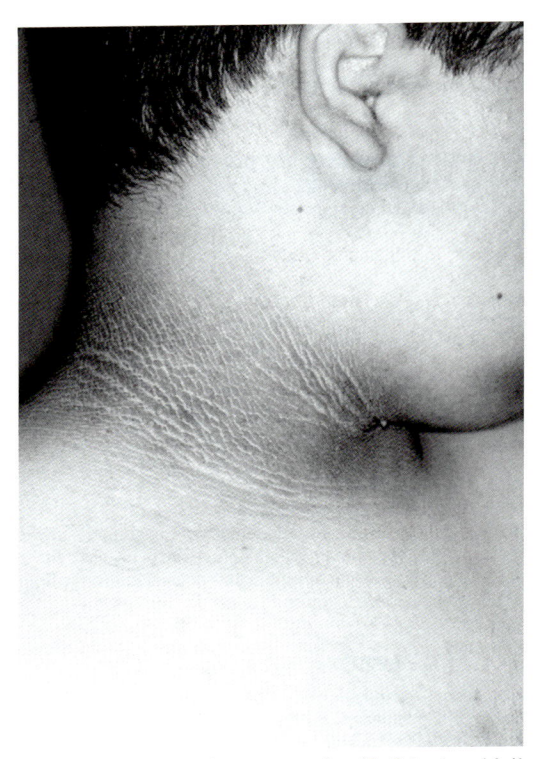

Figura 6-2. *Acantose nigricans* em adolescente do sexo masculino. *(De Schachner LA, Hansen RC, editors: Pediatric Dermatology, ed 3. Edinburgh, 2003, Mosby, p 915.)*

52. Como a DM2 é diagnosticada?

O diagnóstico de diabetes está baseado nos pontos de corte do nível glicêmico, e os níveis usados são os mesmos para DM1 e DM2. O diagnóstico é feito quando algum dos seguintes critérios é satisfeito:
- Concentração aleatória de glicose de 200 mg/dL ou mais (se acompanhada de sintomas clássicos: poliúria, polidipsia, perda de peso).
- Concentração da glicose de jejum (> 8 horas) de mais de 125 mg/dL.
- Teste de tolerância à glicose oral anormal definido como uma concentração de glicose de mais de 200 mg/dL medida 2 horas depois de tomar 1,75 g/kg de glicose (com uma dose máxima de 75 g).
- Hemoglobina $A_1C \geq 6,5\%$.

American Diabetes Association: Standards of medical care in diabetes—2014, *Diabetes Care* 37(Suppl 1): S14–S80, 2014.

ENDOCRINOLOGIA

53. Quais são os pacientes pediátricos que devem ser rastreados para DM2?
A Associação Americana de Diabetes recomenda que o rastreamento comece aos 10 anos de idade (ou antes, se a puberdade iniciar antes dos 10 anos). O rastreamento deve ser realizado com o uso de glicose plasmática de jejum, teste de tolerância à glicose oral ou hemoglobina A_1C para pacientes com os seguintes fatores de risco:
- Índice de massa corporal acima do 85º percentil para idade e sexo, *mais*.
- Quaisquer dos dois seguintes fatores de risco: história familiar positiva em parente de primeiro ou segundo grau; raça/etnia de alto risco (nativo americano, negro, hispânico ou asiático ou das ilhas do Pacífico); presença de condições associadas (acantose nigricans, hipertensão, dislipidemia, síndrome do ovário policístico).
- História materna de diabetes ou diabetes gestacional durante a gestação.

American Diabetes Association: Standards of medical care in diabetes—2014, *Diabetes Care* 37(Suppl 1): S14–S80, 2014.

54. Que nível de hemoglobina A_1C é suficiente para diagnosticar diabetes?
Um nível $\geq 6,5\%$ em duas ocasiões usando um método laboratorial é suficiente para o diagnóstico. Níveis entre 5,7 e 6,4 colocam uma pessoa em risco aumentado para diabetes.

PONTOS-CHAVE: DIABETES MELITO TIPO 2
1. A patofisiologia inclui defeito secretório progressivo de insulina como pano de fundo da resistência à insulina.
2. A incidência está aumentando rapidamente em associação com o aumento na taxa de obesidade pediátrica.
3. Acantose nigricans (pigmentação e textura da pele alteradas) associada a resistência à insulina é comum (encontrada em 90% dos casos).
4. O diagnóstico está baseado na detecção de hiperglicemia: jejum (≥ 125 mg/dL), aleatório com sintomas (≥ 200 mg/dL), ou desafio da glicose pós-prandial (≥ 200 mg/dL), ou via HbA_1C de $> 6,5\%$.
5. Rastreamento dos pacientes com base em fatores de risco conhecidos (obesidade, etnia, história familiar).

55. Quando agentes hipoglicêmicos orais devem ser considerados como parte da terapia?
Se o controle da glicose não for atingido com ajustes na dieta e exercícios dentro de 2 a 3 meses, devem ser considerados agentes hipoglicêmicos orais. Os dados sobre crianças e adolescentes são limitados. Metformina é a mais estudada e é recomendada como terapia inicial por muitos especialistas. É necessário o uso diário de multivitamina com terapia com metformina porque ela pode interferir na absorção da vitamina B_{12} e do ácido fólico. Com frequência, é acrescentada insulina ao regime, quando os pacientes não conseguem atingir os alvos glicêmicos usando o estilo de vida e a metformina isoladamente.

Dileepan K, Feldt MM: Type 2 diabetes mellitus in children and adolescents, *Pediatr Rev* 34:541–548, 2013.

DISTÚRBIOS DO CRESCIMENTO

56. Como diferem as taxas de crescimento dos meninos e das meninas?
Tanto nos meninos quanto nas meninas, a taxa ou a velocidade do crescimento linear começa a desacelerar logo após o nascimento. Nas meninas, essa desaceleração continua até, aproximadamente, a idade de 11 anos, época em que começa o estirão do crescimento. Para os meninos, a desaceleração continua até, aproximadamente, os 13 anos. A taxa de pico de aumento nos meninos ocorre aos 14 anos. As tabelas de crescimento e taxa de crescimento estão disponíveis no site dos Centros para Controle e Prevenção de Doenças (www.cdc.gov/growthcharts/).

57. Qual é o melhor previsor da altura adulta final de uma criança?
A altura média parental. Essa é uma estimativa do potencial de crescimento genético esperado de uma criança baseado nas alturas parentais (preferencialmente, medidas em vez de coletadas através da história).
Para meninas: ([altura do pai − 13 cm] + [altura da mãe])/2.
Para meninos: ([altura da mãe + 13 cm] + [altura do pai])/2.
    Esse cálculo fornece a faixa de variação (± 5 cm) da altura adulta esperada. A altura prevista pode ser comparada com o percentil da altura presente, e algum desvio significativo pode ser um indício de um padrão de crescimento anormal em uma criança. É importante lembrar que algumas formas de deficiência do hormônio do crescimento são herdadas, portanto não se deve presumir automaticamente que uma criança baixa com pais baixos tenha uma estatura familiar baixa.

58. Quando a maioria das crianças atinge o percentil de altura que é compatível com a altura parental?

Aos 2 anos de idade. Tomando-se a altura de um menino aos 2 anos e a altura de uma menina aos 18 meses e duplicando-as, podem-se obter as estimativas aproximadas da sua altura adulta.

59. Quando é justificada uma avaliação detalhada para baixa estatura?
- Déficit grave de altura (< 1º percentil para a idade).
- Taxa de crescimento anormalmente lento (< 10º percentil para a idade óssea).
- A altura prevista é significativamente diferente da altura da média parental.
- As proporções corporais são anormais.

Allen DB, Cuttler L: Short stature in childhood—challenges and choices, *N Engl J Med* 368:1220–1128, 2013.

60. Nomeie as principais categorias de causas de baixa estatura.
- *Familiar* (para crianças baixas, ≤ 3 desvios-padrão, com pais muito baixos, considerar formas genéticas de baixa estatura).
- *Atraso constitucional* ("desabrochar tardio").
- *Doença crônica/tratamento* (p. ex., doença inflamatória intestinal, insuficiência renal crônica, acidose tubular renal, doença cardíaca cianótica congênita).
- *Cromossômica/sindrômica* (p. ex., síndrome de Turner [45,X], 18q–, Down, acondroplasia).
- *Endócrina* (p. ex., hipotireoidismo, deficiência do hormônio do crescimento, hipopituitarismo, hipercortisolismo (endógeno e exógeno).
- *Psicossocial* (p. ex., situação social caótica, institucionalização).
- *Intrauterina* (p. ex., pequeno para a idade gestacional).

Padrões genéticos e atraso constitucional representam a maior porcentagem das causas conhecidas.

61. Em uma criança com baixa estatura, que taxa de crescimento torna uma anormalidade endócrina improvável?

Em geral, as alturas devem ser medidas com, pelo menos, 6 meses de intervalo para calcular uma taxa exata, porque as taxas de crescimento não são completamente lineares, e a medida é relativamente imprecisa. As taxas de crescimento também são altamente dependentes da idade e do estado puberal da criança. As tabelas de velocidade do crescimento estão disponíveis em http://www.cdc.gov/growthcharts. As taxas de crescimento consistentemente abaixo do percentil 25 ou cruzando de um percentil para outro inferior após os 2 anos de idade justificam análise cuidadosa e possível investigação.

62. Ao avaliar uma criança baixa, por que você deve perguntar quando os pais atingiram a puberdade?

A idade na qual ocorreu a puberdade em outros membros da família pode ajudar a identificar crianças com atraso constitucional, porque essa entidade tende a ocorrer nas famílias. A maioria das mulheres irá se lembrar da sua idade na menarca, e essa idade pode ser usada como referência para a idade na qual ocorreram outros eventos da puberdade. A associação mais forte para atraso constitucional existe entre pai e filho. O ponto de referência mais útil para adultos do sexo masculino é a idade na qual eles atingiram a altura adulta, porque quase todos os homens normais terão atingido sua estatura adulta até os 17 anos (antes de concluírem o ensino médio). Um crescimento significativo além dessa idade sugere uma história de atraso puberal.

63. Quando ocorre o estirão do crescimento puberal?

Para crianças com uma taxa de crescimento na média, o crescimento puberal começa mais cedo nas meninas. A idade média no início desse estirão é 11 anos para os meninos e 9 anos para as meninas. O pico da velocidade da altura ocorre aos 13,5 anos para os meninos e 11,5 anos para as meninas. O pico de velocidade ocorre no estágio de Tanner II a III para as mamas nas meninas e estágio de Tanner III a IV para os testículos nos meninos. As meninas geralmente param de crescer, em média, aos 14 anos, porém os meninos continuam a crescer até os 17 anos. O principal hormônio que afeta a cessação do crescimento é o estradiol, tanto nas meninas quanto nos meninos. O período do estirão do crescimento puberal pode ocorrer mais cedo em certos grupos étnicos e em crianças muito obesas. A avaliação da estatura baixa requer a determinação do estadiamento puberal de Tanner. Em média, os meninos crescem 20 a 30 cm após o início da puberdade, e as meninas, entre 15 e 25 cm.

Cheetham T, Davies JH: Investigation and management of short stature, *Arch Dis Child* 99:767–771, 2014.
Rogol AD, Roemmich JN, Clark PA: Growth at puberty, *J Adolesc Health* 31(Suppl):192–200, 2002.

ENDOCRINOLOGIA

64. A proporção entre o segmento superior e o inferior do corpo é útil para o diagnóstico de problemas do crescimento?
Estatura baixa desproporcional, geralmente, refere-se a uma proporção inadequada entre o comprimento do tronco e o comprimento dos membros (proporção entre o segmento superior e o inferior). Segmento inferior (comprimento dos membros) é a distância da borda superior do osso púbico até o chão. A altura menos o segmento inferior fornece a altura do segmento superior (comprimento do tronco). Em um bebê, a cabeça e o tronco são relativamente longos em relação aos membros, portanto a proporção entre o comprimento do tronco e o comprimento dos membros é de cerca de 1,7. Durante a infância, essa proporção declina, de modo que entre 7 e 10 anos de idade é de aproximadamente 1,0. A proporção no adulto é 0,9.
São encontradas proporções aumentadas em displasias ósseas (p. ex., acondroplasia, hipocondroplasia), hipotireoidismo, disgenesia gonadal e síndrome de Klinefelter (os pacientes são, então, altos na adolescência). São vistas proporções reduzidas em certas síndromes (p. ex., síndrome de Marfan), transtornos da coluna (p. ex., escoliose) e crianças que foram expostas a tipos específicos de terapia (p. ex., irradiação da medula espinhal).

Halac I, Zimmerman D: Evaluating short stature in children, *Pediatr Ann* 33:170–176, 2004.

65. Que estudos laboratoriais devem ser obtidos quando é avaliada a baixa estatura?
Testes laboratoriais abrangentes geralmente não são indicados, a não ser que a velocidade do crescimento seja anormalmente baixa. Os testes laboratoriais podem incluir um ou todos os seguintes: hemograma completo, urinálise, painel químico, taxa de sedimentação, tiroxina, hormônio estimulante da tireoide, fator de crescimento semelhante à insulina tipo 1 (IGF-1) e proteína ligadora 3 de IGF (IGFBP-3). Dependendo da origem étnica da criança ou da história clínica, também pode ser feito teste para doença celíaca, doença inflamatória intestinal, acidose tubular renal ou outras condições ocultas.
Níveis aleatórios do hormônio do crescimento são de pouco valor, porque em geral são baixos durante o dia, mesmo em crianças de altura média. IGF-1 é mediador dos efeitos anabólicos do hormônio do crescimento, e os níveis se correlacionam bem com o status do hormônio do crescimento. Entretanto, IGF-1 também pode ser baixo em condições não endócrinas (p. ex., desnutrição, doença hepática).
IGFBP-3, que é a principal proteína ligadora para IGF-1 no soro, também é regulada pelo hormônio do crescimento. Os níveis de IGFBP-3 geralmente indicam o status do hormônio do crescimento e são menos afetados por fatores nutricionais do que IGF-1. A maioria dos endocrinologistas agora usa IGF-1 e IGFBP-3 como seus testes de rastreamento iniciais para deficiência do hormônio do crescimento.

Cheetham T, Davies JH: Investigation and management of short stature, *Arch Dis Child* 99:767–771, 2014.

66. Em uma criança muito obesa, como a medida da altura ajuda a determinar se uma endocrinopatia pode ser a causa?
Em crianças com obesidade simples (p. ex., familiar), o crescimento linear é tipicamente intensificado; em crianças com endocrinopatias (como síndrome de Cushing ou hipotireoidismo), o crescimento é usualmente prejudicado. Se a altura de uma criança for igual ou maior que o percentil da altura da média parental, uma causa endócrina da obesidade é improvável. Em algumas crianças com craniofaringiomas, pode ser vista obesidade significativa com bom crescimento linear, apesar da deficiência documentada do hormônio do crescimento.

67. Como uma tabela de crescimento ajuda a determinar o diagnóstico de atraso no desenvolvimento?
Se um bebê estiver demonstrando desaceleração de um padrão de crescimento previamente estabelecido ou crescimento consistentemente menor que o 5º percentil, o padrão de crescimento da circunferência da cabeça, da altura e do peso podem ajudar a estabelecer a causa provável (Fig. 6-3). Existem três tipos principais de crescimento prejudicado:
- **Tipo I:** retardo do peso com altura e circunferência da cabeça próximo ao normal ou desacelerando lentamente; mais comumente visto em pacientes subnutridos.
- **Tipo II:** retardo quase proporcional do peso e da altura com circunferência da cabeça normal; mais comumente visto em pacientes com retardo do crescimento constitucional, baixa estatura genética, endocrinopatias e nanismo estrutural.
- **Tipo III:** retardo concomitante de peso, altura e circunferência da cabeça; visto em pacientes com insultos *in utero* e perinatais, aberrações cromossômicas e anormalidades do sistema nervoso central.

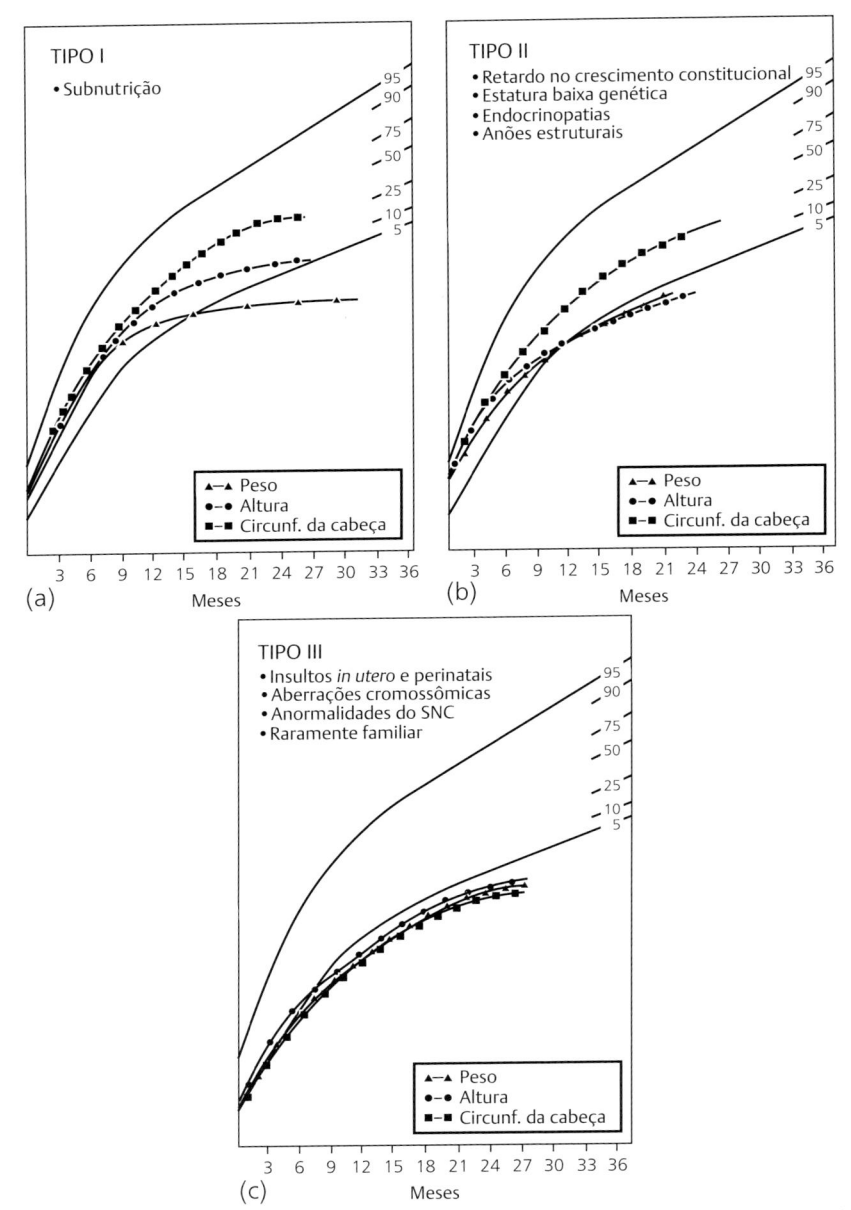

Figura 6-3. Tipos I, II e III de crescimento prejudicado. *SNC*, sistema nervoso central. *(De Roy CC, Silverman A, Alagille DA:* Pediatric Clinical Gastroenterology, *ed. 4, St. Louis, 1995, Mosby, pp 4-8.)*

68. Como é possível rastrear o crescimento em crianças que têm anormalidades na coluna espinhal ou escoliose severa?

Existe uma correlação excelente de 1:1 entre a envergadura (a ponta do dedo mais longo até a ponta do dedo mais longo medida cruzando a nuca) e a altura. Assim sendo, a envergadura é uma medida aproximada útil para altura/comprimento, se não for possível obter uma altura exata. A altura e a taxa de crescimento, quando determinadas dessa maneira, podem ser representadas em tabelas padronizadas de crescimento e velocidade padrão.

69. O que é idade óssea?

Idade óssea é uma medida da *maturidade somática* e do *potencial de crescimento*. Encontram-se disponíveis os padrões de maturação radiográfica esquelética normal, e estes estão baseados na progressão dos centros de ossificação que ocorrem em idades particulares. É feita uma radiografia da mão e pulso esquerdos e comparada com esses padrões para determinar a idade óssea de um paciente. Esse resultado pode ser comparado com a idade cronológica para medir o potencial de crescimento restante. A interpretação das idades ósseas pode ser um tanto difícil, dependendo da experiência pediátrica do radiologista.

70. Por que a determinação da idade óssea é útil para avaliação da baixa estatura?

Uma idade óssea é valiosa para a diferenciação da baixa estatura familiar e doenças genéticas (nas quais a idade óssea é normal) de outras causas de baixa estatura. Uma idade óssea atrasada (> 2 desviospadrão abaixo da média) que se correlaciona com a altura para a idade (idade na tabela de crescimento na qual a altura da criança estaria no 50º percentil) é sugestiva de atraso constitucional, enquanto que uma idade óssea acentuadamente atrasada é sugestiva de doença endócrina. Idades ósseas seriais determinadas a cada 6 a 12 meses são frequentemente úteis porque, tanto na criança normal quanto na criança com atraso constitucional, a idade óssea avançará em paralelo com a idade cronológica. Em doença endócrina, a idade óssea cai progressivamente muito aquém da idade cronológica. A idade óssea pode ser normal ou atrasada em pacientes com doença crônica, dependendo da severidade da doença, sua duração e o tipo de tratamento usado.

71. Quais características sugerem retardo constitucional como uma causa de baixa estatura?

- Sem sinais ou sintomas de doença sistêmica.
- Idade óssea atrasada em até 2 a 4 anos, mas compatível com a altura para a idade (idade na qual a altura do indivíduo atingiria o 50º percentil).
- Período de menor crescimento, frequentemente, ocorrendo entre as idades de 18 e 30 meses, com crescimento linear constante depois disso (isto é, taxa de crescimento normal para a idade óssea).
- História dos pais ou irmãos de desenvolvimento físico atrasado.
- Previsão da altura compatível com as características familiares.

PONTOS-CHAVE: DISTÚRBIOS DO CRESCIMENTO

1. A idade óssea é usada como um ponto-chave diagnóstico: baixa estatura geneticamente determinada (idade óssea = idade cronológica) *versus* atraso constitucional (idade óssea < idade cronológica).
2. Defeitos na linha média (p. ex., incisivo superior único, fenda labial/palatina) e baixa estatura sugerem hipopituitarismo.
3. Os níveis aleatórios do hormônio do crescimento geralmente não são úteis (devido à liberação pulsátil durante o sono); um teste provocativo é mais confiável.
4. A história familiar é essencial. Use os dados de crescimento na família para estabelecer um padrão.
5. Baixa estatura com sobrepeso sugere endocrinopatia (deficiência adrenal, na tireoide ou do hormônio do crescimento).
6. Deficiência do hormônio do crescimento que aparece durante o primeiro ano de vida está associada a hipoglicemia; após a idade de 5 anos, está associada a baixa estatura.

72. Como é manejado o atraso constitucional?

Se os resultados da história, do exame físico e da avaliação clínica laboratorial não forem relevantes, a criança é vista uma vez a cada 3 a 6 meses para medições exatas da altura e determinação da velocidade do crescimento. Um teste da idade óssea pode ser realizado anualmente para avaliar a progressão da maturação óssea. Em pacientes com atraso constitucional, a taxa de maturação óssea deve acompanhar a idade cronológica. Em crianças que estão na metade até o final da idade puberal (meninas > 13 anos; meninos > 14 anos), mas apresentam sinais mínimos ou nenhum sinal de puberdade, pode ser indicado o uso seletivo de suplementação de estrogênio ou testosterona para iniciar a puberdade, ou então uma avaliação adicional.

73. Deve ser realizada terapia com hormônio do crescimento para a criança baixa normal?

Esta é uma área controversa em endocrinologia pediátrica. O hormônio do crescimento humano é mais eficaz quando administrado por via subcutânea diariamente. Ele não aumenta a taxa de crescimento e melhora modestamente a altura adulta (3,0 a 7,0 cm). O perfil de segurança tem sido bom, e o risco de eventos adversos no curto prazo (tais como hipertensão intracraniana ou intolerância à glicose) é muito baixo. A segurança no longo prazo permanece em estudo. Os opositores argumentam que baixa estatura não é uma doença, e que os objetivos terapêuticos são mal definidos. A terapia é cara, tendo o custo estimado, em 2006, de aproximadamente $35.000 a $50.000 por polegada de altura ganha (2,5 cm).

Allen DB, Cuttler L: Short stature in childhood—challenges and choices, *N Engl J Med* 368:1220–1128, 2013.
Allen DB: Growth hormone therapy for short stature: is the benefit worth the burden? *Pediatrics* 118:343–348, 2006.

74. Quais são as manifestações clínicas do excesso de hormônio do crescimento?

Antes da puberdade, as manifestações fundamentais são aumento na velocidade do crescimento com mínima deformidade óssea e inchaço dos tecidos moles — uma condição denominada *gigantismo pituitário*. Hipogonadismo hipogonadotrófico e puberdade atrasada frequentemente coexistem com o excesso de hormônio do crescimento, e as crianças afetadas exibem proporções corporais eunucoides. Se houver excesso de hormônio do crescimento após a puberdade (após o fechamento epifisário), ocorrem as características mais típicas de acromegalia, incluindo características faciais grosseiras e edema dos tecidos moles dos pés e das mãos. O excesso do hormônio do crescimento é raro em crianças.

HIPOGLICEMIA

75. Como é definida hipoglicemia?

Uma concentração de glicose sérica de menos de 50 mg/dL é definida como hipoglicemia na infância. Alguns defendem o uso de níveis mais baixos para bebês a termo e prematuros; entretanto, esses argumentos estão baseados em dados de amostras da população em vez de na fisiologia. Hipoglicemia é um achado laboratorial, e a sua presença sempre deve estimular uma busca da patologia subjacente. Uma causa comum de glicose anormal falsamente reportada é que o plasma não é rapidamente separado dos glóbulos vermelhos. Os glóbulos vermelhos continuam a metabolizar a glicose, reduzindo assim a glicose, frequentemente até uma variação normal. Deve haver essa suspeita quando o resultado da glicose for reportado como parte de um painel químico, especialmente se a criança tiver sido reportada como assintomática.

76. Quais são os achados clínicos associados à hipoglicemia?

Os sintomas neurológicos incluem irritabilidade, cefaleia, confusão, inconsciência e convulsões. Os sinais adrenérgicos incluem taquicardia, tremor, diaforese e fome. Qualquer combinação dos sinais e sintomas anteriores deve levar à medição do nível da glicose sanguínea.

77. Quais são as causas de hipoglicemia na infância?

Não existe uma causa única que predomine em alguma faixa etária. Portanto, o diagnóstico diferencial integral deve ser considerado em qualquer criança que apresente sintomas de hipoglicemia. Frequentemente, ocorre hipoglicemia como consequência de uma combinação de dois ou mais dos problemas

Tabela 6-5. Diagnóstico Diferencial de Hipoglicemia na Infância

Utilização Reduzida da Glicose
Hiperinsulinismo: hiperplasia focal (adenoma) ou difusa, agentes hipoglicêmicos orais, insulina exógena

Produção Reduzida de Glicose
Reservas de glicogênio inadequadas: defeitos enzimáticos na síntese do glicogênio e glicogenólise
Gliconeogênese ineficaz: substrato inadequado (p. ex., hipoglicemia cetótica), defeitos enzimáticos

Disponibilidade Diminuída das Gorduras
Reservas de gordura esgotadas
Falha na mobilização das gorduras (p. ex., hiperinsulinismo)
Uso defeituoso das gorduras: defeitos enzimáticos na oxidação dos ácidos graxos (p. ex., deficiência de desidrogenase e das acil-CoA de cadeia média)

Diminuição nos Substratos e Reservas de Substratos
Jejum, desnutrição, doença prolongada, má absorção

Aumento na Demanda de Substratos
Febre, exercícios

Hormônios Contrarregulatórios Inadequados
Hormônio do crescimento ou deficiência de cortisol, hipopituitarismo

listados na Tabela 6-5 (p. ex., jejum prolongado durante uma doença associada a febre na deficiência de acil-CoA desidrogenase de cadeia média). Testes genéticos específicos estão disponíveis atualmente para várias dessas entidades.

78. Uma menina de 3 anos-inconsciente é trazida ao serviço de emergência com uma concentração de glicose sérica de 26 mg/dL. Que outros testes laboratoriais devem ser realizados?

Amostras de sangue e urina são criticamente importantes. A primeira amostra de urina obtida após a apresentação da criança é de valor significativo, mesmo que ela não possa ser colhida por várias horas após um evento agudo. A amostra sanguínea, no entanto, deve ser coletada antes de ser administrada dextrose. As principais avaliações laboratoriais incluem a mensuração dos seguintes itens: (1) os compostos metabólicos associados à adaptação ao jejum; (2) os hormônios que regulam esses processos; e (3) as drogas que podem interferir na regulação da glicose. É fortemente recomendado que seja coletado um tubo extra de sangue com tampa roxa e um tubo com tampa vermelha, se possível. Os tubos extras de sangue devem ser mantidos para análises adicionais depois que a primeira bateria de testes descrita adiante estiver disponível ou depois das recomendações específicas de um especialista em metabolismo.

O **sangue** pode ser enviado para a medição dos seguintes itens:
- Marcadores dos principais hormônios reguladores: insulina, hormônio do crescimento e cortisol.
- Marcadores do metabolismo do ácido graxo: cetonas (β-hidroxibutírico e acetoacetato), ácidos graxos livres e carnitina total e livre.
- Marcadores das rotas da gliconeogênese: lactato, piruvato e alanina.
- A **urina** pode ser enviada para medição dos seguintes itens:
- Cetonas.
- Subprodutos metabólicos associados a causas conhecidas de hipoglicemia (p. ex., ácidos orgânicos, aminoácidos).

Tomados em conjunto, esses testes fornecem pistas valiosas quanto à causa. Por exemplo, baixos níveis de cetonas e ácidos graxos livres sugerem que a gordura não foi mobilizada apropriadamente. Em consequência, as cetonas não foram formadas pelo fígado. Essas anormalidades bioquímicas são vistas em estados hiperinsulinêmicos e podem ser confirmadas através da documentação de um alto nível de insulina circulante. Baixos níveis de cetonas urinárias também sugerem um defeito enzimático na oxidação dos ácidos graxos.

Josefson J, Zimmerman D: Hypoglycemia in the emergency department, *Clin Pediatr Emerg Med* 10:285–191, 2009.

79. Em pacientes com hipoglicemia aguda, quais são as opções de tratamento?

O principal tratamento agudo é a provisão de glicose por via oral ou intravenosa. Se o paciente estiver alerta, podem ser dados aproximadamente 100 a 200 gramas de um líquido contendo açúcar (p. ex., suco de laranja, refrigerante). Se o paciente estiver letárgico, glicose intravenosa (2 a 3 mL/kg de SG 10% ou 1 mL/kg de SG 25%) deve ser administrada rapidamente. Se o acesso venoso não puder ser obtido prontamente, a glicose pode ser ministrada através de uma sonda nasogástrica, pois é rapidamente absorvida. O risco de hipoglicemia prolongada supera de longe o risco associado à passagem de uma sonda nasogástrica em um paciente letárgico. Posteriormente, a glicemia deve ser monitorada de perto e, se necessário, mantida por infusão constante de glicose (6 a 8 mg/kg/min). Dez por cento de glicose e água em uma solução eletrolítica ministrada aproximadamente 1,5 vezes a dose de manutenção se aproximam de 6 a 8 mg/kg/min. Quantidades maiores podem ser necessárias, e a concentração glicêmica deve ser acompanhada de perto.

Glucagon promove a quebra do glicogênio. Em contextos nos quais as reservas de glicogênio não se esgotaram (p. ex., overdose de insulina), 0,03 mg/kg (dose máxima de 1 mg) de glucagon IM ou SC elevará os níveis da glicose sanguínea.

Glicocorticoides não devem ser usados rotineiramente. Sua única indicação clara é em insuficiência adrenal primária ou secundária conhecida. Em outros contextos, eles possuem pouco valor agudo e podem atrapalhar o processo diagnóstico. A decisão de usar glicocorticoides depende em parte da história médica da criança (p. ex., razoável para usar no contexto de uma história de irradiação prévia do sistema nervoso central).

TRASNTORNOS PITUITÁRIOS E HIPOTALÂMICOS

80. Que sinais e sintomas clínicos sugerem disfunção hipotalâmica?

Os sinais e sintomas de disfunção hipotalâmica são tão variáveis quanto os processos controlados pelo hipotálamo, variando desde transtornos da produção hormonal até distúrbios da termorregulação. Maturação precoce ou atrasada são as apresentações mais comuns de uma anormalidade endócrina hipotalâmica na infância. Diabetes *insipidus*, distúrbios comportamentais e cognitivos e sonolência excessiva são encontrados em cerca de um terço de todos os pacientes com disfunção hipotalâmica e podem ser a primeira manifestação da doença. Transtornos alimentares (obesidade, anorexia, bulimia) e convulsões também são relatados. Desidrose e distúrbios do controle esfincteriano (p. ex., encoprese, enurese) são vistos ocasionalmente.

81. Liste os processos intracranianos que podem interferir na função hipotalâmico-pituitária.
- **Congênito:** deficiências herdadas do fator liberador da gonadotrofina, hormônio liberador de hormônio do crescimento, sindrômico (síndromes de Laurence-Biedl e Prader-Labhart-Willi).
- **Estrutural:** craniofaringioma, cisto de bolsa de Rathke, hemangioma, hamartoma.
- **Infeccioso:** meningite e encefalite.
- **Tumores:** glioma, disgerminoma, ependimoma, granulomatose de Wegener, histiocitose X.
- **Idiopático.**

82. Por que é ruim ter uma "sela turca" muito grande?
A *sela túrcica* deriva seu nome do latim *sela turca*. O nome reflete o formato anatômico da proeminência semelhante a uma sela na superfície superior do osso esfenoide no meio da fossa craniana, acima do qual se encontra a glândula pituitária. Uma variedade de condições pode levar ao aumento selar, incluindo tumores da pituitária ou hipertrofia funcional da pituitária, que pode ocorrer no hipotireoidismo primário ou hipogonadismo primário. Técnicas modernas de exame por imagem suplantaram as séries cranianas como instrumento para pesquisa de doença pituitária ou hipotalâmica; contudo, uma sela aumentada pode ser observada em crianças para quem são obtidas séries cranianas por outros motivos (p. ex., traumatismo craniano).

83. Quais testes são úteis para o estudo de suspeita de mau funcionamento hipotalâmico e pituitário?
É necessário RM ou TC para excluir patologia estrutural antes de se procurar anormalidades funcionais.
Os estudos da pituitária e do hipotálamo podem incluir qualquer um ou todos os seguintes:
- **Prolactina:** os níveis randômicos tendem a ser elevados na presença de lesões hipotalâmicas. Um nível normal não exclui patologia do SNC. Pode ocorrer um nível elevado em uma criança ansiosa ou estressada durante punção venosa.
- **Testes da produção do hormônio do crescimento (ver a Pergunta 65):** esses testes são geralmente indicados apenas se a taxa de crescimento da criança for subnormal. O fator liberador do hormônio do crescimento está disponível atualmente para teste da capacidade de resposta pituitária. Ele se revelou útil em alguns casos para o delineamento das causas pituitárias da subprodução do hormônio do crescimento em razão de doença hipotalâmica primária.
- **Teste provocador do análogo do hormônio liberador de gonadotrofina (GnRHa):** os níveis aleatórios do hormônio luteinizante e do hormônio foliculoestimulante geralmente não são úteis, caso se esteja procurando hipofunção pituitária. Os resultados do teste do GnRHa devem ser correlacionados com a idade da criança porque existem alterações relacionadas ao desenvolvimento na resposta ao GnRHa.
- **Teste de estimulação do ACTH (Cortrosina):** este teste da produção adrenal de cortisol é usado frequentemente na determinação da existência de destruição adrenal ou para demonstrar anormalidades mais sutis na hormonogênese esteroide adrenal. O hormônio liberador hipotalâmico, um fator liberador de corticotrofina, também está disponível e pode ser usado para examinar a produção de ACTH pela pituitária.
- **Determinação simultânea das osmolalidades urinária e sérica:** uma osmolalidade sérica normal e uma osmolalidade urinária concentrada tendem a excluir diabetes *insipidus*. Se esses resultados forem ambíguos, um teste de privação de água poderá ser necessário.
- O **hormônio liberador de tireotrofina (TRH)** não está mais disponível para teste provocativo.

DIFERENCIAÇÃO E DESENVOLVIMENTO SEXUAL

84. Um bebê nasce com "genitália ambígua." Que características da história e do exame físico são essenciais na avaliação?
É digno de nota que o termo *genitália ambígua* é muito antiquado. A terminologia contemporânea é *distúrbio da diferenciação sexual* (DDS). Considera-se que esse termo sugira com maior exatidão a causa em vez da consequência e é menos pejorativo em discussões com as famílias e pessoas leigas não médicas.

História: devem-se pesquisar evidências de excesso de androgênio materno (hirsutismo durante a gravidez) ou ingestão de androgênio (rara agora, mas comum na década de 1960 com certos agentes progestacionais), outro uso hormonal (p. ex., para infertilidade ou endometriose), uso de álcool, consanguinidade parental, mortes neonatais prévias ou uma história familiar de crianças previamente afetadas.

Exame físico: a presença de uma estrutura gonadal na prega labioescrotal implica fortemente a presença de alguma forma de tecido testicular. Gônadas contendo tanto componentes ovarianos quanto testiculares (ovotestes) foram encontradas no canal inguinal. Entretanto, é raro encontrar um ovário no canal inguinal. Na ausência de uma gônada palpável, não é possível tirar conclusões referentes ao provável sexo cromossômico. O tamanho da estrutura fálica e a localização do meato uretral não fornecem informação sobre a composição genética. Entretanto, o tamanho e a função fálica podem ser considerações importantes quando é determinado o sexo que será atribuído à criança.

A presença de anormalidades na *linha média* (p. ex., fenda palatina) sugere disfunção hipotalâmica ou pituitária, enquanto que anomalias congênitas, como ânus imperfurado, sugerem desarranjos estruturais. Um exame retal digital confirmará a patência do ânus e permitirá a palpação do útero. Em bebês e crianças pequenas, ultrassonografia é a abordagem mais definitiva para a exploração das estruturas intra-abdominais e pode ser útil na confirmação da presença ou ausência de estruturas müllerianas e gônadas. Outras anomalias devem ser observadas porque os transtornos do desenvolvimento genital frequentemente estão associados a outros transtornos de desenvolvimento nas síndromes.

Shomaker K, Bradford K, Key-solle M: Ambiguous genitalia, *Contemp Pediatr* 26:40–56, 2009.
Wolfsdorf J, Padilla A: Goodbye intersex...hello DSD, *Int Pediatr* 23:120–121, 2008.

85. Quais são as causas de um DDS?
Homem subvirilizado (cariótipo XY):
- Resistência ao androgênio: completa (feminização testicular).
- Defeitos parciais da síntese do androgênio: deficiência de 3-β-hidroxiesteroide desidrogenase, deficiência de 5-α-redutase.

Mulher virilizada (cariótipo XX):
- Excesso de androgênio: hiperplasia adrenal congênita, deficiência de 21-hidroxilase, deficiência de 3-β-hidroxiesteroide desidrogenase.
- Exposição materna ao androgênio: medicação, tumor adrenal virilizante.

Disgenesia gonadal (cariótipos em mosaico; p. ex., X0/XY)
Anormalidades estruturais

Houk CP, Lee PA: Consensus statement on terminology and management: disorders of sex development, *Sex Dev* 2:172–180, 2008.
MacLaughlin DT, Donahoe PK: Sex determination and differentiation, *N Engl J Med* 350:367–378, 2004.

86. Quais são os estudos essenciais para a avaliação de um DDS?
- **Ultrassonografia:** este é o teste mais útil para a identificação das estruturas internas, particularmente o útero e ocasionalmente os ovários. A ausência de um útero sugere que os testículos estavam presentes no início da gestação e produziram o fator inibidor mülleriano, causando a regressão dos ductos derivados müllerianos e, assim, do útero. A injeção de meio de contraste nas aberturas uretrovaginais frequentemente demonstrará uma bolsa posterior às dobras labioescrotais fundidas. Ocasionalmente, o colo do útero e o canal cervical também serão realçados por esse estudo.
- **Análise cromossômica:** obviamente, ela é útil para a previsão do conteúdo gonadal. Existem inúmeros testes genéticos altamente especializados e sensíveis para confirmar a presença ou ausência de material cromossômico X ou Y. Um geneticista sempre deve ser consultado para bebês com um DDS.
- **Medida dos esteroides adrenais (17-hidroxiprogesterona, 11-desoxicortisol, 17-hidroxipregnenolona):** 17-Hidroxiprogesterona é o precursor que é elevado na variedade mais comum de hiperplasia adrenal congênita associada a um DDS (deficiência de 21-hidroxilase).
- **Medida da testosterona e di-hidrotestosterona:** é muito importante ter a colaboração de uma equipe experiente nesta área, incluindo um geneticista, um endocrinologista pediátrico e um urologista pediátrico. Também é essencial que esse grupo sintetize as informações depois que todos os dados estiverem disponíveis e que sejam comunicados à família por um único porta-voz.

Hiort O, Bimbaum W, Marshall L, et al: Management of disorders of sex development, *Nat Rev Endocrinol* 10:520–529, 2014.
Lee PA, Houk CP, Ahmed SF, et al: Consensus statement on management of intersex disorders, *Pediatrics* 118: e488–e500, 2006.

87. Quais os principais critérios usados para definir um micropênis?

Para ser classificado como micropênis, o falo deve satisfazer dois critérios principais:

1. O falo deve ser normalmente formado, com o meato uretral localizado na cabeça do pênis e o pênis posicionado numa relação apropriada com o escroto e outras estruturas pélvicas. Se essas características não estiverem presentes, o termo *micropênis* deve ser evitado.
2. O falo deve ter mais de 2,5 desvios-padrão abaixo da média apropriada para a idade. Para um recém-nascido a termo, isso significa que um pênis com menos de 2 cm no comprimento alongado é classificado como um micropênis.

É essencial que o falo seja medido apropriadamente. Isso inclui o uso de uma régua rígida pressionada firmemente contra a sínfise pubiana, deprimindo a almofada de gordura púbica o mais possível. O falo é gentilmente segurado pelas suas margens laterais e esticado. A medida é tomada ao longo do dorso do pênis. Também deve ser observada a largura da haste fálica. O micropênis precisa ser reconhecido no início da vida para que possa ser feita a testagem diagnóstica apropriada.

Lee PA, Mazur T, Danish R, et al: Micropenis. I. Criteria, etiologies and classification, *Johns Hopkins Med J* 146:156–163, 1980.

88. Quais são as principais preocupações que devem receber atenção durante a avaliação inicial de um bebê de 1 mês com micropênis?

1. **Existe um defeito no eixo hipotalâmico-pituitário-gonadal?** Os testes específicos incluem a medida da testosterona, di-hidrotestosterona, hormônio luteinizante e hormônio foliculoestimulante. Como os níveis circulantes desses hormônios normalmente são muito altos durante o período neonatal, a medida dos níveis aleatórios durante os primeiros 2 meses de vida pode ser útil para a identificação de doenças dos testículos e da pituitária. Além dos 3 meses de idade, os testes geralmente não são úteis, porque o eixo inteiro se torna quiescente e permanece assim até o fim da infância. Dependendo da idade do paciente, podem ser necessários testes provocativos, incluindo os seguintes: (1) injeção repetitiva de testosterona para avaliar a capacidade do pênis de responder à estimulação hormonal; (2) o uso de gonadotrofina coriônica humana como um estímulo para a produção de testosterona pelos testículos; e (3) administração de leuprolida para examinar a capacidade de resposta da pituitária à estimulação. O ensaio da terapia com testosterona é especialmente importante porque indica se o crescimento fálico é possível. Caso não seja, pode ser considerada uma reatribuição de gênero.
2. **Uma possível deficiência pituitária envolve outros hormônios?** Deficiência isolada do hormônio do crescimento, deficiência de gonadotrofina e pan-hipopituitarismo foram associados a micropênis. A presença de hipoglicemia, hipotermia ou hiperbilirrubinemia (p. ex., associada a hipotireoidismo) em uma criança com micropênis deve motivar a procura de outros déficits hormonais da pituitária e anormalidades estruturais do SNC (p. ex., displasia septo-óptica).
3. **Existe uma anormalidade renal?** Em virtude da associação de anormalidades genitais e renais, é prudente obter uma ultrassonografia abdominal e pélvica para definir melhor a anatomia interna.

89. Discuta os termos que denotam aspectos de desenvolvimento sexual precoce.

Os termos usados para descrever a puberdade precoce refletem o fato de que a puberdade normal é um processo organizado por meio do qual as crianças do sexo feminino são feminilizadas e as crianças do sexo masculino são masculinizadas. O desenvolvimento do tecido das mamas sem pelos pubianos é denominado *telarca prematura*. Se os pelos pubianos se desenvolverem posteriormente, é usado o termo *puberdade precoce*. Se os pelos pubianos se desenvolverem sem o tecido mamário, será *pubarca prematura*. Como o desenvolvimento dos pelos pubianos na mulher é considerado resultado dos androgênios adrenais, o termo *adrenarca prematura* é comumente usado. Se as mudanças puberais forem precoces e parecerem prosseguir de forma ordenada desde o broto mamário, o desenvolvimento de pelos pubianos, o surto de crescimento e, finalmente, a menstruação, o termo *puberdade precoce verdadeira* é usado. Quando algumas das mudanças da puberdade estão presentes, mas seu aparecimento é isolado ou fora da sequência normal (p. ex., menstruação sem o desenvolvimento de mamas), é usado o termo *puberdade pseudoprecoce*.

90. Meninos ou meninas: quem é mais provável de ter uma causa identificável para puberdade precoce?

Embora a puberdade precoce ocorra muito mais frequentemente em meninas (80% dos casos são meninas), os **meninos** têm maior probabilidade de ter patologia identificável. Como regra geral, quanto mais nova a criança e mais rápido o início da condição, maior a probabilidade de detecção de patologia.

ENDOCRINOLOGIA

91. Uma menina de 7 ½ anos desenvolve broto mamário e pelos pubianos. Isso é normal ou precoce?
Puberdade precoce é o aparecimento de mudanças físicas associadas ao desenvolvimento sexual mais cedo do que o normal. Tradicionalmente esse tem sido o desenvolvimento das características femininas em meninas com menos de 8 anos de idade e características masculinas em meninos com menos de 9 anos. Em 1997, um estudo realizado em consultório de 17.000 meninas sadias de 3 a 12 anos revelou que a puberdade estava ocorrendo em média 1 ano mais cedo em meninas brancas e 2 anos mais cedo em meninas negras e sugeriu uma revisão das diretrizes para as idades nas quais deve ser investigada a puberdade precoce. Muitos especialistas recomendam atualmente que deve ser realizada uma avaliação para puberdade precoce em meninas brancas com mais de 7 anos ou negras com mais de 6 anos com desenvolvimento de mamas e/ou pelos pubianos. No entanto, esse tema continua controverso e sujeito a constantes debates e coletas de dados. As recomendações para os meninos continuam a ser que deve ser realizada investigação de etiologias patológicas se as mudanças puberais começarem antes da idade de 9 anos.

Euling SY, Herman-Giddens ME, Lee PA, et al: Examination of US puberty-timing data from 1940 to 1994 for secular trends: panel findings, *Pediatrics* 121(Suppl):S172–S191, 2008.
Kaplowitz PB, Oberfield SE: Reexamination of the age limit for defining when puberty is precocious in girls in the United States: implications for evaluation and treatment, *Pediatrics* 104:936–941, 1999.
Herman-Giddens ME, Slora EJ, Wasserman RC, et al: Secondary sexual characteristics and menses in young girls seen in office practice: a study from the Pediatric Research in Office Settings network, *Pediatrics* 99:505–512, 1997.

92. São observados brotos mamários em uma menina de 2 anos. Isso é preocupante?
Telarca prematura, ou o desenvolvimento de brotos mamários, é a variação mais comum do desenvolvimento puberal normal. Uma forma de estrogenização, ela tipicamente ocorre entre as idades de 1 e 3 anos. Usualmente é benigna e não deve ser associada ao início de outros eventos puberais. Deve haver suspeita de puberdade precoce, em vez de telarca prematura simples, caso ocorra o seguinte:
- O desenvolvimento de mamas, mamilos e aréola atinge o estágio III de Tanner (isto é, a progressão contínua é preocupante).
- Começa uma androgenização com pelos pubianos e/ou axilares.
- O crescimento linear acelera-se.

Observação parental constante e reexames periódicos são tudo o que é necessário, se não houver sinais de progressão.

93. Que aspectos do exame físico são particularmente importantes quando um paciente com puberdade precoce é avaliado?
- **Evidência de uma massa no SNC:** exame de fundo de olho para possível aumento da pressão intracraniana; teste do campo visual para evidência de compressão do nervo óptico por uma massa hipotalâmica ou pituitária.
- **Evidência de influência androgênica:** presença de acne e pelos faciais ou axilares; aumento no volume e definição muscular; extensão de outros pelos corporais ou pubianos; em meninos, aumento das rugas escrotais acompanhado de afinamento e pigmentação e alongamento peniano; em meninas, clitoromegalia.
- **Evidência de influência estrogênica:** aumento do tecido mamário e do contorno dos mamilos e aréola; cor da mucosa vaginal (o aumento no estrogênio causa cornificação do epitélio vaginal com uma alteração na cor de vermelho-brilhante pré-puberal para um rosa mais opalino); pequenos lábios (ficam mais proeminentes e visíveis entre os grandes lábios à medida que a puberdade progride).
- **Evidência de estimulação gonadotrófica:** aumento dos testículos em mais de 2,5 cm de comprimento ou mais de 4 mL de volume (preferencialmente, medido com o uso de um orquidômetro de Prader com esferas volumétricas marcadas); desenvolvimento puberal sem aumento dos testículos usualmente sugere patologia adrenal.
- **Evidência de outra massa:** aumento assimétrico dos testículos; hepatomegalia; massa abdominal.

94. Que testes radiológicos e laboratoriais são indicados para a avaliação de puberdade precoce?
Avaliação radiológica
- *Idade óssea:* este estudo ajuda a determinar a duração da exposição ao hormônio sexual elevado. Uma idade óssea significativamente avançada comparada com a idade cronológica sugere exposição de longa duração.
- *Ultrassonografia abdominal e pélvica:* em meninos, este teste identifica possíveis massas adrenais ou hepáticas; em meninas, identifica massas adrenais, massas ovarianas ou cistos. Tamanho uterino aumentado e ecogenicidade sugerem proliferação endometrial em resposta ao estrogênio circulante.
- *TC ou RM da cabeça:* esta avaliação é útil na identificação de anormalidades pituitárias ou hipotalâmicas.

Avaliação laboratorial
- Obter os níveis de hormônio luteinizante, hormônio foliculoestimulante, estradiol e testosterona.

- Níveis de esteroides adrenais (17-hidroxiprogesterona, androstenediona, cortisol): Poderá ser necessária uma testagem mais abrangente em uma criança virilizada, se os estudos iniciais forem normais.
- Usar teste provocativo do eixo hipotalâmico-pituitário (usando um GnRha sintético) ou da glândula adrenal (usando um ACTH sintético), especialmente na criança com alterações puberais leves, mas progressivas.

95. Quando a voz masculina começa a desafinar?
A "quebra" da voz tem sido tradicionalmente considerada como um dos prenúncios da puberdade. No entanto, a análise sequencial da voz revela que este é um evento tardio na puberdade, tipicamente ocorrendo entre os estágios III e IV de Tanner.

Harries ML, Walker JM, Williams DM, et al: Changes in the male voice at puberty, *Arch Dis Child* 77:445–447, 1997.

TRANSTORNOS DA TIREOIDE

96. Quais são os testes "padrões" da função da tireoide?
As doenças da tireoide representam um grupo heterogêneo de transtornos. Como tal, não existem estudos "padrões" da função da tireoide que sejam apropriados para todas as crianças com suspeita de doença da tireoide. A escolha dos testes laboratoriais está baseada nos resultados de uma história detalhada e do exame físico.

Achados bioquímicos que sugerem hipertireoidismo: deve ser obtido nível do hormônio estimulante da tireoide (TSH) e nível da tiroxina (T_4 total ou T_4 livre). Comparada à T_4 total, a T_4 livre é o componente biologicamente ativo e, teoricamente, uma melhor medida da função da tireoide. A supressão do TSH provavelmente é o indicador mais sensível do status da tireoide. Se um paciente for assintomático e tiver um nível de TSH suprimido com um nível de T_4 normal, será necessário obter um radioimunoensaio de triiodotironina (T_3), porque ocorrem casos de tireotoxicose por T_3. Se o paciente for assintomático, mas tiver um nível elevado de T_4, deve ser obtida uma medida da capacidade de ligação (p. ex., uma recaptação de T_3).

Achados bioquímicos que sugerem hipotireoidismo: a avaliação laboratorial consiste da quantização de T_4 (T_4 total ou T_4 livre) e TSH. Um baixo nível de T_4 e um nível elevado de TSH são diagnósticos de hipotireoidismo.

97. Que sinais e sintomas sugerem hipotireoidismo congênito em um bebê?
Ver Tabela 6-6.

Tabela 6-6. Sintomas e Sinais de Hipotireoidismo na Infância

SINTOMAS	SINAIS
Letargia	Hipotonia, reflexos lentos
Má alimentação	Icterícia (prolongada)
Constipação	Manchas
Pouco ganho de peso	Abdome distendido
Extremidades frias	Acrocianose
Choro rouco	Características faciais grosseiras
	Grandes fontanelas, suturas amplas

98. O que causa hipotireoidismo congênito?
- *Primário:* agenesia ou disgenesia, ectópica, disormonogênese.
- *Secundário:* hipopituitarismo, anormalidade hipotalâmica.
- *Outros:* fatores maternos transitórios (p. ex., ingestão de goitrogênicos, deficiência de iodo).

A causa mais comum de hipotireoidismo congênito primário permanente é disgenesia da tireoide ou falha no desenvolvimento adequado da glândula. A localização ectópica da glândula tireoide representa dois terços da disgenesia da tireoide seguida por aplasia ou glândula hipoplásica. A segunda causa mais comum é disormonogênese da tireoide, que é um defeito na produção do hormônio da tireoide. A disgenesia da tireoide representa 85% do hipotireoidismo congênito primário permanente; os erros inatos da biossíntese do hormônio da tireoide compreendem 10% a 15% dos casos.

LaFranchi S: Approach to diagnosis and treatment of neonatal hypothyroidism, *J Clin Endocrinol Metab* 96:2959–2967, 2011.

ENDOCRINOLOGIA

99. Qual a eficácia dos programas de rastreamento para hipotireoidismo congênito?
Os programas de rastreamento identificam corretamente 90% a 95% das crianças que são afetadas com hipotireoidismo congênito. Os programas de rastreamento têm mais probabilidade de não detectar bebês com glândulas ectópicas grandes, aqueles com defeitos parciais na biossíntese do hormônio da tireoide e aqueles com doença secundária (pituitária ou hipotalâmica). Se um bebê apresenta um quadro clínico de hipotireoidismo e teve um rastreamento neonatal normal, é importante lembrar que a taxa de falso-negativo do rastreio é de até 10%.

Grüters A, Krude H: Detection and treatment of congenital hypothyroidism, *Nat Rev Endocrinol* 8:104–113, 2011.

100. Discuta os riscos do atraso no tratamento para hipotireoidismo congênito.
A terapia deve começar o mais cedo possível, porque o resultado está relacionado ao momento em que o tratamento é iniciado. Como menos de 20% dos pacientes terão sinais clínicos distintivos com 3 a 4 semanas de idade, atualmente o rastreamento é realizado em todos os recém-nascidos nos Estados Unidos com 2 a 3 dias de idade, e as crianças mais afetadas iniciam a terapia antes de 1 mês de vida. Muitos pediatras e programas de rastreamento realizam um segundo rastreio com 2 semanas de idade para assegurar que as crianças tratáveis não deixem de ser identificadas. O prognóstico para o desenvolvimento intelectual está diretamente relacionado ao espaço de tempo entre o nascimento e o início da terapia, e existe uma relação inversa entre a idade quando do diagnóstico/tratamento e o quociente de inteligência (QI). Em uma revisão da literatura de 11 estudos que avaliaram o início do tratamento em idade mais precoce (12 a 30 dias de vida) comparado com uma idade mais avançada (> 30 dias de vida), os bebês que iniciaram em idade mais precoce tinham em média 15,7 pontos a mais no QI do que os bebês que iniciaram com mais idade.

LaFranchi SH, Austin J: How should we be treating children with congenital hypothyroidism? *J Pediatr Endocrinol* 2007, (5):559–578.

101. Uma suspeita de bócio (aumento difuso da glândula tireoide) é observada durante um exame de rotina de um menino de 7 anos assintomático. Qual deve ser o curso de ação?
A avaliação de uma criança com bócio (Fig. 6-4) é geralmente simples. Na ausência de sinais de doença da tireoide, deve ser obtida a história referente a exposição recente a iodo ou outros halógenos. Deve ser obtida uma história familiar referente a doença da tireoide, porque tireoidite tende a ocorrer em vários membros das famílias. A avaliação laboratorial inicial tipicamente inclui T_4, TSH e anticorpos antitireoidianos. Se houver nodularidade discreta dentro da tireoide ou se a glândula for muito dura ou macia, pode ser indicada uma avaliação mais aprofundada (ultrassonografia, TC). Aumento da tireoide ou linfoma pode ser diagnosticado como bócio.

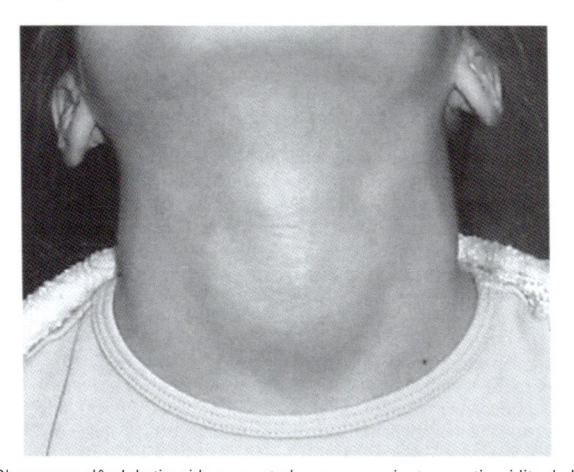

Figura 6-4. Bócio. Observar a glândula tireoide aumentada em um paciente com tireoidite de Hashimoto, facilmente visualizada com a extensão do pescoço. *(De Zitelli BJ, McIntire SC, Nowalk AJ: Atlas of Pediatric Physical Diagnosis, ed 6. Philadelphia, 2012, Sauders, pp 369-400.)*

102. Qual é a causa mais comum de hipotireoidismo adquirido na infância?

A causa mais comum é tireoidite linfocítica crônica, também denominada tireoidite de Hashimoto ou tireoidite autoimune, e usualmente ocorre no início até a metade da puberdade. Sua incidência durante a adolescência é de aproximadamente 1% a 2%. A proporção entre mulheres e homens é de 2:1.

Counts D, Varma SK: Hypothyroidism in children, *Pediatr Rev* 30:251–257, 2009.

103. Qual é a apresentação clínica mais comum de tireoidite de Hashimoto?

Embora sintomas de hipotireoidismo ou hipertireoidismo possam estar presentes, a maioria dos pacientes pediátricos é assintomática, e a condição é detectada pela presença de bócio. O diagnóstico de tireoidite de Hashimoto está primariamente baseado na demonstração de anticorpos antitireoidianos. As manifestações clínicas podem incluir declínio no crescimento linear, fadiga, constipação, baixo rendimento escolar, períodos menstruais irregulares e intolerância ao frio.

Counts D, Varma SK: Hypothyroidism in children, *Pediatr Rev* 30:251–257, 2009.
Pearce EN, Farwell AP, Braverman LE: Thyroiditis, *N Engl J Med* 348:2646–2655, 2003.

104. O que deve ser dito aos pais quanto ao prognóstico de uma criança que tem bócio eutireoidiano causado por tireoidite linfocítica crônica?

Aproximadamente, 50% de todas as crianças que apresentam sintomas de bócio eutireoidiano terão resolução do bócio em vários anos, independente de ser feita reposição de tiroxina. É difícil predizer quais crianças se recuperarão completamente, quais permanecerão eutireoidianas com bócio e quais se tornarão hipotireoidianas. Bócios grandes e tiroglobulina aumentada na apresentação, juntamente com um aumento nos anticorpos peroxidase tireoidiana e nos níveis de TSH ao longo do tempo, são os preditores mais significativos para o desenvolvimento de hipotireoidismo. Uma criança identificada com doença da tireoide deve ter os valores de T_4 e TSH monitorados a cada 4 a 6 meses.

Radetti G: The natural history of euthyroid Hashimoto's thyroiditis in children, *J Pediatr* 149:827–832, 2006.

105. Que outras doenças imunes estão associadas à tireoidite linfocítica crônica?

Insuficiência adrenal, diabetes melito, artrite idiopática juvenil, lúpus sistêmico eritematoso, artrite reumatoide, miastenia grave, púrpura trombocitopênica idiopática e síndrome poliendócrina autoimune (tipo II).

106. O que um T_4 normal e um TSH elevado sugerem?

O diagnóstico de hipotireoidismo está baseado no achado de um nível baixo de T_4 e nível elevado de TSH. No entanto, ocasionalmente o nível de T_4 pode ser mantido numa variação normal por meio do aumento na estimulação da glândula tireoide pelo TSH. Essa combinação de valores laboratoriais é sugestiva de uma falha na tireoide, sendo denominada *hipotireoidismo compensado*. Como TSH é o marcador fisiológico mais útil para a adequação de um nível circulante do hormônio da tireoide, um nível elevado de TSH é uma indicação para terapia de reposição da tireoide. Se o nível de TSH for apenas minimamente elevado e a criança for assintomática, vale a pena esperar de 4 a 6 semanas e repetir os testes de T_4 e TSH antes de instituir a terapia.

107. Qual é a causa mais comum de hipertireoidismo em crianças?

Mais de 95% dos casos de hipertireoidismo se devem à doença de Graves, uma doença multissistêmica que é caracterizada por hipertireoidismo; oftalmopatia infiltrativa; e ocasionalmente uma dermopatia infiltrativa. As características desta doença podem ocorrer isoladamente ou em combinação. Em crianças, a oftalmopatia parece ser menos severa, e a dermopatia é rara; a síndrome completa pode nunca se desenvolver. Tem havido uma tendência a usar os termos *doença de Graves, tirotoxicose* e hipertireoidismo indistintamente, mas existem outras causas de hipertireoidismo na infância (p. ex., factício).

Léger J: Graves' disease in children, *Endocr Dev* 26:171–182, 2014.
Brown RS. Autoimmune thyroid disease: unlocking a complex puzzle. *Curr Opin Pediatr* 2009:21(4):523–528.

108. Além da doença de Graves, que condições podem causar hipertireoidismo?
- *Excesso de TSH:* tumor produtor de TSH (estes são extraordinariamente raros em crianças).
- *Autonomia da tireoide:* adenoma, bócio multinodular, mutações ativantes de proteínas G (p. ex., síndrome de McCune-Albright).
- *Inflamações da tireoide:* tireoidite subaguda, tireoidite de Hashimoto.
- *Hormônio exógeno:* medicação, produção ectópica.

109. Descreva as características típicas de hipertireoidismo que ocorrem em consequência da doença de Graves.
- **História:** usualmente, o início dos sintomas é gradual, com aumento da labilidade emocional, redução na capacidade de concentração e deterioração no desempenho escolar. Distúrbio do sono, nervosismo, dor de cabeça e perda de peso apesar do aumento do apetite também podem ser observados, assim como fatigabilidade fácil e intolerância ao calor. A observação do comportamento da criança enquanto a história é coletada com o genitor frequentemente é esclarecedora.
- **Exame físico:** o peso pode ser baixo para a altura, e muitas crianças serão altas em relação à idade e ao potencial genético. Algumas crianças terão uma aceleração na taxa de crescimento ao mesmo tempo em que seu comportamento começa a se deteriorar. Frequentemente, é observada pressão de pulso aumentada ou pressão arterial elevada, embora este seja um achado mais variável em crianças do que em adultos.

110. O que causa a doença de Graves?
A doença de Graves é um transtorno autoimune no qual os anticorpos contra os receptores de TSH se ligam ao receptor de TSH, resultando assim na estimulação da produção do hormônio da tireoide e subsequente hipertireoidismo. A maior parte dos anticorpos contra os receptores da tireoide pertence à classe IgG. O nome geral usado para esses anticorpos é imunoglobulinas estimuladoras da tireoide humana (HTSI ou TSI). Antigamente eram chamadas de estimuladores tireoidianos de longa ação (LATS).

PONTOS-CHAVE: TRANSTORNOS DA TIREOIDE
1. Massas na linha média do pescoço envolvem a glândula tireoide ou remanescentes da tireoide, tais como o cisto do ducto tireoglosso.
2. A extensão do pescoço melhora a visualização e palpação de massas na tireoide, especialmente com edema.
3. Aproximadamente 20 a 40% dos nódulos solitários na tireoide em adolescentes são malignos; é necessária avaliação imediata.
4. Tireoidite linfocítica crônica é a causa mais comum de bócio pediátrico nos Estados Unidos.
5. Tireoidite linfocítica crônica aparece mais comumente como um bócio sintomático, reforçando assim a necessidade de palpação da tireoide (uma característica do exame frequentemente negligenciada).
6. Os melhores estudos iniciais de rastreamento para hipotireoidismo e hipertireoidismo são T_4 total e hormônio estimulador da tireoide.

111. Por que ocorre exoftalmia na doença de Graves?
Exoftalmia é uma saliência do globo ocular para fora da órbita (Fig. 6-5). A razão é desconhecida, porém vários fatos sugerem um processo autoimune:
- Estudos histológicos revelam infiltração linfocítica dos músculos retrobulbares.
- Os linfócitos circulantes são sensibilizados para um antígeno único dos tecidos retrobulbares.
- Os complexos de anticorpos contra tireoglobulina-antitiroglobulina encontrados em pacientes com doença de Graves se ligam especificamente aos músculos extraorbitais. Pode haver uma classe separada de anticorpos responsável por alterações nos músculos retrobulbares.

Bahn RS: Graves' ophthalmopathy, *New Engl J Med* 362:726–738, 2010.

112. Que opções de tratamento estão disponíveis para crianças com doença de Graves?
Os três tipos de terapia são drogas antitireoidianas, ablação radioativa (^{131}I) e tireoidectomia subtotal.

Léger J: Graves' disease in children, *Endocr Dev* 26:171–182, 2014.
Bauer AJ: Approach to the pediatric patient with Graves' disease: when is definitive therapy warranted? *J Clin Endocrinol Metab* 96:580–588, 2011.

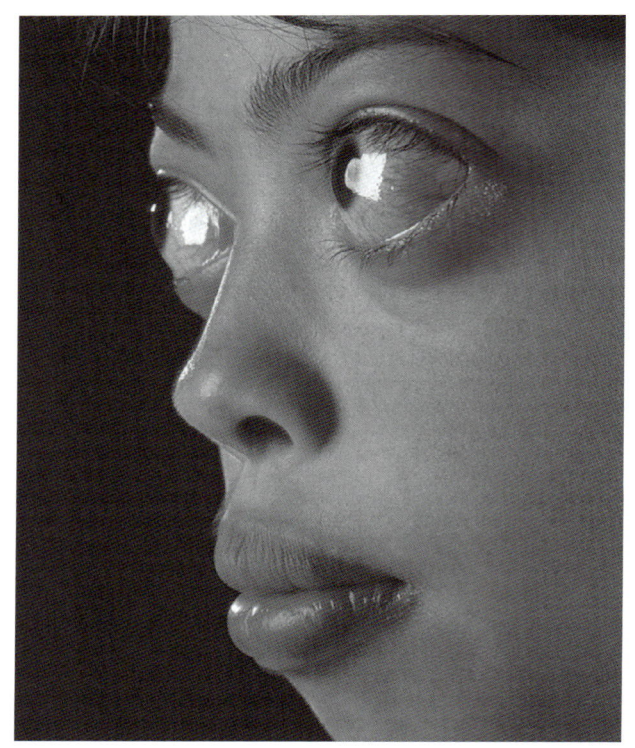

Figura 6-5. Exoftalmia em uma mulher jovem com doença de Graves. *(De Moshang T Jr:* Pediatric Endocrinology: The Requisites in Pediatrics. *Philadelphia, 2005, Elsevier Mosby, p 7.)*

113. Descreva os principais modos de ação e os efeitos colaterais de drogas usadas para tratar a doença de Graves.

Os derivativos da tioamida – *propiltiouracil* e *metimazol* – têm sido historicamente a pedra angular do manejo de longo prazo. Entretanto, o seu início de ação efetivo é lento, porque eles bloqueiam a síntese, mas não a liberação do hormônio da tireoide. Propranolol é útil para o tratamento de muitos dos efeitos β-adrenérgicos do hipertireoidismo. Ele é usado durante o manejo agudo da doença de Graves, mas deve ser descontinuado quando a doença da tireoide estiver controlada. *Iodo* (que pode bloquear transitoriamente a liberação do hormônio da tireoide) e *glicocorticoides* são medicações paliativas úteis enquanto se esperam os efeitos inibitórios da tioamida; eles geralmente são usados somente quando o paciente está agudamente sintomático (p. ex., tempestade tireoidiana).

As tioamidas estão associadas aos efeitos colaterais, os mais sérios dos quais têm sido uma síndrome semelhante ao lúpus envolvendo os pulmões ou o fígado, trombocitopenia, neutropenia, agranulocitose e hepatite com níveis elevados de transaminase. A associação de propiltiouracil e insuficiência hepática severa levou a Food and Drug Administration (Administração de Alimentos e Drogas) a classificar a droga como tarja preta em 2010, e agora o metimazol é a opção medicamentosa antitireoidiana preferida.

Rivkees SA: Pediatric Graves' disease: management in the post-propylthiouracil era, *Int J Pediatr Endocrinol* 2014:10, 2014.

114. O iodo radioativo caiu em desuso como opção de tratamento para a doença de Graves?

Pelo contrário, o iodo radioativo (^{131}I) está crescendo em popularidade. Em alguns centros de endocrinologia pediátrica, ele é considerado atualmente a terapia de primeira linha. Foram expressas preocupações quanto ao possível risco de carcinoma da tireoide, leucemia, nódulos na tireoide ou mutações genéticas, porém, à medida que os indivíduos tratados com ^{131}I durante a infância têm sido acompanhados por períodos prolongados, a experiência sugere que as crianças não estão em risco significativamente aumentado de desenvolvimento dessas condições.

Rivkees SA: Pediatric Graves' disease: management in the post-propylthiouracil era, *Int J Pediatr Endocrinol* 2014:10, 2014.

115. Durante um exame físico de rotina, um nódulo tireoidiano solitário é palpado em uma criança assintomática de 10 anos. Pode ser utilizada uma abordagem de espera e observação?

Absolutamente não. Em crianças com um nódulo solitário, cerca de 20% a 40% têm um carcinoma, 20% a 30% têm um adenoma, e o restante terá abcesso de tireoide, cisto na tireoide, bócio multinodular, tireoidite de Hashimoto, tireoidite subaguda ou massa não tireoidiana no pescoço. Dada a incidência relativamente alta de carcinoma, uma massa tireoidiana exige pronta avaliação. Irradiação prévia da cabeça ou do pescoço está associada a uma incidência significativamente aumentada de carcinoma de tireoide. Uma história familiar de doença da tireoide aumenta a probabilidade de tireoidite linfocítica crônica ou doença de Graves. A presença de sensibilidade na palpação ou altos títulos de pontos de anticorpos antitireoidianos afastam a hipótese de um processo maligno. No entanto, em todos os casos, devem ser realizados estudos radiológicos; em muitos casos, é necessária exploração cirúrgica.

116. Como deve ser investigado esse nódulo solitário na tireoide?

Os principais instrumentos utilizados na investigação de uma massa na tireoide incluem varredura com ^{123}I e ultrassonografia. A ultrassonografia é útil para delinear o tamanho da massa, sua relação anatômica com o resto da tireoide e a presença de estruturas císticas. O exame de imagem com ^{123}I que revela uma massa única não funcional (nódulo "frio") sugere um carcinoma ou adenoma, sendo uma indicação clara de cirurgia. Já a absorção desigual do marcador é mais característica de tireoidite linfocítica crônica, enquanto que um lobo com mau funcionamento pode ser encontrado em uma tireoidite subaguda. Aspiração com agulha fina ou biópsia é outra abordagem para a investigação de uma massa tireoidiana com as recomendações atuais de aspiração dos nódulos tireoidianos ≥ 1 cm, com a orientação por ultrassonografia melhorando a precisão.

Gupta A, Ly S: A standardized assessment of thyroid nodules in children confirm shigher cancer prevalence than in adults, *J Clin Endocrinol Metab* 98:3238–3245, 2013.
Mehanna HM, Jain A, Morton RP, et al: Investigating the thyroid nodule, *BMJ* 338:705–709, 2009.

117. Como é diagnosticada a síndrome do doente eutireoidiano?

A *síndrome do doente eutireoidiano*, também chamada de *síndrome da doença não tireoidiana*, é uma resposta adaptativa ao metabolismo corporal lento frequentemente visto em doenças críticas. Também é denominada síndrome do T_3 baixo, porque o achado mais consistente é uma depressão do T_3 sérico. T_3 reverso, um metabólito metabolicamente inativo, está aumentado, embora raramente seja medido. Os níveis do T_4 e da globulina ligadora da tireoide podem ser baixos ou normais; os níveis do T_4 livre e TSH são normais. Em bebês prematuros doentes, o quadro clínico frequentemente é confuso porque os níveis do T_4, T_4 livre e T_3 são naturalmente baixos. Bebês e crianças com a síndrome do doente eutireoidiano geralmente retornam ao normal quando a doença primária se resolve.

Marks SD: Nonthyroidal illness syndrome in children, *Endocrine* 36:355–367, 2009.

Agradecimentos
Gostaríamos de agradecer ao Dr. Daniel E. Hale por suas contribuições significativas para este texto, como um dos autores originais do capítulo.

GASTROENTEROLOGIA

Chris A. Liacouras, MD ▪ Danielle Wendel, MD ▪ Candi Jump, MD
Maire Conrad, MD, MS ▪ Noah J.F. Hoffman, MD
Elizabeth C. Maxwell, MD ▪ Amanda Muir, MD ▪ Orith Waisbourd-Zinman, MD

ASPECTOS CLÍNICOS

1. Qual é a definição de *failure to thrive*?

Failure to thrive (FTT) é um sinal, não um diagnóstico ou uma síndrome. É um termo que descreve perda de peso ou pouco ganho de peso. Em casos mais graves, o crescimento linear e a circunferência da cabeça podem ser afetados. Algumas definições específicas de FTT baseadas na tabela de crescimento para crianças com menos de 2 anos de idade incluem (1) peso abaixo do 3º e 5º percentil para a idade em mais de uma ocasião, (2) o peso declina duas ou mais linhas principais de percentis, (3) peso < 80% do peso ideal para a idade e (4) uma criança abaixo do 3º ou 5º percentil na curva do peso-comprimento.

Jaffe AC: Failure to thrive: current clinical concepts, *Pediatr Rev* 32:100–107, 2011.

2. Qual é o diagnóstico diferencial de FTT?

As causas de FTT podem ser divididas entre os seguintes grupos:
- **Ingesta nutricional inadequada:** o alimento oferecido não é suficiente, a criança não ingere o suficiente, suco em excesso, diluição da fórmula.
- **Má absorção/perda:** doença mucosa gastrintestinal (GI), disfunção pancreática, doença hepática colestática, vômitos persistentes.
- **Aumento da demanda metabólica:** doença cardíaca congênita, doença pulmonar crônica, insuficiência renal crônica, acidose, infecções congênitas ou crônicas, doença sistêmica crônica, síndromes genéticas.

Jaffe AC: Failure to thrive: current clinical concepts, *Pediatr Rev* 32:100–107, 2011.

3. Como FTT é avaliado?

Os aspectos mais importantes da avaliação para FTT são a história e o exame físico. A história deve abordar a história da alimentação, evacuação, desenvolvimento, psicossocial e familiar. O exame também deve se concentrar em achados que sugiram uma malformação. Testes laboratoriais raramente são úteis, mas podem incluir hemograma completo, painel metabólico básico (PMB), urinálise, cultura da urina e nível sanguíneo de chumbo.

4. Que características da história ou do exame físico sugerem uma condição médica que cause FTT?

História: vômitos recorrentes, diarreia crônica, infecções frequentes e incapacidade de ganhar peso apesar da ingesta calórica adequada.
Exame: características dismórficas, anormalidades no exame cardíaco, organomegalia ou linfadenopatia.

5. Como é feito o diagnóstico de "lombrigas"?

A **visualização direta** de lombrigas adultas maiores na região perianal de uma criança pode algumas vezes ser bem-sucedida, com o melhor tempo de exame sendo de 2 a 3 horas depois que a criança adormecer. Além disso, pode ser aplicada **fita adesiva transparente** à região perianal para coletar ovos; a fita pode ser examinada com microscopia de baixa potência (Fig. 7-1). Essas amostras são mais bem obtidas pela manhã. Como poucas ovas de lombriga estão presentes nas fezes, o exame das amostras de fezes para ovas e parasitas (para lombrigas) não é recomendado.

American Academy of Pediatrics: Pinworm infection. In Pickering LK, editor: 2012 *Red Book: Report of the Committee on Infectious Diseases*, ed 29. Elk Grove Park, IL, *2012*, American Academy of Pediatrics, pp 566–567.

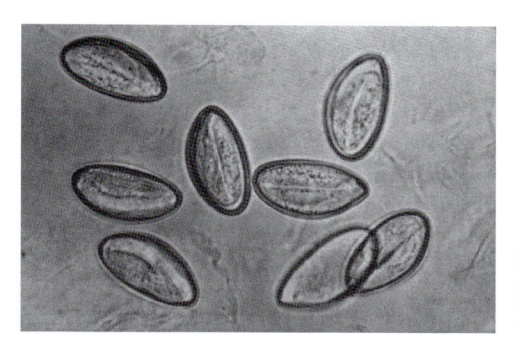

Figura 7-1. Ovos de lombriga coletados em fita adesiva. *(De Public Health Image Library, Centers for Disease Control and Prevention: http://phil.cdc.gov.)*

6. O que caracteriza dor abdominal funcional em crianças?
Anteriormente denominada *dor abdominal recorrente*, esta entidade é comum na prática pediátrica e se refere a crianças sem evidências de processos inflamatórios, anatômicos, infecciosos, alérgicos, metabólicos ou neoplásicos que expliquem os sintomas. A causa provavelmente é multifatorial, incluindo anormalidades no sistema nervoso entérico com possível hiperalgesia visceral ou um limiar reduzido para dor em resposta a alterações na pressão intraluminal secundária a estímulos psicológicos. Essa combinação de mecanismos biopsicossociais (fisiológico, psicológico e comportamental) resulta numa ampla gama de abordagens de manejo.

7. Em crianças com dor abdominal, que características da história sugerem uma possível causa orgânica ou causa grave?
- Perda involuntária de peso.
- Desaceleração do crescimento linear.
- Sangramento GI.
- Vômitos significativos (p. ex., êmese biliar, hematêmese, vômito prolongado, vômito cíclico, padrão que preocupa o médico).
- Diarreia grave crônica.
- Sinais de alarme ao exame abdominal (sensibilidade no quadrante superior ou inferior direito, plenitude localizada ou efeito do índice de massa, sinais peritoneais, hepatomegalia, esplenomegalia, sensibilidade no ângulo costovertebral).
- Febre inexplicável.
- História familiar de doença inflamatória intestinal ou outras doenças GI significativas.
- Apresentação de sintomas antes dos 4 anos ou após 15 anos de idade.

Rasquin A, DiLorenzo C, Forbes D, et al: Childhood functional gastrointestinal disorders: child/adolescent, *Gastroenterology* 130:1527–1537, 2006.
Di Lorenzo C, Colletti RB, Lehmann HP, et al: Chronic abdominal pain in children: a clinical report of the American Academy of Pediatrics and North American Society for Pediatric Gastroenterology, Hepatology, and Nutrition, *J Pediatr Gastroenterol Nutr* 40:245–248, 2005.

8. Que tratamentos são usados para dor abdominal funcional em crianças?
- **Alimentar:** dietas com baixo teor de lactose, fibra dietética, dietas com baixa frutose, probióticos.
- **Farmacológico:** antidepressivos, antiespasmódicos, agentes procinéticos, antagonistas do receptor H2, antagonistas do receptor de leucotrienos.
- **Psicológico:** terapia cognitivo-comportamental, intervenção familiar, técnicas de relaxamento e distração.
- **Medicina complementar e alternativa:** medicina fitoterápica, óleo de hortelã, biofeedback, hipnoterapia, terapia com massagem, acupuntura.

Whitfield KL, Shulman RJ: Treatment options for functional gastrointestinal disorders, *Pediatr Ann* 38:288–294, 2009.
Banez GA: Chronic abdominal pain in children: what to do following the medical evaluation, *Curr Opin Pediatr* 20:571–575, 2008.

9. O que é soluço intratável?

Soluço persistente. Soluço resulta da contratura espasmódica involuntária do diafragma acompanhada por um fechamento repentino da glote. Soluço persistente pode ser um desafio diagnóstico e terapêutico com um amplo diagnóstico diferencial, incluindo algumas possibilidades do sistema nervoso central (SNC), tais como convulsões e tumores.

Chang FY, Lu CL: Hiccup: mystery, nature and treatment, *J Neurogastroenterol Motil* 18:123–130, 2012.

10. Qual é o corpo estranho mais comumente ingerido?

Moedas representam mais de 20.000 consultas médicas anuais em serviços de emergência nos Estados Unidos. Os pacientes sintomáticos têm maior probabilidade de ter a moeda alojada no estômago, embora uma parte significativa desses pacientes possa ser assintomática. As moedas alojadas no esôfago devem ser removidas endoscopicamente no espaço de 24 horas pelo risco de ulceração e perfuração.

11. O que é potencialmente mais perigoso após a ingestão: uma moeda americana de centavos feita em 1977 ou uma feita em 1987?

A moeda de 1987. Em 1982, a composição das moedas de centavos mudou. As moedas cunhadas depois dessa data têm concentrações mais elevadas de zinco, que é mais corrosivo e potencialmente mais prejudicial após contato prolongado com o ácido estomacal.

12. Qual é a diferença radiográfica entre uma moeda no esôfago e uma moeda na traqueia?

Uma moeda no esôfago aparece *de frente* na imagem anteroposterior (plano sagital), enquanto que uma moeda na traqueia aparece *de frente* na imagem lateral (plano coronal) (Fig. 7-2). Isso acontece porque o anel cartilaginoso da traqueia é aberto posteriormente, mas a abertura do esôfago é mais larga na posição transversal.

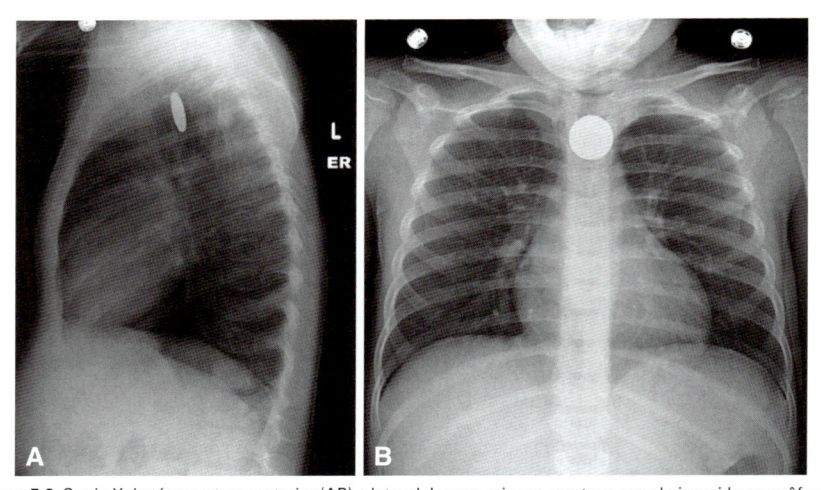

Figura 7-2. O raio X de tórax anteroposterior (AP) e lateral de uma criança mostra a moeda ingerida no esôfago proximal. *(De Ginsberg CG, Gostout CJ, Kochman M, Norton ID, editors:* Clinical Gastrointestinal Endoscopy, *ed 4. Philadelphia, Saunders/Elsevier, 2012, p 231.)*

13. Por que a ingestão de uma bateria em forma de botão é mais perigosa do que a ingestão de uma moeda?

As baterias em forma de botão, assim como as moedas, geralmente ficam alojadas no esôfago. Se isso acontece, elas são capazes de causar queimaduras significativas na mucosa muito rapidamente (algumas vezes, numa questão de horas). Em casos graves, as baterias podem corroer a parede do esôfago e invadir as estruturas ao seu redor, incluindo a aorta. Isso pode causar uma hemorragia fatal. Por essa razão, se houver **qualquer** suspeita de que exista uma bateria presa no esôfago, ela deve ser removida com urgência. As baterias em forma de botão que atingem o estômago não representam tanto risco, mas devem ser acompanhadas para se ter certeza da sua passagem e para serem removidas, caso não saiam do estômago no espaço de 2 a 3 dias. Também é importante determinar o tipo de bateria ingerida.

14. O que é mais perigoso: 2 ímãs engolidos juntos ou 2 ímãs engolidos separadamente?
Embora ímãs engolidos, de qualquer forma, sempre representem um risco significativo, os ímãs que são ingeridos **separadamente** representam um risco maior. Os ímãs engolidos juntos geralmente se atraem (aderem um ao outro), enquanto que aqueles engolidos separadamente têm o potencial de migrar até o intestino de forma isolada e posteriormente atraírem-se em meio às alças do intestino, causando perfuração.

Hussain SZ, Bousvaros A, et al: Management of ingested magnets in children, *J Pediatr Gastroenterol Nutr* 55:239–242, 2012.

15. Quais são as indicações para a remoção urgente de um corpo estranho?
Em geral, qualquer(quaisquer) objeto(s) engolido(s) que pareça(m) estar "preso(s) no esôfago" com base nos sintomas (dor torácica, odinofagia, disfagia, dor epigástrica, sialorreia etc.), incluindo impactação de carne, deve(m) ser removido(s) com urgência. A maioria dos objetos pontiagudos no estômago deve ser removida urgentemente. Objetos acima de 2,5 cm de largura e 5 cm de comprimento são pouco prováveis de atravessar o piloro e devem ser removidos. Pacientes que relatam *qualquer* sintoma (vômitos, dor, febre, disfagia) precisam de avaliação urgente, se o objeto estiver no estômago ou no intestino.

16. Quais são as más notícias acerca da síndrome de Rapunzel?
A *síndrome de Rapunzel*, que resulta de tricotilomania, é um tricobezoar (um bezoar formado por pelos) que pode formar um molde do estômago e intestino delgado e, com o tempo, pode se estender até o intestino grosso. **Remoção cirúrgica** é tipicamente a única opção terapêutica para remoção de grandes tricobezoares, como os que são vistos na síndrome de Rapunzel.

Gonuguntla V, Joshi D-D: Rapunzel syndrome: a comprehensive review of an unusual case of trichobezoar, *Clin Med Res* 7:99–102, 2009.

17. Qual é a apresentação clínica mais comum de pólipos juvenis em crianças?
Sangramento retal indolor. Até um terço dos pacientes pode ter perda sanguínea crônica com anemia microcítica. O pico da prevalência em crianças se encontra entre 1 e 7 anos de idade. Os pólipos são mais comumente encontrados no reto. Pólipos grandes podem ser o ponto principal de intussuscepção.

18. Quais são os tipos de pólipos colônicos?
- **Maligno:** pólipos com células que perderam sua diferenciação normal (incluindo adenomas, alguns dos quais têm a capacidade de se tornar cancerosos).
- **Hamartomatoso:** malformações focais benignas compostas de elementos tissulares normalmente encontrados naquele sítio, mas que crescem de forma desorganizada.
- **Hiperplásico:** um pólipo serreado sem potencial maligno.
- **Inflamatório:** pólipos associados a doenças inflamatórias intestinais.

19. Por que é importante confirmar um diagnóstico de polipose juvenil?
A *síndrome de polipose juvenil* é definida por 5 ou mais pólipos no cólon/reto e 1 ou mais membros da família afetados. Esse transtorno é herdado de forma autossômica dominante. É comum (até 12%) em pacientes com pólipos sintomáticos, especialmente com pólipos colônicos no lado direito, anemia e adenomas em vez de hamartomas. A importância de estabelecer o diagnóstico de uma síndrome de polipose é que algumas síndromes (p. ex., Peutz-Jeghers e polipose colônica juvenil) estão associadas ao **risco de desenvolvimento de adenocarcinoma**, com uma incidência de até 30% em menos de 10 anos

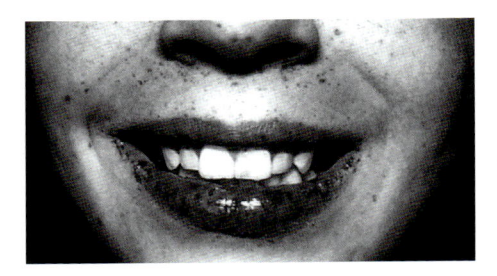

Figura 7-3. Lesões pigmentadas maculares em paciente com a síndrome de Peutz-Jeghers. *(De Kliegman RM, Stanton BF, St Geme JW, et al., editors:* Nelson Textbook of Pediatrics, *ed 19. Philadelphia, 2011, Saunders, p 1362.e5).*

após o diagnóstico. Outra característica da síndrome de Peutz-Jeghers é a presença de pequenas manchas características de cor escura (melanose) nos lábios, dentro da boca e perto dos olhos e narinas (Fig. 7-3).

Brosens LAA, Langeveld D, et al: Juvenile polyposis syndrome, *World J Gastroenterol* 17:4839-4844, 2011.

20. Como é diagnosticada ascite através do exame físico?

Ascite grave é comumente diagnosticada pela observação da criança em posição supina e depois em posição ereta. Flancos inchados, protusão umbilical e edema escrotal (em homens) geralmente são evidentes. Três técnicas principais são usadas quando o diagnóstico não é óbvio:

- **Onda líquida (sinal do piparote):** este sinal pode ser obtido em um paciente cooperativo batendo-se com firmeza nos flancos e, ao mesmo tempo, recebendo a onda com a outra mão. A transmissão da onda através do tecido gorduroso deve ser bloqueada pela mão colocada no centro do abdome.
- **Macicez móvel:** com o paciente na posição supina, a percussão do abdome irá mostrar uma área central timpânica na parte superior circundada pela macicez da percussão nos flancos. Essa macicez se modifica quando o paciente se move lateralmente ou fica de pé.
- **"Sinal da poça":** um paciente cooperativo e com mobilidade pode ser examinado de cócoras, em cima do leito. O flanco é percutido com um piparote enquanto, com um estetoscópio, você procura ouvir um marulhar ou uma mudança na transmissão do som.

Pequenas quantidades de ascite podem ser extremamente difíceis de detectar no exame físico em crianças. Embora a ascite possa ser demonstrada através de radiografias, o teste mais sensível e específico é uma ultrassonografia abdominopélvica, a qual consegue detectar até mesmo 150 mL de líquido ascítico.

CONSTIPAÇÃO

21. O que constitui constipação na infância?

Constipação é definida como demora ou dificuldade na defecação, presente por 2 ou mais semanas e suficiente para causar sofrimento ao paciente. A frequência normal das fezes varia desde várias vezes por dia até três evacuações por semana. Em crianças, deve ser considerada constipação quando o padrão normal das fezes se tornar mais infrequente, quando as fezes ficarem duras ou forem difíceis de expelir, ou quando a criança exibir padrões de retenção ou mudanças comportamentais em relação ao movimento intestinal. Escape fecal na roupa (*soiling*) pode ser um sinal de constipação.

Auth MKH, Vora R, Farrelly P, et al: Childhood constipation, *BMJ* 345:e7609, 2012.

22. Que características sugerem uma etiologia orgânica para constipação?

- História de perda de peso ou ganho de peso inadequado.
- Nevo ou fosseta lombossacral.
- Múltiplas manchas cor de café com leite.
- Exame neurológico anormal (tônus e força reduzidos; reflexos anormais).
- Anormalidades anais (anteriormente deslocado, prolapso ou apertado).

- Sangue nas fezes, aparente ou oculto.
- Distensão abdominal com ou sem vômitos.

Croffie JM, Fitzgerald JF: Constipation and irritable bowel syndrome. In Liacouras CA, Piccoli DA, editors: *Pediatric Gastroenterology: The Requisites in Pediatrics*. Philadelphia, 2008, Mosby Elsevier, p 33.

23. Qual é o componente mais importante do exame físico quando é avaliada a constipação?

O exame retal. A presença de grandes quantidades de fezes na abóbada retal quase sempre indica constipação funcional. A ausência de fezes na abóbada retal pode indicar evacuação recente; se ocorrer expulsão das fezes após a remoção do dedo do examinador, deverá ser considerada doença de Hirschsprung. A não realização de um exame retal é uma omissão comum durante a avaliação de crianças, e a impactação na constipação crônica frequentemente não é detectada.

Safder S: Digital rectal examination and the primary care physicians: a lost art? *Clin Pediatr* 45:411–414, 2006.
Gold DM, Levine J, Weinstein TA, et al: Frequency of digital rectal examination in children with chronic constipation, *Arch Pediatr Adolesc Med* 153:377–379, 1999.

24. Quais são alguns dos desencadeantes comuns de constipação em bebês e crianças saudáveis?

- **Introdução de alimentos sólidos ou leite de vaca:** a dieta pode ter baixo teor de fibras e não fornecer ingestão adequada de líquidos.
- **Treinamento esfincteriano inadequado:** crianças de até 2 anos podem não responder apropriadamente à necessidade de defecar ou podem não ter apoio adequado para os pés para a evacuação efetiva das fezes, se estiverem usando um vaso sanitário de uso adulto. Se a passagem das fezes for dolorosa, essas crianças podem começar a reter as fezes. Se as fezes não forem amaciadas com o aumento de fibras e/ou líquidos na dieta ou com emolientes de fezes, esse padrão poderá continuar.
- **Entrada na escola:** as crianças podem relutar em usar o banheiro na escola, provocando um padrão de retenção das fezes, fezes dolorosas e constipação.

Borowitz SM, Cox DJ, Tam A, et al: Precipitants of constipation during early childhood, *J Am Board Fam Pract* 16:213–218, 2013.

PONTOS-CHAVE: CONSTIPAÇÃO

1. Noventa e nove por cento dos bebês a termo eliminam fezes em menos de 24 horas após o nascimento. Caso as fezes não saiam dentro das primeiras 48 horas de vida, isso deve ser considerado patológico até que se prove o contrário.
2. O exame retal é uma omissão comum em pacientes que se submetem a uma avaliação para constipação. O tônus, a quantidade de fezes e o tamanho da abóbada retal devem ser avaliados.
3. Escape fecal está quase sempre associado à constipação funcional grave, e não à doença de Hirschsprung.
4. O tratamento da constipação funcional é multimodal e inclui medicações.
5. Causas orgânicas são sugeridas por perda de peso, nevo lombossacral, anormalidades anais, sangue nas fezes e distensão abdominal.

25. Que características clínicas diferenciam constipação retentiva crônica da doença de Hirschsprung?

Ver Tabela 7-1.

26. Como é diagnosticada a doença de Hirschsprung?

A doença de Hirschsprung resulta da falha na migração normal dos precursores das células ganglionares para sua localização no trato GI durante a gestação. O diagnóstico pode ser feito pela obtenção de um **enema de bário** sem preparo do cólon, que irá demonstrar uma alteração no calibre do intestino grosso no sítio em que o intestino normal se encontra com o intestino aganglônico (zona de transição) (Fig. 7-4). É necessário um enema de bário não preparado, porque o uso de enemas de limpeza pode dilatar a porção normal do cólon e remover parte da impactação fecal, ocasionando assim um resultado falso-negativo. Depois do estudo, a retenção do bário por 24 horas ou mais é sugestiva de doença de

Tabela 7-1. Distinções Clínicas entre Constipação Funcional Crônica e Doença de Hirschsprung		
CARACTERÍSTICA CLÍNICA	**CONSTIPAÇÃO FUNCIONAL**	**DOENÇA DE HIRSCHSPRUNG**
Idade de início	> 1 ano	< 1 ano
Passagem de mecônio	Dentro de 24 h	O mecônio passa após 24 h
Dor abdominal	Frequente, com cólicas	Raro
Tamanho das fezes	Grande	Pequeno, em fita
Comportamento de retenção das fezes	Presente	Ausente
Encoprese (escape fecal)	Presente	Muito raro
Reto	Cheio de fezes	Vazio
Exame retal	Fezes no reto	Passagem explosiva das fezes
Crescimento	Normal	Deficiente

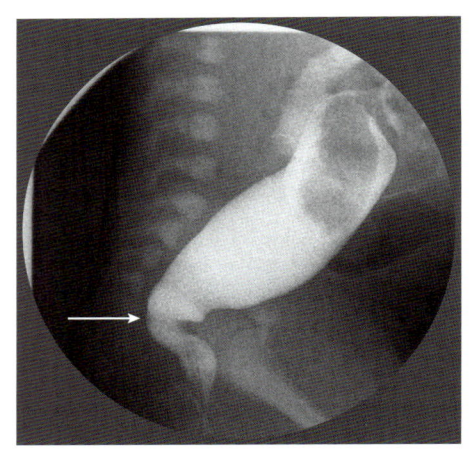

Figura 7-4. Enema com contraste em um recém-nascido com doença de Hirschsprung. Observar a zona de transição *(seta)* à medida que o cólon proximal mais dilatado diminui para um cólon distal mais estreito na junção sigmoide. *(De Liacouras CA, Piccoli DA: Pediatric Gastroenterology:* The Requisites in Pediatrics, Philadelphia, 2005, Elsevier Mosby, p 1170.)

Hirschsprung ou transtorno da motilidade significativo. Esse estudo é menos confiável em uma criança com menos de 6 meses. **Biópsia retal por sucção** ou **biópsia cirúrgica da espessura total** irão confirmar a ausência de células ganglionares. Manometria anal é menos confiável em crianças; em bebês pequenos, ela requer equipamento especializado.

27. Qual é a causa mais comum de encoprese?

Encoprese, ou escape fecal, pode ser definida como a passagem involuntária de material fecal em uma criança sadia e normal em outros aspectos. A causa mais comum é **constipação funcional com extravasamento**. Crianças com encoprese tipicamente não sentem urgência para defecar. A sujidade fecal está quase sempre associada à constipação funcional severa.

28. Como devem ser manejadas crianças com constipação crônica e encoprese?

- O cólon retossigmoide deve ser **liberado completamente** do material fecal. Algumas vezes é necessária desimpactação manual. Comumente, são necessários muitos enemas durante muitos dias. Enemas adultos devem ser usados em crianças que tenham mais de 3 anos.

GASTROENTEROLOGIA

- As medicações que atuam como **laxativo osmótico** levando líquido para o intestino para promover a passagem de fezes macias incluem polietilenoglicol em pó e lactulose (um açúcar não absorvível). Outros agentes osmóticos, como sorbitol e citrato de magnésio, podem ser considerados. Para casos de constipação funcional de longa duração, os laxativos osmóticos devem ser continuados por um período mínimo de vários meses, enquanto o reto dilatado retorna ao tamanho normal.
- Um **lubrificante oral**, como óleo mineral, pode ajudar a promover a passagem continuada das fezes, mas pode contribuir para escape acidental. Em casos difíceis, as **medicações estimulantes**, como bisacodil ou sena, podem ser substitutas para uso de curto prazo.
- É extremamente importante **educar** os pacientes e os pais acerca dos mecanismos do transtorno. Uma dieta com alto teor de fibras, possível limitação de laticínios e carboidratos complexos, períodos definidos para permanecer sentado no vaso sanitário (2 a 3 vezes ao dia por 10 minutos após as refeições) e um sistema de modificação do comportamento que recompense os movimentos intestinais normais são essenciais para um sucesso eventual. Abordagens integrativas de biofeedback, estratégias de relaxamento e mentalização têm sido usadas para crianças que têm "ansiedade por defecação" severa. Um objetivo é um ou dois movimentos intestinais macios por dia. As recaídas são comuns.

Har AF, Croffie JM: Encopresis, *Pediatr Rev* 31:368–374, 2010.

DIARREIA E MÁ ABSORÇÃO

29. Que prazo distingue diarreia aguda de diarreia crônica?
Diarreia é a evacuação frequente (> 3 vezes por dia) de fezes líquidas. Diarreia *aguda* é frequentemente autolimitada e dura alguns dias. A diarreia é considerada *crônica* quando dura > 3 semanas.

30. Qual é a causa mais comum de diarreia epidêmica em todo o mundo?
Norovírus. Acredita-se que esses vírus de DNA de único fio sejam responsáveis por, pelo menos, 50% de todos os surtos de gastroenterite pelo mundo e uma causa importante de intoxicação alimentar. Com o uso disseminado da vacinação contra o rotavírus, o norovírus se tornou a causa mais comum de gastroenterite aguda atendida medicamente em crianças < 5 anos nos Estados Unidos.

Payne DC, Vinjé J, Szilagyi PG, et al: Norovirus and medically-attended gastroenteritis in the U.S. children, *N Engl J Med* 368:1121–1130, 2013.
Hall AJ, Vinjé J, Lopman B, et al: Updated Norovirus outbreak management and disease prevention guidelines, *MMWR* 60 (RR03):1–15, 2011.

31. Quais são as outras causas comuns de diarreia aguda?
- Viral (outras incluindo rotavírus, enterovírus).
- Bacteriana (p. ex., *Escherichia coli, Shigella, Salmonella, Yersinia, Campylobacter, Clostridium difficile*).
- Protozoários.
- Alérgica.
- Efeito colateral da medicação (p. ex., uso de antibióticos).
- Infecções extraintestinais (p. ex., respiratória, urinária, sepse).

32. Que aspectos da história são importantes quando se procura a causa de diarreia?
- Medicações recentes, especialmente antibióticos.
- História de imunossupressão (p. ex., infecções maiores recorrentes, história de desnutrição, síndrome da imunodeficiência adquirida, medicações imunossupressoras).
- Doenças em outros membros da família ou contatos próximos.
- Viagem para fora do país.
- Viagem para áreas rurais ou litorâneas (p. ex., envolvendo o consumo de água não tratada, leite cru ou mariscos crus).
- Frequentar uma creche.
- Introdução recente de alguns alimentos, particularmente o foco no consumo de sucos e frutose.
- Presença de animais de estimação.
- Preparo da comida e origem da água.

Thielman NM, Guerrant RL: Acute infectious diarrhea, *N Engl J Med* 350:38–47, 2004.

33. Em que contextos a diarreia pode ser uma doença grave e com risco de vida?

Diarreia grave por qualquer causa pode provocar desidratação, o que pode causar morbidade significativa e mortalidade. No entanto, diarreia pode ser sinal de uma doença associada séria, a qual pode representar risco de vida:
- Intussuscepção.
- Gastroenterite por *Salmonella* (hospedeiro comprometido ou recém-nascido).
- Síndrome hemolítico-urêmica.
- Doença de Hirschprung (com megacólon tóxico).
- Colite pseudomembranosa (classicamente devida a *C. difficile*).
- Doença intestinal inflamatória (com megacólon tóxico).

Fleisher GR: Diarrhea. In Fleisher GR, Ludwig S, editors: *Textbook of Pediatric Emergency Medicine*, ed 6. Philadelphia, 2010, Wolters Kluwer, p 213.

34. Por que a verdadeira diarreia durante os primeiros dias de vida é especialmente preocupante?

Além do maior potencial para desidratação em um recém-nascido, diarreia nessa faixa etária está mais comumente associada a defeitos intestinais congênitos importantes envolvendo o transporte de eletrólitos (p. ex., diarreia congênita com perda de sódio ou cloreto), absorção de carboidratos (p. ex., deficiência congênita de lactase), defeitos imunomediados (p. ex., enteropatia autoimune) ou aqueles caracterizados por atrofia vilosa (p. ex., doença de inclusão das microvilosidades). Embora possa ocorrer enterite viral no berçário, qualquer recém-nascido com diarreia verdadeira justifica uma avaliação detalhada e o possível encaminhamento para um centro terciário.

Sherman PM, Mitchell DJ, Cutz E: Neonatal enteropathies: defining causes of protracted diarrhea in infancy, *J Pediatr Gastroenterol Nutr* 30:16–26, 2004.

35. Quais são os testes de fezes mais úteis para o diagnóstico de má absorção de gordura?

A medida da gordura fecal de 72 horas é o teste padrão ouro para má absorção de gordura. O paciente deve ingerir uma dieta com alto teor de gordura por 3 a 5 dias (100 g por dia para adultos), e todas as fezes são coletadas nas próximas 72 horas. Concomitantemente, deve ser obtida uma história nutricional completa e precisa, para que possa ser calculado o coeficiente de absorção de gordura. Esteatorreia estará presente, se mais de 7% da gordura da dieta for mal absorvida. Em bebês normais, até 15% da gordura pode ser mal absorvida. Outros testes incluem a coloração de Sudão das fezes para glóbulos de gordura (um teste qualitativo que, se positivo, indica esteatorreia bruta), o esteatócrito e o monitoramento dos lipídios absorvidos após uma refeição padronizada.

36. Qual é o teste de fezes mais útil para ajudar a diagnosticar perda de proteína GI?

A medida da α_1-antitripsina fecal é o marcador das fezes mais útil da má absorção de proteína. É importante medir concomitantemente a deficiência de α_1-antitripsina, que pode resultar em um estudo de fezes falso-negativo.

37. Como variam os padrões de diarreia secretória ou enterotoxigênica e inflamatória?

Doença secretória ou *enterotoxigênica* é caracterizada por diarreia aquosa e ausência de leucócitos fecais. *Doença inflamatória* é caracterizada por disenteria (isto é, sintomas e fezes com sangue), bem como leucócitos fecais e glóbulos vermelhos.

38. Qual é a diferença fisiopatológica primária entre diarreia secretória e osmótica?

Na *diarreia osmótica*, nutrientes não digeridos aumentam a carga osmótica no intestino delgado e no cólon distal, ocasionando reduzida absorção de água. Na *diarreia secretória*, um agente nocivo faz com que o epitélio intestinal secrete água e eletrólitos em excesso no lúmen.

39. Como a diarreia osmótica pode ser distinguida da diarreia secretória?

Na verdadeira diarreia osmótica, os sintomas devem cessar quando o paciente é colocado em NPO. Além disso, pode ser calculada uma lacuna osmótica fecal. Na diarreia osmótica, o conteúdo eletrolítico fecal se torna mais baixo do que o soro. Os eletrólitos nas fezes devem ser coletados e comparados com uma osmolalidade sérica normal, 290 mOsm/kg. A lacuna osmótica fecal é [290 − 2(Na + K)].
Ver Tabela 7-2.

Tabela 7-2. Diarreia Osmótica *Versus* Diarreia Secretória		
FEZES	**DIARREIA OSMÓTICA**	**DIARREIA SECRETÓRIA**
Eletrólitos	$Na^+ < 70$ mmol/L	$Na^+ > 70$ mmol/L
	$Cl^- < 25$ mEq/L	$Cl^- > 40$ mEq/L
Gap osmótico*	> 135 mOsm	< 50 mOsm
pH	$< 5,6$	$> 6,0$
Resposta ao jejum	Melhora	Nenhuma

*Gap osmótico é a osmolalidade do líquido fecal menos a soma das concentrações dos eletrólitos fecais. De Guarino A, De Marco G: Persistent diarrhea in Walker WA, Goulet O, Kleinman RE et al., editors: Pediatric Gastrointestinal Disease, 4th ed. Hamilton, Ontario, 2004, BC Decker, pp 180-193.

40. Como devem ser manejadas crianças com diarreia secretória?
Depois de retirada a alimentação da criança, deve ser iniciada uma tentativa vigorosa de manter um equilíbrio clínico entre líquidos e eletrólitos. Se isso tiver sucesso, a criança deve ser avaliada quanto a danos no intestino delgado proximal, patógenos entéricos e exames de base da má absorção. Se houver suspeita de anormalidades na integridade da mucosa, é realizada uma biópsia do intestino delgado; se os achados forem significativamente anormais, o paciente poderá receber alimentação parenteral e voltar gradualmente a se alimentar. A microscopia eletrônica pode revelar anormalidades congênitas da microvilosidade das membranas e a borda em escova. Causas hormonais de diarreia secretória (p. ex., um VIPoma, hipergastrinoma ou síndrome carcinoide) devem ser consideradas, se os estudos iniciais forem negativos.

41. Que tumores raros podem causar diarreia secretória verdadeira?
- **Gastrinoma:** as crianças apresentam dor característica de úlcera, hematêmese, vômitos e melena. A intensa descarga de ácido no intestino delgado proximal leva a precipitação de sais biliares e esteatorreia.
- **VIPoma:** as crianças apresentam diarreia aquosa profusa, com acentuada perda fecal (20 a 50 mL/kg/dia) devida aos altos níveis de peptídeos intestinais vasoativos (VIP).

42. Que aspectos caracterizam "diarreia da criança pequena"?
A *diarreia da criança pequena*, que também é conhecida como diarreia crônica não específica, é uma entidade clínica de etiologia obscura que ocorre em bebês entre 6 e 40 meses de idade, frequentemente após uma enterite identificável distinta e o tratamento com antibiótico. Ocorrem fezes frouxas e sem sangue (pelo menos, duas vezes por dia, mas geralmente mais) sem sintomas associados de febre, dor ou falha no crescimento. Má absorção não é uma característica fundamental.

Múltiplas causas podem estar presentes: consumo excessivo de suco de frutas, hipermotilidade intestinal relativa, secreção aumentada dos ácidos biliares e sódio e anormalidades da prostaglandina intestinal. O diagnóstico é de exclusão, e as crianças devem ser avaliadas para intolerância a dissacarídeos, hipersensibilidade a proteínas, infestação parasitária e doença inflamatória intestinal. O tratamento consiste de tranquilização, avaliação criteriosa do crescimento e agentes formadores de volume, como psílio (como terapia inicial). Outros agentes usados com sucesso têm sido colestiramina e metronidazol.

43. O que é intolerância à lactose primária?
Em mais de 50% da população, iniciando aos 5 anos de idade, os níveis de lactase declinam progressivamente depois de terem sido normais no começo da infância. Esses níveis declinam em ritmos diferentes para pessoas diferentes, dependendo da sua genética. A maioria dos adultos com intolerância à lactose primária tem níveis de lactase de aproximadamente 10% dos encontrados durante a infância. Sintomas de intolerância à lactose (p. ex., inchaço, náusea, câimbras, diarreia depois de ingerir laticínios) podem se desenvolver, se forem ingeridas cargas excessivas de lactose.

44. Como a deficiência de lactase de início tardio varia de acordo com a etnia?
Ver Tabela 7-3.

Tabela 7-3. Porcentagem Aproximada da Baixa Atividade da Lactase por Grupo Étnico			
NOS ESTADOS UNIDOS		**NO MUNDO**	
Brancos	20%	Holandeses	0%
Hispânicos	50%	Franceses	32%
Negros	75%	Filipinos	55%
Nativos Americanos	90%	Vietnamitas	100%

45. **Que condições produzem intolerância à lactose secundária?**
Qualquer transtorno que altere a mucosa do intestino delgado proximal pode resultar em intolerância secundária à lactose. Por essa razão, o teste de tolerância à lactose é comumente usado como um teste de rastreamento para a integridade intestinal, embora tenha a desvantagem de identificar concomitantemente todos os intolerantes à lactose de modo primário. Embora em muitos processos patológicos esteja presente uma combinação de fatores, a intolerância à lactose secundária pode ser classificada em lesões da microssuperfície, superfície total, tempo de trânsito e sítio da colonização bacteriana no intestino delgado.
Microvilosidades e borda em escova:
- Pós-enterite.
- Crescimento bacteriano excessivo.
- Lesões inflamatórias (doença de Crohn).

Nível das vilosidades:
- Doença celíaca.
- Enteropatia alérgica.
- Gastroenteropatia eosinofílica.

Área volumosa na superfície intestinal:
- Síndrome do intestino curto.

Trânsito alterado com entrada precoce da lactose no cólon:
- Hipertireoidismo.
- Síndromes de *dumping* (esvaziamento gástrico rápido).
- Fístulas enteroenterais.

46. **Como é diagnosticada intolerância à lactose?**
O método não invasivo mais comum de diagnóstico de intolerância à lactose é um **teste respiratório de hidrogênio**. O paciente em jejum é alimentado com 2 g/kg (até 25 g) de lactose, e o ar expirado final é coletado a cada 15 minutos durante as 2 a 3 horas seguintes com o propósito de medir a concentração de hidrogênio. A fermentação dos carboidratos pelas bactérias no cólon resulta em expiração de hidrogênio após a ingestão da lactose. Um pico no nível de hidrogênio de 20 partes por milhão acima da linha básica após cerca de 60 minutos concomitante a uma resposta sintomática é considerado um teste positivo. Em virtude da necessidade de bactérias colônicas para fermentar os carboidratos e produzir gás hidrogênio, é importante que o paciente não receba antibióticos imediatamente antes do teste.
A **medida direta dos níveis de lactase**, assim como a de outros dissacarídeos, pode ser obtida pela biópsia do duodeno ou jejuno durante endoscopia superior.

Heyman MB: Lactose intolerance in infants, children and adolescents, *Pediatrics* 118:1279–1286, 2006.

47. **Qual é o papel da medida da elastase fecal?**
A medida da elastase pancreática fecal é um rastreio para **insuficiência pancreática**, que pode ser a causa de má absorção da gordura (p. ex., fibrose cística). A medida reduzida da elastase pancreática está associada à insuficiência pancreática, embora os valores possam ser falsamente diminuídos, quando a amostra é obtida de fezes diarreicas.

48. **Quais as três características clínicas individuais mais precisas para predizer desidratação de 5%?**
- Recarga capilar anormal.
- Turgor cutâneo anormal.
- Padrão respiratório anormal.

Steiner MJ, DeWalt DA, Byerley JS: Is this child dehydrated? *JAMA* 291:2746–2754, 2004.

49. Qual a precisão das medidas de densidade urinária e nitrogênio ureico no sangue (BUN) como meio de avaliar desidratação em crianças?

Notoriamente inconfiável. Embora a alta densidade urinária seja comumente considerada associada à desidratação, um estudo prospectivo de 75 crianças desidratadas constatou que a correlação era fraca. BUN não começa a se elevar até que a taxa de filtração glomerular caia até aproximadamente metade do normal; então se eleva em cerca de 1% por hora, e pode se elevar até menos em uma criança em jejum com a doença. Em um estudo prospectivo, Bonadio e colegas encontraram que 80% dos pacientes julgados como 5% a 10% desidratados por meio de achados físicos comuns podem ter um BUN normal.

Steiner MJ, Nager AL, Wang VJ: Urine specific gravity and other urinary indices: inaccurate tests for dehydration, *Pediatr Emerg Care* 23:298–303, 2007.

Bonadio WA, Hennes HH, Machi J, Madagame E: Efficacy of measuring BUN in assessing children with dehydration due to gastroenteritis, *Ann Emerg Med* 18:755–757, 1989.

50. Em que as várias soluções para reidratação oral diferem na composição de outros líquidos que são comumente usados para reidratação?

Muitos remédios caseiros são bastante deficientes ou então contêm eletrólitos ou açúcar em excesso. Canja de galinha não possui carboidratos e sódio muito alto. Refrigerantes (como as colas) podem ter até 8 × o conteúdo de açúcar recomendado, com sódio e potássio insignificantes. A maçã tem um conteúdo muito alto de açúcar e osmolalidade muito alta e sódio insignificante. O chá não possui carboidrato nem sódio. Soluções orais para reidratação disponíveis comercialmente incorporam carboidratos (25 a 50 g/L), sódio (45 a 90 mEq/L) e potássio (20 a 25 mEq/L) para maximizar o cotransporte.

51. Como a solução eletrolítica oral (reidratação) da Organização Mundial da Saúde (OMS) pode ser duplicada?

A solução da OMS é 2% de glicose, 20 mEq K^+/L, 90 mEq Na^+/L, 80 mEq Cl^-/L e 30 mEq bicarbonato/L. Esta solução é aproximada pela adição de 3/4 colher de chá de sal, 1 colher de chá de bicarbonato de sódio, 1 xícara de suco de laranja (para KCl) e 8 colheres de chá de açúcar para 1 L de água.

52. Quais abordagens tradicionais de alimentação durante a diarreia não são mais recomendadas e devem ser evitadas?

- **Trocar para uma fórmula sem lactose:** isso geralmente é desnecessário, porque os ensaios clínicos não mostraram vantagens para a maioria dos bebês. Certos bebês com desnutrição severa e desidratação podem se beneficiar da fórmula sem lactose.
- **Fórmula diluída:** a fórmula com metade ou um quarto da potência demonstrou-se, em ensaios clínicos, desnecessária e associada a sintomas prolongados e retardo na recuperação nutricional.
- **Alimentação líquida:** alimentos com alto teor de açúcares simples (p. ex., refrigerantes carbonatados, bebidas à base de suco, sobremesas de gelatina) devem ser evitados, porque a alta carga osmótica pode piorar a diarreia.
- **Evitar alimentos gordurosos:** a gordura pode ter um efeito benéfico de redução da motilidade intestinal.
- **Dieta BRAT:** a dieta com bananas, arroz (*rice*), molho de maçã e torradas é desnecessariamente restritiva e pode fornecer nutrição abaixo do ideal.
- **Evitar alimentos por, pelo menos, 24 horas:** a alimentação inicial reduz a permeabilidade intestinal causada pela infecção, reduz a duração da doença e melhora o resultado nutricional.

King CK, Glass R, Bresee JS, Duggan C, Centers for Disease Control and Prevention: Managing acute gastroenteritis among children: oral rehydration, maintenance, and nutritional therapy, *MMWR Recomm Rep* 52:1–16, 2003.

53. Qual é o papel dos agentes antieméticos em crianças com gastroenterite?

As diretrizes publicadas ainda não recomendaram formalmente o uso de medicações antieméticas, particularmente domperidona, metoclopramida, proclorperazina e prometazina, em virtude das preocupações com o aumento nas taxas de revisitas ao PS e dos custos da assistência médica. Ondansetron oral, um antagonista da 5-hidroxitriptamina de ação central, demonstrou ser útil na redução do risco de vômitos persistentes, na diminuição da necessidade de terapia intravenosa em ambientes de PS e na redução da probabilidade de hospitalização.

Freedman SB, Hall M, Shah SS, et al: Impact of increasing ondansetron use on clinical outcomes in children with gastroenteritis, *JAMA Pediatr* 168:321–329, 2014.

54. Quais são as terapias com drogas não antimicrobianas para diarreia?

Em crianças maiores, adolescentes e adultos, são usadas as categorias a seguir. Os dados pediátricos são limitados, estas medicações não são tipicamente aprovadas ou recomendadas para crianças < 3 anos de idade.

- **Agentes antimotilidade** (loperamida [Imodium], difenoxilato e atropina [Lomotil], tintura de ópio [Paregórico]): estes podem causar sonolência, íleo e náusea e potencializar os efeitos de certas enterititides bacterianas (p. ex., *Shigella*, *Salmonella*) ou acelerar o curso da colite associada a antibióticos.
- **Drogas antissecretórias** (subsalicilato de bismuto [Pepto-Bismol]): envolvem o potencial para overdose de salicilato.
- **Adsorventes** (attapulgite, caolim-pectina [Donnagel, Kaopectate]): podem causar plenitude abdominal e interferir em outras medicações.

55. Qual é o papel dos organismos probióticos no tratamento de diarreia associada a antibiótico?

Probióticos (o oposto de antibióticos) são organismos vivos que se acredita que causem benefícios à saúde, repondo algumas das mais de 500 espécies de bactérias intestinais que os antibióticos podem suprimir e inibindo o crescimento da flora mais patogênica. Entre as crianças que recebem antibióticos de amplo espectro, cerca de 20% a 40% irão experimentar algum grau de diarreia. *Lactobacillus GG*, *Bifidobacterium bifidum* e *Streptococcus thermophilus* demonstraram limitar a diarreia associada a antibiótico em crianças.

Applegate JA, Fischer Walker CL, Ambikapathi R, et al: Systematic review of probiotics for the treatment of community-acquired acute diarrhea in children, *BMC Public Health* 13:S3–S16, 2013.

PONTOS-CHAVE: DIARREIA E MÁ ABSORÇÃO

1. A história é crucial para o diagnóstico e deve incluir medicações recentes, contatos com familiares doentes, viagem, frequência à escola ou à creche, animais de estimação e origens da água.
2. Três chaves para a avaliação da desidratação são (1) recarga capilar, (2) turgor cutâneo e (3) padrão respiratório.
3. Infecção pela espécie *Salmonella* é mais preocupante entre bebês com mais de 1 ano pelo risco aumentado de disseminação (p. ex., bacteremia, meningite).
4. Diarreia na criança pequena é uma causa comum de diarreia crônica em crianças entre as idades de 6 e 40 meses.
5. Doença celíaca (sensibilidade ao glúten) é comum (até 1% da população geral) e pode apresentar sintomas sutis e variados.
6. Colite alérgica ou não específica é a causa mais comum de diarreia com sangue em bebês com menos de 1 ano.

56. Por que *enterite por Salmonella* é tão preocupante em uma criança que tem menos de 12 meses?

Em crianças maiores com gastroenterite por *Salmonella*, raramente ocorrem bacteremia secundária e disseminação da doença. Em bebês, no entanto, 5% a 40% podem ter culturas sanguíneas positivas para *Salmonella*, e, em 10% dos casos, a *Salmonella* pode causar meningite, osteomielite, pericardite e pielonefrite. Assim sendo, em bebês com menos de 1 ano, o manejo ambulatorial da diarreia assume uma significância ainda maior, particularmente se houver suspeita de *Salmonella*.

57. Quais são as manifestações clínicas da febre tifoide?

A febre tifoide é causada pela *Salmonella* espécies *typhi* e *paratyphi*. É caracterizada por febre, dor abdominal, náusea, redução no apetite e constipação durante a primeira semana. A febre, algumas vezes, paradoxalmente, está associada a bradicardia (sinal de Faget ou dissociação esfigmotérmica). Leucopenia é comum. A diarreia começa depois de aproximadamente uma semana. Se não for tratada, ela pode durar de 2 a 3 semanas e causar perda de peso significativa e melena. O tratamento de febre tifoide é necessário somente em pacientes com sepse ou bacteremia com sinais de toxicidade sistêmica ou um foco metastático, que pode incluir otite, endocardite, colecistite ou encefalite.

58. Quem foi Maria Tifoide (*Typhoid Mary*)?

Em 1907, um artigo do *JAMA* acompanhou uma série de surtos de febre tifoide desencadeadas por *Salmonella* em 7 famílias por um período de 7 anos com a mesma cozinheira, Mary Mallon, que havia sido empregada em cada uma dessas famílias durante esse período. Posteriormente foi descoberto que ela era portadora de *Salmonella*, a primeira portadora tifoide assintomática identificada nos Estados Unidos. Boa parte do restante da sua vida foi passado em quarentena imposta.

Marineli F, Tsoucalas G, Androutsos G: Mary Mallon (1869-1938) and the history of typhoid fever, *Ann Gastroenterol* 26:132–134, 2013.

59. Qual é a causa mais comum de diarreia do viajante?

E. coli **enterotoxigênica** é claramente a causa mais comumente identificada de diarreia do viajante. Dependendo da localidade, no entanto, podem estar presentes outras bactérias (como *Campylobacter* no sudeste da Ásia), vírus (norovírus, rotavírus) ou parasitas (*Giardia, Cryptosporidium*).

60. Como a diarreia do viajante pode ser prevenida?

- **Evitação:** em áreas de alto risco de países em desenvolvimento, evitar frutas e vegetais crus descascados previamente e qualquer alimento ou bebida ou cubos de gelo preparados com água da torneira.
- **Subsalicilato de bismuto:** o subsalicilato de bismuto profilático (Pepto-Bismol) demonstrou minimizar doença diarreica em até 75% dos adultos. Embora algumas autoridades recomendem seu uso em crianças, outros argumentam contra pelo risco de intoxicação com o salicilato. Ele pode interferir na absorção da doxiciclina usada para prevenção de malária.
- **Drogas anti-infecciosas:** o uso profilático de agentes antimicrobianos como trimetoprima-sulfametoxazol, azitromicina, neomicina, doxiciclina e fluoroquinolonas pode reduzir a frequência de diarreia do viajante em crianças e adultos. Entretanto, o uso rotineiro de antibióticos não é recomendado pelos riscos potenciais de reações adversas alérgicas, colite associada ao antibiótico e desenvolvimento de organismos resistentes.
- **Imunização:** embora potencialmente uma solução ideal, no momento esta não é uma alternativa.

Hill DR, Ryan ET: Management of travelers' diarrhea, *BMJ* 337:863–867, 2008.

61. Quais gastroenterites bacterianas podem se beneficiar com terapia antimicrobiana?

Ver Tabela 7-4.

Tabela 7-4. Benefícios da Terapia Antimicrobiana em Gastroenterite Bacteriana Específica

ENTEROPATÓGENO	INDICAÇÃO OU EFEITO DA TERAPIA
Espécie *Shigella*	Encurta a duração da diarreia Elimina organismos das fezes
Campylobacter jejuni	Encurta a duração Previne recaída
Espécie *Salmonella*	Indicada para bebês < 12 meses Bacteremia Focos metastáticos (p. ex., osteomielite) Febre entérica Imunocomprometimento
Escherechia coli	
Enteropatogênico	Uso primariamente em bebês Uso intravenoso, se doença invasiva
Enterotoxigênico (ETEC)	A maioria das doenças é breve e autolimitada
Enteroinvasivo	Simula shigelose com diarreia e febre alta
Yersínia enterocolítica	Nenhuma para gastroenterite isolada, mas indicada se houver suspeita de septicemia ou outra infecção localizada
Clostridium difficile	10-20% taxa de recaída

62. Quais as estirpes de *E. coli* que estão associadas a diarreia?
- *Enterotoxigênica* (ETEC): responsável pela diarreia do viajante.
- *Enteropatogênica* (EPEC): mecanismo semelhante à ETEC; direciona-se para as células epiteliais e libera toxinas que induzem secreções intestinais e limitam a absorção; responsáveis por epidemia em ambientes de creches e berçários.
- *Enteroinvasiva* (EIEC): invade a mucosa e causa diarreia com sangue.
- *Entero-hemorrágica* (EHED): produz uma toxina semelhante à Shiga, que é responsável por colite hemorrágica; usualmente associada a comida contaminada e carne de gado mal cozida; usualmente é uma gastroenterite autolimitada.

63. Que entidade clínica foi atribuída à EHEC, especificamente a estirpe O157:H7?
Síndrome hemolítica urêmica (SHU), que é a tríade da anemia microangiopática, trombocitopenia e insuficiência renal.

64. Qual é a causa mais comum de colite associada a antibiótico?
Clostridium difficile (C. difficile). Ocorrem febre, dor abdominal e diarreia com sangue alguns dias após o início de antibióticos (especialmente clindamicina, ampicilina e cafalosporinas). O diagnóstico definitivo é feito por sigmoidoscopia, que revela placas pseudomembranosas ou nódulos (Fig. 7-5).

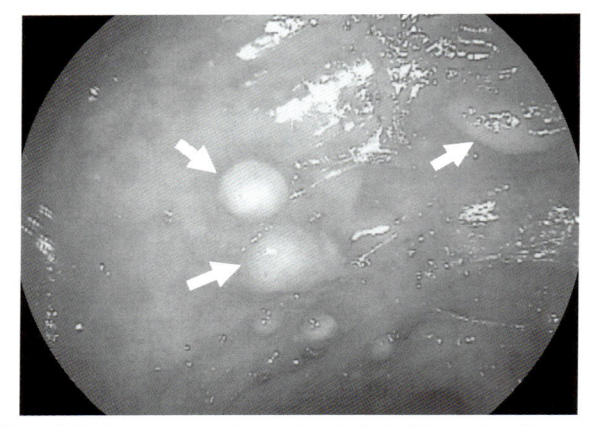

Figura 7-5. Sigmoidoscopia flexível mostrando placas aderentes (setas) típicas de colite pseudomembranosa. *(De Barker HC, Haworth CS, Williams D: Clostridium difficile pancolitis in adults with cystic fibrosis, J Cyst Fibros 7(5):444-447, 2008.)*

65. Como é feito o diagnóstico de *C. difficile*?
C. difficile causa diarreia ao produzir duas toxinas diarreiogênicas (A e B). Anteriormente, imunoensaio para as toxinas era o teste diagnóstico de escolha. No entanto, em 2013, o Colégio Americano de Gastrenterologia recomendou que **testes de amplificação do ácido nucleico**, tais como ensaios de PCR, que detectam genes codificadores de toxinas, fossem o teste diagnóstico padrão por sua sensibilidade e especificidade superior.

Surawicz CM, Brandt LJ, Binion DG, et al: Guidelines for diagnosis, treatment, and prevention of *Clostridium difficile* infections, *Am J Gastroenterol* 28:1219–1227, 2013.

66. Qual a frequência do transporte assintomático de *C. difficile*?
As taxas de colonização em bebês podem ser de até 70%, com as porcentagens diminuindo com a idade. Até o segundo ano de vida, a taxa declina para aproximadamente 6%, e acima dos 2 anos, para 3%, que é a taxa aproximada em adultos. Essas altas taxas de colonização tornam problemática a interpretação dos testes positivos em bebês menores. Os ensaios de toxina são mais indicativos de doença associada a *C. difficile* do que a cultura. No entanto, a toxina pode estar presente sem qualquer sintoma,

especialmente em bebês, que tipicamente não têm os receptores de toxina necessários para a doença. A não ser que existam evidências de colite histológica, os portadores assintomáticos não requerem tratamento.

Bryant K, McDonald LC: *Clostridium difficile* infections in children, *Pediatr Infect Dis J* 28:145–146, 2009.

67. Por que os antissépticos à base de álcool são insuficientes quando se examinam pacientes com *C. difficile*?
Os produtos típicos para higiene das mãos à base de álcool não matam os esporos de *C. difficile*. Além das precauções de contato tradicionais (que incluem luvas e aventais permanentemente para o contato direto com o paciente ou com itens no ambiente), recomenda-se lavar as mãos com água e sabão para a remoção mais eficiente dos esporos das mãos contaminadas.

68. Quais são os três sintomas mais comuns de giardíase?
- Estado assintomático do portador.
- Má absorção crônica com esteatorreia e FTT.
- Gastroenterite aguda com diarreia, perda de peso, cólicas abdominais, distensão abdominal, náusea e vômitos.

69. Quão confiáveis são os vários métodos diagnósticos para detecção de *Giardia*?
- Exame de amostra única das fezes para trofozoítos ou cistos: 50% a 75% (Fig. 7-6).
- Três exames das fezes (idealmente com 48 horas entre cada um) para a mesma amostra: 95%.
- Exame de amostra única das fezes e teste de ensaio imunossorbente para antígeno da *Giardia*: > 95%.
- Aspirado duodenal ou teste *string*: > 95%.
- Biópsia duodenal (padrão ouro): Mais próximo de 100%.

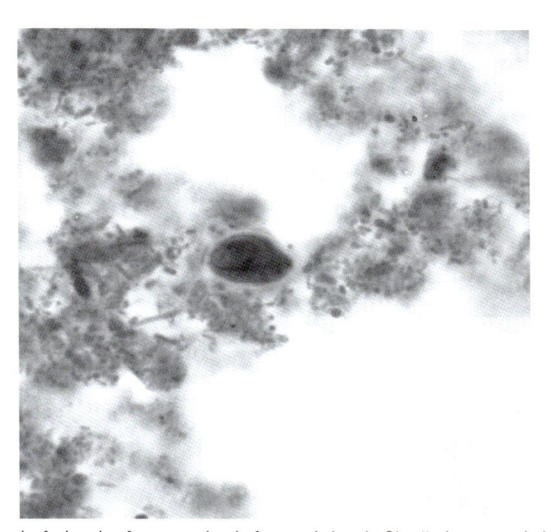

Figura 7-6. Coloração tricrômica das fezes revelando forma cística de Giardia (no centro). *(De Liacouras CA, Piccoli DA:* Pediatric Gastroenterology: The Requisites in Pediatrics. *Philadelphia, 2005, Elsevier Mosby, p 7.)*

70. Quais são as complicações potenciais de amebíase?
O parasita *Entamoeba histolytica* se dissemina do intestino para o fígado em até 10% dos pacientes e menos comumente para outros órgãos.
- Abscesso hepático.
- Pericardite.

- Abscesso cerebral.
- Empiema.

Haque R, Huston CD, Hughes M, et al: Amebiasis, *N Engl J Med* 348:1565–1573, 2003.

71. O que é glúten?

Depois que o amido foi extraído da farinha de trigo, glúten é o resíduo que permanece. Esse resíduo é composto de múltiplas proteínas distinguidas pela sua solubilidade e pelas propriedades de extração. Por exemplo, a fração solúvel em álcool de glúten de trigo é a gliadina de trigo. É esse componente da proteína primariamente responsável pela lesão da mucosa que ocorre no intestino delgado em pacientes com doença celíaca. Os componentes solúveis em álcool de cevada e centeio também são tóxicos.

72. Quais características clínicas clássicas sugerem doença celíaca?

Enteropatia sensível ao glúten (doença celíaca) é uma causa relativamente comum de diarreia severa e má absorção em bebês e crianças. A apresentação clássica da doença celíaca é uma criança entre 9 e 24 meses de idade com FTT, diarreia, distensão abdominal, atrofia muscular e hipotonia. Após vários meses de diarreia, o crescimento desacelera; o peso tipicamente diminui antes da altura. Frequentemente, essas crianças se tornam irritáveis e deprimidas e apresentam ingestão fraca e sintomas de má absorção de carboidrato. Vômito é menos comum. Ao exame, defeito no crescimento e distensão são comumente impressionantes. Pode haver uma ausência generalizada de gordura subcutânea, com atrofia das nádegas, cintura escapular e coxas. Edema, raquitismo e baqueteamento digital também podem ser vistos. No entanto, muitos pacientes com doença celíaca têm uma apresentação mais sutil em vez da constelação clássica de sintomas e pode se apresentar em idade mais avançada.

DiSabatino A, Corazza GR: Coeliac disease, *Lancet* 373:1480–1493, 2009.

73. Quais são as possíveis manifestações não gastrintestinais de doença celíaca?

- Dermatite herpetiforme.
- Anemia por deficiência de ferro (não responsiva ao tratamento com suplementos orais de ferro).
- Artrite e artralgia.
- Hipoplasia do esmalte dental.
- Hepatite crônica.
- Osteopenia e osteoporose.
- Retardo puberal.
- Baixa estatura.
- Hepatite.
- Artrite.

Telega G, Bennet TR, Werlin S: Emerging new clinical patterns in the presentation of celiac disease, *Arch Pediatr Adolesc Med* 162:164–168, 2008.

74. Qual é o teste de rastreamento apropriado para a doença celíaca?

Anticorpos antitransglutaminase tecidual (TTG) da classe imunoglobulina A (IgA) e **antiendomísio (EMA) da classe imunoglobulina A** demonstraram ser altamente sensíveis e específicos para doença celíaca. Por seu baixo custo, facilidade do teste de desempenho e confiabilidade, o TTG é atualmente recomendado para rastreio inicial de doença celíaca. Anticorpos antigliadina, anteriormente o teste de rastreio mais comumente empregado, não são tão sensíveis ou específicos para doença celíaca e atualmente não são recomendados como rastreio de primeira linha. No entanto, métodos mais avançados de medição da antigliadina se mostraram promissores. Anticorpos encontrados em pacientes com doença celíaca são anticorpos IgA. Deficiência seletiva de IgA é a imunodeficiência primária mais comum nos países ocidentais, com uma prevalência de 1,5 a 2,5 por 1.000, e é ainda mais comum em pacientes com doença celíaca. Portanto, um nível quantitativo de IgA deve ser incluído ao se medir anticorpos de rastreio.

Tran TH: Advances in pediatric celiac disease, *Curr Opin Pediatr* 26:585–589, 2014.
Guideline for the Diagnosis and Treatment of Celiac Disease in Children: Recommendations of the North American Society of Pediatric Gastroenterology, Hepatology, and Nutrition, *J Pediatr Gastroenterol Nutr* 40:1–19, 2005.

GASTROENTEROLOGIA

75. Qual é o modo definitivo de diagnosticar doença celíaca?
O diagnóstico definitivo de doença celíaca requer **múltiplas biópsias do intestino delgado via endoscopia** enquanto o paciente está com uma dieta contendo glúten. As biópsias intestinais obtidas com glúten podem mostrar inúmeras anormalidades, incluindo atrofia vilosa, criptas alongadas, mitose aumentada nas criptas, linfócitos intraepiteliais aumentados, infiltrado de células plasmáticas na lâmina própria, ausência de borda em escova e desorganização e achatamento do epitélio colunar. Essas anormalidades devem se resolver completamente com biópsias repetidas após uma dieta estrita isenta de glúten. Recentes diretrizes europeias recomendaram que a biópsia confirmatória pode ser omitida em crianças com sintomas claros de doença celíaca, com altos níveis de anticorpos transglutaminase e com tipagem positiva de HLA. A doença celíaca está fortemente associada a HLA-DQ tipos 2 e 8.

Husby S, Koletzko S, Korponay-Szabó IR, et al: European Society for Pediatric Gastroenterology, Hepatology, and Nutrition guidelines for the diagnosis of coeliac disease, *J Pediatr Gastroenterol Nutr* 54:136–160, 2012.

76. Qual é a base do tratamento para doença celíaca?
Uma **dieta estrita livre de glúten** deve ser seguida por toda a vida, embora aproximadamente um em cada quatro pacientes continue a experimentar sintomas gastrintestinais. As dietas livres de glúten devem ser sem trigo, cevada e centeio. Quando é feito o diagnóstico inicial, a maioria recomenda evitar aveia em virtude da contaminação, mas eventualmente a maioria dos pacientes com doença celíaca consegue tolerar aveia. Bons substitutos são produtos à base de farinha de arroz e milho.

Paarlahti P, Kurppa K, Ukkola A, et al: Predictors of persistent symptoms and reduced quality of life in treated coeliac disease patients: a large cross-sectional study, *BMC Gastroenterol* 13:75, 2013.
Celiac Disease Foundation: www.celiac.org. Último acesso em 24 de nov. de 2014.
Gluten Intolerance Group: www.gluten.net. Último acesso em 24 de nov. de 2014.

TRANSTORNOS ESOFÁGICOS

77. Qual é o diagnóstico provável para um bebê com secreções em excesso e episódios de sufocamento em quem uma sonda nasogástrica não pode ser passada até o estômago?
Atresia esofágica com fístula traqueoesofágica. Esta anomalia congênita é usualmente diagnosticada durante o período neonatal, frequentemente quando uma radiografia do tórax revela a pretendida sonda nasogástrica em espiral no saco esofágico superior com o estômago distendido com ar. O tratamento é cirúrgico. As variações possíveis são apresentadas na Figura 7-7.

78. Quais diagnósticos subjacentes devem ser considerados em um paciente que apresenta uma impactação de carne no esôfago?
- Esofagite eosinofílica.
- Acalasia.
- Estenose esofágica, congênita ou adquirida.
- Cirurgia esofágica prévia.

É digno de nota que, em criança com impactação alimentar esofágica, a endoscopia e a biópsia revelam uma etiologia subjacente patológica e potencialmente tratável na maioria dos pacientes.

Hurtado CW, Furuta GT, Kramer RE: Etiology of food impactions in children, *J Pediatr Gastroenterol Nutr* 52:43–46, 2011.

79. Qual é a condição mais comum que pode se apresentar como uma impactação alimentar em um *adolescente*?
Esofagite eosinofílica (EoE). Ocorrendo em crianças e adultos, EoE é caracterizada por múltiplos sintomas que são sugestivos de refluxo gastroesofágico (RGE), incluindo azia, êmese, regurgitação, dor epigástrica e dificuldades com alimentação, que tipicamente não respondem à terapia com supressão ácida. Patologicamente, é caracterizada por inflamação eosinofílica do esôfago e está quase sempre relacionada a antígenos alimentares. Em adolescentes e adultos, EoE frequentemente se apresenta com sintomas de disfagia ou, ocasionalmente, impactação alimentar.

80. Como é diagnosticada a EoE?
O diagnóstico de EoE requer **endoscopia superior**. De acordo com as diretrizes mais recentes, EoE é um diagnóstico clínico-patológico que consiste de disfunção esofágica isolada e biópsias esofágicas com

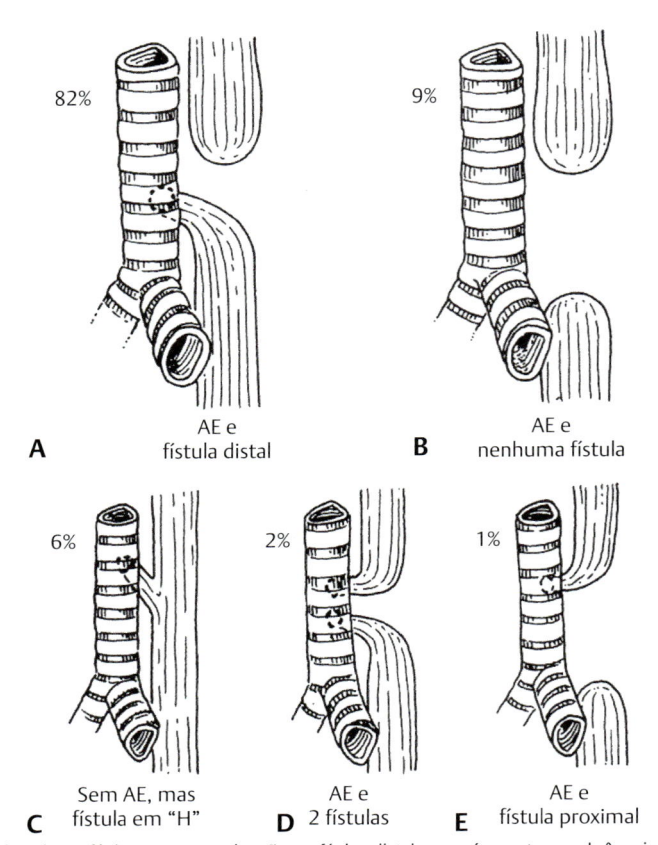

A 82% AE e fístula distal	**B** 9% AE e nenhuma fístula
C 6% Sem AE, mas fístula em "H"	**D** 2% AE e 2 fístulas
E 1% AE e fístula proximal	

Figura 7-7. A, Atresia esofágica com comunicação esofágica distal com a árvore traqueobrônquica (tipo mais comum: 80%). **B,** Atresia esofágica sem uma comunicação distal. **C,** Fístulas tipo H entre a traqueia e esôfago intactos em outros aspectos. **D,** Atresia esofágica com comunicação proximal e distal com a traqueia. **E,** Atresia esofágica com comunicação proximal. *(De Blickman H, editor:* The Requisites: Pediatric Radiology, *ed 2. Philadelphia, 1998, Mosby, p. 93.)*

mais de 15 eosinófilos por campo de alta potência. Outras causas de uma eosinofilia esofágica isolada devem ser excluídas, especificamente RGE e eosinofilia esofágica responsiva a inibidores da bomba de prótons. Os pacientes devem estar recebendo uma dosagem adequada de inibidores da bomba de prótons por um período de 8 semanas antes que seja feita uma biópsia.

Liacouras CA, Furuta GT, et al: Eosinophilic esophagitis: updated consensus recommendations for children and adults, *J Allergy Clin Immunol* 128:3–30, 2011.

81. **Quais são os achados endoscópicos comuns em EoE?**
    - Sulco esofágico e edema.
    - Anéis esofágicos ou "traquealização" (Fig. 7-8).
    - Placas brancas.
    - Estenoses esofágicas.
    - Rasgamento da mucosa.

GASTROENTEROLOGIA

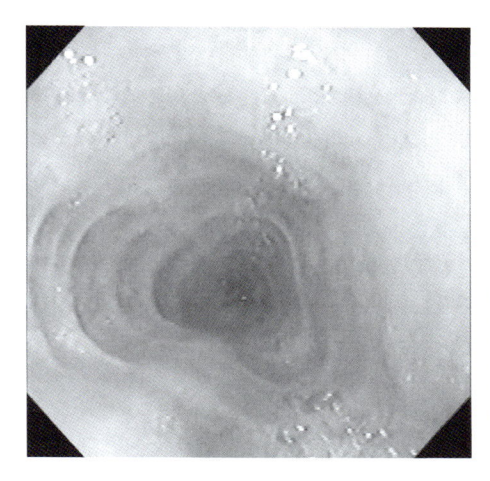

Figura 7-8. "Traquealização" ou "felinização" do esôfago mediano de um paciente com EoE. Os termos se originam da aparência em anel do esôfago que fazem com que ele se pareça com uma traqueia humana ou um esôfago de gato, que possui anéis de cartilagem. *(De Wullie R, Hyams JS, editors:* Pediatric Gastrointestinal and Liver Disease, *ed 4. Philadelphia, Sauders, 2011, p 398.)*

82. O que causa eosinofilia esofágica em EoE?

A EoE é uma doença imunomediada acionada por antígenos. Embora aeroalérgenos tenham sido implicados especificamente em modelos com ratos, a **ingestão de antígenos alimentares** é responsável por mais de 98% da doença. Uma resposta patológica induz um infiltrado inflamatório crônico no esôfago com hiperplasia dos epitélios e camadas musculares e fibrose da lâmina própria.

Virchow JC: Eosinophilic esophagitis: asthma of the esophagus? *Dig Dis* 32:54–60, 2014.

83. Quais são os sintomas de EoE?
- *Lactentes/crianças pequenas:* FTT, problemas com alimentação, irritabilidade, vômitos, regurgitação.
- *Crianças:* dor abdominal epigástrica, vômitos, regurgitação, azia e outros sintomas de doença do refluxo gastroesofágico (DRGE) e disfagia.
- *Adolescentes:* sintomas de DRGE, azia, disfagia e impactação alimentar.

Liacouras CA, Spergel J, Gober LM: Eosinophilic esophagitis: clinical presentation in children, *Gastroenterol Clin North Am* 43:219–229, 2014.

84. Quais são as terapias para EoE?
- **Esteroides orais** são usados quando estão presentes sintomas severos e podem promover recuperação histológica e sintomática imediata; no entanto, não são usados em longo prazo para terapia de manutenção.
- **Esteroides tópicos engolidos** são as medicações farmacológicas mais comuns usadas para tratar EoE. Estas medicações são usadas para o tratamento inicial e para a terapia de manutenção.
- A **restrição alimentar** envolve a remoção do(s) antígeno(s) alimentar(es) agressor(es).
  - A fórmula elementar é mais de 98% efetiva na indução e manutenção da remissão da doença; entretanto, a pouca palatabilidade e o custo impõem algumas limitações.
  - Uma dieta com a eliminação de seis alimentos (remoção de laticínios, trigo, ovos, soja, nozes, peixe/mariscos) demonstrou melhorar os sintomas e a histologia esofágica em 65% a 75% dos pacientes.
  - Uma dieta direcionada para a alergia com o uso de testes de punção da pele e testes de contato atópico para determinar os alimentos agressores demonstrou melhora nos sintomas e na histologia esofágica em 60% a 70% dos pacientes.

Dellon ES, Liacouras CA: Advances in clinical management of eosinophilic esophagitis. *Gastroenterology* 147 (6):1238-1254, 2014.
Liacouras CA, Furuta GT, et al: Eosinophilic esophagitis: updated consensus recommendations for children and adults, *J Allergy Clin Immunol* 128:3–30, 2011.

ALERGIAS ALIMENTARES

85. Quais são as alergias alimentares mais comuns em crianças?
Leite de vaca, ovos e **amendoim** representam 75% dos testes de provocação anormais. Soja, trigo, peixe e mariscos também são alérgenos comuns.

Lack G: Food allergy, *N Engl J Med* 359:1252–1260, 2008.
Food Allergy and Anaphylaxis Network: www.foodallergy.org. Último acesso em 20 de mar. de 2015.

86. Como são caracterizadas as reações adversas alimentares?
- **Alergia alimentar:** a ingestão de alimentos resulta em reações de hipersensibilidade mediadas mais comumente por IgE.
- **Intolerância alimentar:** a ingestão de alimentos resulta em sintomas não imunologicamente mediados, e as causas podem incluir contaminantes tóxicos (p. ex., histamina em envenenamento escombroide pelo consumo de peixe), propriedades farmacológicas do alimento (p. ex., tiramina em queijos envelhecidos), limitações digestivas e absortivas do hospedeiro (p. ex., deficiência de lactase) ou reações idiossincráticas.

Guandalini S, Newland C: Differentiating food allergies from food intolerances, *Curr Gastroenterol Rep* 13:426-434, 2011.

87. Quais podem ser as manifestações agudas de alergia à proteína do leite na infância?
- Angioedema.
- Urticária.
- Vômitos e diarreia agudos.
- Choque anafilático.
- Sangramento gastrintestinal.

88. Qual é a manifestação crônica mais comum de alergia à proteína do leite?
Diarreia de gravidade variável. Foram documentadas anormalidades na mucosa do intestino delgado, sendo a forma mais severa vista como uma lesão vilosa plana. Enteropatia com perda proteica pode resultar de distúrbio no epitélio superficial. As fezes de crianças com intolerância primária à proteína do leite frequentemente contêm sangue.

Warren CM, Jhaveri S, Warrier MR, et al: The epidemiology of milk allergy in US children, *Ann Allergy Asthma Immunol* 110:370–374, 2013.

89. Que condição provavelmente tem uma criança alérgica à bétula que desenvolve inchaço da língua quando come uma maçã?
Síndrome de alergia oral. Nesta condição mediada por IgE, as crianças alérgicas desenvolvem prurido; formigamento; e inchaço dos lábios, do palato e da língua quando ingerem determinadas frutas e vegetais em virtude da reatividade cruzada com proteínas similares às do pólen. Nesse caso, a bétula compartilha alérgenos com cenouras cruas, aipo e maçãs. Os sintomas geralmente estão limitados à boca, mas ocasionalmente podem progredir para anafilaxia. A maioria dos alérgenos é lábil ao calor, portanto este paciente deve ser aconselhado a aderir à torta de maçã como sobremesa.

Mansoor DK, Sharma HP: Clinical presentations of food allergy, *Pediatr Clin North Am* 58:315–326, 2011.

90. A manipulação da dieta nos primeiros meses de vida pode reduzir o risco de dermatite atópica e alergias alimentares?
Este é um tema que continua a ser muito debatido em medicina pediátrica. Alguns estudos observacionais sugeriram que a introdução de alimentos complementares antes dos 4 meses de idade pode ter um efeito benéfico na indução da tolerância imunológica. O debate provavelmente continuará dependendo de um grande ensaio de intervenção controlado randomizado. Nesse ínterim, os bebês que estão em alto risco de desenvolver alergia (pelo menos, um dos pais ou irmão com doença alérgica) podem se beneficiar com certas abordagens, conforme recomendado pelo Comitê sobre Nutrição da Academia Americana de Pediatria (AAP).
- O aleitamento materno exclusivo por, pelo menos, 4 meses reduz a incidência de dermatite atópica e alergia ao leite de vaca durante os 2 primeiros anos de vida.

GASTROENTEROLOGIA

- O uso de fórmulas hidrolisadas pode retardar ou prevenir dermatite atópica.
- Os alimentos sólidos não devem ser introduzidos antes de 4 a 6 meses de idade, porque não há evidências definitivas que apoiem a intervenção alimentar antes dessa idade.

Heinrich J, Koletzko B, Koletzko S: Timing and diversity of complementary food introduction for prevention of allergic diseases. How early and how much? *Expert Rev Clin Immunol* 10:701–704, 2014.
Greer FR, Sicherer SH, Burks AW: Effects of early nutritional interventions on the development of atopic disease in infants and children: the role of maternal dietary restriction, breastfeeding, timing of introduction of complementary foods and hydrolyzed formulas, *Pediatrics* 121:183–191, 2008.

91. Quais são os sintomas de proctocolite alérgica ou intolerância à proteína do leite em um bebê?
Bebês, geralmente entre o nascimento e 4 meses de idade, desenvolvem fezes frequentes com sangue, tracejadas com muco. Dor abdominal, irritabilidade e vômitos também podem estar presentes.

92. O diagnóstico de proctocolite alérgica em bebês usualmente requer endoscopia?
Não. O diagnóstico geralmente é feito baseado na **história clínica** e no **exame físico** sem a necessidade de uma endoscopia. Os bebês, em geral, são alimentados com uma fórmula à base de leite. A proctocolite é tratada com a remoção do antígeno alimentar agressor (leite ou laticínios). A troca para uma fórmula à base de soja geralmente não tem sucesso pela reatividade cruzada da proteína, portanto é recomendado trocar para fórmula com proteína parcialmente hidrolisada. Se os sintomas persistirem, poderá ser necessária uma fórmula à base de aminoácidos. As mães que estão amamentando devem se abster de leite e soja. Algumas vezes, outros alimentos também precisam ser excluídos. É importante alertar os pacientes de que poderá levar de 3 a 6 semanas para que seja vista uma melhora completa tanto nos sintomas clínicos quanto no sangramento GI.

SANGRAMENTO GASTRINTESTINAL

93. Que características, no exame físico, podem ajudar a identificar uma causa desconhecida de sangramento GI?
Ver Tabela 7-5.

Kamath BK, Mamula P: Gastrointestinal bleeding. In Liacouras CA, Piccoli DA, editors: *Pediatric Gastroenterology: The Requisites in Pediatrics*. Philadelphia, 2008, Mosby, pp 87–97.

Tabela 7-5. Características para Identificar a Causa de Sangramento Gastrintestinal	
Pele	Sinais de doença hepática crônica (p. ex., aranhas vasculares, distensão venosa, cabeça de medusa, icterícia)
	Sinais de coagulopatia (p. ex., petéquia, púrpura)
	Sinais de displasias vasculares (p. ex., telangiectasia, hemangiomas)
	Sinais de vasculite (p. ex., púrpura palpável nas pernas e nádegas sugere púrpura de Henoch-Schönlein)
	Manifestações dermatológicas de DII (p. ex., eritema nodoso, pioderma gangrenoso)
Cabeça e Pescoço	Sinais de epistaxe (especialmente, antes da colocação de uma sonda nasogástrica, que pode induzir sangramento)
	Manchas hiperpigmentadas nos lábios e nas gengivas (sugerem síndrome de Peutz-Jeghers, que está associada a múltiplos pólipos intestinais)
	Pescoço alado (sugere síndrome de Turner, que está associada a malformações vasculares gastrointestinais e DII)
	Lesões na mucosa bucal (sugere trauma)
Pulmões	Hemoptise (tuberculose, hemossiderose pulmonar)
Cardíacas	Sopro de estenose aórtica (em adultos, associado a malformações vasculares do cólon ascendente, embora essa associação não seja certa em crianças)
Abdome	Esplenomegalia ou hepatomegalia (sugere hipertensão portal e possíveis varizes esofágicas)

(Continua)

Tabela 7-5. Características para Identificar a Causa de Sangramento Gastrintestinal *(Continuação)*	
	Ascite (sugere doença hepática crônica e possíveis varizes)
	Alças intestinais palpáveis ou sensíveis (sugere DII)
Articulações	Artrite (púrpura de Henoch-Schönlein, DII)
Perianais	Ulcerações perianais e pólipos cutâneos (sugerem DII)
	Abscesso perianal (sugere DII, imunodeficiência de doença granulomatosa crônica)
	Fissura (sugere constipação)
	Hemorroidas (sugere constipação, hipertensão portal)
	Massa retal ao exame digital (sugere pólipo)
Crescimento	*Failure to thrive* (DII, doença de Hirschsprung)

DII, doença inflamatória intestinal.

94. Em pacientes com sangramento GI agudo, como os sinais vitais podem indicar a extensão da depleção do volume?

É importante lembrar que, quando ocorre sangramento agudo em crianças, pode levar de 12 a 72 horas para que ocorra o equilíbrio completo da hemoglobina de um paciente. Os sinais vitais são muito mais úteis para o manejo do paciente em situação aguda (Tabela 7-6).

Mezoff AG, Preud'homme DL: How serious is that GI bleed? *Contemp Pediatr* 11:60–92, 1994.

Tabela 7-6. Sinais Vitais e Perda de Volume Sanguíneo	
SINAIS VITAIS	**PERDA DE VOLUME SANGUÍNEO**
Taquicardia sem ortostase	5-10% de perda
Alterações ortostáticas Pulso aumenta em 20 batimentos/min Pressão arterial reduz em 10 mmHg	> 10% de perda
Hipotensão e taquicardia em repouso	30% de perda
Pulso não palpável	> 40% de perda

95. Qual é a maneira mais simples de diferenciar sangramento GI superior de sangramento GI inferior?

Lavagem nasogástrica. Após a inserção de uma sonda nasogástrica macia (12 Fr em crianças pequenas, 14 a 16 Fr em crianças maiores), são instilados de 3 a 5 mL/kg de solução salina normal à temperatura ambiente. Se for aspirado material vermelho-sangue brilhante ou como borra de café, o teste é positivo. Um efluente tingido de rosa não é um teste positivo, porque ele pode simplesmente denotar a dissolução de um coágulo, e não um sangramento intestinal ativo. Por definição, ocorre sangramento GI superior proximal ao ligamento de Treitz. Se a lavagem for negativa, é improvável que o sangramento esteja acima desse ligamento, e isso exclui origens gástricas, esofágicas ou nasais. No entanto, sangramentos de úlceras duodenais e duplicações duodenais podem, às vezes, não ser identificados por esses aspirados.

96. Como o tipo de fezes com sangue ajuda a identificar a localização de um sangramento GI?

- **Hematoquezia** (sangue vermelho brilhante): pontos em fezes normais no papel higiênico, provavelmente, sugerem sangramento distal (p. ex., fissura anal, pólipo colônico juvenil). Fezes mucosas ou diarreicas (especialmente, se dolorosas) indicam colite no lado esquerdo ou difusa.
- **Melena** (fezes escuras, pretas) indica sangue desnaturado por ácido e, geralmente, implica numa lesão, provavelmente antes do ligamento de Treitz. No entanto, melena pode ser vista em pacientes com divertículo de Meckel como consequência de desnaturação pela mucosa gástrica anômala.
- Fezes em **geleia de groselha** (castanho-escuro), geralmente, são provenientes do íleo ou cólon distal e, com frequência, estão associadas a isquemia (p. ex., intussuscepção).

Como o sangue é catártico, o tempo do trânsito intestinal pode ser grandemente acelerado e dificulta a definição do sítio de sangramento pela magnitude e pela cor do sangue. Essa dificuldade sublinha a importância da inserção inicial da sonda nasogástrica.

GASTROENTEROLOGIA

97. O que pode causar resultados falsos-negativos e falsos-positivos quando é feito teste do sangue nas fezes?
A hemoglobina e seus vários derivados (p. ex., oxiemoglobina, hemoglobina reduzida, metemoglobina, carboxiemoglobina) podem servir como catalisadores para a oxidação do guáiaco (Hemoccult) ou da benzidina (Hematest) quando um desenvolvedor peróxido de hidrogênio é acrescentado, produzindo assim uma alteração na cor. Cabe ressaltar que ferro não causa resultados falsos-positivos.
Falsos-negativos: ingestão de grandes doses de ácido ascórbico; tempo de trânsito retardado ou crescimento bacteriano excessivo, permitindo que as bactérias degradem a hemoglobina em porfirina.
Falsos-positivos: ingestão recente de carne vermelha ou frutas contendo peroxidase e vegetais (p. ex., brócolis, rabanete, couve-flor, melão, nabo).

98. Como as causas de sangramento GI inferior variam de acordo com a faixa etária?
Recém-nascido e bebê:
- *Mucosa:* úlcera péptica, enterocolite necrotizante (ECN), colite infecciosa, colite eosinofílica ou alérgica, enterocolite de Hirschsprung, fissura anal.
- *Estrutural:* duplicação intestinal, divertículo de Meckel, intussuscepção.

Criança:
- *Mucosa:* fissura anal, pólipo juvenil, colite infecciosa, doença intestinal inflamatória, úlcera retal solitária, hiperplasia linfonodular.
- *Estrutural:* duplicação intestinal, divertículo de Meckel, intussuscepção, vólvulo, malformação de Dieulafoy (arteríola grande tortuosa no estômago que corrói e sangra).
- *Outras:* síndrome hemolítico-urêmica, púrpura de Henoch-Schönlein, síndrome de Munchausen por procuração, malformação arteriovenosa, malformação vascular.

Kamath BK, Mamula P: Gastrointestinal bleeding. In Liacouras CA, Piccoli DA, editors: *Pediatric Gastroenterology: The Requisites in Pediatrics*. Philadelphia, 2008, Mosby, pp 87–97.

99. Uma criança de 18 meses previamente assintomática tem grande quantidade de sangramento retal indolor (vermelho, mas misturado com coágulos mais escuros). Qual é o diagnóstico provável?
Embora pólipos juvenis também possam causar sangramento retal indolor, o diagnóstico provável é **divertículo de Meckel**. Essa evaginação ocorre pela falha da extremidade intestinal do ducto onfalomesentérico em obliterar. Até 2% da população pode ter um divertículo de Meckel, e aproximadamente metade contém mucosa gástrica; a maioria é usualmente silenciosa durante toda a vida. Divertículo de Meckel é duas vezes mais comum em homens e usualmente aparece durante os 2 primeiros anos de vida como sangramento massivo indolor de cor vermelha ou castanha. São observadas fezes escuras em cerca de 10% dos casos. Uma história de episódios menores prévios pode ser obtida. A apresentação pode variar desde choque até intussuscepção com obstrução, vólvulo ou torsão. Divertículo de Meckel, que ocorre em 10% a 20% dos casos, pode ser indistinguível de apendicite.

100. Em todo o mundo, qual é a causa mais comum de perda de sangue GI em crianças?
Infecção por ancilóstomo. Causada pelos parasitas *Necator americanus* e *Ancylostoma duodenale*, esta infecção é frequentemente assintomática. Perda de sangue microscópica progressiva, frequentemente, provoca anemia como consequência da deficiência de ferro.

Crompton DW: The public health importance of hookworm disease, *Parasitology* 121:S39–S50, 2000.

101. Como as causas de sangramento GI superior variam de acordo com a faixa etária?
- **Recém-nascidos:** sangue materno engolido, deficiência de vitamina K, gastrite ou úlcera por estresse, anomalia vascular, coagulopatia, sensibilidade à proteína do leite.
- **Bebês:** gastrite ou úlcera por estresse, doença ácido-péptica, lágrima de Mallory-Weiss, anomalia vascular, duplicações GI, varizes gástricas ou esofágicas, membranas duodenais ou gástricas, obstrução intestinal.
- **Crianças:** estrias de Mallory-Weiss, doença ácido-péptica, varizes, ingestão cáustica, vasculite, hemobilia, tumor.

Gilgar MA: Upper gastrointestinal bleeding. In Walker WA, Goulet O, Kleinman RE, et al, editors: *Pediatric Gastrointestinal Disease*, ed 4. Hamilton, Ontario, 2004, BC Decker, pp 258–265.

102. Qual é a causa mais provável de hematêmese em um bebê a termo sadio?

Sangue materno engolido. O *teste Apt* pode ser usado para diferenciar o sangue materno do sangue do bebê. A hemoglobina fetal resiste melhor à desnaturação com álcali do que a hemoglobina adulta. Portanto, a exposição do sangue adulto ao hidróxido de sódio resultará numa cor marrom, enquanto que o sangue do bebê recém-nascido permanecerá rosa.

103. Quais são as causas mais prováveis de sangue visível nas fezes de um bebê sadio em outros aspectos?

Fissura anal/retal e **alergia à proteína do leite/soja**. O exame físico e o exame retal são de particular importância para fazer o diagnóstico.

PONTOS-CHAVE: SANGRAMENTO GASTRINTESTINAL

1. A medição da hemoglobina é um indicador muito menos confiável de depleção do volume do que os sinais vitais durante a avaliação de sangramento gastrintestinal agudo.
2. Lavagem nasogástrica é um método simples para diferenciar sangramento gastrintestinal superior de sangramento gastrintestinal inferior e sempre deve ser realizada em todos os pacientes com suspeita de sangramento gastrintestinal significativo.
3. As duas causas mais comuns de sangramento retal indolor em crianças são pólipos juvenis e divertículo de Meckel.

104. Quais são as seis causas mais comuns de sangramento GI massivo em crianças?

1. Varizes esofágicas.
2. Divertículo de Meckel.
3. Gastrite hemorrágica.
4. Doença de Crohn com úlcera ileal.
5. Úlcera péptica (principalmente, duodenal).
6. Malformação arteriovenosa.

Treem WR: Gastrointestinal bleeding in children, *Gastrointest Endosc Clin North Am* 5:75–97, 1994.

DISMOTILIDADE GASTRINTESTINAL

105. Com que rapidez os bebês superam refluxo gastroesofágico (RGE)?

Quarenta por cento dos bebês sadios apresentam regurgitação mais de uma vez por dia; refluxo leve não representa doença. Como regra, naqueles bebês que têm RGE primário mais significativo (aproximadamente, 12% do total), em 25% a 50% a RGE se resolve até os 6 meses, em 75% a 85% até os 12 meses e em 95% a 98% até os 18 meses de idade. O RGE em crianças maiores pode ser mais disseminado do que é reconhecido. Pesquisas com pais de crianças e adolescentes (3 a 17 anos) revelaram que sintomas de azia e regurgitação eram relativamente comuns (2% a 8% dos pacientes).

Campanozzi A, Boccia G, Pensabene L, et al: Prevalence and natural history of gastroesophageal reflux: pediatric prospective study, *J Pediatr* 123:779–783, 2009.

106. Quando RGE se torna DRGE (doença do refluxo gastroesofágico)?

A DRGE ocorre quando o RGE fisiológico (uma variação do normal; "vomitadores felizes") se torna patológico, com o início dos sintomas e complicações. Estes podem incluir recusa de alimento, pouco ganho de peso, êmese dolorosa, problemas respiratórios crônicos e outros. A delineação pode ser imprecisa, e outras condições médicas podem apresentar sintomas semelhantes aos da DRGE ou da DRGE secundária.

Grossman AB, Liacouras CA: Gastrointestinal bleeding. In Liacouras CA, Piccoli DA, editors: *Pediatric Gastroenterology: The Requisites in Pediatrics*. Philadelphia, 2008, Mosby, pp 74–86.

GASTROENTEROLOGIA

107. Quais são os métodos diagnósticos para RGE?
O diagnóstico pode ser feito clinicamente ou por testagem diagnóstica. Clinicamente, deve-se suspeitar de refluxo em qualquer criança que demonstre vômito ou regurgitação frequente sem esforço e sem evidências de obstrução GI. A resposta clínica à terapia médica pode ser diagnóstica.
Estudo **GI superior com bário** (Raio X Estômago Esôfago Duodeno – REED) não indica refluxo de forma confiável, mas pode avaliar anormalidades anatômicas, como má rotação, que podem contribuir. **Cintilografia nuclear**, um teste não invasivo que utiliza leite ou uma refeição radiomarcados, pode detectar refluxo pós-prandial e retardo no esvaziamento gástrico, mas não consegue distinguir entre refluxo fisiológico e patológico. A presença de esofagite histológica em um exame endoscópico é sugestiva, mas não diagnóstica, de refluxo; a ausência de esofagite não exclui refluxo. A **pHmetria de 24 horas**, tradicionalmente considerada como o teste de maior confiabilidade para o diagnóstico de RGE, somente detecta refluxo ácido e não consegue detectar refluxo não ácido. **Impedância intraluminal multicanais** é uma tecnologia mais recente que pode ser realizada com uma sonda de pH para avaliar todos os tipos de refluxo: ácido, fracamente ácido e alcalino. É frequentemente usada em combinação com o teste com sonda de pH para separar refluxo ácido de não ácido.

Shin MS: Esophageal pH and combined impedance-pH monitoring in children, *Pediatr Gastroenterol Hepatol Nutr* 17:13–22, 2014.
Van der Pol RJ, Smits MJ, Venmans L, et al: Diagnostic accuracy of tests in pediatric gastroesophageal reflux disease, *J Pediatr* 162:983–987, 2013.

108. O quanto são efetivos agentes não farmacológicos como tratamento para suspeita de RGE?
Eles podem ser bastante efetivos clinicamente. Em um estudo de bebês com suspeita de RGE, as alterações seguintes resultaram em melhoras após 2 semanas nos escores do refluxo em três quartos e normalização em um quarto dos pacientes:
- Trocar os bebês alimentados com fórmula para fórmula elementar espessada com cereal de arroz.
- Se aleitamento materno, a mãe deve eliminar o leite de vaca e produtos de soja da sua dieta.
- Evitar colocar o bebê na posição sentada e supina o máximo possível, especialmente depois de se alimentar.
- Eliminar o tabaco por sua associação com aumento de DRGE.

Orenstein SR, McGowan JD: Efficacy of conservative therapy as taught in the primary care setting for symptoms suggesting infant gastroesophageal reflux, *J Pediatr* 152:310–314, 2008.

109. O quanto são efetivos os bloqueadores H2 e inibidores da bomba de prótons (PPIs) no tratamento do RGE?
Essas medicações, embora amplamente prescritas, possuem dados muito limitados quanto à sua eficácia no tratamento de RGE. Parte da ausência de sucesso clínico demonstrado pode se dar porque muitos sintomas atribuídos a RGE (tais como tosse, engasgos, dessaturações, costas arqueadas, irritabilidade e dor) e tratados com antagonistas de H2 ou PPIs não estão associados a eventos de refluxo, quando estudados com sondas intraluminais multicanais de pH.

van der Pol R, Langendam M, Benninga M, et al: Efficacy and safety of histamine-2 receptor antagonists, *JAMA Pediatr* 168(10):947–54, 2014.
Chen I-L, Gao W-Y, et al: Proton pump inhibitor use in infants: FDA reviewer experience, *J Pediatr Gastroenterol Nutr* 54:8–14, 2012.

110. Um bebê com RGE conhecido que periodicamente arqueia as costas pode ter qual síndrome?
Síndrome de Sandifer é a postura distônica paroximal com rotação opistótona e incomum da cabeça e do pescoço (parecendo torcicolo) em associação com RGE. Tipicamente, uma hérnia de hiato esofágica também está presente.

111. O que é uma fundoplicação de Nissen?
Fundoplicação de Nissen é o procedimento cirúrgico antirrefluxo mais comumente realizado. Consiste do envolvimento de uma porção do fundo gástrico 360 graus em torno do esôfago distal visando restringir a junção gastroesofágica.

CAPÍTULO 7

112. Quais pacientes são candidatos à fundoplicação?
A maioria dos bebês com RGE não requer fundoplicação. Ela é indicada em pacientes com **aspiração recorrente**, **esofagite refratária** ou de **Barrett**, **apneia associada a refluxo** e **FTT associado a refluxo** refratário à terapia médica. Pacientes com refluxo severo e retardo psicomotor devem ser avaliados para fundoplicação caso seja contemplada uma gastrostomia alimentar.

PONTOS-CHAVE: REFLUXO GASTROESOFÁGICO

1. Mais de 40% dos bebês sadios regurgitam sem esforço mais de uma vez por dia. Isso não representa refluxo gastroesofágico significativo.
2. Doença do refluxo gastroesofágico é usualmente um diagnóstico clínico. Testes, como o REED, cintilografia nuclear, pHmetria e impedância, e endoscopia superior, podem ser úteis em certos casos, mas geralmente isso não é necessário.
3. Até os 12 meses de idade, os sintomas de 95% dos bebês com refluxo significativo já se resolveram.

113. Uma garota adolescente tem sintomas de dificuldade para engolir, que melhoram com alterações na mudança da posição da cabeça e do pescoço, regurgitação noturna e halitose. Qual é o diagnóstico principal?
Acalasia, que é um transtorno motor do esôfago caracterizado pela perda da peristalse esofágica, aumento na pressão do esfíncter esofágico inferior e relaxamento ausente ou incompleto do esfíncter com a deglutição. A maioria dos casos é esporádica, e os pacientes podem apresentá-la em qualquer idade, desde o nascimento até a nona década de vida. As causas suspeitas incluem desencadeantes autoimunes, infecciosos e ambientais.

114. Quais são os principais testes para diagnosticar acalasia?
Um **esofagograma com deglutição de bário/por vídeo** irá mostrar um grau variável de dilatação esofágica com afilamento na junção gastroesofágica. A Figura 7-9 mostra o esôfago em "bico de pássaro" característico. Posteriormente, no processo da doença, o esôfago proximal pode se tornar amplamente dilatado e tortuoso, e o raio x simples pode mostrar um mediastino alargado. **Manometria esofágica** (estudo da motilidade esofágica) mede a pressão gerada pelo músculo esofágico. Ela pode detectar acalasia mais precocemente no seu curso enquanto um esofagograma por vídeo pode ser normal.

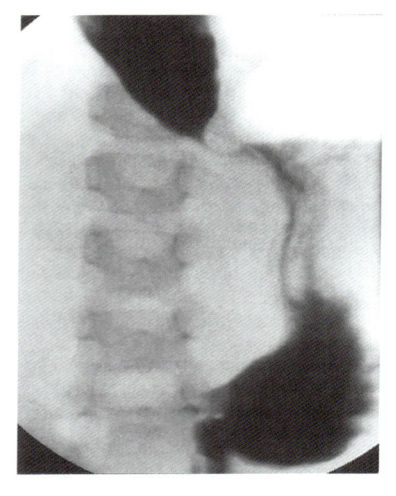

Figura 7-9. Deglutição de bário em uma criança com acalasia mostrando dilatação esofágica e afilamento súbito com uma aparência de "bico". *(De Wyllie R, Hyams JS, Kay M, editors: Pediatric Gastrointestinal and Liver Disease, ed 3. Philadelphia, 2006, Saunders, p 330.)*

115. Quais são as opções de tratamento para acalasia?
As opções de tratamento incluem dilatações pneumáticas (via endoscopia terapêutica), cirurgia laparoscópica corretiva, injeção de toxina botulínica no esfíncter esofágico inferior e terapias farmacológicas. A dilatação pneumática é relativamente bem tolerada, mas frequentemente precisa ser repetida, se os sintomas recorrerem. Independente da modalidade de tratamento usada, os pacientes continuam

em risco aumentado de aspiração secundária ao acúmulo de alimento e saliva no esôfago após as refeições. Muitos têm complicações de esofagite de refluxo, o que requer vigilância constante.

> Lee CW, Kays DW, Chen MK, et al: Outcomes of treatment of childhood achalasia, *J Pediatr Surg* 45:1173–1177, 2010.

116. Quais são os sintomas comuns de gastroparesia?

Gastroparesia é um transtorno da motilidade gástrica caracterizado por prejuízo na contração e no esvaziamento gástricos. Os sintomas comuns incluem inchaço, saciedade precoce, náusea, vômitos (especialmente de alimento não digerido comido muitas horas antes) e desconforto abdominal na ausência de obstrução mecânica.

117. Em que contextos clínicos deve-se suspeitar de gastroparesia?

- Bebês prematuros com trato GI imaturo.
- Bebês com alergia à proteína do leite de vaca.
- Infecção pós-infecciosa, incluindo viral (rotavírus, vírus Epstein-Barr [EBV], citomegalovírus [CMV]) e *Mycoplasma*.
- Pós-cirúrgica, incluindo lesão no nervo vago em cirurgia abdominal superior, tal como fundoplicação ou cirurgia bariátrica.
- Fibrose cística.
- Diabetes melito tipo 1.
- Pseudo-obstrução intestinal crônica.
- Distrofia muscular.
- Transtornos autoimunes sistêmicos, tais como escleroderma.

118. Como é diagnosticada gastroparesia pós-infecciosa?

Os pacientes comumente irão apresentar vômitos persistentes durante dias, semanas ou, até mesmo, meses após uma doença viral. Com frequência, a doença aguda já passou, e o patógeno agressor não pode ser isolado. O diagnóstico é preponderantemente clínico, mas pode ser confirmado com um exame do esvaziamento gástrico retardado.

> Saliakellis E, Fotoulaki M: Gastroparesis in children, *Ann Gastroenterol* 26:204–211, 2013.

119. Como é tratada gastroparesia?

Modificações na dieta e no comportamento: evitar bebidas carbonatadas que podem distender o estômago, beber líquidos durante uma refeição e caminhar 1 a 2 horas após uma refeição podem promover melhor esvaziamento estomacal. Em casos graves, a maioria das calorias pode ser fornecida na forma líquida.

Farmacoterapia: *agentes procinéticos*, incluindo (1) antagonistas dos receptores da dopamina (p. ex., metoclopramida), que aumentam a duração e a frequência das contrações antrais e duodenais, aumentam a pressão do esfíncter esofágico inferior e relaxam o esfíncter pilórico, e (2) eritromicina, um antibiótico macrolídeo com atividade agonista dos receptores da motilina nas células dos músculos lisos do trato GI (estômago e intestino delgado).

120. Um paciente de 12 anos de idade que apresenta perda de peso e uma história de regurgitação sem esforço e involuntária de muitas refeições tem, provavelmente, qual diagnóstico?

Síndrome de ruminação. Este é um transtorno funcional da motilidade gastrintestinal caracterizado pela regurgitação sem esforço e repetitiva de alimento recentemente ingerido proveniente do estômago até a boca no espaço de 30 minutos após a ingestão do alimento. Quando os conteúdos estomacais chegam até a boca, serão novamente engolidos ou expelidos. Em bebês e crianças pequenas, a ruminação é comumente vista em pacientes com prejuízo neurológico ou atraso no desenvolvimento. Os adolescentes são tipicamente saudáveis. As crianças que têm ruminação tipicamente não vomitam e não se queixam de sintomas dispépticos/de azia. A síndrome de ruminação pode ser difícil de diagnosticar. Os diagnósticos diferenciais incluem bulimia nervosa e gastroparesia. Os tratamentos mais eficazes envolvem técnicas de biofeedback e relaxamento.

> Kessing BF, Smout AJ, Bredenoord AJ: Current diagnosis and management of the rumination syndrome, *J Clin Gastroenterol* 48:478-483, 2014.

DOENÇA HEPÁTICA, BILIAR E PANCREÁTICA

121. Que testes laboratoriais são comumente usados para avaliar doença hepática?

Ver Tabela 7-7.

Tabela 7-7. Testes Laboratoriais Comumente Usados para Avaliar Doença Hepática

TESTE	SIGNIFICÂNCIA CLÍNICA
Alanina aminotransferase (ALT, SGPT)	Aumentada com hepatócitos danificados
Aspartato aminotransferase (AST, SGOT)	Menos sensível do que ALT para lesão hepática
Fosfatase alcalina (FA)	Aumentada na doença colestática; também provém dos ossos. Mais alta em crianças em razão do crescimento ósseo (pode identificar a origem através da isoenzima)
γ-Glutamiltransferase (GGT)	Marcador mais sensível para colestase do que FA
Bilirrubina	Diagnóstico diferencial diferente para conjugada *versus* não conjugada
Albumina	Baixa albumina pode indicar deficiência crônica na função sintética hepática
Pré-albumina	Meia-vida mais curta; pode refletir capacidades sintéticas mais agudas
Tempo de protrombina (TP)	Reflete a função sintética como consequência da meia-vida curta dos fatores
Amônia	Remoção prejudicada em pacientes com doença hepática crônica; pode levar à encefalopatia

122. Que condições estão associadas a elevações das aminotransferases?
- Esteatose (fígado gorduroso em virtude de síndrome metabólica).
- Inflamação hepatocelular (hepatite).
- Lesão hepática associada a droga ou toxina.
- Hipoperfusão ou hipóxia.
- Congestão passiva (insuficiência cardíaca congestiva no lado direito, síndrome de Budd-Chiari, pericardite constritiva).
- Transtornos não hepáticos (distrofia muscular, doença celíaca, macroenzima de aspartato aminotransferase).

Teitelbaum JE: Normal hepatobiliary function. In Rudolph CD, Rudolph AM, editors: *Rudolph's Pediatrics*, ed 21. New York, 2003, McGraw-Hill, pp 1479.

123. Qual é a causa mais frequente de aminotransferases cronicamente elevadas entre crianças e adolescentes nos Estados Unidos?
Doença hepática gordurosa não alcoólica (NAFLD). A condição está mais comumente associada à síndrome metabólica em pacientes obesos. Esteatose hepática (deposição normal de lipídios nos hepatócitos) ocorre na ausência de excesso de ingestão de álcool. Uma preocupação importante em relação a essa condição é que o fígado gorduroso benigno simples pode progredir para esteato-hepatite não alcoólica (ou NASH), que envolve inflamação do fígado e dano hepatocelular. Isso, por fim, pode causar cirrose, com possível insuficiência hepática e hipertensão portal. Não está claro como e por que certas crianças fazem este salto patológico significativo para uma doença hepática marcante.

Berardis S, Sokal E: Pediatric non-alcoholic fatty liver disease: an increasing public health issue. *Eur J Pediatr* 173:131–139, 2014.

124. Qual é a principal razão para o aparente aumento em NFLD pediátrica?
A **epidemia crescente de obesidade** provavelmente é a responsável. Alguns estudos indicam que aproximadamente metade das crianças obesas pode ter fígado gorduroso. Crianças descendentes de asiáticos e de hispânicos (principalmente, mexicanos) também estão em risco aumentado, quando comparadas com as crianças americanas brancas e negras.

Nieregarten MB, Freed GL: Pediatric nonalcoholic fatty liver disease, *Contemp Pediatr* 30:14, 2013.

GASTROENTEROLOGIA

125. Qual é a melhor maneira de rastrear NAFLD?
Atualmente não existem diretrizes de rastreamento estabelecidas. O teste mais amplamente utilizado é **alanina aminotransferase (ALT) sérica**, que é o achado laboratorial anormal mais comum observado na doença, porém a sensibilidade é baixa. Além disso, a altura da medida não se correlaciona com a gravidade da doença. Em contrapartida, os níveis normais não excluem possível fibrose. Estudos de imagem, particularmente ultrassonografia, têm algum mérito diagnóstico com a detecção potencial de ecogenicidade gordurosa aumentada e alargamento hepático. No entanto, a ultrassonografia é diagnosticamente mais efetiva quando a esteatose hepática está mais avançada, com um conteúdo gorduroso hepático > 30%. Tomografia computadorizada (TC) é um estudo melhor, mas tem implicações radiativas óbvias. O padrão ouro para diagnóstico, a biópsia hepática, é muito invasivo como teste de rastreamento.

Berardis S, Sokal E: Pediatric non-alcoholic fatty liver disease: an increasing public health issue. *Eur J Pediatr* 173:131-139, 2014.

126. Por que é importante determinar se bilirrubina elevada é conjugada ou não conjugada?
A bilirrubina liberada dos eritrócitos (não conjugada) é absorvida pelo fígado e enzimaticamente convertida (conjugada) numa forma mais solúvel em água. Com base na metodologia laboratorial, as medidas da bilirrubina não conjugada são referidas como *reação indireta* e as da bilirrubina conjugada como *reação direta*. Bilirrubina conjugada elevada está associada a obstrução do trato biliar, colestase intra-hepática ou mau funcionamento dos hepatócitos. Hiperbilirrubinemia conjugada sempre requer avaliação mais detalhada.

Harb R, Thomas DW: Conjugated hyperbilirubinemia: screening and treatment in older infants and children, *Pediatr Rev* 28:83-90, 2007.

127. Quando os níveis de bilirrubina conjugada são considerados normais?
Níveis > 20% da bilirrubina total são considerados anormais. Na hiperbilirrubinemia indireta (não conjugada) significativa, os níveis diretos (conjugados) usualmente não excedem 15%. Assim sendo, os níveis entre 15% e 20% são ligeiramente indeterminados. Em geral, a bilirrubina direta não excede mais do que 2 mg/dL.

128. Quais são as causas comuns de hepatite neonatal e colestase neonatal?
Ver Tabela 7-8.

Tabela 7-8. Hiperbilirrubinemia Não Conjugada Neonatal e Hepatite Neonatal

Hepatite Neonatal	**Metabólica**
Idiopática	Deficiência de α_1-antitripsina
Viral	Tirosinemia
Citomegalovírus	Galactosemia
Vírus da herpes	Fibrose cística
Vírus da hepatite	Transtornos de síntese do ácido biliar
Vírus da imunodeficiência humana	Doenças de depósito
Enterovírus	Doença de Niemann-Pick
Rubéola	Doença de Gaucher
Adenovírus	Lipidoses
Bacteriana	Transtornos peroxissômicos
Obstrução do Ducto Biliar	**Endócrina**
Atresia biliar	Hipotireoidismo
Cisto coledocal	Pan-hipopituitarismo
Colangite esclerosante neonatal	**Outras Causas Herdadas**
Fibrose hepática congênita	Síndrome de Alagille
Colelitíase	Colestase intra-hepática familiar
Tumor ou massa	Doença de depósito de ferro neonatal
	Tóxica
	Nutrição parenteral
	Drogas
	Doenças Cardiovasculares

Adaptada de Suchy FJ: Approach to the infant with cholestasis. In Suchy FJ, Sokol RJ, Balistreri WF, editors: Liver Disease in Children, ed 3. New York, 2007, Cambridge University Press, pp 179-189.

129. Qual é a probabilidade de desenvolvimento de doença hepática crônica após infecções agudas com vírus da hepatite A a G?
- **Hepatite A:** 95% se recuperam dentro de 1 a 2 semanas da doença; doença crônica é incomum.
- **Hepatite B:** > 90% dos bebês infectados no período perinatal desenvolvem infecção por hepatite B crônica; 25% a 50% das crianças que adquirem o vírus entre 1 e 5 anos de idade desenvolvem infecção crônica; em crianças maiores e adultos, somente 6% a 10% desenvolvem infecção crônica.
- **Hepatite C:** 50% a 60% desenvolvem infecção persistente.
- **Hepatite D:** ocorre somente em pacientes com infecção por hepatite B aguda ou crônica; 80% desenvolvem persistência viral.
- **Hepatite E:** não causa hepatite crônica.
- **Hepatite G:** desconhecido.

American Academy of Pediatrics: Hepatitis A-G. In Pickering LK, editor: *2012 Red Book, Report of the Committee on Infectious Diseases*, ed 29. Elk Grove Village, IL, 2012, American Academy of Pediatrics, pp 361–395.

130. Além de hepatite viral, quais são outras causas comuns de hepatite aguda e crônica em crianças?
- **Transtornos metabólicos e genéticos:** doença de Wilson, deficiência de α_1-antitripsina, fibrose cística, esteato-hepatite.
- **Hepatite tóxica:** drogas, hepatotoxinas, radiação.
- **Autoimune:** hepatite autoimune, colangite esclerosante primária: anticorpos antimúsculo liso positivo, anticorpos antimicrossomais do fígado e rim.
- **Anatômica:** colelitíase, cisto colédoco.
- **Outras causas infecciosas:** CMV, EBV.
- **Tóxicas:** etanol, acetaminofeno.
- **Outras causas herdadas:** síndrome de Alagille, fibrose cística, colestase intra-hepática familiar.

131. Como é mais provável que se apresente a deficiência de α_1-antitripsina em bebês e crianças?
Deficiência de α_1-antripsina é um transtorno recessivo autossômico que causa doença pulmonar e hepática. No fígado, a lesão resulta do acúmulo intracelular da proteína α_1-antitripsina. Nos pulmões, a ausência de α_1-antitripsina funcional leva à hiperfunção da elastase leucocitária, resultando na destruição das paredes alveolares e eventual enfisema. Os efeitos pulmonares levam anos para se desenvolver, portanto doença pulmonar raramente está presente em crianças. Os sintomas mais comuns apresentados são colestase neonatal, hepatomegalia e hepatite crônica. Embora a maioria dos pacientes não tenha doença severa, ela pode progredir para cirrose com insuficiência hepática.

Stockley RA: Alpha 1-antitrypsin deficiency, *Clin Chest Med* 35:39–50, 2014.

132. Por que a medida do nível sérico de α_1-antitripsina não é suficiente para diagnosticar deficiência de α_1-antitripsina?
A α_1-antitripsina é um reagente de fase aguda e pode não estar reduzida em todos os casos de deficiência de α_1-antitripsina. A tipagem de Pi (abreviatura para tipagem dos inibidores da protease) por eletroforese é necessária para fazer o diagnóstico. MM é o fenótipo normal e tem a atividade mais elevada; ZZ tem a atividade mais baixa e a associação mais comum com doença hepática. PiMM é o tipo mais comum de Pi, com uma distribuição de cerca de 87%; PiMS representa 8%, e PiMZ, 2%. A incidência de PiZZ varia entre 1 em 2.000 e 1 em 5.000.

Silverman EK, Sandhaus RA: Alpha1-antitrypsin deficiency, *N Engl J Med* 360:2749–2757, 2009.

133. Qual é o defeito metabólico em pacientes com doença de Wilson?
A doença de Wilson é um **defeito recessivo autossômico no metabolismo do cobre** que resulta em níveis acentuadamente aumentados de cobre em muitos tecidos, mais notadamente no fígado, nos gânglios basais e na córnea (anéis de Kayser-Fleischer). O defeito primário é uma mutação na proteína ATP7B transmembrana, que é a chave para excretar o excesso de cobre no sistema canalicular biliar. A combinação de níveis de cobre acentuadamente aumentados em uma amostra de biópsia hepática,

baixa ceruloplasmina sérica e excreção aumentada de cobre urinário sugere fortemente doença de Wilson.

<small>Ala A, Walker AP, Ashkan K, et al: Wilson's disease, *Lancet* 369:397–408, 2007.</small>

134. Quais são os tratamentos de escolha para doença de Wilson?

Agentes quelantes de cobre. *D-penicilamina* tem sido tradicionalmente a droga de escolha, mas outro quelador, *trientina*, tem sido usado com sucesso em pacientes que descontinuaram penicilamina em virtude de reações de hipersensibilidade. Alguns defendem trientina como um agente alternativo à penicilamina, porque trientina tem melhor perfil de segurança. Sulfato de zinco, que inibe a absorção intestinal do cobre, também tem sido usado. Os pacientes requerem uma dieta com baixa porcentagem de cobre por toda a vida.

135. Uma criança de 3 anos de idade que apresenta icterícia flutuante leve em épocas de doença, "bem como seu tio Kevin", provavelmente tem que condição?

Síndrome de Gilbert, que se deve, principalmente, a um decréscimo na atividade da glucoronil transferase hepática. Normalmente, a bilirrubina é desconjugada em ácido glicorônico. Em pacientes com síndrome de Gilbert, a conjugação total defeituosa resulta na produção aumentada de monoglicoronídeos na bile e leve elevação na bilirrubina sérica não conjugada (indireta). A síndrome é herdada de uma forma autossômica dominante com penetrância incompleta (os meninos excedem as meninas na proporção de 4 para 1). A frequência deste gene na população é estimada em 2% a 6%. Elevações de bilirrubina são observadas durante épocas de estresse médico e físico, particularmente jejum.

136. Quais são os achados clínicos de hipertensão portal?

A obstrução do fluxo portal é manifestada por dois sinais típicos: **esplenomegalia** e **circulações venosas colaterais aumentadas**. As colaterais são evidentes ao exame físico no ânus e na parede abdominal e por estudos especiais no esôfago. Hemorroidas podem sugerir colaterais, mas em pacientes mais velhos estão presentes em alta frequência sem doença hepática, e assim sua presença não possui valor preditivo. A dilatação das veias paraumbilicais produz uma roseta em torno do umbigo (a cabeça de medusa), e as veias superficiais dilatadas da parede abdominal são visíveis. Um zumbido venoso pode ser audível na região subxifoide das varizes no ligamento falciforme.

137. Como a hepatite autoimune (AIH) se apresenta tipicamente?

Existem três padrões de apresentação típicos: (1) *hepatite aguda*, com sintomas não específicos de mal-estar, náusea e vômitos, anorexia, icterícia, urina escura e fezes pálidas; (2) *insidiosa*, com fadiga progressiva, icterícia recorrente, cefaleia e perda de peso; e (3) apesar de nenhuma história de icterícia, os pacientes apresentam complicações de *hipertensão portal* (esplenomegalia, sangramento GI de varizes e perda de peso). AIH tipo 1 é mais comum e caracterizada por anticorpos antineutrófilos e anticorpos antimúsculo liso. AIH tipo 2 é caracterizada por anticorpos antimicrossomais fígado-rim.

138. Um paciente com insuficiência hepática desenvolve confusão. Por que se preocupar?

Encefalopatia hepática pode aparecer como uma progressão rápida para coma ou como flutuações leves no estado mental por uma boa parte do tempo. Não foi estabelecida uma causa subjacente única, mas as toxinas suspeitas incluem amônia, outras neurotoxinas e atividade relativamente aumentada do ácido γ-aminobutírico. O manejo requer a limitação da ingestão de proteína, o uso de lactulose para promover diarreia leve, antibióticos para reduzir a produção de amônia, monitoramento da pressão intracraniana em casos avançados e possível diálise peritoneal para pacientes em coma severa e antes de transplante hepático.

139. Qual é a indicação mais comum para transplante de fígado pediátrico?

A indicação mais comum é **atresia biliar extra-hepática** com insuficiência hepática crônica depois de uma hepatoportoenterostomia. Outras indicações comuns incluem erros inatos do metabolismo (p. ex., deficiência de α_1-antitripsina, tirosinemia hereditária, doença de Wilson) e insuficiência hepática fulminante idiopática.

140. Colecistite calculosa e acalculosa: quais são as diferenças?

Colecistite calculosa: a impactação de cálculos biliares no ducto cístico resulta em distensão da vesícula biliar, edema, estase biliar e crescimento bacteriano excessivo (p. ex., *E. coli*, *Klebsiella*, enterococos). Se não tratada, pode levar a infarto da vesícula biliar, gangrena e perfuração.

Colecistite acalculosa: a disfunção da vesícula biliar resulta de uma variedade de condições que incluem trauma maior, sepse/hipotensão e diabetes. O resultado é estase biliar, que pode originar uma resposta inflamatória; isquemia; distensão; e, por fim, necrose do tecido da vesícula biliar.

141. Quais pacientes estão em risco de colelitíase?
Ver Tabela 7-9.

Tabela 7-9. Pacientes em Risco de Colelitíase

	PEDRA DE PIGMENTO	PEDRA DE COLESTEROL
Raça	___	Americano nativo
Sexo	___	Feminino
Idade	___	Adolescência
Dieta	___	Obesidade
Nutrição parenteral total	+++	___
Doença hemolítica (especialmente, anemia falciforme, talassemia, esferocitose hereditária)	+++	___
Fibrose cística	___	+++
Doença ileal	___	+++
Defeitos na síntese dos sais biliares	___	+++
Hipertrigliceridemia	___	+++
Diabetes melito	___	+++

+++, risco aumentado.

142. Quais são as possíveis causas de pancreatite em crianças?
Em adultos, a maioria dos casos de pancreatite se origina de cálculos biliares ou álcool. Em crianças, há uma diversidade muito maior na etiologia.
- **33%: transtornos sistêmicos** (sepse e choque, vasculite).
- **13% a 34%: idiopática.**
- **10% a 40%: trauma** (acidentes com veículo automotor, lesões esportivas, quedas acidentais, abuso infantil).
- **10% a 30%: doença biliar** (cálculos biliares, lama).
- **< 25%: medicações** (ácido valproico, L-asparaginase, prednisona, 6-mercaptopurina).
- **< 10%: infecções** (várias virais, incluindo caxumba).
- **5% a 8%: hereditária** (mutações genéticas).
- **2% a 7%: transtornos metabólicos** (cetoacidose diabética [CAD], hipertrigliceridemia, hipercalcemia).
- **< 3%: anomalias anatômicas e estruturais** (pâncreas bífido, anomalias nos ductos, disfunção do esfíncter de Oddi).

Bai HX, Lowe ME, Husain SZ: What have we learned about acute pancreatitis in children? *J Pediatr Gastroenterol Nutr* 52:262–270, 2011.

143. Qual é a apresentação típica de pancreatite aguda em crianças?
Em crianças com mais de 3 anos de idade, o sintoma mais comum é **dor abdominal**, que ocorre em 80% a 95%. A dor é tipicamente de localização epigástrica. Radiação da dor para as costas é incomum. Náusea e vômitos ocorrem em 40% a 80%. Distensão abdominal também é comum. Bebês e crianças pequenas têm menos probabilidade de se queixar de dor abdominal e náusea, além de terem maior probabilidade de febre.

Bai HX, Lowe ME, Husain SZ: What have we learned about acute pancreatitis in children? *J Pediatr Gastroenterol Nutr* 52:262–270, 2011.

144. Qual enzima é um marcador mais sensível de lesão pancreática em crianças: amilase ou lipase?

Não há um vencedor definido. Em uma compilação de estudos pediátricos, a sensibilidade do teste da amilase no diagnóstico de pancreatite variou de 50% a 85%, enquanto que a lipase era apenas marginalmente mais sensível do que a amilase na maioria dos estudos. Os valores da amilase se elevam 2 a 12 horas após o início da pancreatite; os valores da lipase se elevam em 4 a 8 horas depois. Como somente uma ou outra pode estar elevada em alguns pacientes, tanto a lipase quanto a amilase devem ser medidas em suspeita de pancreatite.

Srinath AI, Lowe ME: Pediatric pancreatitis, *Pediatr Rev* 34:79–89, 2013.
Bai HX, Lowe ME, Husain SZ: What have we learned about acute pancreatitis in children? *J Pediatr Gastroenterol Nutr* 52:262–270, 2011.

145. Que condições podem estar associadas à hiperamilasemia?

Pancreática: pancreatite, tumores pancreáticos, obstrução do ducto pancreático, obstrução biliar, úlcera perfurada, obstrução intestinal, apendicite aguda, isquemia mesentérica, colangiopancreatografia retrógrada endoscópica (ERCP).

Salivar: infecções (caxumba), trauma, obstrução do ducto salivar, câncer de pulmão, tumores ou cistos ovarianos, tumores de próstata, CAD.

Mistas ou desconhecidas: fibrose cística, insuficiência renal, gravidez, edema cerebral, azia.

PONTOS-CHAVE: DOENÇA HEPÁTICA E BILIAR

1. Hipertensão portal se manifesta clinicamente como esplenomegalia e aumento da circulação venosa colateral.
2. Hiperbilirrubinemia conjugada em qualquer criança é anormal e merece investigação mais aprofundada.
3. Atresia biliar extra-hepática é a indicação pediátrica mais comum para transplante de fígado.
4. Quanto mais jovem o paciente, mais provavelmente a infecção aguda por hepatite B se tornará crônica.

DOENÇA INFLAMATÓRIA INTESTINAL

146. Qual é a epidemiologia da doença inflamatória intestinal (DII)?

A incidência e a prevalência de DII, em geral, e de doença de Crohn, especificamente, aumentaram nas últimas décadas. O aumento mais significativo ocorreu em crianças menores, com elevações de 5% naquelas com < 4 anos de idade e aproximadamente 8% em crianças entre 5 e 9 anos. Aproximadamente, 20% de todos os casos de DII são diagnosticados antes dos 10 anos. A idade média do diagnóstico de DII pediátrica é 12 1/2 anos. Cerca de 10.000 casos novos são diagnosticados anualmente. Até 25% das crianças que são diagnosticadas com DII têm uma história familiar positiva.

Glick SR, Carvalho RS: Inflammatory bowel disease, *Pediatr Rev* 32:14–24, 2011.

147. Como colite ulcerativa e doença de Crohn variam na distribuição intestinal?

Colite ulcerativa está limitada à mucosa superficial do cólon. Ela sempre envolve o reto e se estende proximalmente a uma extensão variável. Colite ulcerativa comumente envolve o cólon inteiro mais em crianças do que em adultos, os quais mais comumente terão doença limitada do lado esquerdo. Enterite regional, ou **doença de Crohn**, é caracterizada por inflamação transmural do intestino que pode afetar o trato inteiro desde a boca até o ânus. Em razão da natureza transmural da inflamação, os pacientes podem desenvolver fístulas e abscessos mais comumente com doença de Crohn. A aparência típica de pedras de calçamento da doença de Crohn é produzida por ulcerações intercruzadas (Fig. 7-10). Colite de Crohn, sem envolvimento do intestino delgado, é mais comum em crianças menores e pode ser difícil de distinguir de colite ulcerativa.

Abraham C, Cho JH: Inflammatory bowel disease, *N Engl J Med* 36:2066–2078, 2009.
Bousvaros A, Antonioli DA, Colletti RB, et al: Differentiating ulcerative colitis from Crohn disease in children and young adults, *J Pediatr Gastroenterol Nutr* 44:653–674, 2007.

148. Quais características diferenciam a colite ulcerativa da doença de Crohn?

Ver Tabela 7-10.

Crohn's and Colitis Foundation of America: www.ccfa.org. Último acesso em 24 de nov. de 2014.

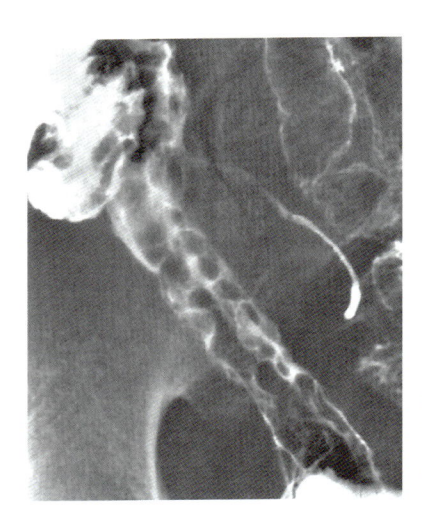

Figura 7-10. Ulcerações intercruzadas produzem uma aparência de paralelepípedo em pacientes com doença de Crohn. *(De Katz DS, Math KR, Groskin SA:* Radiology Secrets. *Philadelphia, 1998, Hanley & Belfus, p 150.)*

Tabela 7-10. Características que Diferenciam Colite Ulcerativa de Doença de Crohn

	COLITE ULCERATIVA	**DOENÇA DE CROHN**
Distribuição	Somente cólon (gastrite reconhecida) Contínua	Trato gastrintestinal inteiro Áreas de lesão entremeadas com áreas saudáveis
Apresentação Clínica		
Sangramento	Muito comum	Comum
Falha no Crescimento	Incomum	Comum
Perda de Peso	Menos comum	Comum
Obstrução	Incomum	Comum
Doença Perianal	Rara	Comum
Achados Endoscópicos	Inflamação contínua 100% de envolvimento retal Eritema, edema, friabilidade, ulceração ou mucosa anormal	Inflamação focal ou segmentar Reto é poupado Ulcerações aftosas ou lineares na mucosa de aparência normal Aparência de paralelepípedo Íleo terminal anormal: > 50%
Achados Histológicos	Somente mucosa Sem granulomas	Granulomas em espessura total

149. Qual é o papel dos painéis sorológicos no diagnóstico de DII?

Certos anticorpos podem ajudar a distinguir entre doença de Crohn e colite ulcerativa em pacientes com colite indeterminada. Esses painéis não são úteis no rastreamento da população, pois resultados falsos-positivos podem criar ansiedade injustificada e testagem desnecessária. Um terço dos indivíduos com sorologia positiva não têm DII. Títulos mais altos de anticorpos estão associados a doença mais agressiva. A positividade média é a seguinte:

- **ASCA** (anticorpos anti-*Saccharomyces cerevisiae*): DC (40% a 56%), RCU (0% a 7%), Controles (< 5%).

- **ANCA** (anticorpos antineutrófilos citoplasmáticos): DC (18% a 24%), RCU (60% a 80%), Controles (< 5%).
- **Anti-OmpC** (proteína C da membrana externa, *E. coli*): DC (25%), RCU (6%), Controles (3%).

Glick SR, Carvalho RS: Inflammatory bowel disease, *Pediatr Rev* 32:18–19, 2011.

150. Quais são as manifestações intestinais de DII pediátrica?
Além do envolvimento gastrintestinal típico, outros sistemas orgânicos podem estar envolvidos em DII. Estas manifestações podem se tornar a principal fonte de morbidade e sintoma(s) presente(s) em alguns pacientes:
- Falha no crescimento.
- Artralgias/artrite.
- Doença óssea, incluindo osteopenia e osteoporose.
- Lesões orais, mais comumente lesões aftosas recorrentes.
- Lesões cutâneas: granulomatosas, reativas e secundárias a deficiências nutricionais.
- Lesões oculares: esclerite e uveíte.
- Doença hepática: hepatite, fígado gorduroso, colelitíase, amiloidose e colangite esclerosante primária.
- Manifestações intestinais raras (< 1% dos pacientes com DII pediátrica): anormalidades hematológicas, trombose venosa, pancreatite, nefrolitíase, doença pulmonar, doença neurológica.

Rabizadeh S, Oliva-Hemkey M: Extraintestinal manifestations of pediatric inflammatory bowel disease. In Mamula P, Markowitz J, Baldassano R, editors: *Pediatric Inflammatory Bowel Disease*, Springer, 2007, Philadelphia, pp 87-92.

151. Que terapias farmacológicas são usadas no tratamento da colite ulcerativa e da doença de Crohn?
Doença leve e remissão: ácido 5-Aminosalicílico (ASA) (mesalamina, mesalazina), oral e retal, particularmente para colite ulcerativa; antibióticos; budesonida de liberação estendida.
Doença moderada: metronidazol (para doença de Crohn); prednisona.
Doença severa e refratária: azatioprina; 6-Mercaptopurina; esteroides intravenosos; metotrexato; agentes do fator de necrose antitumoral (p. ex., infliximab, adalimumab); ciclosporina.

Jacobstein D, Baldassano R: Inflammatory bowel disease. In Liacouras CA, Piccoli DA, editors: *Pediatric Gastroenterology: The Requisites in Pediatrics*, Philadelphia, 2008, Mosby, p 138.

152. Como são escolhidas as terapias para DII?
Tradicionalmente, as medicações eram escolhidas em uma abordagem "*set-up*" usando-se medicações com efeitos colaterais menos severos, tais como ASA ou esteroides, antes de se iniciar terapias imunomoduladoras ou biológicas. Isso agora está sendo substituído por uma abordagem "top-down", com uso de medicações mais potentes no começo do curso da doença para induzir cicatrização da mucosa, interromper a história natural dos processos patológicos e diminuir o potencial para complicações de longo prazo, incluindo a necessidade de intervenção cirúrgica. De modo geral, a idade, os sintomas e a severidade apresentados e o sexo da criança devem ser levados em consideração, quando iniciada a terapia.

153. Existe um papel potencial para a talidomida no tratamento da doença de Crohn?
O uso de talidomida causou grandes tragédias médicas no século XX. A talidomida foi liberada inicialmente na Alemanha, em 1957, e comercializada como uma droga milagrosa para insônia, ansiedade e náusea, especialmente o enjoo matinal associado à gravidez. Milhares de mulheres que tomaram a droga no primeiro trimestre deram à luz bebês com acentuadas malformações nas extremidades e outras malformações. Em 1998, ela foi ressuscitada como uma droga contra hanseníase. Em 2006, a Administração Federal de Drogas e Alimentos (FDA) aprovou uma versão modificada da talidomida para uso no tratamento de mieloma múltiplo.

A talidomida tem propriedades de diminuição do fator de necrose tumoral e inibição da angiogênese. Investigadores na Itália constataram que, comparado com placebo, o tratamento com talidomida para crianças e adolescentes com doença de Crohn refratária resultava em melhora na remissão clínica em 8 semanas, a qual se mantinha por um longo período de tratamento continuado.

Lazzerini M, Martelossi S, Magazzu G, et al: Effect of thalidomide on clinical remission in children and adolescents with refractory Crohn disease: a randomized clinical trial, *JAMA* 310:2164–2173, 2013.

154. Em uma criança que foi diagnosticada com doença de Crohn, quais são as complicações potenciais no longo prazo?

- **Doença perianal severa** pode ser uma complicação debilitante. Mais prevalente em pacientes com doença de Crohn, pode variar desde simples pólipos cutâneos até o desenvolvimento de abscessos ou fístulas perianais.
- Podem ocorrer **fístulas enteroenterais** e fazer um "curto circuito" no processo absortivo. O intestino espessado pode obstruir ou perfurar, precisando, dessa forma, de operação. A taxa de recorrência é alta após a cirurgia, frequentemente são necessárias operações repetidas, e pode resultar síndrome do intestino curto. Em muitos casos, é feita uma ostomia permanente, embora a construção de uma bolsa e ileostomias continentes tenham se tornado mais comuns.
- **Retardo no crescimento e puberdade atrasada** são vistos extensamente em pacientes com doença de Crohn pediátrica. O início insidioso pode resultar em vários anos de falha no crescimento linear antes que seja feito o diagnóstico correto. Com o fechamento epifisário, o crescimento linear é concluído, e a baixa estatura adulta será permanente.
- **Decréscimo na mineralização óssea** (*osteopenia*) é uma complicação mais comumente reconhecida da doença de Crohn, secundária a falha no crescimento e desnutrição, atividade da doença e efeito tóxico dos corticosteroides. Todos os pacientes devem fazer um exame de densitometria óssea para avaliar esta complicação. O tratamento inclui musculação com levantamento de peso, correção de déficits nutricionais, suplementação de vitamina D e cálcio e tratamento mais agressivo da doença.
- As **complicações hepáticas** de DII incluem hepatite ativa crônica e colangite esclerosante, as quais podem exigir transplante de fígado.
- Pode ocorrer **nefrolitíase** em pacientes com ressecções ou esteatorreia, como resultado do aumento na absorção intestinal do oxalato.
- Tem sido observada **doença pulmonar reativa e restritiva crônica**.
- **Artralgias** são comuns, mas doença articular degenerativa é incomum.

PONTOS-CHAVE: DOENÇA INFLAMATÓRIA INTESTINAL

1. Colite ulcerativa está limitada à mucosa superficial do intestino grosso, sempre envolve o reto e demonstra lesões saltitantes.
2. Doença de Crohn pode ocorrer em qualquer parte do trato gastrintestinal (da boca até o ânus) e demonstra inflamação transmural com áreas sadias entremeadas com doentes; granulomas não caseosos podem ser encontrados na patologia microscópica. Inflamação transmural pode ter como resultado a formação de abscessos ou fístulas.
3. As complicações potenciais no longo prazo da doença inflamatória intestinal incluem falha crônica no crescimento, abscessos, fístulas, nefrolitíase e osteopenia.
4. Cirurgia pode ser curativa para colite ulcerativa, mas a incidência de recorrência pós-operatória é alta na doença de Crohn.

155. Crianças com DII estão em risco aumentado de malignidade?

O risco de malignidade ainda não foi estudado sistematicamente entre as populações pediátricas com DII. O risco em adultos depende da doença e da sua duração. Depois de 10 anos de colite ulcerativa, o risco aumenta dramaticamente (1% a 2% de aumento na incidência de malignidade por ano). O risco é considerado mais alto em pacientes com pancolite comparados com aqueles com doença autolimitada do lado esquerdo. Os carcinomas associados à colite ulcerativa são frequentemente pouco diferenciados e metastatizam cedo; eles têm um pior prognóstico e são mais difíceis de identificar por exames radiográficos e colonoscópicos. A maioria dos autores indica que carcinoma do intestino é muito menos comum entre pacientes com doença de Crohn, embora isso tenha sido contestado. O risco de linfoma é aumentado em pacientes com doença de Crohn. Terapia imunossupressora (p. ex., 6-mercaptopurina) e biológica (p. ex., infliximab) também pode aumentar o risco de neoplasia.

156. Quando é indicada cirurgia para crianças com DII?

Ver Tabela 7-11.

NUTRIÇÃO

157. Quais são as várias exigências de proteína, gordura e carboidratos?

Proteína deve representar 7% a 15% da ingestão calórica e deve incluir um equilíbrio dos 11 aminoácidos essenciais. As exigências de proteína variam de 0,7 a 2,5 g/kg por dia. As **gorduras** devem fornecer 30% a 50% da ingestão calórica. Embora a maioria dessas calorias seja derivada de triglicerídeos de

Tabela 7-11. Indicações de Cirurgia para Crianças com DII	
DOENÇA DE CROHN	**COLITE ULCERATIVA**
Perfuração com formação de abscesso Obstrução com ou sem estenose Sangramento massivo descontrolado Drenagem de fístulas e seios Megacólon tóxico Falha no crescimento em pacientes com áreas localizadas de doença ressecável	*Urgente:* Hemorragia Perfuração Megacólon tóxico Colite fulminante aguda irresponsiva a terapia médica máxima *Eletivo:* Doença crônica com exacerbações severas recorrentes Doença incapacitante contínua apesar de tratamento médico adequado Retardo no crescimento com atraso puberal Doença de > 10 anos de duração com evidência de displasia epitelial

De Hofley PM, Piccoli DA: Inflammatory bowel disease in children, Med Clin North Am 78:1293–1295, 1994.

cadeia longa, esteróis, triglicerídeos de cadeia média e ácidos graxos podem ser importantes em certas dietas. O ácido linoleico e o ácido araquidônico são essenciais para a síntese das membranas dos tecidos, e cerca de 3% da ingestão deve ser composta desses triglicerídeos. Os 50% a 60% restantes das calorias devem ser provenientes dos **carboidratos**. Aproximadamente metade destes tem a contribuição dos monossacarídeos e dissacarídeos (p. ex., sacarose, lactose) e o restante dos amidos.

American Dietetic Association: www.eatright.org. Último acesso em 20 de mar. de 2015.

158. Se for mantida a ingestão calórica recomendada, qual é o ganho de peso diário normal para crianças pequenas?
Ver Tabela 7-12.

Tabela 7-12. Ganho de Peso Diário Normal em Crianças Pequenas*		
IDADE	**GANHO DE PESO RECOMENDADO (G)**	**INGESTÃO CALÓRICA (KCAL/KG/DIA)**
0-3 m	26-31	100-120
3-6 m	17-18	105-115
6-9 m	12-13	100-105
9-12 m	9	100-105
1-3 anos	7-9	100
4-6 anos	6	90

*Deve ser observado que, quando os bebês são essencialmente amamentados, o crescimento durante os meses 3 a 18 é menor do que o indicado pela tabela. Em média, bebês que são amamentados ganham 0,65 kg menos do que bebês alimentados com fórmula durante o primeiro ano de vida.
Dados de Dewey KG, Heini MJ, Nommsen LA, et al: Growth of breast-fed and formula-fed infants from 0 to 18 months: the DARLING Study, Pediatrics 89:1035-1041, 1992; e National Research Council, Food and Nutrition Board: Recommended Daily Allowances. Washington, DC, 1989, National Academy of Sciences.

159. Qual a quantidade de mamadeiras recomendada de acordo com a idade?
Ver Tabela 7-13.

Tabela 7-13. Alimentação com Mamadeira Recomendada de acordo com a Idade		
IDADE	**NÚMERO DE MAMADAS**	**VOLUME POR MAMADEIRA**
Nascimento-1 semana	6-10	30-90 mL
1 semana-1 mês	7-8	60-120 mL
1-3 meses	5-7	120-180 mL
3-6 meses	4-5	180-210 mL
6-9 meses	3-4	210-240 mL

160. **Por que leite de vaca integral não deve ser introduzido até 1 ano de idade?**
 É sabido que a introdução de leite de vaca integral para bebês com < 1 ano de idade é prejudicial. Ele está associado a **anemia por deficiência de ferro** em razão de seu baixo conteúdo de ferro e perda sanguínea intestinal oculta, que ocorre em 40% dos bebês pequenos normais alimentados com leite de vaca. O uso precoce de leite integral pode contribuir para a aceleração do peso e o desenvolvimento de **sobrepeso/obesidade**.

161. **Por que o mel não é recomendado para bebês durante o primeiro ano de vida?**
 O mel foi associado a botulismo infantil, assim como alguns xaropes de milho comerciais. Os esporos de *Clostridium botulinum* contaminam o mel e são ingeridos. Em bebês, a colonização e a multiplicação intestinal do organismo podem resultar na produção de toxinas e originar sintomas de constipação, apatia e fraqueza.

162. **Como o estado nutricional é avaliado objetivamente em crianças?**
 - **Gráfico de crescimento:** os dados antropométricos fornecem uma estimativa da altura, peso e circunferência da cabeça de uma criança comparada com um padrão na população. Uma alteração nos percentis mensais da criança pode significar a presença de um problema nutricional ou uma doença sistêmica.
 - **Comparar o peso corporal real com o ideal** (média do peso em relação a altura/idade): o peso corporal ideal é determinado pelo gráfico da altura da criança no percentil 50 e pelo registro da idade correspondente. É obtido o percentil 50 do peso para aquela idade, e esse peso corporal ideal é dividido pelo peso real. O resultado é expresso como uma porcentagem – a porcentagem do peso corporal ideal – que fornece melhor estratificação dos pacientes com desnutrição significativa. Uma porcentagem do peso corporal ideal de mais de 120% é obeso, 110% a 120% é sobrepeso, 90% a 110% é normal, 80% a 90% é emagrecimento leve, 70% a 80% é emagrecimento moderado, e menos que 70% é emagrecimento grave.
 - **Medida da circunferência do braço:** fornece informações sobre as reservas de gordura subcutâneas, e a circunferência do músculo do braço (calculada a partir da espessura da dobra cutânea tricipital) estima a proteína somática ou a massa muscular.
 - **Avaliação laboratorial:** a dosagem das vitaminas e minerais pode ser avaliada diretamente por ensaio. As medidas da albumina (meia-vida de 14 a 20 dias), transferrina (meia-vida de 8 a 10 dias) e pré-albumina (meia-vida de 2 a 3 dias) podem fornecer informações sobre a síntese proteica, mas cada uma pode ser afetada por certas doenças. A proporção de albumina e globulina pode diminuir em pacientes com desnutrição proteica.

163. **Quais características ao exame de escalpo, olhos e boca sugerem problemas de desnutrição?**
 Ver Tabela 7-14.

164. **Em que aspectos marasmo e kwarshiokor diferem clinicamente?**
 - *Kwarshiokor* é desnutrição com edema, em consequência de baixa pressão oncótica sérica. O baixo teor de proteínas séricas resulta de uma ingestão de proteínas desproporcionalmente baixa comparada com a ingestão calórica global. Estas crianças parecem repletas ou gordas, mas são edemaciadas, apresentam hiperqueratose e cabelo e pele atróficos. Elas geralmente têm anorexia severa, diarreia e infecções frequentes e podem ter insuficiência cardíaca.
 - *Marasmo* é desnutrição não edematosa grave causada por uma deficiência mista de proteína e calorias. Os níveis séricos de proteína e albumina geralmente são normais, porém há um decréscimo acen-

Tabela 7-14. Efeitos da Desnutrição no Escalpo, nos Olhos e na Boca

SINAL CLÍNICO	DEFICIÊNCIA DE NUTRIENTES
Epitelial	
Pele	
Xerose, descamação seca	Ácidos graxos essenciais
Hiperqueratose, placas em torno dos folículos capilares	Vitamina A
Equimoses, petéquias	Vitamina K
Cabelo	Caloria proteica
Arrancado com facilidade, despigmentado, opaco	
Mucosa	
Boca, lábios e língua	Vitaminas B
Estomatite angular (inflamação nos cantos da boca)	B_2 (riboflavina)
Queilose (lábios avermelhados com fissuras nos cantos)	B_2, B_6 (piridoxina)
Glossite (inflamação da língua)	B_6, B_3 (niacina), B_2
Língua púrpura	B_2
Edema da língua, fissuras na língua	B_3
Espumosa, sangramento na gengiva	Vitamina C
Ocular	
Palidez na conjuntiva devida a anemia	Vitamina E (bebês prematuros), ferro, ácido fólico, B_{12}, cobre
Manchas de Bitot (manchas espumosas acinzentadas, amarelas ou brancas na parte branca dos olhos)	Vitamina A

tuado na massa muscular e no tecido adiposo. Os sinais são semelhantes aos observados em crianças com hipotireoidismo: intolerância ao frio, apatia, cabelo fino esparso, pele seca com redução no turgor e hipotonia. Diarreia, anorexia, vômitos e infecções recorrentes podem ser observados.

165. Quais vitaminas e minerais são, com frequência, deficientes em veganos radicais e alguns vegetarianos?
Vitamina B_{12}, ferro, cálcio e zinco. Os grupos em maior risco são os bebês, as crianças e mulheres grávidas e lactantes. Dietas semivegetarianas raramente provocam tais deficiências.

166. Quais os dois fatores que fazem da deficiência de vitamina D um problema comum?
Mudanças na exposição ao sol/uso de protetor solar e aumento na obesidade. Muito poucos alimentos contêm vitamina D ou são enriquecidos com vitamina D. As exceções são fígado de bacalhau, atum, leite enriquecido e suco de laranja. A principal fonte de vitamina D tem sido a exposição à luz natural do sol. Se um indivíduo usa protetor solar com um fator de proteção 30 ou mais, a síntese da vitamina na pele é reduzida em > 95%. Se um indivíduo tem pele mais escura, que proporciona mais proteção natural contra o sol, ele precisa de exposição 3 a 5 vezes mais prolongada para produzir a mesma quantidade de vitamina D que uma pessoa com um tom de pele branco. Obesidade também é um fator de risco porque a gordura sequestra a vitamina D. À medida que a exposição ao sol é reduzida em virtude de preocupações com futuras malignidades potenciais e as taxas de obesidade permanecem altas, é provável que a deficiência de vitamina D permaneça sendo um problema.

Holick MF, Binkley NC, et al: Evaluation, treatment and prevention of vitamin D deficiency: an Endocrine Society clinical practice guideline, *J Clin Endocrinol Metab* 96:1911–1930, 2011.

167. Quanta vitamina D uma criança deve receber diariamente?
As recomendações de 2015 são de que as crianças sem fatores de risco devem receber as seguintes quantidades mínimas de vitamina D:
Bebês (< 1 ano): 400 UI/dia.
Crianças (1 a 18 anos): 600 UI/dia.

Todos os bebês amamentados devem receber 400 UI/dia de suplemento de vitamina D porque o leite materno tem baixo teor de vitamina D. Alguns bebês alimentados com fórmula também requerem suplementação, se a sua ingestão for menor do que, aproximadamente, 1 litro de fórmula diariamente, que é a quantidade necessária para se receber a quantidade recomendada de vitamina D.

168. **Quais são os pontos de corte para deficiência e suficiência de vitamina D?**
Níveis < 20 ng/mL são considerados deficientes de vitamina D; um nível > 20 ng/mL é considerado suficiente, mas níveis > 30 ng/mL são preferíveis.

OBESIDADE E TRANSTORNOS LIPÍDICOS

169. **Quais são as categorias de status do peso para crianças em termos de percentil do índice de massa corporal (IMC)?**
    - **Abaixo do peso:** < percentil 5.
    - **Peso saudável:** percentil 5 a 85.
    - **Sobrepeso:** percentil 85 a 95.
    - **Obeso:** percentil 95 a 98.
    - **Gravemente (morbidamente) obeso:** ≥ percentil 99.

170. **Que testes laboratoriais de rastreio devem ser feitos para crianças obesas?**
Para crianças que são obesas ou gravemente obesas, deve ser considerada uma avaliação laboratorial básica para excluir a presença de anormalidades metabólicas relacionadas à obesidade. Isso inclui:
    - **Testes da função hepática (AST e ALT):** para avaliar possível NAFLD.
    - **Perfil lipídico em jejum:** triglicerídeos elevados e HDL reduzido são altamente sugestivos de resistência significativa à insulina.
    - **Hemograma completo:** deficiência de ferro e anemia por deficiência de ferro são comuns em crianças obesas.
    - **Glicose de jejum:** a sensibilidade, no entanto, é baixa para detectar intolerância à glicose. Um teste padrão de tolerância à glicose oral deve ser considerado para obesidade severa, história familiar positiva de diabetes tipo 2 ou quando acantose nigricans estiver presente.
    - **Nível de vitamina D:** a deficiência é comum em crianças obesas.
    - **Testes de função da tireoide**
    Outros testes devem ser determinados se houver suspeita de comorbidades pela história ou pelo exame.

Baker JL, Farpour-Lambert NJ, Nowicka A, et al: Evaluation of the overweight/obese child—practical tips for the primary health care provider: recommendations from the Childhood Obesity Task Force of the European Association for the Study of Obesity, *Obes Facts* 3:131–137, 2010.

171. **Quais são os diferentes tipos de colesterol?**
    Triglicerídeos: a principal forma de gordura no corpo.
    LDL: lipoproteína de baixa densidade; o "mau" colesterol; formado pelo VLDL ou quilomícrons; as gorduras saturadas e trans aumentam o LDL; principal transportador do colesterol para *dentro dos* tecidos corporais.
    HDL: lipoproteína de alta densidade; "bom" colesterol; sintetizado no fígado e intestino; principal transportador do colesterol, *retirando-o* dos tecidos corporais.
    VLDL: lipoproteína de muito baixa densidade; produzida pelo fígado; alto teor de triglicerídeos.
    Quilomícrons: transportam a gordura da dieta dos intestinos até o fígado e os tecidos adiposos; alto teor de triglicerídeos.
    Não HDL (colesterol total – HDL): pode ser usado se um perfil lipídico de não jejum ou se os triglicerídeos forem > 400.

172. **Por que a promoção da saúde cardiovascular e a identificação de fatores de risco específicos são importantes em medicina *pediátrica*?**
    - Alterações arterioscleróticas se originam na infância.
    - Fatores de risco para o desenvolvimento de arteriosclerose podem ser identificados na infância.
    - A progressão da arteriosclerose relaciona-se ao número e à intensidade desses fatores de risco.
    - Os fatores de risco acompanham desde a infância até a idade adulta.
    - Existem intervenções para manejo dos fatores de risco identificados.

Expert Panel on Integrated Guidelines: Expert panel on integrated guidelines for cardiovascular health and risk reduction in children and adolescents: summary report, *Pediatrics* 128: S217, 2011.

173. Quais são as diretrizes para rastreamento dos lipídios?
As diretrizes baseadas em evidências de um painel de especialistas do Instituto Nacional do Coração, Pulmão e Sangue (NHLBI) incluem:
Nascimento até 2 anos: não é recomendado rastreamento lipídico.
2 a 8 anos: não é recomendado rastreamento universal, a não ser que haja fatores de risco para doença cardiovascular (ver adiante).
9 a 11 anos: é recomendado rastreamento universal com painel lipídico sem jejum. Obter painel lipídico em jejum por duas vezes e tirar a média dos resultados se não HDL ≥ 145 mg/dL ou HDL < 40, ou verificar painel lipídico em jejum e repetir se LDL ≥ 130 mg/dL, não HDL ≥ 145 mg/dL ou HDL < 40, ou verificar o painel de lipídios em jejum e repeti-lo se LDL ≥ 130 mg/dL, não HDL ≥ 145 mg/dL, HDL < 40, ou triglicerídeos ≥ 100 mg/dL (se < 10 anos) ou ≥ 130 mg/dL (se > 10 anos).
12 a 16 anos: não é recomendado rastreamento de rotina, a não ser que haja fatores de risco para doença cardiovascular (ver adiante). O rastreamento lipídico universal não é recomendado nesta faixa etária pelas reduzidas sensibilidade e especificidade para predição dos valores adultos, particularmente LDL.
17 a 19 anos: é recomendado rastreamento universal uma vez nesta faixa etária com um perfil lipídico de não jejum ou jejum; repetir em 2 semanas a 3 meses, se anormal.
Fatores de risco: *genitor com colesterol total ≥ 240 mg/dL, doença cardíaca precoce em um parente de primeiro ou segundo grau, diabetes (tipo I ou II), hipertensão, IMC ≥ percentil 95, fumar cigarros, doença renal, doença cardíaca, doença inflamatória intestinal ou infecção pelo HIV.*

Expert Panel on Integrated Guidelines: Expert panel on integrated guidelines for cardiovascular health and risk reduction in children and adolescents: summary report, *Pediatrics* 128: S239, 2011.

174. Quais são os pontos de corte para níveis lipídicos anormais?
Ver Tabela 7-15.

Tabela 7-15. Níveis Lipídicos em Crianças e Adolescentes

CATEGORIA	ACEITÁVEL MG/DL	LIMÍTROFE MG/DL	ALTO MG/DL	BAIXO MG/DL
CT	< 170	170-199	≥ 200	
LDL-c	< 110	110-129	≥ 130	
Não HDL-c	< 120	120-144	≥ 145	
TG				
0-9 anos	< 75	75-99	≥ 100	
10-19 anos	< 90	90-129	≥ 130	
HDL-c	> 45	40-45		< 40

HDL-c, colesterol lipoproteico de alta densidade; LDL-c, colesterol lipoproteico de baixa densidade; CT, colesterol total; TG, triglicerídeos.

175. Quais são as estratégias da Associação Americana de Cardiologia para todas as crianças com mais de 2 anos?
- Equilibrar as calorias da dieta com atividade física para manter o crescimento normal.
- Envolver-se em 60 minutos de jogo ou atividade física moderada a vigorosa diariamente.
- Comer vegetais e frutas diariamente, limitar a ingestão de sucos.
- Usar na dieta óleos vegetais e margarinas cremosas com baixa saturação de gordura e ácidos *trans* em vez de manteiga ou a maioria das outras gorduras animais.
- Comer pães integrais e cereais em vez de produtos com grãos refinados.
- Reduzir a ingestão de bebidas e alimentos adoçados com açúcar.
- Usar diariamente leite e laticínios sem gordura (desnatados) ou com baixo teor de gordura.
- Comer mais peixe, especialmente peixes gordurosos, grelhados ou cozidos.
- Reduzir a ingestão de sal, incluindo o sal de alimentos processados.

American Heart Association: Dietary recommendations for children and adolescents: a guide for practitioners, *Pediatrics* 117:544–559, 2006.

176. Como são classificadas as hiperlipidemias genéticas primárias?
Ver Tabela 7-16.

Tabela 7-16. Classificação das Hiperlipidemias Genéticas Primárias

TIPO FREDERICKSON	LIPÍDIOS AUMENTADOS	LIPOPROTEÍNAS AUMENTADAS	PREVALÊNCIA	ACHADOS CLÍNICOS
I	Triglicerídeo	Quilomícrons	Muito raro	Xantomas eruptivos, pancreatite, dor abdominal recorrente, *lipemia retinalis*, hepatoesplenomegalia
IIa	Colesterol	LDL	Comum	Xantomas no tendão, DVP
IIb	Colesterol, triglicerídeo	LDL + VLDL	Comum	DVP, sem xantomas
III	Colesterol, triglicerídeo	Remanescentes de VLDL (IDL)	Raro	DVP, vincos amarelos na palma da mão
IV	Triglicerídeo	VLDL	Incomum	DVP, xantomas, hiperglicemia
V	Triglicerídeo, colesterol	VLDL + quilomícrons	Muito raro	Pancreatite, *lipemia retinalis*, xantomas, hiperglicemia

IDL, lipoproteína de densidade intermediária; LDL, lipoproteína de baixa densidade; DVP, doença vascular periférica; VLDL, lipoproteína de muito baixa densidade.

177. Qual é a hiperlipidemia mais comum na infância?
Hipercolesterolemia familiar, tipo IIA, com colesterol e LDL elevados. Esta condição resulta de uma falta de receptores funcionais de LDL nas membranas celulares como consequência de várias mutações. Quando o LDL não consegue se ligar e libera colesterol para a célula, a supressão do *feedback* da hidroximetilglutaril-coenzima A redutase (a enzima limitante do ritmo da síntese do colesterol) não ocorre, e a síntese do colesterol continua excessivamente. Na forma homozigota do tipo IIa, podem aparecer xantomas antes dos 10 anos de idade e doença vascular antes dos 20 anos. No entanto, a forma homozigota é muito rara, com uma incidência de 1 em 1.000.000 nascimentos. A variedade heterozigota tem uma incidência muito mais alta de 1 em 500, mas tem menos probabilidade de produzir manifestações clínicas em crianças.

ASPECTOS CIRÚRGICOS

178. Qual é a história natural de uma hérnia umbilical?
A maioria das hérnias umbilicais com menos de 0,5 cm se fecha espontaneamente antes que o paciente tenha 2 anos de idade. Aquelas que tenham entre 0,5 e 1,5 cm levam até 4 anos para fechar. Se a hérnia umbilical tiver mais do que 2 cm, ainda poderá fechar espontaneamente, mas poderá levar até 6 anos ou mais para isso. Ao contrário da hérnia inguinal, encarceramento ou estrangulamento são raros com uma hérnia umbilical.

Barreto L, Khan AR, Khanbhal M, et al: Umbilical hernia, *BMJ* 347:f4252, 2013.
Yazbeck S: Abdominal wall developmental defects and omphalomesenteric remnants. In Roy CC, editor: *Pediatric Clinical Gastroenterology*, ed 4. St. Louis, 1995, Mosby-Year Book, pp 134–135.

179. Quais hérnias umbilicais justificam reparo cirúrgico?
Pela alta probabilidade de autorresolução, as indicações para cirurgia são controversas. Algumas autoridades defendem que uma hérnia com mais de 1,5 cm aos 2 anos de idade justifica seu fechamento como consequência da sua provável persistência por anos. Outros argumentam que, como a probabili-

dade de encarceramento é pequena para hérnias umbilicais, o fechamento cirúrgico somente será justificado antes da puberdade se houver dor persistente, história de encarceramento ou distúrbios psicológicos associados.

180. Quando um bebê com hérnia inguinal deve passar por reparo eletivo?

Depois que é feito o diagnóstico de hérnia inguinal, ela deve ser reparada **o mais rápido possível**. Em um grande estudo de crianças com hérnia encarcerada, 40% dos pacientes tinham uma hérnia inguinal conhecida antes do encarceramento e 80% estavam aguardando reparo eletivo. Oitenta por cento das crianças com encarceramento de uma hérnia eram bebês com menos de 1 ano. O atraso do reparo deve ser minimizado, especialmente nessa faixa etária. Outro estudo identificou que, se um bebê apresentar uma hérnia encarcerada, posteriormente reduzida no PS, o potencial para encarceramento recorrente durante o período de espera é aumentado em 12 vezes.

Chen LE, Zamakhshary M, Foglia RP, et al: Impact of wait time on outcome for inguinal hérnia repair in infants, *Pediatr Surg Int* 25:225–232, 2009.
Stylianos S, Jacir NN, Harris BH: Incarceration of inguinal hernia in infants prior to elective repair, *J Pediatr Surg* 18:582–583, 1993.

181. O reparo cirúrgico de uma hérnia justifica exploração intraoperatória para outra hérnia no lado oposto?

Este é um tema controverso. Muitos cirurgiões optam por submeter pacientes pediátricos à exploração do lado contralateral durante um reparo de hérnia porque 60% dos bebês terão um processo de invaginação patente no lado oposto. Aos 2 anos de idade, aproximadamente 10% destas se tornam hérnias clínicas, embora uma grande porcentagem se feche espontaneamente antes dessa época. Outros cirurgiões pensam que o risco potencial de exploração contralateral (p. ex., lesão ao canal deferente, testículos e nervo inguinal) dita uma abordagem de espera vigilante. Pesquisas de cirurgiões pediátricos indicam uma persistente e ampla variedade na prática.

Palmer LS: Hernias and hydroceles, *Pediatr Rev* 34:457–463, 2013.
Ron O, Eaton S, Pierro A: Systematic review of the risk of developing a metachronous contralateral inguinal hernia in children, *Br J Surg* 94:804–811, 2007.

182. Como são reduzidas as hérnias encarceradas?

O encarceramento ocorre mais comumente durante o primeiro ano de vida. Aproximadamente um terço dos bebês com < 2 meses de idade com hérnias inguinais irão desenvolver encarceramento. Como o bebê provavelmente precisará ser internado, não deve ser dado a ele nada para comer ou beber. A redução é mais facilmente obtida se o bebê estiver calmo (preferencialmente, adormecido), aquecido e, se possível, numa posição de Trendelenburg levemente invertida. A analgesia (p. ex., 0,1 mg/kg de morfina intravenosa) pode facilitar o estado relaxado. Com uma mão, o examinador estabiliza a base da hérnia pelo anel inguinal interno e, com a outra mão, ordenha o saco distalmente, para forçar progressivamente os líquidos e/ou gás a passarem através do anel até finalmente permitir a redução completa. Se não houver sucesso, é indicada cirurgia imediata.

183. Em que contextos clínicos a redução manual de uma hérnia inguinal não deve ser tentada?

A redução não deve ser tentada se o paciente tiver achados clínicos de choque, perfuração, peritonite, sangramento ou obstrução GI ou evidência de intestino gangrenoso (descoloração azulada da parede abdominal).

184. Qual é o significado de vômito verde durante as primeiras 72 horas de vida?

Durante o período neonatal, vômito verde sempre deve ser interpretado como um sinal de potencial obstrução intestinal, que potencialmente requer intervenção cirúrgica. Em um estudo de 45 bebês com vômito verde, 20% tinham condições cirúrgicas (p. ex., má rotação, atresia jejunal, estenose jejunal), 10% tinham obstrução cirúrgica (p. ex., rolha de mecônio, microcólon) e 70% tinham vômito idiopático que se autorresolvia. Radiografias simples frequentemente podem ser normais, particularmente para má rotação, e assim proporcionam uma falsa tranquilidade.

Williams H: Green for danger! Intestinal malrotation and volvulus, *Arch Dis Child Educ Pract Ed* 92:ep87–ep97, 2007.
Lilien LD, Srinivasan G, Pyati SP, et al: Green vomiting in the first 72 hours in normal infants, *Am J Dis Child* 140:662–664, 1986.

185. Quais são os achados clínicos de má rotação do intestino?

A lesão pode exibir vólvulo *in utero* ou ser assintomática por toda a vida. Os bebês podem apresentar vômitos intermitentes ou exibir sinais compatíveis com obstrução completa. Um bebê com vômito bilioso deve ser considerado em emergência e requer uma avaliação cuidadosa para vólvulo e outras obstruções cirúrgicas de alto grau. Dor abdominal recorrente, distensão ou sangramento GI inferior podem resultar de vólvulo intermitente. Vólvulo completo com comprometimento arterial resulta em necrose intestinal, peritonite, perfuração e uma incidência extremamente alta de mortalidade. Em virtude da natureza extensa da lesão, a síndrome do intestino curto pós-operatória está presente em muitos pacientes que requerem ressecção. Um estudo contrastado do trato GI superior (REED) é o exame de escolha quando houver suspeita desse diagnóstico.

186. O que causa obstrução intestinal em má rotação?

Má rotação do intestino é o resultado da rotação anormal do intestino na décima semana de gestação em torno da artéria mesentérica superior. A parada dessa rotação no sentido anti-horário pode ocorrer em qualquer grau de rotação. O ceco está solto e localizado no abdome superior. Uma consequência da fixação imprópria do mesentério permite a rotação (**vólvulo**). Além disso, o tecido anormal (**bandas de Ladd**) conecta o ceco de localização anormal à parede abdominal e pode criar um bloqueio duodenal (Fig. 7-11).

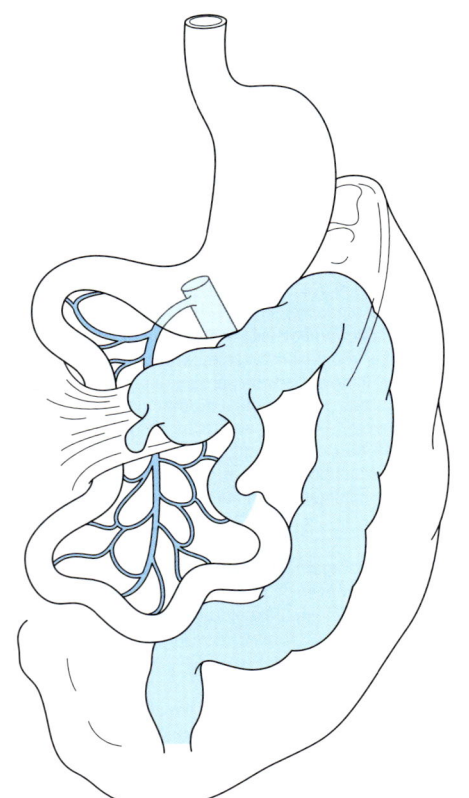

Figura 7-11. Rotação intestinal incompleta. Bandas de Ladd são vistas ligando o ceco à parede abdominal posterior direita. O duodeno pode ser comprimido e possivelmente obstruído. *(De Holcombe GW, Murphy JP, Ostile DJ:* Ashcraft's Pediatric Surgery, *ed 6. Philadelphia, 2014, Elsevier, pp 430-438.)*

187. Em uma criança assintomática com achado incidental de má rotação, é indicada cirurgia?

Em razão da possibilidade persistente de vólvulo agudo e obstrução intestinal, é sempre indicada cirurgia quando diagnosticada má rotação intestinal.

GASTROENTEROLOGIA

188. Qual é a causa mais comum de obstrução intestinal em crianças pequenas?
Intussuscepção, que ocorre quando uma porção do intestino invagina na outra, é a causa mais comum de obstrução intestinal em crianças pequenas. Intussuscepção usualmente ocorre antes do segundo ano de vida; metade de todos os casos ocorre entre 3 e 9 meses de idade.

189. Em que contextos deve haver suspeita de intussuscepção?
Dor com cólicas é vista em mais de 80% dos casos, mas pode estar ausente. Tipicamente dura de 15 a 30 minutos, e o bebê geralmente dorme entre os ataques. Em aproximadamente dois terços dos casos, há sangue nas fezes (fezes gelatinosas de cor groselha). Outros sintomas presentes incluem sangramento GI inferior massivo ou estrias de sangue nas fezes. O bebê pode parecer tóxico, desidratado ou em choque; febre e taquicardia são comuns. Uma massa no quadrante inferior direito pode ser palpável, ou a área pode parecer surpreendentemente vazia. A redução nos ruídos intestinais pode ser acompanhada por distensão.

190. Com que frequência aparece intussuscepção com os achados clássicos?
A tríade clássica da intussuscepção (dor com cólicas, vômitos e passagem de fezes com sangue) é a exceção; de modo geral, 80% dos pacientes não têm essa tríade de sintomas. Aproximadamente 30% têm sangue nas fezes, e essa percentagem pode cair para aproximadamente 15% se a dor abdominal esteve presente por menos de 12 horas. A palpação de uma massa pode sugerir o diagnóstico, mas geralmente um alto grau de suspeição é importante. A demora em diagnosticar é comum.

Lochhead A, Jamjoom R, Ratnapalan S: Intussusception in children presenting to the emergency department, *Clin Pediatr* 52:1029–1033, 2013.
Klein EJ, Kapoor D, Shugerman RP: The diagnosis of intussusception, *Clin Pediatr* 43:343–347, 2004.

191. O que causa intussuscepção?
Intussuscepção é causada por um segmento proximal do intestino sendo invaginado e progressivamente envolvido pelo lúmen do intestino distal. Isso causa obstrução e pode fechar o suprimento vascular do segmento intestinal. Comumente existe um ponto de torção no intestino proximal que inicia o processo. Esses locais incluem pólipos juvenis, hiperplasia linfoide, placas de Peyer hipertrofiadas, granuloma eosinofílico do íleo, linfoma, linfossarcoma, leiomiossarcoma, infiltrado leucêmico, cistos de duplicação, pâncreas ectópico, divertículo de Meckel, hematoma, síndrome de Henoch-Schönlein, vermes, corpos estranhos e apendicite.

Waseem M, Rosenberg HK: Intussusception, *Pediatr Emerg Care* 24:793–800, 2008.

192. Qual é o tipo mais comum de intussuscepção?
Intussuscepção ileocolônica (Fig. 7-12) é mais comum e também é a causa mais comum de obstrução intestinal durante a infância. Intussuscepção cecocecal e colocólica são menos comuns. Intussuscepção gastroduodenal é rara e usualmente está associada a uma lesão na massa gástrica, como um pólipo ou leiomioma. Intussuscepção enteroenteral é vista após cirurgia e em pacientes com síndrome de Henoch-Schönlein.

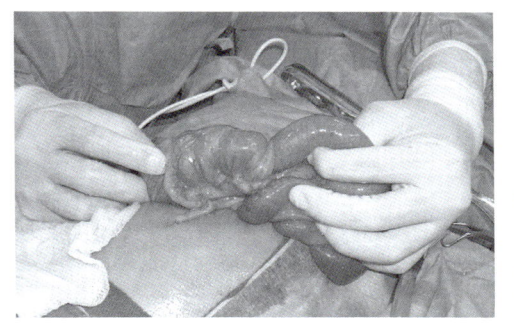

Figura 7-12. Aparência intraoperatória de intussuscepção ileocolônica através da válvula ileocecal. *(De Wyllie R, Hyams JS, Kay M, editors:* Pediatric Gastrointestinal and Liver Disease, *ed 3. Philadelphia, 2006, Saunders, p 717.)*

193. Como é diagnosticada intussuscepção?

Radiografias conseguem demonstrar um padrão de obstrução do intestino delgado, porém a sensibilidade é baixa (45%), portanto não são tipicamente utilizadas para diagnosticar intussuscepção. A ultrassonografia está sendo cada vez mais usada para fazer o diagnóstico e tem um papel na avaliação da redutibilidade, do potencial patológico do ponto de torção e da exclusão de intussuscepção residual após enema. Tradicionalmente, o estudo diagnóstico de escolha é um enema de bário, porque este pode ser tanto diagnóstico quanto terapêutico. Enema com injeção de ar atualmente é considerado melhor na redução, mais seguro, mais rápido e resulta em menos radiação quando comparado com enemas de bário. Em 74% dos casos, enema com injeção de ar sob pressão hidrostática fixa irá reduzir a intussuscepção. Se não for obtido sucesso, será necessária redução cirúrgica.

Applegate KE: Intussusception in children: evidence-based diagnosis and treatment, *Pediatr Radiol* 39: S140–S143, 2009.

194. Com que frequência há recorrência de intussuscepção?

As taxas globais de recorrência de intussuscepção são de, aproximadamente, 13%. A taxa de recorrência durante as primeiras 24 horas é baixa, 2% a 4%, portanto a maioria das recorrências não será identificada pela hospitalização de uma noite.

Gray MP, Li S-H, Hoffman R, et al: Recurrence rates after intussusception enema reduction: a meta-analysis, *Pediatrics* 134:110–119, 2014.

195. Vacina contra rotavírus e intussuscepção: como são interligadas?

Rotashield, uma vacina oral contra o rotavírus licenciada nos Estados Unidos em 1998, teve seu uso suspenso em 1999, quando foram observadas taxas aumentadas de intussuscepção. Duas novas vacinas contra o rotavírus, Rota Teq e Rotarix, foram licenciadas em 2006 e 2008, respectivamente. Estudos internacionais após o licenciamento e dados americanos demonstraram um risco levemente aumentado de intussuscepção durante as primeiras 3 semanas após a primeira dose de ambas as vacinas.

Yih WK, Lieu TA, Kulldorff M, et al: Intussusception risk after rotavirus vaccination in U.S. infants, *N Engl J Med* 370:503–512, 2014.

196. Atresia duodenal ou jejunoileal: qual delas está associada a outras anormalidades embrionárias?

Atresia duodenal. Atresia duodenal é causada por uma persistência do estágio proliferativo do desenvolvimento do intestino e uma ausência de vacuolização e recanalização secundária. Está associada a alta incidência de outras anormalidades embrionárias precoces. Ocorrem anomalias extraintestinais em dois terços dos pacientes com esta condição.

Atresia jejunoileal ocorre depois do estabelecimento da continuidade e da patência conforme evidenciado pelo mecônio distal visto nestes pacientes. A etiologia é postulada como acidente vascular, vólvulo ou perfuração mecânica. Atresias jejunoileais, geralmente, não estão associadas a alguma outra anormalidade sistêmica.

197. Qual é o achado radiográfico clássico na atresia duodenal?

A bolha dupla. O ar engolido distende o estômago e o duodeno proximal (Fig. 7-13).

198. Como o bebê com atresia biliar se apresenta classicamente?

Atresia biliar é uma condição na qual o sistema biliar extra-hepático é obliterado e o fluxo biliar é obstruído. Nos casos clássicos, um bebê a termo de aparência saudável em outros aspectos desenvolve uma icterícia reconhecível na terceira semana de vida, com urina progressivamente escura e fezes acólicas. Usualmente, a criança parece bem, com crescimento aceitável. A cor da pele, por vezes, tem aparência amarelo-esverdeada. O baço se torna palpável depois da terceira ou quarta semana, em cuja época o fígado geralmente é firme e expandido. Em outros casos, icterícia está claramente presente na forma conjugada durante a primeira semana de vida. Também há uma forte associação entre a síndrome poliesplenia e a apresentação precoce de atresia biliar.

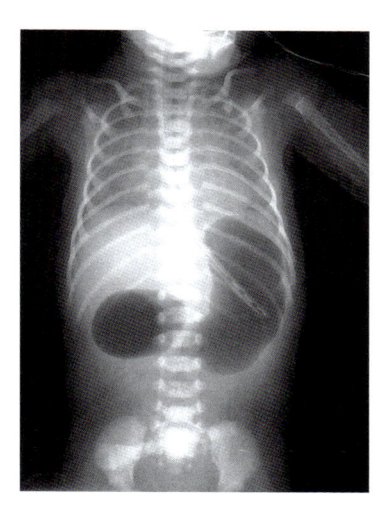

Figura 7-13. Atresia duodenal. *(De Zitelli BJ, Davis HW:* Atlas of Pediatric Physical Diagnosis, *ed 5. Philadelphia, 2007, Mosby, p 637.)*

199. Qual é o procedimento cirúrgico para atresia biliar?
Procedimento de Kasai (hepatoportoenterostomia). Os remanescentes da árvore biliar extra-hepática são identificados, e é realizada uma colangiografia para verificar o diagnóstico. Uma alça intestinal (Y-en- Roux) é anexada para drenar a bile da porta hepática.

200. Qual deles é acompanhado por mais complicações: ânus imperfurado alto ou baixo?
Imperfurações do tipo alto. A distinção está baseada em se a extremidade cega do intestino terminal ou reto termina acima (tipo alto) ou abaixo (tipo baixo) do nível da musculatura elevadora pélvica. Os pacientes com imperfurações do tipo alto terão fístulas ectópicas (retourinárias, retovaginais), anomalias urológicas (hidronefrose ou duplicação do sistema coletor) e defeitos na coluna lombossacra (agenesia sacral, hemivértebra). O reparo cirúrgico nestes pacientes é muito mais extenso, e problemas futuros de incontinência, impactação fecal e estenoses são mais prováveis.

201. Qual é a apresentação clássica de estenose pilórica?
Um bebê de 3 a 6 semanas de idade tem vômito em projétil não bilioso progressivo que provoca desidratação com alcalose metabólica hipoclorêmica, hipocalêmica. Ao exame físico, uma "oliva" pilórica é palpável, e ondas peristálticas são visíveis.

202. Como é diagnosticada estenose pilórica?
Se os sinais e sintomas clássicos estiverem presentes em associação com os achados químicos sanguíneos típicos (hipocloremia, hipocalemia, alcalose metabólica) e uma massa for palpada, o diagnóstico pode ser feito apoiado em bases **clínicas**. Se houver dúvida quanto ao diagnóstico, poderá ser usada **ultrassonografia** para visualizar a musculatura pilórica hipertrófica (Fig. 7-14). Estudos com **contraste GI superior** demonstram obstrução pilórica com o característico "sinal do cordão" e "ombros" alargados limítrofes ao canal pilórico alongado e obstruído.

203. Qual é o mecanismo da hiperbilirrubinemia em bebês com estenose pilórica?
Foi observada hiperbilirrubinemia não conjugada em 10% a 25% dos bebês com estenose pilórica. Embora uma circulação entero-hepática aumentada para a bilirrubina provavelmente desempenhe um papel na patogênese da hiperbilirrubinemia, a atividade da glicuronil transferase é acentuadamente deprimida nestes bebês com icterícia. O mecanismo diminuído da glicuronil transferase não é conhecido, embora tenha sido sugerida inibição da enzima pelos hormônios intestinais.

204. Em um paciente com suspeita de estenose pilórica, por que urina acida é muito preocupante?
À medida que os vômitos progridem em bebês com estenose pilórica, desenvolve-se uma piora na alcalose metabólica hipoclorêmica. Múltiplos fatores (p. ex., depleção de volume, níveis elevados de aldostero-

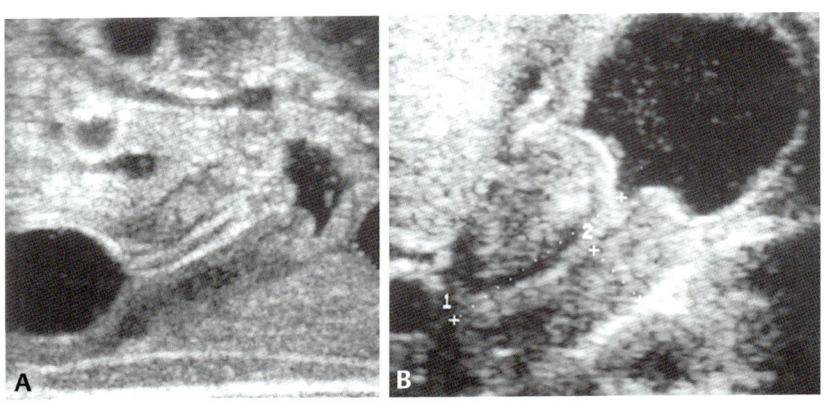

Figura 7-14. A, Ultrassonografia de estenose pilórica. Observar o canal pilórico alongado e curvado com paredes paralelas e o músculo espessado com um "ombro" se projetando no antro. **B**, Sonografia longitudinal do piloro em um paciente com estenose pilórica. 1, comprimento do canal = 1,7 cm; 2, espessura da parede muscular = 0,6 cm. *(De Glick PL, Pearl RH, Irish MS, Caty MG:* Pediatric Surgey Secrets. *Philadelphia, 2001, Hanley & Belfus, p 2003.)*

na) resultam em esforços renais máximos para reabsorver o sódio. No túbulo distal, isso é tipicamente obtido por meio da troca de sódio por potássio e hidrogênio. Quando os níveis totais de potássio no corpo são muito baixos, o hidrogênio é preferencialmente trocado, e se desenvolve uma acidúria paradoxal (no contexto de um plasma alcalino). Esta urina ácida é uma indicação de que a expansão do volume intravascular e a reposição de eletrólitos (especialmente cloreto e potássio) são urgentemente necessárias.

205. Qual é a conexão entre estenose pilórica e antibióticos macrolídeos?
O uso de eritromicina durante as 2 primeiras semanas após o nascimento está associado ao risco aumentado em até 30 vezes de desenvolvimento de estenose pilórica. O uso de azitromicina aumenta o risco em até 8 vezes. O uso de eritromicina ou azitromicina entre 2 semanas e 4 meses de idade também está associado a um risco aumentado, embora menor. As especulações quanto a um mecanismo envolvem os possíveis efeitos dos macrolídeos como agente procinético na musculatura lisa gastrintestinal, o que poderia causar espasmo do músculo pilórico.

Eberly MD, Eide MB, Thompson JL, Nylund CM: Azithromycin in early infancy and pyloric stenosis, *Pediatrics* 135:483–488, 2015.
Lund M, Pasternak B, Davidsen RB, et al: Use of macrolides in mother and child and risk of infantile hypertrophic pyloric stenosis: nationwide cohort study, *BMJ* 348:1908–1918, 2014.

206. O que é a síndrome do intestino curto?
A *síndrome do intestino curto* resulta da ressecção extensa do intestino delgado. Normalmente, a maioria dos carboidratos, proteínas, gorduras e vitaminas é absorvida no jejuno e no íleo proximal. O íleo terminal é responsável pela absorção dos ácidos biliares e vitamina B_{12}. A síndrome do intestino curto resulta em FTT, má absorção, diarreia, deficiência vitamínica, contaminação bacteriana e hipersecreção gástrica.

207. Por que os bebês com síndrome do intestino curto têm tendência a cálculos renais?
A má absorção intestinal crônica resulta em aumento dos ácidos graxos intraluminais que saponificam com o cálcio da dieta. Assim sendo, não se forma o oxalato de cálcio não absorvível, o oxalato excessivo é absorvido, resultando hiperoxalúria com formação de cristais.

208. Na ressecção extensa do intestino delgado, o quanto é "demais"?
Bebês que mantêm 20 cm do intestino delgado, conforme medido a partir do ligamento de Treitz, podem sobreviver, se a válvula ileocecal estiver intacta. Se a válvula ileocecal foi removida, o bebê usualmente precisará de, nomínimo, 40 cm de intestino para sobreviver. A importância da válvula ileocecal parece estar relacionada à sua capacidade de retardar o tempo de trânsito e minimizar a contaminação bacteriana do intestino delgado.

PONTOS-CHAVE: ASPECTOS CIRÚRGICOS

1. Êmese biliar (verde-escura) em um recém-nascido é uma verdadeira emergência gastrintestinal; é um sinal de obstrução potencial.
2. A tríade clássica de intussuscepção consiste do seguinte: (1) dor abdominal com cólica, (2) vômitos e (3) fezes com sangue e muco. Entretanto, ela ocorre em menos de 20% dos pacientes.
3. Em pacientes com menos de 2 anos de idade, intussuscepção é a emergência abdominal mais comum.
4. Estenose pilórica tipicamente apresenta vômito projétil não bilioso progressivo e uma alcalose metabólica hipoclorêmica, hipocalêmica em um bebê entre 3 e 6 semanas de idade.
5. O quadro clássico de apendicite é anorexia seguida de dor seguida de náusea e vômitos, com subsequente localização de achados no quadrante inferior direito. No entanto, existe um grande grau de variabilidade, particularmente em pacientes mais jovens.

209. Apendicite em crianças: diagnóstico clínico, laboratorial ou radiológico?

O diagnóstico de apendicite tradicionalmente tem sido clínico. O quadro clássico em crianças é um período de **anorexia seguida de dor, náusea e vômitos**. A dor abdominal começa em volta do umbigo e depois muda, após 4 a 6 horas, para o quadrante inferior direito. A febre é de baixo grau. São detectados sinais peritoneais no exame. Em casos indiscutíveis, cirurgiões experientes argumentariam que não são necessários testes laboratoriais.

Estudos laboratoriais têm valor limitado em casos ambíguos. Uma contagem dos glóbulos brancos de mais de 18.000/mm³ ou uma mudança marcante para o lado esquerdo é incomum em casos descomplicados e sugere perfuração ou outro diagnóstico. Uma urinálise com muitos glóbulos brancos sugere uma infecção no trato urinário como patologia primária.

É incomum que crianças se submetam à cirurgia para suspeita de apendicite sem exame de imagem. TC tem sido considerada o padrão ouro para diagnóstico. Ultrassonografia tem sido estudada como uma alternativa, porém ela é altamente dependente de um operador com uma ampla abrangência de sensibilidade. Exame de imagem por ressonância magnética (RM) tem sido usado em combinação com ultrassonografia para o diagnóstico de apendicite em adultos, mas os estudos sobre a sua utilização em medicina pediátrica são limitados. As vantagens da TC dependem menos do operador; visualização mais fácil do apêndice retrocecal; e menos interferência no gás intestinal, obesidade ou na dor do paciente. Uma preocupação importante é a extensão da exposição à radiação, a qual é considerável, particularmente com o uso de estudos de contraste.

Aspelund G, Fingeret A, Gross E, et al: Ultrasonography/MRI versus CT for diagnosing appendicitis, *Pediatrics* 133:1–8, 2014.
Acheson J, Banerjee J: Management of suspected appendicitis in children, *Arch Dis Child Educ Pract Ed* 95:9–13, 2010.

210. O quanto é específico o diagnóstico de apendicite se for observado um apendicólito na radiografia?

Embora um apendicólito (ou fecálito) nos estudos radiográficos (radiologia simples ou com TC) esteja significativamente associado a apendicite, ele não é suficientemente específico para ser a única base para o diagnóstico. Na TC, pode ser observado em 65% dos pacientes com apendicite e em até 15% dos pacientes sem apendicite. O valor preditivo positivo do achado de um apendicólito é de, aproximadamente, 75%; na sua ausência, o valor preditivo negativo é de apenas 26%.

Lowe LH, Penney MW, Scheker LE, et al: Appendicolith revealed on CT in children with suspected appendicitis: How specific is it in the diagnosis of appendicitis? *AJR Am J Roentgenol* 175:981–984, 2000.

211. Deve ser realizado um exame retal digital em todas as crianças com possível apendicite?

A tradição diz que sim, porém revisões de estudos da prática indicam que, em crianças, isso pode ser emocional ou fisicamente traumático, além de associado a uma alta interpretação falso-positiva. Esse exame poderá ser mais útil em casos ambíguos que envolvem apendicite pélvica ou retrocecal (cerca de um terço dos casos), suspeita de formação de abscesso ou tentativa de palpação de tecidos anexiais ou cervicais, quando não for indicado exame vaginal. Assim sendo, muitos clínicos agora o encaram como "investigativo" em vez de "rotina" e somente quando os resultados forem mudar o manejo.

Brewster GS, Herbert ME: Medical myth: a digital rectal examination should be performed on all individuals with possible appendicitis, *West J Med* 173:207–208, 2000.

212. Em crianças levadas à cirurgia por suspeita de apendicite, com que frequência está presente a perfuração do apêndice?

Isso depende, em grande parte, da idade da criança (e, obviamente, da habilidade do clínico). Infelizmente, em consequência da localização variável do apêndice, a apresentação clínica de dor na apendicite frequentemente é diferente do caso clássico. Quanto menor a criança, mais difícil o diagnóstico. Em bebês com menos de 1 ano, quase 100% dos pacientes que chegam à cirurgia têm uma perfuração. Felizmente, apendicite é rara nessa faixa etária, porque a abertura do apêndice no ceco é muito maior do que a ponta, e uma obstrução é incomum. Em crianças com menos de 2 anos, 70% a 80% são perfurados; naquelas com 5 anos ou menos, 50% são perfurados. Particularmente em crianças menores, é necessário um alto índice de suspeição, e o diagnóstico rápido é crítico. Se o início dos sintomas puder ser identificado (geralmente, anorexia relacionada a uma refeição), 10% dos pacientes terão perfuração durante as primeiras 24 horas, porém mais de 50% irão tê-la em 48 horas.

213. Crianças com dor abdominal aguda devem receber analgesia antes de um diagnóstico?

Esta é uma questão controversa pelo medo existente, há muito tempo, de que tratar a dor possa mascarar os sintomas, mudar os achados físicos e potencialmente atrasar o diagnóstico, se houver um possível problema cirúrgico. Entretanto, há crescentes evidências de que o uso de analgesia com opiáceos em pacientes, incluindo crianças, com dor abdominal aguda não resulta em aumento na mortalidade ou na morbidade.

Bailey B, Bergeron S, Gravel J, et al: Efficacy and impact of intravenous morphine before surgical consultation in children with right lower quadrant pain suggestive of appendicitis: a randomized controlled trial, *J Pediatr* 50:371–378, 2007.

Ranji SR, Goldman LE, Simel DL, et al: Do opiates affect the clinical evaluation of patients with acute abdominal pain? *JAMA* 296:1764–1774, 2006.

Agradecimentos

Os editores gratamente reconhecem as contribuições dos Drs. Douglas Jacobstein, Peter Mamula, Johathan E, Markowitz e David A. Piccoli, que foram mantidas das edições anteriores de *Segredos em Pediatria*.

GENÉTICA

Kwame Anyane-Yeboa, MD ■ *Alejandro Iglesias, MD*

ASPECTOS CLÍNICOS

1. Quais os distúrbios com predileções étnicas e raciais que mais comumente justificam o rastreamento materno para o *status* de portador?
Ver Tabela 8-1.

Tabela 8-1. Rastreamento Materno de acordo com Grupos Étnicos e Raciais

TRANSTORNO	GRUPO ÉTNICO OU RACIAL	TESTE DE RASTREAMENTO
Doença de Tay-Sachs	Judeus asquenazes, franceses, franco-canadenses	Reduzida concentração sérica de hexosaminidase A, estudos do DNA
Disautonomia familiar	Judeus asquenazes	DNA
Doença de Gaucher	Judeus asquenazes	DNA
Doença de Canavan	Judeus asquenazes	DNA
Síndrome de Bloom	Judeus asquenazes	DNA
Anemia de Fanconi	Judeus asquenazes	DNA
Doença de Niemann-Pick (tipo A)	Judeus asquenazes	DNA
Mucolipidose IV	Judeus asquenazes	DNA
Fibrose cística	Pan-étnicos	DNA
Anemia falciforme	Negros, africanos, mediterrâneos, árabes, indianos, paquistaneses	Presença de hemácias em foice seguida por eletroforese confirmatória de hemoglobina

DNA, ácido desoxirribonucleico.

2. Por que os transtornos mitocondriais são transmitidos de geração para geração pela mãe, e não pelo pai?
As anormalidades no ácido desoxirribonucleico (DNA) mitocondrial (p. ex., muitos casos de miopatias) são transmitidas pela mãe porque as mitocôndrias estão presentes no citoplasma do óvulo, e não no do esperma. A transmissão para homens ou mulheres tem igual probabilidade; no entanto, a expressão é variável, porque é muito comum mosaicismo com mitocôndrias normais e anormais em proporções variadas.

McFarland R, Taylor RW, Turnbull DM: A neurological perspective on mitochondrial disease, *Lancet Neurol* 9:829–840, 2010.
Johns DR: Mitochondrial DNA and disease, *N Engl J Med* 333:638–644, 1995.

3. O que é *imprinting* genético?
É um mecanismo genético por meio do qual os genes são expressos seletivamente em um cromossomo a partir do alelo materno ou paterno. Em consequência, dependendo do gene, somente o alelo materno ou paterno é expresso. O alelo inativo é epigeneticamente marcado por modificação das histonas, metilação do DNA (citosina) ou ambas. O *imprint* é mantido durante toda a vida do indivíduo. No entanto, os

imprints são inativados durante o desenvolvimento inicial das linhas germinais masculina e feminina e depois reiniciados antes da maturação germinal. Esses genes desempenham papéis essenciais no crescimento, no desenvolvimento e no controle tumoral e podem causar doença, quando o gene materno/paterno usualmente expresso sofre mutação, é silenciado ou deletado. Nos humanos, são conhecidos cerca de 50 genes *imprinted*. Exemplos clássicos de doenças humanas ligadas a defeitos no *imprinting* são diabetes neonatal transitória, síndrome de Russell-Silver, síndrome de Beckwith-Wiedermann, síndrome de Prader-Willi, síndrome de Angelman e osteodistrofia hereditária de Albright.

4. O que é dissomia uniparental?

Dissomia uniparental ocorre quando um feto recebe duas cópias de um cromossomo ou partes de um cromossomo de apenas um dos genitores sem cópias do outro genitor. Na maioria dos casos, isso não é significativo. No entanto, o conceito de *imprinting* genético desempenha um papel aqui. Como alguns genes essenciais passam por *imprinting* genético, se um feto não tiver esses genes *imprinted* de um dos pais, pode haver uma perda da função genética, o que pode originar as doenças citadas na Pergunta 3.

Patten MM, Ross L, Curley JP, et al: The evolution of genomic imprinting: theories, prediction sand empirical tests, *Heredity (Edinb)* 113:119–128, 2014.

5. Qual é a etiologia da artrogripose congênita?

Artrogripose congênita (AC) se refere a contraturas articulares congênitas não progressivas (únicas ou múltiplas) que, geralmente resultam da ausência de movimentos fetais no útero.

Qualquer condição, intrínseca ao feto ou secundária a fatores ambientais/maternos, que diminua os movimentos fetais pode levar a artrogripose congênita. A redução nos movimentos fetais leva ao aumento de tecido conjuntivo em torno da(s) articulação(ões), à falta de pregas na pele sobre a(s) articulação(ões) imobilizada(s) e à atrofia por desuso dos músculos que mobilizam a articulação (Fig. 8-1). As etiologias incluem doença muscular, transtornos do sistema nervoso central (SNC), transtornos dos tecidos conjuntivos, doença materna (p. ex., miastenia, distrofia miotônica, hipertermia [febre > 39° C]) e inúmeros outros transtornos genéticos específicos. As condições genéticas específicas associadas à artrogripose congênita são síndrome de acinesia fetal, amioplasia (artrogripose clássica), artrogripose distal tipo 1, aracnodactilia contratural congênita (síndrome de Beal), síndromes de pterígio múltiplo e síndrome cérebro-óculo-fáscio-esquelética (COFS). A herança varia dependendo do tipo específico.

Hall JG: Arthrogryposis (multiple congenital contractures): Diagnostic approach to etiology, classification, genetics and general principles, *Eur J Med Gen* 57:464–472, 2014.

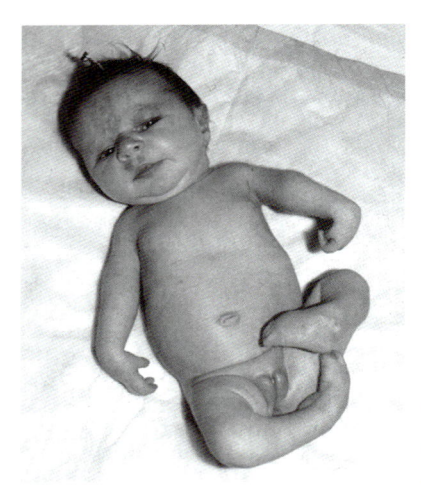

Figura 8-1. Uma menina de 1 mês de idade com a forma quadrimélica de artrogripose. *(De Staheli LT, Song KM: Pediatric Orthopedic Secrets, ed 3. Philadelphia, 2007, Elsevier, pp 494-498.)*

GENÉTICA

6. O quanto são comuns as causas genéticas de perda auditiva na infância?

Perda auditiva suficientemente significativa para afetar o desenvolvimento da fala e da linguagem afeta 2 a 3 em cada 1.000 nascimentos nos Estados Unidos. **Cerca de 50%** dos casos se devem a causas genéticas. A herança pode ser autossômica dominante, recessiva, ligada ao X ou mitocondrial. Mais de 400 síndromes genéticas incluem perda auditiva como característica, incluindo a síndrome de Waardenburg (anomalias pigmentárias), síndrome de Pendred (aqueduto vestibular aumentado), síndrome branquio-oto-renal (anomalias do arco branquial e renais), síndrome de Treatcher-Collins e síndrome de Usher (retinite pigmentosa).

Alford RL, Arnos KS, Fox M, et al: American College of Medical Genetics and Genomics guideline for the clinical evaluation and etiologic diagnosis of hearing loss, *Genet Med* 16:347–355, 2014.

7. Qual é a mutação genética mais comum em bebês com perda auditiva pré-verbal?

Perda auditiva pré-verbal é a perda da audição detectada antes do desenvolvimento da fala. Toda perda auditiva congênita, por definição, é pré-verbal. O **gene *GJB2* (*gap junction* β-2)** é o sítio mais comum para uma mutação. Em pacientes com surdez não sindrômica congênita, aproximadamente 75% dos casos são devidos a mutações nesse gene. O gene *GJB2* codifica a proteína conexina 26, a qual é essencial para as junções de hiato (*gap junctions*) entre as células cocleares. As mutações na conexina são usualmente recessivas autossômicas. Outra mutação classificada como 167delT é encontrada exclusivamente na população de judeus ashkenazi.

Chan DK, Chang KW: GJB2-associated hearing loss: systematic review of worldwide prevalence, genotype, and auditory phenotype, *Laryngoscope* 124:e34–e53, 2014.

8. Quais são as causas genéticas de microcefalia?

A microcefalia, definida como circunferência occipital-frontal abaixo do 3º percentil ou 3 desvios-padrão abaixo da média, pode ser associada a mais de 500 síndromes genéticas. Defeitos cromossômicos, transtornos de único gene ou causas ambientais podem ser responsáveis pela microcefalia. As investigações diagnósticas genéticas podem incluir o cariótipo, um microarranjo cromossômico e teste de FISH. As pesquisas estão se concentrando no papel da doença genética associada (e talvez causativa de) a anormalidades nos centrossomos, as organelas que servem como o principal centro celular organizador dos microtúbulos. As proteínas centrossômicas controlam o eixo mitótico, que é essencial para a proliferação mitótica celular normal. As anormalidades dos centrossomos podem ser um caminho central no desenvolvimento de microcefalia com produção neural anormal.*

Gilmore EC, Walsh CA: Genetic causes of microcephaly and lessons for neuronal development, *Wiley Interdiscip Rev Dev Biol* 2:461–478, 2013.

9. Pais mais velhos estão em risco aumentado de ter um filho com uma doença genética?

A idade paterna avançada está bem documentada em sua associação com **novas mutações dominantes**. A premissa é que a taxa de mutação aumentada é resultado do acúmulo de novas mutações decorrentes de muitas divisões celulares. Quanto mais divisões celulares, mais provavelmente ocorrerá um erro (mutação). A taxa de mutação em pais com mais de 50 anos é cinco vezes mais alta do que a mutação em pais com menos de 20 anos. Novas mutações autossômicas dominantes foram mapeadas e identificadas, incluindo **acondroplasia**, **síndrome de Apert** e **síndrome de Marfan**.

10. Qual é a doença genética letal mais comum?

Fibrose cística (FC). Uma doença genética letal é aquela que interfere na capacidade reprodutiva de uma pessoa em consequência de morte precoce (antes da idade procriativa) ou função sexual prejudicada. A FC é o transtorno autossômico recessivo mais comum em brancos, ocorrendo em 1 a cada 1.600 bebês (1 em cada 20 indivíduos é portador desta condição) (Fig. 8-2). A FC é caracterizada pela disfunção disseminada das glândulas exócrinas, por doença pulmonar crônica, insuficiência pancreática e obstruções intestinais. Os homens são azoospérmicos. A sobrevivência média é de, aproximadamente, 29 anos.

Cystic Fibrosis Foundation: www.cff.org. Último acesso em 3 de dez. de 2014.

---

*N. do T.: No Brasil, fatores ambientais como infecções congênitas (mais recentemente, Zika vírus) e teratógenos como álcool e drogas devem ser fortemente considerados na etiologia de microcefalia.

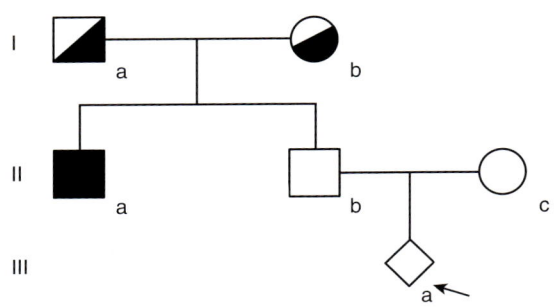

Figura 8-2. Risco para fibrose cística (FC) nos descendentes de uma mãe sem história familiar de FC e um pai saudável cujo irmão tem FC. (1) Como IIa é afetado com FC, seus dois pais devem ser portadores. (2) A chance de IIb ser um portador é de 2 em 3, porque sabemos que ele não é afetado por FC. (3) O risco de IIc ser portador é de 1 em 20 (o risco na população). (4) A chance de IIIa ser afetado é calculada da seguinte forma: risco de o pai ser portador × risco de a mãe ser portadora × chance de ambos transmitirem ao filho seu gene recessivo para FC = $2/3 \times 1/20 \times 1/4 = 1/120$.

11. Quais são as síndromes associadas à macrossomia (síndromes do bebê grande)?
- **Prader-Willi** (obesidade, hipotonia, mãos e pés pequenos).
- **Beckwith-Wiedemann** (macrossomia, onfalocele, macroglossia, pregas das orelhas).
- **Sotos** (macrossomia, macrocefalia, mãos e pés grandes).
- **Weaver** (macrossomia, maturação esquelética acelerada, captodactilia).
- **Bardet-Biedl** (obesidade, pigmentação da retina, polidactilia).
- **Bebês de mães diabéticas.**

12. O que é o "H_3O" da síndrome de Prader-Willy?
Hiperfagia, hipotonia, hipopigmentação e **obesidade**. Cerca de 70% dos pacientes com Prader-Willy apresentarão uma deleção em um gene *imprinted* SNPRN do braço longo do cromossomo 15 derivado do pai; em cerca de 20% desses pacientes, ambas as cópias do cromossomo são derivadas da mãe. O fenômeno no qual uma criança herda duas cópias completas ou parciais do mesmo cromossomo de um dos pais é denominado *dissomia uniparental*. A dissomia uniparental materna para o cromossomo 15 resulta na síndrome de Prader-Willi, assim como uma deleção da cópia paterna do cromossomo.

13. Uma criança com estenose aórtica supravalvular, dentes primários pequenos e com formato anormal, baixo tônus muscular com flacidez muscular e cálcio elevado observado na testagem provavelmente terá qual síndrome?
Síndrome de Williams, também conhecida como síndrome de Williams-Beuren. As anormalidades genéticas resultam de microdeleções no cromossomo 7 em uma área que codifica o gene elastina. Acredita-se que a perda desse gene contribua para os traços característicos cardíacos e musculoesqueléticos encontrados na síndrome de Williams. Outras características marcantes incluem infecções frequentes no ouvido, hiperacusia (sensibilidade a ruídos altos), *failure to thrive* em idade precoce e traços de personalidade de uma forte sociabilidade ("personalidade do tipo *cocktail party*") combinada com problemas de ansiedade.

Prober BR: Williams-Beuren syndrome, *N Engl J Med* 362:239–252, 2010.
Waxler JL, Levine K, Pober BR: Williams syndrome: a multidisciplinary approach to care, *Pediatr Ann* 38:456–463, 2009.

14. Quais são as duas formas mais comuns de nanismo reconhecíveis ao nascimento?
- **Nanismo tanatofórico:** esta é a condrodisplasia mais comum, porém *letal*, caracterizada por corpos vertebrais achatados em forma de U; fêmures de forma semelhante a um receptor de telefone antigo; macrocefalia; e pregas cutâneas redundantes, que causam uma aparência semelhante a um cão da raça pug. *Tanatofórico* significa amante da morte (uma descrição apropriada). A incidência é de 1 em 6.400 nascimentos.
- **Acondroplasia:** esta é a displasia esquelética viável mais comum, ocorrendo em 1 em cada 26.000 nascidos vivos. Suas características são baixa estatura, macrocefalia, ponte nasal deprimida, lordose e mão em tridente.

GENÉTICA

15. Que anormalidade cromossômica é encontrada na síndrome do miado do gato?
A síndrome do *miado do gato* é resultado de uma deleção do material do braço curto do cromossomo 5 (*i. e.*, 5p-), o que causa muitos problemas, incluindo retardo no crescimento, microcefalia e retardo mental severo. Os pacientes têm um choro característico semelhante a um gato, durante a primeira infância, do qual deriva o nome da síndrome. Em 85% dos casos, a deleção é uma nova mutação. Em 15%, é devida à má segregação de uma translocação parental balanceada.

16. Existe um "*Catch-22*" para a síndrome Catch-22?
Ao contrário da história criada por Joseph Heller (*catch-22* virou uma expressão para "armadilha"), este enigma tem soluções, tanto genéticas quanto acrônimas. O acrônimo tem sido usado para descrever as características marcantes da **síndrome de DiGeorge/velocardiofacial**:
- **C** – Doença cardíaca **c**ongênita (p. ex., defeito septal ventricular [VSD], tronco arterial, tetralogia de Fallot, anomalias do arco aórtico).
- **A** – Face **a**normal (p. ex., anomalias da orelha, olhos muito afastados, rosto longo, anormalidades nasais; Fig. 8-3).
- **T** – Aplasia ou hipoplasia **t**ímica.
- **C** – Fenda (***C**left*) palatina.
- **H** – **H**ipocalcemia (secundária a hipoparatireoidismo).
- **22**: Microdeleção do cromossomo 22q11.

Kobrynski LJ, Sullivan KE: Velocardiofacial syndrome, DiGeorge syndrome: the chromosome 22q11.2 deletion syndromes, *Lancet* 370:1443–1452, 2007.

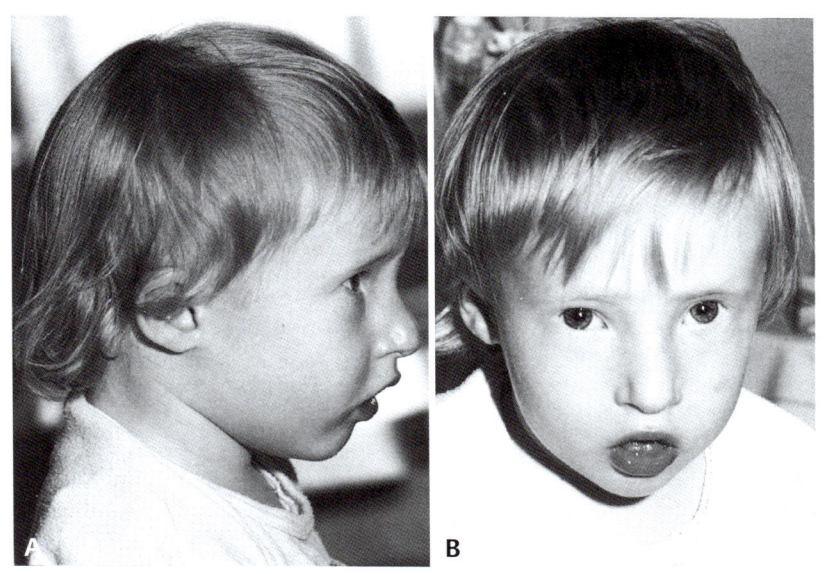

Figura 8-3. Criança de 2 anos com síndrome CATCH-22/DiGeorge. Os dismorfismos faciais incluem hipertelorismo, orelhas baixas, micrognatia, boca pequena semelhante a peixe, filtro nasal curto, nariz malformado e fissuras palpebrais inclinadas. O defeito cardíaco era tronco arterial. *(De Perloff JK: Clinical recognition of congenital heart disease,* Clinical Recognition of Congenital Heart Disease, *41:492–504, 2012.)*

17. Os pacientes com hipertrofia isolada dos membros estão em risco para que condição?
Tumores de células embrionárias, incluindo tumor de Willms, tumores adrenais e hepatoblastoma. O risco em pacientes com hemi-hipertrofia isolada é cerca de 6%; em pacientes com síndrome de Beckwith-Wiedmann, é de 7,5%. É recomendada vigilância com ultrassonografia abdominal e medidas da α-fetoproteína a cada 3 meses até que a criança tenha, pelo menos, **5** anos. Em pacientes com síndrome de Beckwith-Wiedemann, a aparência facial também é afetada (Fig. 8-4).

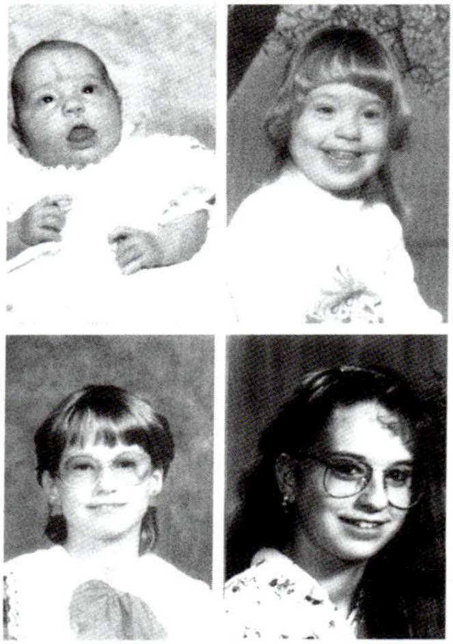

Figura 8-4. Formato facial na síndrome de Beckwith-Wiedemann, ilustrado desde o nascimento até a adolescência em uma única pessoa. Quando bebê e na infância, o rosto é redondo com bochechas proeminentes e estreitamento relativo da testa. Observar que, na adolescência, a tendência é para a normalização. *(De Allanson JE: Pitfalls of genetic diagnosis in the adolescent: the changing face,* Adolesc Med State Art Rev 13:257–268, 2002.)

18. Depois da síndrome de Down, quais são as trissomias autossômicas seguintes mais comuns em crianças nascidas vivas?
Trissomia 18 e **trissomia 13**. (Ver Tabela 8-2.)

Support Organization for Trisomy (SOFT) 18, 13 and Related Disorders: www.trisomy.org. Último acesso em 3 de dez. de 2014.
Trisomy 18 Foundation: www.trisomy18.org. Último acesso em 3 de dez. de 2014.

Tabela 8-2. Diferenças entre Trissomia 18 e Trissomia 13

TRISSOMIA 18	TRISSOMIA 13
Síndrome de Edwards (descrita em 1960)	Síndrome de Patau (descrita em 1960)
~1:8.000 nascidos vivos	~1:20.000 nascidos vivos
Características clínicas: CIUR, aparência frágil, falhas no desenvolvimento, defeitos cardíacos e renais, deficiência mental severa, micrognatia, microcefalia, proeminência posterior dos calcanhares, occipício proeminente, dedos sobrepostos	*Características clínicas:* malformações no SNC (holoprosencefalia), defeitos cardíacos, anomalias genitourinárias, retardo no crescimento, polidactilia, fenda labial/palatina, malformação nasal
Mau prognóstico: 40% sobrevivem até 1 mês; 5% sobrevivem até 1 ano	*Mau prognóstico:* Somente 50% sobrevivem > 1 semana; 5% até 6 meses
80% do sexo feminino	Leve predominância do sexo feminino
Idade materna avançada: ↑↑risco	Idade materna avançada: ↑ risco

SNC, sistema nervoso central; *CIUR*, crescimento intrauterino restrito.

19. Quais são as razões para que uma condição seja geneticamente determinada, mas com história familiar negativa?
- Herança autossômica recessiva.
- Herança recessiva ligada ao X.

- Heterogeneidade genética (p. ex., retinite pigmentosa pode ser transmitida como autossômica recessiva ou dominante ou recessiva ligada ao X).
- Mutação espontânea.
- Não penetrância (isto é, nem todos os genes causadores de doença ou mutações genéticas exibem expressão clínica).
- Expressividade (*i. e.,* expressão variável).
- Paternidade extraconjugal.
    - Fenocópia (*i. e.,* uma cópia ambientalmente determinada de um transtorno genético).

Juberg RC: ...but the family history was negative, *J Pediatr* 91:693–694, 1977.

20. **Quais recursos *on-line* estão disponíveis para um pediatra que suspeita que uma criança tenha uma síndrome genética ou que gostaria de informações adicionais sobre um paciente já diagnosticado com um problema genético?**
    Dois sites são particularmente úteis.
    Online Mendelian Inheritance in Man (OMIM; www.omim.org): este site é um compêndio abrangente dos genes humanos e fenótipos genéticos. É agora editado primariamente sob os cuidados da Escola de Medicina da Universidade John Hopkins.
    GeneTests (www.ncbi.nlm.nih.gov/books/NBK116): este site oferece uma riqueza de informações, incluindo artigos revisados por especialistas (*Gene Reviews*) com descrições das doenças, incluindo diagnóstico e informações de manejo. Ele é patrocinado pela Universidade de Washington em Seattle.

SÍNDROME DE DOWN

21. **Quais as características físicas comuns das crianças com síndrome de Down?**
    - Fissuras palpebrais inclinadas para cima com dobras epicânticas.
    - Orelhas pequenas e baixas com hélices superiores com sobredobramento.
    - Pescoço curto com excesso de dobras em recém-nascidos.
    - Língua proeminente.
    - Occipital achatado.
    - Espaço exagerado entre o primeiro e o segundo dedo do pé.
    - Hipotonia.
    Ver Figura 8-5.

National Down Syndrome Society: www.ndss.org. Último acesso em 24 de mar. de 2015.

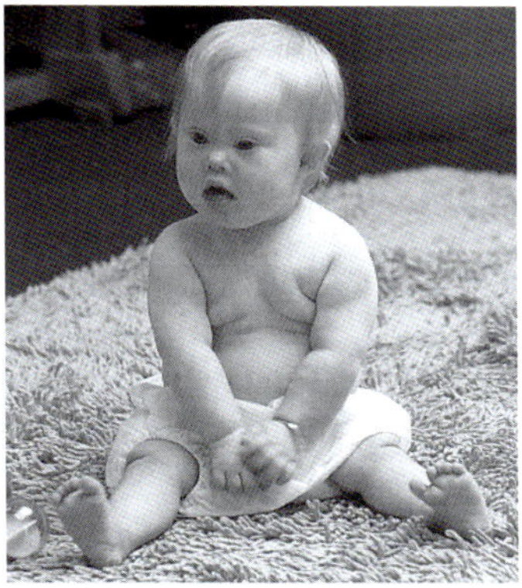

Figura 8-5. Fácies característica vista na síndrome de Down. A postura da criança se deve à hipotonia. *(De Lissauer T, Clayden G*: Illustrated Textbook of Paediatrics, ed 4. *Philadelphia, 2012, Elsevier, p. 115-132.)*

22. As manchas de Brushfield são patognomônicas da síndrome de Down?

Não. As manchas de Brushfield são áreas que ocorrem na periferia da íris (Fig. 8-6). São vistas em aproximadamente 75% dos pacientes com síndrome de Down, mas também são encontradas em até 7% dos recém-nascidos normais.

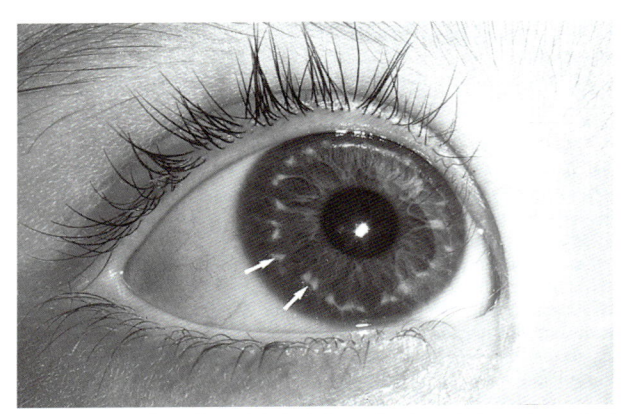

Figura 8-6. Manchas de Brushfield (*setas*) consistindo de focos despigmentados ao longo da circunferência da íris em uma criança com síndrome de Down. *(De Gatzoutis MA, Webb GD, Baubeney PEF, editors:* Diagnosis and Management of Adult Congenital Heart Disease, *ed 2. Philadelphia, 2011, Saunders, pp 29-47.)*

23. Qual é a chance de que um recém-nascido com prega simiesca tenha síndrome de Down?

Uma única prega palmar transversa (Fig. 8-7) está presente em 5% dos recém-nascidos normais. Pregas palmares bilaterais são encontradas em 1%. Essas características são duas vezes mais comuns em homens do que em mulheres. No entanto, cerca de 45% dos bebês recém-nascidos com síndrome de Down têm uma única prega transversa. Como a síndrome de Down ocorre em 1 em cada 800 nascimentos vivos, a chance de que um recém-nascido com uma prega simiesca tenha síndrome de Down é de apenas 1 em 60.

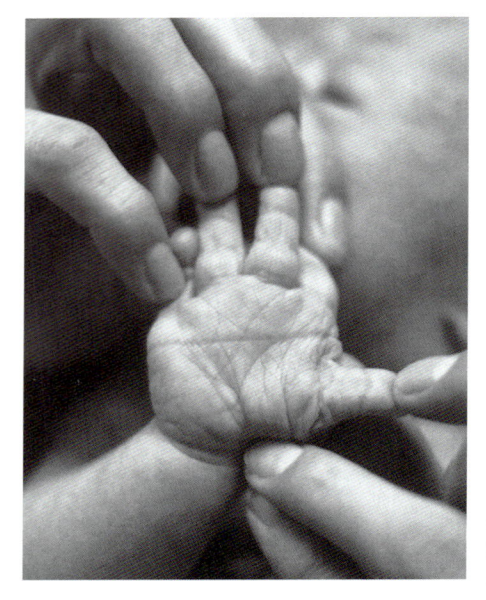

Figura 8-7. Prega simiesca. *(De Clark DA:* Atlas of Neonatology, *Philadelphia, 2000, WB Saunders, p 31.)*

24. Por que é recomendada uma avaliação cardíaca completa para recém-nascidos com síndrome de Down?

Aproximadamente, 40% a 50% têm doença cardíaca congênita, porém a maioria dos bebês é assintomática durante o período neonatal. Os defeitos incluem canal atrioventricular (mais comum, 60%), defeito de septo ventricular e ducto arterial patente.

Down Syndrome: *Health Issues*. www.ds-health.com. Último acesso em 23 de mar. de 2015.

25. Qual a proporção de bebês com síndrome de Down que têm hipotireoidismo congênito?

Aproximadamente 2% (1 em 50), comparados com 0,025% (1 em 4.000) para todos os recém-nascidos, têm hipotireoidismo congênito. Isso enfatiza a importância do rastreamento da tireoide em recém-nascidos determinado pelo governo. Entretanto, crianças com síndrome de Down podem passar a ter hipotireoidismo em qualquer idade.

26. Bebês com síndrome de Down estão em risco aumentado para inúmeras condições durante a primeira infância. Quais são elas?

- **Malformações gastrintestinais**, incluindo atresia duodenal e fístula traqueoesofágica.
- **Criptorquidismo**.
- **Opacidade do cristalino e catarata**.
- **Estrabismo**.
- **Perda auditiva**, tanto sensorioneural quanto de condução.

PONTOS-CHAVE: RISCOS AUMENTADOS PARA PACIENTES COM SÍNDROME DE DOWN DURANTE O PERÍODO NEONATAL E A PRIMEIRA INFÂNCIA

1. Doença cardíaca congênita: defeitos no canal atrioventricular, defeitos septais ventriculares (VSD).
2. Malformações gastrintestinais: atresia duodenal, atresia traqueoesofágica.
3. Hipotireoidismo congênito.
4. Opacidade do cristalino e catarata.
5. Perda auditiva.
6. Criptorquidismo.

Down Syndrome Research Foundation: www.dsrf.org. Último acesso em 23 de mar. de 2015.

27. Qual é a malignidade mais comum em um bebê com Síndrome de Down?

Leucemia. Sua frequência nesses indivíduos é 50 vezes maior para crianças menores (0 a 4 anos) e 10 vezes maior para indivíduos entre 5 e 29 anos de idade, e há um aumento em 20 vezes no risco ao longo da vida. Antes de a leucemia se tornar aparente, as crianças com síndrome de Down estão em risco aumentado para outros problemas dos glóbulos vermelhos, incluindo *transtorno mieloproliferativo transitório* (um transtorno de acentuada leucocitose, blastócitos, trombocitopenia e hepatoesplenomegalia que se resolve espontaneamente) e uma *reação leucemoide* (contagem de glóbulos vermelhos acentuadamente elevada com mieloblastos sem esplenomegalia, que também se resolve espontaneamente).

Seewald L, Taub JW, Maloney KW, et al: Acute leukemias in children with Down syndrome, *Mol Genet Metab* 107:25–30, 2012.

28. Qual é a base genética para a síndrome de Down?

A síndrome pode ser causada por trissomia de todo ou parte do cromossomo 21:
- Trissomia 21 total: 94%.
- Trissomia 21 em mosaico: 2,4%.
- Translocação: 3,3%.

29. Quais anormalidades cromossômicas estão relacionadas à idade materna?

Todas as trissomias em algumas anormalidades cromossômicas sexuais (exceto 45,X e 47,XYY) estão relacionadas à idade materna.

30. Como o risco de ter um bebê com síndrome de Down muda com o avanço da idade materna?

Ver Tabela 8-3. A maioria dos casos de síndrome de Down envolve não disjunção na meiose I na mãe. Isso pode estar relacionado ao longo estágio de parada meiótica entre o desenvolvimento do ovócito no feto até a ovulação, que pode ocorrer até 40 anos mais tarde.

Tabela 8-3. Risco Aproximado para Síndrome de Down (Nascidos Vivos) por Idade Materna

IDADE MATERNA (ANOS)	RISCO APROXIMADO PARA SÍNDROME DE DOWN
Todas as idades	1 em 650
20	1:1.500
30	1:1.000
35	1:385
40	1:110
45	1:37

De Lissauer T, Clayden G: Illustrated Textbook of Paediatrics, *ed 4. Philadelphia, 2012, Elsevier, pp 115-132.*

31. Quem foi o Down da síndrome de Down?

John Langdon Down foi um médico britânico. Ele originalmente descreveu a condição que, mais tarde, receberia esse nome, em 1866, com base em medidas dos diâmetros da cabeça e do palato e, de forma pioneira, em uma série de fotografias clínicas tiradas em hospitais. Suas descrições classificaram pacientes "mentalmente subnormais" com base na "classificação étnica", a partir da qual se originou o termo "Mongolismo", amplamente utilizado. Foi somente em 1961 que o termo *síndrome de Down* entrou em voga por insistência dos especialistas em genética. Doenças epônimas já não mais carregam a forma possessiva, e a condição é mais apropriadamente referida como *síndrome Down*.

Ward OC: John Langdon Down: the man and his message, *Downs Syndr Res Pract* 6:19–24, 1999.

DISMORFOLOGIA

32. Qual é a importância clínica de uma malformação menor?

O reconhecimento de malformações menores em um recém-nascido pode servir como um indicador da morfogênese alterada ou como um indício valioso do diagnóstico de um transtorno específico. A presença de várias malformações menores é incomum e frequentemente indica um sério problema na morfogênese. Por exemplo, quando são descobertas em uma criança 3 ou mais malformações menores, o risco para uma malformação maior também presente é de > 90%. As malformações mais comuns envolvem a face, as orelhas, mãos e os pés. Quase todo defeito menor pode ser encontrado ocasionalmente em um traço familiar incomum.

33. Os bebês com a síndrome LEOPARD possuem manchas?

Esta condição autossômica dominante é também conhecida como *síndrome de lentigos múltiplos*. Sim, os bebês com esta síndrome têm múltiplos lentigos (máculas com pigmento escuro). Ver Figura 8-8. Outras características incluem:
- **E** – Anormalidades no **e**letrocardiograma.
- **O** – Hiperteloromismo **o**cular.
- **P** – Estenose **p**ulmonar.
- **A** – Genitália **a**normal.
- **R** – **R**etardo no crescimento.
- **D** – Sur**d**ez.

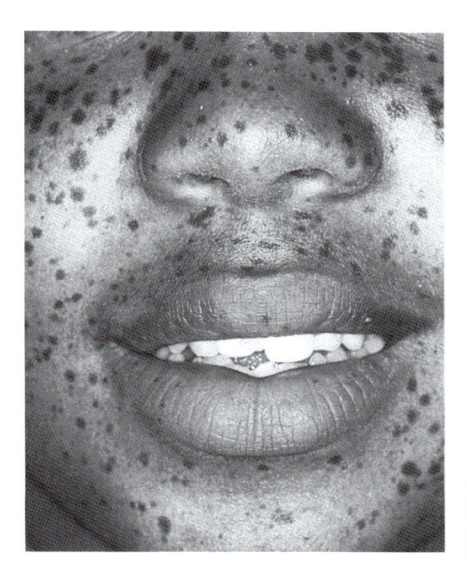

Figura 8-8. Lentigos múltiplos em um jovem de 13 anos com síndrome LEOPARD. *(De Cohen BA:* Pediatric Dermatology, *ed 4. Philadelphia, 2013, Saunders Elsevier, p 151.)*

34. Qual é a forma correta: síndrome CHARGE ou associação CHARGE?
Síndrome CHARGE, anteriormente associação CHARGE, é a forma correta. Uma *síndrome* se refere a uma condição na qual a causa genética subjacente foi identificada. Uma *associação* possui sinais e sintomas em combinação maior do que o esperado unicamente ao acaso, mas sem uma etiologia genética conhecida. Atualmente se sabe que a síndrome CHARGE é uma condição autossômica dominante, e quase todos os casos se devem a mutações de novo no gene *CHD7*. Casos raros foram reportados. *CHD7* (proteína ligadora ao DNA do cromodomínio-helicase 7) é o único gene conhecido atualmente afetado na síndrome CHARGE. Em 70% dos pacientes com a síndrome CHARGE, pode ser identificada uma mutação nesse gene.

35. Qual é a forma apropriada de testar a baixa implantação das orelhas?
A designação é feita quando a porção superior da orelha (hélice) encontra a cabeça num nível abaixo de uma linha horizontal traçada a partir do aspecto lateral da fissura palpebral. A melhor maneira de medir é alinhar uma margem reta entre os dois cantos internos e determinar se as orelhas se encontram completamente abaixo desse plano (Fig. 8-9). Em indivíduos normais, cerca de 10% da orelha está acima desse plano.

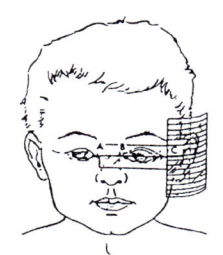

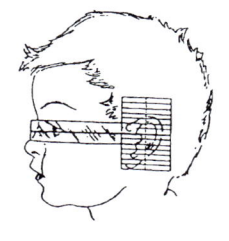

Figura 8-9. Como avaliar a implantação das orelhas. *(De Feingold M, Bossert WH: Normal values for selected physical parameters: an aid to syndrome delineation. In Bergsma D, editor:* The National Foundation – March of Dimes Birth Defects Series *10:9, 1974.)*

36. Como hipertelorismo é distinguido de telecanto?
Hipertelorismo é o amplo espaçamento entre os olhos em que a distância interpupilar é aumentada. Hipertelorismo pode ser uma variante normal ou pode ser visto em anormalidades cranianas, síndrome de DiGeorge e muitas outras síndromes. *Telecanto* ocorre quando os cantos internos estão lateralmente deslocados, mas a distância interpupilar é normal. Telecanto pode ser visto na síndrome alcoólica fetal

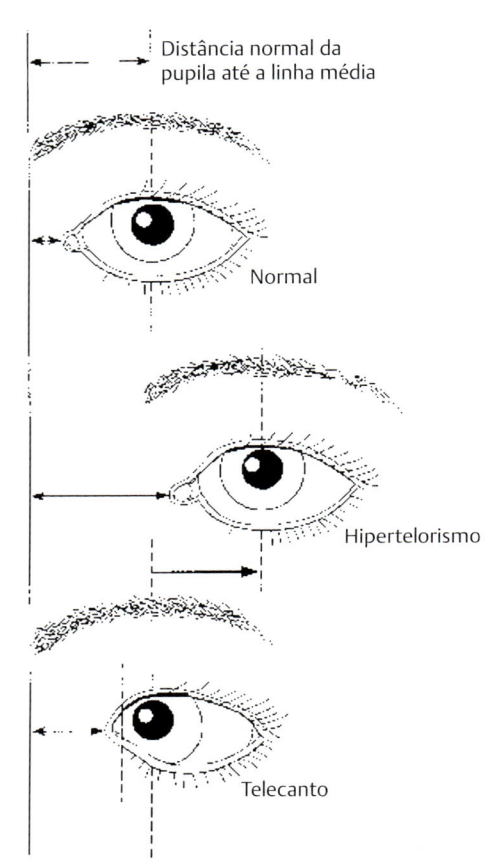

Figura 8.10. Normal *versus* hipertelorismo *versus* telecanto. *(De Goldbloom RB:* Pediatric Clinical Skills, *ed 4. Philadelphia, 2011, Elsevier Saunders, p 63.)*

e na síndrome de Waardenburg (Fig. 8-10). Os olhos parecem amplamente espaçados, mas não o são. *Hipotelorismo* (não mostrado na figura) é um encurtamento da distância pupilar. As distâncias padrões são encontradas em várias fontes de referência.

37. Qual é o padrão hereditário de lábio leporino e fenda palatina?

A maioria dos casos de lábio leporino e fenda palatina é herdada em um padrão poligênico ou multifatorial. A proporção entre homens e mulheres é de 3:2, e a incidência na população geral é de aproximadamente 1 em 1.000. O risco de recorrência depois de uma criança afetada é de 3% a 4%; depois de duas crianças afetadas, é de 8% a 9%.

38. Quais síndromes estão associadas a colobomas da íris?

Colobomas (defeitos) da íris (Fig. 8-11) são resultado do desenvolvimento e da embriogênese ocular anormais. Frequentemente, estão associados a síndromes cromossômicas (mais comumente, trissomia 13, 4p-, 13q-) e triploidia. Além disso, podem ser comumente encontrados em pacientes com síndrome CHARGE, síndrome de Goltz e síndrome de Rieger. Sempre que forem observados colobomas da íris, é recomendada análise cromossômica. O caso especial da completa ausência da íris (aniridia) está associado ao desenvolvimento de tumor de Wilms e pode ser causada por uma deleção intersticial do braço curto do cromossomo 11.

GENÉTICA 283

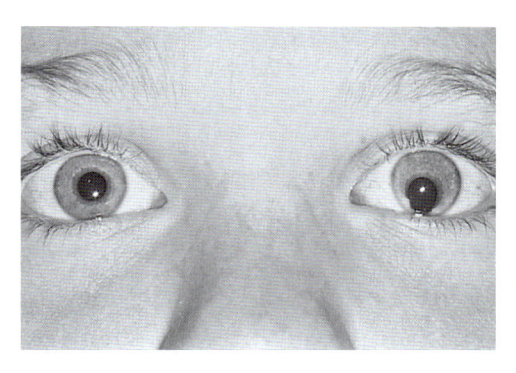

Figura 8-11. Coloboma da íris esquerda.
(De Zitelli BJ, Davis HW: Atlas of Pediatric Physical Diagnosis, *ed 4. St. Louis, 2002, Mosby, p 674.)*

PRINCÍPIOS GENÉTICOS

39. Identifique os símbolos comuns usados na construção de um heredograma.
Ver Figura 8-12.

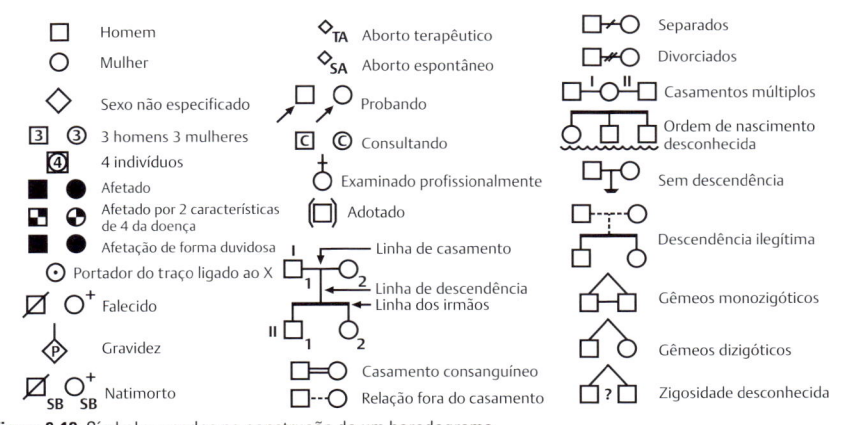

Figura 8-12. Símbolos usados na construção de um heredograma.

40. Como o mesmo genótipo pode originar fenótipos diferentes?
No *imprinting parental* (uma área da regulação da expressão genética que não é compreendida completamente), a expressão de um gene idêntico depende de o gene ter sido herdado da mãe ou do pai. Por exemplo, em pacientes com doença de Huntington, as manifestações clínicas ocorrem muito mais cedo se o gene for herdado do pai em vez da mãe. Foi levantada a hipótese de que a modificação dos genes por metilação do DNA durante o desenvolvimento seja uma explicação da variabilidade.

41. Quando um geneticista diz que vai "FISH"ing, o que isso significa?
Hibridização *in situ* fluorescente (FISH) é uma técnica citogenética molecular usada para identificar anormalidades do número ou da estrutura dos cromossomos usando-se uma sonda de DNA fita simples (para uma parte conhecida do DNA ou segmento cromossômico). A sonda é rotulada com uma etiqueta fluorescente e direcionada para um DNA fita simples desnaturado no local em uma lâmina de microscópio. O uso de microscopia fluorescente possibilita a detecção de mais de uma sonda, cada uma das quais é rotulada com uma cor diferente. FISH é comumente usada para o diagnóstico pré-natal rápido de trissomias com o uso do líquido amniótico ou vilosidades coriônicas usando células em interfase de amostras em cultura e sondas para as anormalidades cromossômicas mais comuns (13, 18, 21, X e Y). Embora a FISH interfásica para diagnóstico pré-natal tenha taxas baixas de falso-positivo e falso-negativo, ela é considerada investigativa e usada somente em conjunto com a análise citogenética padrão.

42. **Qual é atualmente o melhor método para detecção de pequenas deleções e duplicações cromossômicas?**

    O microarranjo de polimorfismo de nucleotídeo único (microarranjo de SNP) é atualmente o melhor método de detecção das Variações no Número de Cópias do DNA (VNCs). Esse teste rastreia todo o genoma para variações nos números de cópias do DNA. A análise cromossômica padrão consegue detectar desequilíbrios cromossômicos que têm, no mínimo, 5 Mb de tamanho, enquanto que o microarranjo de SNP é capaz de detectar alterações crípticas (deleções e duplicações) não visíveis na análise cromossômica padrão. Este se tornou o método de escolha para bebês e crianças com anomalias congênitas múltiplas e/ou retardo no desenvolvimento. Cinco por cento dessas crianças possuem anormalidades visíveis na análise cromossômica de rotina, mas outros 10% a 15% apresentarão uma anormalidade, quando rastreadas com arranjo de SNP. Eventualmente, irá substituir a atual análise de FISH para detecção de condições como síndrome de DiGeorge e síndrome de Williams. É importante observar que nem todas as VNCs são deletérias; algumas são polimorfismos, dos quais, frequentemente, um dos pais é portador. Assim sendo, são importantes estudos parentais na interpretação da hibridização genômica comparativa, um método citogenético molecular para a análise dos resultados das VNCs, quando os resultados não são claros.

    Shaffer LG, Bejjani BA: Using microarray-based molecular cytogenic methods to identify chromosome abnormalities, *Pediatr Ann* 38:440–447, 2009.
    Veltman JA: Genomic microarrays in clinical diagnosis, *Curr Opin Pediatr* 18:598–603, 2006.

ERROS INATOS DO METABOLISMO

43. **Quais tipos de condições metabólicas herdadas são rotineiramente rastreados para a maioria dos estados?**

    Transtornos metabólicos herdados/erros inatos do metabolismo (EIM): acidemias orgânicas, transtornos do transporte de aminoácidos, defeitos de oxidação dos ácidos graxos, homocistinúria, galactosemia e deficiência de biotinidase. Alguns estados rastreiam também para Krabbe e adrenoleucodistrofia ligada ao X.

    Transtornos endócrinos: hiperplasia adrenal congênita e hipotireoidismo.

    Hemoglobinopatias: anemia falciforme e talassemias.

    Imunodeficiências congênitas.

    Fibrose cística.

    Bennett MJ: Newborn screening for metabolic diseases: saving children's lives and improving outcomes, *Clin Biochem* 47:693–694, 2014.
    Levy HL: Newborn screening conditions: what we know, what we do not know, and how we will know it, *Genet Med* 12(Suppl):S213–S214, 2010.

44. **Em quais contextos deve-se suspeitar de erros inatos do metabolismo?**
    - Início dos sintomas relacionados à introdução de novos alimentos na dieta.
    - Perda ou falta de evolução dos marcos do desenvolvimento.
    - Paciente com fortes preferências ou aversões por alimentos.
    - Consanguinidade parental.
    - Morte inexplicável de um irmão, retardo mental ou convulsões.
    - *Failure to thrive* inexplicável.
    - Odor incomum.
    - Anormalidades no cabelo, especialmente alopecia.
    - Microcefalia ou macrocefalia.
    - Anormalidades do tônus muscular.
    - Organomegalia.
    - Características faciais grosseiras, pele grossa, mobilidade articular limitada, hirsutismo.

45. **Quais são as principais categorias de testes laboratoriais especializados para detectar EIM?**
    - Aminoácidos plasmáticos.
    - Acilcarnitinas plasmáticas.
    - Ácidos orgânicos urinários.

- Análise da carnitina.
- Ensaios enzimáticos para transtornos específicos.
- Teste molecular para transtornos específicos.

46. Quais são os princípios norteadores do tratamento para EIM?
- Remoção do metabólito lesivo.
- Uso de dietas e suplementos especiais (alimentos médicos) para fornecer nutrição apropriada, manter os metabólitos lesivos num nível mínimo e evitar deficiências.
- Uso de medicação que ajude a eliminar os componentes tóxicos (i. e., removedores de amônia) ou a bloquear a produção de componentes tóxicos (como na tirosinemia tipo I).
- Uso de terapias de reposição enzimática disponíveis para condições específicas (p. ex., doenças de depósito lisossomal).
- Transplante de medula óssea/células-tronco hematopoiéticas para transtornos selecionados.

Saudubray JM, Berghe G, Walter JH, editors: *Inborn Metabolic Diseases: Diagnosis and Treatment*, ed 5. Berlin Heidelberg, 2012, Springer Verlag, pp 103–109.

47. Quais são as principais características de fenilcetonúria (PKU)?
A *PKU* é um defeito na enzima hepática fenilalanina hidroxilase, que resulta na incapacidade de metabolizar um aminoácido (fenilalanina) em outro (tirosina). A fenilalanina se acumula com consequências tóxicas. Bebês não tratados desenvolverão microcefalia, retardo precoce no desenvolvimento e convulsões tardias. Os sinais clínicos incluem suor do bebê com cheiro de mofo (em razão do fenilacetato, uma perturbação na produção da fenilalanina) e albinismo (pele e cabelo de cor branca em virtude de déficits na tirosina, um componente da melanina). PKU é o EIM mais frequente, com uma incidência de, aproximadamente, 1:12.000. A herança é autossômica recessiva. Os portadores são assintomáticos. O tratamento envolve manipulação da dieta, para limitar a exposição à fenilalanina, a suplementação com outros aminoácidos e a farmacoterapia ocasional para reduzir os níveis séricos de fenilalanina. A identificação precoce, como pelo rastreamento do recém-nascido, e o tratamento precoce resultam em excelente prognóstico, porém o tratamento é para toda a vida.

Greene CL, Longo N: National Institutes of Health (NIH) review of evidence in phenylalanine hydroxylase deficiency (phenylketonuria) and recommendations/guidelines from the American College of Medical Genetics (ACMG) and Genetics Metabolic Dietitians International (GMDI), *Mol Genet Metab* 112:85–86, 2014.

48. Quais as principais características de um paciente com doença de armazenamento de glicogênio tipo 1 (GSD 1)?
As *doenças de armazenamento de glicogênio*, das quais existem 11 tipos, envolvem defeitos na síntese ou quebra do glicogênio em múltiplos órgãos, incluindo os músculos e o fígado. O tipo 1 (doença de Von Gierke), mais comum, e outros estão listados na Tabela 8-4.
- A característica fundamental da doença é hipoglicemia de jejum.
- O principal defeito é na enzima glicose-6-fosfatase, que permite que a glicose seja liberada da molécula de glicogênio no fígado para outras áreas do corpo.
- Os marcadores laboratoriais adicionais são acidemia láctica, ácido úrico e triglicerídeos aumentados.
- As características clínicas incluem retardo no crescimento, baixa estatura, hepatomegalia, abdome proeminente, retardo no desenvolvimento/deficiência intelectual (se não tratada) e sintomas agudos associados à hipoglicemia (isto é, tremores, sudorese, taquicardia, letargia, convulsões, coma etc.).
- O tratamento é baseado no suprimento adequado de glicose: alimentações contínuas, refeições frequentes, amido de milho não cozido e alimentações noturnas.
- O resultado é bom com o tratamento apropriado.

Vanier MT: Lysosomal diseases: biochemical pathways and investigations, *Handb Clin Neurol* 113:1695–1699, 2013.

49. Quais são as principais características de um paciente com mucopolissacaridose?
Mucopolissacaridoses são exemplos de doenças de depósito dos lisossomos, que são organelas intracelulares que degradam macromoléculas estruturais. Se as enzimas forem deficientes, os metabólitos se acumulam predominantemente nos tecidos primariamente responsáveis pela sua degradação (p. ex., heparina sulfato no SNC, dermatan sulfato nos ossos e fígado). Todos os transtornos são autossômicos

Tabela 8-4. Transtornos de Armazenamento de Glicogênio mais Comuns

TIPO / DEFICIÊNCIA ENZIMÁTICA	CARACTERÍSTICAS PRINCIPAIS	LABORATÓRIO	TRATAMENTO
I: Tipo Ia (Von Gierke) glicose-6-fosfatase	Obesidade em tronco, hepatomegalia, "rosto de boneca", nefromegalia, baixa estatura, retardo no desenvolvimento	Hipoglicemia depois de um curto período de jejum (3-4 horas), acidose, lactato, ácido úrico e triglicerídeos elevados	Evitar jejum usando refeições frequentes, alimentação contínua durante a noite e amido de milho não cozido
I: Tipo Ib Transportador de glicose-6-fosfatase	O mesmo que o tipo Ia + neutropenia, disfunção leucocitária, infecções bacterianas, diarreia, doença intestinal inflamatória (DII)	O mesmo que o tipo Ia + neutropenia e disfunção leucocitária	O mesmo que o tipo Ia + fator de crescimento de colônias de granulócitos
II (Pompe) α-glucosidase (maltase ácida)	*Infantil*: cardiomiopatia, hipotonia, retardo no desenvolvimento. *Juvenil/Adulto*: fraqueza muscular progressiva	Sem hipoglicemia	Terapia de reposição enzimática (TRE); aglucosidase. Dieta rica em proteínas
III (Cori) Enzima desramificadora	Tipo IIIa: o mesmo que o tipo Ia, porém menos hipoglicemia, rins normais, miopatia, cardiomiopatia. Tipo IIIb: somente o fígado	Hipoglicemia, lactato e ácido úrico normais	Evitar jejum usando refeições frequentes, alimentação contínua durante a noite e amido de milho não cozido
IV (Andersen) Enzima desramificadora	*Clássica*: retardo no desenvolvimento, hepatomegalia, doença hepática progressiva (insuficiência hepática, cirrose). Forma neuromuscular: miopatia e cardiomiopatia	Sem hipoglicemia	Transplante de fígado
VI (Hers) Fosforilase hepática	Hepatomegalia, hipoglicemia leve, frequentemente assintomática	Hipoglicemia leve, lactato e enzimas hepáticas elevadas	Evitar jejum usando refeições frequentes e amido de milho não cozido
IX Fosforilase quinase (ligada ao X)	Hepatomegalia, hipoglicemia leve, frequentemente assintomática	Hipoglicemia leve, lactato e enzimas hepáticas elevadas	Evitar jejum usando refeições frequentes e amido de milho não cozido

GENÉTICA

recessivos, exceto o tipo II (síndrome de Hunter), que é recessivo ligado ao X. Os pacientes são normais ao nascimento. As características clínicas posteriores incluem alterações faciais e cutâneas progressivas ("tecido conjuntivo"), deformidades esqueléticas progressivas, incluindo restrição do crescimento, displasia e contraturas ósseas, e hepatomegalia. Dependendo do tipo, pode haver retardo psicomotor progressivo com perda das habilidades adquiridas e deficiência intelectual. O tratamento, quando disponível, pode envolver terapia de reposição enzimática e transplante de células tronco hematopoiéticas. O diagnóstico é baseado na análise de glicosaminoglicanas (mucopolissacarídeos) na urina, análise enzimática e teste molecular. Ver Tabela 8-5.

Vanier MT: Lysosomal diseases: biochemical pathways and investigations, *Handb Clin Neurol* 113: 1695–1699, 2013.

50. Um bebê de 8 meses apresenta vômitos, letargia, hipoglicemia e não acusa cetonas na urinálise. Qual é a provável condição?
Deficiência de acil-CoA desidrogenase de cadeias médias (MCAD). Transtornos de oxidação dos ácidos graxos ou deficiência de carnitina (o principal transportador dos ácidos graxos até as mitocôndrias) podem resultar em má adaptação ao estresse do jejum, que frequentemente acompanha uma doença intercorrente. Hipoglicemia hipocetótica resulta da incapacidade de usar os ácidos graxos, que são a fonte primária de cetonas. O rastreamento para essa condição, que é mais comum em famílias de ascendência do norte europeu, é incluído na maioria dos painéis obrigatórios de rastreamento de recém-nascidos. A apresentação clínica varia, incluindo nenhum sintoma, mas uma apresentação pode ser dramática com vômitos severos, encefalopatia, coma e morte.**

51. Que características devem levantar suspeita de doença mitocondrial?
A maioria das doenças mitocondriais é *progressiva* e *multissistêmica*. Deve ser levantada suspeita de um transtorno mitocondrial se (1) o paciente tiver doença muscular e envolvimento de dois sistemas orgânicos adicionais (um dos quais pode ser o SNC) ou (2) o SNC mais dois outros sistemas ou (3) doença multissistêmica (pelo menos, 3 sistemas) incluindo músculo e/ou SNC. Os sistemas orgânicos afetados são aqueles com alta demanda de energia, tais como músculo cardíaco e esquelético, órgãos endócrinos, rins, retina e SNC. Um bebê com atraso inexplicável no desenvolvimento, fraqueza, hipotonia e acidose metabólica (particularmente, acidose láctica) deve ser avaliado para um possível transtorno mitocondrial.

Haas RH, Parikh S, Falk MJ, et al: Mitochondrial disease: a practical approach for primary care physicians, *Pediatrics* 120:1326–1333, 2007.
United Mitochondrial Disease Foundation: www.umdf.org. Último acesso em 23 de mar. de 2015.

52. Qual é a apresentação mais comum da doença mitocondrial com início na infância?
Síndrome de Leigh. Essa é uma condição neurodegenerativa progressiva que envolve regressão no desenvolvimento, sinais piramidais e disfunção do tronco cerebral (p. ex., distonia, estrabismo, nistagmo, problemas de deglutição), hipotonia e acidose láctica. Também é conhecida como encefalomielopatia. A etiologia pode se dever a mutação no DNA mitocondrial (mtDNA), mutações autossômicas recessivas (SURF1; um gene nuclear) ou mutações ligadas ao X (*PDHA1*). O prognóstico é ruim.

Haas RH, Parikh S, Falk MJ, et al: Mitochondrial disease: a practical approach for primary care physicians, *Pediatrics* 120:1326–1333, 2007.

53. Quando você está fazendo a ronda na enfermaria dos recém-nascidos, um dos bebês tem um odor incomum. Quais são os odores corporais e urinários típicos associados a transtornos metabólicos herdados?
- *Mofo:* PKU.
- *Xarope de bordo:* doença da urina do xarope de bordo (MSUD).
- *Pés suados:* acidúria isovalérica (IVA), acidúria glutárica tipo II.

** N. do T.: No Brasil, apenas painéis ampliados fornecidos por clínicas privadas fazem triagem dessa condição. Ainda não disponível no teste do pezinho.

Tabela 8-5. Mucopolissacarídeos mais Comuns

TIPO Deficiência enzimática	CARACTERÍSTICAS CLÍNICAS	DIAGNÓSTICO	MANEJO
Tipo I (Hurler: grave) α-L-Iduronidase	Início no primeiro ano de vida; características faciais grosseiras, córnea opacificada, atraso no desenvolvimento, doença cardíaca, hepatoesplenomegalia	Dermatan e heparan sulfato aumentados na urina. Ensaio enzimático. Teste molecular (gene IDUA)	Reposição enzimática (TRE) para características não SNC. TMO/TCTH abaixo de 2 ½ anos para tratar TODAS as características, incluindo SNC
Tipo I (Sheie: mais leve) α-L-Iduronidase	Início na adolescência e idade adulta; inteligência normal, preponderantemente estatura normal, deformidades esqueléticas leves, doença articular degenerativa, córnea opacificada, doença de válvula cardíaca	Dermatan e heparan sulfato aumentados na urina. Ensaio enzimático. Teste molecular (gene IDUA)	Sintomático; TRE
Tipo II (Hunter) Iduronato-2-sulfatase	Contraturas articulares, doença obstrutiva e restritiva das vias respiratórias, doença cardíaca, deformidades esqueléticas, declínio cognitivo. Pode cursar sem retardo mental (forma leve)	Ligado ao X. Córneas normais. Dermatan e heparan sulfato aumentado. Ensaio enzimático. Teste molecular (gene IDS)	TRE para características não SNC. Possível TMO ou TCTH
Tipo III (Sanfilippo) 4 enzimas do metabolismo do heparan sulfato	Encefalopatia com envolvimento orgânico leve; atraso no desenvolvimento/linguagem, problemas de comportamento, privação do sono, hiperatividade, deficiência intelectual, convulsões, neurodegeneração	Heparan sulfato aumentado na urina. Ensaio enzimático. Teste molecular (4 genes diferentes)	Sintomático
Tipo IV (Morquio) 2 enzimas do metabolismo do queratan sulfato	Inteligência normal. Baixa estatura. Deformidades esqueléticas, pescoço curto, escoliose, contraturas articulares, instabilidade atlantoaxial	Queratan sulfato aumentado na urina. Raio X esquelético anormal. Ensaios enzimáticos. Teste muscular para 2 genes	Sintomático. TRE
Tipo VI (doença de Maroteaux-Lamy) arilsulfatase-B	Inteligência normal, deformidades esqueléticas semelhantes ao Tipo I (Hurler). Frequentemente macrocefalia ao nascimento	Dermatan sulfato aumentado na urina. Ensaio enzimático. Teste molecular (gene ARSB)	TRE

TMO, transplante de medula óssea; *TCTH*, transplante de células-tronco hematopoiéticas.

- *Urina de gato:* 3-metilcrotonil glicinúria, deficiência múltipla de carboxilase.
- *Couve:* tirosinemia tipo 1.
- *Manteiga azeda:* tirosinemia tipo 1.
- *Enxofre:* citinúria, tirosinemia tipo 1.
- *Cheiro de peixe:* trimetilaminuria, dimetilglicinuria.

54. Quais erros inatos do metabolismo podem resultar em hidropisia fetal?
- **Doenças lisossômicas:** MPS tipo VII, sialidose, mucolipidose tipo II (doença de célula I), esfingolipidose (Niemann-Pick tipo A, Gaucher, Farber, GM1 etc..), transtornos de armazenamento lipídico (Nieman-Pick tipo C), transtornos de armazenamento do ácido siálico.
- **Transtornos da síntese do esterol:** síndrome de Smith-Lemli-Opitz, acidúria mevalônica.
- **Transtornos peroxissômicos:** Zellweger.
- **Doença de armazenamento do glicogênio** tipo IV (doença de Anderson).
- **Transtornos da glicolização.**
- Deficiência primária de **carnitina**.
- **Transtornos mitocondriais.**
- **Hemocromatose neonatal.**

55. Quais transtornos metabólicos podem se apresentar como síndrome da morte súbita inesperada (SUDS)?
- Defeitos de oxidação dos ácidos graxos.
- Algumas acidemias orgânicas.
- Defeitos do metabolismo da aldosterona e glicocorticoides.
- Síndrome de McArdle (deficiência de miofosforilase).
- Defeitos mitocondriais (p. ex., síndrome de Leigh).

56. Um dos bebês sob seus cuidados morre com suspeita de EIM. Quais são as principais investigações *post-mortem*?
- Soro e plasma: centrifugar vários mililitros imediatamente, congelar em frações separadas.
- Coleta de sangue seco em papel filtro.
- Urina: congelar imediatamente; considerar lavagem da bexiga com solução salina.
- Bile: obter material em filtro de papel para análise da acilcarnitina.
- DNA: obter 3 a 10 mL de todo o sangue em tubo EDTA; se necessário, congelar sem centrifugar.
- Cultura de fibroblastos: biópsia cutânea pode ser obtida até 24 horas *post-mortem*.
- Líquido cefalorraquidiano (LCR): obter várias frações de 1 mL; congelar imediatamente, se possível a -70° C.
- Biópsia muscular: DNA, histologia, histoquímica, estudos enzimáticos (metabolismo energético).
- Biópsia hepática: histoquímica, ensaios enzimáticos.

ANORMALIDADES NO CROMOSSOMO SEXUAL

57. A hipótese de Lyon se refere ao "rei dos animais"?
A *hipótese de Lyon* afirma que, em qualquer célula, somente um cromossomo X será funcional. Qualquer outro cromossomo X presente nessa célula será condensado, duplicado posteriormente e inativado (denominado *corpo de Barr*). O X inativo pode ser de origem paterna ou materna, porém todos os descendentes de uma célula particular terão o mesmo cromossomo inativo derivado parentalmente.

58. Quais as características das quatro anormalidades mais comuns no cromossomo sexual?
Ver Tabela 8-6.

Tabela 8-6. Maioria dos Transtornos do Cromossomo Sexual

	47, XXY (KLINEFELTER)	47, XYY	47, XXX	45, X (TURNER)
Frequência de nascidos vivos (homens)	1 em 1.000	1 em 1.000	—	—
Frequência de nascidos vivos (mulheres)	—	—	1 em 1.000	1 em 2.000
Associação com a idade materna	+	—	+	—
Fenótipo	Alto, aspecto corporal eunucoide, características sexuais secundárias subdesenvolvidas, ginecomastia (XXY)	Alto, acne severa, indistinguível de homens normais (XYY)	Alto, indistinguível de mulheres normais (XXX)	Baixa estatura, pescoço alado, tórax em escudo, edema nos pés ao nascimento, coarctação da aorta (45,X)
QI e problemas de comportamento	80-100; problemas comportamentais (XXY)	90-110; problemas comportamentais; comportamento agressivo (XYY)	90-110; problemas comportamentais (XXX)	Inteligência levemente deficiente a normal; dificuldades espaciais-perceptivas (45,X)
Função reprodutora	Extremamente raro (XXY)	Comum (XYY)	Comum (XXX)	Extremamente raro (45,X)
Gônadas	Testículos hipoplásicos; hiperplasia das células de Leyding, hipoplasia das células de Sertoli, disgenesia dos túbulos seminíferos, poucos precursores espermatogênicos (XXY)	Testículos normais, histologia testicular normal (XYY)	Ovários de tamanho normal, histologia ovariana normal (XXX)	Ovários em fita com folículos deficientes (45,X)

De Donnenfeld AE, Dunn LK: Common chromosome disorders detected prenatally, Postgrad Obstet Gynecol 6:5, 1986.

59. Dos quatro tipos mais comuns de anormalidades no cromossomo sexual, qual é identificável ao nascimento?

Somente bebês com síndrome de Turner possuem características físicas facilmente identificáveis ao nascimento (Fig. 8-13).

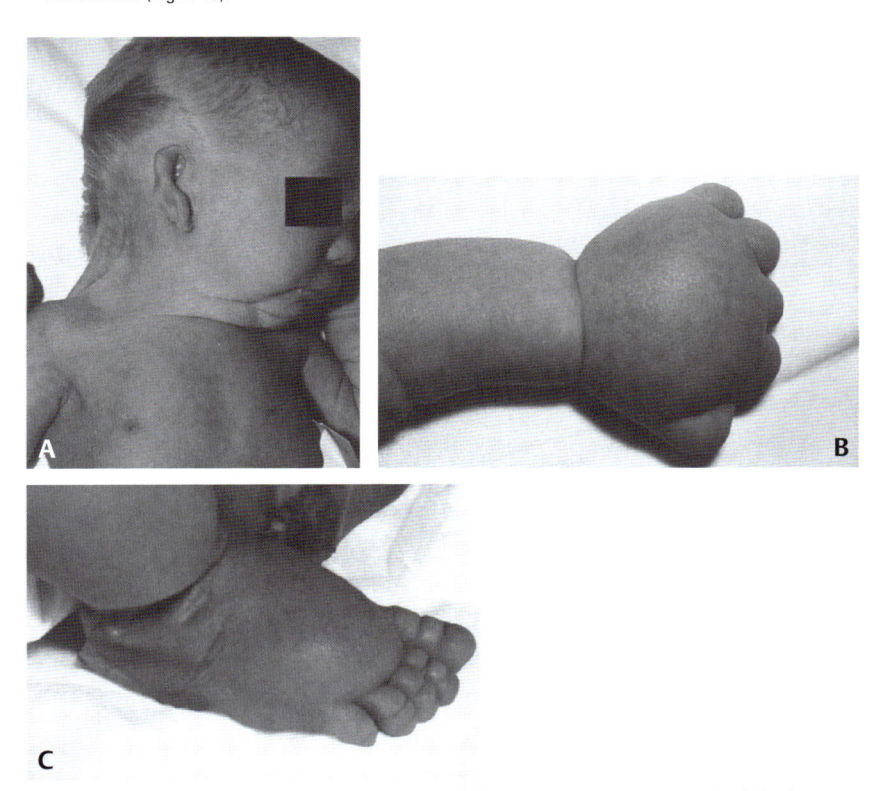

Figura 8-13. Recém-nascido com síndrome de Turner com (A) pescoço alado e linha posterior de implantação do cabelo baixa, tórax em escudo com mamilos espaçados, micrognatismo e (B e C) linfedema das mãos e dos pés, incluindo os dedos dos pés. Linfedema nos dedos dos pés pode causar hipoplasia das unhas. *(De Zitelli BJ, McIntire SC, Nowalk AJ, editors:* Atlas of Pediatric Physical Diagnosis, *ed 6. Philadelphia, 2012, Saunders, p 15.)*

Loscalzo ML: Turner syndrome, *Pediatr Rev* 29:219–227, 2008.

PONTOS-CHAVE: SÍNDROME DE TURNER

1. Maioria: 45,X.
2. Período pré-natal: sinal único pode ser linfedema dos pés e/ou das mãos.
3. Adolescência: amenorreia primária devida a displasia ovariana.
4. Baixa estatura frequentemente motiva testes iniciais.
5. Desenvolvimento mental normal.
6. Características clássicas: pescoço alado com linha posterior de implantação dos cabelos baixa, tórax amplo com mamilos espaçados.
7. Risco aumentado para doença cardíaca congênita: coartação da aorta.

60. Quais são as diferenças entre a síndrome de Noonan e a síndrome de Turner?
Ver Tabela 8-7.

Tabela 8-7. Diferenças entre a Síndrome de Turner e a Síndrome de Noonan

SÍNDROME DE TURNER	SÍNDROME DE NOONAN
Afeta somente o sexo feminino	Afeta os sexos feminino e masculino
Transtorno cromossômico	Cromossomos normais
(45,X)	Transtorno autossômico dominante
Inteligência quase normal	Deficiência mental
Coarctação da aorta é o mais comum	Estenose pulmonar é o mais comum
Amenorreia e esterilidade devidas a disgenesia ovariana	Ciclo menstrual normal no sexo feminino

61. Qual é a segunda forma genética mais comum de retardo mental?
Síndrome do X frágil (com a síndrome de Down sendo a mais comum). Estima-se que ela afete 1 em cada 1.000 homens e 1 em cada 2.000 mulheres. Cerca de 2% a 6% dos sujeitos do sexo masculino e 2% a 4% sujeitos do sexo feminino com retardo mental inexplicável são portadores da mutação completa do X frágil.

FRAXA Research Foundation: www.fraxa.org. Último acesso em 3 de dez. de 2014.
National Fragile X Foundation: www.fragilex.org. Último acesso em 3 de dez. de 2014.

62. Quais são os traços faciais característicos da síndrome do X frágil?
As características típicas incluem face longa, orelhas longas e em abano, mandíbula proeminente e testa grande. Essas características tendem a ser mais evidentes em adultos afetados. Em crianças menores, as características evidentes são orelhas proeminentes (Fig. 8-14).

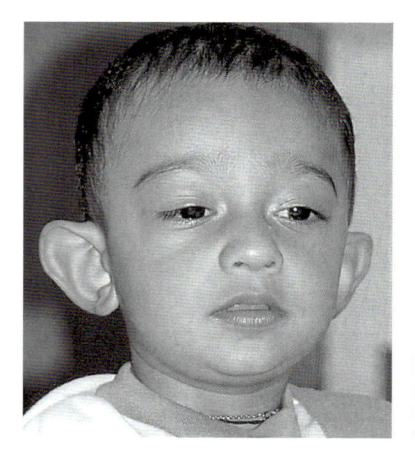

Figura 8-14. Uma criança com X frágil. Nesta idade, a principal característica é frequentemente orelhas proeminentes. *(De Lissauer T, Clayden G:* Illustrated Textbook of Paediatrics, *ed 4. Philadelphia, 2012, Elsevier, p 115-132.)*

63. Qual é a natureza da mutação na síndrome do X frágil?
Expansão nas sequências repetidas de trinucleotídeos. Quando os linfócitos de um homem afetado são aumentados em um meio deficiente de folato e os cromossomos são examinados, uma fração substancial dos cromossomos X demonstra uma interrupção próxima à extremidade distal do braço longo. Este sítio – o gene do retardo mental associado ao X frágil-1 (FMR1) – foi identificado e sequenciado em 1991. No centro do gene encontra-se uma sequência repetida de trinucleotídeos (CGG) que, em indivíduos normais, se repete 6 a 45 vezes. Entretanto, nos portadores, ela se expande para 200 a 600 cópias.

Bagni C, Oostra BA: Fragile X syndrome: from protein function to therapy, *Am J Med Genet A* 161A:2809–2821, 2013.

GENÉTICA

64. Quais os problemas médicos associados à síndrome do X frágil no sexo masculino?
Pés chatos (80%), macro-orquidismo (80% após a puberdade), prolapso da válvula mitral (50% a 80% na idade adulta), otite média recorrente (60%), estrabismo (30%), erros refrativos (20%), convulsões (15%) e escoliose (> 20%).

Lachiewicz AM, Dawson DV, Spiridigliozzi GA: Physical characteristics of young boys with fragile X syndrome: reasons for difficulties in making a diagnosis in young males, *Am J Med Genet* 92:229–236, 2000.

65. Quais são as consequências para meninas com X frágil?
Mulheres heterozigotas portadoras do cromossomo X frágil têm mais problemas comportamentais e desenvolvimentais (incluindo transtorno de déficit de atenção e hiperatividade), dificuldades cognitivas (50% com um QI na faixa de mentalmente retardado ou limítrofe) e diferenças físicas (orelhas proeminentes, face longa e estreita). É recomendado teste genético para todas as irmãs de mulheres com X frágil.

Visootsak J, Hipp H, Clark H, et al: Climbing the branches of a family tree: diagnosis of fragile X syndrome, *J Pediatr* 164:1292–1295, 2014.
Hagerman RJ, Berry-Kravis E, et al: Advances in the treatment of fragile X syndrome, *Pediatrics* 123:378–390, 2009.

PONTOS-CHAVE: SÍNDROME DO X FRÁGIL
1. Causa mais comum de retardo mental herdado.
2. Pré-púbere: face alongada, ponte nasal achatada, orelhas salientes.
3. Púbere: macro-orquidismo.
4. Mulheres heterozigotas: 50% com QI na faixa limítrofe ou com deficiência intelectual.
5. Primeiro transtorno de repetições de trinucleotídeos reconhecido.

TERATOLOGIA

66. Que drogas são reconhecidamente teratogênicas?
A maioria das drogas teratogênicas exerce um efeito deletério numa minoria dos fetos expostos. As taxas exatas de malformação não estão disponíveis em razão da impossibilidade de se realizar uma avaliação estatística de uma população controlada randomizada. Os teratógenos conhecidos estão resumidos na Tabela 8-8.

Tabela 8-8. Teratógenos Conhecidos

DROGA	PRINCIPAL EFEITO TERATOGÊNICO
Talidomida	Defeitos nos membros
Lítio	Anomalia de Ebstein da válvula tricúspide
Aminopterina	Anomalias craniofaciais e nos membros
Metotrexato	Anomalias craniofaciais e nos membros
Fenitoína	Dismorfismo facial, unhas displásicas
Trimetadiona	Dismorfismo craniofacial, retardo no crescimento
Ácido valproico	Defeitos no tubo neural
Dietiletilbestrol	Anomalias müllerianas, adenocarcinoma de células claras
Androgênios	Virilização
Tetraciclina	Mau desenvolvimento dos dentes e ossos
Estreptomicina	Ototoxicidade
Warfarina	Hipoplasia nasal, mau desenvolvimento ósseo
Penicilamina	Cútis flácida
Acutane (ácido retinoico)	Anomalias craniofaciais e cardíacas

67. Descreva as características principais da síndrome de hidantoína fetal.

Craniofaciais: ponte nasal larga, fontanela larga, linha de implantação dos cabelos baixa, crista alveolar ampla, crista metópica, pescoço curto, hipertelorismo ocular, microcefalia, lábio leporino e fenda palatina, orelhas anormais ou baixas, pregas epicânticas, ptose das pálpebras, coloboma e cabelo espesso.

Membros: unhas pequenas ou ausentes, hipoplasia das falanges distais, prega palmar alterada, polegar digital e quadril deslocado.

Aproximadamente 10% dos bebês cujas mães tomaram fenitoína (Dilantin) durante a gravidez têm uma malformação importante; 30% têm anormalidades menores.

68. Uma mulher *sommelier* grávida lhe pergunta que quantidade de Chateauneuf Du Pape é seguro ingerir durante a gravidez.

Não se sabe o quanto de álcool é seguro consumir durante a gravidez. As manifestações dismórficas completas da síndrome alcoólica fetal estão associadas à ingestão pesada. No entanto, a maioria dos bebês não irá exibir a síndrome completa. Para bebês nascidos de mulheres com graus menores de ingestão alcoólica durante a gravidez e que demonstram anormalidades mais sutis (p. ex., problemas cognitivos e comportamentais), é mais difícil atribuir um risco devido a variáveis que confundem (p. ex., doença materna, ganho de peso na gravidez, uso de outra droga [especialmente maconha]). Além do mais, por razões que não estão claras, parece que bebês expostos no período pré-natal a quantidades similares de álcool provavelmente terão consequências diferentes. Como os dados atuais (incluindo uma meta-análise de 2014) não apoiam o conceito de que qualquer quantidade de álcool seja segura durante a gravidez, a Academia Americana de Pediatria recomenda abstinência de álcool para as mulheres que estão grávidas e as que estão planejando ficar grávidas.

Sowell SR, Charness ME, Riley EP: Pregnancy: no safe level of alco-hol, *Nature* 513(7517):172, 2014.
Flak AL, Su S, Bertrand J, et al: The association of mild, moderate, and binge prenatal alco-hol exposure and child neuropsychological outcomes: a meta-analysis, *Alco-hol Clin Exp Res* 38:214–226, 2014.

69. Quais são as características faciais frequentes da síndrome alcoólica fetal?

Os três dismorfismos faciais mais caracteristicamente encontrados são **fissuras palpebrais curtas**, **lábio superior fino** e **filtro nasal liso**. Características adicionais incluem:
- **Crânio**: microcefalia, hipoplasia na face média.
- **Olhos**: pregas epicantais, ptose, estrabismo.
- **Boca**: pregas palatinas laterais proeminentes, retrognatia no bebê, micrognatia ou prognatia relativa na adolescência.
- **Nariz**: ponte nasal achatada, nariz curto e voltado para cima (Fig. 8-15).

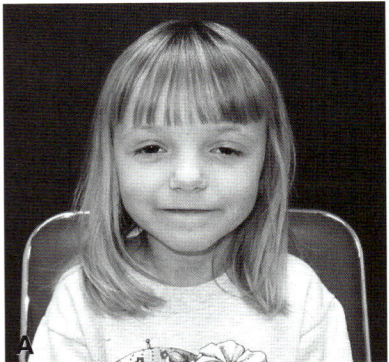

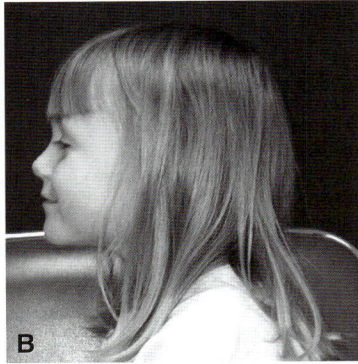

Figura 8-15. Paciente com síndrome alcoólica fetal. **A,** Observar ptose bilateral, fissuras palpebrais curtas, filtro nasal liso e lábio superior fino. **B,** Fissuras palpebrais curtas são, algumas vezes, observáveis de perfil. A circunferência da cabeça é segundo percentil. *(De Seaver LH: Adversal environmental exposures in pregnancy: teratology in adolescente medicine practice*, Adolesc Med State Art Rev 13:269-291, 2002.)

Hoyme HE, May PA, Kalberg WO, et al: A practical clinical approach to diagnosis of fetal alco-hol spectrum disorders: clarification of the 1996 Institute of Medicine criteria, *Pediatrics* 115:39–47, 2005.

PONTOS-CHAVE: SÍNDROME ALCOÓLICA FETAL

1. Deficiências no crescimento: pré-natal e pós-natal.
2. Microcefalia com anormalidades neurodesenvolvimentais.
3. Fissuras palpebrais curtas.
4. Filtro nasal liso.
5. Lábio superior fino.

70. O que acontece a crianças com síndrome alcoólica fetal quando elas crescem?

Estudos de seguimento de adolescentes e adultos revelaram que baixa estatura relativa, filtro nasal pouco desenvolvido, lábio superior fino e microcefalia persistiram, mas outras anomalias faciais se tornaram mais sutis. Deficiências mentais persistentes (incluindo deficiências intelectuais), funcionamento acadêmico problemático (particularmente em matemática), opções ocupacionais limitadas e vida dependente eram as sequelas principais. Comportamento de má adaptação intermediária ou significativa também foi um achado muito comum. Ambientes familiares severamente instáveis eram comuns.

Spohr HL, Willms J, Steinhausen HC: Fetal alco-hol spectrum disorders in young adulthood, *J Pediatr* 150: 175–179, 2007.

Streissguth AP, Aase JM, Clarren SK, et al: Fetal alco-hol syndrome in adolescents and adults, *JAMA* 265: 1961–1967, 1991.

National Organization on Fetal Alco-hol Syndrome: www.nofas.org. Último acesso em 23 de mar. de 2015.

Agradecimentos

Os editores gratamente reconhecem as contribuições dos Drs. Elain H. Zackai, JoAnn Bergoffen, Alan E. Donnenfeld e Jeffrey E. Ming, que foram mantidas desde as três primeiras edições de *Segredos em Pediatria*.

CAPÍTULO 9

HEMATOLOGIA

Jennifer L. Webb, MD ■ *Steven E. McKenzie, MD, PhD*

FALÊNCIA DA MEDULA ÓSSEA

1. Quais são os tipos de falência da medula óssea?

Falência da medula óssea é manifestada por pancitopenia ou, algumas vezes, por citopenia do tipo célula única. Ela pode ser **adquirida** (anemia aplástica adquirida) ou **herdada/genética** (p. ex., anemia de Fanconi, síndrome de Kostman, anemia de Diamond-Blackfan, trombocitopenia amegacariocítica, trombocitopenia com rádio ausente).

Chirnomas SD, Kupfer GM: The inherited bone marrow failure syndromes, *Pediatr Clin North Am* 60:1291-1310, 2013.
Hartung HD, Olson TS, Bessler M: Acquired aplastic anemia in children, *Pediatr Clin North Am* 60:1311-1336, 2013.

2. Quais são as causas de anemia aplástica adquirida?

Após a exclusão cuidadosa das causas conhecidas listadas adiante, 80% dos casos permanecem classificados como **idiopáticos**. Uma variedade de condições associadas incluem as seguintes:

Radiação

Doenças imunes
- Fascite eosinofílica.
- Hipogamaglobulinemia.

Drogas e substâncias químicas
- Regular: citotóxica (como no tratamento para malignidade), benzeno.
- Idiossincrática: cloranfenicol, drogas anti-inflamatórias, antiepilépticos, ouro, nifedipina.

Vírus
- Vírus de Epstein-Barr (EBV).
- Hepatite (principalmente B).
- Parvovírus (em hospedeiros imunocomprometidos).
- Vírus da imunodeficiência humana (HIV).

Timoma

Gravidez

Hemoglobinúria noturna paroxística

Pré-leucemia

Shimamura A, Guinana EC: Acquired aplastic anemia. In Nathan DG, Orkin SD, Ginsburg D, Look AT, editors: *Nathan and Oski's Hematology of Infancy and Childhood*, ed 6. Philadelphia, 2003, 2003, WB Saunders, p 257.

3. Qual é a definição de anemia aplástica grave?

Doença grave inclui uma **biópsia da medula óssea hipocelular** (< 30% da densidade celular hematopoiética normal para a idade) e **diminuições em, pelo menos, 2 de 3 contagens periféricas**: contagem de neutrófilos < 500 células/mm³, contagem de plaquetas < 20.000 células/mm³ ou contagem de reticulócitos < 1% após a correção do hematócrito. A categorização tem importantes implicações prognósticas e terapêuticas.

4. Quais são os tratamentos e o prognóstico para crianças com anemia aplástica?

Na ausência de um tratamento definitivo, < 20% das crianças com anemia aplástica grave adquirida sobrevivem por > 2 anos. Quando é realizado transplante de medula óssea usando um irmão com antígeno leucocitário humano (HLA) idêntico, a taxa de sobrevivência em 2 anos ultrapassa 85%. A abordagem usual da criança recentemente diagnosticada com anemia aplástica grave adquirida é realizar transplante de medula óssea, se houver um irmão com HLA idêntico para servir como doador.

Aproximadamente 80% das crianças com anemia aplástica grave não têm um irmão doador para transplante de medula óssea. Essas crianças recebem terapia médica, usualmente a combinação de globulina antitimócito, ciclosporina e fatores de crescimento hematopoiético, tais como fator estimulante de colônias de granulócitos e macrófagos ou fator estimulante de colônias de granulócitos. A resposta em dois anos e as taxas de sobrevivência para terapia médica de combinação agora excedem 80% nas crianças.

Scheiberg P, Wu CO, Nunez O, et al: Long-term outcome of pediatric patients with severe aplastic anemia treated withantithymocyte globulin and cyclosporine, *J Pediatr* 153:814, 2008.

5. Qual é o diagnóstico provável de uma criança de 6 anos com pancitopenia, baixa estatura, polegares anormais e áreas de hiperpigmentação?

Anemia de Fanconi, ou anemia aplástica constitucional, é um transtorno genético no qual inúmeras anormalidades físicas frequentemente estão presentes ao nascimento, e anemia aplástica ocorre em torno dos 5 anos de idade. As anormalidades físicas mais comuns incluem hiperpigmentação, anomalias dos polegares e rádio, baixa estatura e anomalias renais (p. ex., rins ausentes, duplicados ou rim pélvico em ferradura). Os pacientes com anemia de Fanconi também são suscetíveis a leucemia e carcinomas epiteliais.

6. Como é feito o diagnóstico de anemia de Fanconi?

A análise da quebra cromossômica, por exemplo, com diepoxibutano (DEB), pode ser usada para fazer o diagnóstico, e o **diagnóstico molecular** pode confirmar o diagnóstico e ser usado para testar os parentes. Em estudos de linfócitos no sangue periférico, uma alta porcentagem de pacientes com anemia de Fanconi terá quebras, lacunas ou rearranjos cromossômicos. Muitos genes que causam a síndrome da anemia de Fanconi não foram identificados, e o diagnóstico molecular assumiu crescente importância, pois estudos que associam genótipo com fenótipos tipo anemia aplástica e leucemia podem ser analisados.

De Rocco D, Bottega R, Cappelli E, et al: Molecular analysis of Fanconi anemia: the experience of the Bone Marrow Failure Study Group of the Italian Association of Pediatric Onco-Hematology, *Haematol* 99:1022–1031, 2014.

7. Uma criança de 1 ano de idade apresenta palidez e letargia e tem uma anemia normocítica (hemoglobina 3,5 g/dL). A contagem dos glóbulos brancos (CGB) e de plaquetas é normal, e o exame não chama a atenção em outros aspectos. A contagem de reticulócitos é 0,2%. Quais são as duas causas possíveis desse cenário clínico?

Eritroblastopenia transitória da infância (ETI) e **anemia de Diamond-Blackfan**. Ambas são transtornos na produção dos glóbulos vermelhos que ocorrem durante o início da infância. Os dois transtornos são caracterizados por um nível baixo de hemoglobina e uma contagem de reticulócitos inapropriadamente baixa. A medula óssea de pacientes com essas condições pode ser indistinguível, mostrando atividade eritroide reduzida ou ausente em ambos os casos.

8. Por que a distinção entre as duas condições é extremamente importante?

A ETI é um *transtorno autolimitado*, enquanto a síndrome de Diamond-Blackfan geralmente *requer tratamento por toda a vida*.

9. Como são diagnosticadas as duas condições?

- **Idade de apresentação:** embora haja uma sobreposição na idade de apresentação, a síndrome de Diamond-Blackfan comumente causa anemia durante os primeiros 6 meses de vida, enquanto ETI ocorre mais frequentemente após 1 ano de idade.
- **Glóbulos vermelhos:** os glóbulos vermelhos em pacientes com a síndrome de Diamond-Blackfan têm características fetais que são úteis para distinguir este transtorno de ETI, incluindo aumento no volume celular médio, nível elevado de hemoglobina F e presença do antígeno i.
- **Adenosina desaminase:** o nível de adenosina desaminase pode ser elevado em pacientes com a síndrome de Diamond-Blackfan, mas normal em crianças com ETI.
- **Mutações:** vinte e cinco por cento dos pacientes brancos com anemia de Diamond-Blackfan possuem mutações no gene para a proteína ribossômica S19, e o diagnóstico molecular para essas mutações é muito útil, quando positivo. Recentemente foram identificadas mutações genéticas adicionais na anemia de Diamond-Blackfan. Estas também afetam proteínas ribossômicas. No total, aproximadamente três quartos dos pacientes com Diamond-Blackfan podem ser identificados por análise mutacional.

Viachos A, Ball S, Dahl N, et al: Diagnosing and treating Diamond Blackfan anemia: results of an international clinical conference, *Br J Hematol* 142:859–876, 2008.

10. O que é a síndrome de Kostmann?

A *síndrome de Kostmann* é uma anemia congênita grave. Ao nascimento, ou logo depois, é observada neutropenia muito grave (contagem de neutrófilos absolutos de 0 a 200/mm^3), frequentemente em época de infecção bacteriana significativa (p. ex., abscesso cutâneo profundo, pneumonia, sepse). Mesmo com tratamento antibiótico, é alta a mortalidade durante a infância, a menos que seja usada terapia com o fator estimulador de colônias de granulócitos (G-CSF) para elevar a contagem de neutrófilos. Alguns receptores de G-CSF sobreviveram ao risco de infecção, mas desenvolveram síndrome mielodisplásica ou leucemia mieloide aguda. Portanto, o julgamento e o monitoramento individualizado são essenciais no tratamento de neutropenia congênita grave com G-CSF. Um tratamento alternativo é o transplante de medula óssea de um irmão doador com HLA idêntico. Pacientes com síndrome de Kostmann podem ter mutações nos genes *ELANE* ou *HAX1*.

Boztug K, Klein C: Genetic etiologies of severe congenital neutropenia, *Curr Opin Pediatr* 23:21–26, 2011.

11. Você é chamado para avaliar um menino de 9 meses de idade com eczema e infecções respiratórias recorrentes que se considerou trombocitopênicas. Qual é o diagnóstico mais provável?

Síndrome de Wiskott-Aldrich é uma doença ligada ao X caracterizada por eczema, microtrombocitopenia e imunodeficiência combinada de células B e células T. É causada por mutações no gene *WAS*.

Nurden P, Nurden A: Congenital disorders associated with platelet dysfunctions, *Thromb Haemost* 99:253-263, 2008.

12. Uma criança de 4 anos com *failure to thrive* e diarreia crônica tem um teste do suor normal, e se observa neutropenia em um hemograma completo de rotina. Qual é o diagnóstico mais provável?

A **síndrome de Shwachman-Diamonds** é caracterizada por disfunção pancreática exócrina (causando esteatorreia), anormalidades esqueléticas, retardo no crescimento e insuficiência da medula óssea originando neutropenia. Ela pode inicialmente ser diagnosticada erroneamente como fibrose cística em virtude dos sintomas que se sobrepõem. O teste genético para mutações no gene *SBDS* é diagnóstico.

Ganapathi K, Shinnanura A: Ribosomal dyfunction and inherited marrow failure, *Br J Hem* 141:376–387, 2008.

ASPECTOS CLÍNICOS

13. Qual é o valor da hemoglobina abaixo do qual as crianças são consideradas anêmicas (limite inferior do normal)?
- Recém-nascido (a termo): 13,0 g/dL.
- 3 meses: 9,5 g/dL.
- 1 a 3 anos: 11,0 g/dL.
- 4 a 8 anos: 11,5 g/dL.
- 8 a 12 anos: 11,5 g/dL.
- 12 a 16 anos: 12,0 g/dL.

Dallman P, Silmes MA: Percentile curves for hemoglobin and red-cell volume in infancy and childhood, *J Pediatr* 94:26–31, 1979.

14. *Quando* ocorre anemia fisiológica na infância?

A *Anemia fisiológica* ocorre com 8 a 12 semanas de idade em bebês a termo e com 6 a 8 semanas em **bebês** prematuros. Bebês a termo podem exibir níveis de hemoglobina de 9 g/dL nessa época, e bebês muito prematuros podem ter níveis de 7 g/dL.

15. Por que ocorre anemia fisiológica na infância?

Os mecanismos responsáveis pela anemia fisiológica não são completamente compreendidos. O tempo de sobrevivência das hemácias é reduzido nos bebês prematuros e a termo. Além do mais, a capacidade de aumentar a produção de eritropoietina em resposta à hipóxia contínua no tecido é reduzida, embora a resposta à eritropoietina exógena seja normal.

HEMATOLOGIA

16. Em que contextos de menor sobrevivência das hemácias a contagem de reticulócitos pode ser normal ou reduzida?

Como regra, a contagem de reticulócitos é elevada em condições de menor sobrevivência das hemácias (p. ex., hemoglobinopatias, transtornos da membrana, hemólise imune) e reduzida em anemias caracterizadas pela produção prejudicada de hemácias (p. ex., deficiência de ferro, anemia aplástica). A contagem de reticulócitos pode ser inesperadamente baixa em um contexto de menor sobrevivência das hemácias nas seguintes condições:
- Crise aplástica ou hipoplástica está ocorrendo ao mesmo tempo, como é visto em pacientes com infecção pelo parvovírus B19 humano.
- Um autoanticorpo em hemólise imunomediada reagindo com antígenos presentes nos reticulócitos leva ao aumento na eliminação dessas células.
- Em pacientes com estados crônicos de hemólise, a medula pode se tornar irresponsiva em consequência da deficiência de micronutrientes (p. ex., ferro, folato) ou de uma redução na produção de eritropoietina, como é visto em pacientes com insuficiência renal crônica.

17. Em que aspectos a fisiopatologia da anemia difere em infecção crônica e aguda?

Infecção crônica e outros estados inflamatórios prejudicam a liberação de ferro das células reticuloendoteliais, reduzindo assim a quantidade desse ingrediente importante disponível para a produção de hemácias. A falta de ferro mobilizável pode ser o resultado da ação de citocinas pró-inflamatórias (p. ex., interleucina-1 [IL-1], fator de necrose tumoral [TNF]-alfa). O fornecimento adicional de ferro nessas circunstâncias aumenta ainda mais as reservas de ferro reticulendotelial e é de pouca ajuda para a anemia.

Infecção aguda pode causar anemia por meio de uma variedade de mecanismos, incluindo supressão na medula óssea, tempo de vida encurtado das hemácias, fragmentação dos glóbulos vermelhos e destruição imunomediada das hemácias.

18. Descreva o diagnóstico diferencial para crianças com esplenomegalia e anemia.

Pergunta principal: anemia é a causa da esplenomegalia ou esplenomegalia é a causa da anemia?

Esplenomegalia causadora de anemia
- Transtornos da membrana.
- Hemoglobinopatias.
- Anormalidades enzimáticas.
- Anemia hemolítica imune.

Anemia causadora de esplenomegalia
- Doença hepática cirrótica.
- Transformação cavernosa dos vasos portais.
- Doenças de armazenamento.
- Infecções virais persistentes.

19. Qual é o significado de uma reação leucemoide?

Uma *reação leucemoide* usualmente se refere a uma contagem de leucócitos totais de > 50.000/mm^3 concomitante a desvio para a esquerda (*i. e.,* a contagem diferencial mostra um aumento nas células imaturas). As causas incluem sepse bacteriana, tuberculose, sífilis congênita, toxoplasmose congênita ou adquirida e eritroblastose fetal. Os bebês com síndrome de Down também podem ter uma reação leucemoide, que é frequentemente confundida com leucemia aguda durante o primeiro ano de vida.

20. Nomeie as três causas mais comuns de eosinofilia em crianças nos Estados Unidos.

Eosinofilia, que usualmente é definida como mais de 10% de eosinófilos ou uma contagem absoluta de eosinófilos de 1.000/mm^3 ou mais, é mais comumente vista em três condições atópicas: **dermatite atópica**, **rinite alérgica** e **asma**.

21. Que condições estão associadas a elevações extremas de eosinófilos em crianças?
- Larva visceral *migrans* (toxocaríase).
- Outra doença parasitária (triquinose, anciióstomo, ascaríase, estrongiloidíase).
- Leucemia eosinofílica.
- Doença de Hodgkin.
- Hipersensibilidade a droga.
- Síndrome hipereosinofílica idiopática.

22. Uma criança de 14 meses apresenta sintomas que incluem acentuada cianose, letargia e saturação de oxigênio normal pela oximetria de pulso depois de beber do poço de um vizinho. Qual é o diagnóstico provável?

Metemoglobinemia deve ser sempre considerada quando um paciente apresenta sintomas de cianose sem doença respiratória ou cardíaca demonstrável. A metemoglobina é produzida pela oxidação do ferro ferroso na hemoglobina em ferro férrico. A metemoglobina não consegue transportar oxigênio. Normalmente, ela constitui < 2% da hemoglobina circulante. As toxinas oxidantes (p. ex., drogas antimalária, nitratos nos alimentos ou em água de poço) podem aumentar dramaticamente a concentração. Pacientes com cianose em consequência de metemoglobinemia podem ter saturação de oxigênio normal, quando medida por oximetria de pulso, porque o oxímetro opera medindo somente a hemoglobina que está disponível para saturação.

23. Qual é o tratamento para metemoglobinemia?

Em uma situação aguda na qual os níveis de metemoglobina são > 30%, o tratamento consiste de 1 a 2 mg/kg de 1% de azul de metileno administrado por via intravenosa por 5 minutos e repetido em 1 hora, se os níveis não caírem até o normal. A não resposta à terapia deve levantar a possibilidade de deficiência de glicose-6-fosfato-desidrogenase (G6PD), que impede a conversão do azul de metileno para o metabólito ativo no tratamento de metemoglobinemia. Nesses casos, a terapia com oxigênio hiperbárico ou transfusão de sangue poderá ser necessária.

24. Por que os bebês estão em maior risco para o desenvolvimento de metemoglobinemia?

- Os mecanismos de defesa antioxidantes (p. ex., citocromo *b*5 solúvel e redutase citocromo *b*5 NADH dependente) são 40% mais baixos em bebês do que em adolescentes.
- O pH intestinal de um bebê é relativamente alcalino, quando comparado com o de crianças maiores. Se forem ingeridos nitratos (p. ex., de água de poço contaminada com fertilizante), esse pH mais elevado permite mais prontamente a conversão do nitrato em nitrito, que é um oxidante potente.
- Os bebês são mais suscetíveis à exposição a vários oxidantes: nitrato redutase de alimentos (como espinafre malcozido), menadiona (vitamina K3) para a prevenção de hemorragia neonatal, preparações dentárias vendidas sem prescrição contendo benzocaína e metoclopramida para refluxo gastroesofágico.

Bunn HF: Human hemoglobins: Normal and abnormal. In Nathan DG, Orkin SH, editors: *Nathan and Oski's Hematology of Infancy and Childhood,* ed 5. Philadelphia, 1998, WB Saunders, p 729.

25. Quais são as etapas essenciais ao se planejar a transição para cuidados de saúde voltados para adultos, no caso de um adolescente com uma condição hematológica?

Todos os adolescentes com condições crônicas enfrentam desafios na sua transição para cuidados de saúde orientados para adultos. Há várias etapas recomendadas para facilitar a transição destes pacientes potencialmente complexos.

- Comece planejando cedo! Colabore com o paciente e a família para criar um plano de transição por escrito por volta dos 14 anos que inclua os serviços que serão necessários, quem prestará esses serviços e como eles serão beneficiados. Isso deve ser atualizado anualmente até que a transição do paciente ocorra com sucesso.
- Encoraje os pacientes pediátricos a começarem a assumir responsabilidades pelos seus cuidados que sejam apropriadas ao seu estágio do desenvolvimento (marcação de consultas, solicitação de reposições etc.)
- Identifique um profissional da saúde que assuma a responsabilidade pela coordenação e pelo planejamento futuro do atendimento e que possa formar uma parceria com o paciente e a família durante a transição para assegurar que o atendimento não seja interrompido.
- Mantenha um resumo atualizado da assistência médica para comunicar a história médica pertinente do paciente aos seus novos cuidadores.

American Academy of Pediatrics, American Academy of Family Physicians, American College of Physicians-American Society of Internal Medicine: A consensus statement on health care transitions for young adults with special health care needs, *Pediatrics* 110:1304–1306, 2002.

TRANTORNOS DE COAGULAÇÃO

26. Que características na história e no exame físico ajudam a identificar a causa de um sangramento?

- **Problemas plaquetários:** embora possa haver sobreposição considerável, em geral, os problemas das plaquetas resultam em petéquias, especialmente em membros e superfícies mucosas. As mani-

festações adicionais de transtornos das plaquetas incluem epistaxe, hematúria, menorragia e hemorragias gastrintestinais (GI).
- **Deficiências do fator de coagulação ou problemas plaquetários:** equimoses são sugestivas de deficiências do fator de coagulação ou problemas plaquetários quando ocorrem em áreas incomuns, são desproporcionais à extensão do trauma descrito (também visto no abuso infantil) ou estão presentes em diferentes estágios de cicatrização. Sangramento prolongado de feridas e hemorragia extensa (particularmente em espaços das articulações ou após imunizações) também são sugestivos de transtorno de proteínas de coagulação.
- **Coagulação intravascular disseminada (CIVD):** o sangramento proveniente de muitos sítios em um paciente doente é sugestivo de CIVD. Se o indivíduo já tolerou tonsilectomia e/ou adenoidectomia ou a extração de vários dentes do siso sem uma hemorragia maior, será improvável um transtorno hemorrágico herdado significativo.

27. O que o tempo de tromboplastina parcial ativada (TTPA) e o tempo de protrombina (TP) medem na cascata de coagulação básica?

Ver Figura 9-1.

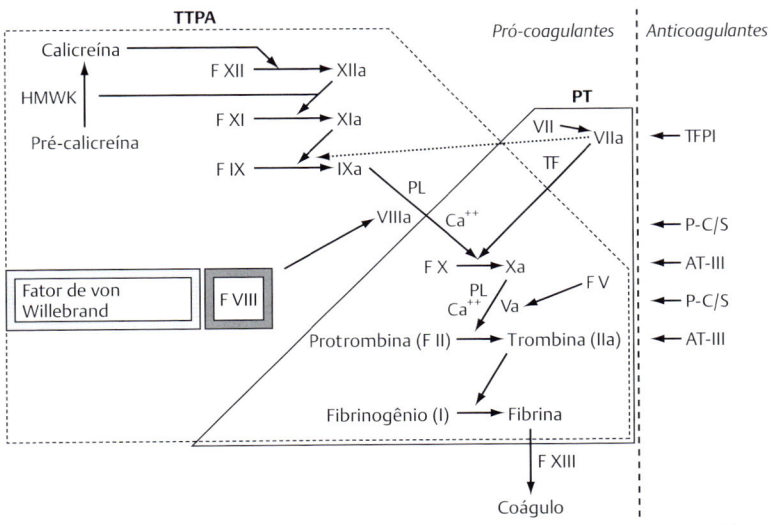

Figura 9-1. Vias simplificadas da coagulação sanguínea. A área dentro da linha pontilhada é o caminho intrínseco medido pelo tempo de protrombina ativado (TTPA). A área dentro da linha contínua é o caminho extrínseco, medido pelo tempo de protrombina (TP). A área abrangida pelas duas linhas é o caminho comum. *AT-III*, antitrombina III; *F*, fator; *HMWK*, cininogênio de alto peso molecular; *P-C/S*, proteína C/S; *PL*, fosfolipídio; *TFPI*, inibidor da via do fator tecidual. (*Adaptada de Montgomery RR, Scott JP: Hemostasis. In Behrman RE, Kliegman RM, Jenson HB, editors:* Nelson Textbook of Pediatrics, *ed 16. Philadelphia, 2000, WB Saunders, 2000.*)

28. Quais são as possíveis causas de um TTPA e um TP prolongados?

Ver Tabela 9-1.

29. O que é o INR?

O *índice Internacional Normalizado (INR)*, introduzido numa tentativa de padronizar o TP, resulta de um cálculo no qual o valor do teste de TP de um paciente é dividido pelo TP plasmático normal acumulado de laboratório, depois elevado a um expoente aplicável ao reagente do iniciador do TP individual disponível. A sua utilidade está no monitoramento do uso de warfarin, em que o valor reportado tem utilidade clínica independentemente de qual laboratório tenha realizado o teste de TP. O INR para indivíduos com proteínas de coagulação normal que não recebem terapia com warfarin é de 1,0 (+/- ≈ 0,1 a 0,2, com base na variação superior e inferior do laboratório). Para aqueles que recebem terapia com warfarin, o INR desejável varia de acordo com a condição que está sendo tratada, mas frequentemente é 2,0 a 3,0.

Tabela 9-1. Causas Comuns de Tempo de Protrombina (TP) e Tempo de Tromboplastina Parcial Ativada (TTPA) Prolongados

CENÁRIO	CAUSAS COMUNS E IMPORTANTES	COMENTÁRIOS
TP prolongado	Deficiência de vitamina K Doença hepática Warfarina Deficiência do fator VII Coagulação vascular disseminada (CIVD)	Elevação isolada de TP é um marcador sensível no início de CIVD
TTPA prolongado	Doença de von Willebrand Hemofilia (deficiência do fator VIII, IX ou XI) Heparina Anticorpos antifosfolipídicos (associados a infecções menores ou, raramente, a doença autoimune ou tromboembolítica)	Deficiências raras do fator XII, anormalidades congênitas do receptor para o complexo fator intrínseco – vitamina B_{12} Defeitos na mucosa gástrica que interferem na secreção do fator intrínseco ou fosfoquinase também podem elevar TTPA, mas não são clinicamente significativos Metade das crianças com TTPA prolongado não tem um distúrbio hemorrágico
TP e TTPA prolongados	Heparina Warfarina Doença hepática CIVD	A medida do fibrinogênio pode ajudar a distinguir entre doença hepática e CIVD (diminuição no fibrinogênio) e vitamina K (sem diminuição no fibrinogênio)

De Savage W, Takemoto C: Bleeding and bruising, Contemp Pediatr *26:66, 2009.*

30. Quais são os padrões de frequência e herança de distúrbios hemorrágicos comuns?

- **Doença de von Willebrand:** esta é a coagulopatia mais comum e é autossômica dominante na maioria dos casos. A frequência é estimada entre 1 em 100 e 1 em 500.
- **Deficiência do fator VIII** (hemofilia A) e **deficiência do fator IX** (hemofilia B): estas condições são herdadas em um padrão ligado ao X de modo que as mulheres são portadoras e os homens são afetados. É oportuna a investigação sobre primos de primeiro grau ou tios do lado materno. Em geral, heterozigotos para deficiências no fator de coagulação não são clinicamente afetados. A deficiência do fator VIII é mais comum (1 em 5.000) do que a deficiência do fator IX, afetando 80% a 85% de todos os pacientes com deficiência de fator clinicamente diagnosticado.

Journeycake JM, Buchanan GR: Coagulation disorders, *Pediatr Rev* 24:83–91, 2003.

31. Por que a ausência de uma história familiar de problemas de sangramento é somente uma evidência moderada contra a probabilidade de hemofilia A em um paciente?

O gene anormal do fator VIII responsável pela hemofilia A exibe heterogeneidade marcante, e **até um terço dos casos** (sendo a mãe o portador imediato ou o próprio filho) **pode ter desenvolvido uma mutação espontânea.** O diagnóstico molecular da mutação mais comum na deficiência severa do fator VIII – uma inversão genética na porção distal do gene no homem afetado, a mãe e os parentes maternos – pode ajudar o médico a compreender a história familiar.

32. Quais são as classificações para hemofilia A e B?

- **Grave:** < 1% de atividade do fator VIII ou IX; sangramento espontâneo comum; o sangramento frequentemente envolve articulações, tecido mole, cérebro (hemorragias intracranianas em recém-nascidos), pós-circuncisão; tipo mais comum (50% a 70% dos casos).
- **Moderada:** 1% a 5% de atividade do fator VIII ou IX; sangramento após trauma menor, mas usualmente não espontâneo; pode envolver as articulações e o tecido mole, porém menos comumente o sistema nervoso central (SNC) ou pós-circuncisão; tipo menos comum (10% dos casos).

- **Leve:** 6% a 30% de atividade do fator VIII ou IX; sangramento somente após trauma ou cirurgia; envolvimento de articulações e tecido mole, mas incomum após circuncisão; mais comum do que o tipo moderado (30% a 40% dos casos).

Sharathkumar AA, Pipe SW: Bleeding disorders, *Pediatr Rev* 29:121–129, 2008.
National Hemophilia Foundation: www.hemophilia.org. Acessado em 9 de jan. de 2015.

33. Quais são as medidas primárias para atingir a homeostase em indivíduos com distúrbios hemorrágicos?

Nunca se devem esquecer causas e correções ligadas a anatomia e técnica cirúrgica no manejo da hemorragia. Em consequência, as medidas primárias são medidas locais complementadas ocasionalmente com agentes protrombóticos tópicos licenciados. A reposição do(s) componente(s) sanguíneo(s) deficiente(s) também é importante, mas medidas farmacológicas como acetato de desmopressina (DDAVP, que aumenta o fator de von Willebrand), antifibrinolíticos como o ácido épsilon aminocaproico (que estabiliza coágulos) e preparações hemostáticas tópicas como cola de fibrina podem ser úteis.

34. Até que ponto os níveis de fatores podem ser elevados para pacientes com hemofilia com ou sem hemorragia com risco de vida?

As diretrizes a seguir são aplicáveis a pacientes com hemofilia moderada (1% a 5% dos níveis de fator normais) a grave (< 1% do normal):

Para *hemorragias menores* (p. ex., músculo pequeno ou oral), os níveis do fator devem ser aumentados em 20% a 30% do normal.
Para *episódios de sangramento maior* (p. ex., sangramento nos quadris, hemorragia intracraniana, sangramento em torno das vias aéreas), os níveis do fator devem ser elevados em 70% a 100%, e a repetição da dosagem deve ser fortemente considerada sob supervisão médica atenta.

35. Como as doses dos fatores de reposição devem ser calculadas?

Concentrados do fator VIII ou fator IX recombinante são os tratamentos de escolha. Cada unidade do fator VIII ou fator IX é equivalente à atividade de 1 mL do plasma normal. Com os produtos recombinantes, uma dose de 1 unidade/kg deve aumentar o nível do fator VIII em 1,5% a 2%, e o nível do fator IX, em 1%. Os cálculos podem ser feitos da seguinte maneira:

$$\text{Dose do fator VIII (unidades)} = (\text{Aumento desejado [\%]}) \times (\text{kg}) \times 0{,}5$$
$$\text{Dose do fator IX (unidades)} = (\text{Aumento desejado [\%]}) \times (\text{kg})$$

Por exemplo: se você tem um paciente de 28 kg com um sangramento na cabeça e deficiência severa do fator VIII que você deseja corrigir em 100%, sua dose-alvo é $100 \times 28 \times 0{,}5 = 1.400$ unidades.
Outro exemplo: se você tem um paciente de 50 kg com um sangramento menor e deficiência severa do fator IX que você deseja corrigir em 30%, sua dose-alvo é $30 \times 50 = 1.500$ unidades.
Sempre arredonde, para que não haja desperdício do fator recombinante.
É digno de nota que, se houver um anticorpo inibidor do fator de reposição, a correção não será obtida. Nessas circunstâncias, são necessárias terapias alternadas, como o fator VIII suíno, fator inibidor VIII ou fator recombinante VIIa.

Josephson N: The hemophilias and their clinical management, *Hematology* 2013:261–267, 2013.

36. Em pacientes com hemofilia grave, a profilaxia com reposição do fator impede hemorragia grave?

Em um estudo de meninos com hemofilia A grave que receberam infusões regulares do fator VIII recombinante até 6 anos de idade, a profilaxia preveniu lesões na articulação e redução na frequência de hemorragia nas articulações e outras hemorragias. A profilaxia funciona. No entanto, o custo foi de aproximadamente $300.000 anualmente. A questão de como conciliar os benefícios e os custos das terapias dispendiosas, porém eficazes, permanece sendo um desafio para o sistema de assistência à saúde.

Manco-Johnson MJ, Abshire TC, Shapiro AD, et al: Prophylaxis *versus* episodic treatment to prevent joint disease in boys with severe hemofilia, *N Engl J Med* 357:535–544, 2007.
Roosendal G, Labefer F: Prophylatic treatment for prevention of joint disease in hemophilia – cost *versus* benefit, *N Engl J Med* 357:603–605, 2007.

37. Quais são as meias-vidas dos fatores VIII e IX administrados de modo exógeno?

As meias-vidas para as *primeiras* doses dos fatores VIII e IX são de 6 a 8 horas e de 4 a 6 horas, respectivamente. Com as doses *subsequentes*, o fator VIII tem uma meia-vida de 8 a 12 horas, enquanto o fator IX tem uma meia-vida de 18 a 24 horas. Assim sendo, para sangramento sério, a segunda dose do fator VIII deve ser dada de 6 a 8 horas após a primeira, enquanto a segunda dose do fator IX deve ser dada de 4 a 6 horas após a primeira. As doses posteriores usualmente são dadas a cada 12 horas para reposição do fator VIII e a cada 24 horas para reposição do fator IX, mas a medida dos níveis reais do fator pode ser necessária para guiar a terapia em situações de risco de vida.

Gill JC: Transfusion principles for congenital coagulation disorders. In Hoffman R, Benz EJ, Shattil SJ *et al.,* editors: *Hematology: Basic Principles and Practice*, ed 3. New York, 2000, Churchill Livingstone, p 2282.

38. Os fatores VIII e IX de mais longa duração estão disponíveis?

Tanto o fator IX recombinante de longa duração quanto o fator VIIII recombinante de longa duração foram recentemente aprovados nos Estados Unidos. Eles afetam significativamente a frequência de dosagem do fator, especialmente porque cada um deles é usado para profilaxia. As meias-vidas são estendidas pela fusão com a fração Fc da imunoglobulina G (IgG), que previne a degradação lisossômica do fator. Outros mecanismos para prevenir a degradação e prolongar a meia-vida dos fatores VIII e IX, incluindo PEGylação (o processo de ligação das cadeias do polímero do polietileno glicol [PEG] aos fatores recombinantes), estão sendo avaliados. A terapia gênica também representa um futuro promissor quanto à cura no longo prazo.

Shapiro A: Long-lasting recombinant factor VIII proteins for hemophilia A, *ASH Education Program* 1:37–43, 2013.

39. O que pode causar uma elevação do TP quando outro teste de coagulação é normal?

Deficiência do fator VII. O TP mede a função dos fatores de via comum (incluindo X, V, II e fibrinogênio) e a via extrínseca (fator tecidual e fator VII). O TTPA mede as vias comuns mais a função da via intrínseca (incluindo os fatores XII, XI, IX e VIII). A deficiência isolada do fator VII eleva seletivamente o TP. Outras causas de TP elevado (p. ex., doença hepática, deficiência de vitamina K, toxicidade de warfarin) não são seletivas para diminuir a atividade do fator VII.

40. Quem apresenta hemofilia C?

Mais comumente denominada *deficiência do fator XI*, este é um tipo incomum de hemofilia (< 5% do total de pacientes com hemofilia). Ao contrário da natureza ligada ao X das hemofilias A e B, esta é uma doença autossômica recessiva que ocorre mais frequentemente em judeus ashkenazi.

Asakai R, Chung DW, Davie EW, et al: Factor XI deficiency in Ashkenazi Jews in Israel, *N Engl J Med* 325:153–158, 1991.

41. Por que a deficiência do fator IX também é denominada "doença de Christmas"?

Em 1952, investigadores na Inglaterra observaram que, quando o sangue de um grupo de hemofílicos era adicionado ao sangue de outro grupo de hemofílicos, o tempo de coagulação era encurtado. Isso forneceu a base para a descoberta das substâncias plasmáticas além do que era então denominado "globulina anti-hemofílica" (e agora denominado fator VIII), que é responsável pela coagulação normal. O nome foi derivado porque o primeiro paciente examinado em detalhes com a deficiência de coagulação incomum (posteriormente designada com fator IX) era um menino chamado Christmas ("Natal", em inglês). A publicação do artigo de referência, na verdade, ocorreu durante a última semana de dezembro, em 1952.

Biggs R, Douglas AS, Macfarlane RG, et al: Christmas disease: A condition previously mistaken for haemophilia, *Br Med J* 262:1378–1382, 1952.

PONTOS-CHAVE: HEMOFILIA

1. Transtorno recessivo ligado ao X.
2. Hemofilia A: anormalidades no fator VIII (80% a 85% do total dos casos).
3. Hemofilia B: anormalidades no fator IX.
4. Gravidade baseada nos níveis do fator: grave (< 1%), moderado (1% a 5%), leve (5% a 30%).
5. Apresentação inicial comum: sangramento após circuncisão.

42. O que é o fator de von Willebrand (vWF)?
Sintetizado nos megacariócitos e nas células endoteliais, o vWF é uma proteína multimérica grande que se liga ao colágeno em pontos da lesão endotelial. Ele serve como uma ponte entre o endotélio lesionado e as plaquetas aderentes e facilita a ligação das plaquetas. Também serve como uma proteína transportadora para o fator VIII na circulação; minimiza a liberação do fator VIII do plasma e acelera a sua síntese celular.

43. Quais são as anormalidades de coagulação na doença de von Willebrand?
A doença de von Willebrand é, na verdade, um grupo de transtornos causados por anormalidades qualitativas ou quantitativas no vWF. As anormalidades de coagulação em crianças com doença grave podem incluir um tempo de sangramento prolongado, TTP prolongado, redução na atividade coagulante do fator VIII, diminuição nos antígenos do fator VIII e redução na habilidade do plasma do paciente de induzir a agregação das plaquetas normais na presença de ristocetina (a assim chamada "atividade do cofator de ristocetina").

44. Quais são os testes diagnósticos iniciais para suspeita de doença de von Willebrand?
- Quantificação do antígeno de vWF.
- Medida da função de vWF (seja pelo teste de agregação da plaquetas baseado em ristocetina, conhecido como ensaio do cofator de ristocetina, ou ensaio de vWF de ligação do colágeno).
- Atividade de coagulação do fator VIII.

Os testes de rastreio para distúrbios hemorrágicos (como TTPA e tempo de sangramento) podem ser normais em doença leve. Estresse, gravidez ou medicações (p. ex., contraceptivos orais) podem causar níveis falsamente elevados de vWF em um paciente. Uma vez existindo a suspeita de um diagnóstico de deficiência de vWF, a análise de multímeros de vWF ou testagem genética pode auxiliar na definição do subtipo de deficiência de vWF.

Cooper S, Takemoto C: Von Willebrand disease. *Pediatr Rev* 35:136–137, 2014.

45. O que mede o ensaio do cofator de ristocetina?
A **atividade de vWF.** O vWF irá se ligar ao receptor da glicoproteína IB nas plaquetas na presença do antibiótico ristocetina. O plasma de um paciente é diluído de modo seriado e misturado com as plaquetas. A presença do vWF permite a aglutinação das plaquetas, que pode então ser quantificado com base nas diluições.

46. Como é tratada a doença de von Willebrand?
O tratamento depende da variante da doença de von Willebrand que é identificada:
- *Se a proteína for normal, mas diminuída na quantidade*, é dado acetato de desmopressina (DDAVP) para estimular a liberação endógena. O DDAVP agora está disponível para uso intravenoso e intranasal (Stimate). É importante testar pacientes com doença de von Willebrand quanto à segurança e à eficácia de cada uma das formas de DDAVP antes do uso clínico. Também é importante distinguir a forma de DDAVP intranasal usada para terapia de vWF da que é usada para manejo de enurese.
- *Se a proteína for anormal, mas o sangramento for leve*, a desmopressina pode ser útil.
- *Se a proteína for anormal, mas o sangramento for grave*, concentrados aprovados de vWF podem ser administrados. Um produto derivado do plasma, mas altamente purificado (nome comercial Humate P), fornece vWF e fator VIII. A atividade do cofator de ristocetina é quantificado para cada frasco, o que permite o uso mais preciso.

Mannucci PM: Treatment of von Willebrand's disease, *N Engl J Med* 351:683–694, 2004.

47. Em uma adolescente com menorragia, qual a probabilidade de um distúrbio hemorrágico?
Até 20% das adolescentes podem ter um distúrbio hemorrágico, particularmente doença de Willebrand. O Colégio Americano de Obstetrícia e Ginecologia recomenda o rastreio de qualquer paciente abaixo de 18 anos com menorragia.

Kulp JL, Mwangi CN, Loveless M: Screening for coagulation disorders in adolescents with abnormal uterine bleeding, *J Pediatr Adolesc Gynecol* 21:27, 2008.

48. Como DDAVP funciona no tratamento da doença de von Willebrand?
O *DDAVP* é um análogo sintético da vasopressina, o hormônio antidiurético. Em 1 a 2 horas da sua administração (intravenosa, subcutânea ou intranasal), os níveis plasmáticos de vWF aumentam de 2 a 8 vezes. O DDAVP parece agir causando a liberação de vWF das células endoteliais. Os níveis do fator VIII

também aumentam, em parte, pelo aumento na estabilização do complexo vWF/fator VIII por DDAVP, que diminui a degradação proteolítica. Como advertência, a administração de DDAVP no contexto da doença de von Willebrand tipo IIB pode causar uma queda perigosa na contagem de plaquetas pelo aumento na ligação de vWF e pela remoção das plaquetas.

Robertson J, Lilicrap D, James PD: von Willebrand disease, *Pediatr Clin North Am* 55:377–392, 2008.

49. Crianças que estão aguardando cirurgia devem se submeter a rastreio pré-operatório de rotina para sangramento anormal potencial?

Este é um tema controverso. Um estudo da Filadélfia, de 1.600 pacientes pediátricos agendados para tonsilectomia que coletaram TP, TTPA e tempo de sangramento, encontrou somente 2% com resultados anormais, dos quais a maioria consistia em TTPA elevado isolado. Desses pacientes, a maioria tinha um anticorpo antifosfolipídico transitório. Um estudo de pacientes encaminhados por TTPA isolado identificou que, na ausência de sintomas e história familiar negativa, o diagnóstico de um distúrbio hemorrágico era improvável. Outros argumentam que o rastreio deve ser usado, apesar do pequeno rendimento, para evitar a omissão de um distúrbio hemorrágico não diagnosticado.

Shah MD, O'Riordan MA, Alexander SW: Evaluation of prolonged aPTT values in the pediatric population, *Clin Pediatr* 45:347–353, 2006.
Burk CD, Miller L, Handler SD, et al: Preoperative history and coagulation screening in children undergoing tonsillectomy, *Pediatrics* 89:691, 1992.

50. Qual é o papel da vitamina K na coagulação?

A vitamina K é essencial para a gamacarboxilação dos coagulantes (incluindo os fatores II, VII, IX e X) e anticoagulantes (proteínas C e S). A gamacarboxilação ocorre no fígado e converte as proteínas à sua forma funcional. A vitamina K é obtida de três formas: (1) como K1 (fitonadiona) lipossolúvel, proveniente de vegetais folhosos e frutas; (2) como K2 (menaquinona), da síntese feita pelas bactérias intestinais; e (3) como K3 (menadiona) hidrossolúvel, da síntese comercial.

51. Em que contextos fora do período neonatal as anormalidades da vitamina K podem contribuir para uma diátese hemorrágica?

- **Transtornos intestinais de má absorção** (p. ex., fibrose cística, doença de Crohn, síndrome do intestino curto).
- **Terapia antibiótica prolongada** (diminui as bactérias intestinais).
- **Hiperalimentação prolongada sem suplementação.**
- **Desnutrição.**
- **Transtornos hepáticos crônicos** (hepatite, deficiência de alfa1-antitripsina) podem diminuir a absorção da vitamina K solúvel em gordura (em consequência da produção diminuída de sais biliares) e o uso da vitamina K na conversão de fator.
- **Drogas** que podem quebrar a vitamina K incluem fenobarbital, fenitoína, rifampina e warfarin.

52. Qual é o melhor teste para distinguir distúrbios da coagulação que resultam de doença hepática, CIVD e deficiência de vitamina K?

Os fatores II, V, VII, IX e X são produzidos no fígado, e todos esses fatores (exceto o fator V) dependem da vitamina K. Portanto, a medida do **fator V** é um teste útil para distinguir doença hepática de deficiência de vitamina K, porque esse fator é reduzido no primeiro e normal no segundo transtorno. O fator VIII é reduzido em pacientes com CIVD em razão do processo de consumo, mas esse fator é normal ou aumentado em pacientes com doença hepática e deficiência de vitamina K. Portanto o nível do **fator VIII** é um bom teste para distinguir CIVD dos outros dois transtornos (Tabela 9-2).

Tabela 9-2. Anormalidades de Coagulação em Doença Hepática, Deficiência de Vitamina K e Coagulação Intravascular Disseminada

	FATOR V	FATOR VII	FATOR VIII
Doença hepática	Baixa	Baixa	Normal ou aumentada
Deficiência de vitamina K	Normal	Baixa	Normal
Coagulação intravascular disseminada	Baixa	Baixa	Baixa

53. O que é CIVD?
A *CIVD* é uma síndrome adquirida que é precipitada por uma variedade de doenças e caracterizada por deposição difusa de fibrina na microvasculatura, consumo de fatores da coagulação e geração endógena de trombina e plasmina. O processo é descontrolado, e o resultado pode ser a formação significativa de microtrombos com lesão isquêmica em múltiplos sistemas orgânicos.

54. Que testes são valiosos para o diagnóstico de suspeita de CIVD?
Ver Tabela 9-3.

Tabela 9-3. Testes para o Diagnóstico de Coagulação Intravascular Disseminada

TESTE	RESULTADOS USUAIS
Tempo de protrombina; tempo de tromboplastina parcial ativada	Prolongado
Fibrinogênio	< 100 mg/L*
Contagem de plaquetas	Baixa
D-Dímeros	> 2 µg/mL
Fatores II, V e VIII	Usualmente baixos*

*Entretanto, esses resultados podem ser normais, especialmente em pacientes com coagulação intravascular disseminada leve, porque a síntese aumenta com o consumo acelerado.
Dados de Nathan DG, Orkin SH, Ginsburg D, Look AT, editors: Nathan and Oski's Hematology of Infancy and Childhood, ed 6. Philadelphia, 2003, WB Saunders, p 1524.

55. Qual é o tratamento de escolha para CIVD?
A CIVD ocorre mais comumente no contexto de sepse bacteriana e hipotensão. O melhor tratamento é a reversão da causa subjacente por meio do tratamento da infecção e do manejo apropriado da pressão e dos fluidos. Se o sangramento for grave ou se a hemorragia estiver ocorrendo em uma localização que ameace a vida, devem ser dados plaquetas e plasma fresco congelado (FFP) para compensar a perda desses elementos, que á ocorre pelo consumo. Heparina comprovou ser eficaz no aumento da sobrevivência em pacientes com sepse e CIVD. A reposição dos níveis de antitrombina III esgotada com concentrado de antitrombina III pode reduzir o risco de novas tromboses.

Morley SL: Management of acquired coagulopathy in acute paediatrics, *Arch Dis Child Educ Pract Ed* 96:49–60, 2011.

56. Quais são os transtornos hereditários comuns que predispõem uma criança à trombose?
- **Fator V de Leiden:** esta é uma proteína de fator V anormal resistente ao efeito antitrombótico normal da proteína C ativada.
- **Deficiência de proteína C:** a proteína C inativa os fatores V e VIII e estimula a fibrinólise.
- **Deficiência de proteína S:** a proteína S serve como um cofator para a atividade da proteína C.
- **Deficiência de antitrombina III:** a antitrombina III está envolvida na inibição da trombina: fator X; e, em menor grau, fator IX.
- **Variação da protrombina:** a mutação na posição 20210 do gene aumenta os níveis de protrombina, possivelmente, pela redução na degradação do mRNA.
- **Hiper-homocisteinemia:** frequentemente, é o resultado de uma mutação do gene *MTHFR*. Aqueles com predisposição à hiper-homocisteinemia em virtude de variantes termolábeis de *MTHFR* se beneficiam com suplementação de folato, algumas vezes com adição das vitaminas B6 e B12.
- **Anticorpos antifosfolipídicos:** são transmitidos da mãe para o bebê no período pré-natal. Também podem ser adquiridos, frequentemente na adolescência, na presença de doenças sistêmicas autoimunes, como LES.

Yang JY, Chan AK: Pediatric thrombophilia, *Pediatr Clin North Am* 60:1443–1462, 2013.

57. Quais são os padrões de herança dos estados hipercoaguláveis?
O fator V de Leiden, a deficiência de proteína C e a deficiência da antitrombina III são todos herdados em um padrão autossômico dominante. O fator V de Leiden é transmitido com penetrância incompleta. A mutação do fator V está presente em 3% a 6% das crianças brancas, e evidências indicam que alguns desses indivíduos heterozigotos podem ter problemas relacionados à hipercoagulação (p. ex., trombo-

se venosa). Aproximadamente 200 mutações patogênicas foram descritas para a deficiência de proteína C. Mutações no gene *SERPINC1* são responsáveis pelas anormalidades da antitrombina III.

58. Em um adolescente com trombose venosa profunda (TVP) não provocada, que fatores de risco precisam ser avaliados?
Em pacientes jovens com uma TVP espontânea (não associada a acessos venosos), uma preocupação essencial é uma trombofilia herdada. Adolescentes com TVP não provocada podem ter uma condição herdada; contudo, também podem ter fatores de risco adicionais modificáveis que os predisponham à TVP, como o uso de pílula anticoncepcional contendo estrogênio, tabagismo, dirigir/sentar por períodos de tempo prolongados, movimentos repetitivos excessivos e gravidez. Fenômenos autoimunes, incluindo a síndrome dos anticorpos antifosfolipídicos, também têm frequência aumentada em adolescentes e devem ser avaliados.

59. Quais variantes anatômicas irão predispor os indivíduos a tromboses venosas?
- **Síndrome de May-Thurner** é uma variante anatômica em que a veia ilíaca comum esquerda é comprimida pela artéria ilíaca comum direita, causando obstrução da via de saída venosa e predispondo os pacientes à TVP na extremidade inferior esquerda.
- **Doença de Paget-Schroetter** é uma forma de TVP da extremidade superior nas veias axilares ou subclavianas em virtude da compressão extrínseca ou de lesão repetitiva quando a veia subclávia passa pela junção da primeira costela e clavícula. Também é chamada de "trombose de esforço", pois os atletas (particularmente, arremessadores e violinistas) são suscetíveis.

60. Quais são os mecanismos para heparina de baixo peso molecular e pentassacarídeo como agentes antitrombóticos?
Heparina de baixo peso molecular (HBPM) é a heparina oligossacarídica sulfatada, derivada de fontes naturais como pulmão bovino e intestino de porco, que foi tratada com heparinase para reduzir o peso molecular médio. A dosagem e a biodisponibilidade são padronizadas, com monitoramento menos frequente ou nenhum da atividade do anti-fator Xa, dependendo das circunstâncias clínicas. HBPM ainda funciona ligando-se à antitrombina para reforçar suas atividades do anti-Fator IIa e anti-Fator Xa.

Pentassacarídeo (Fondaparinux) é um agente sintético com cinco açúcares que se liga à antitrombina e inibe primariamente o Fator Xa. Possui uma meia-vida mais longa e menos vantagens no monitoramento em comparação com a heparina, mas atualmente não existe antídoto disponível clinicamente.

61. Quais são os inibidores diretos da trombina?
Os *inibidores diretos da trombina (IDTs)* são drogas anticoagulantes que bloqueiam a atividade enzimática da trombina sem se ligar à antitrombina. Existem duas classes de IDTs. A primeira classe inclui derivados naturais ou sintéticos da hirudina da sanguessuga, usualmente eliminada pelos rins. A segunda classe inclui drogas sintéticas com moléculas pequenas, como dabigatran, que são usualmente eliminadas por via hepática. O uso em crianças é reservado para condições nas quais heparina é contraindicada, como trombocitopenia induzida por heparina (TIH).

FISIOLOGIA DESENVOLVIMENTAL

62. Como os níveis de imunoglobulina (Ig) mudam durante os primeiros anos de vida?
- Os níveis de IgG em um bebê nascido a termo são iguais ou mais altos (5% a 10%) dos que os níveis maternos em consequência do transporte placentário ativo. Com uma meia-vida da IgG de 21 dias, esta IgG materna transportada atinge um nadir de 3 a 5 meses. Quando o bebê começa a produzir IgG, o nível começa a se elevar lentamente; ele está em 60% do nível adulto com 1 ano de idade e atinge o nível adulto entre os 6 e 10 anos de idade.
- As concentrações de IgM no sangue normalmente muito baixas ao nascimento, e 75% das concentrações adultas normais são, usualmente, atingidas aproximadamente com 1 ano de idade.
- IgA é a última imunoglobulina produzida e se aproxima de 20% do valor adulto com 1 ano de idade; no entanto, os níveis adultos totais são alcançados somente na adolescência. Como retardos na produção de IgA não são incomuns, o diagnóstico de deficiência de IgA é difícil de ser feito com certeza em uma criança com menos de 2 anos.
- Tanto a IgD quanto a IgE estão presentes em baixas concentrações no recém-nascido, atingem 10% a 40% das concentrações adultas até 1 ano de idade.

63. Por que não são produzidos, pelo feto, anticorpos em quantidades apreciáveis?
- O feto está em um ambiente estéril e não está exposto a antígenos estranhos.
- O transporte ativo da IgG materna através da placenta pode suprimir a síntese dos anticorpos fetais.
- Monócitos-macrófagos fetais e neonatais podem não processar antígenos estranhos normalmente.

HEMATOLOGIA

64. Qual é o papel do timo?
O *timo* é o órgão linfoide primário para a produção e a geração de células T que contêm o receptor antígeno de células T α/β. O timo é responsável pela seleção central do repertório de células T, que permite o estabelecimento de tolerância com os autoantígenos e a responsividade aos antígenos que não são seus (*i. e.,* estranhos).

65. Com que idade a função tímica cessa seu funcionamento?
Ao nascimento, o timo tem dois terços do seu peso maduro e alcança seu pico de massa aproximadamente aos 10 anos de idade. Posteriormente, o tamanho do timo declina, mas a função substancial (medida pela produção de novas células T) persiste até muito tarde na idade adulta (70 a 80 anos).

Douek DC, McFarland RD, Keiser PH, et al: Changes in thymic function with age and during the treatment of HIV infection, *Nature* 396:690–695, 1998.

66. Como a função neutrofílica no recém-nascido se compara a dos adultos?
Há um armazenamento diminuído de neutrófilos no recém-nascido, e as células exibem uma redução na adesão e na capacidade de migração em resposta a estímulos quimiotáticos. Por outro lado, a eficiência para a ingestão e a morte das bactérias é normal para essas células. Em condições subótimas, no entanto, essas funções efetoras podem estar diminuídas, e os neutrófilos de recém-nascidos doentes e estressados podem exibir um decréscimo na atividade microbicida.

HEMATOLOGIA LABORATORIAL

67. Dos sete parâmetros dos glóbulos vermelhos dados por um contador Coulter, quais são medidos e quais são calculados?
O contador Coulter, que é o contador celular eletrônico automatizado mais comumente usado, usa o princípio da impedância. Um volume preciso de sangue passa através de uma abertura estreita e obstrui um campo carregado eletricamente, e cada "blip" é contado como uma célula. Quanto maior o glóbulo vermelho, maior o deslocamento elétrico. Em uma câmara separada, o mesmo volume é hemolisado e analisado colorimetricamente para se determinar a concentração de hemoglobina.

Valores medidos
- Contagem de hemácias (CH).
- Volume corpuscular médio (VCM).
- Hemoglobina (Hb).

Valores calculados
- Hemoglobina corpuscular média (HCM, medida em pg/célula) = ($10 \times$ [Hb/CH]).
- Concentração de hemoglobina corpuscular média (CHCM, medida em g/dL) = ($100 \times$ [Hb/Hct]).
- Hematócrito (Hct, dado como uma porcentagem) = (CH $\times$ [VCM/10]).
- Amplitude da distribuição dos glóbulos vermelhos (RDW) = coeficiente de variação no tamanho das hemácias.

68. Como o volume corpuscular médio ajuda a fornecer uma visão rápida das possíveis causas da anemia?
- **Microcítica:** deficiência de ferro, talassemias, anemia sideroblástica.
- **Normocítica:** anemia hemolítica autoimune, hemoglobinopatias, deficiências enzimáticas, transtornos da membrana, anemia de inflamação crônica.
- **Macrocítica:** transtornos do metabolismo de B12 e ácido fólico, falência da medula óssea.

69. Qual é a regra geral para a aproximação de VCM?
70+ (idade em anos). Esse número (em mm^3) se aproxima do limite inferior de VCM em crianças com < 12 anos, abaixo do qual está presente uma microcitose. Depois dos 12 anos, o limite inferior para VCM normal é 82 fL.

70. Além de uma contagem de reticulócitos elevada, que estudos laboratoriais sugerem destruição aumentada (em vez de produção reduzida) de hemácias como uma causa de anemia?
- **Desidrogenase láctica de eritrócitos séricos aumentada:** mais comumente vista em pacientes com doenças hemolíticas, pode ser grandemente elevada em pacientes com eritropoiese ineficaz (p. ex., anemia megaloblástica).

- **Haptoglobina sérica diminuída:** quando se dá a lise das hemácias, a haptoglobina sérica se liga à hemoglobina liberada e é excretada. No entanto, até 2% da população tem haptoglobina congenitamente ausente.
- **Hiperbilirrubinemia (indireta):** esta é usualmente aumentada com a lise das hemácias. Contudo, também pode ser elevada em pacientes com eritropoiese ineficaz (p. ex., anemia megaloblástica). Além disso, 2% da população tem doença de Gilbert. Nesses pacientes, a infecção aguda pode causar uma elevação transitória da bilirrubina como consequência da disfunção das enzimas hepáticas em vez de hemólise.

71. Por que a contagem de reticulócitos algumas vezes deve ser corrigida?

Como a contagem de reticulócitos é expressa como uma porcentagem das hemácias totais, ela deve ser corrigida de acordo com a extensão da anemia com a seguinte fórmula: % de reticulócitos × (Hct do paciente/Hct normal) = contagem de reticulócitos corrigida. Por exemplo, um paciente de 10 anos muito anêmico com um nível de hematócritos de 7% (em contraste com um hematócrito normal esperado de 36%) e uma contagem de reticulócitos de 5% tem uma contagem de reticulócitos corrigida de 1,0%: 5% × (7%/36%) = 1%. Isso não está propriamente elevado, como pode ser visto em pacientes com deficiência de ferro grave. O conceito chave é a adequação da resposta do reticulócito à anemia. A "contagem de retic" corrigida deve ser elevada, se a medula óssea estiver funcionando adequadamente e tiver todos os nutrientes certos para produzir hemácias, incluindo ferro, folato e vitamina B12.

72. Qual é a significância de um esfregaço de hemácias em alvo?

Os glóbulos vermelhos em alvo em um esfregaço periférico são causados por quantidade de membrana excessiva em relação à quantidade de hemoglobina. Portanto, *células-alvo* são encontradas quando a membrana está aumentada (p. ex., em pacientes com doença hepática) ou quando a hemoglobina intracelular está diminuída (p. ex., em pacientes com deficiência de ferro ou traço de talassemia). As células-alvo também podem ser encontradas em pacientes com certas hemoglobinopatias (p. ex., hemoglobinas C e SC). Nesses casos, as células-alvo são causadas pela agregação da hemoglobina anormal.

73. Em que condições são encontrados corpos de Howell-Jolly?

Os *corpos de Howell-Jolly* são remanescentes nucleares encontrados nos glóbulos vermelhos de pacientes com função esplênica reduzida ou ausente (p. ex., anemia falciforme, heterotaxia) e em pacientes com anemias megaloblásticas. Estão ocasionalmente presentes nos glóbulos vermelhos de bebês prematuros. Esses remanescentes fazem parte do processo de maturação dos glóbulos vermelhos, mas são tipicamente removidos por um baço normal. Os corpos de Howell-Jolly são densos, escuros e perfeitamente redondos, e sua aparência característica os torna facilmente distinguíveis de outras inclusões nos glóbulos vermelhos e das plaquetas sobrepostas aos glóbulos vermelhos (Fig. 9-2).

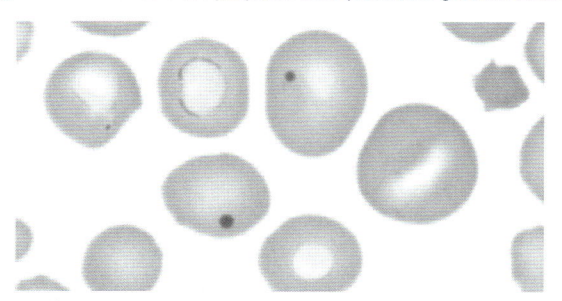

Figura 9-2. Glóbulos vermelhos com corpos de Howell-Jolly em um paciente com hipoesplenismo. As inclusões citoplásmicas são remanescentes nucelares. *(De Hoffman R, Benz EJ Jr, Silberstein LE, et al., editors:* Hematology: Basic Principles and Practice, *ed 6. Philadelphia, 2013, Elsevier, p. 2259.)*

74. Qual é a causa dos corpos de Heinz?

Os *corpos de Heinz* representam a hemoglobina desnaturada precipitada em um glóbulo vermelho. Os corpos de Heinz ocorrem quando a hemoglobina é intrinsecamente instável (p. ex., hemoglobina de Koln) ou quando as enzimas que normalmente protegem a hemoglobina da desnaturação oxidativa são anormais ou deficientes (p. ex., deficiência de G6PD). Essas inclusões não são visíveis com uma coloração de Wright-Giemsa, mas podem ser confiavelmente vistas com colorações violeta de metila ou azul cresil brilhante.

HEMATOLOGIA

75. O que faz com que um "linfócito atípico" seja atípico?
Os linfócitos atípicos (Fig. 9-3) são linfócitos jovens (não linfoblastos) caracterizados por uma membrana plasmática irregular com um núcleo grande. O citoplasma é tipicamente basofílico. Em um esfregaço de sangue, onde um linfócito atípico está contíguo a uma hemácia, esse linfócito irá se deformar. Linfócitos atípicos são vistos em uma variedade de doenças, mais comumente mononucleose infecciosa.

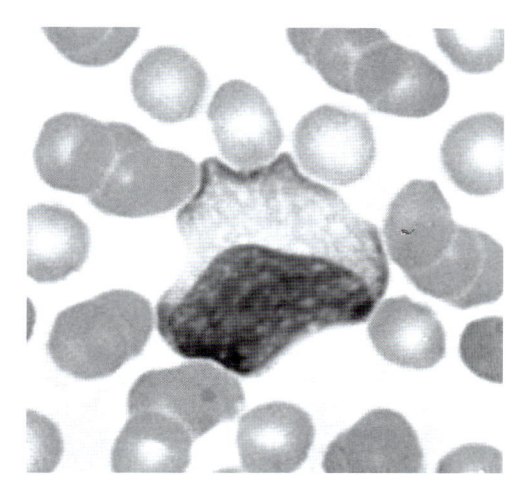

Figura 9-3. Linfócito atípico. Observar a deformidade do linfócito causada pelos glóbulos vermelhos adjacentes. *(De Zitelli BJ, Davis HW:* Atlas of Pediatric Physical Diagnosis, *5th ed. Philadelphia, Mosby, 2007, p 421.)*

76. Um paciente com albinismo oculocutâneo tem infecções repetidas com *Staphylococcus aureus* e o esfregaço periférico apresentado na Figura 9-4. Qual é o diagnóstico provável?
Síndrome de Chédiak-Higashi. Esta é uma doença autossômica recessiva com um defeito na fagocitose devido a uma mutação de uma proteína reguladora do tráfego lisossômico. Os microtúbulos não se formam normalmente, e os neutrófilos não respondem a estímulos quimiotáticos. Grânulos lisossômicos gigantes, que não funcionam apropriadamente, são evidentes em um esfregaço periférico. As características associadas incluem albinismo parcial, neuropatia periférica e suscetibilidade a infecções piogênicas recorrentes.

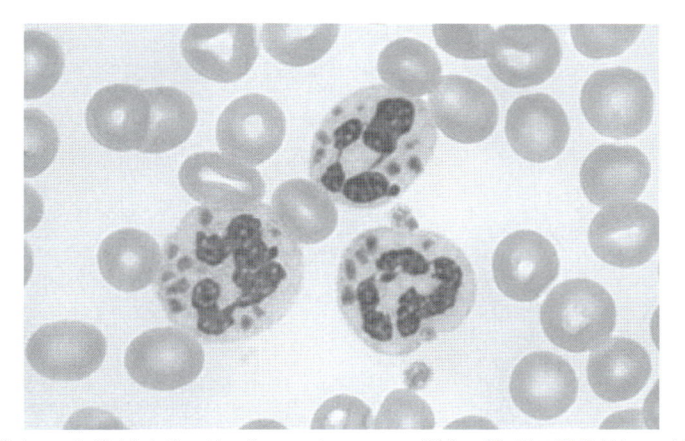

Figura 9-4. Síndrome de Chédiak-Higashi, esfregaço do sangue periférico. *(De Klatt EC:* Robbins and Cotran Atlas of Pathology, *ed 2, Philadelphia, 2010, Saunders Elsevier, p 67.)*

ANEMIA HEMOLÍTICA

77. Que características clínicas sugerem anemia hemolítica?
- Urina desbotada (escura, marrom, vermelha).
- Icterícia.
- Palidez.
- Taquicardia.
- Aumento esplênico e/ou hepático.
- Se muito grave, choque hipovolêmico ou insuficiência cardíaca congestiva.

78. Quais os dois tipos de formas de hemácias comumente vistos no esfregaço periférico em pacientes com anemia hemolítica?
- **Esferócitos ou microesferócitos:** estas formas podem ser vistas em qualquer anemia hemolítica que resulte de perda de superfície da hemácia (p. ex., anemia hemolítica Coombs positivo, CIVD ou esferocitose hereditária).
- **Esquistócitos:** estas várias formas de hemácias fragmentadas podem ser vistas em pacientes com anemia hemolítica microangiopática, que é uma forma de hemólise intravascular causada por perturbação mecânica (p. ex., válvulas cardíacas protéticas, síndrome hemolítico-urêmica, púrpura trombocitopênica trombótica, hemangioma cavernoso).

79. Nomeie os dois transtornos das membranas dos glóbulos vermelhos herdados mais comuns.
Esferocitose hereditária (EH) é caracterizada por hemólise (anemia, reticulocitose, icterícia, esplenomegalia); esferocitose; e, na maioria dos casos, uma história familiar de anemia hemolítica, cálculos biliares precoces ou esplenectomia. O diagnóstico pode ser feito estabelecendo-se a presença dos achados clínicos e encontrando-se uma fragilidade osmótica aumentada das hemácias. A esferocitose hereditária é herdada como um transtorno autossômico dominante em, aproximadamente, 75% das vezes.

Eliptocitose hereditária é caracterizada por hemólise variável, com predominância de eliptócitos no esfregaço do sangue. Usualmente é herdada em um padrão autossômico dominante.

80. Que transtorno está mais comumente associado a uma CHCM elevada?
Esferocitose hereditária. A aparência hipercrômica dos esferócitos e microesferócitos é o resultado da perda da membrana superficial, de excesso de hemoglobina e desidratação celular leve. Em outras anemias hemolíticas associadas à esferocitose, a porcentagem de esferócitos geralmente é insuficiente para elevar a CHCM.

81. O que é o teste da fragilidade osmótica?
Este é um teste para confirmar o diagnóstico de esferocitose hereditária. A hemácia normal tem forma discoide em consequência do seu relativo excesso de área de superfície por volume celular devido ao excesso da sua membrana celular. Em soluções progressivamente hipotônicas, cada vez mais glóbulos vermelhos irão inchar e explodir num ritmo padrão. Nos esferócitos, como existe menos área de superfície do volume celular, mais células explodem em comparação com o normal nestas soluções hipotônicas, particularmente após incubação a 37° C por 24 horas. Essa tendência para lise mais precoce as

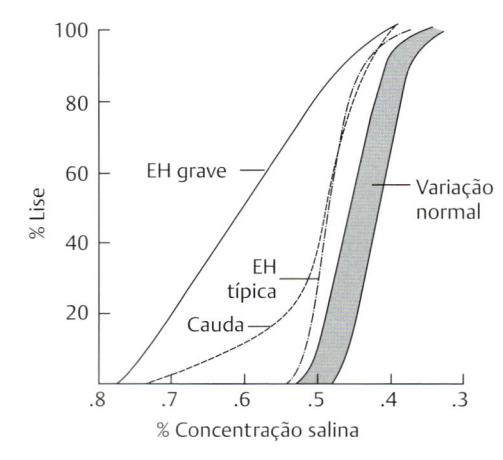

Figura 9-5. Curvas da fragilidade osmótica em esferocitose hereditária (*EH*). (De Nathan DG, Orkin SD, Ginsburg D, Look AT, editors: Nathan and Oski's Hematology of Infancy and Childhood, ed 6, Philadelphia, 2003, WB Saunders, p 610.)

torna osmoticamente frágeis (Fig. 9-5). Novos testes usando técnicas de citometria de fluxo e o ensaio de ligação de eosina-5-maleimida (EMA) também se mostraram úteis no diagnóstico de EH.

Bolton-MAggs PHB, Langer JC, Iolascon A, et al: Guidelines for the diagnosis and management of hereditary spherocytosis – 2011 update, *Br J Hem* 156:37–49, 2012.

82. Qual é a diferença entre anemia hemolítica aloimune e autoimune?
- **Anemia hemolítica aloimune:** os anticorpos responsáveis pela hemólise são direcionados contra as hemácias de outro indivíduo; pode causar reações hemolíticas agudas ou tardias.
- **Anemia hemolítica autoimune (AHAI):** os anticorpos são direcionados contra os glóbulos vermelhos do hospedeiro.

83. Em que contextos anemia hemolítica aloimune e AHAI aparecem mais comumente?
Aloimune: incompatibilidade dos antígenos dos glóbulos vermelhos entre a mãe e o filho, transfusão de sangue incompatível.

Autoimune:
- Primária: AHAI.
- Secundária:
  - Infecções (p. ex., *Mycoplasma pneumoniae*, EBV, varicela, hepatite viral).
  - Drogas (p. ex., antimalária, penicilina, tetraciclina).
  - Transtornos autoimunes sistêmicos (p. ex., lúpus sistêmico eritematoso, dermatomiosite).

84. Como a causa de AHAI varia de acordo com a idade?
AHAI em crianças com < 10 anos é, mais provavelmente, *primária*. Em crianças com > 10 anos, AHAI é, mais provavelmente, *secundária* a uma doença subjacente.

85. Qual é o teste mais importante para se estabelecer o diagnóstico de AHAI?
O teste de Coombs ou o teste da antiglobulina direta (TAD). O diagnóstico de AHAI requer a presença de autoanticorpos que se ligam aos eritrócitos e sinais e sintomas de hemólise. No entanto, aproximadamente 10% dos pacientes com AHAI são Coombs negativo. Assim sendo, os pacientes devem ser tratados para AHAI, se houver forte suspeita da doença, mesmo que o teste de Coombs direto seja negativo.

86. Quais são as diferenças entre anemias hemolíticas autoimunes causadas por autoanticorpos "quentes" e "frios"?
- **Quentes** (usualmente anticorpos IgG com atividade máxima a 37° C): estes são mais comumente direcionados contra os antígenos Rh e geralmente não requerem complemento para hemólise *in vivo*. A hemólise é predominantemente *extravascular* – o consumo ocorre primariamente no baço. Anemia hemolítica mediada por anticorpos quentes, mais provavelmente, estará associada a doença subjacente (especialmente lúpus sistêmico eritematoso no sexo feminino) e se tornará crônica. Esplenectomia e/ou imunossupressão (p. ex., com esteroides) geralmente são terapias eficazes.
- **Frios** (anticorpos IgM com atividade máxima entre 0 e 30° C): estes são mais comumente direcionados contra antígeno I ou i. A hemólise é mais comumente *intravascular* via ativação do complemento. A hemólise extravascular que ocorre envolve, principalmente, consumo hepático. A anemia hemolítica mediada por anticorpos frios está mais comumente associada à infecção aguda (p. ex., *Mycoplasma pneumoniae*, EBV, citomegalovírus). É menos provável que os pacientes desenvolvam hemólise crônica, e a terapia (p. ex., esplenectomia, imunossupressão) com frequência é ineficaz.

87. Uma criança de 6 anos apresenta anemia aguda, fadiga, icterícia e urina escura depois de nadar no início da primavera em uma pedreira. Qual é o diagnóstico provável?
Hemoglobinúria paroxística fria é uma hemólise autoimune transitória devida a um anticorpo de Donath-Landsteiner (D-L). Pode ser desafiadora para o diagnóstico, porque o anticorpo D-L é uma hemolisina bifásica que se liga à membrana da hemácia em temperaturas frias e inicia a cascata do complemento. Depois que as hemácias são aquecidas pelo corpo, o anticorpo D-L diminui, mas as células continuam a lise. O teste de Coombs frequentemente é negativo. Ocorre hemólise significativa após a exposição ao frio (como ao nadar em águas não aquecidas). O anticorpo com frequência é desencadeado por uma infecção precedente. O tratamento consiste de aquecer o paciente e fornecer produtos sanguíneos, quando necessário.

88. Uma criança negra de 8 anos de idade desenvolveu icterícia e urina muito escura em 24 a 48 horas depois de iniciar nitrofurantoína para uma infecção do trato urinário. Qual é o diagnóstico provável?
Deficiência de G6PD é a anemia hemolítica mais comum causada por um defeito enzimático nas hemácias. A enzima G6PD é um componente essencial da via da pentose fosfato, que normalmente gera fos-

fato de dinucleotídeo de nicotinamida e adenina (NADPH) suficiente para manter a glutationa em um estado reduzido (e para mantê-la disponível para combater estresses oxidantes). A deficiência é herdada de uma forma recessiva ligada ao X. Em pacientes deficientes (mais comumente aqueles de descendência africana, mediterrânea ou asiática), os estresses oxidantes (particularmente certas drogas) podem resultar em hemólise.

89. Por que "células mordidas" são vistas em pacientes com deficiência de G6PD?

As *células mordidas* (Fig. 9-6) são hemácias com forma anormal, com porções semicirculares removidas da margem da célula que dão uma aparência de ter sido "mordida". Essas células são vistas em anemias hemolíticas e anemias que envolvem uma hemoglobina desnaturada alterada (corpos de Heinz), como deficiência de G6PD. Elas são clivadas pelos macrófagos no baço, o que resulta na sua aparência anormal.

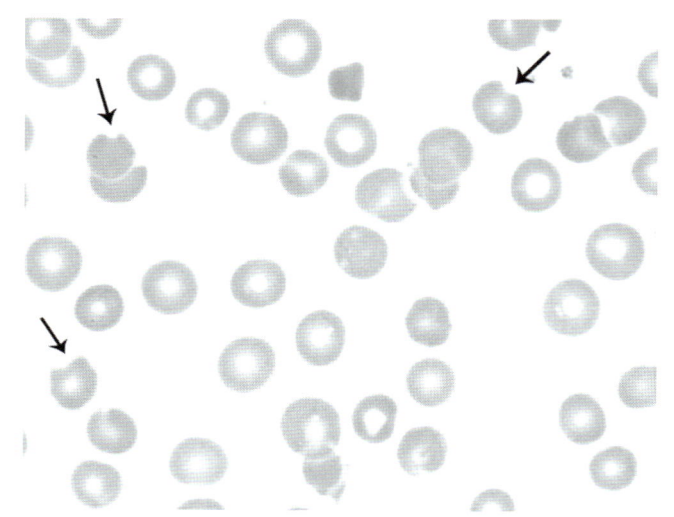

Figura 9-6. As células mordidas em um paciente com deficiência de G6PD. *(De Naeim F, Rao PN, Song SX, Grody WW, editors:* Atlas of Hematopathology, *London, 2013, Academic Press/Elsevier, p 698.)*

90. Em um paciente com deficiência de G6PD, por que o diagnóstico inicial frequentemente é difícil no contexto agudo?

A quantidade de atividade enzimática de G6PD depende da idade da hemácia. As hemácias mais velhas têm o mínimo, e os reticulócitos têm o máximo. Em um episódio hemolítico agudo, as células mais velhas são as primeiras a ser destruídas; as mais jovens podem permanecer, e os reticulócitos podem aumentar. Se os níveis de G6PD nos eritrócitos forem medidos nesse ponto, o resultado pode ser incorretamente próximo ou acima da variação normal. Se permanecer a suspeita clínica, a repetição do teste, quando a contagem de reticulócitos é reduzida, dará uma medida mais exata.

91. O que é favismo?

Favismo se refere à síndrome clínica de anemia hemolítica pela ingestão de feijão de fava como um desafio oxidativo em pacientes com deficiência de G6PD. Isso é particularmente comum em partes do Mediterrâneo e da Ásia, onde o feijão de fava é um componente básico da dieta.

IMUNODEFICIÊNCIA

92. Como é definida neutropenia?

Neutropenia é arbitrariamente definida como uma contagem absoluta de neutrófilos (CAN) de < 1.500/mm^3. A CAN é determinada pela multiplicação da porcentagem de células imaturas e neutrófilos pela contagem total de leucócitos. Uma CAN de < 500/mm^3 é neutropenia severa. Agranulocitose é definida como uma CAN de < 100/mm^3. Em regra, quanto mais baixa a CAN, maior o risco de complicações infecciosas.

HEMATOLOGIA

PONTOS-CHAVE: INFECÇÕES EM IMUNODEFICIÊNCIAS
1. Frequência aumentada.
2. Gravidade aumentada e prolongada.
3. Organismos incomuns (frequentemente, microrganismos oportunistas).
4. Complicações da infecção inesperadas ou graves.
5. Infecções repetidas sem um intervalo livre de sintomas.

93. Como se apresentam as crianças com transtornos dos neutrófilos?
Os transtornos dos neutrófilos incluem aqueles que afetam a quantidade (p. ex., diferentes neutropenias) e aqueles que afetam a função (p. ex., quimiotaxia, fagocitose, atividade bactericida). Esses defeitos devem ser considerados parte do diagnóstico diferencial em pacientes com queda tardia do cordão umbilical, infecções recorrentes com bactérias ou fungos de baixa virulência (mas problemas mínimos com recorrência de infecções virais ou protozoárias), problemas de cicatrização e locais específicos de infecção (p. ex., furunculose recorrente, abscessos perirretais, gengivite).

94. Qual é a causa mais comum de neutropenia transitória em crianças?
Infecções virais, incluindo *influenza*, adenovírus, vírus Coxsackie, vírus sincicial respiratório, hepatite A e B, sarampo, rubéola, EBV, citomegalovírus e varicela. A neutropenia usualmente se desenvolve durante os 2 primeiros dias de doença e pode persistir por até uma semana. Múltiplos fatores, provavelmente, contribuem para a neutropenia, incluindo uma redistribuição de neutrófilos (marginação aumentada em vez de circulação), sequestro no tecido reticuloendotelial, uso aumentado em tecidos lesionados e supressão da medula. Em geral, crianças sadias em outros aspectos e com neutropenia transitória como consequência de infecções virais estão em baixo risco para complicações infecciosas sérias.

95. Excluindo os defeitos intrínsecos nas células-tronco mieloides, que condições estão associadas à neutropenia em crianças?
- **Infecção:** supressão viral da medula, supressão bacteriana de sepse-endotoxina.
- **Infiltração na medula óssea:** leucemia, mielofibrose.
- **Drogas.**
- **Fatores imunológicos:** aloimune neonatal (secundário à IgG direcionada contra neutrófilos fetais) e autoimune (p. ex., neutropenia autoimune da infância, lúpus eritematoso sistêmico, síndrome de Evans).
- **Fatores metabólicos:** hiperglicemia, acidemia isovalérica, acidemia propiônica, acidemia metilmalônica, doença de armazenamento do glicogênio tipo IB.
- **Deficiências nutricionais:** anorexia nervosa, marasmo, deficiência de B_{12}/folato, deficiência de cobre.
- **Sequestro:** Hiperesplenismo.

Segel GB, Halterman S: Neutropenia in pediatric practice, *Pediatr Rev* 29:12–23, 2008.

96. Qual é a forma mais comum de neutropenia crônica na primeira infância?
Neutropenia autoimune na primeira infância (NAI). Este transtorno exibe uma predominância feminina de 3:2 e é causado pela depleção crônica dos neutrófilos maduros. Aproximadamente 90% de todos os casos são detectados dentro dos primeiros 14 meses de vida. A duração média da neutropenia é de 20 meses, e 95% dos pacientes com esta condição já se recuperaram completamente aos 4 anos de idade. A CAN de bebês com NAI está usualmente abaixo de 500/mm^3, e a medula óssea apresenta celularidade normal apesar de atraso nos estágios finais dos metamielócitos ou dos bastões. Anticorpos antineutrófilos são detectados ocasionalmente, mas a sua presença não é necessária para o diagnóstico de NAI.

97. Qual a frequência das imunodeficiências primárias?
- Deficiências imunes primárias: 1:10.000 (excluindo deficiência de IgA assintomática).
- Defeitos na célula B: 65%.
- Deficiências combinadas celulares e de anticorpos: 15% (imunodeficiência combinada severa: 1 em 100.000 recém-nascidos).
- Transtornos fagocíticos: 10%.
- Deficiências de células T: 5%.
- Transtornos dos componentes do complemento: 5%.

Em um estudo de pesquisa de 10.000 famílias americanas, a prevalência calculada de uma imunodeficiência diagnosticada foi de 1 em 2.000 crianças, 1 em 1.200 em pessoas de todas a idades e 1 em 600 famílias.

Boyle JM, Buckley RH: Population prevalence of diagnosed primary immunodeficiency diseases in the United States, *J Clin Immunol* 27:497–502, 2007.
Fundação para imunodeficiência: www.primaryimmune.org. Último acessado em 9 de jan. de 2015.
Organização Internacional de Pacientes para Imunodeficiências Primárias: www.ipopi.org. Último acesso em 9 de jan. de 2015.

98. Quais são os achados típicos das várias imunodeficiências primárias?
Ver Tabela 9-4.

Tabela 9-4. Achados Clínicos de Imunodeficiências Primárias

	DEFICIÊNCIA PREDOMINANTE DE CÉLULAS B	DEFICIÊNCIA PREDOMINANTE DE CÉLULAS T	DEFEITOS FAGOCÍTICOS	DEFEITOS DO COMPLEMENTO
Idade de início	Depois que os anticorpos maternos desapareceram (usualmente > 6 m)	Início da infância	Início da infância	Qualquer idade
Tipo de infecção	Bactérias Gram-positiva ou Gram-negativa (encapsuladas), *Mycoplasma*, *Giardia*, *Cryptosporidium*, *Campylobacter*, enterovírus	Vírus, particularmente CMV-1 e CBV; BCG sistêmica após vacinação; fungos; *Pneumocystis carinii*	Bactérias Gram-positiva ou Gram-negativa; organismos catalase-positivos em DGC, especialmente *Aspergillus*	*Streptococcus*, *Neisseria*
Achados clínicos	Infecções recorrentes do trato respiratório, diarreia, má absorção, ileíte, colite, colangite, artrite, dermatomiosite, meningoencefalite	Crescimento e desenvolvimento pobres, candidíase oral, erupções cutâneas, pelos esparsos, infecções oportunistas, doença do enxerto *versus* hospedeiro, anormalidades ósseas, hepatoesplenomegalia	Fraca cicatrização, doenças de pele (p. ex., dermatite seborreica, impetigo, abscesso), celulite sem pus, adenite supurativa, periodontite, abscesso hepático, doença de Crohn, osteomielite, obstrução da saída da bexiga	Transtornos reumatoides, angioedema, aumento na suscetibilidade a infecções

BCG, bacilo Calmette-Guérrin; *CBV*, vírus Coxsackie B; *DGC*, doença granulomatosa crônica; *CMV-1*, citomegalovírus.

99. Qual é o teste laboratorial mais importante, se houver suspeita de SCID (Doença da Imunodeficiência Combinada Grave)?
Um hemograma completo para documentar **linfopenia** (2.000/mm^3) é o teste laboratorial mais importante durante a avaliação inicial de um paciente para suspeita de SCID. Entretanto, uma minoria dos pacientes com SCID (cerca de 20%) pode ter uma contagem absoluta normal de linfócitos.

100. Por que as crianças do sexo masculino têm maior probabilidade de padecer de uma imunodeficiência primária?

Vários transtornos de imunodeficiência primária estão ligados ao cromossomo X: agamaglobulinemia, síndrome hiperIgM, imunodeficiência combinada grave (deficiência da cadeia-δ do receptor de citocina comum), síndrome linfoproliferativa, síndrome de Wiskott-Aldrich, uma forma de doença granulomatosa crônica e deficiência de properdina. Esse fato justifica a observação de que a relação entre homens e mulheres é de 4:1 entre pacientes com uma imunodeficiência primária que tenha mais de 16 anos.

101. Qual é o tipo mais comum de imunodeficiência primária?

Deficiência seletiva de IgA é a imunodeficiência primária mais comum. A prevalência calculada de deficiência seletiva de IgA varia de 1 em 220 a 1 em 3.000, dependendo da população estudada. No entanto, a maioria dos sujeitos com deficiência de IgA permanece saudável, o que foi atribuído a um aumento compensatório de IgM nas secreções corporais. Uma minoria desses pacientes demonstra níveis normais de IgA secretória e números normais de células plasmáticas mucosas que contêm IgA. Embora IgA represente menos de 15% da imunoglobulina total, ela é predominante nas superfícies mucosas. Portanto, a maioria dos pacientes com sintomas tem doenças recorrentes que envolvem superfícies mucosas, incluindo otite média, infecções sinopulmonares e diarreia crônica. Infecções sistêmicas são raras.

102. Quais são os critérios diagnósticos para deficiência de IgA?

Concentrações séricas de IgA abaixo de 0,05 g/L são diagnósticas e quase invariavelmente estão associadas à falta concomitante de IgA secretória. Os níveis séricos para IgM são normais, e as concentrações para IgG (particularmente IgG1 e IgG3) podem ser aumentadas em um terço de todos os pacientes com deficiência de IgA.

103. Qual é a associação entre transtornos autoimunes e deficiência de IgA?

Transtornos autoimunes foram descritos em até 40% dos pacientes com deficiência seletiva de IgA. Estes incluem lúpus eritematoso sistêmico, artrite reumatoide, tireoidite, doença celíaca, anemia perniciosa, doença de Addison, púrpura trombocitopênica idiopática e AHAI.

104. Por que terapia com imunoglobulina não é usada como tratamento para deficiência seletiva de IgA?

A menos que um paciente tenha concomitantemente uma deficiência da subclasse IgG (mesmo nesse contexto, a terapia é controversa), a terapia com γ-globulina não é indicada e é, na verdade, relativamente contraindicada em razão de:

- A meia-vida curta de IgA torna impraticável a terapia de reposição frequente.
- As preparações de γ-globulina têm quantidades insuficientes de IgA para restaurar as superfícies mucosas.
- Os pacientes podem desenvolver anticorpos anti-IgA com o potencial para complicações de hipersensibilidade, incluindo anafilaxia.

The Jeffrey Modell Foundation: www.info4pi.org. Último acesso em 20 de mar. de 2015.

105. Em um bebê com pan-hipogamaglobulinemia, o quanto a quantificação de linfócitos B e T no sangue periférico ajuda a distinguir as possibilidades diagnósticas?

- Números normais de linfócitos T, linfócitos B não detectáveis: agamaglobulinemia ligada ao X (doença de Bruton).
- Números normais de linfócitos T e B: hipogamaglobulinemia transitória na primeira infância, imunodeficiência variável comum.
- Números reduzidos de linfócitos T, números normais ou reduzidos de linfócitos B: imunodeficiência combinada severa.
- Linfócitos CD4 reduzidos: infecção pelo HIV.

PONTOS-CHAVE: SINAIS DE ALERTA DE IMUNODEFICIÊNCIA

1. Oito ou mais novas infecções do ouvido no espaço de 1 ano.
2. Duas ou mais infecções sérias nos seios da face no espaço de 1 ano.
3. Dois ou mais meses usando antibióticos com pouco efeito.
4. Duas ou mais infecções graves com pneumonia no espaço de 1 ano.
5. Bebê que falha em ganhar peso e crescer normalmente.
6. Abscessos recorrentes profundos na pele ou em órgãos.
7. Candidíase persistente na boca ou em outro ponto na pele depois de 1 ano de idade.
8. Necessidade de antibióticos intravenosos para eliminar infecções.
9. Duas ou mais infecções profundas, como meningite, osteomielite, celulite ou sepse.
10. Uma história familiar de imunodeficiência primária.

106. Qual é o transtorno subjacente em uma menina de 8 anos com eczema atípico, pneumatocele e ataques de furunculose grave?

Síndrome hiperIgE é o diagnóstico mais provável. Esta doença é clinicamente caracterizada por:

- Infecções recorrentes (quase invariavelmente causadas por *S. aureus*) da pele, pulmões (causando pneumatocele frequentemente persistente), ouvidos, seios da face, olhos, articulações e vísceras.
- Eczema atípico com pele liquenificada.
- Características faciais grosseiras, especialmente o nariz.
- Osteopenia de causa desconhecida.
- Troca tardia dos dentes (*i. e.,* retenção prolongada dos dentes de leite).

A avaliação laboratorial da síndrome hiperIgE revela níveis de IgE massivamente elevados associados à subclasse IgG e a deficiências de anticorpos específicas; disfunções variáveis dos neutrófilos; e um desequilíbrio da produção de citocina como consequência da predominância de Th2 (IL-4, IL-5).

Gimbacher B, Holland SM, Gallin JI, et al: Hyper-IgE syndrome with recurrent infections – an autosomal dominant multisystem disorder, *N Engl J Med* 340:697–702, 1999.

107. Quais são as indicações comprovadas para terapia com imunoglobulina intravenosa (IVIG)?

Mais de 75% das IVIGs usadas nos Estados Unidos são para o tratamento de condições autoimunes ou inflamatórias. A dosagem nessas condições é tipicamente 4 a 5 vezes maior do que a da terapia de reposição na doença de imunodeficiência. Entre as indicações aprovadas pelo FDA para IVIG estão as seguintes:

- Doença de imunodeficiência primária.
- Leucemia linfocítica crônica.
- Doença por HIV pediátrica.
- Doença de Kawasaki.
- Transplante alógeno de medula óssea.
- AHAI.
- Púrpura trombocitopênica idiopática.
- Síndrome de Guillain-Barré (polirradiculopatia inflamatória desmielinizante aguda).
- Polirradiculoneuropatia desmielinizante inflamatória crônica.
- Pneumonia induzida pelo citomegalovírus em receptores de transplante de órgão sólido.
- Várias condições dermatológicas (incluindo necrólise epidérmica tóxica).

Gelfrand EW: Intravenous immune globulin in autoimmune and inflammatory disease, *N Engl J Med* 367:2015–2025, 2012.

108. Quais são as características farmacológicas da IVIG?

Depois da infusão, 100% da IgG permanece no compartimento intravascular. Durante o curso dos próximos 3 a 4 dias, IgG se equilibra com o espaço extracelular, com 85% da IgG infundida ainda situada na circulação. Até o fim da primeira semana, metade da IgG dada já saiu da circulação, e até 4 semanas depois da infusão os níveis séricos já retornaram aos níveis basais. Contudo, esses dados se aplicam a indivíduos sadios, com um catabolismo regular, e devem ser ajustados para pacientes com taxa metabólica mais elevada e para indivíduos transfundidos com concentrações aumentadas de IgG.

109. Quais são as reações adversas à IVIG?

Os eventos adversos comuns relacionados à taxa de infusão são calafrios, dor de cabeça, fadiga e mal-estar, náusea e vômitos, mialgia, artralgia e dor nas costas. Reações menos frequentes são dor abdominal e torácica, taquicardia, dispneia e alterações na pressão arterial. Efeitos colaterais sérios, mas raros, incluem meningite asséptica, trombose, CIVD, insuficiência renal e pulmonar e anafilaxia em indivíduos com deficiência de IgA completa devida a anticorpos IgE específicos para IgA. Terapia subcutânea pode reduzir a ocorrência de eventos adversos *sistêmicos* em pacientes selecionados.

Orange JS, Hossny EM, Weiler CR, et al: Use of intravenous immunoglobulin in human disease, *J Allergy Clin Immunol* 117:S525–S553, 2006.

110. Que infecções virais podem resultar em hipogamaglobulinemia no indivíduo imunocompetente?
EBV, HIV e rubéola congênita. Também foram descritos casos isolados de hipogamaglobulinemia entre crianças infectadas com o citomegalovírus ou parvovírus B19.

111. Qual é a tríade clássica da síndrome de Wiskott-Aldrich?
Trombocitopenia com volume pequeno de plaquetas, eczema e imunodeficiência. Esta síndrome é um transtorno ligado ao X, e as manifestações iniciais estão frequentemente presentes ao nascimento e consistem de petéquias, hematomas e diarreia com sangue em consequência de trombocitopenia. O eczema é semelhante na apresentação ao eczema atópico clássico (fossa antecubital e poplítea). Infecções são comuns e incluem (em frequência decrescente): otite média, pneumonia, sinusite, sepse e meningite. A gravidade da imunodeficiência pode variar, mas geralmente afeta tanto as funções das células T quanto as das células B. É importante observar que esta imunodeficiência é progressiva e está associada a um alto risco de desenvolvimento de câncer; um adolescente com esta condição tem um risco estatístico de 10% a 20% para o desenvolvimento de uma neoplasia linfoide. Apenas um terço dos pacientes com a síndrome de Wiskott-Aldrich apresenta a tríade clássica.

Puck J, Candotti F: Lessons from de Wiskott-Aldrich syndrome, *N Engl J Med* 355:1759–1761, 2006.

112. Qual é o diagnóstico provável de um paciente que apresenta ataxia progressiva, anormalidades na conjuntiva e infecções bacterianas sinopulmonares recorrentes?
Ataxia-telangiectasia. Em pacientes com ataxia-telangiectasia, ataxia cerebelar primariamente progressiva se desenvolve durante a infância e está tipicamente associada a outros sintomas neurológicos (p. ex., perda ou diminuição dos reflexos do tendão profundo, coreoatetose, apraxia dos movimentos oculares). Os sinais de telangiectasia usualmente ocorrem após o início da ataxia, geralmente entre 2 e 8 anos de idade. As telangiectasias estão primariamente na conjuntiva bulbar (Fig. 9-7). Infecções recorrentes (como consequência de uma imunodeficiência humoral e celular) são observadas em 80% dos pacientes com ataxia telangiectasia e estão tipicamente localizadas no ouvido médio e nas vias aéreas superiores.

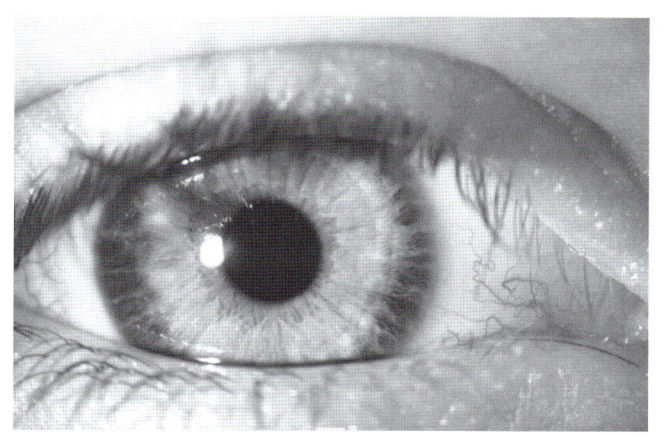

Figura 9-7. Telangiectasia da conjuntiva. *(De Orth KAHM, Leung H, Andrews I, Sachdev R: Ataxia telangiectasia in a three-year-old girl,* Pediatr Neurol *50:279, 2014.)*

PONTOS-CHAVE: SUSPEITA DE IMUNODEFICIÊNCIA EM BEBÊS COM ESTAS CONDIÇÕES
1. *Failure to thrive.*
2. Tosse persistente.
3. Candidíase persistente.
4. Contagem absoluta de linfócitos < 2.000/mm^3.

113. Que doença teve o "garoto da bolha"?
Deficiência de adenosina desaminase (ADA). Nesta forma de SCID, a falta de ADA resulta em anormalidades da função das células B e T e aumento na suscetibilidade a infecções. A bolha servia como um meio de minimizar o contágio, mas também promovia o isolamento social. Embora o transplante de medula óssea tenha sido curativo como tratamento para esta condição, a deficiência de ADA é a primeira doença a ser tratada por terapia genética (*i. e.*, inserção de genes de ADA funcionais nas células autólogas do paciente e seguida por infusão).

Aiuti A, Cattaneo F, Galimberti S, et al: Gene therapy for immunodeficiency due to adenosine deaminase deficiency. *N Engl J Med* 360:447-458, 2009.

114. Descreva o defeito molecular da doença granulomatosa crônica (DGC).
A DGC é caracterizada por um defeito profundo na geração de compostos reativos de oxigênio nas células mieloides após a fagocitose dos micróbios. Os mecanismos moleculares responsáveis por esta doença são heterogêneos, porque qualquer defeito das quatro subunidades que constituem o hidrogênio-oxidase do fosfato de dinucleotídeo de adenina e nicotinamida (NADP) pode causar DGC. Em consequência, não ocorre a produção de superóxido, radicais de oxigênio e peróxido, e os pacientes com DGC não conseguem matar bactérias patogênicas catalase positiva e fungos (p. ex., *S. aureus*; espécies *Nocardia*, *Serratia* e *Aspergillus*).

115. Que testes laboratoriais são usados para o diagnóstico de DGC?
Os pacientes com suspeita de ter DGC podem ser diagnosticados como consequência da sua falha em gerar espécies reativas de oxigênio durante os processos metabólicos, ou então em consequência da sua incapacidade de matar bactérias catalase positiva (*S. aureus, Escherechia coli*) *in vitro* com seus fagócitos. Os testes de rastreio para a produção de superóxido são o teste de redução do nitroazul de tetrazólio e o teste citométrico de fluxo usando 2',7'-diclorofluoresceína.

116. Que tipos de infecções são vistas comumente em crianças com DGC?
Infecções cutâneas superficiais por estafilococos, particularmente em torno do nariz, olhos e ânus, são comuns. Adenite severa, pneumonia recorrente, osteomielite indolente e diarreia crônica são frequentes. Deve-se considerar que uma criança do sexo masculino com um abscesso hepático tem doença granulomatosa crônica até prova em contrário.

117. Que transtorno deve ser considerado em um paciente recém-nascido com queda tardia do coto umbilical?
A queda do coto umbilical normalmente ocorre, em média, até os 10 dias de vida, com uma variação de 3 a 45 dias. A queda tardia pode ocorrer em pacientes com **deficiência de adesão leucocitária tipo 1** (LAD1), que sofrem de um prejuízo profundo na mobilização dos leucócitos em sítios extravasculares. A característica desse transtorno é ausência completa de neutrófilos no sitio da infecção e inflamação (p. ex., cicatrização).

118. Que transtorno do sistema do complemento com potencial risco de vida está associado a edema não pruriginoso e ocasional dor abdominal recorrente?
Deficiência de inibidor de C1 hereditária. Pode ocorrer angioedema de qualquer parte do corpo – incluindo as vias aéreas e o intestino – como consequência da falha na inativação do sistema do complemento e da cinina. A condição também foi chamada de edema angioneurótico hereditário. Foi observado que infecções, contraceptivos orais, gravidez, trauma menor, estresse e outras variáveis precipitam esta doença autossômica dominante. O diagnóstico é confirmado por ensaio direto do nível inibidor. As apresentações clínicas incluem as seguintes:
- **Edema recorrente facial e das extremidades:** edema agudo circunscrito não doloroso, vermelho ou pruriginoso; desta forma, claramente distinguível de urticária; geralmente se autorresolve em 72 horas.
- **Dor abdominal:** dor em cólica, recorrente e frequentemente grave, como consequência de edema na parede interstitial com vômitos e/ou diarreia; pode ser diagnosticada erroneamente como abdome agudo.
- **Rouquidão, estridor:** é uma situação de emergência, porque pode ocorrer morte por asfixia em consequência de edema laríngeo; epinefrina, hidrocortisona e anti-histamínas frequentemente são utilizadas; e é necessária uma traqueostomia, se houver progressão dos sintomas.

Bork K: An evidence-based therapeutic approach to hereditary and acquired angioedema, *Curr Opin Allergy Clin Immunol* 14:354–362, 2014.
Zuraw BL: Hereditary angioedema, *N Engl J Med* 359:1027–1036, 2008.

IMUNOLOGIA LABORATORIAL

119. Quais são apenas testes iniciais de rastreio para uma suspeita de imunodeficiência?
Os testes básicos de rastreio devem incluir **hemograma completo** (incluindo hemoglobina, morfologia e celularidade absoluta); **quantificação dos níveis de imunoglobulina** (IgM, IgG, IgE e IgA); **respostas dos anticorpos a exposições prévias a antígenos** (p. ex., vacinas, infecções definidas por patógenos); **determinação dos títulos de iso-hemaglutinina**; avaliação da via clássica do complemento pela determinação de CH_{50} e **exames para infecções**, incluindo a determinação da proteína C-reativa, culturas de sangue e radiografia apropriada. A escolha dos testes laboratoriais geralmente depende dos achados clínicos e da imunodeficiência suspeitada, e os resultados devem ser comparados com controles da mesma idade. É importante observar que não há justificativa para um rastreio generalizado; os testes só devem ser solicitados caso seus resultados afetem o diagnóstico ou o manejo do paciente.

120. Que testes laboratoriais permitem uma ampla avaliação do sistema imune humoral?
Níveis séricos e quantitativos de imunoglobulina: IgM, IgG, IgA e IgE. Um nível combinado de IgG, IgA e IgM de < 400 mg/dL sugere deficiência de imunoglobulina; > 5.000 IU/mL para IgE sugere síndrome de hiperIgE.

Subclasses de IgG: estas imunoglobulinas, em geral, devem ser medidas principalmente em pacientes com > 6 anos de idade, em certas circunstâncias (p. ex., em pacientes com deficiência seletiva de IgA e concentrações de IgG normais a baixas, mas deficiência de anticorpos funcionais demonstrada) e em pacientes com infecções sinopulmonares recorrentes.
- Títulos de anticorpos específicos: Em resposta a infecções documentadas e vacinações.
- Título de iso-hemaglutinina (anti-A, anti-B); 1:4 ou menos depois de 1 ano sugere deficiência específica de IgM.
- Tétano, difteria (IgG1).
- Antígenos polissacarídeos pneumocócicos (IgG2).
- Agentes virais respiratórios (IgG3).

Determinação dos números de células B: no sangue periférico com o uso de citometria de fluxo (CD19, CD20).

Proliferação de células B e produção de imunoglobulina: com o uso de ensaios *in vitro*.

121. Que testes diagnósticos permitem a avaliação específica das funções das células T?
- **Contagem total de linfócitos:** embora a maioria das imunodeficiências de células T não esteja associada ao decréscimo na contagem de linfócitos, uma contagem total de < 1.500/mm³ sugere uma deficiência.
- **Subpopulações de células T:** total de células T com < 60% de células mononucleares, células T *helper* (CD4) < 200/μL ou CD4/CD8 < 1,0 sugerem deficiência de células T.
- **Teste de hipersensibilidade cutânea do tipo tardio.**
- **Respostas proliferativas** a mitógenos, antígenos e células alogênicas.
- **Aquisição de marcadores de ativação** nas células T (usando citometria de fluxo).
- **Ensaio citotóxico.**
- **Síntese da citocina.**
- **Determinação de adenosina desaminase** e **purina nucleosídeo fosforilase** nas hemácias.
- **Estudos biológicos moleculares** (incluindo cariótipo de hibridizações fluorescentes *in situ*).
- **Histologia** de biópsias tímicas e de linfonodos.

122. Qual é o valor do teste cutâneo para o diagnóstico de deficiências das células T?
Os testes cutâneos para hipersensibilidade do tipo tardio são difíceis de avaliar. Um teste positivo é útil para eliminar o diagnóstico de deficiência grave de célula T, enquanto um teste negativo pode refletir um efeito nas células T ou pode resultar da ausência de resposta anamnésica aos antígenos usados. Setenta e cinco por cento das crianças normais entre as idades de 12 e 36 meses responderão ao teste cutâneo para *Candida* numa diluição de 1:10, e aos 18 meses cerca de 90% das crianças normais responderão a um de um painel de antígenos de memória (toxoide tetânico, tricofiton e *Candida*); quanto mais nova a criança, menos provável a reatividade. A reação mediada pelas células T pode ser obscurecida por uma reação humoral (Arthus) como consequência de um *priming* prévio.

123. Qual é a importância da relação CD4/CD8?
A relação CD4/CD8 é uma razão entre linfócitos *helper* sobre supressores e pode ser significativamente alterada em pacientes com uma variedade de imunodeficiências. Em indivíduos normais, a relação varia de 1,4:1,0 a 8:1,0. Em pacientes com infecções virais (particularmente HIV), a relação pode ser reduzida; em pacientes com infecções bacterianas, ela pode ser aumentada.

124. Que testes laboratoriais avaliam apropriadamente o sistema fagocítico?
Contagem absoluta de granulócitos
Anticorpos antineutrófilos (no entanto, os anticorpos antineutrófilos são encontrados em apenas metade dos casos de neutropenia autoimune na primeira infância).
Biópsia de medula óssea (para diferenciar consumo aumentado de produção reduzida).
  Ensaios específicos *in vitro* e *in vivo*:
- *Determinação de quimiotaxia: in vivo* (feridas na pele) ou *in vitro* (câmaras de Boyden): As medidas não são usadas rotineiramente para fins diagnósticos.
- *Quantificação da aderência dos neutrófilos:* medida da expressão da superfície celular do antígeno 1 da função leucocitária (CD11/CD18) por citometria de fluxo; aderência a superfícies inertes como náilon, lã e plástico.
- *Determinação da explosão respiratória:* (1) o teste do nitroazul de tetrazólio (NBT) mede a capacidade das células fagocíticas de ingerir e reduzir um corante amarelo a um cristal azul intercelular; (2) diidrorodamina (DHR) – em granulócitos ativados, intermediários reativos de oxigênio reduzem a DHR 123 a rodamina 123, o que resulta num aumento na fluorescência, que pode ser quantificada por citometria de fluxo.
- *Ensaios enzimáticos* (mieloperoxidase, glicose-6-fosfato desidrogenase, peroxidase glutationa, NADPH-oxidase).
- *Tratamento teste com fator rHu estimulante de colônias de granulócitos:* as formas autoimunes de neutropenia em crianças pequenas respondem a doses menores (1 mcg/kg) dentro de dois dias, enquanto as formas congênitas requerem doses maiores, com respostas depois de 2 a 3 semanas de tratamento.
- *Análise mutacional.*

125. Como é avaliada a cascata do complemento clássica?
O teste de rastreio primário é o **CH_{50}**. Esse teste avalia a capacidade de o soro de um indivíduo (em diluições variadas) lisar as hemácias de ovelha depois que aquelas células são sensibilizadas com anticorpo IgM de coelho antiovelha. O CH_{50} é uma unidade arbitrária que indica a quantidade de complemento necessária para 50% da lise. O teste é relativamente insensível, porque são necessárias reduções importantes nos componentes individuais do complemento antes que o CH_{50} seja alterado. Portanto, a determinação dos **níveis de C3 e C4** é frequentemente incluída no rastreio inicial de uma criança com suspeita de deficiência do complemento.

ANEMIA POR DEFICIÊNCIA DE FERRO

126. Qual é a deficiência por nutriente único mais comum no mundo?
De acordo com a Organização Mundial da Saúde, é o **ferro**. Estima-se que 2 bilhões de pessoas, ou mais de 30% da população mundial, são anêmicas, muitas delas em razão da deficiência de ferro. Em países em desenvolvimento, estima-se que cerca de 40% das crianças pré-escolares sejam anêmicas.

Organização Mundial da Saúde: www.who.int/nutrition. Último acesso em 18 de mar. de 2015.

127. Com que idade os bebês alimentados exclusivamente com o leite materno estão em risco de deficiência de ferro?
Bebês a termo saudáveis alimentados exclusivamente com o leite materno estão em risco de deficiência de ferro depois que têm de 4 a 6 meses. O Comitê sobre Nutrição da AAP recomendou que bebês alimentados exclusivamente com o leite materno recebam suplementação de ferro (1 mg/kg por dia), iniciando-se aos 4 meses de idade e continuando até que sejam introduzidos alimentos apropriados contendo ferro. A idade de risco para bebês alimentados exclusivamente com o leite materno pode ser mais complicada, particularmente para os bebês menores e mais doentes. As reservas de ferro mais baixas dos bebês prematuros se esgotam mais rapidamente quando comparadas com os bebês a termo. O Comitê sobre Nutrição da AAP recomenda que todos os bebês prematuros alimentados com leite materno recebam suplementação de ferro (2 mg/kg por dia) a partir de 1 mês de idade e que isso seja continuado até que sejam consumidos alimentos ou fórmula contendo ferro suficiente.

Baker RD, Greer FR; Committee on Nutrition American Academy of Pediatrics: Diagnosis and prevention of iron deficiency and iron-deficiency anemia in infants and young children (0-3 years of age). *Pediatrics* 126:1040–1050, 2010.

HEMATOLOGIA

128. Por que bebês que começam a consumir leite de vaca em idade precoce são suscetíveis à anemia por deficiência de ferro?

Biodisponibilidade mais baixa. Embora o leite materno e o leite de vaca contenham aproximadamente a mesma quantidade de ferro (0,5 a 1,0 mg/L), o ferro não heme é absorvido com 50% de eficiência do leite materno, mas somete 10% do leite de vaca. Além disso, o leite de vaca pode causar **hemorragia GI microscópica** em bebês menores como consequência de lesão na mucosa, possivelmente por sensibilidade à albumina bovina. Em bebês maiores, o leite de vaca pode interferir na absorção do ferro de outras fontes.

Thorsdottir I, Thorsdottir AV: Whole cow's milk in early life, *Nestle Nutr Workshop Ser Pediatr Program* 67:29–40, 2011.
Sullivan P: Cow's milk-induced intestinal bleeding in infancy, *Arch Dis Child* 68:240–245, 1993.

129. À medida que o ferro vai se esgotando no corpo, com que progressão os testes laboratoriais mudam?

O extremo esquerdo da linha para cada teste indica o ponto no qual o resultado desvia da sua linha basal. Conforme mostra a Figura 9-8, em geral, o esgotamento das reservas da medula, fígado e baço (representadas pela ferritina) ocorre primeiro. Isso é seguido por um decréscimo no transporte do ferro (representados pela saturação da transferrina) e, finalmente, uma queda na hemoglobina e VCM. A figura ilustra que a ausência de anemia não exclui a possibilidade de deficiência de ferro e que a depleção do ferro é relativamente avançada antes que se desenvolva anemia. Os testes do receptor solúvel de transferrina tornaram-se de interesse em pacientes com anemia por deficiência de ferro, porque os níveis elevados são indicadores muito sensíveis.

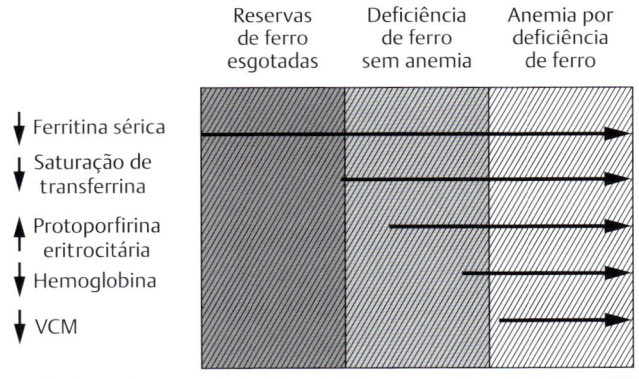

Figura 9-8. Progressão das mudanças nos testes laboratoriais com o esgotamento do ferro. *VCM*, volume corpuscular médio. *(De Dallman PR, Yip R, Oski FA: Iron deficiency and related nutritional anemias. In Nathan DG, Oski FA, editors:* Nathan and Oski's Hematology of Infancy and Childhood, *ed 4, Philadelphia, 1993, WB Saunders, p 427.)*

130. Como o conteúdo da hemoglobina reticulocitária pode ser útil para o diagnóstico de deficiência de ferro?

Como o reticulócito é a hemácia produzida mais recentemente na circulação, o primeiro sinal de deficiência de ferro pode ser uma queda na concentração de hemoglobina nos reticulócitos. Esse número pode ser calculado com equipamento de contagem automatizada e pode ser uma alternativa confiável e barata à ferritina. Estudos indicaram que pacientes com uma concentração de ≥ 30 pg por célula não têm virtualmente nenhuma chance de deficiência de ferro.

Brugnara C, Zurakowski D, DiCanzio J, et al: Reticulocyte hemoglobin contente to diagnose iron deficiency in children, *JAMA* 281:225–2230, 1999.
Cohen AR: Choosing the best strategy to prevent childhood iron deficiency, *JAMA* 281:2247–2248, 1999.

131. Por que os testes das reservas de ferro são mais difíceis de interpretar durante estados inflamatórios agudos?
O nível de *ferritina*, que é usado para monitorar as reservas de ferro no corpo, é admiravelmente sensível à inflamação, aumentando mesmo com infecções respiratórias superiores leves. As elevações da ferritina podem persistir por algum tempo. Por outro lado, o *ferro sérico*, o *nível de transferrina* e a *porcentagem de saturação da transferrina* podem diminuir com infecção ou inflamação. A *protoporfirina eritrocitária livre* não deve ser afetada por inflamação aguda, mas pode estar aumentada em estados inflamatórios crônicos.

132. Qual é o papel da hepcidina no metabolismo do ferro?
A **hepcidina** é parte do sistema de proteínas regulatórias do ferro sobre as quais nossa compreensão aumentou bastante, recentemente. O sistema regulatório do ferro controla a absorção intestinal do ferro, o transporte do sangue, a deposição no tecido e a mobilização das reservas para utilização. A hepcidina é sintetizada no fígado e participa na orquestração da captação e utilização.

Collard KJ: Iron deficiency homeostasis in the neonate, *Pediatrics* 123:1208–1216, 2009.

133. Quais são as causas comuns de anemia microcítica em crianças?
- **Mais comuns:** deficiência de ferro (por insuficiência nutricional e/ou perda de sangue), talassemia (α ou β; maior, menor ou traço).
- **Menos comuns:** toxicidade do chumbo, hemoglobinopatia (com ou sem talassemia), inflamação crônica, deficiência de cobre, anemia sideroblástica.

134. Como RDW é útil para distinguir as causas de anemia microcítica?
A *amplitude de distribuição dos glóbulos vermelhos (RDW)* é uma quantificação da anisocitose (variação no tamanho dos glóbulos vermelhos). É derivada do histograma do tamanho das hemácias, que é medido por contadores celulares automatizados, e é reportada como uma porcentagem. Em crianças, os valores normais variam de aproximadamente 11,5% a 14,5%, mas podem variar entre os instrumentos. Estatisticamente, esse é o coeficiente de variação da distribuição do volume dos glóbulos vermelhos. Quando elevada em um paciente com microcitose, sugere que deficiência de ferro é a causa mais provável de anemia do que o traço de talassemia. Crianças com traço de talassemia tendem a ter valores que se sobrepõem aos valores normais de RDW. A combinação de uma RDW acima da variação normal com um nível de protoporfirina eritrocitária livre de > 35 µg/dL é mais sensível e específica para anemia por deficiência de ferro.

135. O que é o índice de Mentzer?
VCM/contagem de hemácias. Essa é uma das fórmulas usadas para distinguir as anemias hipocrômicas, microcíticas do traço de talassemia por deficiência de ferro. Como regra geral, a deficiência de ferro causa alterações nas hemácias, que tendem a ser variáveis, enquanto a talassemia geralmente resulta em células mais uniformemente menores. Em pacientes com o traço de beta-talassemia, o índice de Mentzer é usualmente < 13; em pacientes com deficiência de ferro, ele é usualmente > 13.

136. Em uma criança com suspeita de anemia por deficiência de ferro, um ensaio terapêutico com ferro é uma abordagem diagnóstica aceitável?
Sim. Se um bebê ou criança for saudável em outros aspectos, um ensaio terapêutico de 4 a 6 mg/kg/dia de ferro elementar poderá substituir testes diagnósticos adicionais (p. ex., ferritina, saturação de transferrina, protoporfirina eritrocitária livre), porque a deficiência de ferro na dieta é a causa mais provável de anemia microcítica. Se a criança tiver deficiência de ferro, aderir à terapia e não houver perda de sangue contínua, a hemoglobina deve se elevar em > 1 g/dL em aproximadamente 2 semanas. Se a hemoglobina se elevar, a terapia deverá ser continuada por mais 2 meses para repor as reservas de ferro.

137. Depois de iniciada a terapia com ferro, quando poderá ser detectada uma resposta?
2 a 5 dias: aumento na contagem de reticulócitos.
7 a 10 dias: aumento no nível de hemoglobina.
Para pacientes com anemia leve por deficiência de ferro, o nível de hemoglobina deve ser verificado depois de várias semanas de terapia. Para pacientes com anemia mais severa, poderá ser útil verificar a hemoglobina e os níveis de reticulócitos depois de alguns dias para se ter certeza de que a hemoglobina não declinou até níveis perigosos e que a resposta dos reticulócitos está começando.

138. Que alimentos afetam a biodisponibilidade do ferro não heme?
Ela é diminuída pelos fosfatos, tanatos, polifenóis e oxalatos encontrados em cereais, ovos, leite, queijo, chá e carboidratos complexos. É aumentada por frutose; citrato; e, especialmente, ácido ascórbico en-

contrado no feijão vermelho, couve-flor e bananas. Em crianças com deficiência de ferro, a administração da reposição de ferro com um suco de frutas fortificado com vitamina C 30 minutos antes de uma refeição tem uma justificativa fisiológica.

139. Quais são as opções para uso de terapia com ferro por via parenteral?
Quando a terapia com ferro por via oral fracassa ou não pode ser usada, existem diversas formulações de ferro para uso intravenoso com tolerância geralmente boa. Estas incluem formulações como sacarose de ferro, gluconato férrico sódico e carboximaltose férrica. Usualmente a reposição das reservas de ferro requer múltiplos tratamentos ao longo do tempo; no entanto, novos suplementos de ferro por via parenteral (ferro isomaltoside) podem apenas requerer uma administração em dose única. Deve ser tomado cuidado na administração para evitar efeitos colaterais imprevistos. É necessário monitoramento para assegurar que a anemia seja revertida e que as reservas de ferro sejam restauradas.

140. Quais são as diferenças entre pica, geofagia e pagofagia?
Todas são marcadores clínicos que sugerem o diagnóstico de deficiência de ferro. *Pica* é um termo mais geral, que indica uma fome por material que não é normalmente consumido como alimento. *Geofagia* se refere ao consumo de terra ou argila, e *pagofagia* se refere ao consumo excessivo de gelo. São distinguidos de *cissa*, que é o desejo fisiológico durante a gravidez por itens ou combinações alimentares incomuns.

141. Qual é a derivação do termo *pica*?
A condição provém do termo em latim para o pássaro Pega, *Pica hudsonia*. Acredita-se que esse pássaro coma praticamente de tudo, daí o termo pica para a tendência a comer substâncias não nutricionais.

Borgna-Pignatti C, Marsella M: Iron deficiency in infancy and childhood, *Pediatr Ann* 37:332–333, 2008.

142. Discuta a relação entre a deficiência de ferro e o desenvolvimento de bebês e crianças até 2 anos.
Múltiplos estudos demonstraram uma associação entre deficiência de ferro em bebês entre 9 e 24 meses de idade e escores motores e cognitivos mais baixos e aumento nos problemas comportamentais, quando comparados com controles não anêmicos. Alguns estudos de mais longo prazo sugerem que os prejuízos no desenvolvimento podem ser duradouros. Permanece em discussão se essa relação é causal e, em caso afirmativo, se a correção da anemia leva a uma reversão dos problemas.

Baker RD, Greer FR; Committee on Nutrition American Academy of Pediatrics: Diagnosis and prevention of iron deficiency and iron-deficiency anemia in infants and young children (0-3 years of age), *Pediatrics* 126:1040–1050, 2010.
Buchanan GR: The tragedy of iron deficiency during infancy and childhood, *J Pediatr* 135:413–415, 1999.

143. Quais são os fatores de risco para deficiência de ferro e anemia por deficiência de ferro em uma criança de 1 ano de idade?
- Baixo status socioeconômico (especialmente, crianças latinas).
- Exposição a chumbo.
- História de prematuridade ou baixo peso ao nascimento.
- Alimentação exclusiva com leite materno além de 4 meses de idade sem suplementação de ferro.
- Introdução de leite integral antes de 1 ano de idade.
- Problemas quanto à administração de alimentação.
- Crescimento insuficiente.
- Nutrição inadequada (particularmente, vista em bebês com necessidades de cuidados especiais)

Baker RD, Greer FR; Committee on Nutrition American Academy of Pediatrics: Diagnosis and prevention of iron deficiency and iron-deficiency anemia in infants and young children (0-3 years of age), *Pediatrics* 126:1040–1050, 2010.

144. Por que crianças com deficiência de ferro estão em risco aumentado de envenenamento por chumbo?
- Pica associada à deficiência de ferro aumenta a probabilidade de ingestão de itens contaminados com chumbo.
- A absorção GI do chumbo pode ser aumentada em pacientes que consomem menos nutrientes contendo ferro.

Watson WS, Morrison J, Bethel MI, et al: Food iron and lead absorption in humans, *Am J Clin Nutr* 44248–256, 1986.

145. Como e quando crianças mais novas devem ser rastreadas para deficiência de ferro?
Esta questão é controvertida. As recomendações da AAP, que anteriormente aconselhavam somente o rastreio seletivo, começaram em 2010 a defender o rastreio universal aproximadamente aos 12 meses de idade com uma medida da hemoglobina e uma avaliação dos fatores de risco para deficiência de ferro/anemia por deficiência de ferro. Críticos argumentaram que esse tipo de processo de rastreamento não identifica suficientemente cedo aqueles com problemas de deficiência de ferro, incluindo por definição aqueles apenas com deficiência de ferro antes do desenvolvimento de anemia. Outros testes de rastreio sugeridos como melhores marcadores do status do ferro incluem a concentração de hemoglobina reticulócita, saturação de transferrina, concentração do receptor 1 da transferrina sérica (TfR1) e zinco protoporfirina. Zinco protoporfirina é um metabólito intermediário específico dos glóbulos vermelhos necessário para a biossíntese da hemoglobina.

Baker RD: Zinc protoporphyrin to prevent iron deficiency, *JAMA Pediatr* 167:393–394, 2013.
Baker RD, Greer FR; Committee on Nutrition American Academy of Pediatrics: Diagnosis and prevention of iron deficiency and iron-deficiency anemia in infants and young children (0-3 years of age). *Pediatrics* 126:1040–1050, 2010.

PONTOS-CHAVE: ANEMIA POR DEFICIÊNCIA DE FERRO
1. A introdução de leite de vaca integral antes de 1 ano de idade aumenta o risco em consequência de hemorragia gastrintestinal oculta.
2. A amplitude de distribuição dos glóbulos vermelhos (RDW) é aumentada porque a deficiência resulta em tamanho desigual dos glóbulos vermelhos (anisocitose).
3. Níveis baixos de ferritina indicam reservas de ferro diminuídas no tecido.
4. Esta condição prejudica o desenvolvimento cognitivo nos bebês.
5. A ausência de anemia não exclui a possibilidade de deficiência de ferro. A depleção do ferro é relativamente avançada antes que ocorra anemia.

ANEMIA MEGALOBLÁSTICA

146. O que é anemia megaloblástica?
Anemia megaloblástica é uma anemia macrocítica caracterizada por precursores dos glóbulos vermelhos (megaloblastos) grandes na medula óssea e que usualmente é causada por deficiências nutricionais de ácido fólico (folato) ou vitamina B_{12} (cobalamina).

147. Anemia megaloblástica é a causa mais comum de anemia macrocítica?
Não. Anemia macrocítica pode ser encontrada em condições associadas a uma alta contagem de reticulócitos (p. ex., anemia hemolítica, hemorragia), falência da medula óssea (p. ex., anemia de Fanconi, anemia aplástica, anemia de Diamond-Blackfan), doença hepática, síndrome de Down e hipotireoidismo.

148. Quais os achados em um hemograma que são sugestivos de anemia megaloblástica?
- **Eritrograma:** HCM e volume celular elevados (frequentemente 106 fL ou mais), com CHCM normal; acentuada variabilidade no tamanho (anisocitose) e formato (poiquilocitose) celular.
- **Neutrófilos:** Hipersegmentação (> 5% de neutrófilos com cinco lobos ou um neutrófilo com seis lobos).
- **Plaquetas:** usualmente normais; trombocitopenia em anemia mais grave.

149. Quais são as causas de deficiência de vitamina B12 (cobalamina) em crianças?
Ingestão diminuída
- Pode ocorrer em vegetarianos que não consomem produtos animais.
- Vista em bebês alimentados exclusivamente com o leite materno de mães com deficiência de vitamina B12.
- Desnutrição geral.

Absorção diminuída
- Anormalidades na mucosa ileal (p. ex., doença de Crohn).
- Ressecção cirúrgica do íleo terminal (p. ex., bebê com história de enterocolite cirúrgica necrosante [ECN]).
- Competição por cobalamina em síndromes de supercrescimento bacteriano ou infecção com a tênia do peixe *Dyphillobothrium latum*.
- Anormalidades congênitas do receptor do complexo do fator intrínseco de vitamina B12.
- Defeitos na mucosa gástrica que interferem na secreção do fator intrínseco.

HEMATOLOGIA

150. Quais são as melhores fontes dietéticas de folato e B12?
- *Folato:* os alimentos ricos em folato incluem fígado, rins e levedura. Boas fontes também incluem vegetais verdes (particularmente, espinafre) e nozes. As fontes moderadas incluem frutas, pão, cereais, peixe, ovos e queijo. Pasteurização ou cozimento destroem o folato.
- *Vitamina B12:* os humanos não produzem B12; as bactérias e os fungos, sim. Os animais necessitam dela, enquanto as plantas, não. Consequentemente, nossa principal fonte dietética de vitamina B12 é o consumo de tecido de origem animal, leite ou ovos. Frutos do mar, que vivem com dietas bacterianas, também são uma boa fonte dietética. Cabe salientar que B12 é necessária para o metabolismo normal do folato.

151. O que é anemia perniciosa?
Anemia perniciosa é uma anemia megaloblástica causada pela **ausência do fator intrínseco**. Fator intrínseco é uma glicoproteína liberada das células parietais gástricas que se liga à vitamina B12 para formar um complexo que é, por fim, absorvido no íleo terminal.

152. Uma criança de 10 meses de idade alimentada exclusivamente com leite de cabra provavelmente irá desenvolver que tipo de anemia?
Anemia megaloblástica, em consequência da deficiência de ácido fólico. O leite de cabra contém muito pouco ácido fólico comparado ao leite de vaca. Bebês que consomem grandes quantidades de leite de cabra – especificamente, se não estiverem recebendo suplementos significativos de alimentos sólidos – são suscetíveis a esse tipo de anemia. Além disso, o diagnóstico pode ser complicado pelo risco mais elevado de anemia por deficiência de ferro coexistente nessa faixa etária.

TRANSTORNOS PLAQUETÁRIOS

153. Como uma contagem de plaquetas pode ser estimada a partir de um esfregaço periférico?
Como regra, cada plaqueta visível em um campo microscópico de alta potência (objetiva de 100 x) representa 15.000 a 20.000 plaquetas/mm^3. Se são observados agrupamentos de plaquetas, a contagem é usualmente > 100.000/mm^3.

154. Quais são os principais processos fisiopatológicos que podem resultar em trombocitopenia?
- Destruição periférica.
- Coagulopatia por consumo.
- Sequestro esplênico.
- Falência da medula óssea.

155. Uma criança de 3 anos de idade previamente saudável desenvolve petéquias na mucosa, múltiplas equimoses e uma contagem de plaquetas de 20.000/mm^3 2 semanas após um período com catapora. Qual é o diagnóstico mais provável?
Púrpura trombocitopênica imune aguda (PTI). A PTI é um dos transtornos hemorrágicos mais comuns da infância, e a apresentação dos sintomas ocorre após a infecção em, aproximadamente, 50% dos casos.

156. Quais características microscópicas sugeririam um diagnóstico diferente de PTI em um paciente com uma contagem de plaquetas de 20.000/mm^3?
- Agrupamentos de plaquetas (fenômeno *in vitro* causado por ácido etilenodiamino tetra-acético [EDTA] que resulta em contagem de plaquetas artificialmente baixa).
- Blastócitos leucêmicos.
- Fragmentos de hemácias (sugerem uma etiologia microangiopática, como a síndrome hemolítico-urêmica ou a síndrome de Kasabach-Merritt).
- Plaquetas grandes (vistas em transtornos plaquetários herdados, tais como a síndrome de Bernard-Soulier, as síndromes MYH9, a síndrome de DiGeorge).
- Linfócitos atípicos (raramente ocorre trombocitopenia como parte de mononucleose infecciosa).
- Plaquetas uniformemente pequenas (uma característica da síndrome de Wiskott-Aldrich).

Trachil J, Hall GW: Is this immune thrombocytopenic purpura? *Arch Dis Child* 93:76–81, 2008.
Drachman JG: Inherited thrombocytopenia: when a low platelet count does not mean ITP, *Blood* 103:390–398, 2004.

157. Qual é a história natural de PTI aguda na infância?
Com ou sem tratamento médico, 50% a 60% dos pacientes com PTI aguda terão contagem normal de plaquetas depois de 1 a 3 meses do diagnóstico, e 75% apresentam-se bem após 6 meses. Depois de 1

ano, somente 10% das crianças com PTI permanecem trombocitopênicas, e algumas das crianças com PTI crônica ainda melhoram em 5 a 10 anos após o diagnóstico. Cerca de 5% dos pacientes têm PTI recorrente. Em virtude desse curso natural predominantemente benigno da PTI, é necessária uma análise cuidadosa antes de ser instituído um tratamento perigoso ou irreversível.

158. Em uma criança em torno de 2 anos de idade com suspeita de PTI, qual é a significância de baço palpável no exame?
Embora os pacientes com PTI raramente tenham uma ponta do baço palpável, a presença de esplenomegalia em um paciente com trombocitopenia justifica avaliação mais agressiva para um problema associado (p. ex., doenças vasculares do colágeno, hiperesplenismo, leucemia, transtorno de armazenamento do glicogênio).

159. Em pacientes com suspeita de PTI, deve ser feita uma avaliação da medula óssea?
Diretrizes recentes sugerem que, com PTI clássica, não há necessidade de um exame da medula óssea, mesmo em pacientes que não tiveram sucesso com IVIG e que podem precisar de esteroides. No entanto, se um paciente tiver características potencialmente compatíveis com um diagnóstico alternativo, como outras citopenias, organomegalia ou uma história e um exame físico atípicos, deverá ser considerada uma avaliação da medula óssea.

Neunert C, Lim W, Crowther M, et al: The American Society of Hematology 2011 evidence-based practice guideline for immune thrombocytopenia, *Blood* 117:4190–4207, 2011.

160. Quando deve ser feito tratamento médico para PTI aguda sem sangramento ativo?
Como o prognóstico no longo prazo não parece ser influenciado pelo tratamento médico, o manejo de uma criança recentemente diagnosticada com PTI e sem sangramento sério inclui observação e instruções específicas para precauções trombocitopênicas. Historicamente, a preocupação com contagens muito baixas de plaquetas (< 10.000/mm^3) era o risco de hemorragia intracraniana, que era rara (< 1% dos pacientes afetados), mas tinha taxas de mortalidade que variavam entre 30% e 50%. Contudo, dados atuais sugerem que os riscos de terapia antecipada em uma criança com sangramento mínimo ou sem sangramento compensam os benefícios potenciais. Deve ser considerada terapia antecipada para aqueles pacientes que possam não seguir as precauções trombocitopênicas (como os bebês ativos) ou aqueles que já tenham um sangramento significativo.

Cooper N: A review of the treatment of childhood immune thrombocytopenia: how can we provide an evidence-based approach? *Br J Haematol* 165:756–767, 2014.

161. Quais são as precauções trombocitopênicas em crianças?
O objetivo das precauções trombocitopênicas é prevenir trauma significativo em crianças que possam estar em risco de sangramento em consequência de PTI. Uma regra de ouro para as famílias é que a criança mantenha um dos pés no chão o tempo todo (sem escaladas, balanço, mergulho etc.), já que isso limita a altura da queda que uma criança poderia ter.

162. Como se comparam os tratamentos para PTI?
- **IVIG:** 0,8 a 1 g/kg/dia eleva a contagem de plaquetas em, aproximadamente, 85% dos pacientes. A resposta usualmente ocorre dentro de 48 horas e persiste por 3 a 4 semanas. Até 75% dos pacientes terão algum grau de reação adversa limitada (p. ex., náusea, vômitos, dores de cabeça, febre). IVIG é mais dispendiosa do que esteroides.
- **Corticosteroides:** corticosteroides são igualmente eficazes, mas os esteroides orais levam, aproximadamente, o dobro do tempo (4 dias) para elevar a contagem de plaquetas significativamente. O efeito dos esteroides pode ser multifatorial, porque os sinais de hemorragia tendem a diminuir antes que ocorra o aumento das plaquetas.
- **Imunoglobulina anti-D:** imunoglobulina anti-D (imunoglobulina com anticorpo Rh[D]) deve ser ministrada por via intravenosa em indivíduos com contagem de hemoglobina adequada, hemácias (Rh) D-positivo e função esplênica intacta. Ela é mais rapidamente ministrada do que IVIG, com uma proporção um pouco menor de respondentes.
- **Esplenectomia:** quando feita laparoscopicamente, a esplenectomia restaura com sucesso a contagem de plaquetas até níveis seguros (> 50 k/μL) ou normais (> 150 k/μL) em 75% a 80% dos pacientes que fracassam com tratamento medicamentoso. É necessária imunização pré-operatória contra bactérias encapsuladas para minimizar o risco de septicemia pós-esplenectomia; muitos também defendem a profilaxia com antibiótico oral no período pós-operatório.
- **Anti-CD20 (rituximab):** em casos graves refratários, a terapia com anticorpos direcionada para linfócitos B CD20 obteve algumas respostas parciais e completas, que são mantidas.

163. Quais crianças com PTI são candidatas à esplenectomia?
A esplenectomia melhora a contagem de plaquetas em até 90% dos pacientes. Como a remissão espontânea é comum em PTI aguda, a esplenectomia usualmente está limitada a sangramento com risco de vida e que não responde a terapias médicas. Pacientes com PTI que dura > 1 ano com sangramento continuado, trombocitopenia grave ou restrições inaceitáveis podem ser candidatos adequados à esplenectomia.

164. Quais avaliações devem ser consideradas em um paciente com trombocitopenia refratária persistente?
- Anticorpo antinuclear, DNA em dupla fita, C3, C4, p-ANCA (para excluir lúpus eritematoso sistêmico e outras doenças vasculares do colágeno).
- Níveis quantitativos de imunoglobulina, títulos pneumocócicos (para excluir deficiência imune variável comum).
- Aspiração ou biópsia da medula óssea (para avaliar possível síndrome mielodisplásica ou falência da medula).
- Estudos virais (incluindo reação em cadeia da polimerase para HIV, hepatite C, EBV, citomegalovírus, parvovírus e herpes vírus humano 6 e 8).

Kalpatthi R, Bussel JB: Diagnosis, pathophysiology and management of children with refractory immune thrombocytopenic purpura, *Curr Opin Pediatr* 20:8–16, 2008.

165. Como é diagnosticada e tratada a trombocitopenia aloimune neonatal?
A *trombocitopenia aloimune neonatal* pode ocorrer quando um feto expressa antígenos plaquetários herdados do pai que estão ausentes na mãe. Algumas mães, especialmente aquelas com tipos de "HLA" permissivo, formam anticorpos IgG que atravessam a placenta e causam trombocitopenia moderada a grave no feto. Bebês de mães com primeira gravidez podem ser afetados, e existe um alto risco de recorrência. Tanto a mãe quanto o pai devem fazer a tipagem dos aloantígenos plaquetários para incompatibilidade, e a mãe deve ser testada para anticorpos antiplaquetários IgG reconhecendo essa diferença. Numa segunda gravidez e gravidezes posteriores em risco, especialmente de hemorragia intracraniana, foi demonstrado que IVIG materna traz benefícios. Os bebês afetados devem receber plaquetas maternas lavadas; plaquetas combinadas com antígenos ou, em circunstâncias excepcionalmente extremas, plaquetas sem tipagem com ou sem tratamento concomitante com IVIG e esteroides. Encontra-se em investigação se a tipagem pré-natal das plaquetas traz benefícios na prevenção de proporção substancial de casos em primeira gravidez.

Bussel, JB, Sola-Visner, M: Current approaches to the evaluation and management of the fetus and neonate with immune thrombocytopenia, *Semin Perinatol* 33:35–42, 2009.

166. Em que condições de crianças é mais comumente vista a trombocitose?
- Infecções agudas (p. ex., infecções do trato respiratório superior e inferior).
- Infecções crônicas (p. ex., tuberculose).
- Anemia por deficiência de ferro.
- Anemia hemolítica.
- Medicações (p. ex., alcaloides da vinca, epinefrina, corticosteroides).
- Doença inflamatória (p. ex., doença de Kawasaki).
- Malignidade (p. ex., leucemia mielogênica ou megacariocítica crônica).

Chiarello P, Magnolia M, Rubino M, et al: Thrombocytosis in children, *Minerva Pediatr* 63:507–513, 2011.
Yohannan MD, Higgy KE, al-Mashhadani SA, Santhosh-Kumar CR: Thrombocitosis. Etiologic analysis of 663 patients, *Clin Pediatr* 33:340–343, 1994.

167. Que nível de trombocitose requer tratamento?
Uma contagem alta de plaquetas, na maioria das crianças, não parece ser a causa de morbidade significativa, porque frequentemente é transitória. Em alguns centros, é administrada aspirina em doses de 81 mg diariamente, quando a contagem de plaquetas excede $1,5 \times 10^6/mm^3$. A introdução precoce de terapia com aspirina pode ser mais importante se o paciente tiver outros problemas que possam contribuir para hiperviscosidade, como uma contagem alta de leucócitos ou nível alto de hemoglobina.

Denton A, Davis P: Extreme thrombocytosis in admissions to paediatric intensive care: no requirement for treatment, *Arch Dis Child* 92:515–516, 2007.

ANEMIA FALCIFORME

168. Qual é a mutação que resulta em anemia falciforme?
No gene β-globina no cromossomo 11, o décimo sétimo nucleotídeo é alterado de timina em adenina, e assim o sexto aminoácido na cadeia da β-globina se transforma em valina em vez de ácido glutâmico. Assim, a substituição de um único nucleotídeo (GTG por GAG) resulta na hemoglobina falciforme (HbS), a qual polimeriza em situação de baixa oxigenação, torna a hemácia mais rígida e causa lesão estrutural à membrana da hemácia. Essa alteração origina anemia hemolítica e contribui para a vaso-oclusão. A cadeia α é normal.

NHLBI Evidence Based Management of Sickle Cell Disease: Expert Panel Report 2014.
http://www.nhlbi.nih.gov/health-pro/guidelines/sickle-cell-disease-guidelines. Último acesso em 18 de mar. de 2015.
NHLBI Comprehensive Sickle Cell Centers: www.everithingsucklecell.com. Último acessado em 20 de mar. de 2015.
Associação para Anemia Falciforme da América: www.sicklecelldisease.org. Último acessado em 9 de jan. de 2015.

169. Por que a anemia falciforme frequentemente é assintomática durante os primeiros meses de vida?
Durante o período neonatal, a presença de grandes quantidades de hemoglobina fetal reduz o índice de polimerização de HbS e a transformação no formato das hemácias que contêm essa hemoglobina anormal. À medida que a quantidade de hemoglobina fetal diminui após os 3 a 6 meses de idade, os pacientes com anemia falciforme têm uma probabilidade cada vez maior de experimentar as primeiras manifestações clínicas.

170. Quais são os vários genótipos que podem causar a síndrome clínica da anemia falciforme?
Os genótipos dependem de quais dois genes que formam o componente da cadeia β. Em geral, a gravidade varia de [SS] > [Sβ^0-talassemia] > [SC] > [Sβ$^+$ talassemia] > [S associada a persistência de hemoglobina fetal hereditária (PHFH)]. As concentrações de hemoglobina aumentam de uma média de 6 a 8 g/dL com HbSS para 11 a 14 g/dL para HbS-PHFH, o que contribui para a variação na gravidade clínica. Somente talassemia Sβ$^+$ possui hemoglobina A na eletroforese (5% a 30%).

171. Quais são os dois principais mecanismos fisiopatológicos na anemia falciforme que causam as morbidades associadas à doença?
- **Hemólise:** hemácias falciformes passam por hemólise intravascular e extravascular, o que origina anemia, reticulose, icterícia, cálculos biliares e crise aplástica ocasional. Acredita-se agora que a hemólise crônica tenha impacto na utilização e na biodisponibilidade de NO (óxido nítrico), um agente vasoativo potente. Hemólise de longa duração foi associada a hipertensão pulmonar e insuficiência cardíaca direita.
- **Vaso-oclusão:** vaso-oclusões intermitentes e crônica resultam em exacerbações agudas (p. ex., crise dolorosa, AVC) e manifestações de doença crônica (p. ex., retinopatia, doença renal). A adesão de eritrócitos falciformes ao endotélio vascular inflamado é um componente patológico essencial. A ativação de leucócitos e plaquetas, bem como os componentes da cascata da proteína de coagulação, também é proeminente.

172. Um menino negro de 6 meses de idade tem inchaço doloroso de ambas as mãos. Qual é o diagnóstico mais provável?
Síndrome mão e pé, ou dactilite. Esta manifestação precoce comum de transtornos falciformes em bebês e crianças pequenas é caracterizada pelo inchaço doloroso das mãos, dos pés e dedos proximais e

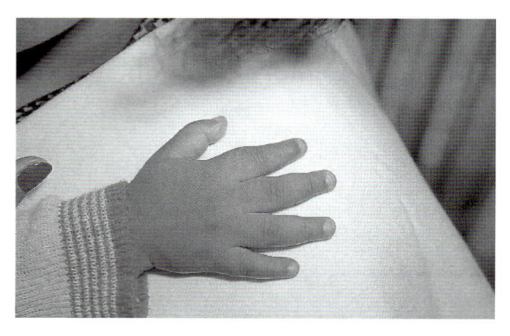

Figura 9-9. Edema dos dedos por dactilite. *(De Lissauer T, Clayden G:* Illustrated Textbook of Pediatrics, *London, 1997, Mosby, p 238.)*

dedos dos pés causado por infarto simétrico nos metacarpais, metatarsais e falanges (Fig. 9-9). A ausência de sinais sistêmicos, a presença de envolvimento simétrico e a pouca idade do paciente ajudam a distinguir a síndrome mão e pé da muito menos comum osteomielite, que também pode complicar a anemia falciforme.

173. Quando ocorre asplenia funcional em crianças com anemia falciforme?

Pode iniciar aos 5 ou 6 meses de idade e pode preceder a presença de corpos de Howell-Jolly no esfregaço periférico. A maioria das crianças com HbSS > 5 anos de idade tem asplenia funcional, com um baço pequeno e atrofiado. A experiência clínica indica que o período de risco aumentado de infecção bacteriana séria acompanha o desenvolvimento da asplenia funcional. Consequentemente, além das vacinas rotineiras, é recomendada profilaxia antibiótica com penicilina, começando aos 2 meses de idade. A perda da função esplênica usualmente ocorre mais tarde em pacientes com talassemia HbSC ou HbSβ^+ ou naqueles que estão recebendo terapia transfusional crônica.

174. Qual é a causa mais comum de morte em crianças com anemia falciforme?

Infecção. A disfunção esplênica causa aumento na suscetibilidade a meningite e septicemia (particularmente, pneumocócica). A incidência de infecção pode ser reduzida em 84% com penicilina ingerida diariamente por via oral e iniciada na primeira infância (antes dos 4 meses de idade) e continuada durante fase escolar. Embora os estudos não tenham demonstrado nenhum benefício adicional após os 5 anos de idade, muitos clínicos continuam a profilaxia com penicilina até os primeiros anos da adolescência. As vacinas antipneumocócica e antimeningocócica podem fornecer proteção adicional.

175. Quais são as quatro categorias principais de eventos agudos que requerem intervenção em pacientes com anemia falciforme?

- **Crise aplástica:** a hemoglobina pode cair de 10% a 15% por dia sem reticulocitose.
- **Crise hemolítica aguda:** pode ser precipitada hemólise aguda por infecção ou doença febril. A hemoglobina pode cair enquanto os níveis totais e indiretos de bilirrubina são elevados. A contagem de reticulócitos pode estar preservada ou elevada. Os pacientes apresentam icterícia e urina escura.
- **Eventos vaso-oclusivos:** incluem crises dolorosas (mais comuns), síndrome torácica aguda, eventos do sistema nervoso central (AVC) e priapismo.
- **Sequestro esplênico agudo:** pode ocorrer rapidamente, com hipotensão profunda e descompensação cardíaca.

Dover GJ, Platt OS: Sickle cell disease. In Nathan DG, Orkin SD, Ginsburg D: Look AT, editors: *Nathan and Oski's Hematology of Infancy and Childhood*, ed 6. Philadelphia, 2003, WB Saunders, p 802.

176. Como deve ser manejada uma criança com evento vaso-oclusivo (doloroso)?

Para pacientes ambulatoriais com uma crise dolorosa aguda, o ibuprofeno ou acetaminofeno e a codeína são escolhas razoáveis. Pacientes com crises intensamente dolorosas requerem atendimento em hospital-dia ou internação para analgesia opioide (incluindo morfina), idealmente dada por via intravenosa. O uso de meperidina nessa situação não é mais recomendado, a não ser que o paciente tenha uma preferência específica pela medicação ou alergia a outros derivativos da morfina. A analgesia controlada pelo paciente oferece o benefício duplo de uma infusão constante e bolos intermitentes de um analgésico. Outros agentes suplementares, incluindo analgésicos não esteroidais (p. ex., cetorolaco) e agentes vasodilatadores ativos (p. ex., arginina), estão em estudo. Para crises graves, transfusões de sangue para reduzir a porcentagem de células falciformes para < 30% podem ser benéficas como parte de uma abordagem da dor multimodal.*

177. Uma criança de 15 meses de idade com anemia falciforme apresenta palidez e fadiga, mas sem icterícia. No exame, seu baço é palpável na altura do umbigo. Qual é o diagnóstico e como ela deve ser manejada?

O sequestro esplênico agudo representa uma situação de emergência e é a segunda causa principal de morte em crianças pequenas com anemia falciforme. Este problema clínico é, principalmente, um choque hipovolêmico em consequência do acúmulo de sangue no baço agudamente aumentado. O nível de hemoglobina pode cair até 1 a 2 g/dL. O principal esforço terapêutico deve ser direcionado para a substituição de volume com qualquer líquido que esteja acessível. Na maioria dos casos, solução sali-

---

* N. do T.: Recentemente, o FDA emitiu um parecer visando evitar o uso de codeína em crianças menores de 12 anos pelo risco de depressão respiratória.
https://www.fda.gov/Drugs/DrugSafety/ucm549679.htm acessado em 01/05/2017.

na normal ou soluções coloides serão adequadas até que sangue apropriadamente compatível esteja disponível. Os pacientes podem passar por "autotransfusão", em que, após um bolo de líquido, o baço começa a encolher e as hemácias anteriormente retidas entram novamente na circulação, elevando a hemoglobina para além do que se esperaria com transfusão ou líquidos isoladamente. O monitoramento cuidadoso da hemoglobina e a repetição da avaliação do tamanho do baço são essenciais para assegurar que o paciente não se torne policitêmico. Pode ser considerada esplenectomia para pacientes com sequestro esplênico recorrente.

Yawn BP, Buchanan GR, Afenyi-Annan AN, et al: Management of sickle cell disease: summary of the 2014 evidence-based report by expert panel members, *JAMA* 312:1033–1048, 2014.

178. O que é a "síndrome torácica aguda" em pacientes com anemia falciforme?

A *síndrome torácica aguda* se refere à constelação de achados (p. ex., febre, tosse, dor torácica, infiltrados pulmonares) que podem se parecer com pneumonia ou infarto pulmonar. O mecanismo exato é desconhecido, e a causa provavelmente é multifatorial. Várias infecções (p. ex., viral, clamidial, micoplasmática) podem iniciar inflamação respiratória, que, em última análise, causa hipóxia localizada, resultando em hemácias em foice no sítio pulmonar. Infarto das costelas e de outros ossos também pode ocorrer, e a hipoventilação pode resultar do uso de contenção torácica. Constata-se que ocorre embolia pulmonar gordurosa, particularmente no contexto de uma crise óssea dolorosa anterior (p. ex., coxa).

Zar HJ: Etiology of sickle cell chest, *Pediatr Pulmon* 26:S188–S190, 2004.

179. Como deve ser tratada a síndrome torácica aguda em pacientes com anemia falciforme?

- **Agressivamente**, porque é possível a progressão rápida para insuficiência respiratória.
- **Otimização da ventilação** é vital, incluindo oxigênio suplementar, analgésicos adequados para minimizar uso de contenção torácica, espirometria de incentivo e outras medidas possíveis (p. ex., broncodilatadores, óxido nitroso).
- **Hidratação criteriosa:** hidratação excessivamente vigorosa pode provocar edema pulmonar.
- **Antibióticos:** devem ser dados tipicamente para abranger *Chlamydia*, *Mycoplasma* e *Streptococcus pneumoniae*.
- **Transfusão de sangue**, incluindo eritrocitoaférese (transfusão de RBCs automatizada), demonstrou melhorar a condição dos pacientes com síndrome torácica aguda; isso deve ser considerado para pacientes com doença grave ou que pioram.

Rees DC, Williams TN, Gladwin MT: Sickle-cell disease, *Lancet* 376:2018–2031, 2010.
Graham LM: Sickle cell disease: Pulmonary management options, *Pediatr Pulmonol* 26:S191–S193, 2004.

180. Com que frequência priapismo é um problema em crianças com anemia falciforme?

O priapismo é uma ereção indesejada e dolorosa que usualmente não está relacionada à atividade sexual. Esta é uma morbidade subvalorizada em adolescentes com anemia falciforme, usualmente ocorrendo, pelo menos, uma vez até os 20 anos e tipicamente aos 12 anos de idade. A maioria dos pacientes não conhece o termo e as consequências; intervenções urológicas precoces podem prevenir fibrose peniana e impotência irreversíveis.

Rachid-Filho D, Cavalcanti AG, Favorito LA, et al: Treatment of recurrent priapism in sickle cell anemia with finasteride: a new approach, *Urology* 74:1054–1057, 2009.
Maples BL, Hageman TM: Treatment of priapism in pediatric patients with sickle cell disease, *Am J Health Sys Pharm* 61:355–363, 2004.

181. Quais são algumas das morbidades de longo prazo associadas à anemia falciforme?

- AVC.
- Doença pulmonar crônica.
- Insuficiência renal.
- Insuficiência cardíaca congestiva.
- Lesão na retina.
- Úlceras nas pernas.
- Necrose asséptica do quadril e do ombro.
- Crescimento deficiente.

182. Como pode ser prevenido AVC em crianças com anemia falciforme?

Crianças com anemia falciforme estão em risco aumentado de AVC. O risco de AVC aumenta e tem seu pico em torno de 2 a 5 anos de idade e depois declina, aumentando novamente apenas no fim da adolescência e durante a idade adulta. Para prevenir AVC precoce, as crianças (2 a 16 anos) devem se submeter a rastreamento anual com ultrassonografia transcraniana com Doppler (UTD) para avaliar as velocidades do fluxo dos vasos intracranianos. Velocidades elevadas são preditivas de risco aumentado de AVC. **Transfusões de sangue regulares** são uma estratégia eficaz de prevenção primária para prevenir AVCs. O objetivo da terapia transfusional é manter a porcentagem de HbS abaixo de 30%. Crianças que já sofreram um AVC também se beneficiam de transfusões regulares como um método de prevenção secundária.

Yawn BP, Buchanan GR, Afenyi-Annan AN, et al: Management of sickle cell disease: summary of the 2014 evidence-based report by expert panel members, *JAMA* 312:1033–1048, 2014.
Armstrong-Wells J. Grimes B. Sidney S, et al: Utilization of TCD screening for primary stroke prevention in children with sickle cell disease, *Neurology* 72:1316–1321, 2009.

183. Se iniciadas para prevenção primária ou secundária de AVC, quando as transfusões de sangue devem ser descontinuadas?

Atualmente, não há recomendação clara sobre quando é seguro descontinuar as transfusões de rotina para prevenção primária ou secundária de AVC. Os pacientes podem ter normalização das suas UTDs enquanto estão recebendo transfusões crônicas; no entanto, depois de interrompido um programa de transfusão de rotina, eles podem rapidamente reverter para suas velocidades de alto risco. Um grande estudo tentou fazer a transição de pacientes com uma história de AVC de transfusões para hidroxiureia combinada com flebotomia, num esforço para manter o mesmo nível de proteção contra AVC enquanto também é aliviada a carga de ferro transfusional. Entretanto, o estudo foi encerrado precocemente, porque os investigadores observaram um aumento nos eventos de AVC sem um decréscimo na carga de ferro.

Ware RE and Helms RW: Stroke with transfusions changing to hydroxyurea, *Blood* 119:3925–3932, 2012.
Adams RJ and Brambilla D: Discounting prophylactic transfusions used to prevent stroke in sickle cell disease, *N Engl J Med* 353:2769–2778, 2005.

184. Qual é o mecanismo primário pelo qual hidroxiureia é benéfica para anemia falciforme?

A *hidroxiureia* é uma droga citotóxica que tem sido usada, principalmente, para tratar leucemia mielogênica crônica e policitemia vera. Entretanto, seu uso demonstrou **aumentar os totais de hemoglobina F (HbF)**. Ainda não se sabe se isso se deve aos efeitos diretos nos sítios de transcrição da cadeia γ ou à produção preferencial da cadeia γ durante a regeneração eritroide depois do insulto citotóxico. As concentrações aumentadas de HbF (particularmente > 20%) estão associadas à redução falciforme das hemácias e à redução da hemólise, o que resulta no aumento da hemoglobina. Clinicamente, os pacientes experimentam menos eventos vaso-oclusivos dolorosos, episódios de síndrome torácica aguda, necessidade de transfusões e hospitalizações. Ainda não está claro se a hidroxiureia pode prevenir ou reverter lesão ao órgão.

Platt OS: Hydroxyurea for the treatment of sickle cell anemia, *N Engl J Med* 358:1362–1369, 2008.
Strouse JJ, Lanzkron S, Beach MC, et al: Hydroxyurea for sickle cell disease: a systematic review for efficacy and toxicity in children, *Pediatrics* 122:1332–1342, 2008.

185. Tratamento com hidroxiureia em crianças pequenas: com que precocidade e o quanto é benéfico?

Bebês (9 meses a 18 meses) têm usado hidroxiureia (dose máxima de 20 mg/kg/dia) com toxicidade mínima e sem taxa de infecção aumentada. Em um ensaio controlado randomizado de Fase 3 recente, comparando hidroxiureia com placebo, os bebês que iniciaram tratamento com hidroxiureia tiveram índices mais baixos de eventos vaso-oclusivos recorrentes, dactilia, síndrome torácica aguda, transfusão e hospitalização. Os índices de velocidade de UTD também eram mais baixos, embora ainda não esteja claro se isso se traduz em risco reduzido de AVC. Não houve diferenças significativas entre os grupos quanto à função esplênica e renal.

Thornburg CD, Files BA, Luo Z, et al: Impact of hydroxyurea on clinical events in the BABY HUG trial, *Blood* 120:4304–4310, 2012.
Wang WC, Ware RE, Miller ST, et al: Hydroxycarbamide in very young children with sickle-cell anemia: a multicenter, randomized, controlled trial (BABY HUG), *Lancet* 377:1663–1672, 2011.

186. O quanto é comum o traço da célula falciforme nos Estados Unidos?
Ocorre heterozigosidade para o gene falciforme em, aproximadamente, 8% dos negros nos Estados Unidos; 3% dos hispânicos no lado leste dos Estados Unidos; e uma porcentagem muito menor de indivíduos de herança italiana, grega, árabe e indiana tipo veda. Cabe salientar que 2% dos negros nos Estados Unidos têm o traço da hemoglobina C.

187. O traço da célula falciforme tem morbidade significativa?
Sob condições fisiológicas normais, nenhuma morbidade significativa está associada ao traço da célula falciforme. As hemácias em indivíduos com traço de célula falciforme contêm apenas 30% a 40% de hemoglobina falciforme, o que é insuficiente para causar anemia falciforme. No entanto, em contextos hipóxicos, pode ocorrer a forma em foice das hemácias. Partes do rim podem ter concentrações de oxigênio fisiologicamente baixas, que podem interferir na função e levam a uma incapacidade de concentrar urina (hipostenúria) e hematúria (usualmente, microscópica e assintomática). Em altas altitudes (p. ex., ao escalar montanhas ou em uma aeronave despressurizada), é possível infarto esplênico.

PONTOS-CHAVE: DOENÇA FALCIFORME

1. Uma mutação genética leva a uma cadeia anormal de ß-globina, que promove a polimerização da hemoglobina e forma em foice das hemácias no contexto de hipóxia.
2. Oito por cento dos negros têm o traço da célula falciforme.
3. Os eventos agudos incluem os tipos aplástico, hemolítico, vaso-oclusivo e sequestro.
4. O risco de infecção bacteriana grave é aumentado entre estes pacientes em consequência de asplenia funcional.
5. Dactilia (inchaço doloroso de mão/pé) frequentemente é a manifestação mais precoce.

---

188. Qual é a segunda variante de hemoglobina mais comum no mundo?
Hemoglobina E. Essa variante é particularmente alta na população do sudeste da Ásia (especialmente, aqueles de herança laociana, tailandesa e cambojana). Os heterozigotos são assintomáticos; os homozigotos podem ter uma anemia microcítica leve. Os achados anormais mais comuns em um esfregaço periférico são microcitose e células em alvo.

TALASSEMIA

189. O que são as talassemias?
As *talassemias* são um grupo heterogêneo de transtornos de anemia hereditária devidos à *produção diminuída ou ausente da cadeia de globina normal*. Normalmente, quatro genes α-globina e dois β-globina são expressos para produzir a proteína globina tetramérica, que então se combina com uma fração de heme para produzir a hemoglobina predominante, que é encontrada nos glóbulos vermelhos, HbA (subunidades $\alpha_2\beta_2$). Dependendo do número de genes que são deletados, a produção de cadeias de polipeptídeos é diminuída. Em pacientes com α-talassemia, a produção de α-globulina é reduzida. Quando uma classe de cadeias polipeptídicas é diminuída, isso leva a um excesso relativo da outra cadeia. O resultado é eritropoiese ineficaz, precipitação de hemoglobinas instáveis e hemólise como resultado de destruição intramedular das hemácias.

190. Quando a β-talassemia foi descrita pela primeira vez?
Embora sua incidência seja mais alta na região mediterrânea, a β-talassemia foi descrita pela primeira vez por um hematologista, Dr. Denton Cooley, em 1925, em Detroit. Por que Detroit, e não Europa, para o primeiro reconhecimento? A especulação é que a condição tenha sido pensada, inicialmente, como sendo malária, endêmica naquela região e com características clínicas de hemólise, anemia e esplenomegalia.

Weatherall DJ, Clegg JB: historical perspectives: the many and diverse routes to our current understanding of the thalassemias. In Weatherall DJ Clegg JB, editors: *The Thalassemia Syndromes*, ed 4. Oxford, 2001, Blackwell Science, p 3.

---

191. O que justifica a variabilidade na expressão clínica das talassemias?
A heterogeneidade clínica resulta da variabilidade no número de deleções genéticas (particularmente em α-talassemia). Como regra, quanto maior o número de deleções, mais graves os sintomas. Um grande número de mutações pontuais foi identificado em várias populações; isso pode contribuir para a diversidade fenotípica. Além disso, a herança de outros genes da talassemia (p. ex., δ-talassemia) ou a persistência de hemoglobina fetal pode modificar o curso clínico.

HEMATOLOGIA

192. Como é feito o diagnóstico de talassemia na maioria dos laboratórios de análise clínica?
A β-talassemia homozigota é detectada pela ausência (β⁰) ou redução (β⁺) da quantidade de HbA ($\alpha_2\beta_2$) em relação à HbF ($\alpha_2\gamma_2$ ou hemoglobina fetal) na eletroforese da hemoglobina. O estado do portador de β-talassemia é caracterizado por um baixo volume celular médio e, na maioria dos casos, um nível aumentado de HbA2 ($\alpha_2\delta_2$) ou HbF. Os níveis dessas duas hemoglobinas são medidos com maior precisão por cromatografia em coluna. A estimativa ou a quantificação a partir dos padrões eletroforéticos frequentemente é enganadora. O traço de α-talassemia permanece sendo um diagnóstico de exclusão (baixo volume celular médio na ausência de uma causa identificável) no laboratório de análises clínicas, embora a enumeração dos genes α ausentes para a maioria das deleções comuns em populações étnicas específicas seja obtida por meio de técnicas moleculares. Testes mais recentes do DNA baseados na reação em cadeia da polimerase para as variantes comuns se tornaram muito úteis.

193. Descreva as características clínicas das síndromes de α-talassemia.
Quando todos os quatro genes da α-globina estão ausentes ou são não funcionais, isso resulta em anemia intrauterina grave e hidropisia fetal. Terapia extraordinária, como transfusão *in útero,* pode resultar em sobrevivência. A ausência de três genes α-globina funcionais resulta em doença HbH, que é uma anemia crônica moderada a grave com icterícia e esplenomegalia que pode necessitar de terapia transfusional de hemácias. A ausência de dois genes α-globina está associada a anemia microcítica leve. A ausência de um gene α-globina é clinicamente silenciosa (Tabela 9-5).

Tabela 9-5. Características Clínicas de α-Talassemia

SÍNDROME	GENÓTIPO USUAL	NÚMERO DE GENES α	CARACTERÍSTICAS CLÍNICAS
Normal	αα/αα	4	Normais
Portador silencioso	α-/αα	3	Normais
Traço de α-talassemia	α-/α-	2	Anemia microcítica leve
Doença de HbH	--/αα	1	Anemia microcítica moderada Esplenomegalia Icterícia

194. O que é hemoglobina Barts?
Hemoglobina Barts é um tetrâmero de cadeias γ frequentemente observado no rastreio de recém-nascidos virtude de deleções na cadeia α. Ela pode estar presente, em graus variados, no contexto do traço de talassemia α, doença HbH ou hidropisia fetal.

195. Quais são as características clínica das síndromes de β-talassemia?
- **Talassemia menor:** anemia mínima ou ausente (hemoglobina 9 a 12 g/dL); microcitose; contagem elevada de hemácias; sem necessidade de transfusão.
- **Talassemia intermédia:** anemia microcítica com hemoglobina usualmente > 7 g/dL, falha no crescimento, hepatoesplenomegalia, hiperbilirrubinemia, face talassêmica (*i. e.,* testa proeminente, má oclusão mandibular, eminências malares proeminentes devidas a hematopoiese extramedular) se desenvolve entre as idades de 2 e 5 anos; necessidades intermitentes ou variáveis de transfusão.
- **Talassemia maior** (anemia de Cooley): anemia grave (hemoglobina 1 a 6 g/dl), usualmente durante o primeiro ano de vida; hepatoesplenomegalia; falha no crescimento; dependente de transfusão.

Olivieri NF: The beta-thalassemias, *N Engl J Med* 341:99–109, 1999.

196. Como deficiência de ferro coexistente aumenta a dificuldade de diagnosticar β-talassemia?
O traço de β-talassemia é usualmente diagnosticado por eletroforese de hemoglobina, com hemoglobinas quantitativas revelando níveis elevados de HbA2 e/ou HbF. A deficiência de ferro pode causar uma diminuição de HbA2, mascarando dessa forma o diagnóstico. Com reposição de ferro, a hemoglobina A2 irá aumentar os níveis elevados esperados vistos em pacientes com o traço da β-talassemia.

CAPÍTULO 9

197. Quais são os efeitos adversos da sobrecarga de ferro transfusional crônica em crianças com talassemia?
- Os **efeitos cardíacos** incluem insuficiência cardíaca congestiva; disritmias; e, menos frequentemente, pericardite. O exame de imagem por RM cardíaca T2 é tanto diagnóstico quanto prognóstico. Deposição cardíaca de ferro significativa prediz os índices de insuficiência e arritmia cardíaca durante o ano seguinte.
- Os **efeitos endócrinos** incluem atrasos no crescimento e no desenvolvimento sexual, hipoparatireoidismo e hipotireoidismo. Diabetes em consequência de sobrecarga de ferro é irreversível, mesmo com quelação intensiva.
- Os **efeitos hepáticos** incluem fibrose hepática progressiva e cirrose. O monitoramento com imagem por RM cuidadosa é recomendado.

Kirk P, Roughton M, Porter JB, et al: Cardiac T2* magnetic resonance for prediction of cardiac complications in thalassemia major, *Circulation* 120:1961–1968, 2009.

198. Quais são as duas doenças mais comuns associadas à sobrecarga de ferro relacionada à transfusão?
Talassemia maior e anemia falciforme.

199. Como você reduz o acúmulo de ferro em crianças que requerem transfusões repetidas?
- **Terapia de quelação:** deferoxamina subcutânea ou intravenosa tem sido a terapia padrão para sobrecarga transfusional; no entanto, novos queladores de ferro orais, que incluem deferasirox diariamente e três vezes ao dia de deferiprona, demonstraram eficácia como agentes únicos. Estudos da terapia de quelação demonstram perfis de toxicidade aceitáveis, com melhora no status do ferro.
- **Esplenectomia:** é usada primariamente em pacientes com talassemia (e um pequeno subgrupo de pacientes com anemia falciforme) que têm hiperesplenismo, que resulta na destruição prematura das hemácias e maior necessidade de transfusão.
- **Dieta:** beber chá com as refeições reduz a absorção dietética de ferro e pode ser mais útil em pacientes com doenças como talassemia intermédia, na qual a maior parte do ferro em excesso provém da dieta.
- **Eritrocitaférese:** eritrocitaférese automatizada (troca de glóbulos vermelhos) em vez de repetidas transfusões simples pode reduzir acentuadamente a carga de ferro transfusional em pacientes com anemia falciforme.

Lo L, Singer ST: Thalassemia: Current approach to an old disease, *Pediatr Clin North Am* 49:1165–1192, 2002.

200. Além da carga de ferro, quais são os riscos adicionais da terapia de transfusão crônica?
Pacientes em terapia de transfusão crônica estão em risco de **aloimunização para antígenos de hemácias**, que podem fazer das transfusões um desafio a ser enfrentado, ou antígenos HLA, que podem fazer do transplante de medula óssea (TMO) um desafio. Em toda transfusão, os pacientes experimentam um contínuo risco de infecção relacionada com a transfusão e um risco de experimentar uma reação à transfusão.

PONTOS-CHAVE: TALASSEMIA
1. Hemoglobina normal (HbA): tetrâmero de duas cadeias α e duas β.
2. Associada à redução quantitativa na síntese da globina.
3. β-talassemia homozigota é a forma mais grave, com palidez, icterícia, hepatoesplenomegalia, retardo no crescimento.
4. Expansão dos ossos faciais resultante de hematopoiese extramedular.
5. A gravidade da α-talassemia depende do número de genes deletados (1 a 4).
6. α-talassemia: mais comum entre pessoas de etnia do sudeste da Ásia.
7. β-talassemia: mais comum em pessoas de etnia mediterrânea.

ASPECTOS DA TRANSFUSÃO

201. Qual é a diferença entre o teste de Coombs direto e o indireto?
- **Teste direto:** o soro de Coombs (globulina anti-humana) é acrescentado diretamente às hemácias lavadas de um paciente. A ocorrência de aglutinação significa que as hemácias do paciente foram envolvidas *in vivo* por um anticorpo. O teste de Coombs direto é vital para o diagnóstico de AHAIs.

- **Teste indireto:** envolve a incubação do soro de um paciente com hemácias de um tipo conhecido e o acréscimo de soro de Coombs. Caso ocorra sensibilização *in vitro*, resultará aglutinação, o que indica que os anticorpos no soro estão se ligando aos antígenos das hemácias. O teste indireto é a chave para testar compatibilidade sanguínea.

202. Qual é a diferença entre tipagem sanguínea direta e reversa?

Um *tipo direto* determina os antígenos nas hemácias do paciente ou doador. Ele usa anticorpos monoclonais reagentes contra A ou B ou Rh(D) e testa a aglutinação. Um *tipo reverso* determina anticorpos no soro ou plasma de um paciente ou doador. Ele testa a aglutinação com hemácias de um fenótipo conhecido, assegurando que o paciente tem anticorpos apropriados com formação natural (isoaglutininas anti-A ou anti-B). Fora do período neonatal e lactente inicial (> 4 meses de idade), tanto um teste direto quanto um reverso devem ser realizados para que um paciente tenha um tipo ABO válido.

203. O que pode fazer com que um paciente seja ABO indeterminado?

Inconsistências com o tipo direto ou reverso podem fazer com que um paciente seja ABO indeterminado. Uma transfusão compatível, mas fora do grupo, pode fazer com que o paciente seja ABO indeterminado tanto na direção direta quanto reversa. Frequentemente, isso terá resultados de "campo misto", em que o exame laboratorial permite observar duas populações de células. Bebês com < 4 meses de idade podem não ter desenvolvidas as isoaglutininas de formação natural, portanto o tipo reverso pode ser inválido e, portanto, não é necessário o resultado das suas amostras. Geralmente, o tipo reverso se resolve entre os 6 meses e 1 ano de idade. Leucemia ou uma história de transplante de medula óssea pode fazer com que um paciente seja ABO indeterminado. Hipogamaglobulinemia pode fazer com que um paciente não possua suas aglutininas séricas apropriadas, causando uma discrepância no tipo reverso. Em contrapartida, infusão de IVIG, um autoanticorpo frio ou um aloanticorpo frio, pode causar reatividade excessiva no tipo reverso, dessa forma tornando o paciente ABO indeterminado.

204. O que é um anticorpo de hemácia que se forma naturalmente?

Os aloanticorpos de hemácias são anticorpos contra antígenos de hemácia que o paciente não possui. Eles usualmente são formados somente após a exposição a esses antígenos por meio de transfusão ou gravidez. No entanto, existem alguns aloanticorpos (como anti-A e anti-B) que não requerem essa exposição. Isso ocorre porque antígenos similares são amplamente expressos na natureza (p. ex., aeroalérgenos, flora intestinal), e assim o indivíduo é exposto "naturalmente".

205. Qual é a diferença entre um tipo e um rastreio e um tipo e cruzado (*i. e.*, tipagem e prova cruzada)?

Quando *um tipo e um rastreio* é realizado, tanto um tipo direto quanto um reverso são realizados na amostra do paciente. Além disso, o soro ou plasma do paciente é, então, incubado com hemácias de um fenótipo conhecido para avaliar a presença de aloanticorpos. Quando *a prova cruzada* é realizada, a amostra do paciente tem todos os elementos de um tipo e um rastreio realizado, mas então o plasma ou o soro do paciente é testado com hemácias de unidades de sangue potencialmente compatíveis. Se compatíveis, essas unidades são reservadas para o paciente.

206. Quais são as indicações para o uso de hemácias leucorreduzidas?

Quando glóbulos vermelhos concentrados são preparados a partir do sangue total e depois filtrados, a maioria dos glóbulos brancos remanescentes é removida do produto. Como reações transfusionais febris são usualmente o resultado dos leucócitos, devem ser usados produtos filtrados para pacientes que experimentaram essas reações a transfusões sanguíneas prévias. Glóbulos vermelhos filtrados também são eficazes para a redução da transmissão de citomegalovírus em indivíduos em risco. Além disso, o uso de componentes de sangue filtrado reduz o risco de aloimunização a HLA, que é desejável para pacientes que se submeteram a transfusões repetidas e para aqueles que podem precisar de transplante de células-tronco ou de órgão sólido.

207. Qual é o volume sanguíneo total estimado em crianças?

A estimativa do volume sanguíneo depende da idade e do peso. Crianças maiores têm uma proporção menor do seu peso como sangue, quando comparadas com crianças menores. Como regra de ouro, o volume sanguíneo é estimado da seguinte forma:
Crianças com > 3 meses de idade: 70 mL/kg.
Bebês prematuros: 90 a 100 mL/kg.
Bebês a termo: 80 a 90 mL/kg.

Morley SL: Red blood cell transfusions in acute paediatrics, *Arch Dis Child Pract Ed* 94:65–73, 2009.

208. Qual é o limiar de transfusão de hemácias para bebês com < 4 meses de idade?

Os limiares de transfusão variam significativamente de acordo com a idade gestacional, a idade pós-natal e a condição clínica em razão da fisiologia complexa dos recém-nascidos e bebês pequenos. Em um esforço para limitar os riscos associados a transfusões, práticas restritivas de transfusão estão sendo examinadas para determinar se as exigências reduzidas de transfusão podem ser usadas sem aumento na morbidade e mortalidade. Um conjunto de diretrizes propostas é o seguinte:

- Hct < 20% com baixa contagem de reticulócitos e anemia sintomática.
- Hct < 30% requerendo uso de oxigênio ou apresentando sintomas significativos, incluindo apneia, bradicardia, taquicardia ou taquipneia.
- Hct < 35% em > 35% de oxigênio por capacete ou aumentando suporte ventilatório.
- Hct < 45% na oxigenação da membrana extracorpórea (ECMO) ou com doença cardíaca cianótica congênita.

Kirplani H, Whyte RK, Andersen C, et al: The Premature Infants in Need of Transfusion (PINT) study: a randomized, controlled trial of a restrictive (low) *versus* liberal (high) transfusion threshold for extremely low birth weight infants, *J Pediatr* 149:301–307, 2006.
Roseff SD, Luban NLC, Manno CS: Guidelines for assessing appropriateness of pediatric transfusion, *Tranfusion* 42:1398–1413, 2002.

209. Qual é o limiar para transfusão de concentrado de hemácias (CHAD) para crianças com > 4 meses de idade?

Os limiares para transfusão variam significativamente de acordo com a idade e o status clínico também em crianças mais velhas. Um estudo envolvendo 637 crianças em uma UTI pediátrica não encontrou diferenças entre o uso de limiares de hemoglobina de 7 g/dL *versus* 9,5 g/dL como o limiar para transfusão. Um conjunto de diretrizes propostas é o seguinte:

- Hct < 24% com sintomas de anemia.
- Perda sanguínea aguda (> 15%) não responsiva a outras intervenções.
- Hct < 40% em ECMO ou doença cardiopulmonar grave.
- Doença falciforme com AVC, tórax agudo, anemia sintomática, sequestro esplênico, pré-cirurgicamente, se anestesia geral, visando a Hb de 10 g/dL.
- Transfusão crônica para pacientes com falha na produção de hemácias (β-talassemia, anemia de Diamond-Blackfan etc.), visando a Hb de 10 a 12 g/dL.

Lacroix J, Herbert PC, Hutchison JS, et al: Transfusion strategies for patients in pediatric intensive care units, *N Engl J Med* 356:1609–1619, 2007.
Roseff SD, Luban NLC, Manno CS: Guidelines for assessing appropriateness of pediatric transfusion, *Transfusion* 42:1398–1413, 2002.

210. Em pacientes com anemia crônica grave, com que rapidez as transfusões podem ser administradas?

Quando a anemia é crônica, ocorreu adaptação cardiovascular e um volume sanguíneo relativamente normal. Transfusões excessivamente rápidas podem levar a insuficiência cardíaca congestiva. Para pacientes com um nível de hemoglobina de < 5 g/dL que não exibe sinais de insuficiência cardíaca, um regime seguro é transfundir CHAD numa taxa de 1 a 2 mL/kg por hora por meio de infusão contínua até que o alvo desejado seja atingido. Na maioria dos pacientes, 1 mL/kg irá elevar o nível do hematócrito em 1%. Pode ser considerado o uso criterioso de um diurético como furosemida (ou eritrocitaférese automatizada, em crianças maiores).

Jayabose S, Tugal O, Ruddy R, et al: Transfusion therapy for severe anemia, *Am J Pediatr Hematol Oncol* 15:324–327, 1993.

211. Com doses típicas, quais são os aumentos esperados e a média provável de sobrevivência de CHAD, concentrado de plaquetas e plasma fresco congelado?

Ver Tabela 9-6.

HEMATOLOGIA

Tabela 9-6. Fatos Rápidos sobre a Dose de Administração de Produtos Sanguíneos

PRODUTO	DOSE	AUMENTO ESPERADO	SOBREVIVÊNCIA
CHAD	10-15 mL/kg	10 mL/kg aumenta Hb em 2-3 g/dL	Pode persistir por 60-90 dias na circulação
Plaquetas	10 mL/kg ou 0,1-0,2 unidade/kg	40 k/μL	Horas a dias
FFP	10-15 mL/kg	1 mL/kg aumenta os níveis do fator em 1%	4-6 horas

FFP, plasma fresco congelado; *CHAD*, concentrado de hemácias.

212. Quais são os componentes do crioprecipitado?

Crioprecipitado é um produto plasmático de fatores concentrados VIII, XIII, vWF e fibrinogênio que se precipita enquanto o plasma fresco congelado é descongelado, sendo coletado por centrifugação. As indicações para uso incluem situações em que concentrados e fator específico não estão disponíveis (p. ex., hemofilia), reversão da anticoagulação ou CIVD. O concentrado de fibrinogênio também está disponível para crianças com deficiências congênitas de fibrinogênio, incluindo afibrinogenemia e hipofibrinogenemia.

213. Quais são os tipos mais comuns de reações transfusionais?

Reações transfusionais ocorrem infrequentemente, com aproximadamente 2 a 7 eventos por 1.000 unidades transfundidas. No entanto, essas reações podem ser sérias e até mesmo fatais. As reações transfusionais mais comuns são as **reações transfusionais febris não hemolíticas**. Os pacientes experimentam febre e calafrios, sem evidências de hemólise, enquanto recebem uma transfusão ou várias horas depois. Os pacientes podem ser tratados com antipiréticos e meperidina, se os calafrios forem significativos. **Reações transfusionais alérgicas** são o segundo tipo mais comum. Ocorrem frequentemente com plasma fresco congelado ou contendo plaquetas, e os sintomas podem variar de urticária leve e prurido a anafilaxia significativa com hipotensão e angioedema. Anti-histamínas, esteroides ou epinefrina podem ser necessários, dependendo da gravidade da reação.

214. Qual é a causa mais comum de morte relacionada à transfusão nos Estados Unidos?

Lesão pulmonar aguda relacionada à transfusão (TRALI) é a causa mais comum de transfusão relacionada à morte. A TRALI é caracterizada como angústia respiratória aguda com infiltrados pulmonares bilaterais e hipóxia dentro de 6 horas da transfusão. HLA e anticorpos contra antígenos neutrofílicos humanos (HNA) foram implicados na patogênese desta síndrome.

215. Qual é a diferença entre uma reação transfusional hemolítica aguda e uma reação transfusional hemolítica tardia?

Reações transfusionais hemolíticas agudas resultam em hemólise rápida durante ou dentro de 24 horas de uma infusão de produtos sanguíneos incompatíveis. Frequentemente, elas se devem a transfusões ABO incompatíveis. Os pacientes podem experimentar febre, calafrios, dores nas costas e uma sensação de "desgraça iminente". Também podem ter hemoglobinúria, que pode resultar em insuficiência renal. Fluidos, manitol e outras medidas de cuidados de apoio podem ser necessárias para tratar esse tipo de reação.

Reações transfusionais hemolíticas tardias podem ocorrer em 24 horas até 28 dias após a transfusão, embora geralmente se apresentem em 10 a 14 dias após a transfusão. Devem-se, frequentemente, à incompatibilidade de aloanticorpos de hemácias. Os sintomas podem ser similares a reações hemolíticas agudas, embora frequentemente sejam mais leves.

216. Por que alguns produtos sanguíneos requerem irradiação?

Irradiação com raio X ou irradiação gama previne a doença do enxerto *versus* hospedeiro associada à transfusão (TA-GVHD). A TA-GVHD é causada por uma proliferação das células T do doador, dentro do recipiente de transfusão, que então atacam o hospedeiro. Os sintomas incluem erupções, hepatite e sintomas GI semelhantes à GVHD clássica; no entanto, a característica-chave desta doença é a pancitopenia. Ela é mais de 90% fatal, quando ocorre. Os pacientes em risco de TA-GVHD incluem pacientes com imunodeficiência celular conhecida ou suspeita; imunossupressão significativa devida a quimioterapia ou TMO; bebês com < 1.200g ao nascimento ou aqueles que receberam transfusões *in utero*; e um paciente que está recebendo componentes combinados com HLA, granulócitos ou componentes sanguíneos de doadores diretos.

217. Em que contextos clínicos é utilizada aférese?

Durante *aférese*, todo o sangue é removido do paciente, e os componentes são separados centrifugamente: hemácias > leucócitos > plaquetas > plasma. Os componentes desejados são removidos, com os componentes remanescentes devolvidos ao paciente juntamente com a substituição de fluidos ou substituição de produtos sanguíneos.

- *Eritrocitaférese (Exsanguinotransfusão):* as hemácias do paciente são removidas e substituídas por CHAD do doador; isso é realizado, geralmente, em pacientes com anemia falciforme que desejam prevenir o acúmulo de ferro ou que necessitam de uma redução aguda na porcentagem da sua HbS, como no contexto de AVC agudo ou síndrome torácica aguda.
- *Leucaférese:* as células brancas são removidas; as hemácias, as plaquetas e o plasma do paciente são devolvidos juntamente com algum líquido; usualmente, isso é realizado no contexto de leucemia aguda com leucócitos elevados e sinais ou sintomas de leucostase (> 100.000/μL em leucemia mielógena aguda [LMA], > 200.00 a 250.000/μL e > 400.000/μL em leucemia mielógena crônica [LMC]).
- *Plasmaférese:* o plasma é removido; todos os componentes celulares são devolvidos ao paciente, frequentemente, com 5% de albumina e solução salina como reposição de líquido; pode ser usada reposição com plasma fresco congelado, se os pacientes tiverem uma coagulopatia ou quando a plasmaférese for realizada para certas condições, como púrpura trombocitopênica trombótica ou síndrome hemolítico-urêmica.
- *Trombocitaférese:* apenas as plaquetas são removidas; geralmente, é realizada apenas se a contagem das plaquetas for > 1.500.000/μL; normalmente não é realizada em pediatria.

218. Como são prevenidas as doenças transmitidas por transfusão?

Teste direto e **rastreio/exclusão do doador.** O teste direto dos produtos sanguíneos inclui um teste sorológico, para a presença de anticorpos de antígenos patogênicos conhecidos, e o teste de amplificação de ácidos nucleicos (NAAT), que detecta DNA/RNA viral. Todos os produtos sanguíneos ou os doadores são testados com o uso de cada um ou ambos os métodos anteriores para HIV, hepatite B, hepatite C, HTLV-I/II, sífilis, vírus do Nilo Ocidental e *Trypanosoma cruzi*. Com a implantação do teste NAAT, a janela de tempo para detecção do HIV foi reduzida para 9 dias, e a janela para hepatite C, para < 8 dias. Doenças transmitidas por transfusão sem um teste de rastreio do doador aprovado pelo FDA, como malária e doenças priônicas, são prevenidas por meio de perguntas de rastreio do doador e exclusão do doador. Por exemplo, indivíduos são excluídos da doação de sangue por 1 ano, depois de viajarem para áreas endêmicas de malária, e por 3 anos, após residirem por um longo tempo (5 anos ou mais) em uma área endêmica de malária.

Gatel S: Infectious disease screening. In Roback JD, Grossman BJ, Harris T, Hillyer CD, editors: *Technical Manual,* ed 17. Bethesda, MD, 2011, American Association of Blood Banks, p 239.

219. Qual o papel desempenhado pelo teste molecular no fornecimento de produtos sanguíneos aos pacientes?

O **fenótipo molecular** dos antígenos das hemácias, que atualmente usa tecnologia microarray baseada na PCR, é uma área estimulante e em expansão da medicina da transfusão. Essa tecnologia é capaz de identificar o fenótipo esperado das hemácias de um paciente ou doador em múltiplos (> 30) antígenos do DNA. Pode ser usado para identificar doadores com fenótipos de hemácias raros para serem adicionados ao Programa Americano de Doadores Raros (ARDP). Também pode ser usado na prática clínica para permitir a melhor combinação dos produtos sanguíneos e para esclarecer ambiguidades sorológicas.

Agradecimento
Os editores reconhecem com gratidão as contribuições da Dra. Anne F. Reilly, do Dr. Greg A. Holländer e do Dr. Anders Fasth que foram mantidas das edições anteriores de *Segredos em Pediatria*.

DOENÇAS INFECCIOSAS

Jennifer Duchon, MDCM, MPH ▪ *Lisa Saiman, MD, MPH*
Marc D. Foca, MD

TERAPIA ANTI-INFECCIOSA

PONTOS-CHAVE: TERAPIA ANTI-INFECCIOSA

1. O teste alérgico formal frequentemente é negativo em pacientes que relatam alergia à penicilina.
2. Erupções cutâneas vistas com doenças virais ou bacterianas podem confundir uma história de alergia a antibióticos.
3. *Staphylococcus aureus* (MRSA) resistente à meticilina está se tornando um patógeno prevalente na comunidade, e a terapia empírica para certas infecções pode ser ampliada para incluir a cobertura de MRSA.
4. Tem ocorrido resistência a antibióticos em todos os tipos de organismos, colocando em risco o uso de drogas seguras e aprovadas para uso na população pediátrica.

1. Quais são as principais características das penicilinas?
As penicilinas estão entre as primeiras classes de antibióticos desenvolvidos. São derivadas do fungo *Penicillium* e compartilham uma característica estrutural – um anel β-lactâmico – com outras classes de antibióticos, como as cefalosporinas e carbapenemas. As penicilinas interferem na ligação cruzada no peptoglicano, que é necessária para produzir paredes celulares bacterianas estáveis. Elas penetram bem nos espaços do tecido, mas não atravessam a barreira hematoencefálica, exceto no caso de meninges inflamadas. Entretanto, possuem um alto índice terapêutico, e assim as doses podem ser escalonadas para aumentar a penetração no tecido. Elas não são ativas contra organismos deficientes em parede celular, como as espécies *Chlamydia* e *Mycoplasma*.

2. Quais são as diferentes classes e espectros de atividade das penicilinas?
- **Penicilinas** (penicilinas G [intravenosas] e V [orais]):
  - Estas são penicilinas naturais derivadas diretamente do mofo *Penicillium*. Estas drogas são ativas contra a maioria das não penicilinases que produzem cocos Gram-positivos e organismos anaeróbicos.
  - Penicilina G é a droga de escolha para infecção por *Treponema pallidum* (sífilis) e *Streptococcus agalactiae* (também conhecido como estreptococo do grupo B).
  - As penicilinas também são o tratamento de escolha para faringite estreptocócica do grupo A e algumas infecções anaeróbicas.
- As **penicilinas antiestafilocócicas** também são denominadas **penicilinas resistentes à penicilinase** (meticilina, oxacilina, nafcilina e dicloxacilina [oral]):
  - Possuem cadeias laterais ligadas ao anel lactâmico da penicilina que inibem sua inativação pelas penicilinases antiestafilocócicas.
  - Exibem excelente atividade contra estirpes sensíveis de *Staphylococcus aureus* e devem ser usadas, sempre que possível, em vez de vancomicina, que possui menos atividade estafilocócica.
  - As cadeias laterais volumosas também limitam a penetração dessas drogas através da membrana celular, dando-lhes um espectro de ação limitado.
- **Aminopenicilinas** (ampicilina e amoxicilina):
  - O espectro é similar ao da penicilina, mas inclui atividade adicional contra bactérias Gram-negativas aeróbicas (i. e., *Escherechia coli*, *Listeria* e *Salmonella* spp.).
  - Muitos organismos Gram-negativos anteriormente suscetíveis são agora resistentes às aminopenicilinas.
- **Espectro estendido**, também descrito como "Penicilinas antipseudomonas" (piperacilina e ticarcilina):
  - Possuem um espectro Gram-negativo expandido e podem ser usadas para tratar estirpes suscetíveis de *Pseudomonas aeruginosa* e *Proteus* spp.
- **Combinações com inibidores da β-lactamase:** o espectro de certas penicilinas pode ser aumentado pela adição de um inibidor da β-lactamase. As β-lactamases são uma base comum para resistência

à penicilina em algumas bactérias. As combinações disponíveis incluem amoxicilina-clavulanato, ampicilina-sulbactam, piperacilina-tazobactam e ticarcilina-clavulanato, as quais estendem sua atividade para abranger *Haemophilus influenza*, *Bacteroides fragilis* e algumas *Enterobacteriaceae*.

3. Em pacientes cuja história lista "alergia à penicilina", o quanto é realmente verdadeiro que se apresente uma alergia na testagem?

Uma verdadeira alergia está presente na testagem em ≤ **10%** das vezes. Em pacientes que relatam uma alergia à penicilina, os testes cutâneos e radioalergossorbentes frequentemente são negativos (≤ 20% e ≤ 3%, respectivamente). Boa parte da confusão se origina da utilização do termo "*reação alérgica*" para descrever uma gama de experiências adversas não imunológicas que podem ser atribuídas à medicação, ao processo patológico subjacente ou a uma interação dos dois.

Pichichero ME: A review of evidence supporting the American Academy of Pediatrics recommendation for prescribing cephalosporin antibiotics for penicillin allergic patients. *Pediatrics* 115:1048–1057, 2005.

4. Se um rapaz de 16 anos desenvolve uma erupção cutânea maculopapular pruritica 1 semana após iniciar o tratamento com amoxicilina para uma faringite exsudativa, ele deve ser designado como "alérgico à amoxicilina"?

Não! Conforme aludido anteriormente, a resposta imune associada a um patógeno viral pode alterar a resposta imune a antimicrobianos, criando uma "reação alérgica" única para o organismo e para a droga em questão. O exemplo clássico disso é o desenvolvimento de uma erupção cutânea após o tratamento com amoxicilina em pacientes com o vírus Epstein-Barr (EBV). Relatos recentes implicaram o próprio vírus, além da interação do vírus e o antimicrobiano. Além disso, muitos vírus da herpes (tais como EBV e herpesvírus humano tipo 6), assim como enterovírus, causarão uma erupção maculopapular como parte da síndrome viral. Estes pacientes são não alérgicos a penicilinas. Isso também deve ser tomado como incentivo adicional para evitar a prescrição de antimicrobianos para doenças virais.

5. Quais são as semelhanças entre as penicilinas e cefalosporinas?

Tanto as cefalosporinas quanto as penicilinas são derivadas de fungos: as cefalosporinas provêm do fungo *Acremonium* (anteriormente *Cephalosporium*), e a penicilina, do fungo *Penicillium*. Além do mais, ambas contêm um anel β-lactâmico e interferem na síntese da parede celular bacteriana, inibindo irreversivelmente as proteínas ligadoras de penicilina envolvidas na ligação cruzada do peptidoglicano.

6. Como as "gerações" de cefalosporinas diferem entre si?

Elas estão divididas em quatro "gerações" com base no espectro antimicrobiano de ação; em geral, a atividade contra organismos Gram-negativos aumenta a cada geração, enquanto que a atividade contra organismos Gram-positivos diminui a cada geração. Cefalosporinas de terceira e quarta gerações têm boa penetração no líquido cefalorraquidiano (LCR).

7. Quais são as diferenças entre as cefalosporinas de primeira, segunda, terceira e quarta gerações?

- **Cefalosporinas de primeira geração** (p. ex., cefazolina, cefalexina, cefadroxil)
  - Boa atividade contra organismos Gram-positivos (especialmente *S. aureus* suscetíveis a meticilina e estreptococos spp.).
  - Frequentemente usadas como profilaxia para procedimentos ortopédicos, cardiovasculares, craniocervicais e muitos tipos de procedimentos neurocirúrgicos ou de cirurgia geral (*i. e.,* herniorrafia).
  - Podem ter atividade contra algumas espécies de *E. coli*, mas não possuem eficácia contra *Haemophilus influenza*.
  - Podem ser consideradas como alternativas às penicilinas para o tratamento de faringite estreptocócica do grupo A e profilaxia estreptocócica do tipo B durante o trabalho de parto.
- **Cefalosporinas de segunda geração** (p. ex., cefuroxima, cefotetano, cefoxitina)
  - Espectro de atividade aumentado, incluindo muitos organismos Gram-negativos.
  - Atividade aumentada contra *B. fragilis*.
  - Profilaxia para intra-abdominal (p. ex., cefotetano, cefoxitina).
  - Tratamento para pneumonia hospitalar.
  - Sem atividade antipseudomonas.
- **Cefalosporinas de terceira geração** (p. ex., ceftriaxona, cefotaxima, cefdinir, ceftazidima)
  - Amplo espectro, excelente atividade contra bactérias Gram-negativas.

DOENÇAS INFECCIOSAS

- Geralmente, menos atividade contra organismos Gram-positivos do que as gerações anteriores, tais como *S. Aureus* suscetível a meticilina.
- Níveis sanguíneos e de LCR muito altos obtidos em relação à concentração inibitória mínima para cepas bacterianas.
- Amplo índice terapêutico com toxicidade geralmente mínima (similar às gerações prévias)
- Algumas oferecem dosagem única diária.
- Ceftazidima: a primeira cefalosporina com cobertura antipseudomonas.
- Mais cara.
- **Cefalosporinas de quarta geração** (p. ex., cefepima)
  - Espectro mais amplo, com atividade contra a maioria das espécies estafilocócicas e estreptocócicas (exceto *S. Aureus* resistente à meticilina) e organismos Gram-negativos, incluindo *Pseudomonas* spp.
  - Penetra o LCR.
  - Nenhuma atividade contra organismos anaeróbicos.

Harrison CJ, Bratcher D: Cephalosporins: a review, *Pediatr Rev* 29:264–272, 2008.

8. Cefalosporinas podem ser dadas com segurança aos pacientes que são alérgicos à penicilina?
As estimativas prévias da sensibilidade cruzada às cefalosporinas entre pacientes alérgicos à penicilina giravam em torno de 8% a 18%, mas essas taxas foram criticadas como imprecisas e excessivas. Os anticorpos específicos de cadeias laterais parecem ser a chave na resposta imune às cefalosporinas. A incidência de reatividade alérgica cruzada varia com a semelhança química da cadeia lateral de cefalosporina com penicilina ou amoxicilina. Para cefalosporinas de primeira geração, o risco aumentado atribuível é considerado de apenas 0,4%. Para certas cefalosporinas de segunda e terceira gerações (p. ex., cefuroxima, cefpodoxima e cefdinir), considera-se que o risco é próximo a zero. Nenhuma evidência apoia um aumento da anafilaxia com cefalosporinas entre pacientes alérgicos à penicilina. As diretrizes da Academia Americana de Pediatria (AAP) endossam o uso de cefalosporinas selecionadas de segunda e terceira gerações para pacientes alérgicos à penicilina, desde que a reação à penicilina não seja grave.

Pichichero M: A review of the evidence supporting the American Academy of Pediatrics recommendation for prescribing cephalosporin antibiotics for penicillin-allergic patients, *Pediatrics* 115:1048–1057, 2005.

9. Quais são os dois mecanismos primários de resistência aos antibióticos β-lactâmicos?
- **Proteínas ligadoras de penicilina (PBPs)**
  - As PBPs são enzimas responsáveis pela ligação cruzada entre cadeias de glicano e são as proteínas-alvo para os antibióticos β-lactâmicos. Alterações mutacionais nas PBPs podem conferir resistência, reduzindo a ligação de um antibiótico β-lactâmico ao sítio ativo. Esse mecanismo pode ser superado por uma dose mais elevada do antibiótico.
- **β-Lactamase**
  Estas são enzimas que hidrolisam o anel β-lactâmico. Os genes codificadores dessas enzimas podem estar inerentemente presentes no cromossomo bacteriano ou podem ser adquiridos via transferência plasmidial. Certa expressão genética de β-lactamase pode ser induzida pela exposição a β-lactâmicos; por exemplo, os genes codificadores dessas β-lactamases são encontrados nos cromossomos de organismos como *Serratia*, *Pseudomonas*, *Acinetobacter*, *Citrobacter* e *Enterobacter* (frequentemente rotulados como organismos "SPACE"). Este mecanismo de resistência, em geral, não pode ser superado simplesmente pelo uso de uma dose mais elevada da droga.

10. Quais são as principais características dos carbapenemas?
Carbapenemas são antibióticos β-lactâmicos que também se ligam às PBPs, interferindo no crescimento e na integridade estrutural das paredes celulares bacterianas. Eles fornecem cobertura Gram-positiva e anaeróbica melhorada e excelente cobertura Gram-negativa, quando comparada com a de outros β-lactâmicos. Também são resistentes à maioria das β-lactamases, incluindo as assim chamadas β-lactamases de espectro estendido (ESBLs). Não abrangem *S. aureus* resistente à meticilina (MRSA).

11. Qual é o papel da "dupla cobertura antimicrobiana"?
Sinergia é quando a combinação de dois antibióticos tem maior efeito mortal do que a soma das duas drogas dadas separadamente (*i. e.,* o efeito é superaditivo: 2 + 2 = 5). Em geral, o uso de duas drogas não demonstrou ser melhor do que uma droga que vise apropriadamente ao organismo causativo e ao sítio da infecção. Uma exceção é a endocardite infecciosa, em que o uso de duas ou mais drogas é reco-

mendado na maioria das circunstâncias. Outro papel para o uso de mais de uma droga para um organismo causativo suspeito é em um paciente instável para quem exista uma alta suspeição de uma infecção com um organismo resistente a antibióticos. Terapia empírica com mais de uma droga para abranger "lacunas" nas sensibilidades frequentemente é apropriada. A terapia pode ser mais restrita se um organismo for isolado ou quando o paciente melhorar.

12. O que são organismos "ESKAPE"?
As bactérias *Enterococcus faecium*, *S. aureus*, *Klebsiella pneumoniae*, *Acinetobacter baumannii*, *P. aeruginosa* e *Enterobacter* são citadas, algumas vezes, como os organismos "ESKAPE", o que enfatiza que elas são as principais causas de infecções hospitalares (e, de forma crescente, adquiridas na comunidade) e que desenvolveram mecanismos para "escapar" dos efeitos de muitos antimicrobianos. Além do MSRA, *E. faecium* resistente à vancomicina (VRE), a espécie *Acinetobacter*, *P. aeruginosa* multirresistente a drogas (MDR), a espécie *Klebsiella* resistente a carbapenema e *E. coli* estão emergindo como patógenos significativos tanto nos Estados Unidos quanto em outras partes do mundo.

Boucher HW, Talbot GH, Bradley JS, et al: Bad bugs, no drugs: no ESKAPE! An update from the Infectious Diseases Society of America. *Clin Infect Dis.* 48:1–12, 2009.

13. Como a emergência de patógenos resistentes a antibióticos pode ser minimizada?
- Higiene apropriada das mãos, isolamento de contato e descontaminação ambiental para reduzir a transmissão de organismos resistentes a outros pacientes.
- Uso do espectro de antibióticos mais restrito e potente possível durante um período de tempo apropriado.
- Minimização do uso empírico de antibióticos de amplo espectro.
- Evitar o tratamento de doenças que, provavelmente, são virais com antibióticos.
- Conhecimento dos padrões locais de resistência a antibióticos.

14. Qual é a distinção entre *S. aureus* resistente à meticilina adquirido na comunidade (CA-MRSA) e *S. aureus* resistente à meticilina adquirido no hospital (HA-MRSA)?
O MRSA foi reportado pela primeira vez em 1961, tendo sido descrito durante as três décadas seguintes como preponderantemente um patógeno hospitalar. Um relato descrevendo as mortes de quatro crianças previamente saudáveis no Meio Oeste dos Estados Unidos, em 1998, chamou a atenção para a questão das infecções MSRA na população geral, e CA-MSRA foi reconhecido como uma entidade clínica distinta.

A definição mais comumente aceita de CA-MRSA, conforme apresentado pelos Centros para Controle e Prevenção de Doenças (CDC), é o diagnóstico de MRSA no contexto ambulatorial ou no espaço de 48 horas após internação hospitalar e na ausência de fatores de risco para condições médicas crônicas. Entretanto, a origem da infecção, o fenótipo do antibiótico e o genótipo do organismo têm sido as formas de diferenciar CA-MRSA de HA-MRSA. Na prática, essas definições e distinções estão se tornando menos relevantes à medida que a epidemiologia de MSRA e seus padrões de resistência se modificam e se expandem. Em muitos locais, cepas historicamente classificadas como CA-MRSA agora causam a maioria das doenças hospitalares. À medida que os métodos de tipagem avançam, é provável que os termos CA-MRSA e HA-MRSA se tornem obsoletos e sejam substituídos por termos mais descritivos tanto para cepas locais quanto globais de MRSA.

Mediavilla J, Chen L, Mathema B, Kreiswirth BN: Global epidemiology of community-associated methicillin resistant *Straphylococcus aureus* (CA-MRSA), *Curr Opin Microbiol* 15:588–595, 2012.
Chua K, Laurent F, Coombs G, Grayson ML, et al: Antimicrobial resistance: Not community-associated methicillin-resistant *Straphylococcus aureus* (CA-MRSA)! A clinician's guide to community MRSA – its evolving antimicrobial resistance and implications for theraphy, *Clin Infect Dis* 52:99–114, 2011.

15. Por que é feito o teste D?
O *teste D* é feito com isolados de MRSA suscetíveis à clindamicina e resistentes à eritromicina para avaliar se esse isolado pode ter resistência não expressa constitutivamente (*i. e.,* sempre produzida), mas *induzível pela exposição a macrolídeos*. Se pacientes com esse tipo de MRSA iniciam clindamicina, eles podem ter uma probabilidade maior de fracasso do tratamento ou recrudescência. O teste envolve a colocação de discos de antibiótico para eritromicina e clindamicina em proximidade com a placa de ágar. Um desnível da zona de crescimento bacteriano da clindamicina adjacente ao disco de eritromicina produz uma aparência em "D" e indica que o isolado de MRSA possui resistência induzível à clindamicina (Fig. 10-1).

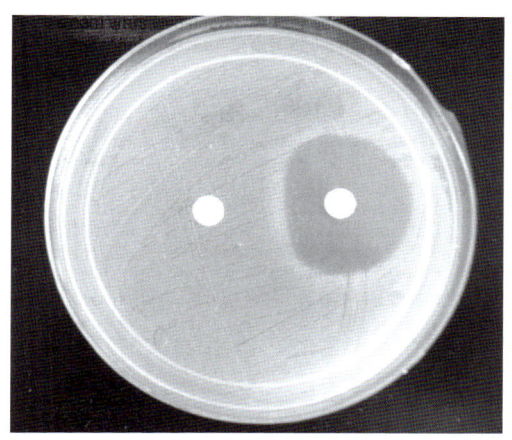

Figura 10-1. Teste D mostrando a zona de clindamicina desnivelada próxima ao disco de eritromicina, demonstrando resistência à clindamicina induzida por eritromicina. *(De Mohapatra TM, Shrestha B, Pokhrel BM: Constitutive and inducible clindamycin resistance in Staphylococcus aureus and their association with methicilin-resistant S. aureus (MRSA),* Int J Antimicrob Agents *33:188, 2009.)*

16. A mupirocina é útil na erradicação de *S. aureus* em crianças colonizadas?

A colonização da mucosa nasal ou da pele é comum em crianças. Aproximadamente 15% a 40% das crianças sadias são portadoras de *S. aureus* sensível à meticilina (MSSA). O estado de portador nasal de MRSA varia de 1% a 24% em vários estudos envolvendo creches, visitas ao pronto-socorro ou crianças hospitalizadas. O uso de mupirocin aplicado duas a três vezes ao dia por 1 a 21 dias demonstrou, em alguns estudos adultos, reduzir significativamente, mas variavelmente, a colonização e a doença invasiva recorrente. No entanto, a erradicação é difícil e tipicamente envolve medidas adicionais, como banhos com clorexidina, limpeza adstringente do ambiente doméstico e, frequentemente, a descolonização também da família. Infelizmente, a recolonização é comum. O uso prolongado de mupirocina leva prontamente ao aumento nas taxas de resistência à mupirocina em isolados de MSSA e MRSA. Assim sendo, mupirocina não é recomendada para uso rotineiro em crianças sadias em outros aspectos para redução da colonização. Em determinadas circunstâncias especiais, tais como pacientes com frequentes infecções cutâneas e dos tecidos moles e condições médicas subjacentes (p. ex., eczema grave, imunodeficiências adquiridas ou congênitas), a descolonização pode ser justificada.

Marimuthu K, Harbarth S: Screening for methicillin-resistant *Staphylococcus aureus*...all doors closed? *Curr Opin Infect Dis* 27:356–362, 2014.

Abad CL, Pulia MS, Safdar N: Does the nose know? An update on MRSA decolonization strategies, *Curr Infect Dis Rep* 15:455–464, 2013.

Liu C, Bayer A, Cosgrove SE, et al: Clinical practice guidelines by the Infectious Diseases Society of America for the treatment of methicillin-resistant *Staphylococcus aureus* infections in adults and children: executive summary, *Clin Infect Dis* 52:285–292, 2011.

17. O que é a "síndrome do homem vermelho" e que antibiótico está associado a ela?

A síndrome do homem vermelho é uma ocorrência frequente com a infusão rápida de **vancomicina** (embora existam relatos de síndrome do homem vermelho por ciprofloxacina, rifampina e anfotericina b) e é caracterizada por rubor do pescoço, face e tórax. Os pacientes comumente se queixam de queimação difusa, coceira e tontura e podem desenvolver febre e parestesias em torno da boca. A liberação de histamina da desgranulação dos mastócitos é responsável por essa reação; no entanto, ela não é mediada por IgE e, portanto, não representa uma verdadeira reação de hipersensibilidade. Em geral, a reação aparece nos primeiros 10 minutos de administração e pode ser evitada com a desaceleração do ritmo de infusão da droga. A administração de um antagonista do receptor de H_1 (p. ex., difenidramina) antes que a vancomicina seja dada também é eficaz para a prevenção dessa reação.

18. Como devem ser manejadas infecções com enterococos resistentes à vancomicina?

Resistência à vancomicina foi observada em *Enterococcus faecium* e, menos comumente, *Enterococcus faecalis*. Essas infecções são adquiridas em hospitalizações, o que normalmente reflete o fato de que o organismo pode sobreviver em superfícies inanimadas (incluindo equipamento médico) por semanas. Elas ocorrem mais comumente com o uso prolongado de antibióticos. Os princípios básicos da terapia anti-infecciosa se aplicam: corpos estranhos devem ser removidos, coleções de líquido infectado devem ser drenadas, e os pacientes devem ser colocados em isolamento de contato para impedir a propagação. O antibiótico da classe das oxazolidinonas linezolide (Zyvox) demonstrou alguma eficácia, mas os dados são limitados. A combinação de estreptograminas quinupristina-dalfopristina é aprovada para indivíduos ≥ 16 anos, e as diretrizes de dosagem para crianças ≥ 12 anos estão disponíveis. É importante destacar que quinupristina-dalfopristina possui atividade contra *E. faecium*, mas não *E. faecalis*, e tem interações medicamentosas, o que limita seu uso em certas situações. Daptomicina e cefalosporinas mais recentes, incluindo ceftarolina, também têm atividade direta ou sinergística contra esses organismos, mas há pouca experiência com seu uso em populações pediátricas.

Patel R, Gallagher JC: Vancomycin-resistant enterococcal bacteremia pharmacotherapy, *Ann Pharmacother* 49:69–85, 2015.
Zirakzadeh A, Patel R: Vancomycin-resistant enterococci: colonization, infection, detection, and treatment, *Mayo Clin Proc* 81:529–536, 2006.

19. A vancomicina ainda é eficaz contra todos os estafilococos?

Depois de poucos anos da emergência de VRE, foram reportados isolados de *S. aureus* com reduzida suscetibilidade ou resistência à vancomicina. Em alguns desses isolados, a aquisição de genes de resistência de VRE foi demonstrada; em outros, níveis mais baixos de resistência são conferidos por uma variedade de mutações em um pequeno número de genes regulatórios estafilocócicos. Felizmente, esses isolados mantiveram a suscetibilidade a uma variedade de outros antibióticos. No entanto, alguns relatos recentes indicam que estafilococos coagulase-negativos "heterorresistentes" à vancomicina, resistentes à meticilina, principalmente *Staphylococcus capitis*, podem emergir como patógeno significativo em UTI Neonatal. Isso é especialmente preocupante, porque há menos opções terapêuticas seguras e efetivas nessa população. O uso apropriado de vancomicina é a chave para a prevenção do mau uso e do uso excessivo, limitando a probabilidade de maior emergência de resistência à vancomicina.

Howden B, Peleg AY, Stinear TP: The evolution of vancomycin intermediate *Straphylococcus aureus* (VISA) and heterogenous-VISA, *Infect Genet Evol* 21:575–582, 2014.
Rasigade J, Raulin O, Picaud JC, et al: Methicillin-resistant *Staphylococcus capitis* with reduced vancomycin susceptibility causes late-onset sepsis in intensive care neonates, *PLoS One* 7:e31548, 2012.

20. Em que situações o tratamento com vancomicina pode ser considerado apropriado?

- Infecções graves (p. ex., meningite, endocardite) atribuíveis a organismos Gram-positivos resistentes a β-lactâmicos (p. ex., *Staphylococcus* spp. coagulase-negativo, MRSA, alguns enterococos spp.).
- Recém-nascidos, crianças imunocomprometidas ou com aspecto doente e com fatores de risco para doenças invasivas, como a presença de um dispositivo venoso de inserção central.
- Infecções atribuídas a microrganismos Gram-positivos em pacientes com alergias sérias a antibióticos β-lactâmicos.
- Profilaxia, conforme recomendado pela Associação Cardíaca Americana, para endocardite em certos pacientes de alto risco.
- Profilaxia para determinados procedimentos (p. ex., implante de materiais ou dispositivos protéticos) em instituições com altas taxas de MRSA.
- Vancomicina administrada por via enteral é indicada para colite associada a antimicrobianos (p. ex., *Clostridium difficile*, especialmente a estirpe NAP-1), que não responde a metronidazol ou apresenta risco de vida.

American Academy of Pediatrics: Antimicrobial agentes and related therapy. In Pickering LK, editor: *2012 Red Book: Report of the Committee on Infectious Diseases*, ed 29. Elk Grove Park, IL, 2012, American Academy of Pediatrics, pp 805-806.

21. As fluoroquilonas são seguras para uso em crianças?

Membros da classe fluoroquinolona de antibióticos atuam contra a DNA girasse bacteriana e topoisomerase II, duas enzimas necessárias para a replicação do DNA bacteriano. Nenhum membro da classe é aprovado pelo FDA para uso de *rotina* em pacientes com < 18 anos. Parte da base para essa recomendação é a ocorrência de artropatia em cães da raça beagle imaturos tratados com ciprofloxacina ou outras quinolonas. No entanto, é crescente a experiência com o uso desses antibióticos em adolescentes e crianças, principalmente aqueles com fibrose cística em quem estirpes de *P. aeruginosa* endógena podem exibir alto nível de resistência a outras classes de antibióticos (p. ex., penicilinas antipseudomonas, carbapenemas, aminoglicosídeos). As indicações pediátricas de ciprofloxacina aprovadas pelo FDA incluem tratamento pós-exposição para inalação de antrax e terapia tópica para conjuntivite. A AAP endossa o uso de ciprofloxacina como terapia oral para infecções do trato urinário (ITU) e pielonefrite causada por *P. aeruginosa* ou outras bactérias Gram-negativas resistentes a múltiplas drogas em crianças entre 1 e 17 anos de idade. As fluoroquinolonas também podem ser consideradas, quando a terapia parenteral não for viável e a infecção for causada por organismos resistentes a múltiplas drogas para os quais não existam outros agentes orais eficientes, como as ITUs.

Bradley JS, Kauffman RE, Balis DA, et al: Assessment of musculoskeletal toxicity 5 years after therapy with levofloxacin, *Pediatrics* 134:e146–e153, 2014.
Bradley JS, Jackson mA: Committee on Infectious Diseases; American Academy of Pediatrics: the use of systemic and topical fluoroquinolones, *Pediatrics* 128:e1034–e1045, 2011.

22. Quais são os usos de ribavirina?

A ribavirina é um análogo da guanosina que inibe a DNA polimerase e, subsequentemente, a síntese do RNA. Ela foi desenvolvida originalmente em 1972 e foi usada nas décadas de 1980 e 1990 como terapia inalatória contra o vírus sincicial respiratório (RSV). Dados de estudos de coorte e de ensaios clínicos não conseguiram provar um benefício na mortalidade ou na redução do tempo de ventilação em bebês mecanicamente ventilados que estavam bem anteriormente. No entanto, dados da coorte mostraram que tanto a forma inalatória quanto a IV podem ser de utilidade para prevenir a propagação no trato inferior de doença do trato superior e a mortalidade em pacientes que receberam transplante de células-tronco alogênicas. Mais recentemente, foi demonstrada atividade contra hepatite C, sendo uma terapia aprovada em crianças em combinação com peginterferon gama. A ribavirina também tem atividade contra certas febres hemorrágicas virais e é usada para tratar infecções pelo vírus Lassa.

American Academy of Pediatrics: Hepatitis C. In Pickering LK, editor: *2012 Red Book: Report of the Committee on Infectious Diseases*, ed 29. Elk Grove Park, IL, 2012, American Academy of Pediatrics, p 393.
Moler F, Steinhart CM, Ohmit SE, Stidham GL: Effectiveness of ribavirin in otherwise well infants with respiratory syncytial virus-associated respiratory failure. Pediatric Critical Study Group, *J Pediatr* 128:422–428, 1996.

23. Por que canja de galinha é tão útil para infecções das vias respiratórias superiores (IVAs)?

Os benefícios da canja de galinha são uma tradição há centenas de anos, iniciando no século 12, quando o médico e filósofo Maimonides exaltou as suas virtudes. O mecanismo preciso dos seus benefícios terapêuticos permanece indefinido. Um estudo do ano 2000, feito na Universidade de Nebraska, identificou que o componente não particulado da canja de galinha *in vitro* inibia a migração dos neutrófilos de uma forma dependente da concentração. Um componente da canja de galinha, o dipeptídeo carnosine, pode oferecer proteção contra lesão dependente das espécies reativas radicais de oxigênio. Esses efeitos anti-inflamatórios podem ser alguns dos mecanismos pelos quais a canja de galinha mitiga os sintomas das IVAS. Obviamente, os efeitos placebos não devem ser minimizados.

Babizhayev MA, Deyev AI, Yegorov YE: Non-hydrolyzed in digestive tract and blood natural L-carnosine peptide ("bioactivated Jewish penicillin") as a panacea of tomorrow for various flu ailments, *J Basic Clin Physiol Pharmacol* 24:1–26, 2013.
Rennard BO, Ertl RF,Gossman GL, et al: Chicken soup inhibits neutrophil chemotaxis *in vitro*, *Chest* 118:1150–1157, 2000.

24. Existe alguma base fisiológica para o adágio "jejua na febre, alimenta-te no resfriado"?

Alguns estudos indicam que a anorexia aumenta o número de células T *helper* tipo 2 (Th2), que são pontos-chave na luta contra infecções bacterianas. Isso serviria como uma adaptação comportamental potencialmente útil, particularmente em períodos pré-antibiótico. Comer, por outro lado, promove células T *helper* tipo 1 (Th1), pela estimulação gastrintestinal (GI) dos fatores vagal e neuro-hormonal. As células Th1 são componentes essenciais da reação imune antiviral, o que pode incluir rinovírus e outros envolvidos no resfriado comum.

Bazar KA, Yun AJ, Lee PY: "Starve a fever and feed a cold": feeding and anorexia maybe adaptive behavioral modulators of autonomic and T helper balance, *Med Hypotheses* 64:1080–1084, 2005.

ASPECTOS CLÍNICOS

25. Nomeie os três estágios da infecção pertussis (coqueluche).
1. **Catarral** (pode durar de 1 a 2 semanas): este estágio é caracterizado por febre de baixo grau, sintomas VAS, tosse leve e apneia em bebês.

2. **Paroxismal** (pode durar de 1 a 6 semanas): os sintomas incluem tosse grave ocorrendo em paroxismos e início de "tosse convulsa" respiratória.
3. **Convalescente** (pode durar de 2 a 3 semanas): ocorre resolução dos sintomas; no entanto, a tosse pode persistir. Em razão da natureza prolongada da doença, ela é chamada de "tosse dos cem dias" na China.

26. Qual é a causa mais comum de morte em crianças com coqueluche?
Quase um quarto dos bebês e crianças irá contrair pneumonia, e aproximadamente 2% irão morrer de coqueluche. Noventa por cento das mortes são atribuídas a **pneumonia**, que mais frequentemente se desenvolve como uma infecção bacteriana secundária. Esses casos podem facilmente passar despercebidos durante a fase paroxismal, quando os sintomas respiratórios são muito proeminentes e usualmente atribuídos unicamente à pertussis. Novo pico febril deve motivar a pesquisa cuidadosa de uma pneumonia em evolução.

27. Terapia com antibióticos é válida em infecção pertussis?
Se usados durante os primeiros 14 dias de doença, ou antes do estágio paroxismal, os antibióticos macrolídeos como eritromicina, claritromicina e azitromicina podem diminuir a gravidade dos sintomas durante o estágio paroxismal e ajudam a prevenir a transmissão da doença. Se o diagnóstico for estabelecido no curso mais adiantado da doença, esses antibióticos ainda devem ser administrados para eliminar o estado de portador nasofaríngeo de *Bordetella pertussis* e limitar a propagação da doença. Evidências sugerem que o tratamento com macrolídeos é eficaz na erradicação do estado de portador e prevenção da transmissão.

28. De que formas o exame físico pode ajudar a distinguir edema como resultado de caxumba do edema causado por linfadenite?
- Sinal de Hatchock: pressão ascendente aplicada ao ângulo da mandíbula produz sensibilidade na caxumba; essa manobra não produz sensibilidade com adenite.
- Fazer o paciente beber suco de limão ou chupar uma fatia de limão. A estimulação da salivação irá causar dor na caxumba com aumento da glândula parótida, mas nenhuma alteração é observada em pacientes com adenite.
- À medida que o edema progride, o ângulo da mandíbula é ocultado. Na caxumba, quando o paciente é visto por trás, o lobo da orelha comumente está elevado para cima e para fora.
- Com o aumento da glândula parótida, esta permanece em sua relação com o eixo longo da orelha, mas o aumento linfoide é tipicamente posterior (Fig. 10-2).

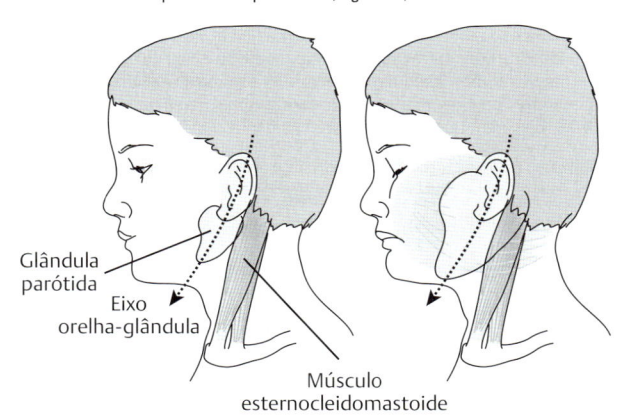

Figura 10-2. Uma glândula parótida infectada com caxumba *(direita)* é comparada com uma glândula normal *(esquerda)* neste desenho esquemático. Uma linha imaginária bisseccionando o eixo longo da orelha divide a glândula parótida em 2 partes iguais. Na caxumba, estas relações anatômicas não estão alteradas, porém, na linfadenite, um linfonodo cervical aumentado é usualmente posterior à linha imaginária. *(De Kleigman RM, Stanton BF, Achor et al.:* Nelson Textbook of Pediatrics, *ed 19. Philadelphia, 2011, Elsevier Saunders, p 1079.)*

29. Qual é o tratamento empírico de uma infecção de tecidos moles e pele (ITMP) no contexto da prevalência crescente de CA-MRSA?
Como com qualquer ITPM, o princípio da incisão e de drenagem (I & D) de coleções localizadas deve prevalecer. Em pacientes pediátricos, os dados sugerem que abscessos cutâneos no hospedeiro imu-

DOENÇAS INFECCIOSAS

nocompetente serão adequadamente tratados com I & D isoladamente, sem terapia adjuvante com antibióticos. Sempre que possível, devem ser obtidas amostras para cultura e teste de suscetibilidade. Para crianças com infecções cutâneas menores (como impetigo), pode ser usada mupirocina pomada tópica a 2%. Algumas autoridades sugeriram uma alteração na terapia antibiótica empírica para incluir a cobertura de MRSA, justificada quando a prevalência de infecção por CA-MRSA na população específica dos pacientes exceder 10% a 15%. Entretanto, em algumas comunidades, há uma resistência crescente tanto de MRSA quanto de MSSA à clindamicina e uma emergente resistência a sulfametoxazol mais trimetoprima. Em crianças hospitalizadas com ITMP, é recomendada vancomicina empírica. Em pacientes clinicamente estáveis e sem bacteremia e/ou foco intravascular adicional, pode ser iniciada terapia empírica ou *step-down*.

Singer AJ, Talan DA: Management of skin abscesses in the era of methicillin-resistant Staphylococcus aureus, *N Engl J Med* 370:1139–1047, 2014.
Liu C, Bayer A, Cosgrove SE, et al: Clinical practice guidelines by the Infectious Diseases Society of America for the treatment of methicillin-resistant Staphylococcus aureus infections in adults and children: executive summary, *Clin Infect Dis* 52:285–292, 2011.

30. **Quais são as características distintivas da síndrome da pele escaldada estafilocócica, da síndrome do choque tóxico estafilocócico e da síndrome do choque tóxico estreptocócico?**
Ver Tabela 10-1.

Tabela 10-1. Características Distintivas da Síndrome da Pele Escaldada Estafilocócica, Síndrome do Choque Tóxico Estafilocócico e Síndrome do Choque Tóxico Estreptocócico

CARACTERÍS-TICAS CLÍNICAS	SÍNDROME DA PELE ESCALDADA ESTAFILOCÓCICA	SÍNDROME DO CHOQUE TÓXICO ESTAFILOCÓCICO	SÍNDROME SEMELHANTE AO CHOQUE TÓXICO ESTREPTOCÓCICO
Organismo	*Staphylococcus aureus*	*Staphylococcus aureus*	Estreptococos do grupo A
	Usualmente fago grupo 11, tipo 71	Usualmente fago grupo 1, tipo 29	Usualmente tipo 1, 3 ou 18
			Produção de exotoxina A
Sítio de Infecção	Usualmente focal	Membranas mucosas	Sangue, abscesso, pneumonia, enfisema, celulite, fascite necrosante
	Borda mucocutânea: nariz, boca, área das fraldas	Ferida infectada ou furúnculo	
	Às vezes, inaprente	Às vezes, inaparente	Às vezes, inaparente
Erupção Cutânea	Eritroderma sensível: face, pescoço, generalizado	Eritroderma sensível: tronco, mãos, pés	Eritroderma: tronco, extremidades
	Bolhas, não petéquia	Edema das mãos, pés	
Descamação	Precoce, primeiros 1-2 dias, generalizada, pés	Tardia, 7-10 dias, principalmente mãos e pés	Tardia, 7-10 dias, principalmente mãos
		Hiperemia da mucosa oral e vaginal	Hiperemia da mucosa oral e vaginal
Membranas Mucosas	Normal	Hipertrofia das papilas linguais	Hipertrofia das papilas linguais
Conjuntiva	Normal	Acentuadamente injetada	Injetada

(Continua)

Tabela 10-1. Características Distintivas da Síndrome da Pele Escaldada Estafilocócica, Síndrome do Choque Tóxico Estafilocócico e Síndrome do Choque Tóxico Estreptocócico *(Continuação)*

CARACTERÍSTICAS CLÍNICAS	SÍNDROME DA PELE ESCALDADA ESTAFILOCÓCICA	SÍNDROME DO CHOQUE TÓXICO ESTAFILOCÓCICO	SÍNDROME SEMELHANTE AO CHOQUE TÓXICO ESTREPTOCÓCICO
Curso	Insidioso, 4-7 dias	Fulminante, choque com insuficiência múltipla de órgãos, 10% de mortalidade	Fulminante, choque com insuficiência múltipla de órgãos primária precoce, 30-50% de mortalidade
	Benigno, <1% de mortalidade		

Adaptada de Bass JW: Treatment of skin and structure infections, Pediatr Infect Dis J *11:152–155, 1992.*

31. **Medicações antivirais podem ser usadas para prevenir ou tratar infecções pelo vírus herpes simples oral (HSV)?**
    Em hospedeiros imunocompetentes, aciclovir ou valaciclovir oral oferece *benefício terapêutico significativo* em gengivoestomatite por HSV, mas possui *eficácia limitada* para o tratamento de herpes labial recorrente. Valaciclovir é pró-droga do aciclovir, significando que se converte em aciclovir após a absorção. Valaciclovir atinge níveis plasmáticos mais elevados de aciclovir do que as preparações orais de aciclovir e é dosado menos frequentemente, tornando-se o agente de escolha. Antivirais tópicos não demonstraram benefício consistente em nenhum desses contextos. A profilaxia com valaciclovir pode reduzir o número de recorrências em adultos (especialmente, mulheres grávidas) com herpes labial, mas ainda não foi bem estudada em crianças.

32. **Qual é o termo apropriado para sapinho oral?**
    Candidíase pseudomembranosa aguda é o termo médico apropriado para sapinho oral – bastante longo. Embora a candidíase seja, algumas vezes, confundida com a fórmula residual na boca de bebês, a fórmula é mais facilmente removida com um abaixador de língua. Quando a candidíase é raspada, frequentemente ocorrem pequenos pontos de sangramento na mucosa subjacente.

33. **Qual é a etiologia específica mais comum diagnosticada em pacientes com doença febril sistêmica após uma viagem internacional?**
    Malária, tanto em crianças quanto em adultos, é a etiologia mais comum. A seguir, em frequência, encontram-se a dengue, a febre tifoide, as rickettsioses e a leptospirose. Leishmaniose também deve ser considerada em viajantes provenientes de áreas endêmicas. Malária, causada pelo parasita protozoário do gênero *Plasmodium*, deve ser considerada no diagnóstico diferencial em qualquer indivíduo que tenha viajado para uma área endêmica no ano anterior. Mais da metade da população mundial vive em áreas onde a malária é endêmica. Embora haja mais de 100 espécies de Plasmodium, a infecção humana é causada, principalmente, por cinco delas: *P. falciparum, P. vivax, P. ovale, P. malariae* e *P. knowlesi*. A *P. falciparum* é responsável pela maioria das mortes globais por malária.[*]

    Wilson ME, Weld LH, Boggild A, et al: Fever in returned trevellers: results from the GeoSentinel surveillance network, *Clin Infect Dis* 44:1560–1568, 2007.
    Freedman DO, Weld LH, Kozarsky PE, et al: Spectrum of disease and relation to place of exposure among ill returned travelers, *N Engl Med* 354:119–130, 2006.

34. **Qual é a tríade clássica da malária?**
    Febre em picos, anemia e esplenomegalia. A malária é causada pela espécie *Plasmodium* (transmitida pelo mosquito *Anopheles*), que infecta os glóbulos vermelhos; certas espécies (particularmente, *P. vivax* e *P. ovale*) podem ter um estágio hepático latente. A febre da malária clássica envolve uma periodicidade (normalmente, a cada 48 ou 72 horas) associada à ruptura das hemácias. Calafrios, cefaleia, dor abdominal e mialgias também são sintomas comuns.

    Cavagnaro CS, Brady K, Siegel C: Fever after international travel, *Clin Pediatr Emerg Med* 9:250–257, 2008.

[*]N. do RT.: No Brasil, a maioria dos casos de malária se concentra na região amazônica (Acre, Amapá, Amazonas, Maranhão, Mato Grosso, Pará, Rondônia, Roraima e Tocantins), área endêmica para a doença. Fonte: http://portalsaude.saude.gov.br/index.php/o-ministerio/principal/secretarias/svs/malaria, acessado em 04 de maio de 2017.

DOENÇAS INFECCIOSAS 351

35. Como é diagnosticada a malária?
Esfregaços de sangue espessos e finos. Esfregaços de gota espessa são feitos pela aplicação de esfregaço de sangue duas vezes em uma lâmina (e incorporando mais hemácias). Coloração de giemsa é aplicada a ambos numa tentativa de identificar parasitas nas células. O esfregaço espesso é melhor para a determinação da presença de parasitas, e o esfregaço fino é melhor para a identificação de espécies a partir da presença de características citológicas específicas (Fig. 10-3). A determinação da densidade parasitária (uma medida aproximada para a gravidade da infecção) pode ser feita. A terapia depende da espécie identificada. Se os esfregaços forem negativos e a suspeita clínica permanecer forte, a repetição dos esfregaços deverá ser obtida sequencialmente pelo período de 3 dias; devem ser feitos esforços para coletar amostras quando o paciente estiver febril e a parasitemia for mais pesada.

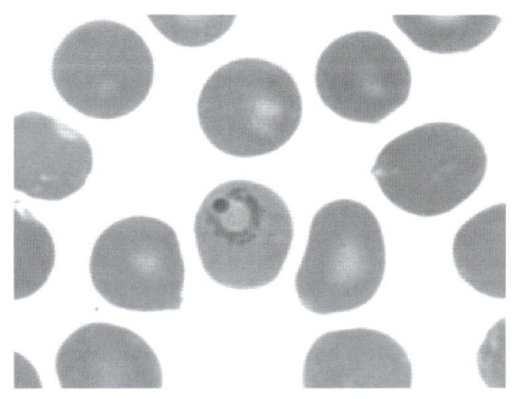

Figura 10-3. *Plasmodium malariae*, esfregaço de sangue periférico. O esfregaço mostra um glóbulo vermelho contendo um trofozoíto em forma de anel de *P. malariae* com um ponto de cromatina. O anel do citoplasma é mais espesso do que o do *P. falciparum*, que também tipicamente possui dois pontos de cromatina. *(De Morgan EA: Malaria. In Aster JC, Pozdnyakova O, Kutok JL:* Hematopathology: A Volume in the High Yield Pathology Series, *vol 33. Philadelphia, Elsevier, 2013, p 43.)*

36. Que doença está associada ao termo "febre quebra-ossos"?
Febre da dengue. O termo refere-se à apresentação clássica de febre, dor de cabeça grave, dor retro-orbital, fadiga e mialgias ou artralgias graves. A maioria dos casos não é tão grave. A doença é causada por um arbovírus, transmitido por mosquitos, que é endêmico em áreas tropicais por todo o mundo, incluindo o Caribe e as Américas Central e do Sul. Leucopenia, trombocitopenia e elevações leves das transaminases hepáticas são comuns. Crianças, mais comumente do que adultos, podem desenvolver *dengue hemorrágica*, a qual inclui febre, epistaxe, sangramento das mucosas e contagem de plaquetas abaixo de 100.000/µL. Pode progredir para *síndrome de choque da dengue* com mortalidade significativa.

37. O que causa leptospirose?
Espiroquetas do gênero *Leptospira* causam leptospirose. Estas são tipicamente adquiridas através do contato com animais, ou água ou solo contaminado pela urina de cães, ratos ou gado durante recreação ou trabalho. A aquisição da doença é mais comum após chuvas intensas ou inundação. O período de incubação pode ser de até 1 mês. Em 90% dos casos, a doença é autolimitada.

38. Quais são as fases da leptospirose?
- **Fase septicêmica:** inicialmente, ocorrem sintomas específicos de febre, calafrios, dor de cabeça e erupção cutânea transitória. Ocorre conjuntivite sem secreção purulenta em, aproximadamente, um terço dos casos. Oitenta por cento dos casos apresentam mialgias graves nas panturrilhas e área lombar. Os sintomas podem durar até 1 semana e melhorar por 1 a 4 dias, quando então ocorre a segunda fase.
- **Imunomediada:** a febre retorna, acompanhada por achados potencialmente mais graves, incluindo meningite asséptica e síndrome de Weil (icterícia, insuficiência renal não oligúrica, hemorragia devida a trombocitopenia). Podem se desenvolver hemorragias pulmonares graves com hemoptise. As manifestações versáteis são devidas à fisiopatologia, como uma vasculite generalizada.

American Academy of Pediatrics: Leptospirosis. In Pickering LK, editor: *2012 Red Book: Report of the Committee on Infectious Diseases*, ed 29. Elk Grove Park, IL, 2012, American Academy of Pediatrics, pp 469-471.

39. Quais organismos são particularmente perigosos para os trabalhadores em laboratório de microbiologia clínica?

O laboratório deve ser alertado quando houver suspeita de agentes bacterianos altamente transmissíveis em amostras que devam ser submetidas à cultura. Essas bactérias incluem *Francisella tularensis* (o agente causativo de tularemia), *Bacillus anthracis* (antrax) e *Coxiella burnetii* (febre Q). Além disso, o laboratório deve processar culturas fúngicas que contenham moldes e fungos dismórficos (p. ex., *Histoplasma*, *Blastomyces*) em uma cabine de biossegurança, para prevenir a exposição a esporos.

INFECÇÕES CONGÊNITAS

40. Quais infecções congênitas causam calcificações cerebrais?

Calcificações cerebrais são mais frequentemente observadas em infecções por **Toxoplasma congênito** e **citomegalovírus (CMV)**. Elas são vistas ocasionalmente em pacientes com infecção por HSV congênita e raramente em pacientes com infecção por rubéola ou varicela congênita. As calcificações vistas em infecções pelo CMV são tipicamente encontradas na região periventricular (Fig. 10-4), porque o CMV tem uma predileção pela matriz germinal, em oposição às calcificações de *Toxoplasma*, que são mais geralmente vistas no parênquima cerebral.

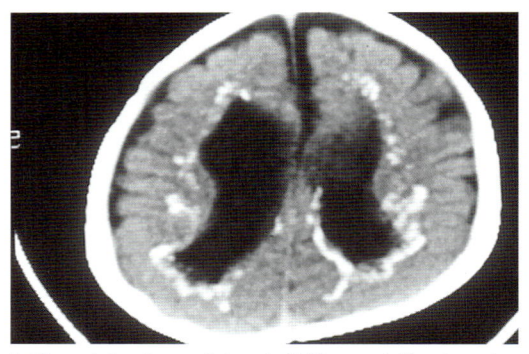

Figura 10-4. Varredura de TC com infecção congênita pelo CMV com calcificação periventricular, hidrocéfalo e atrofia cerebral. *(De Shakoor A, Sy A, Acharya N: Ocular manifestations of intrauterine infections. In Pediatric Ophtalmology and Strabismus, ed 4. Philadelphia, Elsevier, 2013, p 81.)*

41. Quais são as sequelas tardias de infecções congênitas?

As sequelas tardias de infecções intrauterinas crônicas são relativamente comuns e podem ocorrer em bebês assintomáticos ao nascimento. A maior parte das sequelas apresenta sintomas tardios no final da infância ao invés de no início.

- *CMV*: Perda auditiva, disfunção cerebral mínima a grave; transtornos motores, de aprendizagem, linguagem e comportamentais. Dados longitudinais do Inquérito Nacional de Saúde e Nutrição (NHANES) também implicaram o CMV como um fator de risco para doença cardiovascular.
- *Rubéola*: Perda auditiva, disfunção cerebral mínima a grave (transtornos motores, de aprendizagem, linguagem e comportamentais), autismo, diabetes juvenil, disfunção da tireoide, puberdade precoce, transtorno cerebral degenerativo progressivo.
- *Toxoplasmose*: Coriorretinite, hidrocéfalo, disfunção cerebral mínima a grave, perda auditiva.
- *Herpes neonatal*: Infecção ocular e cutânea recorrente, disfunção cerebral mínima a grave.
- *Vírus da hepatite B*: Hepatite subclínica crônica, raramente hepatite fulminante.

Maldonado A, Nizet V, Klein J, et al: Current concepts of infections of the fetus and newborn infant. In Remington J, Klein J, Wilson C, Baker C, editors: *Infectious Diseases of the Fetus and Newborn Infant*, ed 7. Philadelphia, 2011, Elsevier Saunders, pp 2-23.

Plotkin SA, Alpert G: A practical guide to the diagnosis of congenital infections in the newborn infant, *Pediatr Clin North Am* 33:465–479, 1986.

DOENÇAS INFECCIOSAS

42. Qual é a infecção congênita mais comum?
Infecção congênita pelo CMV é a mais comum; em alguns estudos grandes de triagem, ela ocorre em até 1,3% dos recém-nascidos. No entanto, a maioria (80% a 90%) dos recém-nascidos infectados é assintomática ao nascimento ou no começo da infância.

43. Qual a frequência de perda auditiva por CMV congênito?
Estima-se que um terço a dois terços das crianças com infecção congênita pelo CMV sintomática e 7% a 15% dos recém-nascidos assintomáticos com CMV irão desenvolver perda auditiva com uma idade média de 3½ anos. Existe um debate referente a um possível rastreamento universal para infecção pelo CMV no recém-nascido, especialmente se o início da terapia antiviral puder prevenir ou limitar a perda auditiva. A exposição pós-natal ao CMV não está associada à perda auditiva.

Johnson J, Anderson B: Screening, prevention, and treatment of congenital cytomegalovirus, *Obstet Gynecol Clin North Am* 41:593–599, 2014.
Misono S, Sie KCY, Weiss NS, et al: Congenital cytomegalovirus infection in pediatric hearing loss, *Arch Otolaryngol Head Neck Surg* 137:47–53, 2011.

44. Como o CMV é transmitido da mãe para o bebê?
O CMV pode ser transmitido pela via placentária e pelo contato com secreções cervicais ou leite materno. Ocasionalmente, pode ocorrer transmissão pelo contato com a saliva ou a urina.

45. Como deve ser tratado o CMV congênito?
Historicamente, os objetivos do tratamento para CMV congênito têm sido prevenir as sequelas tardias da doença, principalmente a perda sensorioneural. No entanto, a estratégia ideal de tratamento (incluindo a escolha da medicação e a duração da terapia) e quais bebês tratar são questões que, atualmente, estão sendo investigadas. O tratamento é recomendado para bebês com doença com risco de vida ou ameaça à visão, tal como retinite grave, pneumonia intersticial e infecção do sistema nervoso central. Não está claro se o tratamento é indicado para trombocitopenia isolada, hepatite leve, virúria e viremia sem outros sintomas. Os tratamentos que estão sendo atualmente estudados incluem 6 semanas de ganciclovir IV e valganciclovir oral por 6 meses ou mais.

46. Qual é o risco para o feto se a mãe estiver infectada com parvovírus B19 durante a gravidez?
Aproximadamente, 30% a 50% das mulheres grávidas são suscetíveis à infecção pelo parvovírus. O risco de perda fetal após soroconversão é de 5% a 10%, e este é maior quando ocorre infecção materna durante a primeira metade da gravidez. Ocorre perda fetal como consequência de hidropsia, que se desenvolve como consequência de anemia induzida pelo parvovírus. Os sinais de infecção pelo parvovírus em adultos não são muito distintivos, mas podem incluir febre; uma erupção maculopapular ou semelhante a um laço, especialmente em um padrão em meia e luva; e dor nas articulações. Existem relatos de casos de anemia aplástica persistindo por duas semanas em recém-nascidos sobreviventes.

47. Quais são as consequências da infecção de varicela primária durante o primeiro trimestre?
A síndrome de varicela congênita consiste de uma constelação de características:
- Atrofia dos membros, usualmente associada à lesão cicatricial.
- Deficiências neurológicas e sensoriais.
- Anormalidades do olho (corioretinite, catarata, microftalmia, síndrome de Horner).
- Atrofia cortical e retardo mental.

Esta síndrome usualmente ocorre após infecção materna durante o primeiro trimestre, embora possa ser vista após infecção até 20 semanas de gestação.

48. Quais são as indicações para a profilaxia pós-exposição para varicela no recém-nascido?
A profilaxia deve ser feita, assim que possível, em um recém-nascido cuja mãe tenha desenvolvido varicela desde 5 dias antes do parto até 2 dias após o parto. Durante esse período de alto risco, o feto é exposto a altos títulos circulantes do vírus sem o benefício da síntese dos anticorpos maternos. Atualmente, Varizig é a preparação de imunoglobulina humana purificada licenciada e disponível para uso nos Estados Unidos. Idealmente, deve ser dada dentro de 96 horas (4 dias) para maior eficácia, mas pode ser administrada até 10 dias após a exposição. Outras indicações para uso no recém-nascido incluem as seguintes:
- Bebês prematuros com ≥ 28 semanas de gestação expostos no período neonatal e cuja mãe não tenha história de varicela ou sorologia positiva para varicela.

- Bebês prematuros com ≥ 28 semanas de gestação ou cujo peso é menor ou igual a 1.000 g e que são expostos no período neonatal independente da história materna, porque poucos anticorpos maternos atravessam a placenta antes do terceiro trimestre de gravidez.

Centers for Disease Control and Prevention: Updated recommendations for use of VariZIG—United States, 2013, *Morb Mortal Wkly Rep* 62:574–576, 2013.

49. Micoplasmas urogenitais têm algum papel na doença neonatal?
Ureaplasma urealyticum tem sido associado a baixo peso ao nascimento e displasia broncopulmonar. Esse organismo tem sido encontrado em recém-nascidos com desconforto respiratório, pneumonia e meningite, mas não foi comprovado que tenha um papel causativo nessas doenças. Foram publicados vários relatos de meningite por *Mycoplasma hominis* e infecção ocular.

Ocorre transmissão vertical em até 60% dos recém-nascidos cujas mães têm culturas positivas para esses organismos. O risco de transmissão é mais elevado em bebês prematuros e com baixo peso ao nascimento e correlaciona-se a ruptura prolongada das membranas e febre materna. Os bebês nascidos por cesárea e com bolsa amniótica íntegra têm uma taxa muito baixa de colonização em comparação com bebês nascidos por parto vaginal.

50. Quais são as características de síndrome da rubéola congênita (SRC)?
Os aspectos mais característicos de SRC são **doença cardíaca congênita, catarata, microftalmia, opacidades corneanas, glaucoma** e **lesões ósseas radiolucentes**. As características de SRC podem ser divididas em três categorias amplas:
- **Transitória:** baixo peso ao nascimento, hepatoesplenomegalia, trombocitopenia, hepatite, pneumonite e lesões ósseas radiolucentes.
- **Permanente:** surdez, catarata e lesões cardíacas congênitas (ducto arterioso patente > estenose arterial pulmonar > estenose aórtica > defeitos septais ventriculares).
- **Desenvolvimento:** retardo psicomotor, transtornos comportamentais e disfunção endócrina.

A transmissão do vírus selvagem de rubéola e a SRC foram declaradas eliminadas nos Estados Unidos em 2014 em consequência do rastreamento universal e das políticas de vacinação em mulheres grávidas. No entanto, a SRC permanece como uma importante questão de saúde no mundo inteiro. A Organização Mundial da Saúde colocou a meta da eliminação regional da SRC até 2015.

51. Todas as mulheres grávidas devem ser rastreadas para infecção pelo HSV durante a gravidez?
Os dados existentes indicam que culturas do trato genital materno antes do parto não conseguem prever viremia no momento do parto. Assim sendo, culturas de **rotina** antes do parto **não** são recomendadas atualmente. Entretanto, os dados de vigilância apresentaram um declínio na soroprevalência global de HSV em mulheres em idade fértil de 2005 a 2010, quando comparados com dados de 2001 a 2004. Aproximadamente, um quinto a um terço das mulheres em idade fértil são soronegativas para HSV-1 e HSV-2. Isso é, em parte, impulsionado por uma redução significativa na soroprevalência de HSV-1 em pessoas jovens entre 14 e 19 anos. Foram levantadas preocupações de que isso possa conduzir a uma incidência aumentada de infecção primária por HSV durante a gravidez. Foram desenvolvidos algoritmos recentes que incorporam o estado sorológico materno ao diagnóstico e as estratégias de tratamento dos bebês nascidos de mães com lesões ativas pelo HSV. Consequentemente, o rastreio sorológico de rotina (HSV-1 e HSV-2, IgG e IgM) pode ser incorporado ao rastreamento antes do parto no futuro.

Bradley H, Markowitz LE, Gibson T, McQuillan GM: Seroprevalence of herpes simplex virus types 1 and 2—United States, 1999-2010, *J Infect Dis* 209:325–333, 2014.
Kimberlin DW: The Scarlet H, *J Infect Dis* 209:315–317, 2014.
Kimberlin D, Baley J; Committee on Infectious Diseases; Committee on Fetus and Newborn. Guidance on management of asymptomatic neonates born to women with active genital herpes lesions, *Pediatrics* 131:e635–e646, 2013.

52. Quais são os fatores de risco para o desenvolvimento de doença por HSV no recém-nascido?
A infecção pelo HSV no bebê recém-nascido pode ser adquirida *antes* do parto (*in utero*), *durante* o parto (intraparto ou perinatal) e *após* o parto (pós-parto ou pós-natal). Na maioria das vezes, aproximadamente 85%, a aquisição ocorre durante o período intraparto. Os fatores de risco clássicos para transmissão intraparto ou perinatal incluem:
- Infecção materna primária, em vez de recorrente, especialmente se a aquisição ocorrer no terceiro trimestre. (Mulheres com infecções genitais primárias pelo HSV que apresentam viremia no parto têm probabilidade 10 a 30 vezes maior de transmitir o vírus do que mulheres com uma infecção recorrente.)
- Status negativo dos anticorpos IgG para o HSV materno.

- Ruptura prolongada das membranas.
- Violação das barreiras mucocutâneas (p. ex., uso de eletrodos no escalpo fetal).
- Parto vaginal em vez de cesáreo.

Stephenson-Famy A, Gardella C: Herpes simplex virus infection during pregnancy, *Obstet Gynecol Clin North Am* 41:601–614, 2014.
Kimberlin D, Baley J; Committee on Infectious Diseases; Committee on Fetus and Newborn. Guidance on management of asymptomatic neonates born to women with active genital herpes lesions, *Pediatrics* 131:e635–e646, 2013.
Corey L, Wald A: Maternal and neonatal herpes simplex virus infections, *N Engl J Med* 361:1376–1385, 2009.

53. Quais são as três formas da doença pelo HSV neonatal?
- **Doença mucocutânea** (localizada na pele, nos olhos ou na boca).
- Doença do **sistema nervoso central** (SNC).
- **Doença disseminada**; sistemas orgânicos múltiplos estão envolvidos, e a síndrome clínica parece com sepse bacteriana.

Até 50% dos bebês terão complicações do SNC, seja por doença primária do SNC ou doença disseminada com envolvimento do SNC. É importante observar que bebês com doença do SNC ou doença disseminada podem não ter lesões cutâneas visíveis.

54. Quando deve haver suspeita de doença pelo HSV em recém-nascidos ou bebês?
As recomendações atuais distinguem *infecção* neonatal pelo HSV, que é o período assintomático quando a replicação viral está ocorrendo, de *doença* pelo HSV, quando estão presentes sinais clínicos e sintomas de HSV. Em bebês a termo com < 4 semanas e bebês prematuros (< 32 semanas de gestação) com < 8 semanas, deve ser considerada doença pelo HSV nos seguintes casos:
- Lesões cutâneas suspeitas de HSV no bebê (podem ser uma vesícula, ou vesículas agrupadas, pústulas, bolhas ou pele desnuda).
- Bebê com aparência doentia com achados de alimentação insuficiente, irritabilidade, letargia, vômitos e hipotermia ou hipertermia.
- Convulsões ou encefalopatia associadas à doença atual.
- Testes da função hepática anormais (alanina aminotransferase elevada [ALT] e/ou aspartato aminotransferase [AST]).
- Pleiocitose estéril no LCR.

Em geral, os bebês com doença mucocutânea e doença disseminada apresentam sintomas clínicos em 10 a 14 dias após a infecção, e aqueles com doença do SNC, de 17 a 19 dias após a infecção.

Kimberlin D, Baley J; Committee on Infectious Diseases; Committee on Fetus and Newborn. Guidance on management of asymptomatic neonates born to women with active genital herpes lesions. *Pediatrics*, 131:e635–e646, 2013.

55. Como deve ser tratado o recém-nascido com suspeita de doença pelo HSV?
A progressão de infecção para doença é considerada inevitável. Um dos objetivos da terapia é identificar com precisão os bebês com infecção e intervir para prevenir a progressão para doença. Aciclovir intravenoso é a droga preferida, sendo administrado enquanto o diagnóstico definitivo está pendente. Para doença mucocutânea confirmada, o tratamento é continuado por 14 dias. Para encefalite e doença disseminada, o tratamento é continuado por 21 dias. Para bebês que foram reconhecidos como de alto risco de progressão para doença (p. ex., bebês nascidos de mães com HSV primário), recomendam-se 10 dias de terapia com aciclovir intravenoso (IV), mesmo que as culturas ou o teste da reação em cadeia da polimerase (PCR) do bebê sejam negativos para HSV.

Kimberlin D, Baley J; Committee on Infectious Diseases; Committee on Fetus and Newborn. Guidance on management of asymptomatic neonates born to women with active genital herpes lesions, *Pediatrics*, 131:e635 to e646, 2013.

56. Em que grupos de mulheres o rastreamento do antígeno de superfície da hepatite B pré-natal (HBsAg) é recomendado?
No passado, as mulheres eram rastreadas para HBsAg caso se enquadrassem no grupo de alto risco com base na origem étnica, status de imunização ou história de exposição a produtos sanguíneos, drogas IV ou um parceiro de alto risco. No entanto, informações da história revelaram que, no máximo, 60% das portadoras do HBsAg eram capturadas usando-se esses critérios de rastreamento. Assim sendo, recomenda-se que **todas** as mulheres grávidas sejam rastreadas para HBsAg.

57. Qual é o risco para o feto, se a mãe estiver infectada com o vírus da hepatite B?

Muito significativo. Dez por cento a 20% das mulheres HBsAg positivo e 90% das mulheres HBsAg positivo e soropositivas para o antígeno e da hepatite B (HBeAg) irão transmitir o vírus para seus bebês na ausência de vacina contra hepatite B ao nascimento. Das mulheres que estão agudamente infectadas durante a gravidez, o risco de infecção neonatal é maior quando a infecção materna ocorre durante o terceiro trimestre; até 90% desses recém-nascidos serão soropositivos para HBsAg. Infecção crônica pelo vírus da hepatite B com persistência de HBsAg ocorre em 85% a 95% dos bebês que são infectados por transmissão perinatal, com uma prevalência ao longo da vida de 25% a 30% de doença hepática grave ou câncer de fígado.

58. Como devem ser manejados os bebês nascidos de mães com infecção pelo vírus da hepatite B?

Para bebês nascidos de mulheres HBsAg positivo, devem ser administradas imunoglobulina anti-hepatite B (0,5 mL por via intramuscular) e a primeira dose da vacina contra hepatite B até 12 horas depois do parto para reduzir o risco de infecção. Embora o leite materno seja teoricamente capaz de transmitir o vírus da hepatite B, o risco de transmissão em mães HBsAg positivo cujos bebês receberam imunoglobulina anti-hepatite B e vacina contra hepatite em momento oportuno não é aumentado pela amamentação.

American Academy of Pediatrics: Hepatitis B. In Pickering LK, editor: *2012 Red Book: Report of the Committee on Infectious Diseases*, ed 29. Elk Grove Park, IL, 2012, American Academy of Pediatrics, p 384.

59. Como devem ser manejados os bebês nascidos de mães com infecção pelo vírus da hepatite A?

É improvável que recém-nascidos filhos de mães com infecção ativa pelo vírus da hepatite A contraiam o vírus, e a eficácia da profilaxia pós-natal com imunoglobulina anti-hepatite A não foi comprovada. Alguns especialistas recomendam imunoglobulina, se os sintomas da mãe iniciarem 2 semanas antes ou 1 semana depois do parto, mas essa questão é polêmica.

American Academy of Pediatrics: Hepatitis A. In Pickering LK, editor: *2012 Red Book: Report of the Committee on Infectious Diseases*, ed 29. Elk Grove Park, IL, 2012, American Academy of Pediatrics, p 368.

60. Como devem ser manejados os bebês nascidos de mães com infecção pelo vírus da hepatite C?

O risco de transmissão vertical do vírus da hepatite C (HCV) é de, aproximadamente, 6% em mães que demonstram a presença de HCV RNA no sangue. Esse risco é aumentado em mães coinfectadas com HIV. Não existe terapia preventiva. O teste de amplificação nucleica pode ser feito com 1 a 2 meses de idade, se desejável, para avaliar infecção neonatal. O teste de anticorpos só pode ser realizado depois de 18 meses, porque esta é a duração esperada dos anticorpos maternos adquiridos passivamente em bebês. As mães com infecção pelo vírus da hepatite C devem ser orientadas acerca de que não foi documentada transmissão da hepatite C através do aleitamento materno. Assim sendo, a infecção materna pelo vírus da hepatite C não é uma contraindicação à amamentação, embora as mães com mamilos rachados ou com sangramento devam considerar a abstenção.

Wen JW, Haber BA: Maternal-fetal transmission of hepatitis C infection: what is so special about babies? *J Pediatr Gastroenterol Nutr* 58:378–382, 2014.
American Academy of Pediatrics: Hepatitis C. In Pickering LK, editor: *2012 Red Book: Report of the Committee on Infectious Diseases*, ed 29. Elk Grove Park, IL, 2012, American Academy of Pediatrics, p 395.

61. Em que aspectos diferem as características clínicas de sífilis congênita precoce e tardia?

As manifestações de sífilis congênita são variáveis e podem ser divididas em achados precoces e tardios. As manifestações precoces ocorrem durante os primeiros 2 anos de vida (p. ex., "coriza"); as manifestações tardias, como incisivos centrais em forma de chave de fenda ou chanfrados, os assim chamados "dentes de Hutchinson", ocorrem após os 2 anos de idade (Fig. 10-5 e Tabela 10-2).

62. Como é feito o diagnóstico de sífilis congênita?

- Todas as mulheres grávidas e os bebês devem ser rastreados para possível infecção com um teste não treponêmico para *Treponema pallidum*. Tais testes incluem o teste rápido para determinação de reaginas (RPR) e teste Laboratorial de Pesquisa de Doença Venérea (VDRL).
- Se o sangue da mãe ou o do bebê produzir um teste sorológico não treponêmico positivo, deve ser realizado um teste treponêmico específico no sangue do bebê. Exemplos incluem o teste de absorção de anticorpo treponêmico fluorescente (FTAbs) e o teste de micro-hemoaglutinação para *T. pallidum*.

DOENÇAS INFECCIOSAS

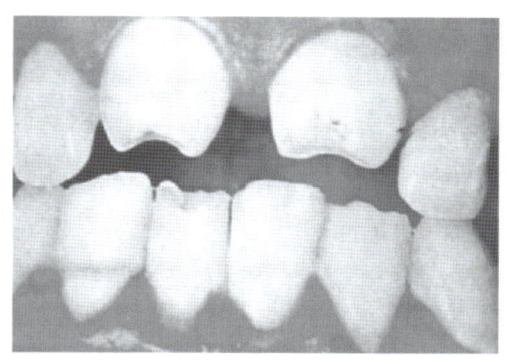

Figura 10-5. Dentes de Hutchinson. Observar os incisivos em forma de chave de fenda, chanfrados, com defeitos no esmalte e cáries incipientes. *(De Rodriguez-Cerdeira C, Silami-Lopes VC: Congenital syphilis in the 21st century,* Actas Dermo-Sifilográficas (English Edition) *103:687, 2011.)*

Tabela 10-2. Manifestações Precoces e Tardias de Sífilis Congênita

SÍFILIS CONGÊNITA PRECOCE (310 PACIENTES)		SÍFILIS CONGÊNITA TARDIA (271 PACIENTES)	
Hepatomegalia	32%	Pseudoparalisia de Parrot	87%
Anormalidades esqueléticas	29%	Maxila curta	84%
Esplenomegalia	18%	Arco palatal alto	76%
Peso ao nascimento < 2.500 g	16%	Tríade de Hutchinson	75%
Pneumonia	16%	Nariz em sela	73%
Anemia severa, hidropisia, edema	16%	Molares em amora	65%
Lesões cutâneas	15%	Dentes de Hutchinson	63%
Hiperbilirrubinemia	13%	Sinal de Higoumenakis	39%
Coriza, secreção nasal	9%	Protuberância relativa da mandíbula	26%
Dor nos membros	7%	Queratite intersticial	9%
Anormalidades no líquido cefalorraquidiano	7%	Fissuras orais	7%
Pancreatite	5%	Tíbia em sabre	4%
Nefrite	4%	Surdez do oitavo nervo	3%
Atraso no desenvolvimento	3%	Escápula escafoide	0,70%
Massa testicular	0,30%	Articulações de Clutton	0,30%
Coriorretinite	0,30%		
Hipoglobulinemia	0,30%		

Adaptada de Sanchez PJ, Gutman LT: Syphilis. In Feigin RD, Cherry JE, Demmler GJ, Kaplan SL (eds): Pediatric Infectious Diseases, 5th ed. Philadelphia, W.B. Saunders, 2004, pp 1730-1732.

- A avaliação de bebês com suspeita de sífilis congênita também deve incluir hemograma completo, análise do LCR (incluindo VDRL no liquor) e radiografia dos ossos longos para procurar achados característicos (Fig. 10-6).

63. Quais são as armadilhas dos testes RPR e VDRL?
- Testes não treponêmicos detectam anticorpos para cardiolipina e podem produzir resultados falsos-positivos em uma variedade de condições maternas, tais como lúpus sistêmico.

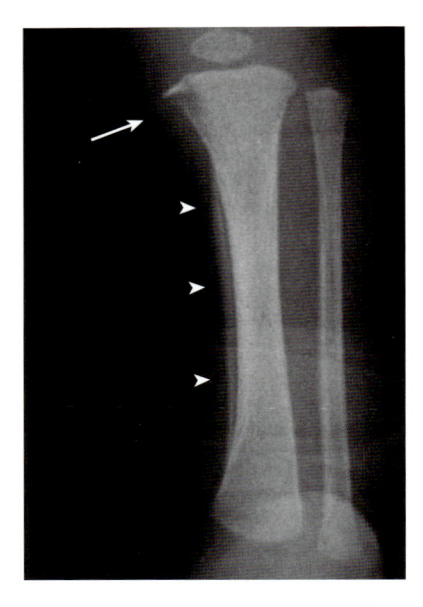

Figura 10-6. A radiografia de um bebê com sífilis congênita mostra reação periósteia ao longo do eixo da tíbia esquerda *(pontas de setas)* e uma lucência característica da metáfise medial proximal da tíbia *(seta)* denominada sinal de Wimberger, que representa destruição óssea localizada.
(De Donnelly LF: Pediatric Imaging: The Fundamentals. *Philadelphia, 2009, Saunders, p 171.)*

- Podem ocorrer testes falsos-negativos em razão dos altos títulos dos anticorpos; isso é denominado "efeito prozona." Recomenda-se que a amostra seja diluída antes do teste para evitar que isso ocorra.
- Um título sorológico reativo pode persistir após o declínio inicial (usualmente 4 vezes) em resposta ao tratamento. Esse título de nível baixo geralmente é < 1:8 e pode persistir por toda a vida; este assim chamado estado "serofast" pode dificultar a interpretação de testes não treponêmicos.
- Uma mãe que foi tratada adequadamente para sífilis durante a gravidez ainda pode transferir passivamente anticorpos para o recém-nascido, o que resulta em um título positivo no bebê na ausência de infecção. Nessa circunstância, o título do bebê geralmente é menor do que o da mãe e reverte para negativo após vários meses.

64. **Caso se identifique que uma mulher grávida tenha *Chlamydia trachomatis* em seu canal vaginal, qual é o curso de ação mais apropriado?**
A Força Tarefa Preventiva Americana recomenda que todas as mulheres grávidas com < 25 anos de idade ou aquelas com padrões de comportamento de alto risco sejam rastreadas para *C. trachomatis*. Mulheres grávidas com uma infecção por *Chlamydia* conhecida devem ser tratadas com azitromicina oral para reduzir o risco de pneumonia ou conjuntivite neonatal por *Chlamydia*, porque as mães não tratadas podem transmitir *Chlamydia* para bebês nascidos por parto vaginal em aproximadamente 50% das vezes. Também deve ser feito o tratamento simultâneo de parceiros do sexo masculino com doxiciclina ou azitromicina.

U.S. Preventative Task Force: USPSTF Recommendations for STI Screening. www.uspreventiveservicetaskforce.org. Último acesso em 20 de mar. 2015.

65. **Recém-nascidos de mães com infecção por *Chamydia* não tratada devem receber terapia antibiótica profilática?**
Embora estes bebês estejam em risco aumentado de infecção, a eficácia dos antibióticos profiláticos não é conhecida, e o tratamento não é indicado. Os bebês devem ser acompanhados com atenção quanto aos sinais de conjuntivite ou pneumonia e tratados, se forem sintomáticos.

American Academy of Pediatrics: Chlamydia trachomatis. In Pickering LK, editor: *2012 Red Book: Report of the Committee on Infectious Diseases*, ed 29. Elk Grove Park, IL, 2012, American Academy of Pediatrics, pp 276-277.

66. **Qual é o risco para um feto após infecção primária materna pelo *Toxoplasma*?**
O risco depende do momento, durante a gravidez, em que a mãe for infectada. Presumindo-se que a mãe não seja tratada, a infecção no primeiro trimestre está associada a uma taxa de infecção fetal de

DOENÇAS INFECCIOSAS

aproximadamente 25%, infecção no segundo trimestre com uma taxa de mais de 50%, e infecção no terceiro trimestre com uma taxa de aproximadamente 70%. A gravidade da doença clínica em bebês infectados congenitamente está inversamente relacionada à idade gestacional no momento da infecção primária materna.

67. Qual é a apresentação típica de toxoplasmose congênita?
Ao nascimento, 70% a 90% dos bebês são assintomáticos. Conforme ocorre com outras infecções congênitas, as apresentações neonatais sintomáticas são variadas, desde doença grave com hepatoesplenomegalia, coriorretinite e/ou características neurológicas (p. ex., convulsões, hidrocefalia, microcefalia) em cerca de 10% dos bebês infectados até uma infecção assintomática. Entre os bebês clinicamente assintomáticos, achados como calcificações intracranianas ou cistos retinianos podem estar presentes, e os riscos no longo prazo incluem deficiência visual, dificuldades de aprendizagem, retardo mental e convulsões.

68. Como uma mulher pode minimizar as chances de adquirir infecção por *Toxoplasma* durante a gravidez?
As medidas estão relacionadas a higiene pessoal, preparo dos alimentos e exposição a gatos.
- Evitar carne crua. Com o uso de um termômetro para alimentos, cozinhar cortes inteiros de carne, pelo menos, a 63° C, cozinhar carne moída a, pelo menos, 71° C e cozinhar todas as aves a, pelo menos, 74° C.
- Lavar frutas e vegetais antes do consumo.
- Lavar as mãos e as superfícies da cozinha cuidadosamente após contato com carne crua e frutas, ou vegetais não lavados, e lavagem minuciosa após jardinagem.
- Evitar mexer nas caixas de detritos de gatos ou usar luvas ao limpar os detritos e lavar as mãos cuidadosamente depois disso. Trocar a caixa de detritos a cada 1 a 2 dias também irá reduzir o risco.
- Evitar água não tratada em áreas de alto risco, como nos países em desenvolvimento.

DOENÇAS INFECCIOSAS EMERGENTES

69. Que micobactéria pode infectar alguém que tenha um aquário em casa?
Mycobacterium marinum. Esta infecção atípica por micobactéria começa, normalmente, com agrupamentos de nódulos superficiais ou pápulas que podem se tornar flutuantes. A condição pode ser diagnosticada erroneamente como uma celulite. Uma história detalhada poderá ajudar a estabelecer o diagnóstico.

70. Quais são as possíveis fontes de uma infecção com antrax em um jovem de 17 anos que vive em uma fazenda de gado, fabrica e toca bateria como *hobby* e trabalha em um laboratório de microbiologia depois da escola?
- **Antrax cutâneo** é a forma mais comum de antrax. Ocorre quando os esporos invadem uma violação na integridade local da pele. A infecção usualmente se desenvolve entre 1 e 7 dias após a exposição. Sem tratamento, o antrax cutâneo é fatal em 20% das vezes, mas é curável com terapia. O antrax cutâneo foi chamado de "doença dos cardadores de lã", porque os esporos são encontrados no couro dos animais (além de outros produtos animais crus), como o usado no processamento da lã ou na confecção dos tambores de pele tradicionais. Ele pode ser contraído através da manipulação inapropriada de amostras laboratoriais. Foi usado como um agente de bioterrorismo nos Estados Unidos, em 2001.
- **Antrax por inalação** ocorre quando os esporos são inalados. A seguir, ocorre disseminação por transmissão linfática. A infecção usualmente se desenvolve em 7 a 14 dias após a exposição, mas pode ocorrer até 60 dias após a exposição. A sobrevivência com tratamento é de ~55%.
- Antrax **gastrintestinal** ocorre quando os esporos são ingeridos, tipicamente através de carne crua ou malcozida. A infecção usualmente se desenvolve em 1 a 7 dias após a exposição. A sobrevivência com o tratamento é de ~60%. Nosso paciente poderia ter contraído qualquer forma da doença em virtude de e uma variedade de exposições. Conforme ocorre com muitas doenças infecciosas, uma história detalhada frequentemente irá revelar a origem da infecção.

71. Quais são os novos coronavírus?
O nome *coronavírus* provém das ponteiras na sua superfície, que se assemelham a uma coroa; os coronavírus tipicamente causam doença respiratória no espectro do resfriado comum. Dois coronavírus novos foram implicados em doença respiratória grave e, algumas vezes, fatal:
- **Síndrome respiratória aguda grave (SARS)**, designada SARS-CoV, foi reconhecida pela primeira vez na China, em 2002. Ela se espalhou para inúmeros países e causou várias centenas de mortes de 2002 a 2003. Desde 2004, não tem havido casos conhecidos de infecção por SARS-CoV reportados em nenhuma parte do mundo. Acredita-se que o vírus se originou em animais selvagens (gatos selvagens e morcegos foram implicados), com transmissão para humanos que tiveram contato com eles em mercados nas áreas urbanas.

- **Síndrome respiratória do Oriente Médio (MERS)**, designada MERS-CoV, foi reconhecida pela primeira vez na Arábia Saudita, em 2012. Também se espalhou para vários países. Todos os casos, até o momento, foram associados a países na Península Arábica e proximidades. A verdadeira incidência da doença não é conhecida, porque pode haver viés no relato de casos mais leves. Acredita-se que a doença tenha um reservatório natural nos camelos.

72. Que etiologia viral deve ser considerada em um paciente com doença respiratória aguda inexplicável não febril?

Enterovírus D68 (EV-D68). Este é um enterovírus não pólio descrito, pela primeira vez, na Califórnia, em 1968. Os sintomas variam desde doença respiratória leve com rinorreia, espirros, tosse e mialgia até sintomas graves, como chiado, hipóxia e síndrome do desconforto respiratório. No entanto, mesmo pacientes com doença séria devida ao EV-D68 podem não ter febre. Além disso, em 2014, o EV-D68 foi associado (embora não causalmente substanciado) a um grupo de pacientes com fraqueza aguda dos membros. Foi identificado com RM, na qual a maioria dos pacientes tinha um padrão distinto de anormalidades da substância cinzenta da medula espinhal.

Foster CB, Friedman N, et al: Enterovirus D68: a clinically important respiratory enterovirus. *Cleve Clin J Med* 82:26–31, 2015.

73. Quais as duas doenças em particular que devem constar do diagnóstico diferencial em um viajante que está retornando do Caribe com febre e erupção cutânea?

Dengue e infecção pelo vírus Chikungunya. Os vírus da dengue e Chikungunya são transmitidos pelos mosquitos *Aedes aegypti* e *Aedes albopictus* e possuem características clínicas que se sobrepõem, além de endemicidade semelhante. A **dengue** tem três síndromes clínicas:
- **Febre indiferenciada** se apresenta como uma doença febril geral, com febre, mal-estar e outros sintomas leves que coincidem com inúmeras outras síndromes virais. Essa é uma apresentação típica em crianças com sua primeira infecção.
- **Febre da dengue com ou sem hemorragia** se apresenta com 2 a 7 dias de febre alta e ≥ 2 outros sintomas, como cefaleia grave, dor retro-orbital, mialgias, artralgias, erupção maculopapular ou erupção tipo petéquias.
- **Febre da dengue hemorrágica ou síndrome do choque da dengue** se apresenta inicialmente como febre da dengue, mas progride para extravasamento plasmático e coagulação intravascular disseminada.
- **Febre da dengue ou febre hemorrágica** usualmente ocorre em crianças maiores ou adolescentes que tiveram infecção prévia.

A infecção pelo **Chikungunya** é caracterizada pelo início agudo de febre > 39° C e dor articular usualmente grave, bilateral e simétrica, além de cefaleia, mialgia, artrite, náusea/vômitos e uma erupção maculopapular semelhante à febre da dengue.

O diagnóstico com PCR em tempo real está disponível para dengue e Chikungunya através dos CDCs e pode ser realizado dentro de 5 dias após o início dos sintomas. Depois desse período de tempo, deve ser realizada testagem sorológica de IgG e IgM.

74. Qual é a infecção intestinal viral mais comum que você pode contrair por comer em um bufê de saladas?

Estima-se que os **norovírus** sejam responsáveis por até 50% dos surtos alimentares de gastroenterite viral. Além disso, a maioria (> 90%) dos surtos de doença diarreica em navios de cruzeiro é causada por norovírus. A origem desses surtos frequentemente provém de práticas descuidadas de manuseio dos alimentos por parte dos funcionários. Alimentos como frutas cruas e vegetais de folhas verdes frequentemente estão envolvidos. Náuseas, vômitos e diarreia aquosa com cólicas abdominais têm um início agudo em 12 a 48 horas após a exposição e se resolvem sem tratamento em 24 a 72 horas depois.

75. Quando foi descoberto o vírus Ebola?

Em **1976**. Houve dois surtos simultâneos, um no Sudão e outro na República do Congo. O nome deriva de um vilarejo no Congo próximo ao rio Ebola, onde ocorreu o surto.

76. Quais são as características clínicas de uma infecção pelo Ebola?

Após um período de incubação de 2 a 21 dias, tem início a doença clínica, com sinais e sintomas inespecíficos, incluindo febre, cefaleia, mialgia, dor abdominal e mal-estar, que coincidem com muitas outras doenças virais e parasitárias em regiões endêmicas. Isso é seguido, vários dias depois, por vômitos e diarreia. Infecção conjuntival ou hemorragia subconjuntival, disfunção hepática (AST > ALT) e desar-

DOENÇAS INFECCIOSAS

ranjos metabólicos também são comuns nesse estágio. Nos casos mais graves, irão ocorrer instabilidade microvascular e subsequente hemorragia, mais comumente do trato GI. Podem ocorrer manifestações do SNC, mas são menos comuns em crianças do que em adultos. Os sintomas respiratórios associados são mais comuns em crianças.

A mortalidade é alta (~50% a 70%), mas um ambiente de poucos recursos, a idade, o de saúde basal e as condições de comorbidade são fatores de confusão.

77. Qual é o hospedeiro que serve como reservatório natural do vírus Ebola?
Embora o reservatório permaneça desconhecido, muitos pesquisadores acreditam que o vírus é abrigado inicialmente por animais, e **morcegos frugívoros,** mais provavelmente, são o reservatório natural. Primatas (símios e macacos) também representam uma possibilidade. Os humanos podem contrair a doença pela exposição a excreções ou saliva de morcego ou pela exposição a sangue e fluidos corporais de outras fontes infectadas, como primatas não humanos consumidos como alimento. Depois que o primeiro humano é infectado por meio do contato com um animal infectado, a transmissão de pessoa para pessoa (bem como o alastramento pelo contato contínuo com um reservatório animal ou superfícies e materiais contaminados com fluidos infectados) possibilita que se propague uma epidemia.

A CRIANÇA FEBRIL

"...desde o advento da termometria clínica moderna por Wunderlich, em 1871, o ritual de medir a temperatura só foi superado pela invenção de Alexander Graham Bell, em 1874, como a principal praga da pediatria".

DS Smith: Fever and the pediatrician, *J Pediatr* 77:935, 1970.

78. Em que temperatura uma criança tem febre?
Esta é uma pergunta simples sem uma resposta simples. Como as temperaturas corporais variam entre os indivíduos e as faixas etárias e também variam ao longo do dia em um determinado indivíduo (mais baixa em torno das 4 h às 5 h da manhã e mais alta no final da tarde ou início da noite), é difícil determinar um ponto de corte. Em crianças entre 2 e 6 anos de idade, a variação diurna pode oscilar até 0,9° C. Os bebês tendem a ter uma temperatura basal de referência mais elevada, com 50% tendo temperaturas retais diariamente acima de 37,8° C; após 2 anos de idade, essa temperatura cai. Além disso, atividade e exercícios (dentro de 30 minutos), mamada ou refeições (dentro de 1 hora) e alimentos quentes (dentro de 1 hora) podem causar elevações na temperatura corporal. A maior parte das autoridades concorda que, para uma criança com < 3 meses, uma temperatura retal acima de 38° C constitui febre. Em bebês entre 3 e 24 meses de idade (que tendem a ter uma temperatura basal de referência mais alta), uma temperatura acima de 38,3° C, provavelmente, constitui febre. Naqueles com > 2 anos, a febre é mais comumente definida como uma temperatura retal acima de 38° C.

79. De onde se origina a noção popular de que a temperatura normal é 98,6° F (37° C)?
A temperatura de 37° C foi estabelecida como temperatura média normal em 1868, depois que mais de 1 milhão de temperaturas de 25.000 pacientes foram analisadas. Ironicamente, essas temperaturas eram aferidas na axila, e os parâmetros do que constitui o normal têm sido confusos desde então.

Mackowiak PA, Wasserman SS, Levine MM: A critical appraisal of 98.6°F, the upper limit of the normal body temperature, and other legacies of Carl Reinhold August Wunderlich, *JAMA* 268:1578–1580, 1992.

80. Como a temperatura varia entre os diferentes sítios?
Pode haver variabilidade significativa na relação entre os diferentes sítios, e as conversões devem ser feitas com cautela. Segundo as diretrizes gerais:
- Retal: padrão.
- Oral: 0,5° a 0,6° C inferior.
- Axilar: 0,8° a 1,0° C inferior.
- Timpânica: 0,5° a 0,6° C inferior.

Também há uma grande variabilidade na termometria cutânea infravermelha (como a testa e a artéria temporal), dependendo de uma variedade de condições, incluindo a idade.

81. O quanto é exata a palpação para febre em bebês?
É comum que os pais relatem uma febre subjetiva pela palpação, sem medirem a temperatura por termometria. A palpação feita pelos pais tem uma sensibilidade e especificidade de, aproximadamente, 80% em crianças com > 3 meses. Em bebês com < 3 meses, o valor preditivo positivo de um pai que rela-

ta uma febre palpável é de, aproximadamente, 60%, com um valor preditivo negativo de 90%. Para esses bebês mais jovens, para quem a identificação de febre acarreta repercussões clínicas potencialmente maiores, os pais parecem superestimar a presença de uma febre, porém eles são mais precisos para determinar quando uma criança está afebril.

Katz-Sidlow RJ, Rowberry JP, Ho M: Fever determination in young infants: prevalence and accuracy of parental palpation, *Pediatr Emerg Care* 25:12–14, 2009.

82. Como deve ser medida a temperatura de bebês pequenos?
Em bebês com < 3 meses (quando a febre pode ser clinicamente mais significativa), a temperatura retal é o método preferido. Os registros timpânicos são muito menos sensíveis nessa faixa etária, porque o canal externo, estreito e tortuoso, pode se romper, resultando, assim, em leituras obtidas pelo canal mais frio em vez de pela membrana timpânica mais quente. A termometria cutânea por imagem infravermelha da artéria temporal pode ter precisão diagnóstica reduzida nessa faixa etária. As temperaturas axilares frequentemente subestimam a febre. A rota oral tipicamente não é usada até que uma criança tenha 5 a 6 anos de idade.

83. Como os fatores ambientais afetam a temperatura de um bebê?
Estudos em recém-nascidos encontraram resultados mistos. Um estudo de recém-nascidos em um ambiente quente de 26° C constatou que as temperaturas retais em bebês enrolados podem ser elevadas para mais de 38° C, que está dentro da "variação febril", embora bebês recém-nascidos possam ter uma temperatura corporal fisiologicamente mais baixa. Outro estudo de bebês com menos de 3 meses de idade encontrou que, em temperatura ambiente de 22,2° a 23,8° C, enrolar os bebês por até 65 minutos não produziu temperaturas retais acima de 38° C. Os bebês também têm tendência à hipotermia, especialmente nas horas seguintes ao nascimento. O contato direto de pele com pele em bebês recém-nascidos demonstrou elevar e manter a temperatura em recém-nascidos. Bebês menores ou prematuros podem ser mais suscetíveis a fatores ambientais, como temperaturas ambientes mais frias.

Nimbalkar SM, Patel VK, Patel DV, et al: Effect of early skin-to-skin contact following normal delivery on incidence of hypothermia in neonates more than 1800 g: randomized control trial, *J Perinatol* 34:364–368, 2014.
Grover C, Berkowitz CD, Lewis RJ, et al: The effects of bundling on infant temperature, *Pediatrics* 94:669–673, 1994.

84. O que é bacteremia oculta?
Bacteremia oculta se refere ao achado de bactérias no sangue dos pacientes, usualmente entre as idades de 3 e 36 meses, que estão febris sem um foco de infecção clinicamente aparente.

85. Como a vacina antipneumocócica afetou a incidência de bacteremia oculta?
Em estudos feitos após a introdução da vacina (1990) contra o *Haemophilus influenzae* tipo B (Hib), mas antes da introdução da vacina antipneumocócica conjugada (2000), os índices de bacteremia para pneumococos variavam de 1,6% a 3,1% em crianças febris ($\geq$ 39,0° C), com aparência não tóxica, de 2 a 36 meses de idade. Desde a introdução da vacina antipneumocócica conjugada contra 7 sorotipos e 2 sorotipos transreativos (PCV-7) de *S. pneumoniae*, os índices de bacteremia para *S. pneumoniae* caíram para < 1%. Esse benefício foi mantido após a introdução, em 2010, da PCV 13 valente, que acrescentava cobertura contra outros 6 sorotipos. Também foram observados outros benefícios, como a redução em todos os tipos de doença pneumocócica invasiva (p. ex., pneumonia adquirida na comunidade), especialmente em crianças com < 2 anos de idade. Crianças incompletamente imunizadas estão em risco mais elevado comparadas àquelas totalmente imunizadas, porém esse efeito é atenuado pela imunidade de grupo em países e comunidades com altos índices de vacinação.

Joffe MD, Alpern ER: Occult pneumococcal bacteremia: a review, *Pediatr Emerg Care* 26:448–454, 2010.
Wilkinson M, Bulloch B, Smith M: Prevalence of occult bacteremia in children ages 3 to 36 months presenting to the emergency department in the postpneumococcal conjugate vaccine era, *Acad Emerg Med* 16:220–225, 2009.

86. O que quer dizer "substituição dos sorotipos"?
É um aumento nas infecções causadas por sorotipos não incluídos em uma vacina. No caso da vacina antipneumocócica conjugada inicial de 2000, 7 sorotipos da vacina e 2 sorotipos transreativos foram incluídos na vacina e representavam cerca de 80% da doença pneumocócica invasiva. Os pneumococos possuem mais de 90 sorotipos, e após a introdução dessa vacina, houve uma elevação das infecções causadas por sorotipos não incluídos na vacina, particularmente 19A. A vacina 13 valente conjugada

(com acréscimo do sorotipo 19ª, entre outros) foi aprovada em 2010, e os relatos iniciais indicam novos padrões de substituição dos sorotipos.

Angoulvant F, Levy C, Grimpel E, et al: Early impact of 13-valent pneumococcal conjugate vaccine on community-acquired pneumonia in children, *Clin Infect Dis* 58:918–924, 2014.

Muñoz-Almagro C, Jordan I, Gene A, et al: Emergence of invasive pneumococcal disease caused by nonvaccine serotypes in the era of the 7-valent conjugated vaccine, *Clin Infect Dis* 46:183–185, 2008.

87. Qual é a maneira apropriada de se avaliar e manejar doença febril em recém-nascidos com ≤ 28 dias?

Em geral, pacientes com < 1 mês de idade com febre (≥ 38,0° C) justificam avaliação urgente (incluindo hemocultura, cultura da urina e LCR) em razão dos índices mais elevados de bacteremia (incluindo patógenos do período neonatal, tais como estreptococos do grupo B) e da maior dificuldade na avaliação global do bem-estar.

Jain S, Cheng J, Alpern ER, et al: Management of febrile neonates in US pediatric emergency departments, *Pediatrics* 133:187–195, 2014.

88. Quais s a avaliação e o manejo de doença febril em bebês com > 28 dias até 90 dias?

Isso permanece em discussão, já que as vacinas Hib e antipneumocócica alteraram o cenário da doença bacteriana invasiva. Em média, até 7% dos bebês febris com < 3 meses têm infecções bacterianas graves (IBG), as quais podem incluir bacteremia, meningite, osteomielite, artrite séptica, ITU ou pneumonia. Destas, as ITUs compreendem a maior porcentagem de infecções bacterianas. A incidência de meningite bacteriana e de IBG em virtude de *S. pneumoniae* caiu; provavelmente, isso se deve em parte à imunidade de grupo secundária à vacinação em bebês maiores. Consequentemente, em um bebê febril com boa aparência, a ênfase dada anteriormente a uma avaliação abrangente (*i. e.*, teste da urina, soro e liquor) diminuiu significativamente. Um estudo de 2014 de 37 serviços de emergência pediátrica nos Estados Unidos encontrou que as avaliações abrangentes eram feitas em bebês (29 a 56 dias) febris em somente 49% das vezes e em bebês maiores (57 a 89 dias) em somente 13% das vezes sem uma mudança nos resultados comparados aosde bebês sem avaliações abrangentes. Assim sendo, diretrizes institucionais locais baseadas na epidemiologia regional, na experiência institucional, na experiência do clínico e em dados de coortes se tornaram a norma na ausência de diretrizes nacionais. A urinálise e a cultura da urina são, atualmente, os estudos laboratoriais mais importantes, em razão da probabilidade mais alta de ITUs comparadas com outros processos bacterianos ocultos. Muitos centros também obtêm hemograma completo e hemocultura nessa faixa etária. Punções lombares (PLs) comumente são adiadas em um bebê febril sorridente e com boa aparência.

Aronson PL, Thurm C, Alpernn ER, et al: Variation in care of the febrile young infant < 90 days in US pediatric emergency departments, *Pediatrics* 134:667–677, 2014.

Hernandez DA, Nguyen V: Fever in infants < 3 months old: what is the current standard? *Pediatr Emerg Med Rep* 16:1–15, 2011.

89. Como devem ser manejados bebês e crianças pequenas (3 a 36 meses) com febre e sem foco aparente?

Anteriormente, boa parte da avaliação centrada em crianças febris nessa faixa etária visava à identificação de possível bacteremia oculta, com a intenção de usar tratamento antibiótico empírico para reduzir a chance de disseminação para complicações focais (particularmente, meningite). No entanto, os índices de bacteremia e meningite caíram dramaticamente, particularmente com a introdução da vacina antipneumocócica conjugada. A causa mais comum de IBG em crianças com febre sem foco nessa faixa etária é a ITU oculta. A maior parte dos especialistas em doenças infecciosas pediátricas não recomenda mais hemograma completo e/ou hemocultura ou algum teste laboratorial (outros além de urinálise e cultura da urina em certos estabelecimentos) na avaliação de um bebê febril de boa aparência com > 90 dias que recebeu vacina Hib e antipneumocócica, em virtude do baixo risco de bacteremia e meningite.

Hamilton JL, John SP: Evaluation of fever in infants and young children, *Am Fam Physician* 87:254–260, 2013.

Arora R. Mahajan P: Evaluation of child with fever without source: a review of literature and update, *Pediatr Clin North Am* 60:1049–1062, 2013.

90. Quando é indicada uma radiografia de tórax para um lactente febril?

Embora alguns clínicos acreditem que devam ser realizadas radiografias de tórax em todos os bebês febris com < 2 a 3 meses, em geral, é apropriado realizar esse estudo em bebês neurologicamente normais com sintomas ou sinais respiratórios, incluindo tosse, taquipneia, respiração irregular, retrações, estertores, chiado ou ruídos respiratórios reduzidos. Em um estudo feito na era pré-PCV de bebês com < 8 semanas internados com febre, 31% dos pacientes com manifestações respiratórias tinham uma radiografia de tórax anormal, comparados com apenas 1% dos bebês assintomáticos. Leucocitose (> 20.000/mL) em pacientes febris (> 39° C) com < 5 anos aumenta a probabilidade de uma "pneumonia oculta." Na maioria dos casos, não é possível diferenciar radiologicamente uma pneumonia viral da bacteriana.

Hernandez DA, Nguyen V: Fever in infants < 3 months old: what is the current standard? *Pediatr Emerg Med Rep* 16:1–5, 2011.
Murphy CG, van de Pol AC, Harper MB, et al: Clinical predictors of occult pneumonia in the febrile child, *Acad Emerg Med* 14:243–249, 2007.
Crain EF, Bulas D, Bijur PE, Goldman HD: Is a chest radiograph necessary in the evaluation of every febrile infant less than 8 weeks of age? *Pediatrics* 88:821–824, 1991.

91. Qual é a abordagem para um bebê de 2 semanas, do sexo feminino, saudável em outros aspectos, afebril, nascido a termo, que se apresenta no pronto-socorro (PS) com mastite?

Como a incidência global de *S. aureus* adquirido na comunidade tem aumentado, incluindo isolados de MRSA, este tema é controverso. Séries de casos demonstraram que a maioria dessas lesões das quais os organismos são recuperados é de "cepas adquiridas na comunidade" de *S. aureus*. Incluída no diagnóstico diferencial está a síndrome de adenite-celulite por estreptococo do grupo B (GBS) causada pelo sorotipo III. Infecções graves de tecidos moles estão incluídas, em muitos algoritmos, como de alto risco para IBGs, porém muitos desses bebês são afebris e não têm sinais de infecção disseminada, tornando seu manejo pouco claro. Muitos clínicos prosseguirão com uma avaliação completa de sepse, incluindo PL, evirtude da idade do bebê. Assim como ocorre com o bebê febril, há uma diversidade de práticas dentro e entre as instituições baseadas na epidemiologia local, na experiência do clínico e na demografia dos pacientes. A terapia deve ter cobertura para *S. aureus*, incluindo MRSA. Uma grande série de casos encontrou que inúmeros bebês com infecções de tecidos moles localizadas, causadas por *S. aureus*, que eram submetidos a uma PL, tinham uma pleocitose do liquor estéril, com a hipótese de ser uma reação inflamatória a toxinas bacterianas, confundindo ainda mais o tratamento e o diagnóstico. Adenite-celulite por GBS é uma manifestação de doença por GBS de início tardio e deve ser avaliada e tratada agressivamente, caso haja suspeita para essa condição.

Nguyen R, Bhat R, Teshome G: Question 2: Is a lumbar puncture necessary in an afebrile newborn infant with localized skin and soft tissue infection? *Arch Dis Child* 99:695–698, 2014.
Fortunov RM, Hulten KG, Hammerman WA, et al: Evaluation and treatment of community-acquired *Staphylococcus aureus* infections in term and late-term previously healthy neonates, *Pediatrics*. 120:937–945, 2007.

92. O que é CLABSI?

A infecção de corrente sanguínea associada a cateter central (CLABSI) é definida como uma infecção de corrente sanguínea em um paciente sintomático, com um cateter venoso central que termina no coração ou próximo ao coração e que teve uma internação hospitalar de, no mínimo, 3 dias. O cateter deve estar colocado por > 2 dias, e a infecção de corrente sanguínea deve ocorrer enquanto o cateter estiver instaladoou 1 dia após a sua remoção. Existem muitas iniciativas apresentadas pela National Healthcare Safety Network para reduzir os índices de CLABSIs, porque se estima que a maioria dessas infecções possa ser prevenida.

Hazamy P, Haley VB, Tserenpuntsag B, et al: Effect of 2013 National Healthcare Safety Network definition changes on central line bloodstream infection: Audit results from the New York State Department of Health, *Am J Infect Control* S0196-6553:1332–1337, 2014.
Beekman SE, Diekma DJ, Huskins WC, et al: Diagnosing and reporting of central line-associated bloodstream infections, *Infect Control Hosp Epidemiol* 33:875–888, 2012.

93. Quanto tempo se deve esperar antes que uma hemocultura seja designada como negativa?

O crescimento bacteriano é evidente dentro de 48 horas na maioria das culturas de sangue infectado. Com o uso de técnicas de monitoramento contínuo, um estudo no Hospital Infantil da Filadélfia, de 200 culturas de cateteres venosos centrais, encontrou que o tempo médio para uma hemocultura tornar-se positiva foi de 14 horas. Além disso, 99,2% das culturas com bactérias Gram-negativas eram positivas em até 36 horas, e 97% das culturas com bactérias Gram-positivas eram positivas em até 36 horas. Um estudo da Austrália de hemoculturas neonatais identificou que o tempo médio para *Streptococcus* do grupo B era de 9 horas, para *E. coli* era de 11 horas e para estafilococos coagulase negativa era de 29 horas. Embora de 36 a 48 horas sejam, em geral, um tempo suficiente para isolar bactérias comuns presentes na corrente sanguínea, os organismos fastidiosos podem levar mais tempo para se desenvolver. Portanto, quando existe suspeita de anaeróbios, fungos ou outros organismos com necessidades especiais de desenvolvimento, deve ser permitido um tempo mais longo antes de se concluir que uma cultura seja negativa.

Shah SS, Downes KJ, et al: How long does it take to "rule out" bacteremia in children with central venous catheters? *Pediatrics* 121:135–141, 2008.
Jardine L, Davies MW, Faoagali J: Incubation time required for neonatal blood cultures to become positive, *J Paediatr Child Health* 42:797–802, 2006.

94. Qual é a utilidade do assim chamado teste "rápido" para detecção de patógenos?
Os testes de detecção de antígenos para *influenza* A e B e RSV foram desenvolvidos a vários anos atrás para oferecer um diagnóstico rápido dos vírus respiratórios que, sabidamente, causam doença em certas populações e para os quais existe alguma terapia. De modo geral, tinham boa especificidade, porém sensibilidade inferior. Mais recentemente, a testagem baseada na PCR tem sensibilidade e especificidade muito altas para muitos vírus e bactérias comuns. Estes foram combinados em painéis de vírus respiratórios comuns, tosse coqueluchoide e bactérias que causam pneumonia atípica, além de um painel de vírus GI comuns, protozoários e bactérias enteropáticas. Por um lado, alguns acreditam que o uso desses testes possa reduzir o uso de antibióticos em doenças virais respiratórias; outros têm a preocupação de que o diagnóstico de um vírus respiratório comum em uma criança pequena febril possa ser falsamente tranquilizador. Recomendações desenvolvidas durante a epidemia da gripe H1N1, em 2009, desencorajaram que os médicos em ambulatório ou PS testassem pacientes que não se enquadrassem nas diretrizes para terapia antiviral, mas recomendavam testagem em pacientes suficientemente doentes para serem hospitalizados, para aqueles pacientes com fatores de risco para doença grave ou com suspeita de uma infecção hospitalar. O início da terapia antiviral não deve ser adiado pela pendência de resultados de algum teste viral em uma criança para quem seja indicado um tratamento.

95. Quando uma febre é considerada febre de origem indeterminada (FOI)?
A *FOI* é definida como a presença de febre diariamente (ou quase diariamente) (temperatura de > 38,3° C) por, no mínimo, 8 dias, numa doença única, em um paciente para quem história detalhada, exame físico minucioso e dados laboratórios preliminares não revelem a causa provável.

96. Qual é a etiologia eventual de febre em crianças com FOI?
O diagnóstico diferencial é extremamente amplo. As três categorias principais são **infecciosa**, **inflamatória** (p. ex., vasculite, artrite reumatoide) e **neoplásica**. Aproximadamente, metade dos casos não tem causa identificável, e a febre se resolve sem explicação. A maior categoria é a *infecciosa*. Geralmente, em crianças com < 6 anos, as causas mais comuns envolvem infecções do trato respiratório ou genitourinário; infecções localizadas (p. ex., abscessos, osteomielite); artrite reumatoide juvenil; e, menos frequentemente, leucemia. Adolescentes, por outro lado, têm maior probabilidade de ter tuberculose; doença intestinal inflamatória; outro processo autoimune; ou, mais raramente, linfoma.

Marshall GS: Prolonged and recurrent fevers in children, *J Infect* 68:S83–S93, 2014.
Edwards KM, Halasa NB: Fever of unknown origin (FUO) and recurrent fever. In Bergelson JM, Shah SS, Zaoutis TE, editors: *Pediatric Infectious Diseases: The Requisites in Pediatrics*. Philadelphia, 2008, Mosby Elsevier, pp 266-273.

97. Como deve ser avaliada uma criança com FOI?
Mais provavelmente, a FOI é uma apresentação incomum, de um transtorno comum, do que uma apresentação comum de um transtorno raro. A abordagem diagnóstica inclui um diário minucioso da febre, com vigilância para o aparecimento de novos sinais e sintomas. Uma história completa e detalhada é fundamental, com particular atenção a possíveis exposições, incluindo animais, leite não pasteurizado (*Yersinia* ou *Campylobacter*), aves não cozidas, carrapatos, pica ou ingestão de sujeira (possível *Toxocara* ou *Toxoplasma*), coelhos (*Tularemia*), mosquitos, água parada e répteis (*Salmonella*). História de viagem também é importante. Depois de ser realizado um exame físico completo, deve-se evitar solicitar indiscriminadamente uma grande bateria de testes. Os testes iniciais podem incluir hemograma completo, rastreio para inflamação (proteína C-reativa ou taxa de sedimentação de eritrócitos), testes da função renal, enzimas hepáticas, ácido úrico, LDH, urinálise, cultura da urina e hemocultura, teste

cutâneo para tuberculose e radiografia de tórax. Estudos laboratoriais devem ser direcionados ao máximo, posteriormente, para as possibilidades diagnósticas. O ritmo em que devem serfeitos os exames é determinado pela gravidade da doença.

> Marshall GS: Marshall GS: Prolonged and recurrent fevers in children, *J Infect* 68:S83–S93, 2014.
> Tolan RW Jr: Fever of unknown origin: a diagnostic approach to this vexing problem, *Clin Pediatr* 49:207–213, 2010.

98. O que é PFAPA?

PFAPA é o acrônimo para síndrome da febre periódica (**p**eriodic **f**ever), estomatite **a**ftosa, faringite (**p**haryngitis) e **a**denite cervical, uma síndrome clínica de etiologia incerta responsiva a cursos muito curtos de corticosteroides para episódios individuais, e talvez seja a causa mais comum de febre regular e recorrente em crianças. Apesar do medo que provoca em muitos pais, é uma condição autolimitada benigna, que se resolve sem terapia e tem remissão, tipicamente, com o crescimento da criança. Tonsilectomia pode ser benéfica em casos prolongados.

> Feder HM, Salazar JC: A clinical review of 105 patients with PFAPA (a periodic fever syndrome), *Acta Paediatr* 99:178–184, 2010.

99. Além de PFAPA, quais síndromes estão associadas à febre periódica?

Febre periódica previsível é uma característica essencial de um pequeno número de transtornos auto-inflamatórios, os quais são considerados resultantes de uma desregulação primária do sistema imunológico inato e podem envolver proteínas com mutação. Muitas são hereditárias e têm predileções étnicas. Febre periódica é incomum em doenças infecciosas e malignidades. Os sintomas mais comuns de febre periódica estão resumidos na Tabela 10-3.

Tabela 10-3. Características de PFAPA *versus* Outras Síndromes Febris Selecionadas

	PFAPA	FEBRE MEDITERRÂNEA FAMILIAR	SÍNDROME HIPER IgD (HIDS)	SÍNDROME PERIÓDICA ASSOCIADA AO RECEPTOR DO TNF (TRAPS)
Idade de Início	Infância	< 10 anos (80%)	Infância	Variável
Duração do Episódio de Febre	4 dias	2 dias	4-6 dias	1-3 semanas
Intervalo entre os Episódios de Febre	2-8 semanas	Irregular	Irregular	Irregular
Sintomas e sinais Associados	Estomatite aftosa, faringite, adenite	Pleurite dolorosa, peritonite, oligoartrite, erupções nos pés e tornozelos	Dor abdominal, adenopatia cervical, esplenomegalia	Dor abdominal, pleurite, erupções, mialgias, edema orbital
Herança	Aleatória	Recessiva autossômica	Recessiva autossômica	Dominante autossômica

IgD, Imunoglobulina D; *PFAPA*, síndrome da febre periódica, estomatite aftosa, faringite e adenite cervical; *TNF*, fator de necrose tumoral.
Dados extraídos de Goldsmith DP: Periodic fever syndromes, Pediatr Rev 30:e34–e41, 2009.

INFECÇÃO PELO VÍRUS DA IMUNODEFICIÊNCIA HUMANA

100. Qual a frequência da transmissão do HIV de mãe para filho?

Virtualmente, todos os bebês nascidos de mães soropositivas para o vírus da imunodeficiência humana (HIV) 1 irão adquirir anticorpos para o vírus por via placentária. Sem tratamento, aproximadamente 25% (em média, 13% a 39%) desses bebês acabarão desenvolvendo uma infecção ativa pelo HIV. Em populações que não estejam sendo amamentadas, ocorre cerca de 30% de transmissão do HIV de mãe para filho *in utero,* e o restante ocorre intraparto. A transmissão vertical do HIV-2 é menos comum, ocorrendo em 0% a 4% dos casos.

DeCock KM, Fowler MG, Mercier E, et al: Mother-to-child transmission of HIV-1: timing and implications for prevention, *Lancet Infect Dis* 11:726–732, 2006.
Abrams EJ, Weedon J, Bertolli J, et al: New York City Pediatric Surveillance of Disease Consortium, Centers for Disease Control and Prevention: Aging co-hort of perinatally human immunodeficiency virus-infected children in New York City. New York City Pediatric Surveillance of Disease Consortium, *Pediatr Infect Dis J* 20:511–517, 2001.

101. Quais drogas são recomendadas para a redução da transmissão do HIV de mãe para filho?
Atualmente, as intervenções para prevenir a transmissão visam ao último período intrauterino e ao período intraparto, quando ocorre a probabilidade mais alta de transmissão. As mulheres grávidas infectadas pelo HIV, nos Estados Unidos, são tratadas com a mesma combinação de terapia antirretroviral que as adultas não grávidas. Todos os bebês recém-nascidos expostos ao HIV devem receber zidovudina (AZT), numa dose de 4 mg/kg oralmente, a cada 12 horas, durante as 6 primeiras semanas de vida. Entre os bebês nascidos de mães com altas cargas virais ou em quem a profilaxia antes do parto e/ou intraparto foi incompleta ou não a receberam, é recomendado o tratamento com nevirapina (primeira dose até 48 horas do nascimento, segunda dose 48 horas após a primeira dose e terceira dose 96 horas após a segunda dose). A nevirapina deve ser iniciada o mais rápido possível após o nascimento. Também é recomendado parto cesáreo eletivo para mulheres com altas cargas virais.

AIDS Info: Recommendations for Use of Antiretroviral Drugs in Pregnant HIV-1-Infected Women for Maternal Health and Interventions to Reduce Perinatal HIV Transmission in the United States. http://aidsinfo.nih.gov. Acessado em 23 de mar. de 2015.
Committee on Pediatric AIDS: HIV testing and prophylaxis to prevent mother-to-child transmission in the United States, *Pediatrics* 122:1127–1134, 2008.

102. Quais são os fatores de risco para transmissão perinatal do HIV?
- Monoterapia com AZT durante a gravidez (comparada com terapia antirretroviral em combinação).
- Alta carga viral materna no parto ou próximo ao parto.
- Ruptura das membranas > 4 horas antes do parto.
- Instrumentação fetal no escalpo com eletrodos e fórceps.
- Parto vaginal (especialmente, com altas cargas virais maternas).
- Episiotomias e cortes vaginais.
- Prematuridade e baixo peso ao nascimento (possível dano nas membranas fetal e placentária).
- Concomitante infecção materna pelo HIV-2 (aumento da disseminação do HIV nas secreções genitais).
- Amamentação.
- Incidência de HIV durante a gravidez e no pós-parto.

Landesman SH, Kalish LA, Burns DN, et al: Obstetrical factor and the transmission of HIV, *Curr HIV Res* 11:10, 2013.
Paintsil E, Andiman WA: Update on successes and challenges regarding mother-to-child transmission of HIV, *Curr Opin Pediatr* 21:95, 2009.

103. Mulheres infectadas com o HIV devem amamentar?
Não. O HIV demonstrou estar presente no leite materno e também é transmissível pela amamentação. No mundo inteiro, de um terço até a metade da transmissão do HIV de mãe para filho pode ocorrer através da amamentação. Esse risco aumenta, quando a infecção é adquirida após o nascimento. Assim, em países desenvolvidos, onde meios alternativos de nutrição (*i. e.,* fórmulas) estão prontamente disponíveis, a amamentação não é recomendada. Nos países em desenvolvimento, onde a amamentação pode ser protetiva contra outras causas significativas de morbidade e mortalidade (p. ex., doenças diarreicas e respiratórias) e os meios alternativos de nutrição estão menos disponíveis de forma confiável, as recomendações permanecem controversas. A Organização Mundial da Saúde (WHO) recomenda amamentação exclusiva quando a substituição da alimentação não for aceitável, viável, acessível ou segura. A amamentação exclusiva parece ter índices de transmissão mais baixos do que a alimentação mista (p. ex., fórmula e alimentos sólidos). Permanece incerta qual a duração ideal da amamentação para equilibrar o seu efeito protetivo com o risco de transmissão do HIV. Também não está claro se o tratamento antirretroviral materno, durante a lactação, irá reduzir o risco de transmissão do HIV-1

durante a amamentação e qual o risco real de uma carga viral materna indetectável para o bebê que está sendo amamentado.

AIDS Info: Recommendatios for Use of Antiretroviral Drugs in Pregnant HIV-1-Infected Women for Maternal Health and Interventions to Reduce Perinatal HIV Transmission in the United States. http://aidsinfo.nih.gov/contentfiles/lvguidelines/perinatal.pdf. Último acesso em 14 de jan. de 2015.
Kuhn L, Reitz C, Abrams EJ: Breastfeeding and IDS in the developing world, *Curr Opin Pediatr* 21:83–93, 2009.
Coovadia HM, Rollins NC, Bland RM, et al: Mother-to-child transmission of HIV-1 infection during exclusive breastfeeding in the first 6 months of life: an intervention co-hort study, *Lancet* 369:1107–1116, 2007.

104. Como é confirmada uma infecção pelo HIV em um bebê recém-nascido?

Como os anticorpos maternos podem persistir no bebê até o segundo ano de vida, o teste de ensaio imunoabsorvente ligado à enzima (ELISA) e o teste Western blot são pouco confiáveis até, aproximadamente, 18 meses de idade. Portanto, o diagnóstico de infecção pelo HIV no recém-nascido usualmente se baseia na detecção direta do vírus ou de componentes virais no sangue do bebê ou nos fluidos sanguíneos pelo teste de amplificação de ácidos nucleicos (NAAT). O padrão ouro para o teste diagnóstico de bebês e crianças com < 18 meses é HIV-1 NAAT, o qual pode detectar diretamente o ácido desoxirribonucleico (DNA) ou o ácido ribonucleico (RNA) do HIV-1.

Bebês nascidos de mulheres infectadas pelo HIV, que não receberam terapia antirretroviral, devem ser testados por HIV-1 NAAT durante as primeiras 48 horas de vida, para se determinar se ocorreu aquisição *in utero*. Se uma mãe vem recebendo terapia antirretroviral desde o segundo trimestre e possui uma carga viral indetectável na semana anterior ao parto, o risco de transmissão *in utero* é baixo. Um HIV-1 NAAT deve ser feito nos primeiros 14 a 21 dias de vida e com 1 a 2 meses de idade, e novamente com a idade de 4 a 6 meses. O HIV pode ser *presumivelmente* excluído com 2 ou mais testes negativos: um a partir dos 14 dias de idade, e o outro, a partir de 1 mês. O HIV é considerado *definitivamente* excluído (em bebês que não estão sendo amamentados) com base em dois testes virológicos negativos, com um teste realizado a partir de 1 mês de idade, e o outro teste, acima dos 4 meses de idade. Um HIV-1 NAAT negativo com 8 semanas de vida também *presumivelmente* indica exclusão da doença. Em qualquer momento que for obtido um resultado positivo, o teste deve ser repetido, com uma segunda amostra de sangue, o mais rápido possível. O diagnóstico de infecção pelo HIV é estabelecido se duas amostras separadas forem positivas para o teste da PCR. Para crianças com teste negativo, muitos especialistas recomendam o teste de ensaio de anticorpos HIV-1 aos 12 e 18 meses, para confirmar a ausência de infecção pelo HIV.

AIDS Info: Recommendatios for Use of Antiretroviral Drugs in Pregnant HIV-1-Infected Women for Maternal Health and Interventions to Reduce Perinatal HIV Transmission in the United States. http://aidsinfo.nih.gov/contentfiles/lvguidelines/perinatal.pdf. Último acesso em 14 de jan. de 2015.
Havens PL, Mofenson LM: Evaluation and management of the infant exposed to HIV-1 in the United States, *Pediatrics* 123:175–187, 2009.
Schutzbank WS, Steele RW: Management of the child born to an HIV-infected mother, *Clin Pediatr* 48:467–471, 2009.

105. Quais são as primeiras e mais comuns manifestações de infecção congênita pelo HIV?

- A maioria dos bebês com infecção congênita pelo HIV é assintomática ao nascimento, embora pacientes ocasionais tenham linfadenopatia e hepatoesplenomegalia difusas.
- Bebês mais velhos com infecção pelo HIV comumente apresentam sintomas de *failure to thrive*, perda ou falha em atingir os marcos desenvolvimentais normais, candidíase mucocutânea (especialmente após 1 ano), hepatoesplenomegalia, pneumonite intersticial ou uma combinação dessas características.
- Crianças de até 2 anos e crianças maiores com infecção pelo HIV podem ter linfadenopatia generalizada, infecções bacterianas recorrentes, parotidite recorrente ou crônica, ou encefalopatia progressiva ou perda dos marcos desenvolvimentais.

Simpkins EP, Siberry GK, Hutton N: Thinking about HIV infection, *Pediatr Rev* 30:337–348, 2009.

106. Quando deve ser iniciada e terminada a profilaxia para *Pneumocystis* com um bebê exposto ao HIV?

Historicamente, o pico de incidência de pneumonia por *Pneumocystis* em bebês infectados pelo HIV ocorreria aos 3 meses de idade (média, 4 semanas a 6 meses). A profilaxia de *Pneumocystis* deve ser iniciada com a idade de 4 a 6 semanas e continuada até que o bebê tenha, pelo menos, 4 meses de idade, a não ser que o bebê satisfaça os critérios para *definitivamente* ou *presumivelmente* não infectado pelo HIV. Se o status do HIV da criança for indeterminado ou confirmado como positivo, deve ser continuada a profilaxia de pneumonia por *Pneumcystis jiroveci* até que a criança tenha 12 meses de idade, em cujo momento é feita reavaliação (baseada na contagem de CD4 dos linfócitos T).

> AIDS Info: Guidelines for the Prevention and Treatment of Opportunistic Infections Among HIV-Exposed and HIV-Infected Children. http://aidsinfo.nih.gov/contentfiles/lvguidelines/oi_guidelines_pediatrics.pdf. Último acesso em 14 de jan. de 2015.

107. Entre os pacientes com < 13 anos com infecção pelo HIV, como é classificada a gravidade da doença pelo HIV?

De acordo com o Sistema de Classificação do HIV Pediátrico revisado, de 1994, para crianças de até 12 anos são usadas três categorias, que incluem contagem de CD4, porcentagem dos linfócitos totais e estadiamento clínico (Tabela 10-4).

> Termos, definições e cálculos usados em publicações para vigilância de CDC HIV: www.cdc.gov/hiv/statistics/recommendations/terms.htmal. Último acesso em 23 de mar. de 2015.

108. Qual é a significância da "carga viral"?

Carga viral se refere a uma quantificação do RNA viral do HIV medido por vários ensaios. Esta é uma medida do grau de infecção; o limite inferior de detecção em ensaios ultrassensíveis é 20 cópias/mL, com uma variação superior de 20 a 50 milhões de cópias/mL. Níveis mais elevados estão associados a probabilidade aumentada de progressão rápida da doença e pior prognóstico no longo prazo. As cargas virais são usadas como uma medida contínua da eficácia do tratamento com o objetivo de atingir um nível indetectável por mais tempo possível.

109. Quais são as classes de agentes antirretrovirais (ARVs) usados para tratar o HIV?

- **Inibidores nucleosídeos e nucleotídeos análogos da transcriptase reversa** (ITRNs) inibem competitivamente a transcriptase reversa do HIV (o qual converte o HIV RNA em DNA) e terminam o alongamento do DNA viral. Requerem fosforilação intracelular para ativação. Os ITRNs têm pouco ou nenhum efeito em células cronicamente infectadas, porque o seu sítio de ação fica antes da incorporação do DNA viral ao DNA do hospedeiro. Esta classe de drogas inclui zidovudina, lamivudina, astavudina, zalcitabina, didanosina (ddI), tenofovir, emtricitabina e abacavir.
- **Inibidores não nucleosídeos da transcriptase reversa** (ITRNNs) também inibem a transcriptase reversa do HIV, embora façam isso em um sítio diferente dos ITRNs. Eles se ligam diretamente ao sítio ativo da transcriptase reversa do HIV e não requerem ativação. Esta classe de drogas inclui efavirenz, nevirapina, etravirina e rilpivirina.
- **Inibidores da protease** (IPs) inibem a protease do HIV, que corta os precursores de poliproteínas HIV antes do desenvolvimento viral. Esta classe de drogas inclui atzanavir, darunavir, fosamprenavir, nelfinavir, ritonavir, indinavir, saquinavir, tipranavir e lopinavir/ritonavir (Kaletra).
- **Inibidores da integrase** bloqueiam a ação de uma enzima viral que insere o genoma viral no DNA das células do hospedeiro. Esta classe de drogas inclui raltegravir, dolutegravir e elvitegravir.
- **Inibidores da entrada e fusão** incluem enfuvirtida e maraviroc.

> As diretrizes para o tratamento de crianças e adolescentes infectados pelo HIV são regularmente atualizadas e se encontram disponíveis em http://www.aidsinfo.nih.gov/Guidelines. Acessado em 27 de jan. de 2015. De modo geral, é recomendada terapia com droga tripla (a assim chamada potente terapia antirretroviral combinada [c ART]).
> Patel K, Hernán MA, Williams PL, et al: Long-term effectiveness of highly active antiretroviral therapy on the survival of children and adolescents with HIV infection: a 10-year follow-up study, *Clin Infect Dis* 46:507–515, 2008.

110. Quais são as toxicidades comuns associadas à terapia antirretroviral?

- Ocorre anemia em até 9% das crianças que recebem AZT (comparadas com 4% a 5% daquelas em outros regimes) e esta pode ser exacerbada em recém-nascidos em virtude de nadir fisiológico coincidente. Ocorre neutropenia em 6% a 27% das crianças que recebem terapia antirretroviral, particularmente naquelas que tomam AZT e ddI.
- Ocorre trombocitopenia em 30% das crianças não tratadas com infecção pelo HIV, sendo mais comumente uma apresentação inicial de infecção pelo HIV do que uma complicação da terapia antirretroviral. Em ensaios iniciais, foi vista trombocitopenia grave em 2% das crianças que recebem ddI e AZT ou lamivudina e AZT.

Tabela 10-4. Classificação Pediátrica do Vírus da Imunodeficiência Adquirida (HIV) para Crianças com menos de 13 Anos de Idade

CONTAGEM DE LINFÓCITOS T CD4+ ESPECÍFICOS PARA A IDADE E PORCENTAGEM DE LINFÓCITOS TOTAIS

DEFINIÇÕES IMUNOLÓGICAS	Menos de 12 meses μL	Menos de 12 meses %	1 até 5 anos μL	1 até 5 anos %	6 até 12 anos μL	6 até 12 anos %
1: Sem evidência de supressão	≥1.500	≥25	≥1.000	≥25	≥500	≥25
2: Evidência de supressão moderada	750-1.499	15-24	500-999	15-24	200-499	15-24
3: Supressão severa	<750	<15	<500	<15	<200	<15

Categorias Imunológicas — Classificações Clínicas[a]

	N: Sem Sinais ou Sintomas	A: Sinais e Sintomas Leves[b]	B: Sinais e Sintomas Moderados	C: Sinais e Sintomas Severos
1	N1	A1	B1	C1
2	N2	A2	B2	C2
3	N3	A3	B3	C3

[a] Crianças cujo *status* da infecção pelo HIV não é confirmado são classificadas pelo uso desta grade com uma letra E (para exposição perinatal) colocada antes do código apropriado da classificação (p. ex., EN2).
[b] Pneumonite intersticial linfóide na categoria B ou em qualquer condição na categoria C deve ser reportada aos departamentos de saúde estadual e local como síndrome da imunodeficiência adquirida (condições definidoras de AIDS).

AAP Committee on Infectious Diseases, Larry K. Pickering, Carol J. Baker, David W. Kimberlin. Red Book, 29th Edition (2012). American Academy of Pediatrics.

- Pode ocorrer lipodistrofia em crianças tratadas com ITRN, inibidores da protease (IP) e efavirenz.
- Efeitos colaterais GI: Muitas crianças experimentam efeitos GI adversos, como náusea, vômitos, diarreia e dor abdominal, especialmente quando são iniciados AZT e IPs.
- São encontrados efeitos no SNC, quando é iniciada a terapia com efavirenz. Os sintomas comuns incluem vertigem, sonolência, sonhos vívidos ou insônia. Raramente, foram relatadas convulsões em crianças.
- Pode ocorrer hepatite com quase todos os ARVs, mas esta é vista menos comumente em crianças do que em adultos. Atazanavir e indinavir comumente causam hiperbilirrubinemia indireta e, por essa razão, geralmente não são usados em recém-nascidos.
- Podem ocorrer anormalidades metabólicas, como dislipidemia e resistência à insulina, com a maioria dos regimes de ARV.

http://aidsinfo.nih.gov/guidelines/html/1/adult-and-adolescent-arv-guidelines/31/adverse-effects-of-arv. Último acesso em 20 de mar. de 2015.

111. Como deve ser abordada a não aderência à medicação para o HIV?
A não aderência a regimes de terapia antirretroviral altamente ativa (HAART) foi estimada como >50%, com o número sendo muito mais alto para grupos de alto risco, como adolescentes recentemente diagnosticados e adolescentes que adquiriram HIV no período perinatal. Acompanhamento rigoroso e simplificação da terapia médica, quando possível, são importantes. Reconhecer e tratar condições de comorbidade, como depressão e abuso de álcool e drogas, também são importantes. É recomendado acompanhamento intensivo (p. ex., semanalmente) para alguns pacientes de alto risco. Intervenções de apoio baseadas na tecnologia para jovens, como acompanhamento pelo telefone celular e mensagens de texto, estão se mostrando promissoras na melhora da aderência.

Belzer ME, Naar-King S, Olson J, et al: The use of cell phone support for non-adherent HIV-infected youth and Young adults: an initial randomized and controlled intervention trial, *AIDS Behav* 18:686–696, 2014.

112. Deve ser dito a um professor de sala de aula que uma criança é HIV positiva?
Não há uma exigência absoluta de se informar um professor, o diretor da escola ou o cuidador sobre a condição de HIV de uma criança. Em certas circunstâncias, como no caso de crianças com condições que possam provocar exposição ao sangue, como eczema severo escoriado ou diátese hemorrágica, é aconselhável que a família discuta isso com o médico da criança antes de iniciar qualquer programa fora de casa.

American Academy of Pediatrics: School health. In Pickering LK, editor: *2012 Red Book: Report of the Committee on Infectious Diseases*, ed 29. Elk Grove Park, IL, 2012, *American Academy of Pediatrics*, p 147.

113. Quais são os fatores de risco para transmissão do HIV após um ferimento por seringa?
Em um estudo de casos e controles que envolveu 33 profissionais da saúde e 665 controles, os seguintes fatores de risco foram identificados:
- Alta inoculação viral (paciente com doença avançada).
- Grande volume de sangue (por um ferimento por seringa de grande calibre).
- Ferida profunda de punção.

De modo geral, o risco de transmissão por agulhas contaminadas com o sangue de um paciente infectado com HIV é de, aproximadamente, 0,3%. O risco por acidente de punção em um ambiente comunitário aleatório é considerado mais baixo. Não há transmissão conhecida por ferimento por agulha acidental não ocupacional (na comunidade).

American Academy of Pediatrics: Human immunodeficiency virus infection. In Pickering LK, editor: *2012 Red Book: Report of the Committee on Infectious Diseases*, ed 29. Elk Grove Park, IL, 2012, American Academy of Pediatrics, pp 438-439.
Cardo DM, Culver DH, Ciesielski CA, et al: A case-control study of HIV seroconversion in health care workers after percutaneous exposure. Centers for the Disease Control and Prevention Needlestick Surveillance Group, *N Engl J Med* 337:1485–1490, 1997.

CAPÍTULO 10

> **PONTOS-CHAVE: INFECÇÃO PELO VÍRUS DA IMUNODEFICIÊNCIA HUMANA**
> 1. As intervenções para prevenir a transmissão materna do HIV visam aos períodos intrauterino final e intraparto, quando ocorre a mais alta probabilidade de transmissão.
> 2. A maioria dos bebês com infecção congênita pelo HIV é assintomática ao nascimento.
> 3. O padrão ouro para teste diagnóstico de bebês e crianças com < 18 meses é o teste de amplificação de ácidos nucleicos (NAAT) do HIV-1, que pode detectar diretamente o DNA ou RNA do HIV-1.
> 4. As cargas virais são usadas como uma medida da eficácia do tratamento.
> 5. A terapia tripla (a assim chamada terapia antirretroviral combinada [cARV]) é recomendada para crianças infectadas pelo HIV.
> 6. Os fatores de risco para aumento na transmissão do HIV após lesão com ferimento por seringa incluem alta inoculação viral, grande volume de sangue e orifício de lesão profundo.

NOIMUNIZAÇÕES

114. De onde é derivada a palavra "vacinação"?
Edward Jenner, um médico britânico do século 18, observou que as ordenhadoras de vacas ficavam protegidas naturalmente contra varíola, a calamidade infecciosa na época, depois de terem desenvolvido varíola bovina, uma doença bolhosa mais leve. Em 1796, ele inoculou um rapaz com material coletado de lesões da varíola bovina que havia sido contraída por uma ordenhadora de vacas. Dois meses depois, ele inoculou novamente o menino, mas com material de uma lesão nova de varíola bovina. A doença não se desenvolveu, e assim nasceu a ciência da imunização. Como a palavra do latim para vaca era *vacca* e para varíola bovina era *vaccínia*, Jenner chamou seu novo procedimento de *vacinação*.

Riedel S: Edward Jenner and the history of smallpox and vaccination, *Proc (Bayl Univ Med Cent)* 18:21–25, 2005.

115. Por que as nádegas são uma má localização para injeções intramusculares (IM) em bebês?
O glúteo máximo não é uma boa opção para injeções pelos seguintes motivos:
- Os músculos glúteos não estão completamente desenvolvidos em alguns bebês.
- Há um potencial para lesão do nervo ciático ou da artéria glútea superior, se a injeção for mal direcionada.
- Algumas vacinas podem ser menos eficazes, se forem injetadas na gordura (p. ex., vacinas para raiva, gripe e hepatite B).

Se forem aplicadas injeções nas nádegas em crianças maiores, o local apropriado é o glúteo médio no quadrante superior externo, em vez de no glúteo máximo, que é mais medial.

Zuckerman JN: The importance of injecting vaccines into muscle, *BMJ* 321:1237–1238, 2000.

116. Ao se administrar a vacinação IM, é necessária aspiração antes da injeção?
Tradicionalmente, o êmbolo é retirado para se verificar se a ponta da agulha não está em uma veia. No entanto, quando são dadas vacinas, conforme recomendado, na coxa lateral anterior em um bebê ou no deltoide em pré-escolares com > 18 meses, *não* é necessária aspiração antes da injeção, porque não há vasos sanguíneos grandes localizados nessas áreas preferidas. Além disso, o processo de aspiração antes da injeção é mais doloroso e leva mais tempo para se administrar a vacina.

Ipp M: Vaccine-related pain: randomized controlled trial of two injection techniques, *Arch Dis Child* 92:1105, 2007.
American Academy of Pediatrics: Acute immunization. In Pickering LK, editor: *2012 Red Book: Report of the Committee on Infectious Diseases*, ed 29. Elk Grove Park, IL, 2012, American Academy of Pediatrics, p 24.

117. Existe risco associado à administração de múltiplas vacinas simultaneamente?
A maioria das vacinas pode ser administrada simultaneamente, em pontos separados, sem a preocupação quanto à eficácia, porque a resposta imune a uma vacina, em geral, não interfere na resposta imune das outras. O sistema imunológico é capaz de reconhecer centenas de milhares de antígenos. No entanto, existem algumas exceções. Por exemplo, a administração simultânea da vacina contra cólera e da febre amarela está associada à interferência.

DOENÇAS INFECCIOSAS

118. Bebês prematuros devem receber imunização com base na idade pós-concepção ou na idade cronológica?
Na maioria dos casos, os bebês prematuros devem ser imunizados de acordo com a idade cronológica pós-natal. Se um bebê prematuro ainda estiver no hospital aos 2 meses de idade, as vacinas rotineiramente agendadas para essa idade deverão ser administradas, com exceção da vacina contra rotavírus, que deve ser adiada até que o bebê deixe o hospital, porque já foi reportada a propagação desse vírus em unidades de internação. Entre os bebês prematuros que pesam < 2 kg ao nascimento, as taxas de soroconversão para a vacina contra hepatite B (HBV) são relativamente baixas, quando a imunização é iniciada logo após o nascimento. Assim sendo, nesses bebês, se a mãe for HBsAg negativo, a imunização deve ser adiada até um pouco antes da alta ou até 30 dias de idade. Se HBV for dada ao nascimento em bebês com < 2 kg, isso não deve ser contabilizado para a série primária.

American Academy of Pediatrics: Immunization in special clinical circumstances and hepatitis B. In Pickering LK, editor: *2012 Red Book: Report of the Committee on Infectious Diseases*, ed 29. Elk Grove Park, IL, 2012, American Academy of Pediatrics, pp 69-71 e 384-384.
Saari TN, American Academy of Pediatrics Committee on Infectious Diseases: Immunization of preterm and low birth weight infants. American Academy of Pediatrics Committee on Infectious Diseases, *Pediatrics* 112:193–198, 2003.

119. Que vacinas são à base de ovo-embrião?
Das imunizações comumente administradas a crianças, a vacina contra **sarampo, caxumba e rubéola** (MMR) e certos preparados da vacina **antirrábica** são desenvolvidos em cultura de fibroblasto de embrião de galinha. No entanto, eles não contêm quantidades significativas de proteína do ovo. Crianças com alergia a ovo estão em baixo risco de anafilaxia à vacina contra MMR e não requerem teste cutâneo ou precauções especiais antes ou durante a administração dessa vacina.

120. Qual é a diferença entre vacinas contra pertussis de célula inteira e acelular?
As vacinas contra **pertussis de célula inteira** consistem de bactérias inteiras que foram inativadas e que não são viáveis. Essas vacinas contêm lipo-oligossacarídeos e outros componentes da parede celular que resultam em uma alta incidência de efeitos adversos. Esta vacina não é mais dada nos Estados Unidos.[*]

As vacinas contra **pertussis acelular** contêm uma ou mais proteínas *B. pertussis* que servem como imunógenos. Todas as vacinas contra pertussis acelular contêm, no mínimo, toxina pertussis destoxificada, e a maioria contém também outros antígenos, incluindo hemaglutinina filamentosa, proteínas fimbriais e pertactona. As vacinas acelulares estão associadas a uma incidência muito mais baixa de efeitos colaterais e, assim, são dadas para todas as doses nos Estados Unidos. Crianças com < 7 anos de idade que receberam a vacina de célula inteira no exterior devem ter a série continuada com as formulações de vacina acelular.

American Academy of Pediatrics: Pertussis. In Pickering LK, editor: *2012 Red Book: Report of the Committee on Infectious Diseases,* ed 29. Elk Grove Park, IL, 2012, American Academy of Pediatrics, p 560.

121. Quais são as contraindicações absolutas para imunização contra pertussis?
Os eventos adversos após a imunização contra pertussis que representam *contraindicações* absolutas para a administração adicional de vacina contra pertussis incluem os seguintes:
- Reação anafilática imediata.
- Encefalopatia dentro de 7 dias da vacinação.
- Condições neurológicas instáveis e crescentes em crianças com < 1 ano de idade justificam o adiamento da vacina.

Os eventos adversos que representam *precauções* para administração adicional da vacina contra pertussis incluem os seguintes:
- Doença aguda moderada ou grave com ou sem febre.
- Síndrome de Guillain-Barré dentro de 6 semanas após uma dose prévia de vacina contra tétano contendo toxoide.
- História de reações de hipersensibilidade tipo Arthus (vasculite local associada a deposição de complexos imunes e ativação do complemento) após uma dose prévia de vacina contra tétano ou difteria contendo toxoide.

Centers for Disease Control and Prevention: Vaccines and immunizations. http://www.cdc.gov/vaccines/recs/vac-admin/contraindications-vacc.htm. Último acessao em 14 de jan. de 2015.
American Academy of Pediatrics: Pertussis. In Pickering LK, editor: *2012 Red Book: Report of the Committee on Infectious Diseases*, ed 29. Elk Grove Park, IL, 2012, American Academy of Pediatrics, pp 562-566.

[*]N. do R.T.: No Brasil, essa vacina é a disponibilizada na rede básica – a acelular está disponível nos centros de referência para imunobiológicos especiais (CRIEs) mediante atestado de reação prévia a vacina de célula inteira (crise convulsiva, crise hipotônico-hiporresponsiva) ou doenças neurológicas crônicas.

122. Quanto tempo dura a proteção contra pertussis após a imunização?

A imunidade à pertussis induzida pela vacina é de duração relativamente curta. Com base em estudos de pacientes imunizados com uma vacina contra pertussis de célula inteira e expostos a um irmão com pertussis, a proteção contra a infecção é de, aproximadamente, 80% durante os 3 primeiros anos após a imunização, caindo para 50% aos 4 a 7 anos e quase 0% aos 11 anos. Dessa forma, adolescentes e adultos se tornam suscetíveis à pertussis e servem como vetores para os bebês, para quem a morbidade e mortalidade são muito mais altas. Em razão do reaparecimento lento e constante de pertussis nas duas últimas décadas e da disponibilidade de uma vacina contra pertussis acelular combinada com difteria e tétano toxoide (Tdap), o Comitê Consultivo em Práticas de Imunizações do CDC recomendou que todos os adolescentes com > 11 anos devam receber uma dose de reforço. Todo aquele que tiver mais de 19 anos e que não recebeu uma dose de Tdap também deve ser vacinado. Esta dose de reforço de Tdap pode substituir uma das doses de reforço de 10 anos de Td e é especialmente importante para os trabalhadores na área da saúde. Além disso, todas as mulheres grávidas devem receber um reforço de Tdap durante cada gravidez da 27ª à 36ª semana.

Centers for Disease and Prevention: Pertussis: Summary of Vaccine Recomendations. http://www.cdc.gov/vaccines/vpd-vac/pertussis/recs-summary.htm. Último acesso em 14 de jan. de 2015.
Halperin AS: The control of pertussis – 2007 and beyond, *N Engl J Med* 356:110–113, 2007.

123. O que é *cocooning* (casulo)?

A vacinação contra pertussis nos Estados Unidos reduziu a morbidade e mortalidade anual atribuída à pertussis em > 90%. Apesar disso, a incidência anual de pertussis continua a aumentar. Parte do aumento pode ser atribuída a surtos em bolsões não vacinados no país. Bebês com < 6 meses de idade, que são muito jovens para ter completado a série de vacinação primária, têm incidência até 20 vezes mais alta de pertussis do que a população geral. Dois terços dos bebês infectados com pertussis nessa faixa etária precisam de hospitalização, e ocorrem mortes relacionadas à pertussis quase exclusivamente em bebês pequenos, com o risco sendo inversamente proporcional à idade e ao número de doses da vacina DTaP que o bebê recebeu. Estima-se que 75% dos bebês são infectados pelo contato com um familiar ou cuidador. O Comitê Consultivo em Práticas de Imunizações recomendou a vacinação com Tdap de todos os adultos que estão em contato próximo com crianças com < 1 ano de idade, especialmente os trabalhadores na área da saúde, para ajudar a prevenir complicações e mortes relacionadas à pertussis. Este círculo de proteção aos profissionais da saúde e aos cuidadores e familiares do bebê é denominado *cocooning*.

Também é recomendado que todas as mulheres grávidas devam receber Tdap durante *cada* gravidez da 27ª à 36ª semana, para facilitar a transferência para o bebê de IgG materna contra pertussis adquirida passivamente e para assegurar a imunidade.

American Academy of Pediatrics. In Pickering LK, editor: *2012 Red Book: Report of the Committee on Infectious Diseases*, ed 29. Elk Grove Park, IL, 2012, American Academy of Pediatrics, pp 562-566.
Grizas AP, Camenga D, Vázquez M: Cocooning: a concept to protect young children from infectious diseases, *Curr Opin Pediatr* 24:92–97, 2012.
Healy CM, Rench MA, Baker CJ: Implementation of cocooning against pertussis in a high-risk population, *Clin Infect Dis* 52:157–162, 2011.

124. Que vacinas oferecem proteção contra câncer cervical?

A vacinação para o **papiloma vírus humano (HPV)**. A primeira vacina contra o HPV (Gardasil) foi aprovada em 2006. Ela é uma vacina quadrivalente (HPV4) que previne doenças causadas pelo HPV tipos 6, 11, 16 e 18. Uma vacina bivalente (HPV2, Cervarix) foi aprovada em 2009. HPV tipos 16 e 18 foram associados causalmente a câncer cervical, vulvar e vaginal, bem como a câncer peniano, anal e orofaríngeo. Em dezembro de 2014, foi aprovada pelo FDA uma nova preparação 9-valente para o HPV (Gardasil 9). As recomendações mais recentes são que todos os meninos e meninas de 11 ou 12 anos devam ser vacinados. São recomendadas vacinas *catch-up* para homens até 21 anos e para mulheres até 26 anos, homens que fazem sexo com homens e pessoas imunocomprometidas até 26 anos (incluindo aquelas com HIV e AIDS).

Human Papilloma Virus (HPV): http://www.cdc.gov/std/hpv/stdfact-hpv.htm#a4. Último acesso em 14 de jan. de 2015.
Jenson HB: Human papillomavirus vaccine: a paradigm shift for pediatricians, *Curr Opin Pediatr* 21:112–121, 2009.

125. O quanto é eficaz a vacina pneumocócica conjugada?

A vacina pneumocócica conjugada é altamente eficaz contra doença pneumocócica invasiva, reduzindo os índices em até 98% para sorotipos associados à vacina em crianças completamente vacinadas durante os primeiros 2 anos de vida. O maior declínio na doença invasiva foi no número de crianças que experimentam bacteremia sem um foco. Esta vacina tem um efeito modesto na otite média pneumocócica, prevenindo aproximadamente 35% dos casos confirmados por cultura em crianças pequenas. Esses dois efeitos foram observados depois que foi introduzida a vacina heptavalente original (PCV-7) no ano 2000. Essa redução continuou em um ritmo mais modesto após a introdução de uma vacina 13-valente (PCV-13), o que inclui o sorotipo 19a, um sorotipo que demonstrou causar doença invasiva, mas não foi incluído na PCV-7.

Angoulvant F, Levy C, Grimprel E, et al: Early impact of 13-valent pneumococcal conjugate vaccine on community-acquired pneumonia in children, *Clin Infect Dis* 58:918–924, 2014.

126. Qual é o efeito da vacinação nos "avós"?

O índice de doença pneumocócica invasiva declinou em pessoas com > 65 anos desde a introdução da vacina pneumocócica conjugada em 2000. Os índices de meningite declinaram em 54%. A redução no transporte nasofaríngeo entre bebês vacinados, provavelmente, reduziu a transmissão para os indivíduos mais velhos que cuidam deles. Esse tipo de "efeito em grupo" em pessoas idosas é referido como o *efeito nos avós*.

Hsu HE, Shutt KA, Moore MR, et al: Effect of pneumococcal conjugate vaccine on pneumococcal meningitis, *N Engl J Med* 360:244–256, 2009.
Millar EV, Watt JP, Bronsdon MA, et al: Indirect effect of 7-valent pneumococcal conjugate vaccine on pneumococcal colonization among unvaccinated household members, *Clin Infect Dis* 47:989–996, 2008.

127. Qual o sorogrupo capaz de causar infecções meningocócicas está faltando nas vacinas polivalentes autorizadas nos Estados Unidos?

Isolados do **sorogrupo B** correspondem a um terço dos casos de doença meningocócica, mas o polissacarídeo do sorogrupo B está ausente nessas vacinas. Duas vacinas meningocócicas quadrivalentes contendo polissacarídeo capsular dos sorogrupos A, C, Y e W135 estão amplamente disponíveis nos Estados Unidos, incluindo uma vacina polissacarídica simples, que é aprovada para o uso em crianças de, no mínimo, 2 anos, e uma vacina polissacarídica conjugada com toxoide diftérico, que é autorizada para uso em indivíduos entre 11 e 15 anos de idade. Um estudo em bebês com a nova vacina tetravalente usando um mutante não tóxico de toxoide diftérico, como a proteína portadora, demonstrou boa imunogenicidade e pode se tornar parte do programa de vacinação de bebês no futuro.

Todas as crianças entre 11 e 12 anos devem ser rotineiramente vacinadas com a vacina conjugada. Além disso, deve ser oferecida a calouros universitários não vacinados que vivem em dormitórios a vacina polissacarídica simples ou a vacina conjugada. A vacinação é considerada aconselhável para crianças com, no mínimo, 2 anos de idade que estão em grupos de alto risco, incluindo aquelas com asplenia funcional ou anatômica ou deficiência do complemento. Uma vacina meningocócica é dada a todos os recrutas militares nos Estados Unidos e deve ser considerada para indivíduos que viajam para áreas de doença epidêmica ou hiperendêmica. Além disso, as vacinas atuais podem ser úteis como um adjunto da quimioprofilaxia para o controle de surtos causados por um sorogrupo coberto por uma vacina.

Até recentemente, não havia vacina disponível nos Estados Unidos com cobertura do sorogrupo B. Em outubro de 2014, em resposta a surtos recentes de doença meningocócica do sorogrupo B em *campi* universitários (com mortes atribuídas), foi aprovada a primeira vacina meningocócica abrangendo o sorogrupo B (Trumenba®) para uso em indivíduos entre 10 e 25 anos, como uma série de 3 doses. Esta vacina não oferece cobertura para os sorogrupos A, C, Y e W135.[*]

Centers for Disease Control and Prevention: Meningococcal Disease. http://www.cdc.gov/meningococcal/outbreaks/vaccine-serogroupB.htmal. Último acesso em 14 de jan. de 2015.
Snape MD, Perrett KP, Ford KJ, et al: Immunogenicity of a tetravalent meningococcal glycoconjugate vaccine in infants: a randomized controlled trial, *JAMA* 299:173–184, 2008.
Bilukha OO, Rosentein N: Prevention and control of meningococcal disease: recommendations of the Advisory Committee on Immunization Practices, *MMWR* 54:1–21, 2005.

128. O quanto é efetiva a vacina contra varicela se for administrada após exposição à doença?

A vacina contra varicela é altamente efetiva (95% para a prevenção de qualquer doença, 100% para a prevenção de doença moderada a grave), quando usada dentro de 36 horas de exposição em um ambiente que envolva contato próximo. Idealmente, ela deve ser administrada o mais rápido possível após a exposição, mas é recomendada em até 5 dias após a exposição. A razão para a alta eficácia é que o vírus varicela-zóster naturalmente adquirido usualmente leva de 5 a 7 dias para se propagar no trato res-

---

[*] N. do R.T.: No Brasil, a vacina contra o sorotipo C da meningite é recomendada na rede básica a partir de 3 meses, com segunda dose aos 5 meses e reforço aos 15 meses. Fonte: http://portalarquivos.saude.gov.br/campanhas/pni/ acessado em 04 de maio de 2017.

piratório antes que ocorra viremia primária e disseminação, enquanto o vírus da vacina pode conferir imunidade humoral e celular em tempo significativamente menor.

<small>Watson B, Seward J, Yang A, et al: Postexposure effectiveness of varicella vaccine, *Pediatrics* 105:84–88, 2000.</small>

129. A vacina contra MMR é efetiva na prevenção de sarampo após exposição à doença?

A vacina contra o sarampo, se dada dentro de 72 horas da exposição ao sarampo, proporcionará proteção em alguns casos. No caso de uma exposição a sarampo conhecido, como durante um surto, é recomendada vacinação dentro de 72 horas para todos os contatos não vacinados, incluindo crianças de 6 meses de idade. Em crianças < 1 ano, esta vacina não deve contar como parte da série primária, que deve continuar como de costume (com o mínimo de 28 dias entre as vacinas).

130. Das vacinas incluídas na programação de rotina, quais delas contêm vírus vivos?

MMR, varicela, rotavírus e *influenza*. Vacina oral contra poliomielite é uma vacina com vírus atenuado vivo, mas não é mais recomendada para uso de rotina. Outras vacinas com vírus vivo incluem aquelas com o vírus da febre amarela.[*]

PONTOS-CHAVE: IMUNIZAÇÕES

1. Bebês prematuros devem ser imunizados de acordo com a idade cronológica pós-natal.
2. Sem um reforço após a idade de 5 anos, a proteção contra infecção por pertussis é de, aproximadamente, 80% durante os 3 primeiros anos após a imunização, caindo para 50% aos 4 e 7 anos e próximo de zero aos 11 anos.
3. As vacinas vivas incluem sarampo-caxumba-rubéola, varicela, vacina adaptada ao frio atenuada contra *influenza*, rotavírus e febre amarela.
4. A vacinação de meninos e meninas para o papilomavírus humano oferece proteção contra câncer cervical e outras formas de câncer.
5. Quando administrada uma vacinação intramuscular, não é necessária a aspiração antes da injeção, se for aplicada nos sítios recomendados.

131. Quais são as indicações para palivizumab?

Palivizumab é um anticorpo monoclonal humanizado do rato, que é direcionado contra uma proteína do vírus sincicial respiratório (VSR) e aprovado para a prevenção da doença pelo VSR em crianças selecionadas. É tipicamente administrado por via intramuscular em cinco doses, iniciando em novembro no hemisfério Norte (ou antes, caso sejam detectadas infecções pelo VSR na comunidade). De acordo com a AAP, as recomendações atualizadas para a consideração da administração de palivizumab incluem as seguintes:

- Bebês nascidos antes de 29 semanas no primeiro ano de vida.
- Bebês nascidos antes de 32 semanas com doença pulmonar crônica, definida como a necessidade de > 21% de oxigênio por, no mínimo, 28 dias, também no primeiro ano de vida.
- Bebês e crianças com < 2 anos com doença pulmonar crônica que requerem terapia médica permanente, como oxigênio suplementar, terapia crônica com corticosteroide ou terapia diurética.
- Bebês com < 12 meses com doença cardíaca congênita hemodinamicamente significativa (*i. e.*, sem defeitos septais ventriculares pequenos [VSDs], defeitos septais atriais [ADSs] ou bebês com lesões adequadamente corrigidas por cirurgia, a menos que continuem a requerer medicação para insuficiência cardíaca congestiva).
- Certos bebês com doença neuromuscular ou anormalidades congênitas das vias aéreas que comprometem o manejo das secreções respiratórias no primeiro ano de vida.
- Bebês e crianças com < 2 anos que serão profundamente imunocomprometidos durante a estação do VSR.[**]

<small>Committee on Infectious Diseases and Bronchiolitis Guidelines Committee: Updated guidance for palivizumab prophylaxis among infants and young children at increased risk of hospitalization for respiratory syncytial virus infection, *Pediatrics* 134:415-420, 2014.</small>

132. Quais são as recomendações referentes à administração de vacinas com vírus vivo a pacientes que recebem terapia com corticosteroide?

Crianças que recebem tratamento com corticosteroide podem se tornar imunossuprimidas. Embora haja alguma incerteza, existe experiência suficiente para se fazer recomendações sobre a administração de vacinas com vírus vivo em crianças previamente sadias que recebem tratamento com esteroi-

---

<small>*N. do R.T.: No Brasil, a VOP ainda é usada na terceira dose do esquema básico da poliomielite e nas doses de reforço.
**N. do R.T.: No Brasil, a aplicação começa no mês de maio, e os critérios de aplicação dependem da secretaria da saúde de cada estado, na maioria das vezes em concordância com os critérios da AAP.</small>

DOENÇAS INFECCIOSAS   377

des. Em geral, as vacinas com vírus vivo não devem ser administradas a crianças que receberam prednisona ou seu equivalente em uma dose acima de 2 mg/kg/dia (ou $\geq$ 20 mg por dia para indivíduos cujo peso é > 10 kg) por mais de 14 dias. O tratamento por períodos mais curtos, com doses mais baixas ou com preparações tópicas, injeções locais ou corticosteroides inalados não deve contraindicar o uso dessas vacinas. No entanto, é possível supressão imune com essas medicações, e isso deve ser levado em conta no momento da vacinação.

American Academy of Pediatrics: Immunization in special clinical circumstances. In Pickering LK, editor: *2012 Red Book: Report of the Committee on Infectious Diseases*, ed 29. Elk Grove Park, IL, 2012, American Academy of Pediatrics, pp 81-82.

133. O que é timerosal?
Timerosal é um conservante contendo mercúrio que tem sido usado há décadas como aditivo em vacinas por sua eficácia em prevenir a contaminação, especialmente em frascos abertos multidose. Em um esforço para reduzir a exposição ao mercúrio, os fabricantes de vacinas, o FDA, a AAP e outros grupos trabalharam para remover o timerosal das vacinas que contêm esse componente. Até o final de 2001, todas as vacinas na programação de rotina para crianças e adolescentes estavam livres ou virtualmente livres de timerosal, com exceção de algumas vacinas contra *influenza* inativada.*

134. Timerosal ou alguma vacina ou combinação de vacinas causam autismo?
Não. Na totalidade dos estudos até o momento, não há evidências convincentes de que timerosal ou alguma vacina de combinação cause autismo, transtorno de déficit de atenção/hiperatividade ou outro transtorno do neurodesenvolvimento.

Taylor LE, Swerdfeger AL, Eslick GD: Vaccines are not associated with autism: an evidence-based meta-analysis of case-control and co-hort studies, *Vaccine* 32:3623–3629, 2014.

135. Como devem ser abordados pais que recusam vacinações?
Muitos pais têm conhecimento sobre as alegadas questões controversas referentes às vacinas de rotina na infância. Deve-se estabelecer um diálogo sobre as preocupações e crenças específicas dos pais, com calma e sem julgamentos, porque uma discussão continuada pode ser a etapa mais importante para a aceitação final das vacinas. A AAP recomenda que, de um modo geral, os médicos continuem a atender as crianças cujas famílias rejeitam a imunização. No entanto, se um médico acredita verdadeiramente que não consegue eticamente prestar cuidados a uma família, a relação profissional poderá ser encerrada depois de assegurada a transferência do atendimento para outro médico, e os pais devem receber o alerta de que o médico pretende encerrar o atendimento. Os pais que rejeitam a imunização devem ser alertados quanto às leis locais que restringem a entrada na escola ou creche de crianças não vacinadas ou com vacinação incompleta. Aconselha-se que sejam documentadas essas discussões nos registros médicos, e modelos de termos de "Recusa de Vacina" podem ser encontrados no website da AAP; muitos estados também têm seu próprio formulário disponível para os médicos nos websites do departamento estadual de saúde.

American Academy of Pediatrics immunization. http://www2.aap.org/immunization/pediatrics/refusaltovaccinate.html. Último acesso em 14 de jan. de 2015.
American Academy of Pediatrics: Active Immunization. In Pickering LK, editor: *2012 Red Book: Report of the Committee on Infectious Diseases*, ed 29. Elk Grove Park, IL, 2012, American Academy of Pediatrics, pp 10-11.
Gilmour J, Harrison C, Asadi L, et al: Childhood immunization: when physicians and parents disagree, *Pediatrics* 128:S167–S174, 2011.

INFECÇÕES COM ERUPÇÕES

136. Qual é a numeração tradicional dos seis exantemas "originais" da infância, e quando estes foram descritos pela primeira vez?
- **Primeira doença:** sarampo, 1627.
- **Segunda doença:** febre escarlatina, 1627.
- **Terceira doença:** rubéola, 1881.
- **Quarta doença:** doença de Filatov-Dukes (descrita em 1910 e considerada como um tipo escarlatiniforme de rubéola, atribuída mais recentemente a *S. aureus* produtor de erotoxina, o termo não é mais usado).
- **Quinta doença:** eritema infeccioso, 1905.
- **Sexta doença:** roséola infantil (exantema súbito), 1910.

Weisse ME: The fourth disease: 1900-2000, *Lancet* 357:299–301, 2001.

*N. do R.T.: No Brasil, muitas vacinas da rede contêm o conservante, pois os frascos são multidose.

137. Que condições estão associadas a febre e petéquias?

A lista é extensa, porque muitos patógenos virais e bacterianos podem causar uma erupção petequial como parte da síndrome ou devida a trombocitopenia associada ou coagulopatia intravascular disseminada. Obviamente, nem todas essas condições estarão em evidência no diagnóstico diferencial, mas devem ser levadas em conta quando se avalia uma criança que está retornando do exterior.

- Erliquiose monocítica humana.
- Hipersensibilidade a droga.
- Meningococcemia.
- Febre maculosa das Montanhas Rochosas.
- Púrpura trombocitopênica imune.
- Infecção enteroviral.
- Púrpura de Henoch-Schölein.
- Sepse estafilocócica.
- Infecção estreptocócica.
- Síndrome do choque tóxico.
- "Mononucleose Infecciosa".
  - Citomegalovírus.
  - Vírus Epstein-Barr.
  - Toxoplasmose.
- Doença de Kawasaki.
- Infecção por adenovírus.
- Dengue.
- Tifo.
- Arenavírus (p. ex., Lassa).
- Arbovírus (p. ex., febre amarela, Chikungunya).

Razzaq S, Schutze GE: Rocky Mountain spotted fever, *Pediatr Rev* 26:125–129, 2005.

138. Quais são os três Cs do sarampo?

Tosse (*cough*), coriza (coryza) e conjuntivite (*conjuntivitis*). Após um período de incubação de 4 a 12 dias, esses sintomas se desenvolvem e são seguidos por uma erupção eritematosa e maculopapular característica (tipicamente no 14º dia após a exposição), com dispersão da cabeça até os pés. A erupção é descrita como morbiliforme, porque tem características tanto maculares quanto papulares (Fig. 10-7).

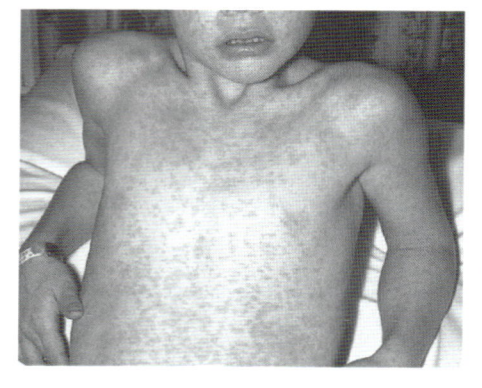

Figura 10-7. Erupções morbiliformes do sarampo. *(Extraída de Hobson RP: Infectious disease. In Walker BR, Colledge NR, Ralston SH, Penman ID: Davidson's Principles and Practice of Medicine, ed 22. Philadelphia, Elsevier, 2014.)*

139. Qual a aparência das manchas de Koplik?

Considera-se que as *manchas de Koplik* são patognomônicas do sarampo. Elas são pápulas pontilhadas branco-acinzentadas que ocorrem sobre um fundo vermelho, inicialmente opostas aos molares inferiores, mas podem se espalhar e envolver outras partes da mucosa (Fig. 10-8). No entanto, podem se apresentar por um dia ou menos, são difíceis de reconhecer e não devem servir como base para incluir ou excluir o diagnóstico.

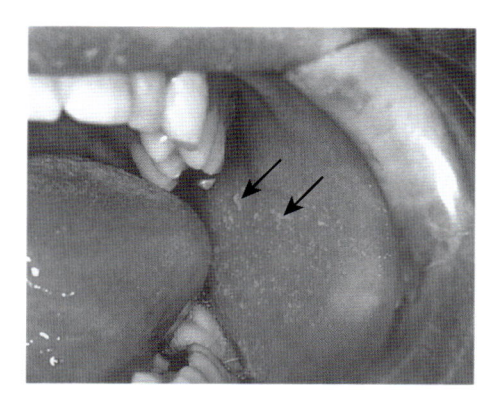

Figura 10-8. Manchas de Koplik *(setas).*
(De Hobson RP: Infectious disease. In Walker BR, Colledge NR, Ralston SH, Penman ID: Davidson's Principles and Practice of Medicine, *ed 22. Philadelphia, Elsevier, 2014.)*

140. O que é "atípico" no sarampo atípico?
- Manchas de Koplik raramente estão presentes.
- Conjuntivite e coriza não fazem parte do pródromo.
- A erupção começa nas extremidades distais e se espalha para a cabeça (ao contrário do que é visto no sarampo típico) ou tem uma distribuição e uma aparência indefinidas.
- Desconforto respiratório com sinais clínicos e radiográficos de pneumonia e efusões pleurais tem frequência aumentada.

O sarampo atípico ocorre, principalmente, em pacientes que receberam vacina contra sarampo inativada, a qual foi usada nos Estados Unidos de 1963 a 1968, e, portanto, é mais comumente visto em adultos.

141. Como o sarampo é diagnosticado?
O anticorpo IgM para o sarampo requer somente uma única amostra sérica e é diagnóstico, se positivo. Um teste de captura de IgM é realizado pelos CDCs. Este deve ser usado para confirmar todo o caso de sarampo reportado com outro tipo de confirmação laboratorial. É importante observar que, nas primeiras 72 horas após o início da erupção do sarampo, até 20% dos testes para IgM podem ser negativos. Os testes negativos nas primeiras 72 horas após o início da erupção devem ser repetidos. Testes baseados na PCR também estão disponíveis através dos CDCs. Um alto índice de suspeição é justificado na identificação do sarampo, seja ele típico ou atípico, porque muitos médicos, especialmente aqueles em treinamento, provavelmente não se defrontaram com casos durante a sua carreira. Isso pode mudar, na medida em que os surtos nos Estados Unidos estão se tornando mais comuns na era da recusa da vacina.

CDC: Vaccines and Immunizations. http://www.cdc.gov/vaccines/pubs/pinkbook/meas.html#diagnosis. Último acesso em 14 de jan. de 2015.

142. Por que cegueira pós-sarampo é tão comum em países subdesenvolvidos?
Até 1% dos pacientes com sarampo em regiões subdesenvolvidas experimentam a progressão da ceratite do sarampo para cegueira. Por outro lado, a ceratite do sarampo em países desenvolvidos usualmente é autolimitada e benigna. Há duas razões principais para a progressão para cegueira entre pacientes com sarampo em países subdesenvolvidos:
- **Deficiência de vitamina A:** a vitamina A é necessária para o reparo do estroma corneano, e uma deficiência permite que a lesão epitelial persista ou piore. Muitas crianças desnutridas possuem deficiência de vitamina A concomitante, e suplementos de vitamina A são benéficos na fase da doença ativa.
- **Desnutrição:** desnutrição pode predispor um paciente à superinfecção corneana com HSV.

143. Como é tratado o sarampo?
Não existe terapia antiviral para sarampo. A globulina imune ao sarampo demonstrou atenuar a doença, se ministrada dentro de 6 dias da exposição. É recomendada atualmente para bebês com < 1 ano de idade (todos os bebês com < 6 meses ou bebês com < 1 ano que perderam a janela de vacinação), mulheres grávidas sem documentação de vacinação ou imunidade e certas crianças imunocomprometi-

das. Embora a incidência de cegueira pós-sarampo seja mínima nos Estados Unidos, a WHO recomenda que seja dada vitamina A a todas as crianças com sarampo agudo, independente do seu país de residência. A vitamina A é administrada uma vez ao dia por 2 dias:
- 200.000 UI para crianças acima de 12 meses de idade.
- 100.000 UI para bebês entre 6 e 11 meses de idade. e
- 50.000 UI para bebês com < 6 meses de idade.

Uma dose adicional específica para a idade deve ser dada em 2 a 4 semanas depois para crianças com suspeita de deficiência de vitamina A.

144. Quais são as complicações neurológicas mais temidas do sarampo?
- **Encefalite aguda:** ocorrendo em aproximadamente 1 em cada 1.000 casos, com sequelas permanentes em um número significativo de casos.
- **Panencefalite esclerosante subaguda:** uma doença rara do SNC, neurodegenerativa progressiva, com convulsões e deterioração intelectual que ocorre tardiamente (tempo médio de 11 anos) após o sarampo em crianças não vacinadas.

Perry RT, Halsey NA: The clinical significance of measles: a review, *J Infect Dis* 189:S4–S16, 2004.

145. Quais vírus incluem os herpes vírus humanos (HHVs)?
HHV 1 & 2: herpes vírus simples (HSV-1 e HSV-2).
HHV 3: vírus varicela-zóster (VZV).
HHV 4: vírus Epstein-Barr (EBV).
HHV 5: citomegalovírus (CMV).
HHV 6: herpes vírus humano 6.
HHV 7: herpes vírus humano 7.
HHV 8: herpes vírus associado ao sarcoma de Kaposi.

Todos os herpes vírus humanos compartilham características da morfologia do virion, modo básico de replicação e capacidade para infecções latentes e recorrentes. HSV-1, HSV-2 e VZV são α-herpes vírus com ciclos reprodutivos curtos que estabelecem infecções latentes, primariamente nos gânglios sensórios. CMV, HHV-6 e HHV-7 são β-herpes vírus com ciclos reprodutivos mais longos com latência nos leucócitos e outros tecidos. EBV e HHV-8 são γ-herpes vírus com especificidade para linfócitos T ou B e latência no tecido linfoide.

Gilden DH, Mahalingam R, Cohrs RJ, Tyler KL: herpesvirus infections od the nervous system, *Nat Clin Pract Neurol* 3:82–94, 2006.

146. Qual é a derivação da palavra *herpes*?
Herpes provém do grego "*herpein*", que significa "rastejar". Descreve a tendência desse grupo de infecções de ter lesões cutâneas que se espalham e manifestações crônicas, latentes ou recorrentes.

Beswick TSL: The origin and the use of the two herpes, *Med Hist* 6:214–232, 1962.

147. Quais são as características típicas de roséola (exantema súbito)?
Roséola ocorre mais comumente entre as idades de 6 e 24 meses. A maioria das crianças tem um início abrupto de febre alta (> 39° C) sem pródromo. A febre, geralmente, dura de 3 a 4 dias, mas pode variar de 1 a 8 dias. Dentro de 24 horas de defervescência, aparece uma erupção eritematosa macular ou maculopapular discreta no rosto, pescoço e/ou tronco. Pápulas eritematosas (manchas de Nakayama) podem ser observadas no palato mole e na úvula em dois terços dos pacientes. Outros achados comuns ao exame incluem leve alargamento dos linfonodos cervicais e pálpebras edematosas. Uma variedade de sintomas pode acompanhar a febre, incluindo diarreia, tosse, coriza e dor de cabeça.

148. O que causa a roséola?
Múltiplos agentes estão implicados na síndrome. O herpes vírus humano 6 (HHV-6) foi descoberto em 1986, e em 1988 investigadores japoneses isolaram o HHV-6 de quatro crianças com exantema súbito. Em 1994, o HHV-7 também foi isolado de crianças com as características clínicas de roséola. Doenças

semelhantes à roséola também são observadas com vários echovírus (incluindo vírus Coxsackie A e B), vírus parainfluenza e adenovírus.

<small>Caserta MT, Hall CB, Schnabel K, et al: Primary human herpesvirus 7 infection: a comparison of human herpesvirus 7 and human herpesvirus 6 infections in children, *J Pediatr* 133:386–389, 1998.</small>

149. Qual a frequência do herpes vírus humano tipo 6 (HHV-6) em crianças?
A infecção com HHV-6 é onipresente e ocorre com alta frequência em bebês, 65% dos quais têm evidência sorológica de infecção primária até seu primeiro ano. Quase todas as crianças são soropositivas até os 4 anos de idade. Infecção com HHV-6 resulta em casos típicos de roséola e também está associada a inúmeros outros problemas pediátricos, incluindo "febre sem achados localizados", erupção inespecífica e mononucleose EBV-negativo. Em um estudo conduzido por Hall e colegas, até um terço de todas as convulsões febris em crianças com < 2 anos era resultado de infecções com HHV-6. Em raras ocasiões, o vírus foi associado a hepatite fulminante, encefalite e a uma síndrome de linfadenopatia massiva denominada *doença de Rosai-Dorfman*. Essas manifestações são mais comuns em crianças imunossuprimidas, como aquelas que receberam um transplante de medula óssea. A reativação é comum e também pode originar doença do enxerto *versus* hospedeiro nessa população.

<small>Fule Robles JD, Cheuk DK, Ha SY, et al: Human herpesvirus types 6 and 7 infection in pediatric hematopoietic stem cell transplant recipients, *Ann Transplant* 19:269–276, 2014.
Hall CB, Long CE, Schnabel KC, et al: Human herpesvirus-6 infection in children, *N Engl J Med* 331:432–438, 1994.</small>

150. Qual é o espectro da doença causada pelo parvovírus B19?
- Eritema infeccioso (mais comum; um exantema na infância, também denominado *quinta doença* ou "face esbofeteada" em virtude da aparência clássica da erupção).
- Síndrome do exantema papulopurpúrico em luvas e meias (condição autolimitada de placas edematosas com púrpura petequial nas palmas das mãos e solas dos pés).
- Artrite e artralgia (mais comuns em adultos imunocompetentes).
- Infecção intrauterina com hidropisia fetal.
- Crise aplástica transitória em pacientes com doença hemolítica subjacente.
- Infecção persistente com anemia crônica em pacientes com imunodeficiências.
- Sem sintomas.

151. Descreva a erupção característica da febre maculosa das Montanhas Rochosas (RMSF) por *Rickettsia rickerrsii*.
- Usualmente vista no 3º dia da doença (5 a 11 dias após a picada do carrapato), mas pode não aparecer até o 6º dia.
- Inicia como máculas ou maculopápulas vermelho-esbranquiçadas, que evoluem para petéquias em 1 a 3 dias.
- Inicia nas superfícies flexoras dos pulsos e tornozelos e se espalha para as extremidades, a face e tronco em poucas horas.
- À medida que a erupção progride, pode se tornar pigmentada, com áreas de descamação.
- Envolve as palmas das mãos e solas dos pés.

Dez por cento a 20% dos pacientes não desenvolvem uma erupção. Em razão da ausência relativamente comum de características clássicas e da importância do tratamento precoce, a RMSF deve ser considerada no diagnóstico diferencial de qualquer paciente, em uma área endêmica, que apresente febre, mialgia, cefaleia severa, náusea e vômitos *sem* erupção. Terapia empírica presuntiva pode ser iniciada enquanto se aguardam estudos diagnósticos (biópsia ou sorologia). O risco de morte aumenta quando a terapia é adiada por mais de 5 dias.

<small>Dantas-Torres F: Rocky Mountain spotted fever, *Lancet Infect Dis* 7:724–732, 2007.</small>

152. Por que doxiciclina é recomendada para *todas* as idades em pacientes com suspeita de RMSF?
As alternativas para indivíduos mais velhos podem incluir tetraciclina ou fluoroquinolona, mas doxiciclina é aconselhável em pacientes mais jovens pelas seguintes razões:
- Tetraciclina na dose recomendada está associada a mancha dental em crianças com < 8 anos.
- Doxiciclina na dose recomendada é improvável que cause mancha dental em crianças menores.
- Doxiciclina também é efetiva contra erliquiose, que pode simular RMSF.

- Fluoroquinolonas podem causar lesão nas cartilagens em modelos animais juvenis, e seu uso não é recomendado em crianças para essa indicação.
- Cloranfenicol, uma alternativa que foi usada no passado, pode ter sérios efeitos adversos (p. ex., anemia aplástica), nenhuma preparação oral está disponível nos Estados Unidos, e pode ser menos efetivo para RMSF do que a doxiciclina.

American Academy of Pediatrics: Rickettsial diseases. In Pickering LK, editor: *2012 Red Book: Report of the Committee on Infectious Diseases*, ed 29. Elk Grove Park, IL, 2012, American Academy of Pediatrics, pp 620-625.
Lochary ME, Lockhart PB, Williams WT Jr: Doxycycline and staining of permanent teeth, *Pediatr Infect Dis J* 17:429–431, 1998.

153. Em quanto tempo após a exposição à catapora (varicela) se desenvolvem os sintomas?
Noventa e nove por cento dos pacientes desenvolvem sintomas entre 11 e 20 dias após a exposição.

154. Qual é o risco de complicações associadas à varicela em crianças normais entre 1 e 14 anos de idade?
As complicações mais comuns de infecção pelo VZV incluem infecções cutâneas bacterianas secundárias (geralmente devidas a estreptococos ou estafilococos), síndromes neurológicas (cerebelite, encefalite, mielite transversa e síndrome de Guillain-Barré) e pneumonia. Trombocitopenia, artrite, hepatite e glomerulonefrite ocorrem menos comumente. Miocardite, pericardite, pancreatite e orquite são descritas, mas são raras.

A frequência dessas complicações em crianças normais não é precisamente conhecida, mas estima-se que seja baixa, com base em dados de hospitalizações e mortalidade. Antes da introdução da vacina contra varicela, em 1995, aproximadamente 4 milhões de casos de catapora ocorreram nos Estados Unidos a cada ano, resultando em aproximadamente 10.000 hospitalizações e 100 mortes. Desde a introdução da imunização de rotina contra varicela, os índices de infecção diminuíram em mais de 95%.

Watson B: Varicella: a vaccine preventable disease– a review, *J Infect* 44:220–225, 2002.

155. O quanto é comum a ocorrência de segundos episódios de varicela após infecção natural?
Aproximadamente, **1 em cada 500 casos** envolvem um segundo episódio. É mais provável que ocorram em crianças que desenvolvam seu primeiro episódio durante a primeira infância ou cujo primeiro episódio seja subclínico ou muito leve.

Gershon A: Second episodes of varicella: degree and duration of immunity, *Pediatr Infect Dis J* 9:306, 1990.

156. O que é herpes-zóster?
Infecção pelo vírus varicela-zóster (VZV) reativado. Após a infecção primária de catapora, o vírus estabelece uma infecção latente no gânglio da raiz dorsal. Quando ocorre reativação, o vírus se espalha pela pele através dos nervos, e ocorre um padrão vesicular atípico, seguindo a distribuição do dermátomo (Fig. 10-9). Em sua forma primária, a infecção é varicela; em sua forma recorrente, ela é zóster e, na linguagem coloquial, conhecida como cobreiro. A varicela também é conhecida como herpes vírus humano 3 (HHV-3) e é um dos 9 vírus distintos da herpes que causam doença em humanos. Isso conduziu ao nome um tanto confuso de herpes-zóster para o vírus varicela-zóster reativado.

157. Em crianças com herpes-zóster, qual é a distribuição das erupções?
Comparadas com os adultos, as crianças têm relativamente maior envolvimento cervical e sacral, com resultantes lesões nas extremidades e inguinais:
- 50% torácico.
- 20% cervical.
- 20% lombossacral.
- 10% nervo craniano.

Se houver lesões na ponta do nariz, é mais provável ceratite pelo herpes-zóster em virtude do possível envolvimento do nervo nasociliar. Quando o gânglio geniculado está envolvido, existe um risco de desenvolvimento da síndrome de Ramsay Hunt, que consiste de dor de ouvido com vesículas auriculares e periauriculares e paralisia do nervo facial.

Feder HM Jr, Hoss DM: Herpes-zóster in otherwise healthy children, *Pediatr Infect Dis J* 23:451–457, 2004.

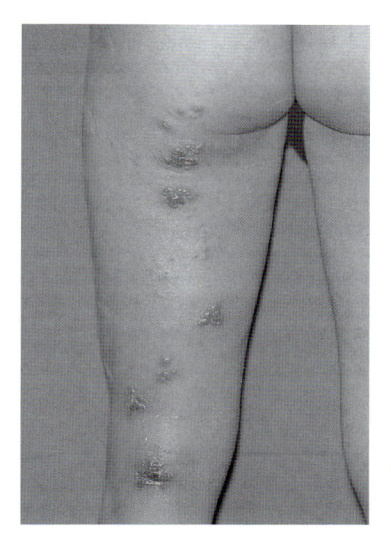

Figura 10-9. Herpes-zóster com distribuição ao longo do dermátomo S1. *(De Lissauer T, Clayton G:* Illustrated Textbook of Pediatrics, *ed 2. London, 2001, Mosby, p 193.)*

158. É possível contrair herpes-zóster após vacina contra varicela?

Sim. A varicela é uma vacina viva, e houve preocupações iniciais sobre como a cepa da vacina atenuada viva atuaria em termos de desenvolvimento de infecção subsequente pelo zóster. O zóster é difícil de ser estudado, porque há um longo período de latência entre a aquisição da varicela e o desenvolvimento de zóster. No entanto, estudos de coortes demonstraram um risco aumentado em crianças de certas faixas etárias, além dos adultos, após imunização na infância com a vacina contra varicela *versus* aqueles infectados com o vírus do tipo selvagem. Em adultos, o uso de uma vacina contra VZV atenuado vivo demonstrou ser efetivo na redução da incidência e da carga de herpes-zóster e neuralgia pós-herpética.

Adams EN, Parnapy S, Bautista P: Herpes-zóster and vaccination: a clinical review, *Am J Health Syst Pharm* 67:724–727, 2010.
Civen R, Chaves SS, Jumaan A, et al: The incidence and clinical characteristics of herpes-zóster among children and adolescents after implementation of varicella vaccination, *Pediatr Infect Dis J* 11:954–959, 2009.
Hambleton S, Steinberg SP, Larussa PS, et al: Risk of herpes-zóster in adults immunized with varicella vaccine, *J Infect Dis* 197:S196–S199, 2008.

159. A catapora deve ser tratada com uma medicação antiviral?

Nem aciclovir nem valaciclovir oral são recomendados para uso de rotina em crianças com varicela que são saudáveis em outros aspectos. A administração precoce após o início da erupção resulta em um decréscimo apenas modesto nos sintomas, já que as drogas antivirais têm uma janela limitada de oportunidade para eficácia. Em hospedeiros imunocompetentes, a replicação da maior parte dos vírus foi interrompida até 72 horas depois do início da erupção. Quando a doença é reconhecida, geralmente essa janela já passou. Aciclovir e valaciclovir oral podem ser considerados para pessoas em risco aumentado de varicela moderada a grave, como pessoas não vacinadas com mais de 12 anos de idade; crianças com eczema grave; crianças que recebem terapia de longa duração com salicilato; e pessoas que estão recebendo cursos curtos, intermitentes e inalados de corticosteroides. Aciclovir IV, em vez de aciclovir ou valaciclovir oral, é recomendado para pacientes imunocomprometidos, como crianças que estão recebendo quimioterapia e pacientes que estão sendo tratados com corticosteroides crônicos. A imunoglobulina antivaricela-zóster (ou IVI, se esse produto não estiver disponível) pode prevenir ou modificar o curso da doença, se for dada até 10 dias após a exposição, e é indicada em certas situações, como:
- Crianças imunocomprometidas sem evidência de imunidade.
- Mulheres grávidas sem evidência de imunidade.
- Bebê recém-nascido cuja mãe teve o início de catapora 5 dias antes do parto ou no espaço de 48 horas após o parto.
- Bebê prematuro hospitalizado (28 semanas ou mais de gestação) cuja mãe não tenha evidência de imunidade contra varicela.

- Bebês prematuros hospitalizados (< 28 semanas de gestação ou peso ao nascimento de 1.000 g ou menos), independente da imunidade materna.
    - O tratamento com imunoglobulina não é eficaz depois que a doença clínica é diagnosticada.

Update Recomendations fou Use of VariZIG – United States, 2013: www.cdc.gov/mmwr/preview/mmwrhtml/mm6228a4.htm. Último acesso em 14 de jan. de 2015.
American Academy of Pediatrics: Varicella-zoster infections. In Pickering LK, editor: *2012 Red Book: Report of the Committee on Infectious Diseases*, ed 29. Elk Grove Park, IL, 2012, American Academy of Pediatrics, pp 777-782.

160. Crianças sadias com zóster devem ser tratadas com medicações antivirais?
A terapia antiviral de rotina **não é indicada**. Em geral, o prognóstico para crianças com herpes-zóster é muito bom, com probabilidades extremamente baixas de neuralgia pós-herpética.

161. Quem contrai a herpes do gladiador?
Herpes do gladiador é um termo usado para descrever infecção ocular e cutânea com HSV-1, que ocorre em lutadores e jogadores de rúgbi. A infecção é transmitida primariamente pelo contato direto de pele com pele e é endêmica entre lutadores do ensino médio e universidade.

162. O que é eczema herpético?
Eczema herpético (Fig. 10-10) é uma extensa erupção vesicular cutânea que se origina da infecção primária ou da reativação de HSV em indivíduos com doença cutânea preexistente, usualmente dermatite atópica. O HSV do tipo 1 é o patógeno mais comum. Para confundir ainda mais a nomenclatura do herpes, o eczema herpético também é conhecido como uma forma de erupção variceliforme de Kaposi, que é uma condição cutânea única que ocorre com infecções virais, como HSV ou vírus Coxsackie, naqueles indivíduos com doença dermatológica subjacente. Frequentemente, ele é difícil de distinguir de superinfecção bacteriana e, na verdade, pode coexistir com uma infecção superficial por *S. aureus*.

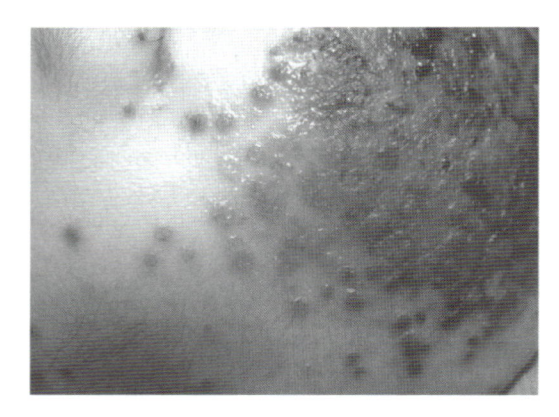

Figura 10-10. Eczema herpético. Observar as úlceras monomórficas perfuradas ou vesicopústulas dentro das placas eczematosas. *(De Wolter S, Price HN: Atopic dermatites,* Pediatr Clin North Am 61:247, 2014.)

163. O que é a doença mão-pé-boca?
A *doença mão-pé-boca* é uma doença causada mais comumente pelo vírus Coxsackie A (especialmente A16) ou pelo enterovírus 71. Está associada a um exantema petequial ou vesicular envolvendo as mãos, os pés e a mucosa oral na faringe posterior. Apesar do seu nome, também pode afetar as nádegas em crianças pequenas.

164. Qual é o espectro da doença causada pelo enterovírus?
Além da clássica doença mão-pé-boca, o enterovírus pode se manifestar como:
- Doença do trato respiratório superior
    - Coriza, herpangina.
- Doença do trato respiratório inferior
    - Pneumonia.

- Doença gastrintestinal
  - Vômitos, diarreia e hepatite.
  - Raramente pancreatite, orquite.
- Doença sistêmica
  - Observada especialmente em recém-nascidos, que podem apresentar uma síndrome intensa semelhante à sepse.
- Doença neurológica
  - Meningite, encefalite, paralisia dos membros.
- Miocardite

165. Por que resultados positivos do teste da PCR em tempo real indicam "rinovírus/enterovírus"?
Rinovírus e enterovírus produzem síndromes clínicas distintas, embora de modo geral possa haver algum grau de superposição. Entretanto, ambos os vírus são picornavírus e são classificados dentro do mesmo gênero. Eles compartilham uma organização genômica idêntica e possuem estruturas secundárias do RNA funcional similares. Até agora, diagnósticos disponíveis, como o RT-PCR, não conseguem distinguir entre os dois.

INFLUENZA

166. Qual é a diferença entre uma epidemia, um surto e uma pandemia?
- *Epidemia:* incidência de casos de uma doença (ou outros eventos relativos à saúde, como afogamentos) em uma comunidade ou região que vão claramente além da expectativa normal.
- *Surto:* uma epidemia limitada a um aumento localizado na incidência de uma doença (p. ex., em uma cidade ou instituição fechada), também claramente além da expectativa normal.
- *Pandemia:* uma epidemia que se espalhou por uma grande região (p. ex., muitos continentes).

167. Quais são os tipos de vírus *influenza*?
- **Influenza A** infecta muitas espécies, incluindo humanos, porcos, cavalos e pássaros. É dividida em subtipos com base em dois antígenos glicoproteicos de superfície: *hemaglutinina* (H), da qual há 18 subtipos diferentes, e *neuraminidase* (N), da qual há 11 subtipos diferentes. Os subtipos podem ser ainda divididos em estirpes; por exemplo, o vírus H1N1 se desenvolveu em uma nova estirpe em 2009, substituindo a estirpe do H1N1, que anteriormente havia causado doença em humanos. Essa nova cepa foi responsável pela pandemia de H1N1 de 2009.
- **Influenza B** infecta somente humanos. A doença é geralmente menos grave do que a *influenza* A. O vírus não é dividido em subtipos, mas é decomposto em linhagens e estirpes.
- **Influenza C** causa doença muito leve e tem significância limitada em saúde pública. A vacina contra *influenza* não protege contra *influenza* C.

168. Quais são as funções da hemaglutinina e da neuraminidase?
Hemaglutinina é uma glicoproteína necessária para a iniciação da infecção porque permite a ligação viral a resíduos do ácido siálico nas células epiteliais respiratórias. Progênie viral resulta após a replicação viral e se liga às células epiteliais. A neuraminidase divide os resíduos do ácido siálico, o que permite a liberação da progênie viral na árvore respiratória.

169. Que características clínicas tipicamente distinguem uma infecção com um vírus *influenza* do resfriado comum?
Ver Tabela 1-5.

170. Qual é a diferença entre "mudança antigênica" *(shift)* e "variação antigênica" *(drift)*?
- **Variação antigênica:** uma mudança sutil no gene hemaglutinina ou neuraminidase causada por uma mutação ou deleção pontual que resulta em uma nova cepa, requerendo reformulação anual da vacina contra *influenza* sazonal.
- **Mudança antigênica:** ocorre muito menos frequentemente que a variação antigênica (ocorrendo somente na *influenza* A) e envolve uma mudança profunda no vírus, com um novo tipo de hemaglutinina ou neuraminidase produzido, possivelmente de outra espécie. Por exemplo, uma infecção simultânea de um hospedeiro com uma cepa de *influenza* humana e aviária pode resultar em um rearranjo e um vírus novo.

171. O que fez com que a cepa pandêmica da *influenza* A H1N1 de 2009 fosse tão inédita?
A cepa da *influenza* A H1N1 causou um problema pandêmico mundial, que começou no início de 2009. Essa cepa era um rearranjo quádruplo de um vírus *influenza* A envolvendo duas cepas suínas, uma

Tabela 10-5. Sintomas de *Influenza versus* Resfriado

SINAIS E SINTOMAS	*INFLUENZA*	RESFRIADO
Início	Repentino	Gradual
Febre	> 38,3° C por > 3 dias	Rara
Tosse	Pode se tornar grave	Menos comum
Dor de cabeça	Proeminente	Rara
Mialgia	Grave	Ligeira
Fadiga	Fadiga por > 1 semana	Leve
Exaustão extrema	Precoce e proeminente	Rara
Desconforto torácico	Comum	Leve
Nariz entupido	Algumas vezes	Comum
Espirros	Algumas vezes	Comum
Dor de garganta	Algumas vezes	Comum

De Meissner HC: Reducing the impact of viral respiratory infections in children, Pediatr Clin North Am *52:700, 2005.*

cepa humana e uma cepa aviária, que provavelmente se recombinaram nos porcos como um hospedeiro mamífero intermediário. Acredita-se que os componentes do vírus pandêmico de 2009 derivaram da pandemia de *influenza* de 1918. Os índices de transmissibilidade eram extremamente altos.

Zimmer SM, Burke DS: Historical perspective – emergence of influenza A (H1N1) viruses, *N Engl J Med* 361:279–285, 2009.
Morens, DM, Taubenberger JK, Fauci AS: The persistent legacy of the 1918 influenza virus, *N Engl J Med* 361:225–229, 2009.
Centers for Disease Control and Prevention: Influenza H1N1. www.cdc.gov/h1n1flu/cdcresponse.htm. Último acesso em 14 de jan. de 2015.

172. Quais pacientes não devem receber a vacina contra *influenza viva atenuada*?[*]

As contraindicações são:
- < 2 anos ou > 49 anos.
- Mulheres/adolescentes grávidas.
- Crianças que experimentaram reações alérgicas severas à vacina ou a algum dos seus componentes, ou a uma dose prévia de *alguma* vacina contra *influenza*.
- Crianças em contato próximo com pessoas severamente imunossuprimidas.
- Pacientes que tomam salicilatos.
- Indivíduos com uma imunodeficiência conhecida ou suspeita.
- Indivíduos com uma história de alergia a ovo.
- Indivíduos que receberam uma vacina viral viva nas últimas 4 semanas.
- Crianças entre 2 e 4 anos que têm asma ou tiveram história de um episódio de chiado nos últimos 12 meses.

Fortes precauções quanto ao uso incluem as seguintes:
- Crianças com outras condições consideradas de alto risco para *influenza* severa (transtornos pulmonares ou cardíacos crônicos, gravidez, doença metabólica crônica, disfunção renal, hemoglobinopatias ou terapia imunossupressora).
- Crianças com 5 anos de idade com asma.
- Congestão nasal que possa impedir a aplicação da vacina.
- Uma história de síndrome de Guillain-Barré.
- Doença febril moderada a grave.

Prevention and Control of Seasonal Influenza with Vaccines: Recommendations of the Advisory Committee on Immunization Practices (ACIP) – United States, 2014-15 Influenza Season:

*N.T.: No Brasil, a rede oferece a vacina inativada, que é aplicada a partir dos 6 meses de idade.

www.cdc.gov/preview/mmwrhtml/mm6332a3.htm#Groups_Recommended_Vaccination_Timing_Vaccination. Último acesso em 14 de jan. de 2015.
American Academy of Pediatrics: *Influenza*. In Pickering LK, editor: *2012 Red Book: Reporto f the Committee on Infectious Diseases*, ed 29. Elk Grove Park, IL, 2012, American Academy of Pediatrics, pp 445-453.

173. Quais são as principais medicações antivirais usadas como tratamento para influenza?
- **Inibidores da neuraminidase:** oseltamiir (oral) e zanamivir (inalado) impedem a liberação de virions da célula hospedeira. Esses agentes são usados contra *influenza* B e A, incluindo H1N1 pandêmica.
- **Adamantanas (inibidores de M2):** amantadina e rimantadina visam à proteína M2 da *influenza* A, que está envolvida em canais iônicos da membrana viral essenciais para a replicação viral.

Moscona A: Neuraminidase inhibitors for influenza, *N Engl J Med* 353:1363, 2005.

174. *Influenza* apresenta resistência a medicações antivirais?
Sim. As adamantanas não são eficazes contra o vírus *influenza* B em virtude da diferença na estrutura dos canais iônicos. Essas drogas também não são eficazes contra a cepa da epidemia de H3N2 e H1N1 de 2009. A maioria desses vírus continha uma única substituição de aminoácido na proteína M2, o que conferia resistência à adamantana. A estirpe H1N1 antes de 2009 (*i. e.,* não a estirpe pandêmica) possuía uma mutação que causava uma substituição da histidina por tirosina na neuraminidase, tornando uma proporção dessas estirpes resistente aos inibidores da neuraminidase. Contudo, essa mutação (como são outros mecanismos de resistência) é esporádica e rara na cepa pandêmica e em outras cepas sazonais recentes. Felizmente, a maioria dos isolados de *influenza* A e B permanece suscetível a oseltamivir.

Hurt AC: The Epidemiology and spread of drug resistant human influenza viruses, *Curr Opin Virol* 8:22–29, 2014.

175. Quais são as indicações para medicações antivirais para *influenza* em crianças?
- Uma criança hospitalizada ou que tenhadoença grave ou complicada.
- Crianças com < 2 anos de idade.
- Crianças imunossuprimidas.
- Crianças com condições consideradas de alto risco para *influenza* grave: asma, distúrbios cardíacos, doença metabólica crônica, disfunção renal, hemoglobinopatias.
- Crianças que estão tomando salicilatos.
- Mulheres adolescentes grávidas.
- Residentes de instituições de cuidados crônicos.
- Crianças com transtornos neurológicos ou neuromusculares.

Idealmente, a terapia antiviral é iniciada dentro de 48 horas do início dos sintomas, mas ainda pode ser de algum benefício se instituída em < 5 dias. Um ponto importante a ser enfatizado é que a iniciação da terapia não deve esperar pela confirmação do diagnóstico, especialmente em indivíduos de alto risco ou doentes. A terapia de primeira linha é oseltamivir.

Centers for Disease Control and Prevention: Antiviral drugs. www.cdc.gov/flu/professionals/antivirals index.htm. Último acesso em 24 de mar. de 2015.

176. Que complicações podem ser associadas a infecções pelo *influenza*?
Morte devida à exacerbação de uma condição médica subjacente ou coinfecção invasiva devida a um patógeno bacteriano secundário, incluindo pneumonia bacteriana por *S. aureus*, *S. aureus* resistente à meticilina (MRSA), *S. pneumoniae* ou estreptococos do grupo A.
Também:
- Otite média.
- Miosite (particularmente com *influenza* B).
- Convulsões febris.
- Encefalite, encefalopatia.
- Síndrome de Reye.
- Síndrome de Guillain-Barré.
- Mielite transversa.
- Miocardite, pericardite.

Mistry RD, Fischer JB, Prasad PA, et al: Severe complications in influenza-like illnesses, *Pediatrics* 134:e684–e690, 2014.
Wong KK, Jain S, Blanton L, et al: Influenza-associated pediatric deaths in the United States, 2004-2012, *Pediatrics* 132:796–804, 2013.

177. Qual infecção bacteriana é mais comumente identificada em mortes pediátricas associadas a *influenza*?
S. aureus **resistente à meticilina (MRSA).** Em crianças nos Estados Unidos, a maioria das mortes associadas a *influenza* tende a resultar de uma exacerbação de uma condição médica subjacente ou coinfecção invasiva por outro patógeno. Como a porcentagem de crianças colonizadas com MRSA aumentou, essa bactéria assumiu maior papel na coinfecção dos pulmões depois que o vírus *influenza* lesionou a árvore traqueobrônquica. Em uma criança com suspeita de pneumonia secundária durante uma época de *influenza*, deve ser considerada a cobertura para uma possível infecção por MRSA.

Wong KK, Jain S, Blanton L, et al: Influenza-associated pediatric deaths in the United States, 2004-2012, *Pediatrics* 132:796–804, 2013.
Finelli L, Fiore A, Dhara R, et al: Influenza-associated pediatric mortality in the United States: increase of *Staphylococcus aureus* coinfection, *Pediatrics* 122:805–811, 2008.

LINFADENITE E LINFADENOPATIA

178. Quais são as causas mais comuns de linfadenite aguda e crônica em crianças normais e saudáveis em outros aspectos?
S. aureus e *Streptococcus pyogenes* **(estreptococos do grupo A)** representam mais de 80% dos casos de linfadenite aguda, enquanto **micobactéria não tuberculosa** e *Bartonella henselae* (doença da arranhadura de gato) são as causas mais comuns de linfadenite crônica.

179. Qual etiologia infecciosa deve ser considerada em uma criança de 2 anos com um nodo intensamente eritematoso, mas minimamente macio, em região submandibular ou cervical anterossuperior?
A **infecção micobacteriana não tuberculosa (NTM)** se manifesta como um grupo de nodos que podem aumentar de tamanho, coalescer e, por fim, sofrer ruptura espontânea, formando fístulas.

180. Como é feito o diagnóstico de NTM?
O diagnóstico definitivo de infecção NTM depende da **cultura** e do isolamento do organismo do tecido infectado. As culturas devem ser enviadas especificamente para micobactéria, a fim de assegurar o processamento apropriado. O exame histopatológico do tecido não pode diferenciar adequadamente infecção por NTM de tuberculose. A tecnologia baseada na PCR está sendo validada para NTM.

181. Como é tratada linfadenite por NTM?
A maioria dos especialistas recomenda a excisão do linfonodo infectado. Claritromicina, rifampina e etambutol são eficazes contra muitas cepas de micobactéria não tuberculosa e geralmente são usados quando a excisão é incompleta em decorrência de tecido nervoso ou estruturas vasculares próximas, quando a cirurgia é contraindicada, ou de doença recorrente. A terapia médica, com frequência, é prolongada. Os organismos podem exibir ou desenvolver padrões de resistência difíceis de se manejar medicamente. Alguns especialistas propuseram terapia de "observação", se isso for tolerável para a família e o paciente, porque a maioria das lesões isoladas retornará sem tratamento.

Zeharia A, et al: Management of nontuberculous mycobacteria-induced cervical lymphadenitis with observation alone, *Pediatr Infect Dis J* 27:920–922, 2008.
Haverkamp M, et al: Nontuberculous mycobacterial infection in children: a 2-year prospective surveillance study in the Netherlands, *Clin Infect Dis* 39:450–456, 2004.

182. Que etiologia infecciosa deve ser considerada em uma criança com nodos axilares macios edemaciados?
Doença da arranhadura de gato. Essa entidade é causada por *B. henselae*, um bacilo Gram-negativo fastidioso, de crescimento lento, que raramente se desenvolve em cultura. Assim sendo, o diagnóstico geralmente é feito por testes sorológicos ou de PCR. Esse organismo é encontrado na flora oral de filhotes de gatos, gatos adultos e, ocasionalmente, cães.

183. Qual é o curso típico da linfadenite na doença da arranhadura de gato?
Uma criança ou adolescente saudável em outros aspectos apresenta **sintomas de linfadenopatia regional,** que começa de uma a várias semanas depois de uma arranhadura (não lembrada por muitos paci-

entes). Geralmente, os linfonodos são moderadamente macios e estão associados a eritema ou flutuação subjacente. Aproximadamente, 10% a 30% acabam supurando. Os linfonodos mais comumente envolvidos são os axilares e cervicais, mas nodos epitrocleares, submandibulares, inguinais e pré-auriculares podem estar aumentados. Nodos peitorais aumentados são altamente sugestivos de doença da arranhadura de gato. A febre usualmente está ausente ou é de baixo grau, mas temperaturas de até 40° C já foram descritas em 30% a 50% dos casos. Nodos infectados geralmente se resolvem espontaneamente, sem terapia específica. Tratamento com 5 dias de antibióticos (incluindo azitromicina, ciprofloxacina, trimetoprima-sulfametoxazol, rifampina ou gentamicina) podem acelerar a recuperação, e a excisão dos nodos infectados não é recomendada. O tratamento com terapia antimicrobiana é recomendado para indivíduos gravemente enfermos ou imunocomprometidos.

Klotz SA, Ianas V, Ellitt SP: Cat-scratch disease, *Am Fam Physician* 83:152–155, 2011.
English R: Cat-scratch disease, *Pediatr Rev* 27:123–127, 2006.

184. Quais são as outras manifestações da doença da arranhadura de gato além de linfadenopatia?
Em 20% a 25% dos casos, podem ocorrer outras manifestações, incluindo a **síndrome oculoglandular de Parinaud** (conjuntivite, linfadenopatia pré-auricular ipsolateral), **febre prolongada de origem desconhecida, encefalite, lesões ósseas osteolíticas, neurorretinite, envolvimento de órgãos viscerais** (especialmente, hepatoesplênico) e **eritema nodoso**. Esse organismo também foi associado a angiomatose bacilar (um transtorno proliferativo vascular com formas cutâneas e viscerais) e peliose hepática (um transtorno vascular com cavidades císticas cheias de sangue no parênquima hepático), as quais ocorrem primariamente em adultos com infecção pelo HIV.

185. Quais são as apresentações da infecção pelo vírus Epstein-Barr (EBV)?
Crianças pequenas com infecção pelo EBV frequentemente são **assintomáticas**. Em adolescentes e jovens adultos, a infecção tipicamente resulta em **mononucleose infecciosa**, que é caracterizada da seguinte forma:
- *Clínica:* febre, faringite, linfadenopatia (75% a 95%), esplenomegalia (50%).
- *Hematológica:* mais de 50% de células mononucleares, mais de 10% de linfócitos atípicos.

Pode ocorrer uma ampla variedade de sintomas (p. ex., mal-estar, dor de cabeça, anorexia, mialgias, calafrios, náusea). As apresentações neurológicas são raras, mas podem incluir encefalite, meningite, mielite, síndrome de Guillain-Barré e neuropatias cranianas e periféricas.

O EBV também está associado a transtorno linfoproliferativo pós-transplante, linfoma de Burkitt, carcinoma nasofaríngeo e linfomas de células T e B indiferenciadas.

186. Como foi desenvolvido o teste monospot?
Em 1932, Paul e Bunnell observaram que pacientes com mononucleose infecciosa produzem anticorpos que aglutinam as hemácias de ovelhas. Esses anticorpos são referidos como *anticorpos heterófilos* e servem como base para o teste monospot, que é um teste rápido de aglutinação em lâmina. Hoje, hemácias de cavalo ou carne bovina são usadas geralmente, porque são mais sensíveis à aglutinação do que hemácias de ovelhas. Anticorpos heterófilos também podem ocorrer em doença de soro e como uma variante normal. Se houver confusão clínica, a absorção diferencial pode localizar a causa. Anticorpos heterófilos em mononucleose infecciosa não reagem com células dos rins de cobaia, enquanto aqueles com doença do soro, sim. Anticorpos heterófilos da variante normal não reagem às hemácias da carne bovina.

Durbin WA, Sullivan JL: Epstein-Barr virus infections, *Pediatr Rev* 15:63–68, 1994.

187. Qual é o curso natural das respostas sorológicas à infecção por EBV?
As respostas sorológicas aos componentes virais, incluindo antígeno capsídeo viral (VCA), antígeno inicial (EA) e antígeno nuclear de Epstein-Barr (EBNA), ocorrem num período de tempo característico (Fig. 10-11) e podem auxiliar na distinção entre possíveis infecções agudas e infecções passadas. A infecção aguda é mais bem caracterizada pela presença de títulos altos de VCA IgN ou IgG com ou sem títulos altos de EA e sem ou com títulos baixos de EBNA.

188. Quando são indicados esteroides para crianças com infecção com EBV?
Entre os pacientes com infecção aguda com EBV, os esteroides NÃO devem ser considerados para o tratamento de mononucleose não complicada. Os esteroides são indicados para o tratamento de obstrução respiratória iminente em consequência de tonsilas aumentadas, anemia hemolítica autoimune, anemia aplástica, doença neurológica e infecção grave com risco de vida (p. ex., insuficiência hepática).

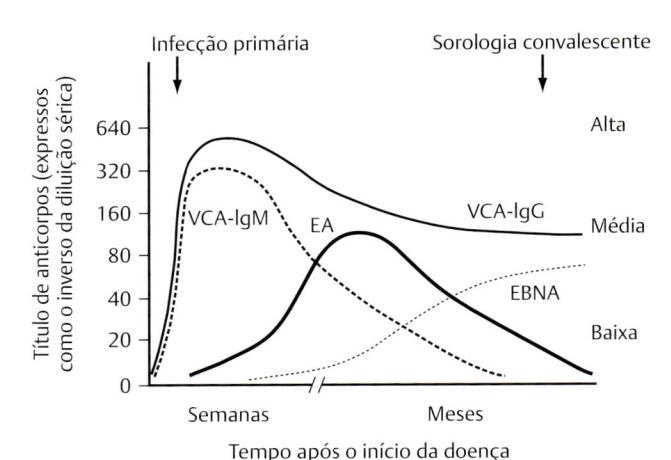

Figura 10-11. Curso de tempo esperado para respostas dos anticorpos a vários antígenos para EBV após infecção primária com o vírus. *EA*, antígeno inicial; *EBNA*, antígeno nuclear de Epstein-Barr; *IgG*, imunoglobulina G; *IgM*, imunoglobulina M; *VCA*, antígeno capsídeo viral. *(De Katz BZ: Epstein-Barr vírus mononucleosis and lymphoproliferative disorders. In Long SS, editor:* Principles and Practice of Pediatric Infectious Disease, *ed 4. Philadelphia, 2012, Elsevier, p 1062.)*

189. Quais são as apresentações clínicas de infecção por CMV adquirida?

Em hospedeiros normais que desenvolvem infecção por CMV sintomática adquirida, as manifestações clínicas incluem febre, mal-estar e dores inespecíficas. O esfregaço do sangue periférico revela uma linfocitose absoluta e muitos linfócitos atípicos. Em contraste com mononucleose infecciosa por CMV, a faringite exsudativa não é proeminente. O envolvimento hepático é muito comum, e os testes da função hepática usualmente são anormais. Como com doença por EBV, a mononucleose por CMV pode persistir por várias semanas.

190. Qual é a forma mais comum de tularemia?

É a ulceroglandular. Setenta e cinco por cento dos casos de tularemia são ulceroglandulares. Três a 5 dias após a exposição (variação, 1 a 21 dias) se desenvolvem febre, mialgia, dores de cabeça, dor muscular e linfadenopatia regional. A lesão original é uma pápula, que sofre ulceração. A bacteremia pode resultar no envolvimento de múltiplos órgãos.

Eliasson H, Broman T, Forsman M, et al: Tularemia: current epidemiology and disease management, *Infect Dis Clin North Am* 20:289–311, 2006.

191. Quais vetores estão comumente associados à tularemia?

Francisella tularensis (o agente causativo de tularemia) é uma infecção zoonótica causada pelo contato com animais infectados (coelhos, cervos e ratos almiscarados) ou vetores invertebrados (carrapatos). Estreptomicina, gentamicina, tetraciclinas, cloranfenicol e fluoroquinilonas comprovadamente são uma terapia eficaz para tularemia.

192. Que outros organismos podem causar um quadro clínico semelhante à mononucleose?

Toxoplasma gondii, HHV-6, adenovírus, infecção aguda pelo HIV, infecção estreptocócica do grupo A, hepatite B e rubéola.

193. Por que ela é chamada de "mononucleose"?

Isso se refere à tendência de certas infecções, principalmente EBV, causarem o desenvolvimento de linfócitos morfologicamente anormais (que podem se parecer com monócitos), principalmente por CD8 + células T que respondem à infecção. Essas células atípicas correspondem a até 30% da contagem de leucócitos. Linfócitos atípicos também podem estar presentes em muitas doenças, inclusive *B. henselae*, babesiose, tuberculose, linfoma e leucemia e pertussis.

MENINGITE

194. Quais são os sinais e sintomas mais comuns de meningite em bebês com < 2 meses?
Os achados de meningite entre recém-nascidos e bebês, com frequência, são sutis. Instabilidade da temperatura (febre é mais comum em bebês nascidos a termo, enquanto hipotermia é mais comum em bebês prematuros) ocorre em cerca de 60% dos bebês infectados. Sintomas neurológicos, incluindo irritabilidade, tônus muscular fraco e letargia, são observados em 60% dos bebês com meningite. Convulsões também podem ser o sintoma presente em 20% a 50% dos casos. Alimentação insuficiente ou vômitos também podem ocorrer. No exame físico, aproximadamente 25% dos recém-nascidos e bebês pequenos têm uma fontanela saliente. Somente 13% têm rigidez nucal. Assim sendo, o diagnóstico de meningite não pode ser excluído em bebês com base na ausência desses achados físicos.

Pong A, Bradley JS: Bacterial meningitis and the newborn infant, *Infect Dis Clin North Am* 13:711–733, 1999.

195. Qual a porcentagem de recém-nascidos com < 30 dias de idade com sepse bacteriana e hemocultura positiva que têm meningite?
Aproximadamente, 20% desses bebês terão meningite confirmada por cultura. Por outro lado, > 30% de todos os bebês avaliados para sepse com hemocultura negativa podem ter meningite. Isso é especialmente marcante em bebês com baixo peso ao nascimento.

Garges HP, Moody MA, Cotton CM, et al: Neonatal meningitis: what is the correlation among cerebrospinal fluid cultures, blood cultures and cerebrospinal fluid parameters? *Pediatrics* 117:1094–1100, 2006.
Stoll BJ, Hansen N, Fanaroff AA, et al: To tap or not to tap: high likelihood of meningitis without sepsis among very low birth weight infants, *Pediatrics* 113:1181–1186, 2004.

196. Qual é a causa mais comum de meningite viral?
Mais de 80% dos casos de infecção são causados por **enterovírus** (isto é, vírus Coxsackie, enterovírus e ecovírus).

197. Qual é o teste diagnóstico de escolha para meningite enteroviral?
Enterovírus podem ser diagnosticados pelo **teste da PCR**, que é rápido, sensível e específico.

198. Quais são as causas virais por artrópodes comuns de meningoencefalite nos Estados Unidos?
Vários arbovírus podem causar meningoencefalite, incluindo o vírus LaCrosse; o vírus Powassan; o vírus do Nilo Ocidental; e os vírus da encefalite equina tipo St. Louis, Oriental e Ocidental; e o vírus da encefalite japonesa. As infecções humanas são mais comuns no verão e no outono, quando a atividade dos mosquitos e carrapatos é mais alta. O vírus do Nilo Ocidental é uma causa cada vez mais comum de meningite asséptica e meningoencefalite, especialmente no final do verão e no início do outono. Os mosquitos são o vetor primário, com uma variedade de pássaros (p. ex., corvos, gaios, pardais) sabidamente servindo como hospedeiros. Mortalidade aviária significativa, frequentemente, é o primeiro sinal de atividade significativa do vírus do Nilo Ocidental em determinado local. Já foi descrita transmissão sem vetores (p. ex., produtos sanguíneos contaminados, transplante de órgão). Muitos departamentos estaduais de saúde e laboratórios comerciais possuem testes baseados na PCR para diagnosticar essas infecções.

Lanteri MC, Lee TH, Kaidarova Z, et al: West Nile virus nucleic acid persistence in whole blood months after clearance in plasma: implication for transfusion and transplantation safety, *Transfusion* 54:3232–3241, 2014.
American Academy of Pediatrics: Arboviruses. In Pickering LK, editor: *2012 Red Book of the Committee on Infectious Diseases*, ed 29. Elk Grove Park, IL, 2012, American Academy of Pediatrics, pp 232-235.

199. Devem ser realizados rastreios com tomografia computadorizada (TC) antes de uma PL durante a avaliação de possível meningite?
A imagem craniana não é rotineiramente indicada antes de PL, a não ser que estejam presentes:
- Sinais de herniação (alteração rápida da consciência, anormalidades do tamanho e da reação pupilar, ausência de resposta oculocefálica, desvio oculomotor fixo dos olhos).
- Papiledema.
- Anormalidades na postura ou respiração.
- Convulsões generalizadas (especialmente, tônicas), que estão associadas, com frequência, a herniação cerebral iminente.

- Choque ou sepse arrasadora, possivelmente impedindo o procedimento.
- Preocupação quanto a uma condição que simule meningite bacteriana (p. ex., massa intracraniana, intoxicação com chumbo, meningite tuberculosa).

Tunkle AR, Hartman BJ, Kaplan SL, et al: Practice guidelines for the management of bacterial meningitis, *Clin Infect Dis* 39:1267–1284, 2004.
Haslam RH: Role of CT in the early management of bacterial meningitis, *J Pediatr* 119:157–159, 1991.

200. Qual é a faixa de variação dos parâmetros normais para liquor em bebês e crianças que não têm meningite?
- **Bebês recém-nascidos a termo:** contagem de leucócitos, 0 a 20/mm^3; proteína, 30 a 100 mg/dL; glicose, 30 a 120 mg/dL.
- **Lactentes e crianças:** contagem de leucócitos, 0 a 9/mm^3; proteína 20 a 40 mg/dL; glicose, 40 a 80 mg/dL.

Kestenbaum LA, Ebberson J, Zorc JJ, et al: Defining cerebrospinal fluid white blood cell count reference values in neonates and young children, *Pediatrics* 125:257-264, 2010.
Mann K, Jackson A: Meningitis, *Pediatr Rev* 29:425, 2008.

201. Se for coletado LCR com sangue, como a hemorragia do SNC é distinguida de um artefato traumático?

Mais frequentemente, o sangue é resultado da ruptura traumática de pequenos plexos venosos que circundam o espaço subaracnoide, mas pode ser visto fluido sanguinolento patológico em muitos contextos (p. ex., hemorragia subaracnoide, encefalite por herpes simples). A distinção das características que sugerem sangramento patológico incluem as seguintes:

- Sangramento que não diminui durante a coleta de múltiplos tubos.
- Xantocromia do sobrenadante.
- Hemácias crenadas observadas microscopicamente.

202. Como é interpretada uma punção lombar traumática?

Presença de sangue é o resultado comum de uma PL fracassada. Inúmeras fórmulas foram desenvolvidas para ajustar os totais de leucócitos no LCR contaminado por sangue para determinar se está presente pleocitose (e, dessa forma, possível meningite). No entanto, as fórmulas em recém-nascidos ou crianças maiores não foram úteis para guiar as decisões clínicas sobre meningite bacteriana.

Greenberg RG, Smith PB, Cotton CM, et al: Traumatic lumbar punctures in neonates, *Pediatr Infect Dis J* 27:1047–1051, 2008.
Bonus BK, Harper MB: Corrections for leukocytes and percent of neutrophils do not match observations in blood-contaminated cerebrospinal fluid and have no value over uncorrected cells for diagnosis, *Pediatr Infect Dis J* 25:8–11, 2006.

203. Qual a melhor maneira de se posicionar o paciente para uma PL?

Alguns estudos mostraram um aumento no sucesso das PLs na **posição sentada com os quadris flexionados**, tanto em crianças quanto em recém-nascidos, comparada com a posição lateral flexionada (embora esta última seja mais comumente praticada nos Estados Unidos). Dados obtidos através de medições usando ultrassom mostraram que o espaço interespinhoso pode aumentar nessa posição, levando a uma probabilidade maior de entrada no espaço apropriado. Como o diâmetro de uma agulha calibre 22 de 1,5 polegadas é de 0,7 mm, mesmo uma pequena diferença de 1 a 2 mm nesses espaços pode contribuir para maior sucesso. Os dados são conflitantes quanto às diferenças no espaço subaracnoide entre as posições flexionadas sentada e lateral. A medida dos níveis de oxigenação através da oximetria de pulso para bebês prematuros na posição sentada *versus* lateral com joelho flexionado durante uma PL encontrou melhor oxigenação na posição flexionada sentada, o que também sugere que essa posição pode ser mais bem tolerada e potencialmente mais segura para o bebê.

Hanson AI, Ros S, Soprano J: Analysis of infant lumbar puncture success rates: sitting flexed *versus* lateral flexed positions, *Pediatr Emerg Care* 30:311–314, 2014.
Oulego-Erroz I, Mora-Matilla M, Alonso-Quintela P, et al: Ultrasound evaluation of lumbar spine anatomy in newborn infants: implications for optimal *performance* of lumbar puncture, *J Pediatr* 165:862–865, 2014
Gleason CA, Martin RJ, Anderson JV, et al: Optimal position for a spinal tap in preterm infants, *Pediatrics* 71:31–35, 1983.

DOENÇAS INFECCIOSAS

204. Como os achados do LCR variam na meningite bacteriana, viral, fúngica e tuberculosa em crianças após o período neonatal?
É possível uma grande sobreposição nos parâmetros para meningite causada por diferentes patógenos. Por exemplo, meningite bacteriana pode estar associada a uma baixa contagem de leucócitos no início da doença, ou meningite viral pode estar associada a uma dominância persistente de neutrófilos. Os achados usuais estão resumidos na Tabela 10-6.

Tabela 10-6. Achados Típicos em Meningite Bacteriana, Viral, Fúngica e Tuberculosa

ACHADOS NO LÍQUIDO CEFALORRAQUIDIANO	BACTERIANA	VIRAL	FÚNGICA, TUBERCULOSA
Leucócitos por mm^3	> 500	< 500	< 500
Neutrófilos polimorfonucleares	> 80%	< 50%	< 50%
Glicose (mg/dL)	< 40	> 40	< 40
Relação líquido cefalorraquidiano-sangue	< 30%	> 50%	< 30%
Proteína (mg/dL)	> 100	< 100	>100

205. Quais os índices do LCR que ajudam no diagnóstico de meningite bacteriana *versus* viral?
Na ausência de dados da cultura, não há como diferenciar com certeza meningite bacteriana de viral. Em um estudo com crianças que buscou critérios para predizer qual grupo de pacientes com pleocitose no liquor era mais provável de ter meningite bacteriana em vez de viral, foram definidos 5 critérios de alto risco. Se todos estivessem **ausentes**, isso significava que 100% das crianças não tinham meningite bacteriana (100% de valor preditivo negativo).
- Coloração de Gram positiva no liquor.
- Contagem absoluta de neutrófilos no liquor > 1.000 células/µL.
- Proteína no liquor > 80 mg/dL.
- Contagem absoluta de neutrófilos no sangue periférico > 10.000 células/µL.
- Convulsão na apresentação dos sintomas ou antes dela.

Nigrovic LE, Malley R, Kuppermann N: Cerebrospinal fluid pleocytosis in children in the era of bacterial conjugate vaccines, *Pediatr Emerg Care* 25:112–120, 2009.

206. Quando é o melhor momento para se obter um nível da glicose sérica em um bebê com suspeita de meningite?
Como o estresse de uma PL pode elevar a glicose sérica, a amostra de soro é idealmente obtida logo antes do procedimento. Quando o nível de glicose no sangue for agudamente elevado, poderá levar, no mínimo, 30 minutos até que a glicose sanguínea se equilibre com a do liquor.

207. Terapia antibiótica antes de PL afeta os índices no liquor?
Muitas crianças com meningite presumível são iniciadas com terapia antibiótica antes de uma PL, frequentemente, porque é previsto um retardo na realização desta. A administração prévia de antibióticos aumenta a probabilidade de culturas do liquor falsamente negativas em pacientes com meningite bacteriana. Igualmente, a coloração Gram do liquor ainda irá demonstrar bactérias com propriedades de coloração típicas. O uso prévio de antibiótico reduz a concentração proteica no liquor e aumenta a concentração de glicose neste. Contudo, não afeta substancialmente as contagens de leucócitos ou neutrófilos no LCR.

Nigrovic LE, Malley R, Macias CG, et al: Effect of antibiotic pretreatment on cerebrospinal fluid profiles in children with bacterial meningitis, *Pediatrics* 122:726–730, 2008.
Nigrovic LE, Kuppermann N, McAdam AJ, Malley R: Cerebrospinal latex agglutination fails to contribute to the microbiologic diagnosis of pretreated children with meningitis, *Pediatr Infect Dis J* 23:786–788, 2004.

208. Com que rapidez o LCR é esterilizado em crianças com meningite?
Os dados são limitados, e os dados de ensaios obviamente não são sustentáveis. Em terapia bem-sucedida, o LCR é usualmente estéril dentro de 36 a 48 horas da iniciação dos antibióticos. Em pacientes com meningite meningocócica, o LCR é tipicamente completamente estéril dentro de 2 horas após o início

do tratamento. Com outros organismos, como pneumococos, o tempo até a esterilização geralmente é de, no , 4 horas. Em recém-nascidos, o LCR pode esterilizar mais lentamente. Além do mais, a ausência de uma cultura positiva no liquor obtida do espaço subaracnoide lombar não exclui cultura positiva dos ventrículos.

Kanegaye JT, Soliemanzadeh P, Bradley JS: Lumbar puncture in pediatric bacterial meningitis: defining the time interval for recovery of cerebrospinal fluid pathogens after parenteral antibiotic pretreatment, *Pediatrics* 108:1169–1174, 2001.

209. Quais são os organismos mais comuns responsáveis por meningite bacteriana nos Estados Unidos?
0 a < 1 mês de idade:
- GBS (*Streptococccus agalactiae*).
- *E. coli* (caso se apresente após a primeira semana de vida, deve ser excluída galactosemia).
- Enterobactérias variadas.
- *Listeria monocytogenes* (raro).
- *Streptococcus pneumoniae* (raro).
- *S. aureus* (em bebês prematuros hospitalizados).
- Estafilococos coagulase-negativos (em bebês prematuros hospitalizados).

1 a < 3 meses de idade
- GBS.
- Bacilos Gram-negativos.
- *S. pneumoniae*.
- *Neisseria meningitidis*.

3 meses a < 3 anos de idade
- *S. pneumoniae*.
- *N. meningitidis*.
- GBS.
- Bacilos Gram-negativos (incluindo *E. coli* e *H. influenzae*).

3 a 10 anos de idade
- *S. pneumoniae*.
- *N. meningitidis*.

10 a 18 anos de idade
- *N. meningitidis*

Antes do desenvolvimento de vacinas conjugadas para patógenos bacterianos importantes, a meningite bacteriana na infância era preponderantemente devida a *N. meningitidis*, *S. pneumoniae* e *H. influenzae* tipo b (Hib), em bebês e crianças, e GBS e *E. coli* em recém-nascidos. Embora a epidemiologia da meningite em lactentes pequenos e recém-nascidos tenha permanecido praticamente inalterada, o índice de meningite devida a *S. pneumoniae* diminuiu depois da introdução da PCV-7 e PCV-13.

Angoulvant F, Levy C, Grimprel E, et al: Early impact of 13-valent pneumococcal conjugate vaccine on community-acquired pneumonia in children, *Clin Infect Dis* 58:918–924, 2014.
Nigrovic LE, Kuppermann N, Malley R, Bacterial Meningitis Study Group of the Pediatric Emergency Medicine Collaborative Research Committee of the American Academy of Pediatrics: Children with bacterial meningitis presenting to the emergency department during the pneumococcal conjugate vaccine era, *Acad Emerg Med* 15:522–528, 2008.

210. Quais são as drogas de escolha para o tratamento empírico de meningite bacteriana em crianças com > 1 mês?
A terapia empírica para suspeita de meningite bacteriana deve incluir **vancomicina** e **cefalosporina de terceira geração** (p. ex., cefotaxima, ceftriaxona) em virtude da resistência crescente a penicilina e cefalosporinas entre alguns isolados de *S. pneumoniae*. Esses agentes também propiciam excelente cobertura contra *N. meningitidis* e *H. influenzae*. Foram relatadas falhas no tratamento quando a dosagem de vancomicina era < 60 mg/kg por dia. Vancomicina não deve ser usada isoladamente para tratar meningite por *S. pneumoniae*, porque dados de modelos animais indicam que pode ser difícil manter os níveis bacterianos no LCR. A combinação de vancomicina mais cefotaxima ou ceftriaxona demonstrou produzir um efeito sinergístico *in vitro*, em modelos animais e no liquor de crianças com meningite. A terapia empírica pode ser estendida para crianças com suspeita de meningite bacteria-

na que têm imunodeficiência, neurocirurgia recente, traumatismo craniano penetrante e defeitos anatômicos.

Richard GC, Lepe M: Meningitis in children: diagnosis and treatment for the emergency clinician, *Clin Pediatr Emerg Med* 14:146–156, 2013.
Tunkle AR, Hartman BJ, Kaplan SL, et al: Practice guidelines for the management of bacterial meningitis, *Clin Infect Dis* 39:1267–1284, 2004.
Alter SJ: Pneumococcal infections, *Pediatr Rev* 30:155–164, 2009.

211. Qual é o papel dos corticosteroides no tratamento de meningite bacteriana?

A resposta inflamatória desempenha um papel crítico na produção da patologia do SNC e das resultantes sequelas de meningite bacteriana. Vários estudos demonstraram que o tratamento com dexametasona reduz a incidência de perda auditiva e outras sequelas neurológicas em bebês e crianças com meningite causada por *H. influenzae* tipo b quando dada antes ou ao mesmo tempo que a primeira dose de terapia antimicrobiana. No entanto, uma revisão Cochrane de 2013 não encontrou redução na perda auditiva em crianças com o uso de esteroides em meningite devida a espécies não *Haemophilus*. Para casos de meningite causados por outros patógenos, tais como *N. meningitides* ou *S. pneumoniae*, as recomendações atuais da AAP são de "considerar" o uso de dexametasona com ou um pouco antes da primeira dose de terapia antimicrobiana, depois de considerar os riscos e benefícios potenciais. O papel dos esteroides em meningite causada por outros patógenos bacterianos permanece controverso. Em adultos, os corticoides adjuvantes reduzem a mortalidade em pacientes com meningite pneumocócica, mas este não parece ser o caso em crianças. Dexametasona não é indicada para neonatos com sepse/meningite de início precoce.

Brouwer MC, McIntyre P, Prasad K, van de Beek D: Corticosteroids for acute bacterial meningitis, *Cochrane Database Syst Rev* 6:CD004405, 2013.
American Academy of Pediatrics: Pneumococcal infections. In Pickering LK, editor: *2012 Red Book, Report of the Committee on Infectious Diseases*, ed 29. Elk Grove Village, IL, 2012, American Academy of Pediatrics, p 576.
Mongelluzo J, Mohamad Z, Ten Have TR, Shah S: Corticosteroids and mortality in children with bacterial meningitis, *JAMA* 299:2048–2055, 2008.

212. Quanto tempo depois de iniciado o tratamento os indivíduos com meningite devem permanecer com precauções mínimas?

Precauções mínimas, que determinam um quarto fechado e que a equipe use máscaras cirúrgicas, são recomendadas para pacientes com suspeita de *H. influenzae* tipo b ou meningite meningocócica, mas podem ser descontinuadas depois de 24 horas de terapia antimicrobiana efetiva.

213. Crianças que recebem terapia para meningite bacteriana devem repetir PL?

A repetição de PLs não é recomendada para cursos não complicados de meningite. No entanto, uma PL repetida deve ser fortemente considerada para os seguintes pacientes:
- Aqueles sem resposta ou fraca resposta clínica a terapia apropriada dentro de 24 a 36 horas.
- Aqueles com meningite causada por *S. pneumoniae* não suscetível à penicilina ou resistente à cefalosporina.
- Aqueles com *S. pneumoniae* que receberam dexametasona, porque esse agente pode interferir na habilidade de interpretar as mudanças clínicas (p. ex., febre).
- Aqueles com febre prolongada ou recorrente.
- Aqueles com meningite recorrente.
- Hospedeiros imunocomprometidos.
- Recém-nascidos com *Streptococcus agalactiae* e meningite por agente Gram-negativo devem repetir PL após 2 a 3 dias de tratamento para determinar a duração apropriada da terapia.

Tunkle AR, Hartman BJ, Kaplan SL, et al: Practice guidelines for the management of bacterial meningitis, *Clin Infect Dis* 39:1267–1284, 2004.

214. Qual é a duração do tratamento aceita para meningite bacteriana?

A duração do tratamento com antibióticos está baseada no agente causativo e no curso clínico. Em geral, para **cursos clínicos não complicados**, são necessários um mínimo de 7 dias de terapia para meningite meningocócica, de 7 a 10 dias para meningite por *H. influenzae* e 10 dias para meningite pneumocócica. Meningite causada por GBS ou *L. monocytogenes* deve ser tratada por 14 a 21 dias, e a meningite causada por bacilos entéricos Gram-negativos deve ser tratada por, no mínimo, 21 dias ou 21 dias depois que o liquor foi esterilizado. Entre os pacientes com **complicações** como abscesso cerebral, empiema subdural, esterilização retardada do liquor, persistência de sinais meníngeos ou febre prolongada, a duração da terapia pode precisar ser estendida e deve ser individualizada.

As culturas repetidas do LCR devem ser estéreis. A duração da terapia deve ser estendida se forem vistos organismos na coloração de Gram ou se houver crescimento na cultura do LCR, nos casos de repetição do exame. A duração da terapia deve ser estendida se o exame do LCR, na conclusão da duração padrão do tratamento, apresentar > 30% de neutrófilos, glicose < 20 mg/dL ou relação entre glicose liquórica sobre sérica < 20%, respectivamente.

Tunkle AR, Hartman BJ, Kaplan SL, et al: Practice guidelines for the management of bacterial meningitis, *Clin Infect Dis* 39:1267–1284, 2004.

215. Em um paciente com meningite, quais são os achados que sugerem complicações intracranianas e fornecem indicações para TC ou imagem por ressonância magnética (RM)?
- Letargia prolongada.
- Irritabilidade prolongada.
- Convulsões se desenvolvendo depois do 3º dia de terapia.
- Convulsões focais.
- Déficits neurológicos focais.
- Circunferência da cabeça aumentada.
- Elevação persistente da proteína ou contagem de neutrófilos no liquor.
- Recorrência de doença.

Oliveira CR, Morriss MC, Mistrot JG, et al: Brain magnetic resonance imaging of infants with bacterial meningitis, *J Pediatr* 165:134–139, 2014.
Wubbel L, McCracken GH: Management of bacterial meningitis, *Pediatr Rev* 19:78–84, 1998.

216. Quais são as causas mais comuns de febre prolongada em pacientes com meningite?
- Tratamento inadequado.
- Doença supurativa em outro foco (p. ex., pericardite, artrite, empiema subdural).
- Infecção adquirida em instituição de saúde (p. ex., infecção da corrente sanguínea associada à linha central).
- Tromboflebite (relacionada a cateteres e infusado IV).
- Febre por medicamento.

217. O que deve ser dito aos pais de uma criança com meningite bacteriana sobre os resultados no longo prazo?

Doença resultante de *S. pneumoniae* está associada a consideravelmente mais morbidade e mortalidade do que a meningite causada por *N. meningitidis* ou *H. influenzae*. A mortalidade varia de 8% a 15%. Um estudo multicêntrico com duração de 3 anos de vigilância de infecções pneumocócicas invasivas examinou os resultados de meningite causada por *S. pneumoniae* em 180 crianças. Vinte e cinco por cento das crianças tinham evidência de sequelas neurológicas no momento da alta hospitalar, e 32% tinham surdez unilateral ou bilateral. Os preditores de mortalidade incluíam coma na admissão, necessidade de ventilação mecânica e choque. Ocorreu perda auditiva em 5% a 10% dos pacientes com meningite causada por *H. influenzae* e *N. meningitidis*. Os sobreviventes de meningite bacteriana no período neonatal frequentemente têm resultados desenvolvimentais muito mais pobres. Os sobreviventes devem ser acompanhados quanto a perda auditiva e outras sequelas, como prejuízo motor grosseiro ou cognitivo.

Oliveira CR, Morriss MC, Mistrot JG, et al: Brain magnetic resonance imaging of infants with bacterial meningitis. *J Pediatr* 165:134–139, 2014.
Koomen I, Grobbee DE, Roord JJ, et al: Hearing loss at school age in survivors of bacterial meningitis: assessment, incidence, and prediction, *Pediatrics* 112:1049–1053, 2003.
Arditi M, Mason EO Jr, Bradely JS, et al: Three-year multicenter surveillance of pneumococcal meningitis in children: clinical characteristics and outcome related to penicillin susceptibility and dexamethasone use. *Pediatrics* 102:1087–1097, 1998.

DOENÇAS INFECCIOSAS 397

218. Como devem ser manejados os contatos de crianças com doença por *N. meningitidis*?
O risco de casos secundários entre contatos no ambiente doméstico de um paciente identificado com doença invasiva causada por *N. meningitidis* é de 500 a 800 vezes o da população geral. **Profilaxia com antibióticos é indicada para os seguintes indivíduos expostos:**
- Membros da família, colegas de quarto, contatos íntimos, contatos na creche, jovens adultos expostos em dormitórios e recrutas militares expostos em centros de treinamento no espaço de 7 dias antes do início dos sintomas do paciente identificado.
- Passageiros de avião sentados ao lado do paciente identificado em um voo com mais de 8 h de duração ou que foram expostos a secreções respiratórias do paciente identificado no espaço de 7 dias antes do início dos sintomas do paciente identificado.
- Pessoal médico que foi exposto a secreções respiratórias do paciente identificado através de intubação, manejo de sonda endotraqueal ou ressuscitação boca a boca.
   As opções para profilaxia incluem:
- Rifampicina dada duas vezes ao dia por 2 dias.
- Ceftriaxona IM (1 dose).
- Ciprofloxacina (para aqueles com ≥ 18 anos de idade).
   Não é recomendada profilaxia para contatos casuais na escola, no trabalho ou ambiente hospitalar sem exposição direta às secreções respiratórias do paciente identificado.

American Academy of Pediatrics: Meningococcal infections. In Pickering LK, editor: *2012 Red Book: Report of the Committee on Infectious Diseases*, ed 29. Elk Grove Village, IL, 2012, American Academy of Pediatrics, pp 503-505.

219. Qual é a infecção parasitária mais comum do SNC?
Neurocisticercose. Esta é uma doença causada pela tênia, mais comumente iniciada pela ingestão de carne de porco malcozida contendo larvas de *Taenia solium*. Depois que essas larvas maturam, os ovos das tênias adultas são então adquiridos pela transmissão fecal-oral entre humanos ou por autoinoculação. Se ocorrer a propagação hematogênica desses ovos até o cérebro, podem ocorrer dois tipos de complicações.
- Lesões císticas parenquimatosas podem formar um granuloma calcificado, o qual pode resultar em convulsões e/ou dor de cabeça.
- Cisticercose extraparenquimatosa pode ficar presa dentro dos ventrículos, forames ou aqueduto e causar hidrocefalia obstrutiva, manifestando-se como dor de cabeça, náusea, vômitos ou mudança no estado mental.

Garcia HH, Nash TE, Del Brutto OH: Clinical symptoms, diagnosis and treatment of neurocysticercosis, *Lancet Neuro* 13:1202–1215, 2014.

INFECÇÕES OCULARES

220. Entre os recém-nascidos com conjuntivite, qual é a época para as várias etiologias?
- Química: início em < 2 dias.
- *Neisseria gonorrhoae:* início em 2 a 7 dias.
- *C. trachomatis:* início em 5 a 14 dias.
- HSV: início em 10 a 14 dias.

221. Qual é o melhor método de profilaxia para oftalmia *neonatorum*?
Oftalmia neonatorum é uma conjuntivite no primeiro mês de vida. Historicamente, referia-se a *N. gonorrhoae* como o agente causativo por aquisição ao nascimento. A *N. gonorrhoae* não reconhecida e não tratada antes do parto é agora muito rara nos Estados Unidos. A *C. trachomatis* é agora a etiologia mais predominante de conjuntivite neonatal nos Estados Unidos. Outros micróbios bacterianos e HSV podem ser patógenos. Em consequência, a pomada oftálmica de eritromicina 0,5% é usada agora rotineiramente em creches nos Estados Unidos para prevenir conjuntivite, embora a eficácia para prevenção de doença clamídica (principalmente pneumonia) permaneça obscura. Em todo o mundo, são usados outros métodos que incluem pomada de gentamicina, 2,5% de solução oftálmica povidona-iodo e colírio de nitrato de prata.

222. Recém-nascidos com conjuntivite clamídica podem ser tratados unicamente com terapia tópica?
Não. Recém-nascidos diagnosticados com conjuntivite clamídica devem receber terapia sistêmica com eritromicina oral por 14 dias. Um estudo sugeriu que azitromicina oral, 20 mg/kg/dia por 3 dias tam-

bém é eficaz. A terapia tópica não irá erradicar o organismo do trato respiratório superior e não consegue prevenir o desenvolvimento de pneumonia causada por pneumonia clamídica. Uma avaliação com acompanhamento muito próximo é indicada para assegurar a ausência de recaída.

Hammerschlag M, Gelling M, Roblin PM et al: Treatment of neonatal chlamydial conjunctivitis with azithromycin, *Pediatr Infect Dis J* 17:1049–1050, 1998.

223. Em crianças com conjuntivite e otite média, quais são os agentes etiológicos mais prováveis?
- *Bacteriano:* H. influenzae não tipável é a causa mais comum, a assim chamada síndrome de otite-conjuntivite, que é caracterizada por conjuntivite e otite média concomitantes.
- *Viral:* adenovírus também pode causar uma síndrome otite-conjuntivite.

224. Conjuntivite bacteriana pode ser distinguida de conjuntivite viral somente com avaliação clínica?
Não. Classicamente, a conjuntivite bacteriana é mais comum em bebês e crianças pequenas com secreção purulenta ou mucopurulenta. Uma história de pálpebras pegajosas com fechamento dos cílios ao acordar é preditiva de uma etiologia bacteriana. O organismo mais comumente implicado é o *H. influenzae* não tipável. A conjuntivite viral é acompanhada por um exsudato seroso em crianças de todas as idades, classicamente por infecções com adenovírus. As infecções bacterianas estão comumente associadas a otite média, e deve ser realizada otoscopia em todos os pacientes. Entretanto, os achados clínicos podem se sobrepor. Tanto bactérias quanto vírus podem causar sintomas unilaterais ou bilaterais.

Azari AA, Barney NP: Conjunctivitis: a systematic review of diagnosis and treatment, *JAMA* 310:1721–1729, 2013.
Richards A, Guzman-Cottrill JA: Conjunctivitis, *Pediatr Rev* 31:196–208, 2010.
Patel PB, Diaz MC, Bennett JE, et al: Clinical features of bacterial conjunctivitis in children, *Acad Emerg Med* 14:1–5, 2007.

225. O que é ceratoconjuntivite?
Ceratoconjuntivite é um processo inflamatório que envolve a conjuntiva e a córnea. A inflamação superficial da córnea (ceratite) ocorre comumente em associação com conjuntivite viral e bacteriana, particularmente em adultos. Consequentemente, muitos casos de conjuntivite são mais corretamente denominados *ceratoconjuntivite*. *Ceratoconjuntivite epidêmica* é causada por adenovírus sorotipos 8, 19 e 37. Alguns organismos, incluindo o vírus do sarampo, *P. aerugiosa*, *N. gonorrhoeae* e HSV, têm uma propensão a causar infecção mais grave da córnea. A infecção como consequência desses patógenos deve ser conhecida precocemente para prevenir cicatrização corneana, com subsequente perda da visão.

226. Quais são os organismos causativos mais comuns de conjuntivite bacteriana aguda?
- Recém-nascido: *S. aureus, H. influenzae, C. trachomatis*.
- Criança: *S. aureus, S. pneumoniae, H. influenzae, M. catarrhalis*.
- Adolescente/adulto: *S. aureus, S. pneumoniae, Streptococcus spp., H. influenzae, M. catarrhalis, Acinetobacter spp*.

227. Como é a variação do tratamento de acordo com a idade para suspeita de conjuntivite bacteriana aguda?
A terapia tópica para conjuntivite por *clamídia* neonatal nunca deve ser usada como terapia única pela alta probabilidade de colonização concomitante no trato respiratório (que pode eventualmente progredir para pneumonia). Infecções resultantes de *N. gonorrhoeae, P. aeruginosa, H. influenzae* tipo b e *N. meningiditis* requerem terapia sistêmica para prevenir as sérias implicações vistas com esses organismos. *Pomadas oftálmicas* geralmente são preferidas para bebês e crianças pequenas, porque podem ser aplicadas com maior confiabilidade e permanecem no olho por um tempo mais longo. Em crianças maiores, as *soluções oftálmicas* podem ser preferidas para prevenir o borramento da visão que ocorre com as pomadas. Em geral, a eficácia das pomadas oftálmicas é presumidamente superior a das soluções. No entanto, vários antibióticos estão disponíveis em soluções com alta concentração. Essas formulações "fortalecidas" não foram comparadas prospectivamente com outras preparações, mas são amplamente usadas por sua maior eficácia presumida.

228. Qual deve ser o tratamento específico para uma criança de 5 anos com conjuntivite infecciosa em um ambiente ambulatorial?
Isso é controverso, porque as causas virais e bacterianas (e até mesmo conjuntivite alérgica) têm sobreposição clínica, e as culturas não são usualmente obtidas na avaliação inicial para se obter um diagnóstico preciso. Duas questões são primordiais:

1. *Deve ser iniciada terapia antibiótica empírica?* Os antibióticos tópicos demonstraram reduzir a duração da conjuntivite bacteriana, o que possibilita um retorno mais rápido para a escola e, para os pais, para o trabalho. Dessa forma, o tratamento reduz os custos socioeconômicos da conjuntivite e ajuda a prevenir o alastramento da infecção. No entanto, a maioria dos casos de conjuntivite bacteriana é autolimitada e se resolve sem tratamento. Se a causa for realmente viral, a terapia antibiótica será desnecessária e poderá contribuir para resistência e efeitos colaterais indesejados. Considerando-se essas opções de tratamento *versus* a "espera vigilante", o estilo do médico e as preferências parentais exercem grande influência. O tratamento antibiótico deve ser considerado para a conjuntivite purulenta, nos casos daqueles com desconforto significativo, de usuários de lentes de contato, pacientes imunocomprometidos e em casos suspeitos de conjuntivite clamídica ou gonocócica.
2. *Se for iniciada terapia, qual antibiótico tópico é preferível?* As opções são consideráveis, incluindo terapias mais recentes (e mais caras) (p. ex., fluoroquinolonas) concebidas para combater os crescentes padrões de resistência dos patógenos típicos, como *S. pneumoniae, H. influenzae* e *Moraxella* spp. Mais uma vez, o estilo do médico, as considerações sobre a adesão e a cobertura da prescrição desempenham um grande papel na escolha da terapia antibiótica, porque ainda não existem diretrizes bem definidas baseadas em evidência.

Azari AA, Barney NP: Conjunctivitis: a systematic review of diagnosis and treatment, *JAMA* 310:1721–1729, 2013.
Williams L, Malhotra Y, Murante B, et al: A single-blinded randomized clinical trial comparing polymyxin B-trimethoprim and moxifloxacin for treatment of acute conjunctivitis in children, *J Pediatr* 162:857–861, 2013.

229. O que é a síndrome oculoglandular de Parinaud?
A *síndrome de Parinaud* é caracterizada por conjuntivite granulomatosa ou ulcerativa e adenopatia pré-auricular ou submandibular proeminente. A causa mais comum é a doença da arranhadura de gato, mas outras causas incluem tularemia, esporotricose, tuberculose, sífilis e mononucleose infecciosa. Uma condição importante no diagnóstico diferencial a ser excluída é a doença de Kawasaki.

230. Como celulite orbital é distinguida de celulite periorbital (ou pré-septal)?
Celulite periorbital envolve os tecidos anteriores ao septo da pálpebra (Fig. 10-12), enquanto *celulite orbital* envolve a órbita e algumas vezes está associada a formação de abscesso e trombose do seio cavernoso. A distinção entre esses processos requer avaliação da *mobilidade ocular,* de *reflexo pupilar, acuidade visual* e *posição do globo ocular* (p. ex., proptose), que são normais em celulite periorbital, mas podem ser anormais em celulite orbital. Uma anormalidade em alguma dessas quatro áreas determina uma avaliação radiológica (usualmente exame com TC da órbita) e possível drenagem cirúrgica.

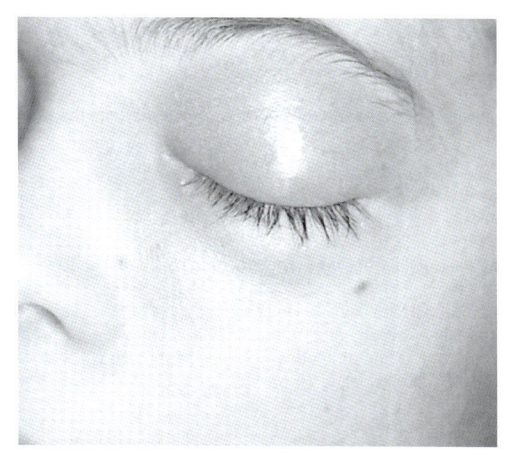

Figura 10-12. Celulite periorbital. *(De Zitelli BJ, Davis HW:* Atlas of Pediatric Physical Diagnosis, *ed 4. St. Louis, 2002, Mosby, p 848.)*

231. Qual é a patogênese de celulite periorbital e orbital?
- *Periorbital:* esta celulite pode resultar da **inoculação direta** na pálpebra e à sua volta, de **trauma** (fechado ou penetrante) e da **disseminação de microrganismos** proveniente dos seios da face ou nasofaringe até o espaço pré-septal.

- *Orbital:* A maioria dos casos se origina nos seios paranasais próximos (especialmente etmoides) como uma **complicação da sinusite**. As paredes (lâmina papirácea) dos seios etmoides e esfenoides são finas como papel, com deiscências ósseas naturais que permitem a propagação da infecção. Além disso, as veias orbitais e sinusais têm anastomose e não possuem válvula, o que possibilita a comunicação do fluxo sanguíneo e a disseminação mais fácil da infecção.
- As complicações da celulite orbital incluem abscesso orbital subperiósteo, perda da visão (por neurite óptica devida a inflamação adjacente ou tromboflebite nos vasos adjacentes), tromboflebite no seio cavernoso e abscesso cerebral.

Sethuraman U, Kamat D: The red eye: evaluation and management, *Clin Pediatr* 48:588–600, 2009.

232. Quais são os organismos mais comuns que causam celulite orbital?
- **Estafilococos** são os organismos mais comuns que causam celulite orbital. Estão implicados tanto na celulite orbital quanto na periorbital, porque este é um organismo colonizador do trato respiratório superior e da pele.
- **Estreptococos:**
  - *Estreptococos* do grupo A.
  - *S. pneumoniae* **e outros estreptos α-hemolíticos, como** *S. anginosus.*

  Organismos anaeróbicos e fungos, como a espécie *Mucor* e *Aspergiluus*, devem ser considerados em hospedeiros imunocomprometidos.

233. Quais são as opções de tratamento para celulite orbital?
O tratamento deve ser guiado pela provável epidemiologia da doença. Nesta era de colonização crescente por MRSA na população geral, a terapia empírica compreende, com frequência, cobertura para MRSA, como vancomicina combinada com uma cefalosporina de terceira geração, como ceftriaxona. Essa escolha também tem a vantagem da boa penetração no LCR enquanto está sendo feita uma avaliação para complicações intracranianas. Outras opções incluem vancomicina e ampicilina/sulbactam ou piperacilina/tazobactam, com a ressalva de que estes últimos agentes não têm penetração completa no SNC.

234. Qual é a diferença entre hordéolo, terçol e calázio?
- Um **hordéolo** é uma infecção purulenta de uma das glândulas sudoríparas sebáceas ou apócrinas da pálpebra, incluindo as glândulas de Moll e Zeis, que drena próximo ao folículo da pálpebra, e as glândulas meibomianas, que drenam mais próximo à conjuntiva. Clinicamente, um hordéolo é reconhecido como um inchaço vermelho e macio. Usualmente, é causado por *S. aureus*.
- Um **terçol** é um hordéolo externo, na pele lateral da pálpebra.
- Um **calázio** é um hordéolo interno, na lateral da conjuntiva da pálpebra.

Em todos os casos, essas lesões são tratadas com compressas mornas e gotas ou pomada antibiótica tópica (embora seu valor seja discutível) e, geralmente, se resolvem no prazo de 7 dias. A injeção de triamcinolona no interior da lesão pode ser benéfica para calázio. Um calázio tem maior probabilidade de se tornar crônico e requer excisão cirúrgica.

235. Por que o "rubor ciliar" é particularmente preocupante quando se avalia um paciente com um olho cor-de-rosa ou vermelho?
Rubor ciliar se refere à hiperemia em torno da córnea, na qual a vermelhidão da conjuntiva está concentrada na área adjacente à córnea (limbo). Esse pode ser um sinal de patologia ocular significativa (p. ex., ceratite, uveíte anterior, glaucoma de fechamento angular agudo) e requer encaminhamento imediato a um oftalmologista.

236. Qual organismo não deve ser negligenciado quando são tratadas infecções oculares após um trauma penetrante?
Bacillus cereus. Esse organismo é uma bactéria Gram-positiva, com formação de esporos, que está presente no solo. Os esporos podem ser muito resistentes ao calor. Pode ser a causa de infecção ocular grave após trauma penetrante com corpos estranhos contaminados, como vidro, metal ou gravetos. Semelhante ao seu bacilo relacionado antrax (*B. anthracis*), o *B. cereus* geralmente é sensível à ciprofloxacina e tratado com a mesma.

OTITE MÉDIA

237. Puxar a orelha é um sinal confiável de infecção?
Não. Na ausência de outros sinais ou sintomas (p. ex., febre, sintomas de IVAS), puxar a orelha isoladamente é um indicador fraco de otite média aguda (OMA).

Baker RB: Is ear pulling associated with ear infection? *Pediatrics* 90:1006–1007, 1992.

DOENÇAS INFECCIOSAS

238. Quais são os pontos de referência da membrana timpânica?
Ver Figura 10-13.

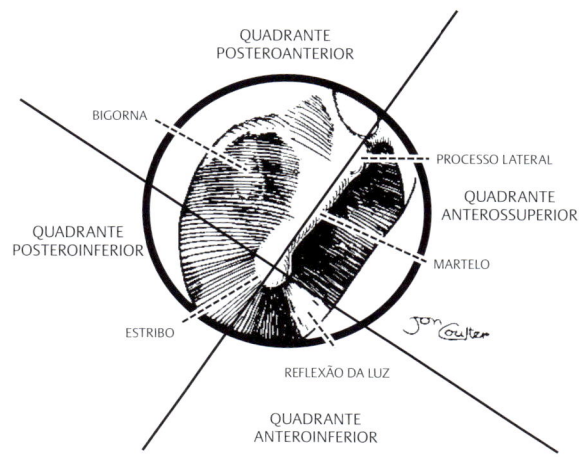

Figura 10-13. Membrana timpânica direita. *(De Bluestone CD, Klein JO:* Otitis Media in Infants and Children. *Philadelphia, 1988, WB Sauders, p 76.)*

239. No exame físico, quais são as formas mais confiáveis de se diagnosticar OMA com precisão?
Uma boa visualização da membrana timpânica (MT) e o uso de um otoscópio pneumático são a chave para isso.
- **Visualização da posição:** abaulamento da MT implica em líquido sob pressão, enquanto retração é mais comumente vista com efusão em vez de supuração.
- **Cor e translucidez:** a cor normal da MT é cinza-pérola e transluzente; turvação implica supuração; hiperemia (especialmente, se unilateral) pode indicar infecção, mas pode ser vista em outras situações, particularmente com febre alta. Hiperemia acentuada sem abaulamento da MT é incomum em OMA.
- **Mobilidade:** mobilidade prejudicada da MT à pressão positiva por otoscopia pneumática implica num espaço preenchido com líquido.

Sheikh N, Hoberman A, Kaleida PH, et al: Otoscopic signs of otitis media, *Pediatr Infect Dis J* 10:822–826, 2011.
Rothman R, Owens T, Simel DL: Does this child have acute otitis media? *JAMA* 290:1633–1640, 2003.

240. Quais são os agentes virais e bacterianos mais comuns causadores de OMA?
A timpanocentese raramente é feita nos dias atuais, exceto quando da possibilidade da colocação de tubos de timpanostomia, mas historicamente já resultou em bactérias e/ou vírus em até 96% dos pacientes com OMA (66% de bactérias e vírus juntos, 27% de bactérias e 4% somente de vírus).
Os organismos mais comuns recuperados de pacientes com OMA (seja da nasofaringe ou do ouvido médio) são *S. pneumoniae, H. influenzae* não tipável e *M. catarrhalis*. A microbiologia da OMA mudou com a introdução da vacina conjugada pneumocócica 7 valente inicial (PCV-7) com uma mudança direcionada para a prevalência crescente de *H. influenzae* e dos sorotipos de *S. pneumonia,* que exibem resistência antibiótica ou não são cobertos pela PCV-7. O efeito da PCV-13 na microbiologia da OMA permanece em estudo.

Lieberthal A, Carroll AE, Chonmaitree T, et al: The diagnosis and management of acute otitis media, *Pediatrics* 131:e964–e999, 2013.
Ruohola A, et al: Microbiology of acute otitis media in children with tympanostomy tubes: prevalences of bacteria and viruses, *Clin Infect Dis* 43:1417–1422, 2006.

241. Qual é a abordagem de "espera vigilante" para otite média?

Esta é a opção observacional ("espera vigilante") para pacientes com > 2 anos para quem o diagnóstico de otite média é certo, mas a doença não é grave. Prevendo uma alta porcentagem de melhora espontânea, os clínicos adiam a terapia antibiótica. Se o paciente não melhorar com observação por 48 a 72 horas, os antibióticos são iniciados. A intenção é reduzir antibióticos potencialmente desnecessários. Ao ser usada essa opção, *deve* ser assegurado um acompanhamento confiável.

242. Todas as crianças com OMA devem ser tratadas com antibióticos?

A observação como manejo inicial para OMA em crianças apropriadamente selecionadas não aumenta o risco de complicações graves, desde que o acompanhamento seja assegurado e um antibiótico de resgate seja dado para sintomas persistentes ou se agravamento. As diretrizes da AAP publicadas em 2013 endossam as seguintes práticas:
- A terapia antibiótica deve ser prescrita para OMA (bilateral ou unilateral) em crianças acima de 6 meses de idade com sinais ou sintomas graves
  - OMA grave é definida como otalgia moderada ou grave ou otalgia por, pelo menos, 48 horas ou temperatura acima de 39° C.
- Crianças entre 6 meses e 23 meses de idade sem sinais ou sintomas graves:
  - Deve ser prescrita terapia antibiótica para OMA bilateral em crianças pequenas.
  - Para OMA unilateral não grave em crianças pequenas: é aconselhável ficar em observação com acompanhamento atento baseado na decisão conjunta dos cuidadores, desde que o acompanhamento possa ser assegurado e que haja um mecanismo para iniciar a terapia antibiótica, caso a criança piore ou não melhore dentro de 48 a 72 horas do início dos sintomas.
- No caso de crianças com > 23 meses de idade com OMA (unilateral ou bilateral) sem sinais ou sintomas graves, é aconselhável que fiquem em observação com acompanhamento atento.

Lieberthal A, Carrol AE, Chonmaitree T, et al: The diagnosis and management of acute otitis media, *Pediatrics* 131; e964–e999, 2013.
Spiro DM, Tay KY, Arnold DH, et al: Wait-and-see prescription for the treatment of acute otitis media: a randomized controlled trial, *JAMA* 296:1235, 2006.
Marcy M, Takata G, Chan LS, et al: Management of acute otitis media, *Evid Rep Technol Assess (Summ)* 15:1–4, 2000.

243. Qual é a terapia recomendada para crianças para quem o tratamento para OMA é indicado?

Amoxicilina em alta dose (80 a 90 mg/kg/dia) é recomendada para crianças que não tomaram amoxicilina nos últimos 30 dias e que não apresentam conjuntivite concomitante (indicando infecção por *H. influenzae* e a necessidade de um inibidor da β-lactamase).

Lieberthal A, Carrol AE, Chonmaitree T, et al: The diagnosis and management of acute otitis media, *Pediatrics* 131; e964–e999, 2013.

244. Após um episódio agudo de otite média, por quanto tempo persiste a efusão no ouvido médio?

Aproximadamente, 70% dos pacientes continuarão a ter uma efusão por 2 semanas, 40% por 1 mês, 20 por 2 meses e 5% a 10% por 3 meses.

Teele DW, Klein JO, Rosner BA: Epidemiology of otitis media in children, *Ann Otol Rhinol Laryngol Suppl* 89:5, 1980.

245. Quais são as indicações para tubos de timpanotomia?

Os tubos de timpanotomia são mais comumente inseridos para o tratamento de otite média com efusão (OME) ou para profilaxia contra otite média recorrente. As recomendações mais recentes da AAP afirmam que tubos de timpanotomia podem ser oferecidos para OMA recorrente (3 episódios em 6 meses ou 4 episódios em 1 ano, com 1 episódio nos 6 meses anteriores). Essa recomendação está baseada em dados limitados de ensaios. Para pacientes com otite média recorrente, o benefício da colocação de tubos é modesto e deve ser avaliado previamente, levando-se em consideração o risco de complicações que incluem esclerose, retração, atrofia do tímpano e complicações relacionadas à anestesia geral.

Lieberthal A, Carrol AE, Chonmaitree T, et al: The diagnosis and management of acute otitis media, *Pediatrics* 131; e964–e999, 2013.

Feldman HM, Paradise JL: OME and child development, *Contemp Pediatr* 26:40–41, 2009.
Paradise JL, Feldman HM, Campbell TF, et al: Tympanostomy tubes and developmental outcomes at 9 to 11 years of age, *N Engl J Med* 356:248–261, 2007.

246. Uma criança com tubos de timpanotomia pode nadar?
Os otorrinolaringologistas diferem em sua orientação aos pais sobre questões relacionadas à natação e ao banho. Estudos controlados mostraram que o índice de otorreia é semelhante entre não nadadores (15%) e nadadores de superfície (20%). Nem tampões de ouvido nem gotas auditivas parecem ser necessários para a maioria das crianças que nadam na superfície do oceano ou numa piscina. Se houver planos de mergulhar ou de natação subaquática, frequentemente são recomendados tampões de ouvido. A água do banho com xampu pode causar alterações inflamatórias no ouvido médio,; assim sendo, devem ser usados tampões de ouvido, se houver previsão de lavar a cabeça durante o banho. Um estudo *in vitro* (usando um modelo de cabeça) identificou maior entrada de água com submersão em água ensaboada e com natação em maior profundidade.

Wilcox LJ: Darrow DH: Should water precautions be recommended for children with tympanostomy tubes? *Laryngoscope* 124:10–11, 2014.
Hebert RL II, King GE, Bent JP III: Tympanostomy tubes and water exposure: a practical model, *Arch Otolaryngol Head Neck Surg* 124:1118–1121, 1998.

247. Uma criança com dor de ouvido de início agudo e visão dupla provavelmente tem qual condição?
Síndrome de Gradenigo é uma *paralisia adquirida* do músculo abdutor, com *dor* na área servida pelo nervo trigêmeo ipsolateral. É causada por inflamação do sexto nervo craniano na porção petrosa, com envolvimento dos gânglios gasserianos. A inflamação geralmente resulta de infecção por otite média ou mastoidite. Os sintomas podem incluir fraqueza da visão lateral no lado afetado, visão dupla, dor, fotofobia, lacrimejamento e hiperestesia.

248. Quais são as diferenças entre mastoidite aguda e crônica?
- *Mastoidite aguda:* apresenta-se como complicação de otite média aguda com inflamação retroauricular (inchaço e sensibilidade) e protusão da auricular; os pacientes são mais jovens; as causas mais prováveis são *S. pneumoniae* e *S. Pyogenes,* sendo que o MRSA tem aumentado de frequência como patógeno responsável.
- *Mastoidite crônica:* tipicamente, com história mais extensa de otite média, incluindo tubos de timpanotomia; < 50% com edema e sensibilidade retroauricular; os pacientes são mais velhos; a causa mais provável é *P. aeruginosa,* sendo que o MRSA também tem aumentado de frequência como patógeno responsável.

Lin HW, Shargorodsky J, Gopen Q: Clinical strategies for the management of acute mastodoiditis in the pediatric population, *Clin Pediatr* 49:110–115, 2010.
Stähelin-Massik J, Podvinec M, Jakscha J, et al: Mastoiditis in children: a prospective, observational study comparing clinical presentation, microbiology, computed tomography, surgical findings and history, *Eur J Pediatr* 167:541–548, 2008.

249. Quais são as complicações potenciais de mastoidite?
Abscesso epidural, abscesso cerebral, abscesso cervical, trombose do seio venoso, trombose da veia cervical e perda auditiva sensorioneural são as complicações potenciais.

250. Que famoso dramaturgo morreu de mastoidite?
Oscar Wilde morreu por disseminação de mastoidite no SNC, provavelmente devida a *S. pneumoniae*. Isso foi especialmente irônico, pois seu pai distante, um irlandês cirurgião de olhos e ouvidos, Sir William Wilde, introduziu a incisão retroauricular, que, na época, era uma nova abordagem cirúrgica para o tratamento de mastoidite.

Bento RF, Fonseca ACO: A brief history of mastoidectomy, *Int Arch Otorhinolaryngol* 17:168–178, 2013.

INFECÇÕES FARÍNGEAS E LARÍNGEAS

251. Faringite estreptocócica β-hemolítica do grupo A (GAS) pode ser confiavelmente distinguida de causas virais?
Faringite estreptocócica é uma doença com manifestações clínicas variadas. Os indícios que sugerem doença estreptocócica incluem o início abrupto de dor de cabeça, febre e dor de garganta com o de-

senvolvimento posterior de linfadenopatia cervical sensível, exsudato tonsilar e petéquias palatais no inverno ou no início da primavera. A presença concomitante de conjuntivite, rinite, tosse ou diarreia sugere um processo viral. Os achados físicos não são, de forma alguma, diagnósticos e, quando presentes, são mais comumente encontrados em crianças com > 3 anos. Mesmo o clínico mais qualificado não consegue ultrapassar um índice de precisão de aproximadamente 75%. Uma cultura da garganta ou um teste rápido de detecção do antígeno é essencial para a confirmação de infecção estreptocócica.

Neu J, Walker WA: Streptococcal pharyngitis *N Engl J Med* 364:648–655, 2011.

252. Qual é a erupção típica da febre escarlate?

A erupção, que é causada por exotoxina pirogênica estreptocócica, usualmente começa no pescoço, na face e na parte superior do tronco e se generaliza para o restante do corpo durante 1 ou 2 dias. As palmas das mãos e solas dos pés geralmente são poupadas. A erupção tem uma textura semelhante a uma lixa – pápulas localizadas, eritematosas e branqueáveis. O eritema (e algumas petéquias de capilares frágeis) pode ser proeminente nas pregas cutâneas (linhas de Pastia). Durante 5 a 10 dias, a erupção vai desaparecendo e, posteriormente, é seguida por descamação, particularmente nas mãos, nos pés, nas axilas e virilhas.

253. Por que é aconselhada uma cultura da garganta para GAS, se o teste de detecção rápida de um antígeno for negativo?

Uma variedade de testes de detecção de antígenos encontra-se disponível. Eles têm um alto grau de especificidade, mas uma sensibilidade inferior. Assim sendo, um teste negativo não exclui a possibilidade de GAS, e é recomendada uma cultura da garganta. Em adultos, no entanto, em razão da baixa incidência de infecções por GAS e do risco extremamente baixo de febre reumática aguda, a Sociedade de Doenças Infecciosas da América recomenda que o diagnóstico seja feito com base no teste de detecção de antígenos isoladamente, sem confirmação de um teste de antígenos negativo através de uma cultura negativa da garganta.

Shulman S, Bisno AL, Clegg HW, et al: Clinical practice guideline for the diagnosis and management of group A streptococcal pharyngitis: 2012 update by the Infectious Diseases Society of America, *Clin Infect Dis* 55:e86–e102, 2012.

254. Qual é a justificativa para o tratamento de faringite por GAS?
- Prevenir febre reumática aguda. (Mesmo que haja uma baixa incidência de febre reumática aguda nos Estados Unidos, a doença cardíaca reumática em todo o mundo é a causa principal de morte cardiovascular durante as cinco primeiras décadas de vida.)
- Reduzir o curso da doença, incluindo dor de cabeça, dor de garganta e sensibilidade nos linfonodos.
- Reduzir a disseminação da infecção.
- Prevenir complicações supurativas.

255. Qual é o tratamento recomendado para faringite por GAS?

Exceto em um paciente com história de alergia à penicilina, a terapia recomendada é benzatina G IM ou penicilina V oral ou amoxicilina durante 10 dias. A suspensão da amoxicilina frequentemente é prescrita, em vez da suspensão da penicilina, por ter um gosto melhor. A terapia de primeira linha para pacientes alérgicos à penicilina são as cefelosporinas de espectro estreito (p. ex., cefalexina, cefadroxil), clindamicina ou um macrolídeo (p. ex., azitromicina, claritromicina). Tetraciclinas, trimetoprim-sulfametoxazol e fluoroquinolonas (p. ex., ciprofloxacina) não são recomendados.

Shulman S, Bisno AL, Clegg HW, et al: Clinical practice guideline for the diagnosis and management of group A streptococcal pharyngitis: 2012 update by the Infectious Diseases Society of America, *Clin Infect Dis* 55:e86–e102, 2012.

256. Por que alguns clínicos usam outros tratamentos além das penicilinas para faringite por GAS?

Embora 100% dos casos de GAS tenham demonstrado suscetibilidade *in vitro* a penicilinas, a flora faríngea normal (incluindo *S. aureus* e *M. catarrhalis*) pode produzir β-lactamases, as quais podem inativar a penicilina e a amoxicilina no ambiente oral local. Outros fatores, incluindo tolerabilidade, custo e respostas anteriores ao tratamento, também estão envolvidos na escolha dos antibióticos.

Brook I, Gober AE: Failure to eradicate streptococci and beta-lactamase producing bacteria, *Acta Paediatr* 97:193–195, 2008.

257. Como se pode diferenciar um paciente com dor de garganta, que é portador estreptocócico com uma faringite viral intercorrente, de um paciente que está tendo episódios repetidos de faringite por GAS?

Portador estreptocócico
- Sinais e sintomas de infecção viral (rinorreia, tosse, conjuntivite, diarreia).
- Pouca resposta clínica aos antibióticos (algumas vezes, difícil de avaliar em decorrência da natureza de autorresolução das infecções virais).
- *Streptococcus* do grupo A presente nas culturas entre os episódios.
- Sem resposta sorológica à infecção (*i. e.,* antiestreptolisina O, anti-DNase B).
- Mesmo sorotipo do *Streptococcus* do grupo A em culturas sequenciais.

Faringite estreptocócica do grupo A recorrente
- Sinais e sintomas compatíveis com infecção estreptocócica do grupo A.
- Marcada resposta clínica aos antibióticos.
- Sem *Streptococcus* do grupo A nas culturas entre os episódios.
- Resposta sorológica positiva à infecção.
- Sorotipos diferentes de *Streptococcus* do grupo A em culturas sequenciais.

Hill HR: Group A streptococcal carrier *versus* acute infection: the continuing dilemma, *Clin Infect Dis* 50:491–492, 2010.
Shaikh N, Leonard E, Martin JM: Prevalence of streptococcal pharyngitis and streptococcal carriage in children: a meta-analysis, *Pediatrics* 126e: 557-e564, 2012.
Gerber MA: Diagnosis and treatment of pharyngitis in children, *Pediatr Clin North Am* 52:729–747, 2005.

258. Quando as crianças tratadas para culturas estreptocócicas positivas da garganta podem voltar para a escola ou a creche?

Embora a melhora clínica frequentemente ocorra prontamente, a maioria dos pacientes permanece com cultura positiva 14 horas após a iniciação dos antibióticos. Entretanto, após 24 horas, quase todos os pacientes têm cultura negativa. Para minimizar o contágio, as crianças devem receber uma terapia completa por 24 horas antes de retornarem à escola ou à creche.

American Academy of Pediatrics: Group A streptococcal infections. In Pickering LK, editor: *2012 Red Book: Report of the Committee on Infectious Diseases,* ed 29. Elk Grove Village, IL, 2012, American Academy of Pediatrics, p 677.
Snellman LW, Stang HJ, Stang HJ, Stang JM, et al: Duration of positive throat cultures for group A streptococci after iniciation of antibiotic therapy, *Pediatrics* 91:1166–1170, 1993.

259. Com que frequência as crianças com < 3 anos de idade desenvolvem faringite por GAS?

O ensino tradicional tem sido de que essas crianças raramente desenvolvem faringite estreptocócica. No entanto, estudos indicam que a incidência de infecção e a prevalência de portadores são maiores do que eram consideradas anteriormente. Em estudos de pacientes com < 2 anos com febre e faringite clínica, 4% a 6% eram positivos para GAS; entre crianças sadias, o índice de portadores é de aproximadamente 6%. Em crianças pequenas, a infecção por GAS está mais comumente associada a uma síndrome de febre, rinite mucopurulenta e adenopatia difusa. O índice de febre reumática é extremamente baixo em crianças com < 3 anos.

Shulman S, Bisno AL, Clegg HW, et al: Clinical practice guideline for the diagnosis and management of group A streptococcal pharyngitis: 2012 update by the Infectious Diseases Society of America, *Clin Infect Dis* 55:e86–e102, 2012.
Berkovitch M, Vaida A, Zhovits D, et al: Group A streptococcal pharyngotonsillitis in children less than 2 years of age – more common than is thought, *Clin Pediatr* 38:365–366, 1999.
Nussinovitch M, Finkelstein Y, Amir J, Varsano I: Group A beta-hemolytic streptococcal pharyngitis in preschool children aged 3 months to 5 years, *Clin Pediatr* 38:357–360, 1999.

260. Em quanto tempo, após o desenvolvimento de faringite estreptocócica, o tratamento pode ser iniciado e ainda prevenir febre reumática efetivamente?

O tratamento deve ser iniciado o mais rápido possível, mas perde-se pouco ao esperar os resultados da cultura da garganta para estabelecer o diagnóstico. O tratamento com antibiótico previne febre reumática aguda, mesmo quando a terapia é iniciada **9 dias** depois do início da doença aguda.

Ctanzaro FJ, Stetson CA, Morris AJ, et al: The role of the streptococcus in the pathogenesis of rheumatic fever, *Am J Med* 17:749–756, 1954.

> **PONTOS-CHAVE: FARINGITE**
> 1. Os quadros clínicos de faringite viral e estreptocócica têm sobreposição significativa.
> 2. Tetraciclinas, trimetoprim-sulfametoxazol e fluoroquinilonas mais antigas (p. ex., ciprofloxacina) não são recomendadas para o tratamento de faringite estreptocócica β-hemolítica do grupo A.
> 3. O tratamento com antibióticos previne febre reumática aguda, mesmo quando a terapia é iniciada até 9 dias depois do início da doença aguda.
> 4. Embora a incidência de febre reumática seja baixa nos Estados Unidos, em todo o mundo ela é a causa principal de morte cardiovascular durante as cinco primeiras décadas de vida.

261. Qual deve ser a suspeita diagnóstica em um adolescente com faringite seguida de pneumonia multifocal e sepse?

Síndrome de Lemierre. Esta é uma *tromboflebite séptica* da veia jugular interna tipicamente causada por organismos anaeróbicos, como o bacilo Gram-negativo *Fusobacterium necrophorum*. A doença tem início como uma faringite ou tonsilite; depois que a tromboflebite se desenvolve, ela resulta em disseminação de múltiplos órgãos por meio de embolia séptica. A pneumonia pode levar à insuficiência respiratória em casos não tratados. Ultrassonografia dos vasos jugulares e rastreio com TC do tórax são eleitos para o estabelecimento do diagnóstico. Os organismos anaeróbicos podem ser difíceis de capturar com as culturas tradicionais.

262. Qual é a diferença entre herpangina e angina de Ludwig?
- *Herpangina* é uma infecção viral comum durante o verão e o outono e é caracterizada por vesículas e úlceras faríngeas posteriores, bucais e palatinas. Os vírus Coxsackie A e B e o echovírus são os agentes causativos mais comuns. Em crianças pequenas, ela é frequentemente acompanhada por temperatura alta (39,4° C a 40° C). Herpangina é distinguida de infecções da boca pelo HSV, que são mais anteriores e envolvem os lábios, a língua e a gengiva.
- *Angina de Ludwig* é uma infecção difusa aguda (usualmente bacteriana devida a anaeróbios mistos) do espaço submandibular e sublingual com endurecimento muscular do assoalho da boca e da língua. Pode ocorrer obstrução das vias aéreas. As infecções usualmente acompanham lesões na cavidade oral ou complicações dentais (p. ex., extrações, impactações).

Lin HW, O'Neill A, Cunningham MJ: Ludwig's angina in the pediatric population, *Clin Pediatr* 48:583–587, 2009.

263. O que é *quinsy*?

Quinsy é um **abscesso peritonsilar**. A morte de George Washington tradicionalmente tem sido atribuída a *quinsy*, porém os historiadores têm discutido se uma explicação patológica alternativa – epiglotite – seria mais provável.

Morens DM: Death of a president, *N Engl J Med* 341:1845–1850, 1999.

264. Como um abscesso peritonsilar é distinguido de celulite peritonsilar?

Um *abscesso peritonsilar* é diagnosticado quando é observada uma massa discreta, usualmente em crianças em idade escolar e adolescentes. O abscesso saliente causa deslocamento lateral da úvula. O trismo, devido a espasmo dos músculos mastigatórios, ocorre mais comumente no contexto de abscesso do que de celulite simples, que é caracterizada por sinais de inflamação difusa sem uma massa. Muitos pacientes têm uma voz de "batata quente", uma voz abafada causada por edema palatal e espasmo do músculo pterigoideo interno que eleva o palato.

Galioto NJ: Peritonsillar abscess, *Am Fam Physician* 77:199–209, 2008.

265. Que características radiográficas sugerem o diagnóstico de um abscesso retrofaríngeo?

Quando o pescoço de um paciente está estendido, uma medida que exceda em duas vezes o diâmetro da vertebra C2 sugere um abscesso (Fig. 10-14). Bolsas de ar no espaço pré-vertebral também sugerem abscesso. A retrofaringe se estende até T1 no mediastino superior, portanto empiema ou mediastinite

DOENÇAS INFECCIOSAS

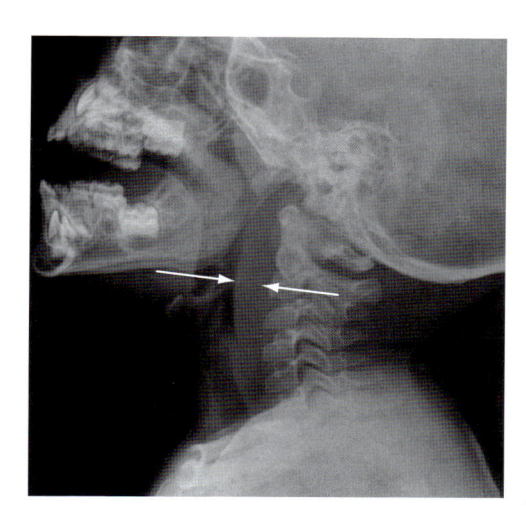

Figura 10-14. Espessamento dos tecidos moles pré-vertebrais *(setas brancas)* em um menino de 3 anos com rigidez do pescoço em virtude de um abscesso retrofaríngeo. *(De Taussig LM, Landau LI, editors:* Pediatric Respiratory Medicine, *ed 2. Philadelphia, 2008, Mosby, p 147.)*

também é possível sempre que um abscesso retrofaríngeo for identificado. O rastreamento com TC consegue delinear a extensão dessas infecções profundas no pescoço.

266. Que faixa etária é mais suscetível a abscesso retrofaríngeo?
Esta doença é mais comum em crianças **entre 1 e 6 anos de idade**. Existem vários linfonodos pequenos na retrofaringe que usualmente desaparecem até os 4 ou 5 anos. Esses linfonodos drenam as passagens nasais posteriores e a nasofaringe e podem ser envolvidos se esses sítios forem infectados.

267. Quais são as indicações para tonsilectomia em crianças entre 1 e 18 anos?
- Síndrome da apneia obstrutiva do sono devida à hipertrofia adenotonsilar com condições de comorbidade, como retardo no crescimento, baixo desempenho escolar, enurese e problemas comportamentais.
- Infecção recorrente na garganta:
  - ≥ 7 episódios no último ano ou.
  - ≥ 5 episódios por ano em 2 anos ou.
  - ≥ 3 episódios por ano em 3 anos.

  Cada episódio de dor de garganta deve ser acompanhado por um ou mais dos seguintes fatores: temperatura > 38,3° C, adenopatia cervical, exsudato tonsilar ou teste positivo para GAS

  Outros fatores que podem ser considerados em crianças que não satisfazem os critérios anteriores que favorecem tonsilectomia são:
- Múltiplas alergias/intolerâncias a antibióticos.
- PFAPA (ver a Pergunta 98).
- História de abscesso peritonsilar.

Baugh RF, Archer SM, Mitchell RM, et al: Clinical practice guideline: tonsillectomy in children, *Otolaringol Head Neck Surg* 144:S1–S30, 2011.

268. Como devem ser manejadas crianças com epiglotite?
Epiglotite aguda é uma emergência médica, e deve-se presumir que todas as crianças têm vias aéreas críticas (*i. e.,* existe o potencial para oclusão iminente). Em virtude do risco de obstrução das vias aéreas com a agitação do paciente, deve-se permitir que o paciente permaneça com os pais, livre de restrições. O exame deve ser realizado com a maior cautela possível. É imprescindível a observação contínua independente do contexto (p. ex., sala de radiologia), bem como evitar o posicionamento supino, e devem ser tomadas providências para a admissão em uma unidade de cuidados intensivos. Idealmente, a epiglote é visualizada diretamente em uma sala cirúrgica, e a criança é intubada imediatamente depois.

269. Quais são as causas bacterianas de epiglotite?
Anteriormente, mais de 90% dos casos eram causados por *H. influenzae* tipo b. No entanto, em razão do uso rotineiro de vacinas contra *H. influenzae* tipo b em bebês, começando em 1989 e 1990, a incidência de epiglotite diminuiu drasticamente. Pneumococos, estafilococos e estreptococos (grupo A) e *H. influenzae* não tipável agora representam uma porcentagem relativamente grande de casos.

270. Como epiglotite é distinguida clinicamente de crupe?
Ver Tabela 10-7.

Tabela 10-7. Distinções Clínicas entre Crupe e Epiglotite

	CRUPE	EPIGLOTITE
Idade	Mais jovem (6 m-3 anos)	Mais velha (3-7 anos)
Início do Estridor	Gradual (24-72 horas)	Rápido (8-12 horas)
Sintomas	Infecção respiratória prodrômica Tosse seca ou metálica Rouquidão Dor de garganta leve	Rinite mínima Pouca tosse Voz abafada Dor na garganta
Sinais	Febre leve Não tóxicos Sofrimento variável Estridor respiratório forte Sons expiratórios incomuns	Temperatura corporal alta (> 39° C) Aparência tóxica Sofrimento severo; senta ereta; pode babar Estridor inspiratório em tom baixo Pode ter um som expiratório baixo
Radiologia	Estreitamento subglótico	Edema da epiglote e pregas ariepiglóticas (sinal do polegar positivo)

271. Quais são os critérios para a admissão de uma criança com crupe viral?
- Sinais clínicos de insuficiência respiratória iminente:
- Retrações acentuadas, nível de consciência deprimido, cianose, hipotonicidade e sons respiratórios inspiratórios ausentes.
- Sinais laboratoriais de insuficiência respiratória iminente:
    - PCO_2 mais de 45 mmHg.
    - $PaO_2 < 70$ mmHg em ar ambiente.
- Sinais clínicos de desidratação ou incapacidade de tolerar fluidos enterais.
- Falha de manejo ambulatorial ou no atendimento de urgência, como dexametasona e epinefrina racêmica inalada após intervalo de monitoramento apropriado.
- Consideração da história:
    - Bebê de alto risco com história de estenose subglótica ou intubações anteriores.

Bjornson CL, Johnson DW: Croup, *Lancet* 371:329–339, 2008.

272. Os esteroides são eficazes para o tratamento de crupe?
O uso de corticosteroides (incluindo dexametasona oral e IM e budesonida nebulizada) demonstrou ser benéfico no tratamento de crupe. Em particular, o tratamento com corticosteroides reduz a incidência de intubação e resulta em melhora respiratória mais rápida. Além disso, entre pacientes com crupe leve ou moderada, os corticosteroides parecem reduzir o uso de epinefrina racêmica nebulizada, a necessidade de visitas de retorno e a necessidade de hospitalização. As doses ideais não estão claramente estabelecidas. A dosagem de dexametasona frequentemente está baseada na gravidade do crupe, variando de crupe leve com dosagem oral (0,3 a 0,6 mg/kg até 10 mg) a crupe grave com dosagem IV ou IM (0,6 mg/kg até 15 mg).

Russell KF, Liang Y, O'Groman K, et al: Glucocorticoids for croup, *Cochrane Database Syst Rev* 1:CD001955, 2011.
Baumer JH: Glucocorticoid treatment in croup, *Arch Dis Child Educ Pract Ed* 91:58–60, 2006.

273. Se uma criança recebeu epinefrina racêmica como tratamento para crupe, é necessária a hospitalização?

Não. Antigamente, as crianças tratadas com epinefrina racêmica eram rotineiramente hospitalizadas para observação de potencial "rebote" de edema na mucosa e obstrução das vias aéreas, independente de como era sua aparência clínica. No entanto, inúmeros estudos recentes demonstraram que as crianças que não possuem estridor e retrações significativos em repouso 2 horas após a administração de epinefrina racêmica podem ter alta em segurança, desde que seja assegurado um acompanhamento adequado. Na maioria desses estudos, a dexametasona oral ou IM (0,6 mg/kg) também foi administrada.

Bjornson C, Russell K, Vandermeer B, et al: Nebulized epinephrine for croup in children, *Cochrane Database Syst Rev* 10: CD006619, 2013.
Cherry JD: Croup, *N Engl J Med* 358:384–391, 2008.
Baumer JH: Glucocorticoid treatment in croup, *Arch Dis Child Educ Pract Ed* 91:58–60, 2006.

274. Um vaporizador com vapor fresco beneficia verdadeiramente pacientes com crupe?

Provavelmente, não. A recomendação usual para o manejo caseiro de crupe inclui o uso de um vaporizador. A teoria é que o frescor serve como um vasoconstritor e que o vapor umidificado serve para secreções respiratórias finas. Embora esta terapia continue sendo consagrada pelo tempo, em grande parte ainda não está comprovada. O efeito calmante de ser pego no colo por um dos pais durante o tratamento com vaporização pode ter o maior impacto. Isso com certeza não causa mal algum.

Cherry JD: Croup: *N Engl J Med* 358:384–391, 2008.
Bjornson CL, Johnson DW: Croup, *Lancet* 371:329–339, 2008.

275. O que é crupe membranoso e crupe pseudomembranoso?

Crupe membranoso é o termo histórico para **difteria**, e *crupe pseudomembranoso* é o termo histórico para **traqueíte bacteriana**. Traqueíte bacteriana é usualmente causada por *S. aureus* e pode ocorrer após trauma no pescoço ou na traqueia ou após uma infecção viral no trato respiratório, como crupe. A apresentação de traqueíte bacteriana é semelhante à de crupe ou epiglotite severa, e consequentemente uma radiografia lateral do pescoço frequentemente é obtida. Em traqueíte bacteriana, esse estudo frequentemente revela estreitamento do lúmen traqueal em consequência de um exsudato espesso e purulento que pode se estender até os brônquios do tronco principal.

Woodburn, FC: Is membranous croup diphtheria? Lido diante da Sociedade Médica Estadual de Indiana, Indianapolis, 17 de maio de 1894, *JAMA* 121:776–778, 1894.

SINUSITE

PONTOS-CHAVE: PNEUMATIZAÇÃO DOS SEIOS PARANASAIS

1. Maxilar e etmoide: Presente ao nascimento.
2. Esfenoide: Inicia de 2 a 3 meses de idade, completo até os 6 anos.
3. Frontal: Inicia de 3 a 7 anos de idade, completo até os 12 anos.
4. A pneumatização dos seios frontais está ausente em 1% a 4% da população.

276. Quando os seios se desenvolvem durante a infância?

Os seios maxilares e etmoides estão presentes no nascimento. A pneumatização dos seios esfenoides tem início, aproximadamente, aos 2 a 3 anos de idade e geralmente está completa até, aproximadamente, os 5 anos. A pneumatização do seio frontal varia consideravelmente, iniciando aproximadamente de 3 a 7 anos de idade e terminando até os 12 anos. A pneumatização do seio frontal está ausente em cerca de 1% a 4% da população normal em virtude de agenesia. Aproximadamente 15% têm hipoplasia unilateral do seio frontal.

Adibelli ZH, Songu M, Adibelli H: Paranasal sinus development in children: A magnetic imaging analysis, *Am J Rhinol Allergy* 25:30–35, 2011.

277. Uma secreção nasal verde e espessa no segundo dia de uma doença respiratória indica uma infecção bacteriana dos seios?
Não. O caráter das secreções nasais (p. ex., purulenta, descolorida, persistente) não distingue viral de bacteriana. A rinite purulenta comumente acompanha o resfriado comum. O tratamento precoce (< 7 a 10 dias) de secreção nasal purulenta é uma causa comum de uso excessivo de antibióticos.

278. Qual é a apresentação típica de sinusite em crianças?
Ao contrário dos adultos, que podem apresentar febre e dor localizada, as crianças têm **sintomas nasais persistentes** (secreção anterior ou posterior, obstrução ou congestão) sem melhora por 10 a 14 dias ou piora após 5 a 7 dias com ou sem melhora ("segundo" ou "duplo adoecimento") e tosse diurna (que pode piorar à noite). Uma minoria das crianças pode apresentar doença mais aguda acompanhada de temperatura acima de 39° C e secreção nasal purulenta persistente ($\geq$ 3 dias). Essas crianças geralmente têm aparência de doentes. Dor de cabeça e dor facial são incomuns em pacientes mais jovens com sinusite, mas são vistas mais comumente em crianças maiores e adolescentes que tiveram aumento na pneumatização dos seios.

Wald ER, Applegate KE, Bordley C, et al: Clinical practice guideline for the diagnosis and management of acute bacterial sinusitis in children aged 1 to 18 years, *Pediatrics* 132:e262–e280, 2013.
Demuri GP, Wald ER: Acute bacterial sinusitis in children, *N Engl J Med* 367:1128–1134, 2012.

279. Qual é o papel da imagem dos seios da face no diagnóstico de sinusite?
As diretrizes da AAP e da Sociedade de Doenças Infecciosas da América (IDSA) desencorajam exames de imagem de *rotina* para distinguir sinusite bacteriana aguda de IVAS viral. Radiografias anormais não conseguem distinguir etiologias bacterianas ou virais de sinusite. Radiografias simples podem ter achados de opacificação difusa, edema da mucosa e níveis hidroaéreos. Rastreios com TC ou RM também podem demonstrar anormalidades como espessamento da mucosa ou níveis hidroaéreos mesmo em crianças sem queixas de sintomas do trato respiratório superior.

Wald ER, Applegate KE, Bordley C, et al: Clinical practice guideline for the diagnosis and management of acute bacterial sinusitis in children aged 1 to 18 years, *Pediatrics* 132:e262–e280, 2013.
Chow AW, Benninger MS, Brook I, et al: IDSA clinical practice guideline for acute bacterial rhinosinusitis in children and adults, *Clin Infect Dis* 54:e72–e112, 2012.

280. Qual deve ser a suspeita em um adolescente do sexo masculino com uma dor de cabeça frontal muito grave no contexto de sinusite?
Deve-se suspeitar de uma **complicação intracraniana** da sinusite, como empiema subdural ou epidural, trombose venosa, abscesso cerebral ou meningite. Por razões não muito claras, observa-se que adolescentes do sexo masculino, previamente sadios, com sinusite frontal têm um risco aumentado de complicações intracranianas.
Complicações orbitais, como abscesso subperiósteo, celulite orbital, abscesso orbital e trombose dos seios cavernosos, compreendem a outra categoria principal das complicações de sinusite aguda.

Wald ER, Applegate KE, Bordley C, et al: Clinical practice guideline for the diagnosis and management of acute bacterial sinusitis in children aged 1 to 18 years, *Pediatrics* 132:e262–e280, 2013.
Rosenfeld EA, Rowley AH: Infectious intracranial complications of sinusitis, other than meningitis, in children: 12 year review, *Clin Infect Dis* 18:750–754, 1994.

281. Quando deve ser considerado um exame de imagem em casos de sinusite?
Um exame de TC realçado com contraste e/ou uma RM com contraste é recomendado quando existe suspeita de complicações orbitais ou no SNC de sinusite bacteriana aguda. As evidências da superioridade de uma modalidade de imagem em comparação com a outra são fracas, mas em geral a TC está mais prontamente disponível; é mais rápida (possivelmente dispensando a necessidade de sedação); visualiza melhor as complicações ósseas da órbita (que são os tipos mais comuns de complicações); e, na maioria dos casos, visualiza patologia intracraniana. Existem relatos de casos de falha da TC em revelar complicações intracranianas de sinusite, e, portanto, uma RM com contraste pode ser considerada no caso de TC negativa com um alto índice de suspeição, ou por preocupação específica quanto a complicações do tecido mole.

Wald ER, Applegate KE, Bordley C, et al: Clinical practice guideline for the diagnosis and management of acute bacterial sinusitis in children aged 1 to 18 years, *Pediatrics* 132:e262–e280, 2013.
Chow AW, Benninger MS, Brook I, et al: IDSA clinical practice guideline for acute bacterial rhinosinusitis in children and adults, *Clin Infect Dis* 54:e72–e112, 2012.

DOENÇAS INFECCIOSAS

282. Quais organismos são responsáveis por sinusite aguda e crônica na faixa etária pediátrica?
Em **sinusite aguda não complicada**, os organismos etiológicos são muito parecidos com os associados à otite média aguda: *S. pneumoniae, H. influenzae* e *M. catarrhalis*. Existem algumas evidências de que na era de PCV-7 e PCV-13, as cepas produtoras de β-lactamase do *H. influenzae* podem suplantar *S. pneumoniae* como o organismo mais comum. Em pacientes com **sinusite crônica**, os patógenos mais comuns continuam a ser *S. pneumoniae, H. influenzae* e *M. catarrhalis*, juntamente com *S. aureus* e anaeróbios. Infecção fúngica com zigomicose (mucormicose) é uma preocupação importante em pacientes imunossuprimidos. *P. aeruginosa* ou outros organismos Gram-negativos colonizadores sempre devem ser considerados em pacientes com fibrose cística. *S. aureus*, tanto MRSA quanto MSSA, está emergindo como um patógeno em sinusite aguda e crônica, particularmente em casos de doença complicada.

Wald ER, Applegate KE, Bordley C, et al: Clinical practice guideline for the diagnosis and management of acute bacterial sinusitis in children aged 1 to 18 years, *Pediatrics* 132:e262–e280, 2013.
Chow AW, Benninger MS, Brook I, et al: IDSA clinical practice guideline for acute bacterial rhinosinusitis in children and adults, *Clin Infect Dis* 54:e72–e112, 2012.

283. Qual é o manejo de sinusite aguda?
A terapia antibiótica é concebida para visar aos organismos mais comuns. No entanto, faltam dados de cultura da era da vacina pneumocócica, porque a amostragem direta dos seios da face é um procedimento que não é realizado comumente. A amoxicilina, 45 mg/kg/dia, é recomendada pela APP como terapia de primeira linha para crianças ≥ 2 anos de idade com sinusite bacteriana aguda não complicada. Se houver uma suspeita baseada na epidemiologia local de *S. pneumoniae* resistente, pode ser usada amoxicilina em alta dose (80 a 90 mg/kg/dia). Para crianças com < 2 anos, crianças que frequentam instituições de cuidados diurnos ou pacientes que recentemente foram tratados com um antibiótico como amoxicilina, é recomendada amoxicilina-clavulanato com 80 a 90 mg/kg/dia do componente de amoxicilina. Um curso de 10 a 14 dias de terapia é tipicamente aconselhável.

Wald ER, Applegate KE, Bordley C, et al: Clinical practice guideline for the diagnosis and management of acute bacterial sinusitis in children aged 1 to 18 years, *Pediatrics* 132:e262–e280, 2013.
Chow AW, Benninger MS, Brook I, et al: IDSA clinical practice guideline for acute bacterial rhinosinusitis in children and adults, *Clin Infect Dis* 54:e72–e112, 2012.

284. Liste os fatores predisponentes para o desenvolvimento de sinusite crônica.
- Rinite alérgica.
- Anormalidades anatômicas (p. ex., pólipos, adenoides aumentadas).
- Deficiência na limpeza mucociliar (p. ex., fibrose cística, discinesia ciliar primária).
- Corpos estranhos (p. ex., sonda nasogástrica).
- Anormalidades na defesa imune (p. ex., deficiência de IgA).

TUBERCULOSE

285. O quanto é efetiva a vacinação com Bacilo Calmette-Guerin (BCG)?
As vacinas BCG estão entre as mais amplamente usadas no mundo e também talvez sejam as mais controversas. As dificuldades provêm da acentuada variação na eficácia reportada da BCG contra infecções por *M. tuberculosis* e *Mycobacterium leprae*. Dependendo da população estudada, a eficácia contra lepra variou de 20% a 60% em ensaios prospectivos. A eficácia contra tuberculose variou de 0% a 80%. O efeito protetivo mais alto é visto contra a tuberculose meníngea e miliar em crianças pequenas. Em áreas de alta endemicidade ou nas populações em que a morbidade e a mortalidade são significativas, a vacina é usada.

As vacinas foram derivadas de uma estirpe de *Mycobacterium bovis*, em 1906, e foram posteriormente distribuídas para vários laboratórios por todo o mundo, onde foram produzidas em condições não padronizadas. Consequentemente, as vacinas em uso atualmente não podem ser consideradas homogêneas. Isso pode explicar a variação observada na sua eficácia.

286. Quais são os passos no rastreio de *M. tuberculosis*?
1. *Avaliação do risco:* os profissionais de cuidados primários devem avaliar os fatores de risco do paciente para tuberculose (TB) na primeira consulta, a cada 6 meses durante o primeiro ano de vida e depois anualmente. Os fatores de risco *incluem*: crianças com contatos domiciliares com TB confir-

mada ou suspeita, crianças que emigram de países com TB endêmica ou que viajaram para países endêmicos e tiveram contato significativo com pessoas em risco de TB. Um questionário de rastreio validado está disponível na AAP.
2. Para as crianças com um rastreio positivo para fatores de risco, o teste diagnóstico mais comum é o PPD de potência padrão (teste de Mantoux); ele contém 5 unidades de tuberculina (UT) de proteína purificada derivada e é injetado intradermicamente.

American Academy of Pediatrics: Tuberculosis. In Pickering LK, editor: *2012 Red Book: Report of the Committee on Infectious Diseases*, ed 29. Elk Grove Village, IL, 2012, American Academy of Pediatrics, pp 736-759.

287. Como é interpretado o teste de Mantoux no contexto de sinais e sintomas clínicos e fatores de risco epidemiológico, como uma exposição conhecida?

Os testes positivos são definidos da seguinte forma:

Endurecimento palpável de ≥ 5 mm
- Crianças em contato próximo com casos confirmados ou suspeitos de tuberculose.
- Crianças com evidência radiográfica ou clínica de doença tubercular.
- Crianças que estão recebendo terapia imunossupressora.
- Crianças com transtornos da imunodeficiência, incluindo infecção pelo HIV.

Endurecimento palpável de ≥ 10 mm
- Crianças com < 4 anos.
- Crianças com doença de Hodgkin, linfoma, diabetes melito, insuficiência renal crônica ou desnutrição.
- Crianças nascidas em regiões do mundo com alta prevalência, cujos pais nasceram nessas áreas ou que viajaram para essas áreas.
- Crianças frequentemente expostas a adultos infectados com o HIV, encarcerados, usuários de drogas ilícitas ou agricultores migrantes.

Endurecimento palpável de ≥ 15 mm
- Crianças com 4 anos ou mais, sem fatores de risco.

American Academy of Pediatrics: Tuberculosis. In Pickering LK, editor: *2012 Red Book: Report of the Committee on Infectious Diseases*, ed 29. Elk Grove Village, IL, 2012, American Academy of Pediatrics, p 737.

288. Quais são as razões para um teste tuberculínico (TST) falso-negativo?

Aproximadamente, 10% a 40% dos pacientes imunologicamente normais com doença documentada por cultura terão um TST inicial negativo. As razões incluem:
- Testagem durante o período de incubação (2 a 10 semanas).
- Tenra idade.
- Problemas com a técnica de administração.
- Infecção de TB sistêmica severa (miliar ou meningite).
- Infecção concomitante: Sarampo, varicela, influenza, HIV, EBV, micoplasma, caxumba, rubéola.
    Crianças que estão fazendo uso de medicamentos imunossupressores, que sofrem de desnutrição ou uma imunodeficiência também podem ter resultados falsos-negativos.

289. Como a imunização com BCG influencia o teste cutâneo para TB?

Em geral, a interpretação dos testes de PPD é a mesma nos que recebem BCG e nas crianças não vacinadas. Se positivos, devem-se levar em conta vários fatores na hora da decisão de quem deve receber terapia antituberculosa. Esses fatores incluem o tempo desde a imunização com BCG, o número de doses recebidas, a prevalência de TB no país de origem, os contatos nos Estados Unidos e os achados radiográficos. Conforme discutido a seguir, o teste de ensaio de liberação de interferon-γ pode ser útil em crianças que receberam a vacina BCG.

290. Qual é o papel dos ensaios de liberação de interferon-γ (IGRAs) no diagnóstico de TB em crianças?

Os ensaios IGRA se baseiam no interferon-γ produzido pelos linfócitos sensibilizados por antígenos específicos de *M. tuberculosis*. Esses antígenos não são encontrados na vacina BCG ou em micobactérias não tuberculosas, como infecção por *M. avium*. Um teste ELISA do sangue total pode medir a concentração de interferon-γ após a incubação com o antígeno. Os IGRAs são preferíveis a TST nas seguintes circunstâncias:
- Crianças com ≥ 5 anos de idade que receberam vacina BCG.
- Crianças com ≥ 5 anos de idade que, provavelmente, não retornarão para leitura do TST.
    Em crianças com < 2 anos, os dados são limitados quanto à validade do teste.

DOENÇAS INFECCIOSAS

American Academy of Pediatrics: Tuberculosis. In Pickering LK, editor: *2012 Red Book: Report of the Committee on Infectious Disease,* ed 29. Elk Grove Village, IL, 2012, American Academy of Pediatrics, p. 744.

291. Como são interpretados os resultados de IGRA?

Em geral, a sensibilidade dos IGRAs é semelhante à dos TSTs em crianças com ≥ 5 anos. A especificidade é mais alta, porque os antígenos encontrados na vacina BCG e em algumas micobactérias não tuberculosas não reagem com o ensaio.
- Uma criança com um IGRA positivo deve ser considerada infectada com *M. tuberculosis*.
- Uma criança com um resultado de IGRA negativo não pode ser interpretada como definitivamente livre de infecção.
- Resultados indeterminados de IGRA não excluem infecção por TB.
  - No caso de um teste indeterminado, o IGRA deve ser repetido.
  - Se a repetição ainda for indeterminada, pode ser realizado um TST.

292. Como deve ser avaliado um paciente com TST ou IGRA positivo?

A **história** deve pesquisar indícios que sejam sugestivos de infecção ativa, como febre recorrente, perda de peso, adenopatia ou tosse. Uma história de infecções recorrentes no paciente ou em um membro da família pode ser sugestiva de infecção pelo HIV, o que é um risco para infecção com *M. tuberculosis*. Informações sobre teste tuberculínico prévio são valiosas. As informações epidemiológicas incluem uma avaliação de possível exposição a TB. Deve ser obtida a história familiar, incluindo perguntas relativas a tosse crônica ou perda de peso em um membro da família ou outro contato. História de viagem e os regimes de moradia atual devem ser elucidados. Se o paciente imigrou para a América do Norte, deve ser apurada uma história de vacinação BCG.

O **exame físico** deve focar no sistema pulmonar, linfático e abdominal. O exame deve corroborar uma história de vacinação com BCG.

Avaliação laboratorial, incluindo uma radiografia do tórax com um filme lateral, é o estágio seguinte. Membros da família e contatos próximos devem se submeter ao teste cutâneo. Em certas circunstâncias, devem ser realizadas radiografias do tórax nos contatos da criança. Se alguma das avaliações anteriores sugerir infecção ativa, o escarro, os aspirados gástricos e outras amostras apropriadas (p. ex., tecido do linfonodo) devem ser obtidos para cultura micobacteriana e NAAT.

293. Qual a frequência de HIV e coinfecção com TB?

Aproximadamente, um milhão de pessoas em todo o mundo estão coinfectadas com HIV e TB. Nos Estados Unidos, estima-se que 10% dos pacientes com TB ativa também têm HIV. Existe um risco anual de 5% a 15% de adquirir TB em populações HIV-positivas, e o risco de progressão de doença latente para ativa é muito maior. Crianças com infecção pelo HIV são consideradas em alto risco de contrair TB, e é recomendado TST anual, iniciando de 3 a 12 meses de idade (ou na época do diagnóstico do HIV). As crianças diagnosticadas com doença TB devem ser testadas para infecção pelo HIV.

Zumla A, Ravliglione M, Hafner R, et al: Tuberculosis. *N Engl J Med* 368:745–755, 2013.

294. O que é infecção latente por tuberculose (LTBI) e por que é tratada?

Um paciente com TST positivo que não possui anormalidades clínicas ou radiográficas que sugiram doença TB provavelmente tem LTBI. Se um paciente nunca recebeu medicação antituberculosa e não teve uma exposição conhecida a uma pessoa com TB resistente à isoniazida, o tratamento para LTBI tem uma eficácia próxima a 100% na prevenção de progressão para a doença.

295. Em uma criança pequena com suspeita de ter doença TB, qual é a utilidade dos aspirados gástricos?

Em bebês e crianças pequenas, a tosse pode estar ausente ou ser não produtiva. Solução salina hipertônica pode ser usada em muitas crianças para induzir escarro para o diagnóstico. Caso isso não seja possível, aspirados gástricos podem ser usados como fonte para cultura ou identificação por PCR de micobactéria. O aspirado deve ser obtido no início da manhã, quando a criança acorda, para se colher amostra das secreções respiratórias acumuladas durante a noite. A coleta do primeiro dia geralmente tem o maior rendimento.

296. Qual é o papel do teste de amplificação de ácidos nucleicos (NAAT) no diagnóstico de TB?

A tecnologia baseada em NAAT/PCR atualmente está disponível comercialmente para a detecção de TB. O ensaio Xpert MTB/RIF também testa a resistência à rifampicina. Uma revisão Cochrane recente indica que esse ensaio tem uma sensibilidade global de 88% e uma especificidade de 98% em adultos. Além disso, já foi demonstrado que tem uma sensibilidade de 68% em pacientes que são negativos ao esfregaço de bacilos ácido-resistentes (AFB). Estudos adicionais demonstraram uma sensibilidade de 80% em amostras extrapulmonares e uma sensibilidade e especificidade do LCR de 64% e 98%, respectivamente.

Este é um desenvolvimento promissor para o diagnóstico oportuno, dada a limitação da obtenção de culturas em crianças e também pela baixa carga micobacteriana geralmente encontrada em muitas amostras em crianças.

Steingart KR, Schiller I, Horne DJ, et al: Xpert® MTB/RIF assay for pulmonary tuberculosis and rifampicin resistance in adults, *Cochrane Database Syst Rev* 1:CD009593, 2013.

297. Em que aspectos as manifestações de TB pulmonar ativa na radiografia de tórax diferem entre adultos e crianças?

Adultos e adolescentes apresentam mais comumente *doença cavitária* ou *adenopatia hilar*. A característica de TB pulmonar em crianças tem sido classicamente descrita como *adenopatia hilar*. Tanto adultos quanto crianças, mais comumente adultos, podem apresentar infiltrados lobulares. Classicamente, o lobo superior direito tem sido implicado, porque a ramificação do brônquio principal direito fornece a rota direta para micobactérias inaladas. Uma ressalva é que a TB pode ser heterogênea na aparência radiográfica e nunca deve ser "excluída" dada a suspeita clínica apropriada baseada somente no raio X, seja em crianças ou em adultos.

Janner D: *A Guide to Pediatric Infectious Disease*, Philadelphia, 2005, Lippincott Williams & Wilkins, p. 126.
Agrons GA, Markowitz RI, Kramer SS: Pulmonary tuberculosis in children, *Semin Roentgenol* 28:158–172, 1993.

298. Como são tratadas as crianças com TB pulmonar ativa?

As recomendações para o tratamento de TB ativa em crianças evoluíram muito nas últimas décadas. Anteriormente, era sugerida uma terapia por, no mínimo, 9 meses para doença pulmonar não complicada. Estudos em adultos e crianças demonstraram que 6 meses de terapia antituberculosa combinada (terapia de curso curto) é tão eficaz quanto 9 meses de terapia. Até o momento, os resultados combinados de múltiplos estudos em pacientes pediátricos demonstraram que a eficácia de 6 meses de terapia é de mais de 95%. O regime padrão atual para TB pulmonar ativa em crianças consiste em 2 meses de isoniazida, rifampina e pirazinamida diariamente seguidos por 4 meses de isoniazida e rifampina (diariamente ou duas vezes por semana). Se a resistência às drogas for uma preocupação, é acrescentado etambutol ou estreptomicina ao regime inicial com três drogas até que sejam determinadas as suscetibilidades às drogas.

American Academy of Pediatrics: Tuberculosis. In Pickering LK, editor: *2012 Red Book: Report of the Committee on Infectious Diseases*, ed 29. Elk Grove Village, IL, 2012, American Academy of Pediatrics, p 745.
Perez-Velez CM, Marais BJ: Tuberculosis in children, *N Engl J Med* 367:348–361, 2012.

299. Por que são usados múltiplos tratamentos para doença TB?

Em comparação com um paciente com um teste positivo, mas sem doença, duas características de *M. tuberculosis* tornam o organismo difícil de erradicá-la depois que a infecção está estabelecida. Primeiro, as micobactérias se replicam lentamente e podem permanecer latentes por períodos prolongados, porém elas são suscetíveis a drogas somente durante a replicação ativa. Segundo, organismos resistentes a drogas existem naturalmente dentro de uma grande população, mesmo antes da iniciação da terapia. Essas características tornam esse organismo – quando presente em números significativos – extremamente difícil de ser erradicado com um agente único.

300. Quais são os sinais de meningite tuberculosa?

Meningite tuberculosa é uma forma trágica da doença. Tem um pico de incidência em crianças pequenas (< 5 anos) e é a manifestação extrapulmonar mais comum de TB nessa faixa etária, especialmente em crianças coinfectadas com o HIV. Os sintomas são insidiosos e inespecíficos. Incluem redução no nível de consciência e letargia, paralisia do nervo craniano, pouco ganho de peso e febre de baixo grau que persiste tipicamente por > 5 dias. Pode ser difícil diferenciar clinicamente de outras formas de meningite depois de reconhecida, porque os esfregaços e as culturas do LCR frequentemente são negativos. A mortalidade se aproxima de 30%, e > 50% dos sobreviventes têm sequelas neurodesenvolvimentais.

Chiang SS, Khan FA, Milstein MB: Treatment outcomes of childhood tuberculous meningitis: a systemic review and meta-analysis, *Lancet Infect Dis* 14:947–957, 2014.

301. Qual é a importância da DOT no tratamento de TB?

A *terapia diretamente observada (DOT)*, a administração de medicação por terceiros (seja um profissional da saúde ou um indivíduo treinado sem parentesco), demonstrou ser uma abordagem valiosa para o tratamento de crianças e adolescentes com doença TB. A falha em tomar apropriadamente as medicações crônicas aumenta a probabilidade de recaída e o desenvolvimento de resistência. A DOT aumenta a aderência e, dessa forma, reduz os índices de recaída, as falhas no tratamento e a resistência à droga.

302. Por que a suplementação com piridoxina é dada a pacientes que estão recebendo isoniazida?
A isoniazida interfere no metabolismo da piridoxina e pode resultar em neurite periférica ou convulsões. A administração de piridoxina geralmente não é necessária para crianças que tenham uma dieta normal, porque elas possuem reservas adequadas dessa vitamina. Crianças e adolescentes com dietas deficientes em leite ou carne, bebês alimentados exclusivamente com leite materno, crianças infectadas pelo HIV sintomáticas e mulheres grávidas devem receber suplementação de piridoxina durante a terapia com isoniazida.

303. Por que crianças com TB raramente infectam outras crianças?
A TB é transmitida por gotículas de muco infectado que são transportadas pelo ar quando um indivíduo tosse ou espirra. Quando comparadas com os adultos, as crianças com TB têm vários fatores que minimizam sua capacidade de contágio:
- Baixa densidade de organismos no escarro.
- Ausência de cavitações ou amplos infiltrados na radiografia do tórax.
- Frequência mais baixa de tosse.
- Volume mais baixo e viscose mais alta do escarro.
- Duração mais curta dos sintomas respiratórios.

Starke HR: Childhood during the 1990s, *Pediatr Rev* 13:343–353, 1992.

304. Além de TB, que outros micróbios transmitidos pelo ar podem causar doença respiratória?
Ver Tabela 10-8.

Tabela 10-8. Doenças Microbianas Transmitidas pelo Ar

DOENÇA	FONTE DE TRANSMISSÃO PELO AR
Aspergilose	Esporos conídios desenvolvidos na vegetação em decomposição e no solo
Brucelose	Aerossolizada das carcaças de animais domésticos e selvagens
Varicela	Aerossolizada de secreções respiratórias
Coccidioidomicose	Artroconídia do solo e poeira
Criptococose	Aerossolizada de fezes de pássaros
Histoplasmose	Esporos conídios de fezes de morcego ou pássaros
Doença dos legionários	Água aerossolizada contaminada, especialmente de torres de resfriamento de ar condicionado
Sarampo	Secreções respiratórias aerossolizadas
Mucormicose	Esporos do solo
Psitacose	*Chamydia psittaci* de pássaros
Febre Q	*Coxiella burnetti* de uma variedade de animais de fazenda e outros animais
Tularemia	Aerossolizada de múltiplos animais selvagens, especialmente coelhos

305. Qual foi a primeira dama americana famosa que morreu de TB?
Eleanor Roosevelt, para quem a terapia imunossupressora para anemia aplástica ativou TB latente, morreu da doença. Historicamente, a TB foi chamada de "consumo" (pois a doença "consumia" o indivíduo com uma perda de peso drástica). Outras figuras históricas e literárias dignas de nota que morreram de TB incluem Thomas Wolfe, George Orwell, Frederick Chopin, Anton Chekov e toda a família Brontë (Maria, Elizabeth, Charlotte, Emily, Anne e o irmão Branwell).

Agradecimentos
Os editores gratamente reconhecem as contribuições dos Drs. Alexis M. Elward, David A. Hunstad e Joseph W. St. Geme III, que foram mantidas das edições anteriores de *Segredos em Pediatria*.

NEONATOLOGIA

Kathleen G. Brennan, MD ▪ *Tina A. Leone, MD*

PROBLEMAS CLÍNICOS

1. Quando o ducto arterioso (DA) se fecha em recém-nascidos sadios?
O DA começa a se estreitar logo após o nascimento. Com 24 horas de vida, aproximadamente 50% dos bebês a termo não terão mais fluxo detectável no DA identificado ao ecocardiograma. Com 72 horas de vida, a maioria dos bebês recém-nascidos não terá fluxo detectável no DA. O DA inicialmente se fecha funcionalmente, o que significa que o sangue não circula mais pelo vaso, mas se fecha anatomicamente com a fibrose do vaso com, aproximadamente, 2 a 3 semanas de vida. Portanto, no caso de uma doença cardíaca congênita, ele poderá ser reaberto com terapia farmacológica usando-se prostaglandina E1 antes do fechamento anatômico completo.

2. Por que nem sempre é possível auscultar um sopro em um bebê com defeito septal ventricular (VSD) no primeiro dia de vida?
Os sopros são gerados pela alta velocidade ou pelo fluxo sanguíneo altamente turbulento. O fluxo sanguíneo que passa por um VSD tem a velocidade aumentada durante os primeiros dias de vida porque a pressão arterial pulmonar é reduzida na transição da vida fetal para a vida pós-natal. A pressão arterial pulmonar é mais alta do que a pressão arterial sistêmica *in utero* e é aproximadamente igual à pressão sistêmica logo após o nascimento. No entanto, a pressão arterial pulmonar decresce dramaticamente durante os primeiros dias de vida, levando a um maior gradiente da pressão sistêmica para a pulmonar. À medida que o gradiente da pressão aumenta, o fluxo sanguíneo que passa pelo VSD aumenta em velocidade, e o sopro se torna mais aparente.

3. Quais são os três tipos principais de doença cardíaca congênita e como eles se apresentam no período neonatal?
- As **lesões obstrutivas no lado esquerdo** incluem doenças como a síndrome da hipoplasia cardíaca esquerda, estenose aórtica e coarctação da aorta. A apresentação para essas doenças, se não forem tratadas, é uma síndrome semelhante a choque em decorrência de fluxo sanguíneo sistêmico inadequado e fluxo sanguíneo pulmonar excessivo. Os bebês terão aparência pálida ou acinzentada, serão hipotensivos, taquicardíacos e taquipneicos. O pulso será fraco ou indetectável ou, no caso de coarctação da aorta, será forte nas extremidades superiores, mas fraco nas extremidades inferiores. O bebê pode se tornar oligúrico ou anúrico e desenvolver hepatomegalia. Os sinais de doença frequentemente não estarão presentes até que o DA se feche.
- **Lesões obstrutivas do lado direito** são um grupo de doenças que levam a fluxo sanguíneo pulmonar inadequado, e a principal característica apresentada é a cianose. Elas incluem atresia/estenose pulmonar, atresia da válvula tricúspide, tetralogia de Fallot e algumas variações de *truncus arteriosus*. O sangue desoxigenado no lado direito será desviado pelo septo atrial ou pelo septo ventricular (por meio de um VSD), levando a hipoxemia sistêmica. Fornecer oxigênio para estes bebês não aumentará significativamente os valores da saturação do sangue sistêmico, porque o fluxo sanguíneo desoxigenado do lado direito do coração não será influenciado pelo aumento na concentração de oxigênio nos pulmões.
- **Lesões por mistura anormal de sangue entre a circulação pulmonar e sistêmica** incluem defeitos septais grandes, um grande ducto arterioso patente ou conexões arteriais pulmonares anormais (janela AP). É possível que essas doenças só se apresentem depois do período neonatal imediato, mas resultarão em taquipneia e dificuldade respiratória seguidas por sinais de insuficiência cardíaca congestiva. O fluxo sanguíneo passará do lado com pressão mais elevada (geralmente, o esquerdo) para o lado com pressão mais baixa (o direito). Portanto, o sangue oxigenado irá passar da circulação sistêmica para a pulmonar, fazendo com que o fluxo sanguíneo excessivo passe pelos pulmões, originando taquipneia e dificuldade respiratória.

4. Qual é a chance de um bebê extremamente prematuro sobreviver sem prejuízos significativos?
Os índices de sobrevivência para bebês extremamente prematuros melhoraram dramaticamente à medida que a atenção pré-natal e o cuidado intensivo neonatal foram evoluindo durante os últimos 30 a 40 anos. No Reino Unido, foram documentadas melhoras na taxa de sobrevivência sem incapacidade em

NEONATOLOGIA

duas coortes de bebês extremamente prematuros, em 1995 e 2006. Em Vitória, Austrália, as taxas de sobrevivência melhoraram ao longo do tempo até o fim da década de 1990, quando então atingiram um platô; contudo, um decréscimo nas incapacidades severas levou a uma melhora ajustada na qualidade da sobrevivência. A variável mais importante, que afeta os resultados imediatos e de longo prazo, é a idade gestacional. Fatores adicionais como gênero, peso ao nascimento, uso antenatal de esteroides e gestações multifetais afetam as chances de sobrevivência sadia entre bebês prematuros. Entretanto, o curso durante a permanência em tratamento intensivo neonatal também influencia os resultados do bebê no longo prazo. A Rede de Pesquisa Neonatal do NICHD publicou dados sobre os resultados para bebês de 22 a 25 semanas de gestação ao nascimento que foram acompanhados até 18 a 22 meses de idade. As taxas de morte e morte ou deficiência profunda são apresentadas na Tabela 11-1.

Moore T, Hennessy EM, Myles J et al.: Neurological and developmental outcome in extremely preterm children born in England in 1995 and 2006: the EPICure studies, *BMJ* 345:e7961, 2012.
Doyle LW, Roberts G, Anderson PJ, and the Victorian Infant Collaborative Study Group: Changing long-term outcomes for infants 500-999 g birth weight in Victoria, 1979-2005, *Arch Dis Child Fetal Neonatal Ed* 96:F44–F447, 2011.
Tyson JE, Parikh NA, Langer J et al.: Intensive care for extreme prematurity – moving beyond gestational age, *N Engl J Med* 358:1672–1681, 2008.

Tabela 11-1. Taxas de Morte e Morte ou Deficiência Profunda entre Bebês Nascidos com Idades Gestacionais Extremamente Baixas

IDADE GESTACIONAL (SEMANAS)	MORTE (%)	MORTE OU DEFICIÊNCIA PROFUNDA (%)
22	95	98
23	74	84
24	44	57
25	25	38

Dados extraídos de Tyson JE, Parikh NA, Langer J. et al., and the NICHD Neonatal Research Network: Intensive care for extreme prematurity – moving beyond gestational age, N Engl J Med *358(16):1672–1681, 2008.*

5. Quais as intervenções indicadas em futuras gravidezes depois que a mãe dá à luz um bebê prematuro?
As mulheres que deram à luz bebês prematuros têm uma chance de aproximadamente 20% a 30% de dar à luz um bebê prematuro em gravidezes posteriores. Essas mulheres são, portanto, consideradas de alto risco e devem ser monitoradas de perto em gravidezes futuras. A terapia com progesterona durante gravidezes posteriores demonstrou reduzir a taxa de novo nascimento prematuro, prolongar a duração da gravidez e reduzir a mortalidade e morbidade perinatal/neonatal (enterocolite necrosante). Diretrizes atuais da Sociedade de Medicina Materno-Fetal recomendam injeções intramusculares (IM) semanais com caproato de 17-alfa-hidroxiprogesterona, iniciando com 16 a 20 semanas de gestação e continuando até 36 semanas.

Laughon SK, Albert PS, Leishear K et al.: The NICHD consecutive pregnancies study: recurrent preterm delivery by subtype, *Am J Obstet Gynecol* 210:131.e1–e8, 2014.
Dodd JM, Jones L, Flenady V et al.: Prenatal administration of progesterone for preventing preterm birth in women considered to be at risk of preterm birth, *Cochrane Database Syst Rev* 7:CD004947, 2013.
Society for Maternal-Fetal Medicine Publications Committee, with the assistance of Vincenzo Berghella: Progesterone and preterm birth prevention: translating clinical trials data into clinical practice, *Am J Obstet Gynecol* 206:376–386, 2012.

6. Quais os bebês que requerem avaliação oftalmológica para retinopatia da prematuridade (ROP)?
A Academia Americana de Pediatria (AAP) recomenda que um indivíduo experiente em oftalmologia neonatal e oftalmoscopia indireta examine as retinas de todos os recém-nascidos com peso ao nascer < 1.500 g, ou idade gestacional < 3 2 semanas, e bebês selecionados pesando entre 1.500 e 2.000 g que tiveram curso clínico instável, incluindo aqueles que precisam de suporte cardiorrespiratório.

American Academy of Pediatrics, American Academy of Ophthalmology, American for Association Pediatric Ophthalmology and Strabismus, American Association of Certified Orthoptists: Screening examination of premature infants for retinopathy of prematurity, *Pediatrics* 131:189–195, 2013.
Hartnett ME, Penn JS: Mechanisms and management of retinopathy of prematurity, *N Engl J Med* 367:2515–2526, 2012.

7. Quais são os estágios da ROP?
- **Estágio I:** a linha de demarcação separa retina vascular de retina avascular.
- **Estágio II:** rebordo da linha de demarcação como consequência da formação de cicatriz.
- **Estágio III:** proliferação fibrovascular extrarretiniana presente.
- **Estágio IV:** descolamento subtotal da retina.
- **Estágio V:** descolamento total da retina.

O estágio da ROP pode ser modificado com a designação de "doença *plus*", se houver dilatação anormal e tortuosidade dos vasos retinianos posteriores.

8. Quais são as indicações para tratamento de ROP?
Com base nos resultados do ensaio randomizado sobre Tratamento Precoce para Retinopatia da Prematuridade, o tratamento deve ser iniciado para os seguintes achados retinianos:
- **ROP na zona I:** qualquer estágio com doença *plus*.
- **ROP na zona I:** estágio III com ou sem doença *plus*.
- **ROP na zona II:** estágio II ou III com doença *plus*.

O tratamento padrão usa fotocoagulação a laser, o que oblitera a retina periférica na área de desenvolvimento dos vasos. Têm sido demonstrados melhores resultados oftalmológicos de curto prazo quando é usado bevacizumab (Avastin) intravítreo em vez de terapia a laser para ROP na zona 1 com doença *plus*.

American Academy of Pediatrics, American Academy of Ophthalmology, American Association for Pediatric Ophthalmology and Strabismus, American Association of Certified Orthoptists: Screening examination of premature infants for retinopathy of prematurity, *Pediatrics* : 131:189–195, 2013.
Early Treatment for Retinopathy of Prematurity Cooperative Group: Revised indications for treatment of retinopathy of prematurity: results of the early treatment for retinopathy of prematurity randomized trial, *Arch Ophtalmol* 121:1684–1694, 2003.

9. Quando devem ser repetidas as avaliações auditivas depois da alta da UTI neonatal (UTIN)?
Todo recém-nascido que não passa no rastreio auditivo neonatal universal deve ser submetido a uma avaliação auditiva diagnóstica depois da alta hospitalar. Mesmo aqueles que passam no exame auditivo neonatal devem fazer uma avaliação auditiva diagnóstica entre 24 e 30 meses de idade, caso estejam presentes fatores de risco para perda auditiva sensorineural (SN) progressiva, incluindo a internação na UTIN de, pelo menos, 5 dias, a necessidade de oxigenação de membrana extracorpórea (ECMO) ou ventilação assistida, o uso de antibióticos ototóxicos como aminoglicosídeos ou diuréticos de alça, ou uma exsanguineotransfusão para hiperbilirrubinemia.

Harlor AD Jr, Bower C: The committee on practice and ambulatory medicine, The section on otolaryngology-head and neck surgery, *Pediatrics* 124:1252–1263, 2009.

10. Quais são as manifestações de abstinência de droga no recém-nascido?
Os sinais e sintomas de abstinência de droga podem ser lembrados por meio do uso do acrônimo **WITHDRAWAL:**
- Vigília (**W**akefulness).
- **I**rritabilidade.
- **T**remor, variação de temperatura, taquipneia.
- **H**iperatividade, choro estridente persistente, hiperacusia, hiper-reflexia, hipertônus.
- **D**iarreia, diaforese, sucção desorganizada.
- Marcas de fricção (**R**ub), dificuldade respiratória, rinorreia.
- **A**pneia, disfunção autonômica.
- Perda de peso (**W**eight) ou falha no ganho de peso.
- **A**lcalose (respiratória).
- **L**acrimejamento.

Comitê sobre Drogas: Neonatal drug withdrawal, *Pediatrics* 72:896, 1983.

NEONATOLOGIA

11. Qual é o tratamento farmacológico recomendado para a síndrome de abstinência neonatal (NAS) relacionada à abstinência de opioide?

O uso materno de opioides antes do parto quase quadruplicou nos Estados Unidos na década passada, com um aumento resultante triplicado de hospitalizações por NAS. Infelizmente não existe um protocolo com base em evidências que seja aceito em nível nacional. Existem algumas terapias comumente utilizadas – metadona ou morfina como a droga de escolha inicial, com fenobarbital ou clonidina como terapias de segunda linha –, mas não há consenso sobre qual tratamento inicial seria a forma mais ideal de se reduzir gradualmente a medicação. Uma pesquisa de 2014, de UTIs Neonatais em Ohio, identificou que a aderência a um protocolo explícito para redução gradual parecia ser efetiva na redução da duração total do tratamento com opioide e do tempo de internação.

Hall ES, Wexelblatt SL, Crowley M, et al: A multicenter co-hort study of treatments and hospital outcomes in neonatal abstinence syndrome. *Pediatrics* 134:e527–e534, 2014.
Kocherlakota P: Neonatal abstinence syndrome, *Pediatrics* 134:e547–e561, 2014.

12. Deve ser iniciado aleitamento materno em bebês com NAS?

Sim. A AAP recomenda que recém-nascidos previamente expostos a medicações orais para terapia de manutenção materna, especialmente buprenorfina e metadona, sejam alimentados com o leite materno, porque esses bebês possuem incidências mais baixas de NAS e requerem menos farmacoterapia quando ocorre a síndrome, quando comparados com bebês que não são amamentados. O aleitamento materno é contraindicado para mães que estejam usando drogas de rua, estejam envolvidas em abuso de polissubstâncias ou infectadas com o vírus da imunodeficiência humana (HIV).

Kocherlakota P: Neonatal abstinence syndrome, *Pediatrics* 134:e547–e561, 2014.
Welle-Strand GK, Skurtveit S, Jansson LM, et al: Breastfeeding reduces the need for withdrawal treatment in opioid-exposed infants, *Acta Paediatr* 102:544–549, 2013.

13. Se houver suspeita de abuso materno de drogas, que amostra do bebê é mais precisa para a detecção de exposição?

Embora tradicionalmente a urina tenha sido testada, quando o abuso materno de drogas é uma possibilidade, o **mecônio** possui maior sensibilidade do que a urina e achados positivos que persistem por mais tempo. Ele pode conter metabólitos reunidos por até 20 semanas, comparado com a urina, a qual representa exposição mais recente. Estudos recentes mostram que o tecido do cordão umbilical é tão sensível quanto o mecônio para a detecção de exposição fetal a drogas.

Montgoomery D: Testing for fetal exposure to illicit drugs using umbilical cord tissue vs. meconium, *J Perinatol* 26:11–14, 2006.

14. A exposição *in utero* a inibidores seletivos da recaptação da serotonina (SSRIs) resulta em abstinência neonatal?

Os SSRIs estão sendo prescritos com frequência cada vez maior para mulheres grávidas com depressão. Dados recentes sugerem que, com poucos dias de vida, os bebês experimentam sintomas de abstinência, incluindo irritabilidade, choro, hipertonia e convulsões. A droga que figura de forma mais proeminente é a paroxetina (Paxil), mas sintomas similares já foram relatados com fluoxetina (Prozac), sertralina (Zoloft) e citalopram (Celexa).

Alwan S and Friedman JM: Safety of selective serotonin uptake inhibitors in pregnancy, *CNS Drugs* 23:493–509, 2009.
Sanz EJ: Neonatal withdrawal symptoms after *in utero* exposure to selective serotonin reuptake inhibitors in pregnant women and neonatal withdrawal syndrome: a database syndrome, *Lancet* 365:482–487, 2005.

15. Qual é a diferença entre "morte súbita infantil inesperada (SUID)" e "síndrome da morte súbita infantil (SIDS)"?

A *SUID* se refere a um bebê com < 1 ano que morre súbita e inesperadamente. Nos Estados Unidos, ocorrem aproximadamente 4.000 dessas mortes por ano. A *SIDS*, um subgrupo da SUID, é definida como a morte súbita de um bebê com < 1 ano de idade que não consegue ser explicada depois de uma investigação completa (*i. e.,* revisão da história clínica, exame da cena da morte, autópsia completa). A SIDS é a causa principal de morte nos Estados Unidos em bebês entre 1 e 12 meses de idade.

16. O que é o programa "Back to Sleep"?

Este programa, iniciado em 1994, foi um esforço para promover recomendações para que os bebês sejam colocados em uma posição não prona como estratégia para a redução do risco de SIDS. O programa surgiu a partir de relatos epidemiográficos da Europa e Austrália que demonstravam declínios no índice de SIDS em bebês que não adormeciam de bruços. Mais recentemente, foi renomeado como programa "Safe to Sleep", segundo recomendações adicionais.

17. Quais recomendações adicionais foram feitas referentes ao ambiente ideal para os bebês dormirem?

Além do posicionamento supino, as recomendações para reduzir o risco de SIDS ou sufocamento incluem o uso de uma superfície firme para dormir; o aleitamento materno; o compartilhamento do quarto sem compartilhamento da cama; as imunizações de rotina; considerar o uso de uma chupeta; e evitar roupa de cama macia, superaquecimento e exposição a fumaça de tabaco, álcool e drogas ilícitas.

Task Force on Sudden Infant Death Syndrome: SIDS and other sleep-related infant deaths: expansion of recommendations for a safe infant sleeping environment, *Pediatrics* 128:31341–e1367, 2011.

18. Os monitores de apneia caseiros ajudam a prevenir a síndrome da morte súbita infantil (SIDS)?

Estudos epidemiológicos não foram capazes de demonstrar o impacto do monitoramento caseiro na incidência de SIDS. Com base nisso, a AAP recomenda que monitores caseiros não sejam prescritos para prevenir SIDS. As indicações para monitoramento incluem:
- Bebês prematuros com apneia persistente e bradicardia.
- Bebês dependentes de tecnologia.
- Bebês com transtornos neurológicos ou metabólicos que afetam o controle respiratório.
- Bebês com doença pulmonar crônica, especialmente aqueles que requerem O_2, pressão positiva contínua das vias aéreas (CPAP) e/ou ventilação mecânica.

Strehle EM, Gray WK, Gopisetti S, et al: Can home monitoring reduce mortality in infants at increased risk of sudden infant death syndrome? A systematic review, *Acta Paediatr* 101:8–13, 2012.
American Academy of Pediatrics: Apnea, SIDS and home momitoring, *Pediatrics* 111:914–917, 2003.

PROBLEMAS NA SALA DE PARTO

19. Em que momento o cordão umbilical deve ser clampeado após o nascimento?

A prática obstétrica e de parteiras tem variado muito quanto ao momento de clampeamento do cordão umbilical nos últimos 50 anos, desde o clampeamento do cordão imediatamente após o nascimento até o clampeamento quando o cordão para de pulsar. O clampeamento imediato do cordão se tornou prática comum como um método que visa à prevenção de hemorragia pós-parto. Entretanto, essa prática impede a autotransfusão natural do sangue feto-placentário para o recém-nascido depois que o útero começa a se contrair e o bebê começa a respirar. Em bebês prematuros, o retardo no clampeamento do cordão (no mínimo, 30 a 60 segundos) demonstrou melhorar a transição hemodinâmica após o nascimento. Os bebês têm menos bradicardia após o nascimento, menos hipotensão, recebem menos medicações vasoativas e possuem taxas mais baixas de hemorragia intraventricular. O clampeamento retardado do cordão também aumenta as concentrações iniciais de hemoglobina e melhora as reservas de ferro aos 4 meses de idade para bebês nascidos a termo. A prática é agora recomendada pelo Colégio Americano de Obstetrícia e Ginecologia em bebês prematuros.

McDonald SJ, Middleton P, Dowsell T Morris PS: Effect of timing of umbilical cord clamping of term infants on maternal and neonatal outcomes, *Cochrane Database Syst Rev* 7:CD004074, 2013.
Rabe H, Diaz-Rossello JL, Duley L, Dowsell T: Effect of timing of umbilical cord clamping and other strategies to influence placental transfusion at preterm birth on maternal and infant outcomes, *Cochrane Database Syst Rev* 8: CD003248, 2012.
Committee on Obstetric Practice, American College of Obstetricians and Gynecologists. Committee Opinion No. 543: timing of umbilical cord clamping after birth, *Obstet Gynecol* 120:1522–1526, 2012.

20. Por quanto tempo o mecônio esteve presente no líquido amniótico, se um bebê apresentar evidências de impregnação cutânea pelo mecônio?

A impregnação cutânea pelo mecônio é um fenômeno de superfície proporcional ao tempo de exposição e à concentração meconial. Com mecônio pesado, ocorre a coloração do cordão umbilical depois de 15 minutos; com mecônio leve, ocorre depois de 1 hora. A coloração amarela das unhas dos pés no recém-nascido requer de 4 a 6 horas. A coloração amarela do vérnix caseoso leva, aproximadamente, de 12 a 14 horas.

<small>Miller PW, Coen RW, Benirschke K: Dating the time interval from meconium passage to birth, *Obstetr Gynecol* 66:459–462, 1985.</small>

21. A impregnação cutânea pelo mecônio é um bom marcador para asfixia neonatal?
Não. Dez por cento a 20% de todos os partos têm passagem de mecônio *in utero*; portanto, a coloração pelo mecônio isoladamente não é um bom marcador para asfixia neonatal.

22. Se for observado mecônio antes e durante o parto, qual é o curso de ação recomendado?
Embora a sucção nasofaríngea e orofaríngea intraparto feita pelo obstetra antes do desprendimento do tórax tenha sido defendida por muitos anos para reduzir a incidência da síndrome de aspiração meconial, dados recentes sugerem que isso pode não ser eficaz. No entanto, depois que o bebê nasce, os passos seguintes dependem de o bebê estar vigoroso, conforme definido por bom choro, esforço respiratório, tônus muscular e frequência cardíaca de mais de 100 batimentos/minuto. Se o bebê não estiver vigoroso, um laringoscópio deve ser inserido na boca e um cateter de grande calibre deve ser usado para sucção da boca e faringe posterior, de modo que a glote possa ser visualizada. Um tubo endotraqueal é então inserido na traqueia, conectado a uma fonte de sucção, e é lentamente retirado. O procedimento é repetido até que a traqueia esteja desobstruída do mecônio ou se o bebê desenvolver bradicardia, exigindo que sejam tomadas medidas de ressuscitação.*

<small>Velaphi S, Vidysagar D: Intrapartum and postdelivery management of infants born to mothers with meconium stained amniotic fluid: Evidence based recommendations, *Clin Perinatal* 33:29–42, 2006.</small>

23. Durante asfixia, como a apneia primária é distinguida da apneia secundária?
Ocorre uma sequência regular de eventos, quando um bebê está asfixiado. Inicialmente, os esforços da respiração tipo *gasping* aumentam em profundidade e frequência em até 3 minutos, o que é seguido pela cessação da respiração (*apneia primária*). Se for dada estimulação durante o período de apneia primária, a função respiratória voltará espontaneamente. Se a asfixia continuar, o *gasping* recomeça por um período de tempo variável, terminando com a "última respiração", seguida por apneia secundária. Durante a *apneia secundária*, a única maneira de recuperar a função respiratória é com ventilação com pressão positiva (VPP). Assim sendo, existe uma relação linear entre a duração da asfixia e a recuperação da função respiratória após a ressuscitação. Quanto mais é adiada a ventilação artificial depois do último *gasping*, mais tempo será necessário para ressuscitar o bebê. Entretanto, clinicamente, as duas condições podem ser indistinguíveis.

24. Como deve ser manejada apneia na sala de parto?
Um bebê que apresenta bradicardia (uma frequência cardíaca de < 100 batimentos/minuto) ou apneia que não responde rapidamente à estimulação tátil deve ser tratado com **ventilação assistida**. Se a apneia não melhorar com ventilação assistida fornecida via máscara facial, o bebê irá precisar, mais provavelmente, de intubação endotraqueal para suporte respiratório continuado.

25. Quais são os sinais clínicos de ventilação adequada?
Durante a ressuscitação, a adequação da ventilação é determinada clinicamente pela observação da elevação do tórax a cada inflação e pela observação da melhora clínica, como um batimento cardíaco crescente ou o início de esforço respiratório espontâneo. Também é possível usar um detector de dióxido de carbono expirado ao final com a máscara facial para se observar visualmente a ocorrência de troca de gases a cada respiração.

Quando a ventilação não é adequada, o clínico deve fazer ajustes para fornecer respirações mais efetivamente. O Programa de Ressuscitação Neonatal (PRN) sugere relembrar os diferentes ajustes que devem ser abordados pela mnemônica **MR SOPA**:
- **M** = Ajuste da **M**áscara.
- **R** = **R**eposicionamento.
- **S** = **S**ucção.
- **O** = Abrir a boca (***O**pen*).
- **P** = Aumento na **P**ressão.
- **A** = Via aérea **A**lternativa (intubar).

<small>Kattwinkel J, editor: *Textbook of Neonatal Resuscitation,* ed. 6. Dallas, 2011, American Heart Association and American Academy of Pediatrics, p 95.</small>

<small>* N. do T.: O ILCOR recentemente publicou novas diretrizes que desestimulam a intubação para remoção do mecônio, priorizando a ventilação com pressão positiva. Fonte: https://eccguidelines.heart.org/index.php/circulation/cpr-ecc-guidelines-2/part-13-neonatal-resuscitation/</small>

26. Quais são os prós e os contras do ressuscitador com peça em T?

Os benefícios deste aparelho são que ele proporciona os níveis mais consistentes de pressão durante a ventilação assistida e tem êxito em fornecer pressão expiratória final positiva (PEEP) ou CPAP, se necessário. A principal desvantagem do aparelho é que o operador precisa aumentar intencionalmente a pressão definida girando um botão na unidade. Um operador que trabalha sozinho pode não conseguir, com facilidade, exercer a pressão com este aparelho.

Bennett S, Finer NN, Rich W, Vaucher Y: A comparison of three neonatal resuscitation devices. *Resuscitation* 67:113–118, 2005

27. Como estimamos o tamanho do tubo endotraqueal necessário para ressuscitação?

Ver Tabela 11-2.

Tabela 11-2. Tubos Endotraqueais Necessários para Ressuscitação

TAMANHO DO TUBO (DIÂMETRO INTERNO EM MM)	PESO (G)	IDADE GESTACIONAL (SEM.)
2,5	< 1.000	< 28
3	1.001-2.000	28-34
3,5	2.001-3.000	34-38
3,5-4,0	> 3.000	> 38

Dados extraídos de Hertz D: *Principles of neonatal resuscitation*. In Polin RA, Yoder MC, Burg FD, editors: Workbook in Practical Neonatology, ed 3. Philadelphia, 2001, WB Saunders, p 13.

28. O que é a regra "7-8-9"?

A *regra 7-8-9* é uma estimativa do comprimento (em centímetros) que um tubo endotraqueal oral deve ter para ser inserido em um bebê de 1, 2 ou 3 kg, respectivamente. Uma variação desta regra é adicionar 6 ao peso em quilogramas do bebê para determinar a distância da inserção. Com boa visualização, o tubo deve ser inserido 1 a 1,5 cm abaixo das cordas vocais. A colocação do tubo sempre deve ser verificada radiograficamente.

29. Quando deve ser dada epinefrina durante a ressuscitação na sala de parto?

Em um bebê deprimido com respiração difícil ou ausente e uma frequência cardíaca de < 60 batimentos/minuto deve ser iniciada ventilação assistida. Caso a frequência cardíaca permaneça < 60 batimentos/minuto, apesar da VPP adequada, devem ser iniciadas compressões torácicas dentro de 30 segundos. Se não houver resposta às compressões no tórax (*i. e.*, a frequência cardíaca permanecer < 60 batimentos/minuto), é indicada epinefrina. Epinefrina (1:10.000) pode ser ministrada por via intravenosa ou endotraqueal, mas a rota intravenosa é preferida, porque tem maior probabilidade de ser efetiva. A dose intravenosa recomendada é 0,1 a 0,3 mL/kg. Se dada pela via endotraqueal, deve ser usada uma dose maior que 0,3 a 1 mL/kg.

Kattwinkel J, editor: *Textbook of Neonatal Resuscitation*, ed. 6. Dallas, 2011, American Heart Association and American Academy of Pediatrics, pp 219-220.

30. Deve ser dado bicarbonato de sódio durante a ressuscitação na sala de parto?

Não. O uso de bicarbonato de sódio não é mais recomendado durante a ressuscitação neonatal. A administração de bicarbonato de sódio pode ter efeitos adversos nas funções cardíaca e cerebral, reduz a resistência vascular sistêmica e altera a curva da oxiemoglobina para a esquerda, o que inibe ainda mais a liberação de oxigênio. Além disso, doses agudas de bicarbonato de sódio provocam um aumento rápido na osmolaridade e aumentam o risco de hemorragia intracraniana, particularmente em bebês prematuros.

Aschner JL, Poland RL: Sodium bicarbonate basically useless therapy, *Pediatrics* 122:831–835, 2008.
Papile LA, Burstein J, Burstein R, et at: Relationship of intravenous sodium bicarbonate infusions and cerebral intraventricular hemorrhage, *J Pediatr* 93:834–836, 1978.

NEONATOLOGIA

31. Quando deve ser usada uma via aérea por máscara laríngea (LMA) em ressuscitação neonatal?
A LMA se encaixa na entrada laríngea e pode ser usada para efetuar a ventilação quando uma intubação não é viável ou não tem sucesso. A LMA deve ser considerada quando (1) anomalias dos lábios, da boca ou do palato tornam impossível atingir boa vedação com bolsa ou máscara; e (2) anomalias da boca, língua, faringe, mandíbula ou do pescoço tornam impossível a visualização da laringe com um laringoscópio. A colocação de uma LMA não requer visualização e pode ser usada para ganhar tempo enquanto são tomadas medidas para se estabelecer uma via aérea mais estável (Fig. 11-1).

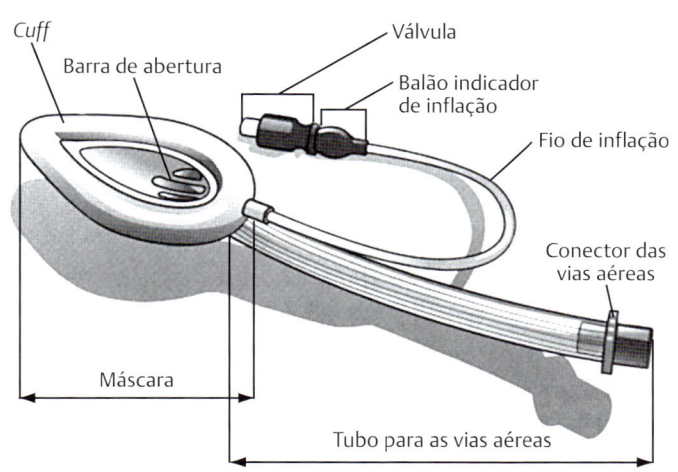

Figura 11-1. Via aérea por máscara laríngea. *(De Asensio JA, Trunkey DD, editors:* Current Therapy of Trauma and Surgical Critical Care. *Philadelphia, 2008, Mosby.)*

32. Qual é o papel dos detectores de CO_2 na ressuscitação neonatal?
Após a intubação, a visualização da passagem da sonda pelas cordas vocais, a ausculta dos ruídos respiratórios e a observação do movimento do tórax são frequentemente usadas para assegurar a colocação apropriada do tubo endotraqueal na traqueia. Entretanto, esses sinais podem ser enganadores e devem ser confirmados por uma melhora rápida na frequência cardíaca e a detecção de CO_2 no ar exalado depois de algumas respirações com pressão positiva. Os detectores estão disponíveis como dispositivos colorimétricos ou capnográficos que dão os níveis numéricos de CO_2, com o primeiro tipo sendo o mais comumente usado. No entanto, deve-se ter cuidado, porque os pacientes com débito cardíaco muito baixo, como aqueles com parada cardíaca, podem ter fluxo sanguíneo pulmonar acentuadamente diminuído, resultando na falha em detectar CO_2, apesar da colocação correta do tubo endotraqueal.

33. Quais as técnicas disponíveis para manter os bebês prematuros aquecidos na sala de parto?
Imediatamente após o nascimento, os bebês prematuros podem perder calor rapidamente para o ambiente por evaporação (pele úmida), condução (cobertas frias), convecção (brisas) e radiação (temperatura fria do ar). Se os bebês prematuros forem tratados com métodos de aquecimento usados para bebês a termo, a incidência de hipotermia com temperaturas de admissão $< 35°$ C pode ser de até 50% nos bebês menores. Vários estudos demonstraram que cobrir bebês prematuros (< 29 semanas) com plástico fino imediatamente após o nascimento sem secar o bebê (excluindo a cabeça) leva a temperaturas de admissão mais elevadas e a uma incidência mais baixa de hipotermia. Outras intervenções para manter a temperatura em bebês prematuros incluem usar colchões químicos aquecidos, aumentar a temperatura da sala de parto e utilizar incubadoras.

McCall EM, Alderice F, Halliday HL, et al: Interventions to prevent hypothermia at birth in preterm and/or low birth weight infants, *Cochrane Database Syst Rev* 3:CD004210, 2010.

34. Qual é a quantidade de oxigênio recomendada para a ressuscitação neonatal?

O PRN recomenda o uso de 21% de O_2 quando a VPP for necessária na ressuscitação de bebês a termo. Um amplo corpo de evidências mostra que o uso de 21% de O_2 (ar ambiente) é tão efetivo quanto 100% de O_2 e leva a uma redução significativa nas taxas de mortalidade. Portanto, as recomendações atuais são iniciar com 21% de O_2, mas estar preparado para aumentar a concentração de oxigênio inspirado para 100%, se o bebê tiver uma frequência cardíaca sustentada de < 60 batimentos/minuto ou se estiver recebendo compressões torácicas. Além disso, a concentração de oxigênio deve ser aumentada, se a saturação de oxigênio não atingir os valores esperados nos primeiros 10 minutos de vida. No caso de bebês prematuros, muitos especialistas recomendam 30% a 40% de O_2 inicialmente, ajustando-se a concentração de oxigênio para atingir saturações normais de oxigênio. A Figura 11-2 mostra valores normais para SpO_2 durante os primeiros 10 minutos de vida.

Ten VS, Matsiukvich D, et al: Room air or 100% oxygen for resuscitation of infants with perinatal depression, *Curr Opin Pediatr* 21:188–193, 2009.
Saugstad OD, Ramji S, Soil RF, et al: Resuscitation of newborn infants with 21% or 100% oxygen: an updated systematic review and meta-analysis, *Neonatology* 94:176–182, 2008.
Richmond S, Goldsmith JP: Air or 100% oxygen in neonatal resuscitation? *Clin Perinatol* 33:11–27, 2006.

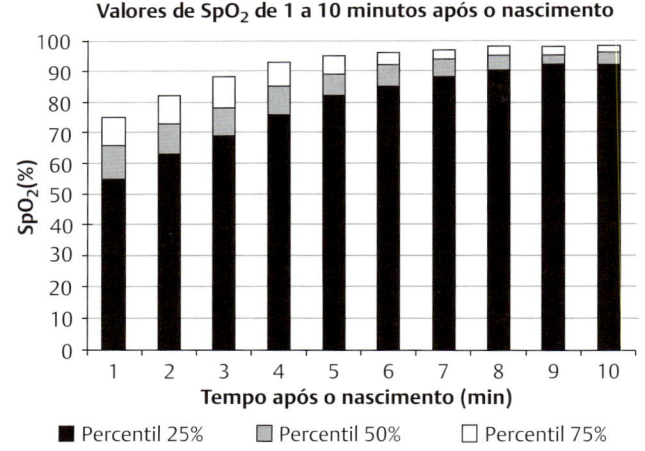

Figura 11-2. Valores de SpO_2 a cada minuto de 1 a 10 minutos de vida.

35. Depois de um parto "traumático", quais são os sistemas lesados?
- **Lesões cranianas:** *caput* sucedâneo, hemorragia subconjuntival, cefalematoma, hematoma subgaleal, traumatismo craniano, hemorragia intracraniana, edema cerebral.
- **Lesões vertebrais:** transecção da medula espinhal.
- **Lesões nos nervos periféricos:** paralisia braquial (paralisia de Erb-Duchenne, paralisia de Klumpke), paralisia do nervo frênico e nervo facial.
- **Lesões viscerais:** ruptura ou hematoma hepático, ruptura esplênica, hemorragia adrenal.
- **Lesões esqueléticas:** fraturas da clavícula, fêmur e úmero.

36. Qual é o osso mais frequentemente fraturado no recém-nascido?
A **clavícula**. Esta lesão, que se origina da tração excessiva durante o parto, geralmente resulta numa fratura em galho verde (Fig. 11-3).

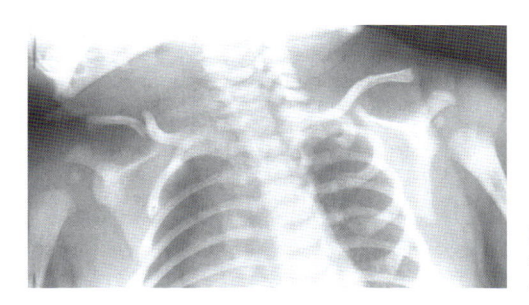

Figura 11-3. Radiografia de fratura clavicular direita. *(De Clark DA:* Atlas of Neonatology. *Philadelphia, 2000, WB Saunders, p 8.)*

37. Quem foi Virginia Apgar e como lembrar de sua pontuação?
Virginia Apgar, uma anestesista no Centro Médico Presbiteriano Columbia, na cidade de Nova Iorque, introduziu um sistema de pontuação, em 1953, para avaliar a resposta do recém-nascido ao estresse do trabalho de parto e parto. Uma mnemônica para ajudar a lembrar dos componentes da pontuação é a seguinte:
- **A**specto (rosada, matizada ou azul).
- **P**ulso (> 100, < 100 ou 0 batimentos/minuto).
- Irritabilidade (***G**rimace*) (resposta do nariz e boca à sucção).
- **A**tividade (braços e pernas flexionados, membros estendidos ou flácidos).
- Esforço **R**espiratório (choro, respiração penosa ou sem atividade respiratória).

Cada categoria recebe uma avaliação de 0, 1 ou 2 pontos, com uma pontuação total de 10 indicando a melhor condição possível.

38. Um índice de Apgar baixo é suficiente para diagnosticar um recém-nascido como asfixiado?
Não. Não é aceitável rotular um bebê como asfixiado simplesmente por causa de um índice de Apgar baixo. Bebês asfixiados demonstram uma constelação de achados que incluem disfunção múltipla de órgãos e sinais atribuíveis ao sistema nervoso central (SNC). Além disso, recém-nascidos asfixiados tipicamente têm uma acidose metabólica profunda. As características fundamentais de encefalopatia hipóxico-isquêmica incluem convulsões, alterações de consciência e anormalidades do tônus. Transtornos dos reflexos, padrão respiratório, respostas oculovestibulares e função autonômica são componentes menos significativos dessa entidade.

American Academy of Pediatrics Committee on Fetus and Newborn, American Academy of Obstetricians and Gynecologists and Committee on Obstetric Practice: The Apgar escore, *Pediatrics* 117:1444–1447, 2006.
Leuthner SR, Das U: Low Apgar scores and the definition of birth asphyxia, *Pediatr Clin North Am* 51:737–745, 2004.

39. Quando a ressuscitação neonatal deve ser interrompida?
Embora cada caso deva ser considerado individualmente, a descontinuação dos esforços é geralmente apropriada depois de 10 minutos de frequência cardíaca ausente apesar das medidas de ressuscitação adequadas. Dados atuais sugerem que assístole por mais de 10 minutos é altamente improvável de resultar em sobrevivência ou sobrevivência sem incapacidade severa.

Kattwinkel J, editor: *Textbook of Neonatal Resuscitation*, ed 6. Dallas, 2011, American Heart Association and American Academy of Pediatrics, p 292.

PROBLEMAS FETAIS

40. Qual é o método mais preciso de datação da gravidez?
A combinação da datação de uma gravidez baseada no último período menstrual e uma ultrassonografia fetal no primeiro trimestre representa o método mais preciso para datar uma gravidez. Uma ultrassonografia no primeiro trimestre fornece avaliação acurada da idade gestacional com uma margem de erro de 5 a 7 dias. As medidas da ultrassonografia no segundo trimestre fornecem a idade gestacional com uma margem de erro de 7 a 14 dias. No terceiro trimestre, a margem de erro para datação da gravidez varia de 21 a 30 dias.

Commitee on Obstetric Practice, American College of Obstetricians and Gynecologists. Committee Opinion: number 611: Method for estimating due date, *Obstet Gynecol* 124:863–866, 2014.

41. Que características constituem o perfil biofísico?
O perfil biofísico é um sistema de pontuação que avalia o bem-estar fetal antes do nascimento. Cinco variáveis são avaliadas:
1. Movimentos respiratórios fetais.
2. Movimentos corporais gerais.
3. Tônus fetal.
4. Frequência cardíaca fetal reativa.
5. Volume qualitativo do líquido amniótico.

Os resultados normais equivalem a 2 pontos por variável, para um total possível de 10 pontos.

42. Que fatores influenciam o desempenho do perfil biofísico?
- Drogas (sedativos, teofilina, cocaína e indometacina).
- Fumar cigarros, hiperglicemia e hipoglicemia.
- Ruptura prematura espontânea das membranas.
- Arritmia fetal.
- Desacelerações periódicas.
- Desastres agudos (p. ex., descolamento de placenta).

43. Quais são os riscos aumentados nas gravidezes de gêmeos?
- Parto prematuro.
- Restrição do crescimento intrauterino (CIUR), incluindo crescimento discordante (que pode ocorrer em até um terço das gravidezes de gêmeos).
- Aumento na mortalidade perinatal, especialmente de gêmeos prematuros, monozigóticos e discordantes.
- Aborto espontâneo.
- Asfixia no nascimento.
- Má posição fetal.
- Anormalidades placentárias (descolamento de placenta, placenta prévia).
- Poli-hidrâmnio.

44. Por que gêmeos monozigóticos são considerados de risco mais alto do que gêmeos dizigóticos?
Gêmeos monozigóticos (gêmeos idênticos) se originam da divisão de um único óvulo fertilizado. Dependendo do momento da divisão de um óvulo em embriões separados, as membranas amniótica e coriônica podem ser compartilhadas (se a divisão ocorrer > 8 dias após a fertilização), separadas (se a divisão ocorrer < 72 horas após a fertilização) ou mistas (âmnio separado, cório compartilhado, se ocorrer divisão de 4 a 8 dias após a fertilização). O compartilhamento do cório e/ou do âmnio está associado a problemas potenciais de anastomoses vasculares (e possíveis transfusões de gêmeo para gêmeo), emaranhamento do cordão e anomalias congênitas. Esses problemas aumentam o risco de CIUR e de morte perinatal.

Gêmeos dizigóticos, no entanto, resultam de dois óvulos fertilizados separadamente e, como tal, geralmente têm âmnio e cório separados.

45. Quais são os benefícios conhecidos de terapia antenatal com corticosteroides e quando estes são indicados?
Em múltiplos estudos com grandes números de sujeitos, a terapia antenatal com corticosteroides tem demonstrado melhorar significativamente os resultados do recém-nascido, com índices reduzidos de mortalidade neonatal, síndrome do desconforto respiratório (SDR), hemorragia intraventricular (IVH) e enterocolite necrosante (ECN).

O tratamento antenatal com corticosteroides deve ser dado a mulheres grávidas com fetos entre 24 e 34 semanas em risco de parto até a semana seguinte. Antes de 24 semanas, a decisão de oferecer tratamento com esteroides deve ser individualizada, com base nos planos de intervenção após o parto nessa idade gestacional. Após 34 semanas de idade gestacional, permanece a incerteza quanto aos benefícios da terapia antenatal com corticosteroides, e ensaios nesta população prematura tardia estão em andamento.

Brownfoot FC, Gagliardi DI, Bain E, et al: Different corticosteroids and regimens for accelerating fetal lung maturation for women at risk of preterm birth, *Cochrane Database Syst Rev* 8:CD006764, 2013.
Roberts D, Dalziel SR: Antenatal corticosteroids for accelerating fetal lung maturation for women at risk of preterm birth, *Cochrane Database Syst Rev* 3:CD004454, 2006.

46. Quais são os efeitos fetais potenciais associados à diabetes durante a gravidez?
Entre os mais significativos desses problemas está o risco aumentado de mortalidade perinatal. As malformações congênitas constituem um risco significativo para gravidezes complicadas por diabetes melito pré-gestacional. Problemas fisiológicos e de adaptação também podem afetar bebês recém-nascidos ex-

postos à diabetes durante a gravidez. O fraco controle glicêmico está associado à maioria das complicações da diabetes durante a gravidez, mas não explica todos os problemas possíveis. As malformações congênitas mais comuns vistas em bebês de mães diabéticas são as doenças cardíacas congênitas. Diabetes mal controlada durante a gravidez está associada a macrossomia, trauma no nascimento, hipoglicemia, hipocalcemia, policitemia, retardo na produção de surfactante e cardiomiopatia hipertrófica.

47. Como é classificada a hipertensão na gravidez?
A hipertensão complica de 2% a 3% das gravidezes e é dividida em quatro categorias:
- **Pré-eclâmpsia-eclâmpsia:** hipertensão com manifestações sistêmicas que incluem proteinúria, trombocitopenia, função hepática prejudicada e insuficiência renal recentemente desenvolvida (Eclâmpsia é o desenvolvimento de convulsões em uma mulher com pré-eclâmpsia severa).
- **Hipertensão crônica:** hipertensão antes da gravidez.
- **Hipertensão crônica com pré-eclâmpsia sobreposta**.
- **Hipertensão gestacional:** pressão arterial elevada durante a gravidez sem outros achados sistêmicos.

48. Quais são as consequências clínicas para o feto de pré-eclâmpsia materna?
- **Restrição do crescimento intrauterino:** a pré-eclâmpsia é a causa mais comum de CIUR em bebês sem anomalias.
- **Nascimento prematuro:** o parto prematuro é indicado quando a pré-eclâmpsia é grave e pode ser considerada em níveis inferiores de severidade, a critério do obstetra.
- **Hipoglicemia:** a hipoglicemia ocorre como consequência do crescimento intrauterino deficiente.
- **Neutropenia:** a neutropenia pode ser consideravelmente significativa, mas é usualmente autolimitada.
- **Trombocitopenia:** a trombocitopenia usualmente é leve e também autolimitada.
- **Morbidades associadas à prematuridade:** bebês prematuros nascidos depois de pré-eclâmpsia têm taxas de morbidade semelhantes a outros bebês prematuros. No entanto, as taxas de displasia broncopulmonar e deficiência no desenvolvimento neurológico podem aumentar, quando comparadas com outros bebês com idades gestacionais similares.

American College of Obstetrics and Gynecologists: Executive summary: hypertension in pregnancy, *Obstet Gynecol* 122:1122–1131, 2013.
Backes CH, Markham K, Moorehead P, et al: Maternal preeclampsia and neonatal outcomes, *J Pregnancy* 2011:214365, 2011.

49. Em que aspectos a pós-maturidade difere da dismaturidade?
- **Pós-maturo:** um bebê nascido de uma gravidez pós-termo (> 42 semanas de gestação).
- **Dismaturo:** estão presentes características de insuficiência placentária (p. ex., perda de gordura subcutânea e massa muscular; coloração de mecônio no líquido amniótico, na pele e nas unhas).

50. Qual é o primeiro osso a ossificar no feto humano?
A **clavícula**. Nos ossos longos, o processo de ossificação ocorre nos centros primários de ossificação na diáfise, durante o período embrionário do desenvolvimento fetal. Embora os fêmures sejam os primeiros ossos longos a apresentar traços de ossificação, as clavículas, que se desenvolvem inicialmente por ossificação intramembranosa, começam a ossificar antes de qualquer outro osso do corpo.

51. Quais são as características externas úteis para a estimativa da idade gestacional?
Ver Tabela 11-3.

Tabela 11-3. Características Externas da Idade Gestacional

CARACTERÍSTICAS EXTERNAS	Idade Gestacional			
	28 SEMANAS	**32 SEMANAS**	**36 SEMANAS**	**40 SEMANAS**
Cartilagem da orelha	Pavilhão auricular macio, permanece dobrado	Pavilhão auricular levemente mais firme, mas permanece dobrado	Pavilhão auricular mais firme, não permanece dobrado após manobra	Pavilhão auricular firme, ereto em relação à cabeça
Tecido da mama	Nenhum	Nenhum	Nódulo de 1-2 mm	Nódulo de 6-7 mm

(Continua)

Tabela 11-3. Características Externas da Idade Gestacional *(Continuação)*				
CARACTERÍSTICAS EXTERNAS	**Idade Gestacional**			
	28 SEMANAS	**32 SEMANAS**	**36 SEMANAS**	**40 SEMANAS**
Genitália masculina	Testículos não descidos, escroto liso	Testículos no canal inguinal, poucas rugas escrotais	Testículos no alto do escroto, mais rugas escrotais	Testículos em bolsa, escroto coberto por rugas
Genitália feminina	Clitóris proeminente, pequenos lábios bem separados	Clitóris proeminente, grandes lábios separados	Clitóris menos proeminente, grandes lábios cobrem os pequenos lábios	Clitóris coberto pelos grandes lábios
Superfície plantar	Lisa	Marcas na 1/2 anterior	Marcas nos 2/3 anteriores	Marcas cobrem a sola dos pés

De Volpe JJ: Neurology of the Newborn, *ed 5. Philadelphia, 2008, WB Saunders, p 122.*

52. Com que idade gestacional se desenvolve a reação pupilar à luz?
A reação pupilar à luz pode aparecer com 29 semanas de gestação, mas não está presente de forma consistente até, aproximadamente, 32 semanas.

53. Com que idade gestacional se desenvolve o sentido do olfato?
Embora respostas mais precoces sejam inconsistentes, os bebês prematuros normais respondem a odor concentrado após 32 semanas de gestação.

54. Quando o coração fetal começa a ter contrações no útero?
As contrações começam até o **vigésimo segundo dia de gestação**. Essas contrações se parecem com ondas peristálticas e iniciam nos seios venosos. Até o fim da quarta semana, elas resultam no fluxo unidirecional do sangue.

55. Em que aspectos a circulação fetal difere da circulação neonatal?
- Estão presentes *shunts* intracardíacos e extracardíacos (*i. e.,* placenta, ducto venoso, forame oval e ducto arterioso).
- Os dois ventrículos trabalham em paralelo, e não em série.
- O ventrículo direito bombeia contra uma resistência maior do que o ventrículo esquerdo.
- O fluxo sanguíneo até o pulmão é apenas uma fração do débito ventricular direito.
- O pulmão extrai oxigênio do sangue em vez de acrescentar oxigênio ao sangue.
- O pulmão secreta continuamente um líquido nas passagens respiratórias.
- O fígado é o primeiro órgão a receber substâncias maternas (p. ex., oxigênio, glicose, aminoácidos).
- A placenta é a principal rota da troca de gases, excreção e aquisição de substâncias nutritivas.
- A placenta fornece um circuito de baixa resistência.

Allen HD, Gutgesell HP, Clark EB, Driscoll DJ, editors: *Moss and Adams' Heart Disease in Infants, Children, and Adolescents,* ed 6, Baltimore, 2001, Williams & Wilkins, pp 41-63.

56. Qual é a taxa normal do crescimento cefálico no bebê prematuro?
A taxa é de, aproximadamente, 0,5 a 1 cm/semana durante os primeiros 2 a 4 meses de vida. O aumento na circunferência cefálica de, aproximadamente, 2 cm em 1 semana deve levantar suspeita de patologia do SNC, como hidrocefalia. No entanto, alguns bebês prematuros podem experimentar um rápido *catch up* do crescimento cefálico após ter sofrido estresse ou doença precoce significativos. A proporção entre o comprimento do corpo e a circunferência cefálica pode ser usada para distinguir crescimento cefálico normal de anormal. Uma relação de 1,42 para 1,48 é supostamente normal, enquanto uma relação de 1,12 para 1,32 indica macrocefalia relativa ou absoluta.

NEONATOLOGIA

57. Que morbidades (em curto e longo prazos) ocorrem mais frequentemente em bebês com crescimento restrito?
- **Morbidades em curto prazo:** asfixia perinatal, aspiração de mecônio, hipoglicemia de jejum, hiperglicemia com alimentação, policitemia-hiperviscosidade e imunodeficiência.
- **Morbidades em longo prazo:** desfechos de desenvolvimento e crescimento pós-natal ruins.

A maioria dos estudos demonstra quocientes de inteligência e desenvolvimento normais em bebês pequenos para a idade gestacional (PIG), contudo parece haver uma incidência maior de problemas comportamentais e de aprendizagem. A presença ou ausência de asfixia perinatal severa é extremamente importante para predizer a função intelectual e neurológica posterior. Estudos recentes na população sugerem que uma interação complexa entre a genética e o ambiente leva a aumento na probabilidade de hipertensão, hipercolesterolemia e diabetes melito na idade adulta.

Tamashiro KL, Moran TH: Perinatal environment and its influences on metabolic programming of offspring, *Physiol Behav* 100:560–566, 2010.
Simmons R: Developmental origins of adult metabolic disease, *Endocrinol Metab Clin North Am* 35:193–204, 2006.

58. Quando os bebês prematuros "alcançam" as tabelas de crescimento?
A maior parte do *catch up* do crescimento ocorre durante os 2 primeiros anos de vida, com as taxas máximas de crescimento ocorrendo entre 36 e 40 semanas após a concepção. Ocorre pouco *catch up* depois da idade cronológica de 3 anos. Aproximadamente, 15% dos bebês nascidos prematuramente permanecem abaixo do peso normal aos 3 anos de idade.

PROBLEMAS GASTRINTESTINAIS

59. Quando o estômago de um recém-nascido começa a secretar ácido?
O pH do líquido gástrico em recém-nascidos usualmente é neutro ou ligeiramente ácido e decresce logo após o nascimento. Os valores do pH são < 3 até 6 a 8 horas de idade e depois aumentam novamente durante a segunda semana de vida. Os bebês prematuros frequentemente demonstram valores do pH gástrico > 7 por muitos dias, dependendo do grau de prematuridade.

60. Quando ocorre usualmente a passagem de mecônio após o nascimento?
A maioria dos bebês elimina mecônio durante as primeiras 12 horas de vida. De modo geral, 99% dos bebês a termo e 95% dos bebês prematuros têm passagem de mecônio até 48 horas de vida. No entanto, os bebês prematuros menores podem ter uma passagem de mecônio retardada como resultado da imaturidade relativa dos reflexos dos esfíncteres retais. Um recém-nascido a termo que não elimina fezes até 48 horas de vida deve ser avaliado para doença de Hirschsprung.

61. Como gastrosquise é diferenciada de onfalocele no recém-nascido?
Ambas são defeitos na parede ventral, porém a sua patogênese e o prognóstico diferem consideravelmente (Tabela 11-4).

Tabela 11-4. Diferenças entre Gastrosquise e Onfalocele		
	GASTROSQUISE	**ONFALOCELE**
Incidência	1 em 10.000 (agora aumentando)	1 em 5.000
Localização do defeito	Paraumbilical direito	Central
Membrana recobrindo vísceras	Ausente	Presente (a menos que ruptura da membrana)
Descrição	Alças intestinais livres	Massa firme incluindo intestino, fígado etc.
Associada a prematuridade	50%-60%	10%-20%
Enterocolite necrosante	Comum (18%)	Incomum
Anomalias comuns associadas	Gastrintestinal (10%-25%)	Síndromes de trissomia (30%)
	Atresia intestinal	Defeitos cardíacos (20%)
	Má rotação	Síndrome de Beckwith-Wiedemann
	Criptorquidismo (31%)	Extrofia de bexiga
Prognóstico	Excelente para pequeno defeito	Varia com anomalias associadas
Mortalidade	5%-10%	Varia com anomalias associadas (80% com defeito cardíaco)

Extraída de Chabra S, Gleason CA: Gastroschisis: Embryology, pathogenesis, epidemiology, *NeoReviews* 6:e493–e499, 2005.

62. Quais as condições associadas a calcificações intra-abdominais?

Peritonite meconial e **tumores intra-abdominais** são os transtornos mais comuns associados a calcificações intra-abdominais no recém-nascido. As calcificações da peritonite meconial são estriadas ou semelhantes a plaquetas e ocorrem sobre a superfície abdominal do diafragma ou ao longo dos flancos. As calcificações intraintestinais aparecem como pequenas densidades redondas, as quaisseguem o curso do intestino e ocorrem em associação com estenoses intestinais, atresias e agangliose. Também foram observadas calcificações intra-abdominais em bebês com hemorragias adrenais e infecções congênitas.

63. O que é enterocolite necrosante (ECN)?

A **ECN** é um transtorno intestinal inflamatório necrosante e se trata da emergência gastrintestinal adquirida mais comum em recém-nascidos. Os sinais e sintomas incluem distensão abdominal, aumento dos resíduos gástricos, fezes com sangue, eritema da parede abdominal e letargia. Uma cultura sanguínea positiva é encontrada em 10% a 25% dos casos na época do diagnóstico. Os sinais radiológicos de ECN incluem alças intestinais dilatadas, pneumatose intestinal, gás venoso portal e ar intraperitoneal livre, caso tenha ocorrido perfuração intestinal.

64. A pneumatose intestinal é patognomônica de ECN?

Não. A pneumatose intestinal pode ser vista em várias outras condições, incluindo doença de Hirschsprung, enterocolite pseudomembranosa, colite ulcerativa neonatal e doença intestinal isquêmica. Entretanto, esse é um achado característico na maioria dos pacientes com ECN. Anéis concêntricos escuros dentro da parede intestinal representam hidrogênio como um subproduto do metabolismo bacteriano (Fig. 11-4).

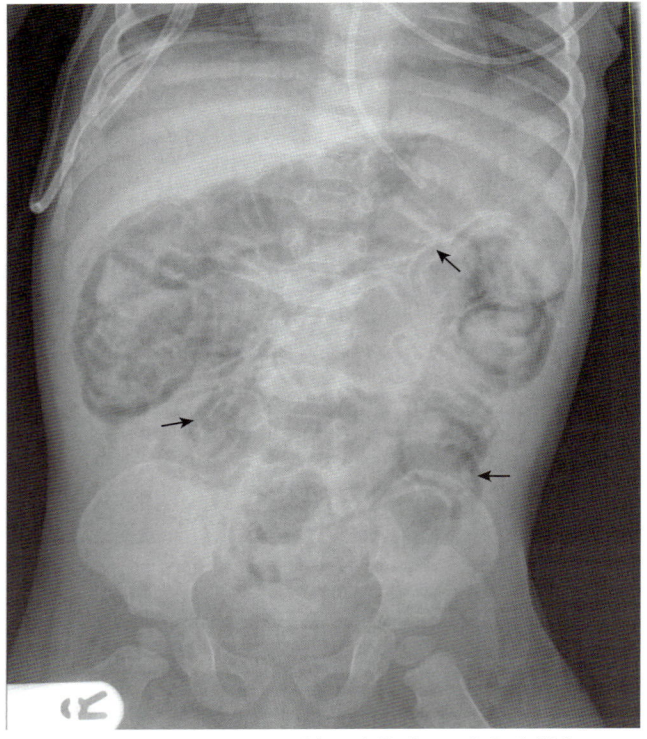

Figura 11-4. Pneumatose intestinal com gás intramural *(setas)*. *(De George S, Cook JV: Pneumatosis intestinalis,* J Pediatr *165:637, 2014.)*

NEONATOLOGIA

65. Quais são os fatores de risco mais importantes para ECN em bebês prematuros?
Em uma análise de 15.072 recém-nascidos em 98 centros durante um período de 2 anos, as variáveis mais importantes associadas à ECN foram a **idade gestacional** e o **peso ao nascer**. A pontuação do Apgar não estava relacionada. Outras variáveis associadas a um risco aumentado para ECN incluem uso de ventilação mecânica no primeiro dia de vida, exposição a glicocorticoides e indometacina durante a primeira semana de vida e DA patente sintomático requerendo cirurgia. O parto por cesariana e o uso do leite materno estão associados a um risco mais baixo de ECN cirúrgica. O benefício de terapia antenatal com esteroides variou entre os estudos.

Neu J, Walker WA: Necrotizing enterocolitis, *N Engl J Med* 364:255–264, 2011.
Guthrie SO, Gordon PV, Thomas V, et al: Necrotizing enterocolitis among neonates in the United States, *J Perinatol* 23:278–285, 2003.

66. É seguro alimentar bebês com cateteres umbilicais?
A associação de cateteres umbilicais com a ECN é fraca. Em uma pesquisa de 2006 com chefes de UTI Neonatal, coordenadores de *fellowship* e neonatologistas, 93% dos respondentes achavam que era seguro fornecer alimentação enteral com um cateter venoso umbilical, e 75%, com um cateter arterial umbilical.

Hans DM, Pylipow M, Long JD, et al: Nutritional practices in the neonatal intensive care unit: analysis of a neonatal nutrition survey, *Pediatrics* 123:51–57, 2009.

67. Por quanto tempo os bebês com ECN não devem receber alimentação por via oral?
Os bebês com ECN verdadeira (evidências radiográficas ou cirúrgicas) devem continuar não recebendo alimentação por via oral por, no mínimo, de 2 a 3 semanas. Bebês nos quais haja suspeita diagnóstica, mas não comprovada, devem ser tratados conservadoramente; muitos desses bebês podem ser alimentados depois de 3 a 7 dias.

68. A imunoglobulina para os bebês como profilaxia previne ECN?
As evidências não apoiam a administração de imunoglobulina oral para prevenção de ECN.

Foster J, Cole M: Oral immunoglobulin for preventing necrotizing enterocolitis in preterm and low birth-weight neonates, *Cochrane Database Syst Rev* 1:CD001816, 2004.

69. Os probióticos desempenham um papel na prevenção de ECN?
Probióticos são bactérias não patogênicas que promovem saúde ao se multiplicarem dentro do trato gastrintestinal. No leite materno humano, eles consistem das espécies *Lactobacillus* e *Bifidobacterium*. Uma revisão sistemática de múltiplos estudos revelou redução no risco de ECN em bebês com > 1.000 g. A elucidação dos efeitos em curto e longo prazos, como infecção sistêmica após exposição e alterações na função imune e gastrintestinal, aguardam estudos adicionais.

AlFaleh K, Anabrees J: Probiotics for prevention of necrotizing enterocolitis in preterm infants, *Cochrane Database Syst Rev* 4:CD005496, 2014.
Patel RM, Denning PW: Therapeutic use of prebiotics, probiotics and postbiotics to prevent necrotizing enterocolitis: what is the current evidence? *Clin Perinatol* 40:11–25, 2013.
Deshpande G, Rao, S, Patole S, et al: Updated meta-analysis of probiotics for preventing necrotizing enterocolitis, *Pediatrics* 125:921–930, 2010.

70. A alimentação trófica é benéfica para bebês prematuros?
Alimentação trófica, também denominada nutrição mínima enteral, consiste em pequenas quantidades de alimento consideradas uma alternativa ao jejum completo antes da iniciação da alimentação progressiva. Os benefícios potenciais incluem estimulação da motilidade do trato GI e de várias secreções hormonais. Uma revisão sistemática de estudos, em 2013, que comparou bebês com muito baixo peso ao nascer (VLBW) que não recebiam nenhuma alimentação com aqueles que recebiam alimentação trófica por, pelo menos, 1 semana após o nascimento, não revelou diferenças no risco de desenvolvimento de ECN, no tempo para atingir a alimentação plena e na duração da internação hospitalar. Seria necessário um ensaio multicêntrico muito maior para avaliar precisamente o verdadeiro impacto da alimentação trófica na ECN e para ajudar a orientar a decisão de alimentar os bebês dessa maneira

Ramani M, Ambalavanan N: Feeding practices and necrotizing enterocolitis, *Clin Perinatol* 40:1–10, 2013.
Morgan J, Bombell S, McGuire W: Early trophic feeding *versus* enteral fasting for very preterm or very low birth weight infants, *Cochrane Database Syst Rev* 3:CD000504, 2013.

PROBLEMAS HEMATOLÓGICOS

71. Quando ocorre a mudança da síntese da hemoglobina fetal para adulta no recém-nascido?
A mudança da produção de hemoglobina F para hemoglobina A começa de uma forma muito controlada no feto e no recém-nascido com, **aproximadamente, 32 semanas de gestação**. No nascimento, aproximadamente 50% a 65% da hemoglobina é tipo F.

72. A definição de anemia varia de acordo com a idade gestacional?
Para o bebê a termo, a maioria das autoridades considera a hemoglobina no sangue venoso de < 13 g/dL ou a hemoglobina capilar de < 14,5 g/dL compatível com anemia. Em bebês prematuros além de 32 semanas de gestação, os valores hematológicos diferem apenas minimamente dos valores dos bebês a termo, e, portanto, podem ser usados os mesmos valores.

73. Como a concentração de hemoglobina se altera durante os primeiros dias de vida?
Em todos os recém-nascidos, os níveis de hemoglobina se elevam ligeiramente durante as primeiras horas de vida (em virtude da hemoconcentração) e depois caem um pouco, no restante do primeiro dia. Em bebês a termo sadios, a concentração de hemoglobina permanece relativamente constante pelo resto da primeira semana de vida. Entretanto, os bebês apropriados para a idade gestacional com peso ao nascer de < 1.500 g podem apresentar um declínio de 1 a 1,5 g/dia durante esse mesmo período, provavelmente em razão da amostragem do sangue.

74. Quando e em que dose a suplementação de ferro deve ser iniciada e por quanto tempo deve ser mantida?
O tempo para iniciação de suplementação de ferro em bebês prematuros foi objeto de controvérsia durante décadas. As recomendações da AAP, da Sociedade Canadense de Pediatria e Sociedade Europeia de Gastrenterologia e Nutrição Pediátrica sugerem que doses de 2 a 4 mg/kg/dia de ferro sejam iniciadas com 4 a 8 semanas de idade e mantidas por 12 a 15 meses.

Rao R, Georgieff MK: Iron therapy for preterm infants, *Clin Perinatol* 36:27–42, 2009.

75. Deve ser usada eritropoietina em bebês prematuros?
Apesar de muitos estudos anteriores demonstrando reticulocitose e hematócrito aumentado após o tratamento com eritropoietina, o efeito modesto do tratamento no número de transfusões e volume transfundido em mililitros levantou questões referentes à sua eficácia. Como os bebês menores e mais imaturos frequentemente são transfundidos antes do início dos efeitos da eritropoietina, os pacientes podem não experimentar qualquer decréscimo no número de doadores aos quais estão expostos. Além do mais, dados recentes levantaram a questão de se a promoção da neovascularização pela eritropoietina pode resultar numa incidência aumentada de retinopatia da prematuridade. Portanto, no momento presente, não há dados que apoiem o uso rotineiro de eritropoietina em bebês prematuros. A eritropoietina atualmente está sendo investigada como terapia adjunta para prevenir lesão cerebral.

McPherson RJ, Juul SE: Erythropoietin for infants with hypoxic ischemic encephalopathy, *Curr Opin Pediatr* 22:139–145, 2010.
Von Kohorn I, Ehrankranz RA: Anemia in the preterm infant: erythropoietin vs erythrocyte transfusion – it's not that simple, *Clin Perinatol* 36:111–123, 2009.

76. Como a doença do Rh pode ser prevenida?
Mulheres grávidas Rh negativo devem fazer um rastreio para anticorpos no início do pré-natal e repetir com, aproximadamente, 28 semanas de gestação. Mulheres com Rh negativo não sensibilizado devem receber 300 mg de imunoglobulina anti-Rh (RhoGAM) profilaticamente com 28 semanas de gestação e sempre que um procedimento invasivo for realizado. Depois do parto, se o bebê for Rh positivo, a mãe deve receber uma dose adicional de RhoGAM dentro de 72 horas do parto. No momento do parto, a dose de RhoGAM pode ser aumentada, se a hemorragia feto-materna for excessivamente grande.

77. Por que o teste de Coombs direto frequentemente é negativo ou fracamente positivo em bebês com incompatibilidade ABO?
Há menos sítios antigênicos A ou B nas hemácias do recém-nascido, e existe uma maior distância entre sítios antigênicos comparados com hemácias adultas. Além disso, ocorre absorção de anticorpos séricos por antígenos ABO localizados em tecidos por todo o corpo.

78. Se houver suspeita de hemorragia feto-materna como causa de anemia neonatal, como isso é diagnosticado?

O **teste de Kleihauer-Betke** detecta a presença de células fetais na circulação materna. Como a hemoglobina fetal é resistente à eluição com ácido, o tratamento de um esfregaço do sangue materno com ácido resultará em células fetais com manchas escuras entre as células "fantasmas" maternas. A partir da porcentagem de hemácias fetais e do volume sanguíneo materno estimado, o tamanho da hemorragia pode ser determinado. Um por cento das células fetais na circulação materna indicam um sangramento de aproximadamente 50 mL.

79. Se um aspirado gástrico contiver sangue logo após o nascimento, que teste poderá determinar se é sangue materno engolido ou hemorragia fetal?

O **teste de Apt**. Esse teste se baseia na sensibilidade aumentada da hemoglobina adulta ao álcali, quando comparada com a hemoglobina fetal.
- **Método:** misturar a amostra com uma quantidade igual de água da torneira. Centrifugar ou filtrar. O sobrenadante deve ter cor rosa para prosseguir. Para cinco partes de sobrenadante, acrescentar uma parte de 0,25 N (1%) NaOH.
- **Interpretação:** uma cor rosa que persista por mais de 2 minutos indica hemoglobina fetal. A hemoglobina adulta confere uma cor rosa que fica amarela em 2 minutos ou menos, indicando assim a desnaturação da hemoglobina.

80. Como é definida policitemia?

A *policitemia* é definida por um hematócrito venoso de 65%, porque excede o hematócrito médio encontrado em recém-nascidos normais em dois desvios-padrão. Quando o hematócrito venoso central se eleva acima de 65%, ocorre um aumento na viscosidade. Em recém-nascidos, parte do aumento na viscosidade com policitemia é amenizada pela viscosidade mais baixa do plasma. Como medidas diretas da viscosidade do sangue não estão prontamente disponíveis na maioria dos laboratórios, um nível alto de hematócrito é considerado o melhor indicador indireto de hiperviscosidade.

81. Quais são as manifestações clínicas de policitemia?

Os sinais mais comuns atribuíveis à policitemia incluem letargia, hipotonia, tremor e irritabilidade. Com envolvimento severo do SNC, podem resultar convulsões. Hipoglicemia é comum. Outros sistemas orgânicos podem estar envolvidos, incluindo o trato gastrintestinal (vômitos, distensão, ECN), os rins (trombose da veia renal, insuficiência renal aguda) e o sistema cardiopulmonar (dificuldade respiratória, hipertensão pulmonar e insuficiência cardíaca congestiva). Entretanto, bebês com policitemia frequentemente são assintomáticos.

82. Quais os bebês com policitemia que devem ser tratados?

Como policitemia resulta de uma grande variedade de etiologias, é difícil determinar se o resultado depende mais da etiologia ou da avaliação crônica da viscosidade. Existe controvérsia em relação às diretrizes para tratamento. Muitas autoridades recomendam uma exsanguineotransfusão parcial, independente dos sinais clínicos, em bebês com um nível de hematócrito venoso central de, no mínimo, 70% (em virtude da correlação com a hiperviscosidade medida em laboratório) ou naqueles com um nível de hematócrito central de 65% ou mais, se houver sinais e sintomas atribuíveis à policitemia.

Hopewell B, Steiner LA, Ehrenkranz RA, et al: Partial exchange transfusion for polycythemia hyperviscosity syndrome, *Am J Perinatol* 28:557–564, 2011.

83. Qual é a definição de trombocitopenia no recém-nascido?

Com base em inúmeros estudos, uma contagem normal de plaquetas em recém-nascidos de qualquer idade gestacional é definida como mais de 150.000/mm³. No entanto, contagens na faixa de 100.000 a 150.000/mm³ frequentemente são vistas em recém-nascidos sadios. Consequentemente, pacientes com contagens nessa última categoria devem ter a contagem repetida, além de estudos adicionais, caso haja suspeita de doença.

Roberts I, Stanworth S, Murray NA: Thrombocytopenia in the neonate, *Blood Rev* 22:173–186, 2008.

84. Com que contagem de plaquetas deve ser considerada a transfusão de plaquetas?

Levantamentos de neonatologistas revelam uma tremenda variabilidade nos limiares usados para transfusão de plaquetas, especialmente porque a maioria é dada profilaticamente e não trata sangramento ativo. Como o risco de sangramento é maior na primeira semana de vida, uma opinião consensual oferece as diretrizes apresentadas na Tabela 11-5.

Tabela 11-5. Diretrizes para Transfusão de Plaquetas

CONTAGEM DE PLAQUETAS x 10⁹/L	RECÉM-NASCIDO SEM SANGRAMENTO (1ª SEMANA DE VIDA)	RECÉM-NASCIDO SEM SANGRAMENTO (2ª SEMANA EM DIANTE)	RECÉM-NASCIDO COM SANGRAMENTO IMPORTANTE
< 30	Transfundir	Transfundir	Transfundir
30-49	Transfundir se < 1.000 g, clinicamente instável, evidência de sangramento prévio, coagulopatia e/ou submetendo-se a cirurgia	Não transfundir	Transfundir
50-99	Não transfundir	Não transfundir	Transfundir

Adaptada de Roberts I, Stanworth S, Murray NA: Thrombocytopenia in the neonate, Blood Rev 22:173–186, 2008.

85. **Quais características, no exame físico, sugerem uma causa específica de trombocitopenia?**
    - "Erupção tipo *muffin* de mirtilo" (**t**oxoplasmose, **r**ubéola, **c**itomegalovírus, **h**erpes [TORCH] ou infecção viral).
    - **A**usência de rádio (síndrome de **t**rombocitopenia e **a**usência de **r**ádio [TAR]).
    - Massa palpável no flanco e hematúria (trombose na veia renal).
    - Hemangioma grande, frequentemente com frêmito (síndrome de Kasabach-Merrit).
    - Polegares anormais (síndrome de Fanconi, embora trombocitopenia seja menos provável em recém-nascidos).
    - Características acentuadamente dismórficas (anormalidades cromossômicas, particularmente trissomia 13 ou18).

86. **Qual é a causa mais comum de trombocitopenia grave no primeiro dia de vida?**
    A **trombocitopenia aloimune neonatal (TAIN)** ocorre em 1/1.000 bebês recém-nascidos e é a causa mais comum de trombocitopenia grave isolada na primeira semana de vida. A passagem transplacentária de anticorpos aloimunes maternos contra antígenos plaquetários humanos (HPA) herdados do pai encontrados nas plaquetas fetais resulta em TAIN. A TAIN pode ocorrer com a primeira gravidez e resultar em trombocitopenia suficientemente grave para causar hemorragia intracraniana fetal. A identificação de anticorpos anti-HPA e a tipagem dos antígenos HPA das plaquetas neonatais confirmam o diagnóstico. A transfusão com plaquetas aleatórias pode não ser eficaz, porque antígenos HPA podem estar presentes nas plaquetas transfundidas. No entanto, frequentemente, é possível se administrar um tipo HPA específico para evitar a destruição contínua das plaquetas transfundidas.

    Bertrand G, Kaplan C: How do we treat fetal and neonatal alloimmune thrombocytopenia? *Transfusion* 54:1698–1703, 2014.

87. **Qual o tratamento disponível durante as gravidezes posteriores para mães que tiveram um filho afetado com TAIN?**
    A TAIN recorre e aumenta em severidade nas gravidezes posteriores. A cada gravidez subsequente, o risco para o feto deve ser avaliado com tipagem das plaquetas do feto, se possível. A mãe pode ser tratada com infusões semanais de imunoglobulina intravenosa (IVIG), para se minimizar a incidência de trombocitopenia e hemorragia intracraniana. Alguns especialistas recomendam o tratamento materno com corticosteroides (prednisona) além de IVIG, mais tarde, no período gestacional.

    Kamphuis MM, Oepkes D: Fetal and neonatal alloimmune thrombocytopenia: prenatal interventions, *Prenat Diagn* 31:712–719, 2011.

88. **Quando o tempo de protrombina e o tempo de tromboplastina parcial "tornam-se normais" para os valores adultos?**
    O *tempo de protrombina* atinge os valores adultos com **1 semana** de idade, aproximadamente, enquanto o *tempo de tromboplastina* parcial só atinge os valores adultos com **2 a 9 meses** de idade.

89. Como a coagulação intravascular disseminada (CIVD) é diagnosticada no recém-nascido?
Os achados laboratoriais de CIVD incluem evidências de fragmentação das hemácias no esfregaço periférico; elevação do tempo de protrombina, tempo de tromboplastina parcial e tempo de trombina; trombocitopenia; níveis reduzidos dos fatores V, VIII e fibrinogênio; e, em alguns casos, a presença de produtos de degradação da fibrina.

90. Como devem ser manejados os recém-nascidos com CIVD?
O tratamento deve ser direcionado primariamente para a doença subjacente em vez de para a reposição dos fatores de coagulação. Em muitos casos, o tratamento da primeira torna desnecessário o tratamento específico das anormalidades da coagulação. Entretanto, nos casos em que a estabilização da coagulopatia não é iminente, recomenda-se o tratamento com plasma fresco congelado e plaquetas. Nos casos em que a sobrecarga de fluidos é a preocupação principal, pode ser usada transfusão com sangue total fresco. Entretanto, essa segunda abordagem não é superior à primeira no que diz respeito à resolução da CIVD. O uso de heparina em pacientes com CIVD deve ser reservado para bebês com trombose de vasos maiores ou púrpura fulminante.

91. O que causa doença hemorrágica do recém-nascido?
Por razões evolutivas que não estão claras, um recém-nascido tem somente cerca de 50% dos cofatores normais dependentes da vitamina K. A não ser que seja dada vitamina K, esses níveis declinam continuamente durante os primeiros 3 dias de vida. Além disso, o leite materno tem baixo nível de vitamina K. Doença hemorrágica precoce pode ser observada durante os primeiros dias de vida em bebês que são alimentados exclusivamente com leite materno e que não recebem profilaxia com vitamina K no nascimento; eles podem sangrar por vários pontos (p. ex., cordão umbilical, circuncisão). Bebês nascidos de mães que receberam medicações que afetam o metabolismo da vitamina K (p. ex., warfarina, medicamentos antiepilépticos, drogas antituberculosas) estão em risco para o desenvolvimento de hemorragias intracranianas com risco de vida no parto ou logo após o parto.

92. Quais são os riscos e benefícios dos critérios de transfusão restritivos *versus* liberais em bebês prematuros?
Foram realizados dois grandes ensaios randomizados em bebês prematuros para determinar se uma política de transfusão liberal ou restritiva é benéfica (ensaios de Iowa e PINT). Os limiares para transfusão nos "grupos de transfusão liberal" foram significativamente mais altos no ensaio de Iowa *vs.* PINT. No ensaio de Iowa, o número de transfusões era reduzido no grupo de transfusão restritiva, mas o número de doadores não o era, provavelmente em virtude de uma política de transfusão de doador único naquele centro. No ensaio PINT, o número de exposições a doadores era significativamente reduzido no grupo de "transfusão" restritiva, mas somente quando transfusões de glóbulos vermelhos e plaquetas eram incluídas na análise. Em uma análise secundária, o número de bebês com anormalidades na ultrassonografia (leucomalácia periventricular ou hemorragia cerebral parenquimal) era significantemente aumentado no grupo de transfusão restritiva. O NICHD está conduzindo atualmente um grande ensaio clínico randomizado para responder a esta pergunta.

Crowley M and Kirpalani H: A rational approach to red blood cell transfusion in the newborn ICU, *Curr Opin Pediatr* 22:151–157, 2010.
Whyte, RK, et al: Neurodevelopmental outcome of extremely low birth weight infants randomly assigned to restrictive or liberal hemoglobin thresholds for transfusion, *Pediatrics* 123:207–213, 2009.
Kirpalani H, Whyte RK, Andersen C, et al: A randomized controlled trial of a restrictive vs. liberal transfusion threshold for extremely low birth weight infants: the PINT study, *J Pediatr* 149:301–307, 2006.

HIPERBILIRRUBINEMIA

93. Quais são as alterações normais nos níveis de bilirrubina em recém-nascidos a termo sadios?
Todos os bebês recém-nascidos exibem uma elevação progressiva nas concentrações séricas de bilirrubina após o nascimento. Iniciando com uma concentração média de bilirrubina no sangue do cordão de 2 mg/dL, os níveis séricos se elevam e atingem o pico em 5 a 6 mg/dL entre 48 e 120 horas de vida. O percentil 97 para bilirrubina em bebês a termo sadios é de 12,4 mg/dL para bebês alimentados com mamadeira e de 14,8 mg/dL para bebês alimentados ao peito. Se não tratados, pelo menos 1% a 2% dos recém-nascidos irão desenvolver níveis de bilirrubina de 20 mg/dL.

94. Como os bebês devem ser avaliados para icterícia antes da alta?
A AAP recomenda duas opções clínicas individualmente ou em combinação: uma bilirrubina sérica total antes da alta (ou bilirrubina transcutânea) e/ou avaliação dos fatores de risco clínicos. Os valores da bilirrubina antes da alta devem ser plotados no gráfico apresentado na Figura 11-5 para avaliar o risco.

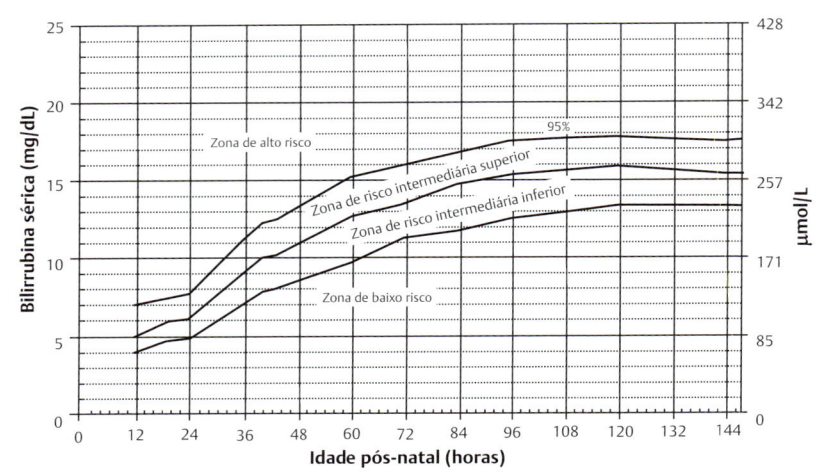

Figura 11-5. Avaliação de icterícia. *(De Subcommittee on Hyperbilirubinemia: Management of hyperbilirubinemia in the newborn infant 35 or more weeks of gestation,* Pediatrics *114:297–316, 2004.)*

95. Com que brevidade os bebês devem ser avaliados após a alta?

Todos os bebês que receberem alta antes de 24 horas de idade deverão ser vistos até 72 horas de idade por um profissional da saúde qualificado. Bebês que receberem alta entre 24 e 47,9 horas deverão ser avaliados até 96 horas de idade, e aqueles com alta após 48 horas, até 120 horas de idade.

<hr>

Subcommittee on Hyperbilirubinemia: Management of hyperbilirubinemia in the newborn infant 35 or more weeks of gestation, *Pediatrics* 114:297–316, 2004.

96. Qual é a fração de bilirrubina considerada tóxica para o SNC?

Os testes laboratoriais clínicos de rotina medem as concentrações de bilirrubina total e de bilirrubina conjugada. A maior parte da bilirrubina total não conjugada é ligada à albumina e por isso não pode atravessar a barreira hematoencefálica. Embora se considere que a bilirrubina livre cause neurotoxicidade, a medida dessa fração na prática clínica não está disponível. Portanto, as decisões clínicas são inteiramente baseadas na concentração total de bilirrubina. Não está claro se o monitoramento da relação entre bilirrubina e albumina tem algum valor.

<hr>

Watcko JF, Tiribelli C: Birirubin-induced neurologic damage – mechanisms and management approaches, *N Engl J Med* 369:2012–2030, 2013.
American Academy of Pediatrics: Clinical practice guideline: management of hyperbilirubinemia in the newborn infant 35 or more weeks of gestation, *Pediatrics* 114:297–316, 2004.

97. Quais os bebês que estão "preparados" para incompatibilidade ABO?

Os bebês que são dos tipos A ou B e cujas mães são tipo O estão preparados para incompatibilidade ABO. Em indivíduos com sangue dos tipos A ou B, os isoanticorpos anti-A e anti-B de ocorrência natural são primariamente IgM e não atravessam a placenta. Entretanto, em indivíduos tipo O, os isoanticorpos frequentemente são IgG. Esses anticorpos podem atravessar a placenta e causar hemólise. Embora aproximadamente 12% dos pares mãe-bebê se qualifiquem como preparados para incompatibilidade ABO, menos de 1% dos bebês têm hemólise significativa.

98. As mulheres grávidas devem se submeter a quais testes de rastreio para identificar bebês em risco de hiperbilirrubinemia?

Todas as mulheres grávidas devem ser testadas para os tipos sanguíneos ABO e Rh(D) e fazer um rastreio sérico para anticorpos isoimunes incomuns.

<hr>

Subcommittee on Hyperbilirubinemia: Management of hyperbilirubinemia in the newborn infant 35 or more weeks of gestation, *Pediatrics* 114:297–316, 2004.

NEONATOLOGIA

99. Quais são as características clínicas da toxicidade da bilirrubina?
As primeiras manifestações clínicas da toxicidade da bilirrubina podem ser sutis. Além disso, elas podem progredir rapidamente para manifestações graves e com risco de vida. Em sua forma aguda, a toxicidade é denominada *disfunção neurológica induzida por bilirrubina* (BIND). Para casos crônicos, o termo *kernicterus* geralmente é usado. Com o uso do escore de BIND, podem ser identificados bebês com sinais sutis de toxicidade da bilirrubina (Tabela 11-6).

Tabela 11-6. Características Clínicas da Disfunção Neurológica Induzida por Bilirrubina (BIND)

SINAIS	LEVE	MODERADA	SEVERA
Comportamento	Muito sonolento Alimentação diminuída Vigor diminuído	Letargia e/ou irritabilidade (dependendo do estado de excitação) Alimentação muito deficiente	Semicoma Apneia Irritabilidade extrema Convulsões Febre
Tônus muscular	Decréscimo leve, mas persistente, no tônus	Hipertonicidade leve a moderada Leve arqueamento da nuca ou do tronco	Hipotonia ou hipertonia grave Atônico Postura opistótona, pedalando
Padrão do choro	Estridente	Agudo e estridente (especialmente quando estimulado)	Inconsolável, muito fraco, e chora somente com estimulação

100. Quando deve ser instituída a fototerapia em bebês que tenham, pelo menos, 35 semanas de idade gestacional?
As diretrizes da AAP para a instituição de fototerapia em bebês a termo e quase a termo são apresentadas na Figura 11-6.

[Gráfico: Bilirrubina sérica total (mg/dL) vs Idade, com três curvas:
- Bebês em risco mais baixo (≥ 38 sem. e saudáveis)
- Bebês em risco médio (≥ 38 sem. + fatores de risco ou 35-37 6/7 sem. e sadios)
- Bebês em maior risco (35-37 6/7 sem. + fatores de risco)]

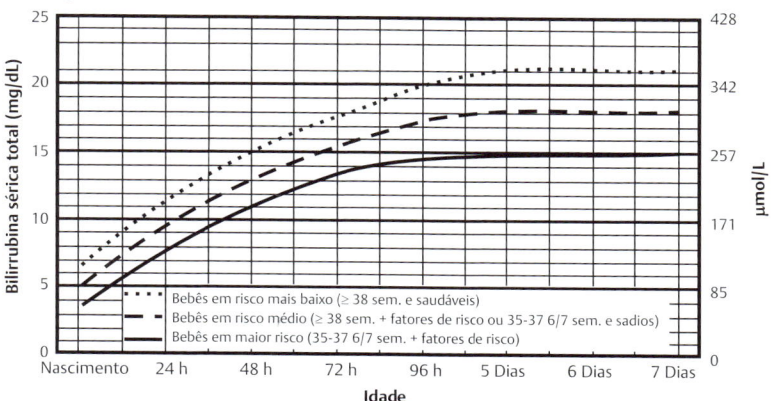

Figura 11-6. Diretrizes para a instituição de fototerapia da Academia Americana de Pediatria. *(De Subcommittee on Hyperbilirubinemia: Management of hyperbilirubinemia in the newborn infant 35 or more weeks of gestation,* Pediatrics *114:297-316, 2004.)*

101. O que distingue a icterícia da amamentação da icterícia do leite materno?
A hiperbilirrubinemia em bebês alimentados ao seio durante a primeira semana de vida é denominada **icterícia da amamentação** e é considerada um resultado da baixa ingestão calórica e/ou de desidratação. A hiperbilirrubinemia em bebês alimentados ao seio após a primeira semana de vida é conhecida como **icterícia do leite materno**. A causa da icterícia do leite materno é incerta; no entanto, as etiologias possíveis incluem aumento na circulação enteropática de bilirrubina como consequência da presença de β-glucuronidase no leite humano e/ou a inibição da glucoronosiltransferase hepática por substâncias encontradas em algumas amostras do leite humano (p. ex., ácidos graxos livres). A incidência e duração dessas entidades comparadas com a icterícia fisiológica estão registradas na Tabela 11-7.

Tabela 11-7. Comparação entre Icterícia Fisiológica, da Amamentação e do Leite Materno			
	ICTERÍCIA FISIOLÓGICA	**ICTERÍCIA DA AMAMENTAÇÃO**	**ICTERÍCIA DO LEITE MATERNO**
Época de início (BT > 7 mg/dL)	Depois de 36 h	2-4 dias	4-7 dias
Tempo usual para pico da bilirrubina	3-4 dias	3-6 dias	5-15 dias
Pico da TSB	5-12 mg/dL	> 12 mg/dL	> 10 mg/dL
Idade quando a bilirrubina total < 3 mg/dL	1-2 sem.	> 3 sem.	9 sem.
Incidência em recém-nascidos a termo	56%	12%-13%	2%-4%

BT, bilirrubina sérica total.
De Gourley G: *Pathophysiology of breast milk jaundice*. In Polin RA, Fox W, editors: Fetal and Neonatal Physiology. Philadelphia, 1992, WB Saunders, p 1174.

102. Por que bebês em risco de icterícia da amamentação devem ser alimentados mais frequentemente?

Os bebês alimentados ao seio exibem sua perda de peso máxima até o 3º dia de vida e perdem em média 6,1% ± 2,5% do seu peso ao nascer. Os bebês que são amamentados em média > 8 vezes por dia durante os 3 primeiros dias de vida possuem concentrações de bilirrubina sérica significativamente mais baixas do que aqueles amamentados com menos frequência. Essa prática acelera e intensifica a aquisição do suprimento de leite. Com mais leite disponível, é menos provável que ocorra desidratação, e a excreção de bilirrubina do trato gastrintestinal é mais rápida em razão do aumento na quantidade de fezes. Os bebês com ingestão adequada devem ter 4 a 6 trocas de fraldas por dia.

103. Para onde vai a bilirrubina quando você "acende as luzes"?

Ela se transforma em lumirrubina (por uma reação de fotoisomerização) e é rapidamente excretada na bile, com meia-vida de aproximadamente 2 horas.

104. Quais são os fatores que afetam a eficácia da fototerapia?
- Espectro da luz emitida (azul-esverdeado é mais efetivo).
- Radiação espectral (fototerapia intensiva = 30 a 50 W/cm² por nm).
- Potência espectral (área de exposição máxima).
- Causa da icterícia (fototerapia é menos efetiva com hemólise e colestase).
- Bilirrubina total no início (quanto mais alta a bilirrubina, maior o declínio).

Subcommittee on Hyperbilirubinemia: Management of hyperbilirubinemia in the newborn infant 35 or more weeks of gestation, *Pediatrics* 114:297–316, 2004.

105. Quais são as contraindicações para a fototerapia?

Os bebês com uma história familiar de porfiria sensível à luz não devem receber fototerapia. A presença de hiperbilirrubinemia direta não é considerada uma contraindicação, mas irá reduzir a eficácia da fototerapia e pode resultar em síndrome do bebê bronzeado.

106. Quais são os efeitos adversos comuns da fototerapia?

Fezes amolecidas, aumento insensível da perda de água, erupções cutâneas, superaquecimento e potencial para queimaduras, se as luzes forem colocadas muito próximas da pele do bebê. Se hiperbilirrubinemia direta estiver presente, o resultado pode ser a síndrome do bebê bronzeado.

Maisels MJ, McDonagh AF: Phototherapy for neonatal jaundice, *N Engl J Med* 358:920–928, 2008.

107. Um recém-nascido desenvolve descoloração da pele e urina escura depois de iniciar fototerapia. Qual é o diagnóstico?

Síndrome do bebê bronzeado. Bebês que desenvolvem esta síndrome tipicamente têm uma concentração elevada de bilirrubina sérica direta. A síndrome do bebê bronzeado resulta da retenção de fotoprodutos (p. ex., lumirrubina) que não podem ser excretados na bile. A maioria dos bebês parece se recuperar sem complicações. Hiperbilirrubinemia direta não é uma contraindicação para fototerapia.

108. Quais são as complicações de exsanguineotransfusões no recém-nascido?
Aguda
- Hipocalcemia (em consequência da ligação do cálcio pelo citrato).
- Hipoglicemia.
- Trombocitopenia (em consequência da remoção das plaquetas e do uso de sangue armazenado que pode ser baixo em plaquetas).
- Hipercalemia (em consequência dos níveis mais elevados de potássio do sangue armazenado).
- Hipovolemia (se a reposição de sangue for inadequada).

Tardia
- Anemia (por razões desconhecidas).
- Doença do enxerto *versus* hospedeiro (como consequência da introdução de linfócitos do doador em um hospedeiro neonatal relativamente imunocomprometido).

Patra K, Storfer-Isser A, Siner B, et al: Adverse events associated with neonatal Exchange transfusion, *J Pediatrics* 144:626–631, 2004.

109. Qual é a relação entre hiperbilirrubinemia neonatal e infecção do trato urinário (ITU)?
Uma icterícia inexplicável, que se desenvolve entre 10 e 60 dias de idade, pode ser associada a uma ITU em bebês. O paciente típico usualmente é afebril (em dois terços dos casos), com hepatomegalia e sintomas sistêmicos mínimos. A hiperbilirrubinemia usualmente é conjugada, e as transaminases hepáticas podem ser normais ou levemente elevadas. O tratamento da ITU (usualmente, causada por *Escherechia coli*) resulta na reversão da disfunção hepática, que se acredita ser resultante das endotoxinas.

110. As medidas da bilirrubina transcutânea podem ser usadas em vez dos níveis séricos?
Têm sido desenvolvidos inúmeros equipamentos que medem com precisão os níveis de bilirrubina, que são altamente correlacionados com os valores da bilirrubina sérica. No entanto, a maioria dos estudos mostra que o desvio das medidas transcutâneas é maior (aproximadamente, 3 mg/dL) nos níveis mais elevados (> 13 a 15 mg/dL). Portanto, muitas autoridades recomendam a confirmação sérica, se a bilirrubina transcutânea for maior do que o percentil 75, se tiver mais de 13 mg/dL ou se um nível 3 mg/dL mais alto for clinicamente significativo.

O'Connor Mc, Lease MA, Whalen BL: How to use: transcutaneous bilirubinometry, *Arch Dis Child Educ Pract Ed* 98:154–159, 2013.
Grohmann K, Roser M, Rolinski B, et al: Bilirubin measurement for neonates: comparison of 9 frequently used methods, *Pediatrics* 117:1174–1183, 2006.

111. Qual é o papel das metaloporfirinas no tratamento de hiperbilirrubinemia?
As *metaloporfirinas* são inibidoras da enzima heme oxigenase, que atua na via de degradação do heme e leva à produção de bilirrubina. A tin-mesoporfirina (SnMP) tem sido extensamente estudada em bebês humanos e demonstrou reduzir a necessidade de fototerapia. Entretanto, esse composto é fototóxico, contém um metal estranho que pode ser liberado, induz a heme oxigenase, promotora -1 e pode inibir outras enzimas, como óxido nítrico sintase e guanilato ciclase, cujos produtos são necessários para funções biológicas importantes. Assim sendo, esses componentes não encontraram uso disseminado no tratamento de hiperbilirrubinemia. Os defensores da "medicina sem sangue" promoveram o seu uso como um meio de evitar transfusões sanguíneas.

Yaffe SJ, Aranda JV, editors: *Neonatal and Pediatric Pharmacology: Therapeutic Principles in Practice*, ed 3. Philadelphia, 2005, WB Saunders, pp 198-200.

112. Qual é o papel do uso de IVIG no tratamento de hiperbilirrubinemia?
Vários estudos demonstraram que, em bebês Coombs positivo, a IVIG em alta dose reduzia a necessidade de transfusão sanguínea. Embora esses estudos tenham delineamentos inadequados, a AAP recomenda que IVIG seja administrada por 2 horas em bebês com doença hemolítica autoimune e bilirrubina total em elevação apesar da fototerapia apropriada.

Subcommittee on Hyperbilirubinemia: Management of hyperbilirubinemia in the newborn infant 35 or more weeks of gestation, *Pediatrics* 114:297–316, 2004.

PROBLEMAS RELATIVOS A DOENÇAS INFECCIOSAS

113. Qual é o melhor método de cuidados com o cordão umbilical durante o período neonatal imediato?

Nenhum método específico de cuidados com o cordão foi determinado como superior para a prevenção de colonização e infecções. Agentes antimicrobianos, como bacitracina ou corante triplo, são comumente usados, mas não há dados sobre a sua eficácia (além da colonização reduzida). O álcool acelera a secagem do cordão, porém não demonstrou reduzir as taxas de colonização ou de onfalite. O uso de antibióticos tópicos demonstrou retardar a separação do cordão. Portanto, a simples limpeza com solução salina normal, permitindo que o cordão seque naturalmente, parece ser tão segura e eficaz quanto o uso de antibióticos.

Zupan J, Garner P, Omari AA: Topical umbilical cord care at birth, *Cochrane Database Syst Rev* 3:CD001057, 2004.
Mullany LC, Darmstadt GL, Tielsch J: Role of antimicrobial applications to the umbilical cord in neonates to prevent bacterial colonization and infection: a review of the evidence, *Pediatr Infect Dis J* 11:996–1002, 2003.

114. A sepse pode ser distinguida de outras causas de dificuldade respiratória no recém-nascido?

Não de forma confiável. O diagnóstico é confirmado somente por meio de uma cultura positiva de sangue, urina ou líquido cefalorraquidiano (LCR).

115. Qual é o fator mais importante para se determinar se um bebê deve ser avaliado e tratado para possível sepse de início precoce?

O fator mais importante ao se considerar o tratamento para sepse é a presença de sinais clínicos de sepse. Um bebê com sinais de sepse deve ser tratado com antibióticos depois da cultura sanguínea. Se um bebê tiver dificuldade respiratória considerada secundária a uma doença não infecciosa, como taquipneia transitória do recém-nascido, e não apresentar outros fatores de risco para sepse, poderá ser aconselhável monitorá-lo cuidadosamente, sem iniciar o uso de antibióticos. Os fatores de risco para sepse incluem colonização materna com *Streptococcus* do grupo B (GBS), sinais e sintomas de corioamnionite na mãe, prematuridade e ruptura das membranas por mais de 18 horas.

A determinação de se avaliar ou não bebês assintomáticos com fatores de risco é mais difícil. As diretrizes para o manejo desses bebês têm mudado nos últimos anos e continuam a evoluir. O objetivo do manejo é identificar bebês com sepse que requerem terapia com antibióticos antes de se tornarem sintomáticos. No entanto, também é desejável minimizar o tratamento em bebês que não tenham infecção. Infelizmente não há um método perfeito para se identificar somente bebês com infecção verdadeira, e os clínicos devem usar um julgamento sólido e tomar conhecimento das diretrizes mais atuais.

Benitz WE, Wynn JL, Polin RA: Reappraisal of guidelines for management of neonates with suspected early-onset sepsis, *J Pediatrics* 166:1070–1074, 2015.
Polin, RA, and the Committee on Fetus and Newborn: Management of neonates with unsuspected or proven early-onset bacterial sepsis, *Pediatrics* 129:1006–1115, 2012.

116. Deve-se fazer uma punção lombar (PL) em todos os recém-nascidos como parte da avaliação de sepse?

A necessidade de PL como parte da avaliação de sepse em um recém-nascido é controversa, com muitos autores sugerindo que pode ser omitida em bebês com aparência saudável. Entretanto, em bebês sintomáticos, uma PL deve ser fortemente considerada, porque (1) meningite bacteriana pode estar presente em recém-nascidos sem sintomas no SNC e (2) um número significativo de bebês (15% a 30%) pode ter meningite sem bacteremia. A PL deve ser realizada quando houver alta suspeita de sepse com base nos sinais clínicos ou dados de laboratório e em bebês com cultura sanguínea positiva. O procedimento deve ser adiado em um bebê com instabilidade cardiorrespiratória ou trombocitopenia significativa.

Stoll BJ, Hansen N, Fanaroff AA, et al: To tap or not to tap: high likelihood of meningitis without sepsis among VLBW infants, *Pediatrics* 113:1181–1186, 2004.
Wiswell TE, Baumgart S, Gannon CM, Spitzer AR: No lumbar puncture in the evaluation for early neonatal sepsis: will meningitis be missed? *Pediatrics* 95:803–806, 1995.

117. Liste as contraindicações para a realização de uma PL.

- Trombocitopenia não corrigida ou diátese hemorrágica.
- Infecções na pele ou em estruturas subjacentes adjacentes ao sítio da punção.

- Anomalias lombossacras.
- Instabilidade cardiorrespiratória.
- Pressão intracraniana aumentada: embora a presença de suturas abertas reduza a probabilidade de herniação, esta permanece como uma possibilidade. Na presença de um nível de consciência em rápida deterioração, paralisias do nervo craniano, postura anormal, anormalidades dos sinais vitais sem outra causa e/ou uma fontanela tensa, deve ser obtida uma imagem cerebral (tomografia computadorizada (TC) ou imagem por ressonância magnética [RM]) antes da realização de uma PL.

MacDonald MG, Ramasethu J: *Atlas of Procedures in Neonatology*, ed 4. Philadelphia, 2007, Lippincott Williams & Wilkins.

118. Quais são os valores normais do LCR para recém-nascidos sadios?
- Mais de 15 células em uma amostra do LCR provavelmente devem ser consideradas suspeitas, e mais de 20 células provavelmente devem ser consideradas elevadas; a maioria das células deve ser mononuclear.
- A concentração de glicose no líquido cefalorraquidiano deve ser de 70% a 80% da concentração de glicose no sangue.
- Concentrações proteicas maiores que 100 mg/dL em um bebê a termo devem ser vistas como suspeitas.
- Concentrações proteicas em bebês prematuros, frequentemente, excedem 100 mg/dL, e há uma correlação inversa com a idade gestacional.

119. Qual é a estratégia preferida para a identificação de mulheres para profilaxia de GBS intraparto?
As diretrizes iniciais dos Centros para Controle e Prevenção de Doenças (CDCs) recomendaram uma cultura pré-natal para GBS ou uma abordagem baseada nos riscos com monitoramento das mulheres com fatores obstétricos (p. ex., febre materna, ruptura das membranas por > 18 horas). Apesar de um declínio inicial acentuado na incidência de doença por GBS de início precoce, as análises revelaram que a estratégia baseada nos fatores de risco identificava < 50% das mães de bebês infectados em comparação com 85% a 90% por meio de rastreio baseado na cultura. Levando isso em consideração, a cultura pré-natal universal para GBS passou a ser a abordagem recomendada, resultando em um declínio global de 81% em GBS de início precoce para 0,25 casos/1.000 nascimentos vivos. A GBS continua a ser a principal causa infecciosa de morbidade e mortalidade entre bebês nos Estados Unidos.

Verani JR, McGee L, Schrag S: Prevention of perinatal group B streptococcal disease: revised guidelines from the CDC, 2010, *MMWR Recomm Rep* 59:1–36, 2010.

120. Que mulheres devem receber profilaxia antibiótica intraparto?
Segundo as diretrizes de 2010 do CDC, a profilaxia com antibióticos é recomendada para mulheres com uma triagem positiva para GBS a 5 semanas do parto, bacteriúria por GBS em qualquer época da gravidez ou um bebê prévio com doença por GBS invasiva. Para mulheres com condição desconhecida para GBS, deve ser dada profilaxia antibiótica intraparto caso haja ruptura prolongada das membranas por > 18 horas ou uma temperatura > 38° C. Além disso, considerando-se que o parto prematuro é um fator de risco essencial para doença por GBS de início precoce, as diretrizes do CDC recomendam a triagem para GBS e profilaxia com antibióticos enquanto são aguardados os resultados da cultura em todas as mulheres com condição desconhecida para GBS e com início do trabalho de parto antes de 37 semanas de gestação.

Profilaxia antibiótica intraparto NÃO é recomendada em cesarianas eletivas que ocorram antes do início do trabalho com membranas amnióticas intactas.

Verani JR, McGee L, Schrag S: Prevention of perinatal group B streptococcal disease: revised guidelines from the CDC, 2010, *MMWR Recomm Rep* 59:1–36, 2010.

121. Qual é a apresentação típica de doença por GBS de início precoce?
A sepse por GBS de início precoce é definida como infecção por GBS que se apresenta na primeira semana de vida. Os bebês tipicamente se tornam sintomáticos nas primeiras 24 a 48 horas de vida, tendo sinais compatíveis com infecção generalizada (apneia, hipotermia, hipoglicemia, instabilidade hemodinâmica, vômitos e letargia) ou dificuldade respiratória (indicativa de pneumonia). Infecções localizadas, como meningite, osteomielite ou artrite séptica, são menos comuns.

Koenig JM, Keenan WJ: Group B streptococcus and early-onset sepsis in the era of maternal prophylaxis, *Pediatr Clin North Am* 56:689–708, 2009.

122. Antibióticos intraparto alteram a apresentação clínica de infecção por GBS de início precoce?

Não. Embora o uso de antibióticos intraparto reduza a incidência de infecção por GBS de início precoce, ele não elimina completamente esse quadro. Além disso, a apresentação da infecção por GBS de início precoce não é alterada pelo uso de profilaxia antibiótica intraparto. Em um estudo de 319 bebês com doença por GBS de início precoce, a administração de antibióticos intraparto para a mãe não afetou a constelação e o momento dos sinais clínicos da doença. Todos os bebês nascidos de mães pré-tratadas ficaram doentes durante as primeiras 24 horas de vida (80% nas primeiras 6 horas de vida).

Bromberger P, Lawrence JM, Braun D, et al: The influence of intrapartum antibiotics on the clinical spectrum of early-onset group B streptococcal infection in term infants, *Pediatrics* 106:244–250, 2000.

123. Quais são os patógenos mais comuns responsáveis por infecção de início precoce no recém-nascido?
- Estafilococos coagulase negativa (48%).
- *Staphylococcus aureus* (8%).
- Espécie *Enterococcus* (3%).
- Entéricos Gram-negativos (18%).
- Espécie *Candida* (10%).

Stoll BJ, Hansen N, Fanaroff AA, et al: Late-onset sepsis in very low birth weight neonates: the experience of the NICHD Neonatal Research Network, *Pediatrics* 110:285–291, 2002.

124. Quais são os principais fatores de risco para infecção hospitalar?
- Prematuridade.
- Uso de alimentação parenteral.
- Emulsões intravenosas gordurosas.
- Bloqueadores de H_2.
- Esteroides para displasia broncopulmonar (DBP).
- Duração prolongada de ventilação mecânica.
- Aglomeração.
- Sobrecarga de trabalho da equipe.

125. O *S. aureus* resistente à meticilina (MRSA) é um patógeno significativo na UTI Neonatal?

Embora *S. aureus* represente 8% das infecções com início tardio na UTIN, a porcentagem de MRSA não está bem estabelecida. Dados recentes sugerem que uma proporção mais alta de pacientes hospitalizados com doença por MRSA possui cepas adquiridas na comunidade, e não no hospital. Na verdade, aproximadamente 3% das mulheres grávidas tinham colonização vaginal com MRSA, que poderia ser transmitida aos seus bebês no momento do nascimento. Outros relatos apresentaram transmissão de MRSA através do leite materno. Em UTIN com evidência de altas taxas de colonização nasal por MRSA, a descolonização usando mupirocina nasal é recomendada, mas não comprovada.

126. Como é diagnosticada a candidíase sistêmica no recém-nascido?

Candidíase é diagnosticada por meio de culturas do sangue, urina e LCR ou outros fluidos corporais, geralmente estéreis. Como as culturas são apenas intermitentemente positivas, devem ser obtidas múltiplas culturas de sangue. Uma urinálise demonstrando desenvolvimento de levedura ou hifas deve levantar a suspeita de infecção sistêmica. Colorações de Gram de esfregaço da camada leucoplaquetária também podem demonstrar organismos. Um exame oftalmológico pode indicar a presença de endoftalmite por *Candida*. Deve ser realizada ultrassonografia renal e cerebral para procurar lesões características. Além disso, deve ser realizada ecocardiografia em bebês com cateteres centrais para excluir vegetações cardíacas.

127. Bebês prematuros devem receber profilaxia para prevenção de infecções por *Candida*?

Inúmeros estudos examinaram o papel da profilaxia com fluconazol na redução da mortalidade, das infecções e colonização entre bebês com peso muito baixo ao nascimento. Embora a mortalidade reduzida não tenha sido um achado consistente, foi encontrada de forma consistente a redução na colonização e nas infecções invasivas. Um grande ensaio recente de bebês com < 750 g (o grupo de risco mais alto) não encontrou benefícios do fluconazol profilático nos resultados combinados de morte ou prejuízo no neurodesenvolvimento. Permanecem as preocupações de que o uso de fluconazol aumente a resistência ao fluconazol e a emergência de *Candida glabrata* e *Candida krusei*, que são inerentemente menos sensíveis à droga.

Benjamin DK, Hudak ML, Duara S, et al: Effect of fluconazole prophylaxis on candidiasis and mortality in premature infants: a randomized clinical trial, *JAMA* 311:1742–1749, 2014.
Carey AJ, Saiman L, Polin RA: Hospital-acquired infections in the NICU: epidemiology for the new millennium, *Clin Perinatol* 35:223–249, 2008.

128. Qual é o risco de transmissão viral pré-natal em bebês nascidos de mães com hepatite B?
Se a mãe for HBsAg positivo, o risco de transmissão é de 70% a 90%. O risco é substancialmente reduzido para 5% a 20% se a mãe for HBsAg positivo, mas HBe Ag negativo. Bebês infectados no período pré-natal têm uma chance acima de 90% de desenvolvimento de infecção crônica pelo vírus da hepatite B, e, destes, 25% desenvolvem carcinoma hepatocelular.

129. Bebês prematuros devem receber vacina contra a hepatite B durante sua internação ao nascerem?
Pela possibilidade de redução na resposta imunológica à vacina no nascimento em bebês prematuros com peso ao nascer < 2.000 g, a vacina contra a hepatite B deve ser postergada até que tenham 1 mês de idade. Se estiverem medicamente estáveis, ganhando peso de forma consistente e prontos para alta antes de 1 mês de idade, os bebês prematuros podem receber a primeira dose antes da alta. Obviamente, se a mãe do bebê for HBsAg positivo ou tiver condição desconhecida, a vacina deve ser administrada, apesar do peso ao nascer < 2.000 g, até 12 horas depois do nascimento, juntamente com HBIG.

130. Quais as medicações profiláticas que devem ser dadas aos bebês nascidos de mães HIV positivas?
Mulheres com infecção pelo HIV devem ser tratadas com terapia antirretroviral, durante a gravidez, com o objetivo de atingir uma carga viral mínima. Bebês recém-nascidos de mulheres tratadas para o HIV durante a gravidez (que atingiram carga viral adequada) devem receber zidovudina por 4 semanas. Para mulheres que não foram tratadas durante a gravidez ou apenas receberam profilaxia intraparto, o CDC recomenda o tratamento dos recém-nascidos com zidovudina por 6 semanas e nevirapina por 3 doses durante a primeira semana de vida.

Panel Treatment of HIV-Infected Pregnant Women and Prevention of Perinatal Transmission. Recommendations for use of antiretroviral drugs in pregnant HIV-1-infected women for maternal health and interventions to reduce perinatal HIV transmission in the United States. Disponível em http://aidsinfo.nih.gov/contentfiles/lvguidelines/PerinatalGL.PDF. Último acesso em 18 de dez. de 2014.

131. Quando é indicado o tratamento para citomegalovírus congênito (CMV)?
Bebês com sinais de infecção do sistema nervoso central melhoraram os resultados da audição e do desenvolvimento neurológico após terapia com ganciclovir por 6 semanas. Cursos de tratamento mais longos de até 6 meses com vangaciclovir oral podem ser superiores a cursos mais curtos de terapia. Bebês com sinais de infecção sistêmica, mesmo sem o envolvimento do SNC, também podem se beneficiar com o tratamento antiviral.

Gwee A, Curtis N, Garland SM, et al: Question 2: Which infants with congenital cytomegalovirus infection benefit from antiviral therapy? *Arch Dis Child* 99:597–601, 2014.

PROBLEMAS METABÓLICOS

132. Com que frequência os vários transtornos metabólicos são detectados pela triagem de recém-nascidos?
Embora haja alguma variabilidade nas diferentes populações, algumas das frequências mais comuns são as seguintes:
- Deficiência de biotinidase: 1 em 60.000.
- Hiperplasia adrenal congênita: 1 em 60.000.
- Fibrose cística: 1 em 3.500 (brancos), 1 em 7.000 (hispânicos), 1 em 15.000 (negros).
- Galactosemia: 1 em 47.000.

- Homocistinúria: 1 em 300.000.
- Hipotireoidismo: 1 em 3.000 a 4.000.
- Doença da urina do xarope de bordo: 1 em 185.000.
- Deficiência de acil CoA desidrogenase de cadeia média: 1 em 6.400 a 46.000.
- Fenilcetonúria: 1 em 13.500 a 19.000.
- Doença falciforme: 1 em 2.000 a 2.500.
- Doença de Tay-Sachs: 1 em 3.000 (judeus americanos).
- Tirosinemia: 1 em 12.000 a 100.000.

Kay CI: Committee on Genetics: Newborn screening fact sheets, *Pediatrics* 118:e934–e963, 2006.

133. Em que contextos deve haver suspeita de erros inatos do metabolismo?
- Início de sintomas relacionados a alterações na dieta.
- Perda ou nivelação de marcos do desenvolvimento.
- Letargia.
- Paciente com fortes preferências ou aversões alimentares.
- Consanguinidade parental.
- Morte inexplicável de um irmão, retardo mental ou convulsões.
- Atraso inexplicável no desenvolvimento, vômitos ou alimentação insuficiente.
- Odor incomum.
- Anormalidades nos cabelos, especialmente alopecia.
- Microcefalia ou macrocefalia.
- Anormalidades do tônus muscular.
- Organomegalia.
- Traços faciais grosseiros, pele fina, mobilidade articular limitada e hirsutismo.

Levy PA: Inborn errors of metabolism, *Pediatr Rev* 30:131–138, 2009.

134. Que odores característicos estão associados a erros inatos do metabolismo?
- Repolho: tirosinemia tipo I.
- Urina de gato: deficiências de carboxilase.
- Peixe: trimetilaminúria.
- Lúpulo: síndrome de má absorção da metionina.
- Xarope de bordo: doença da urina do xarope de bordo.
- Cheiro de "rato" ou mofo: fenilcetonúria.
- Pés suados ou queijo: acidemia isovalérica; acidúria glutárica tipo II.

135. Uma das principais características dos erros inatos do metabolismo é a presença ou ausência de acidose metabólica. Quais os erros inatos do metabolismo que apresentam acidose metabólica?
- Apresentando acidose metabólica *e* acidemia láctica
  - Defeitos na gliconeogênese, glicogenólise ou metabolismo pirúvico:
    p. ex, doença do armazenamento de glicogênio, deficiência de frutose-1,6-bifosfato, deficiência de carboxilase ou desidrogenase.
  - Defeitos no ciclo de Krebs.
  - Defeitos na cadeia respiratória.
- Apresentando acidose metabólica *sem* acidemia láctica
  - Doença da urina do xarope de bordo.
- Apresentando acidose metabólica e presença *variável* de acidemia lática
  - Acidemias orgânicas (acidemia propriônica, acidemia metilmalônica, acidemia isovalérica).
  - Defeitos na oxidação dos ácidos graxos.

Martin, RJ, Fanaroff, AA, editors: *Fanaroff and Martin's Neonatal-Perinatal Medicine: Diseases of the Fetus and Infant*, ed 9, 1659–1675, 2011.

136. Qual é a definição e o manejo da hipoglicemia neonatal?

A definição de hipoglicemia durante as primeiras 24 horas de vida varia com a idade pós-natal devido àem virtude da transição fisiológica/metabólica que ocorre nesse momento. A Figura 11-7 representa as diretrizes estabelecidas pelo Comitê sobre Fetos e Recém-Nascidos da Academia Americana de Pediatria (Fig. 11-7).

Rastreio e Manejo da Homeostase da Glicose Pós-Natal em Bebês Prematuros Tardios e a Termo PIG, DM/GIG
[bebês (PM Tardio) 34-36[6/7] semanas e PIG (rastrear 0-24 horas); DM e GIG ≥ 34 semanas (rastrear 0-12 horas)]

Sintomático e < 40 mg/dL ⟶ Glicose IV

ASSINTOMÁTICO

Do nascimento até 4 horas de idade	De 4 até 24 horas de idade
ALIMENTAÇÃO INICIAL DENTRO DE 1 hora	Continuar a alimentação por 2-3 horas
Rastrear glicose 30 minutos após 1ª alimentação	Rastrear a glicose antes de cada alimentação

Rastreio inicial < 25 mg/dL Rastreio < 35 mg/dL

Alimentar e verificar em 1 hora   Alimentar e verificar em 1 hora

- < 25 mg/dL → Glicose IV*
- 25-40 mg/dL → Realimentar/glicose IV* quando necessário
- < 35 mg/dL → Glicose IV*
- 35-45 mg/dL → Realimentar/glicose IV* quando necessário

Rastrear glicose-alvo ≥ 45 mg/dL antes da alimentação de rotina
*Dose de glicose = 200 mg/dL (dextrose 10% a 2 mL/kg) e/ou infusão IV a 5-8 mg/kg por min (80-100 mL/kg por d). Atingir o nível plasmático de glicose de 40-50 mg/dL.

Os sintomas de hipoglicemia incluem: irritabilidade, tremores, agitação, reflexo de Moro exagerado, choro estridente, convulsões, letargia, flacidez, cianose, apneia, má alimentação.

Figura 11-7. Algoritmo para rastreio e manejo de glicose pós-natal. *(De* Adamkin DH and Committee on Fetus and Newborn: Clinical report – postnatal glucose homeostasis in late-preterm and term infants, *Pediatrics* 127:576, 2011.)

137. Quando é mais provável que ocorra hipoglicemia em um recém-nascido?

Durante a gestação, a glicose é livremente transferida através da placenta pelo processo da difusão facilitada. No entanto, depois do nascimento, o bebê precisa se adaptar à retirada abrupta desse suprimento placentário. Em todos os bebês, há um nadir na glicemia entre 1 e 3 horas de vida. Durante as primeiras 12 a 24 horas de vida, os recém-nascidos estão em risco aumentado de hipoglicemia, porque a glicogênese e, especialmente, a cetogênese estão incompletamente desenvolvidas. Esses fatores são acentuados em bebês prematuros, bebês com mães diabéticas, bebês com eritroblastose fetal, bebês asfixiados e bebês pequenos ou grandes para a idade gestacional.

Sperling MA, Menon RK: Differential diagnosis and management of neonatal hypoglycemia, *Pediatr Clin North Am* 51:703–723, 2004.

138. Qual é o prognóstico de bebês com hipoglicemia?

Há poucos estudos examinando as consequências no longo prazo de hipoglicemia em recém-nascidos, e muitos dos estudos que existem na literatura são complicados por fatores de confusão, tais como a falta de uma definição uniforme de hipoglicemia; um *follow-up* incompleto; e a presença de outros fatores de confusão, como hipoxemia, desconforto respiratório e outras condições medicamente complexas. Juntos, esses estudos sugerem que ocorrem sequelas clínicas neurológicas e de RNM de hipoglicemia **sintomática** tanto em bebês a termo quanto em prematuros. Não há evidências de que bebês com hipoglicemia "assintomáticos" estejam em risco de deficiência no desenvolvimento neurológico.

Tin W, Brunskill G, Kelly T, Fritz S: 15-year follow-up of recurrent "hypoglycemia" in preterm infants, *Pediatrics* 130: e1497–1503, 2012.
Lucas A, Morley R, Cole TJ, et al: Adverse neurodevelopmental outcome of moderate neonatal hypoglycemia, *BMJ* 297:1304–1308, 1988.
Pides RS, Cornblath M, Warren I, et al: A prospective controlled study of neonatal hypoglycemia, *Pediatrics* 54:5–14, 1974.

139. Que características no exame físico sugerem a etiologia de hipoglicemia?
- **Macrossomia:** ocorre em bebês de mães diabéticas, bebês com hiperinsulinismo congênito grave e bebês com a síndrome de Beckwith-Wiedemann (lembrar que a insulina é um fator de crescimento e que o hiperinsulinismo origina macrossomia).
- **Defeitos na linha média:** deficiência pituitária congênita pode estar associada a defeitos na linha média, como lábio leporino, fenda palatina, incisivo central único e microftalmia.
- **Micropênis:** pode ser um sinal de hipopituitarismo congênito.
- **Hepatomegalia:** ocorre em associação com doenças de armazenamento do glicogênio e transtornos na oxidação dos ácidos graxos.
- **Pequeno para a idade gestacional:** bebês que são PIG (percentil < 10) estão em risco de hipoglicemia e policitemia (que, de forma independente, é um fator de risco para hipoglicemia).

140. Qual é o diagnóstico diferencial de um bebê com hipoglicemia?
O diagnóstico diferencial de hipoglicemia no período neonatal é amplo. A etiologia mais comum de hipoglicemia é a hipoglicemia transicional do recém-nascido (como parte da adaptação fisiológica ao ambiente *ex utero*). Outras etiologias de hipoglicemia incluem transtornos do crescimento (como CIUR ou bebês PIG); asfixia perinatal: distúrbio endócrino (como hiperinsulinemia ou produção anormal de cortisol); disfunção hepática; e, finalmente, erros metabólicos inatos.

141. Deve ser usada insulina para tratar bebês prematuros com hiperglicemia?
Estudos comparando o tratamento com insulina para hiperglicemia com redução na velocidade de infusão da glicose não apresentaram diferenças na mortalidade e morbidade, sugerindo que a causa da hiperglicemia, e não necessariamente o nível de açúcar no sangue, pode determinar o resultado.

Sinclair JC, Bottino M, Cowett RM, et al: Interventions for prevention of neonatal hyperglycemia in very low birth weight infants, *Cochrane Database Syst Rev* 10:CD007615, 2011.

142. Quais são as manifestações de hipocalcemia no recém-nascido?
As principais manifestações são **agitação** e **convulsões**. Outros sinais não específicos incluem letargia, distensão abdominal e ingestão oral deficiente. Finalmente, bebês com hipocalcemia podem apresentar choro estridente e laringoespasmo. Sinal de Chvostek (contração dos músculos faciais pela percussão do nervo) e sinal de Trousseau (espasmo carpopedal) podem estar presentes, mas são raros durante o período neonatal.

143. Quais os recém-nascidos que estão em maior risco de desenvolvimento de hipocalcemia?
Hipocalcemia neonatal precoce (primeiros 4 dias de vida)
- Bebês prematuros.
- Hipóxia-isquemia.
- CIUR.
- Bebês de mães diabéticas.
- Uso materno de anticonvulsivante.

Hipocalcemia neonatal tardia (após o fim da primeira semana de vida)
- Alto consumo de fosfato.
- Hiperparatireoidismo materno.
- Hipomagnesemia.
- Deficiência de vitamina D.
- Má absorção intestinal.
- Hipoparatireoidismo.
- Fração ionizada de cálcio reduzida (com cálcio total normal ou diminuído)
  - Citrato (transfusão de sangue).
  - Ácido graxo livre aumentado (Intralipid).
  - Alcalose.

144. Quando hipocalcemia deve ser tratada no recém-nascido?
A hipocalcemia deverá ser tratada quando um bebê for **sintomático** ou quando o **nível do cálcio sérico total for < 7,0 mg/dL**. Os limiares para tratamento baseados nos níveis de cálcio ionizado variam entre os centros médicos em virtude das diferentes tecnologias de medição.

145. Como deve ser tratada a hipercalcemia sintomática?
A terapia de primeira linha consiste, geralmente, do aumento da quantidade de cálcio na infusão intravenosa para atingir 20 a 75 mg/kg por dia de cálcio elementar e avaliar os níveis séricos a cada 6 a 8 horas. Depois de atingidos os níveis normais de cálcio, a dose intravenosa pode ser diminuída gradualmente por 2 a 3 dias. A infusão de um bolo de cálcio intravenoso (gluconato de cálcio 10%, 2 mL/kg) por 10 minutos deve ser reservada para o bebê com convulsões. No bebê assintomático, a hipocalcemia mais frequentemente se resolve espontaneamente, sem a necessidade de terapia adicional.

146. Quais são as causas de hipomagnesemia neonatal?
- Hipercalcemia.
- Hiperfosfatemia.
- CIUR.
- Diabetes materna.
- Má absorção intestinal e perda urinária.
- Diuréticos de alça e tiazídicos.

147. Em quais recém-nascidos deve ser medida a concentração sérica de magnésio?
- Um bebê hipocalcêmico que não está respondendo à terapia com cálcio.
- Bebês hipotônicos nascidos de mães que receberam terapia com sulfato de magnésio antes do parto.
- Bebês com convulsões de etiologia desconhecida.

148. Como é tratada a hipomagnesia?
Bebês hipomagnésicos devem ser tratados com sulfato de magnésio 50%, 0,05 a 0,1 mL/kg, recebendo por via IM ou por infusão intravenosa lenta durante 20 minutos. Os níveis de magnésio são acompanhados, e a dosagem é repetida, se necessário.

PROBLEMAS NEUROLÓGICOS

149. Após um parto difícil, quais são as três formas principais de hemorragia extracraniana que podem ocorrer?
- Capuz sucedâneo.
- Céfalo-hematoma.
- Hemorragia subgaleal.

A Figura 11-8 e a Tabela 11-8 caracterizam as principais formas de hemorragia extracraniana.

Extraído de Volpe JJ, editor: *Neurology of the Newborn*, ed 5. Philadelphia, 2008, WB Saunders, p 960.

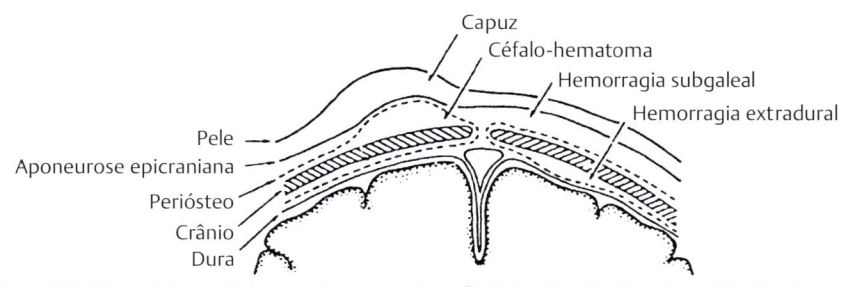

Figura 11-8. Principais formas de hemorragia extracraniana. *(De Volpe JJ, editor:* Neurology of the Newborn, *ed 5. Philadelphia, 2008, WB Saunders, p 960.)*

Tabela 11-8. Principais Variedades de Hemorragia Extracraniana Traumática

LESÃO	CARACTERÍSTICAS DO EDEMA EXTERNO	AUMENTA APÓS O NASCIMENTO	ATRAVESSA AS LINHAS DE SUTURA	ACENTUADA PERDA SANGUÍNEA AGUDA
Capuz sucedâneo	Macio, depressível	Não	Sim	Não
Hemorragia subgaleal	Firme, flutuante	Sim	Sim	Sim
Céfalo-hematoma	Firme, tenso	Sim	Não	Não

De Volpe JJ, editor: Neurology of the Newborn, *ed 5. Philadelphia, 2008, Saunders, p 960.*

150. Se houver suspeita de um céfalo-hematoma, deve ser realizada uma radiografia do crânio para avaliar fratura?

Céfalo-hematomas ocorrem em até 2,5% dos nascimentos vivos. Em estudos observacionais, a incidência de fraturas associadas varia de 5% a 25%. Essas fraturas são quase sempre lineares e sem afundamento de crânio, não requerendo tratamento. Dessa forma, em um bebê assintomático com céfalo-hematoma sobre a convexidade do crânio e sem suspeita de uma fratura com afundamento, não é necessária imagem radiográfica. Se o exame sugerir que houve depressão craniana ou se sinais neurológicos estiverem presentes, a imagem radiográfica é justificada.

151. Quando é feito o rastreio para hemorragia intraventricular (IVH), qual é o melhor momento para a realização de uma ultrassonografia?

Em uma série de bebês estudados por meio de ultrassonografia, aproximadamente 50% tiveram o início de hemorragia no primeiro dia de vida, 25% no segundo dia e 15% no terceiro dia. Por conseguinte, seria esperado que uma varredura simples no quarto dia de vida detectasse mais de 90% dos IVHs. No entanto, aproximadamente 20% a 40% das hemorragias apresentam evidências de extensão no espaço de 3 a 5 dias após o diagnóstico inicial e, assim sendo, é indicada uma segunda varredura em cerca de 5 dias depois da primeira para determinar a extensão máxima da hemorragia.

152. Qual é o sistema de classificação padrão para IVH?
- **Grau I:** hemorragia somente da matriz germinal.
- **Grau II:** IVH sem dilatação ventricular.
- **Grau III:** IVH com dilatação ventricular.
- **Grau IV:** hemorragia de grau III mais envolvimento intraparenquimal.

Algumas autoridades abandonaram a classificação de grau IV em favor do "infarto hemorrágico periventricular" para enfatizar que essas lesões têm uma fisiopatologia diferente e não são simplesmente extensões da matriz germinal ou IVH até o tecido parenquimal. Como tal, a extensão do envolvimento parenquimal é mais importante do que o grau da hemorragia para a determinação do prognóstico.

153. Qual é a causa de hidrocefalia depois de uma hemorragia intracraniana?

Acredita-se que hidrocefalia aguda seja resultante de deficiência da absorção do LCR pela membrana aracnoide causada por coágulo sanguíneo particulado. Em hidrocefalia subaguda ou crônica, o aumento ventricular é resultante de uma aracnoidite obliterante (provavelmente, uma resposta química inflamatória devida à presença continuada de sangue), que usualmente causa hidrocefalia não comunicante. Menos comumente, a obstrução do aqueduto de Sylvius pode levar a uma hidrocefalia não comunicante.

154. Que fatores predispõem os bebês prematuros ao desenvolvimento de leucomalácia periventricular?

Leucomalácia periventricular ocorre, principalmente, nas zonas finais irrigadas por artérias de penetração profunda, resultando em lesão focal (p. ex., cistos) e lesão mais difusa da substância branca, próxima ao trígono dos ventrículos laterais e em volta do forame de Monro. Os fatores predisponentes incluem:
- Hipoperfusão cerebral devida a fenômenos como hipotensão e hipocarbia. São mais prováveis de ocorrer em bebês com autorregulação cerebrovascular deficiente e circulação cerebral com pressão passiva.

NEONATOLOGIA

- Infecção e inflamação devidas à infecção intrauterina e respostas inflamatórias fetais resultando na produção de citocinas, moléculas excitotóxicas e espécies reativas de oxigênio e nitrogênio.
- Vulnerabilidade de pré-oligodendróglia aos radicais livres e moléculas excitotóxicas (p. ex., glutamato).

155. Quais modalidades devem ser usadas para detectar leucomalácia periventricular?

A técnica de imagem mais comum usada na UTI Neonatal é a ultrassonografia, que é capaz de detectar leucomalácia periventricular cística. No entanto, como os cistos visíveis, que representam necrose focal, são vistos em apenas 3% ou menos dos bebês prematuros, deve ser usada a RM para detectar sinal de matéria branca anormal, que pode ser encontrada em até 79% dos bebês prematuros equivalentes a bebês a termo. O que permanece incerto é se essa observação representa leucomalácia periventricular não cística ou gliose da substância branca difusa. Essas entidades representam um espectro de gravidade que varia desde necrose com cistos até cicatrizes gliais ou nenhum desses.

156. Qual é a paralisia do plexo braquial mais comum?

A paralisia de Erb (Fig. 11-9). Ocorrem lesões neonatais no plexo braquial em menos de 0,5% dos partos e, com frequência, estas estão associadas a distocia de ombros e parto com apresentação pélvica ou com fórceps.
- Envolve o plexo superior (C5, C6).
- Em 50% dos casos, C7 é afetada.
- Braço flacidamente aduzido, internamente rotado e pronado, com o pulso flexionado e os dedos flexionados (postura de "gorjeta do garçom").
- Reflexo dos bíceps ausente, reflexo de Moro com movimento da mão, mas sem abdução do ombro, preensão palmar presente.
- Envolvimento diafragmático ipsolateral em 5%.

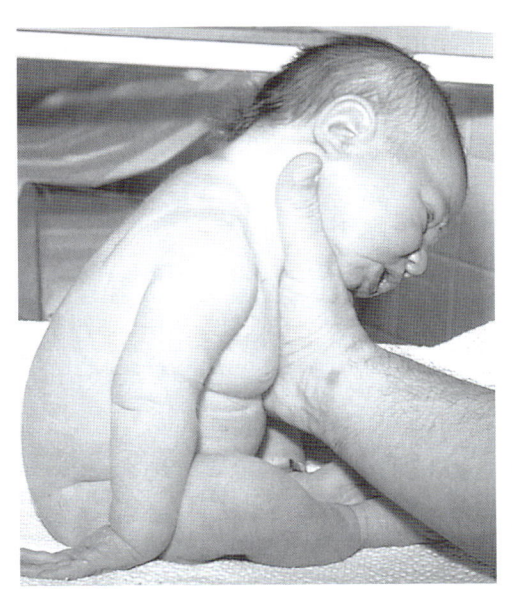

Figura 11-9. Paralisia de Erb. Recém-nascido demonstrando postura característica com o braço direito flacidamente aduzido e internamente rotado. *(De Zitelli BJ, Davis HW: Atlas of Pediatric Physical Diagnosis, ed 5. Philadelphia, 2007, Mosby, p 45.)*

157. O que é a paralisia de Klumpke?

Uma paralisia do plexo braquial envolvendo lesão no plexo inferior (C8, T1). Está associada à fraqueza dos músculos flexores do pulso e dos músculos pequenos da mão ("mão em garra"). Até um terço destes pacientes têm uma síndrome de Horner associada.

158. Em recém-nascidos com paralisia facial, como o envolvimento periférico do nervo é distinguido de envolvimento central do nervo?

- **Periférico:** geralmente, resulta da compressão da porção periférica do nervo pela pressão prolongada do promontório sacral materno. O uso de fórceps, isoladamente, não é considerado um fator causativo importante. A paralisia periférica é unilateral. A testa é lisa do lado afetado, e o olho permanece persistentemente aberto.
- **Central:** este tipo frequentemente resulta de lesão contralateral no SNC (fratura do osso temporal e/ou hemorragia na fossa posterior ou destruição do tecido). Envolve apenas a metade inferior ou dois terços do rosto; a testa e as sobrancelhas não são afetadas.

Em ambas as formas de paralisia, a boca é puxada para o lado normal ao choro, e a prega nasolabial é obliterada no lado afetado.

159. O clônus do tornozelo é normal no bebê recém-nascido?

O clônus bilateral do tornozelo de 5 a 10 batimentos pode ser um achado normal, especialmente em bebês que estão chorando, com fome ou inquietos. Isso vale, particularmente, se o clônus não for acompanhado por outros sinais de disfunção neuronal motora superior nem assimétrica. O clônus deve desaparecer, aproximadamente, aos 3 meses de idade.

160. O que é hipotermia terapêutica?

Durante a *hipotermia terapêutica*, a temperatura corporal central é reduzida para 33,5 a 34,5° C, durante 72 horas, com a intenção de minimizar a lesão cerebral depois de um insulto. Em recém-nascidos a termo ou quase a termo (> 36 semanas de gestação) que possuem evidências de insulto isquêmico hipóxico e encefalopatia ao nascimento, o uso de hipotermia terapêutica provou ser capaz de reduzir a incidência de morte ou deficiência no desenvolvimento neurológico aos 18 meses de idade de aproximadamente 61% para 46%. A melhora no desenvolvimento neurológico também foi vista na metade da infância, com escores melhorados do QI em bebês tratados com hipotermia. A terapia é mais eficaz quando iniciada o mais breve possível depois do insulto. Como o momento da lesão hipóxico-isquêmica não pode ser determinado com exatidão, um período de tempo arbitrário de 6 horas desde o nascimento foi usado na maioria dos estudos para iniciar o resfriamento. Há dois métodos gerais de resfriamento: resfriamento corpóreo total ou resfriamento seletivo da cabeça usando-se o "capuz de frio." Nenhum dos métodos de resfriamento demonstrou ser mais eficaz.

Jacobs SE, Berg M, Hunt R, et al: Cooling for newborns with hypoxic-ischaemic encephalopathy, *Cochrane Database Syst Rev* 1:CD003311, 2013.

161. Quais os bebês que devem ser tratados com hipotermia terapêutica?

Hipotermia terapêutica é indicada para bebês a termo ou quase a termo (> 35 semanas de gestação) que apresentam sinais de encefalopatia (conforme evidenciado por convulsões ou exame neurológico anormal) depois de ter um evento hipóxico-isquêmico próximo à hora do nascimento. Os bebês que satisfazem esses critérios também devem ter um dos seguintes: a) um pH < 7,0 no sangue do cordão (se disponível), um pH < 7,1 pós-natal ou déficit de base > 16, OU b) um escore de Apgar < 5 aos 5 minutos ou a necessidade de ventilação aos 10 minutos de vida. Esses critérios devem ser considerados em um bebê de > 35 semanas de gestação que requer ressuscitação significativa na hora do nascimento.

162. Como é avaliada e classificada a encefalopatia neonatal?

Em 1976, Sarnat e Sarnat desenvolveram um sistema de estadiamento para os achados neurológicos vistos depois do insulto hipóxico-isquêmico perinatal. O sistema incluía três estágios que foram designados com base em achados em várias categorias: nível de consciência, controle neuromuscular, reflexos complexos, função autonômica, convulsões e achados no EEG. Uma versão modificada desse sistema de estadiamento foi usada como base para a avaliação neurológica de bebês inscritos nos ensaios de hipotermia terapêutica. Para detalhes de um escore de Sarnat modificado, ver a Tabela 11-9.

Sarnat HB, Sarnat MS: Neonatal encephalopathy following fetal distress: a clinical and electrocardiographic study, *Arch Neurol* 33:696–705, 1976.

163. Qual é a causa mais comum de uma convulsão neonatal?

A etiologia mais comum de convulsões neonatais é **encefalopatia hipóxico-isquêmica** com as convulsões iniciando no primeiro dia de vida. A AVC neonatal é outra causa frequente de convulsão nos pri-

Tabela 11-9. Características dos Três Estágios de Encefalopatia Neonatal

	ESTÁGIO 1	ESTÁGIO 2	ESTÁGIO 3
Nível de Consciência	Hiperalerta	Letárgico ou embotado	Estupor
Tônus Muscular	Normal	Hipotonia leve	Flácido
Postura	Flexão distal leve	Flexão distal forte	Descerebração intermitente
Reflexos Primitivos	Sucção fraca Moro forte	Sucção fraca ou ausente Moro fraco ou incompleto	Sucção ausente Moro ausente
Reflexos do Tendão Profundo	Hiperativo	Hiperativo	Diminuídos ou ausentes
Função Autonômica	Pupilas dilatadas Taquicardia	Pupilas constritas Bradicardia	Desviada, dilatada ou não reativa FC variável
Convulsões	Ausente	Comum	Variável

FC, frequência cardíaca.
Modificada de Sarnat HD, Sarnat MS: Neonatal encephalopathy following fetal distress. A clinical and electroencephalographic study, Arch Neurol 33:696–705, 1976.

meiros dias de vida. Outras causas de convulsões neonatais podem incluir: hemorragia intracraniana, meningite infecciosa ou encefalite e distúrbios metabólicos transitórios, como hipoglicemia, hiponatremia e hipocalcemia. Erros metabólicos inatos, anomalias congênitas do desenvolvimento cerebral e síndromes de epilepsia neonatal são causas raras de convulsões que devem ser consideradas no contexto clínico apropriado.

Weeke LC, Groenendaal F, Toet MC, et al: The aetiology of neonatal seizures and the diagnostic contribution of neonatal cerebral magnetic resonance imaging, *Dev Med Child Neurol* 57:248–256, 2015.
Tekgul H, Gauvreau K, Soul J, et al: The current etiologic profile and neurodevelopmental outcome of seizures in term newborn infants, *Pediatrics* 117:1270–1280, 2006.

NUTRIÇÃO

164. Quantas calorias diárias são necessárias para o crescimento de um bebê prematuro sadio?
Bebês prematuros precisam de aproximadamente 120 cal/kg/dia. Aproximadamente, 45% da ingestão calórica deve ser de carboidrato, 45% de gordura e 10% de proteína. Bebês que gastam mais calorias (p. ex., aqueles com doença pulmonar crônica, febre ou estresse provocado pelo frio) podem precisar de até 150 cal/kg/dia.

165. Como deve ser iniciada a alimentação enteral no bebê prematuro?
O início da alimentação em bebês prematuros frequentemente depende da sua estabilidade respiratória. Há uma grande variabilidade entre os estudos quanto à definição de "alimentação inicial", porém a maioria dos clínicos inicia a alimentação enteral até o 3º dia de vida, a menos que o bebê esteja criticamente doente ou tenha motilidade intestinal reduzida. A nutrição enteral trófica mínima geralmente consiste de leite materno ou fórmula para bebês prematuros com um volume de 12 a 24 mL/kg/dia.

Tyson JE, Kenned KA, Lucke JF, Pedroza C: Dilemmas initiating enteral feedings in high risk infants: how can they be resolved? *Semin Perinatol* 31:61–73, 2007.

166. Quais são os benefícios médicos do aleitamento materno?
Benefícios comprovados
- Ocorrem menos episódios de otite média e infecções do trato respiratório e doença intestinal em bebês amamentados.
- Incidência reduzida de sepse neonatal e enterocolite necrosante em bebês prematuros.
- Risco reduzido de síndrome da morte súbita infantil (SIDS).
- Melhores resultados no neurodesenvolvimento, especialmente em bebês pré-termos.

- O leite humano facilita o crescimento da flora benéfica não patogênica comparada com os anaeróbios patogênicos e coliformes que predominam em bebês alimentados com fórmulas.
- Bebês alimentados com fórmulas possuem quantidades reduzidas de proteínas de defesa do hospedeiro no trato gastrintestinal (p. ex., lactoferrina, IgA secretória).
- Redução da incidência de diabetes melito e obesidade.

American Academy of Pediatrics: Policy Statement: Breastfeeding and the use of human milk, *Pediatrics* 129: e827–e841, 2012.
Hoddinott P, Tappin D, Wright C: Breast feeding, *BMJ* 336:881–887, 2008.

167. Em que aspectos difere a composição do leite materno para um bebê a termo e para um bebê prematuro?
A composição do leite humano para bebês prematuros difere da do leite para bebês a termo em vários aspectos. Para cada 100 mL, o leite materno de mulheres que dão à luz bebês prematuros tem maiores teores de calorias (67 a 72 kcal *versus* 62 a 68 kcal), de proteína (1,7 a 2,1 *versus* 1,2 a 1,7 g), de lipídios (3,4 a 4,4 g *versus* 3,0 a 4,0 g), teor mais baixo em carboidratos, mais alto em múltiplos minerais e elementos vestigiais (especialmente, sódio [Na], cloreto [Cl], ferro [Fe], zinco [Zn] e cobre [Cu]) e teor mais alto de vitaminas (especialmente, vitaminas A e E). No entanto, quando o leite materno matura, muitas dessas vantagens nutricionais são perdidas.

168. Em que aspectos o colostro difere do leite humano maduro?
O colostro é a secreção amarelada espessa característica da primeira semana pós-parto. Possui teor mais elevado de fosfolipídios, colesterol e proteína e teor mais baixo de lactose e gordura do que o leite materno maduro. O colostro é particularmente rico em imunoglobulinas, especialmente IgA secretora.

169. Em que aspectos diferem o leite do início e o leite do fim da mamada?
A densidade calórica do leite humano aumenta de forma não linear enquanto o bebê está sendo amamentado. O leite posterior (produzido no fim da mamada) pode ter um conteúdo de gordura 50% mais alto do que o leite do início da mamada. Em bebês prematuros com pouco ganho de peso, o leite do fim da mamada oferece uma vantagem nutricional.

170. Quais são as contraindicações do aleitamento materno?
- **Erros inatos do metabolismo:** galactosemia, fenilcetonúria e defeitos no ciclo da ureia.
- **Infecções:** mães com vírus linfotrópico humano de células T (HTLV) tipos I e II não devem amamentar. Para mães com tuberculose ativa (antes do tratamento), desenvolvimento periparto de varicela e herpes simples (quando estão presentes lesões na mama), pode ser usado leite extraído da mama, mas os bebês não devem se alimentar diretamente da mama. Nos países industrializados, não é recomendado que mães HIV positivo amamentem. No entanto, em alguns países subdesenvolvidos, os riscos de desnutrição e doenças infecciosas ultrapassam o risco de adquirir HIV pela amamentação. Uma revisão Cochrane de 2009 demonstrou que, em áreas endêmicas para HIV, os bebês exclusivamente amamentados por 3 meses tinham um risco mais baixo de aquisição do HIV do que bebês alimentados com uma dieta combinada de leite humano e outros alimentos.
- **Abuso ou uso de substância:** cocaína, estimulantes e maconha.
- **Medicações:** sulfonamidas (para bebês com hiperbilirrubinemia ou deficiência de glicose-6-fosfato desidrogenase), medicamentos radioativos, agentes quimioterápicos (agentes alquilantes), bromocriptina (suprime a lactação) e lítio (em geral, as drogas psicotrópicas devem ser usadas com cautela).

A maioria das outras medicações é compatível com a amamentação, ou existem substitutos adequados.

American Academy of Pediatrics: Policy statement: Breastfeeding and the use of human milk, *Pediatrics* 129: e827–e841, 2012.
Horvath T, Madi BC, Iuppa IM, et al: Interventions for preventing late postnatal mother-to-child transmission of HIV, *Cochrane Database Syst Rev* 1:CD006734, 2009.

171. Que conselhos devem ser dados a uma mãe que planeja extrair e guardar leite materno para alimentação posterior?
Idealmente, o leite deve ser coletado com o maior asseio possível e armazenado rapidamente a menos de 3° a 4° C; o leite deve ser usado dentro de 5 dias. Como alternativa, o leite materno pode ser armazenado no compartimento do freezer de um refrigerador por, aproximadamente, 6 meses. Caso seja necessário o armazenamento mais prolongado (12 meses), o leite deverá ser congelado a uma temperatura abaixo de -20° C (usualmente em um freezer separado). Depois que o leite é descongelado, não deve ser congelado novamente.

NEONATOLOGIA

172. Quais são as vantagens de uma relação de 60/40 de soro/caseína em fórmulas para bebês?
O termo 60/40 se refere à porcentagem de soro (lactoalbumina) e caseína no leite humano ou em fórmulas com leite de vaca. Essa relação contribui para pequenas coalhadas e, portanto, para a digestibilidade fácil pelo bebê. A relação 60/40 é de vantagem particular para o bebê prematuro porque está associada a níveis mais baixos de amônia sérica e a uma redução na incidência de acidose metabólica. Somente o leite humano ou fórmulas que fornecem proteína nessa relação fornecem quantidades adequadas dos aminoácidos cistina e taurina, que podem ser essenciais para o bebê prematuro.

173. Fórmulas com "baixo ferro" ou "fortificadas com ferro regular": quais são as preferidas para bebês?
Geralmente, as fórmulas têm 4 a 6 mg/L de ferro elementar, enquanto as fórmulas fortificadas com ferro regular têm 12 mg/L. Bebês que não são amamentados devem receber fórmula fortificada com ferro regular. Embora uma maior porcentagem de ferro seja absorvida da fórmula ingerida com baixo teor de ferro, a quantidade pode não ser suficiente para proteger contra o desenvolvimento de anemia por deficiência de ferro. Além disso, apesar das experiências empíricas, a incidência de cólicas, constipação, vômitos e inquietação não varia entre os bebês alimentados com as duas fórmulas. A AAP recomenda que todas as fórmulas para alimentação de bebês sejam fortificadas com ferro.

American Academy of Pediatrics: Iron fortification of infant formulas, *Pediatrics* 104:119–123, 2009.

174. É necessária a suplementação vitamínica para bebês a termo alimentados exclusivamente ao seio?
As recomendações a seguir foram feitas pela AAP.
- Iniciando nos 2 primeiros meses de vida, todos os bebês alimentados ao seio devem receber suplementação com 400 UI/dia de vitamina D para prevenir a ocorrência de raquitismo.
- Mães desnutridas podem precisar suplementar seus bebês alimentados ao seio com multivitaminas.
- Mães vegetarianas radicais podem ter baixas concentrações de vitaminas B em seu leite, e os bebês podem precisar de suplementação com vitamina B12.

AAP: *Pediatric Nutrition Handbook*, ed 6. Elk Grove Village IL, 2009.

175. O que é a sucção não nutritiva?
Sucção não nutritiva é um modo de sucção que é único dos humanos e é caracterizada por um padrão de disparo e pausa altamente regular. A sucção não nutritiva ocorre em todos os estados do sono e na vigília, embora seja vista com menos frequência durante o sono tranquilo e o choro. Ela assume um padrão rítmico reconhecível após 33 semanas de gestação.

176. Quais ácidos graxos são essenciais para o recém-nascido?
Os humanos não conseguem sintetizar ácidos graxos com ligações duplas nas posições ômega-6 e ômega-3. Portanto, o ácido linoleico (ômega-6) e o ácido linolênico (ômega-3) devem ser oferecidos na dieta para servir como precursores para os ácidos graxos com essas ligações. Em bebês que pesam menos de 1.750 g que experimentam atraso em atingir (ou manter) alimentação enteral integral, os ácidos araquidônicos e docosahexaenóicos também podem ser essenciais. Esses ácidos graxos são vitais para o desenvolvimento normal do cérebro, para a mielinização, a proliferação celular e a função retiniana. Os ácidos graxos no leite humano são compostos de 12% a 15% de ácido linoleico.

177. Quais são as vantagens comprovadas das fórmulas de suplementação com ácidos graxos poli-insaturados de cadeia longa?
- Bebês suplementados com ácido docosahexaenoico demonstram transitoriamente medidas mais altas da acuidade visual com base comportamental e eletrofisiológica.
- Os efeitos benéficos de mais longo prazo na função visual são inconsistentes.
- Os efeitos no desenvolvimento cognitivo são controversos, mas parecem mais convincentes em bebês prematuros.

Simmer K, Patole S: Long chain polyunsaturated fatty acid supplementation in infants born at term, *Cochrane Database Syst Rev* 1:CD000376, 2008.
Simmer K, Patole S: Long chain polyunsaturated fatty acid supplementation in preterm infants born at, *Cochrane Database Syst Rev* 1:CD000376, 2008.
SanGiovanni JP, Parra-Cabrera S, Colditz GA, et al: Meta-analysis of dietary essential fatty acids and long-chain polyunsaturated fatty acids as they relate to acuity in healthy preterm infants, *Pediatrics* 105:1292–1298, 2000.

178. Quais são as manifestações de deficiência de ácido graxo?
Dermatite escamosa, alopecia, trombocitopenia (e disfunção plaquetária), atraso no desenvolvimento e aumento na suscetibilidade a infecção recorrente. Para prevenir e tratar deficiência de ácido graxo, 4% a 5% da ingestão calórica deve ser fornecida como ácido linoleico, e 1%, como ácido linolênico. Essa exigência pode ser atendida por 0,5 a 1,0 g/kg/dia de lipídios intravenosos.

179. Quais são as manifestações de deficiência de vitamina E no recém-nascido?
Anemia hemolítica (com reticulocitose), **edema periférico** e **trombocitose**. A vitamina E é importante para a estabilização da membrana das hemácias, e uma deficiência pode resultar em anemia hemolítica. A AAP recomenda que 0,7 UI (unidade internacional) de vitamina E por 100 kcal esteja presente na alimentação de bebês pré-termos. Há um consenso atual de que bebês com peso < 1.000 g necessitam de 6 a 12 UI de vitamina E por quilograma diariamente e que isso pode ser cumprido, em geral, por fórmulas para bebês pré-termos que forneçam 4 a 6 UI por 100 kcal.

PROBLEMAS RESPIRATÓRIOS

180. O que provoca gemência em bebês?
Bebês com doença respiratória tendem a expirar através das cordas vocais fechadas ou parcialmente fechadas para elevar a pressão transpulmonar e assim aumentar o volume pulmonar. Esse último efeito resulta numa melhora da relação entre ventilação e perfusão, com melhor troca de gases. É durante a última parte da expiração, quando o gás é expelido através das cordas vocais parcialmente fechadas, que a gemência audível é produzida.

181. O que hiperpneia e taquipneia significam no recém-nascido?
- **Hiperpneia** refere-se a respirações profundas, relativamente não trabalhosas, com velocidade levemente aumentada. Ela é típica de situações nas quais exista fluxo sanguíneo pulmonar reduzido (p. ex., atresia pulmonar) e resulta da ventilação dos alvéolos subperfundidos.
- **Taquipneia** refere-se a respirações superficiais e rápidas, relativamente trabalhosas, e é vista no contexto de baixa complacência pulmonar (p. ex., doença pulmonar primária, edema pulmonar).

182. Até que idade os bebês são respiradores nasais obrigatórios?
Embora 30% dos bebês recém-nascidos respirem pela boca ou pelo nariz e pela boca, os 70% restantes são respiradores nasais obrigatórios até a terceira a sexta semanas de vida.

183. Quais contextos de ventilação mecânica convencional, provavelmente, afetam PO_2 e PCO_2?
- **PaO_2 é *aumentado*** pela elevação da concentração de oxigênio inspirado ou pela pressão média das vias aéreas, o que pode ser obtido com aumentos na PEEP, no pico de pressão inspiratória (PIP) e na razão inspiratória-expiratória.
- **PCO_2 é *reduzido*** pelo aumento do volume-minuto respiratório, que pode ser obtido pelo aumento na frequência respiratória do ventilador ou do pico de pressão inspiratória. Um aumento na PEEP sem aumento no PIP pode aumentar o PaCO_2, diminuindo o volume corrente.

184. Que fatores determinam a pressão média nas vias aéreas (MAP) em um ventilador convencional?
PIP, tempo inspiratório, PEEP, tempo expiratório e a frequência respiratória do ventilador.

185. Quais são os efeitos fisiológicos da PEEP?
A PEEP pode prevenir colapso alveolar, manter o volume pulmonar no fim da expiração e melhorar a razão entre ventilação e perfusão. No entanto, um aumento na PEEP pode diminuir o volume corrente e impedir a eliminação de CO_2. Elevações na PEEP para valores não fisiológicos podem reduzir a complacência pulmonar, prejudicar o retorno venoso, diminuir o débito cardíaco e reduzir o fornecimento de oxigênio para os tecidos.

186. Quais são os efeitos da hipercarbia grave ($PCO_2 \geq 100$ mmHg), se não houver hipóxia associada?
Há poucos dados sobre recém-nascidos humanos referentes aos efeitos de hipercarbia grave isolada na ausência de hipóxia. Entretanto, resultados de estudos com animais e observações clínicas limitadas em humanos sugerem que essa condição pode originar uma circulação cerebral de baixa resistência e um possível risco aumentado de IVH. Além disso, o PaCO_2 alto pode perturbar a barreira hematoencefálica e aumentar a deposição de moléculas, como a bilirrubina no SNC, levando assim a kernicterus. Finalmente, em um nível celular, dados em sistemas de modelo animal demonstram alterações na peroxidação lipídica da membrana celular no cérebro e atividade de Na+/K+-ATPase. A significância desses últimos achados permanece indeterminada. Graus moderados de hipercarbia podem ser neuroprotetores e podem reduzir a lesão pulmonar em recém-nascidos ventilados.

NEONATOLOGIA

187. Quais são as causas mais comuns de desconforto respiratório em bebês a termo ou prematuros tardios?
O desconforto respiratório após o nascimento geralmente é identificado pela presença de taquipneia (frequência respiratória > 65), batimento de aletas nasais (BAN), retrações da parede torácica e hipoxemia. As causas mais comuns de desconforto respiratório em bebês a termo ou prematuros tardios incluem taquipneia transitória do recém-nascido (TTRN), pneumonia e síndrome da aspiração meconial. Pode ocorrer SDR em bebês prematuros tardios ou mesmo a termo, porém a sua incidência diminui com o avanço da idade gestacional. Pode ocorrer pneumotórax em associação com outras doenças respiratórias, mas também pode ocorrer espontaneamente em até 1% dos bebês recém-nascidos. O pneumotórax espontâneo frequentemente é assintomático e pode se resolver sem terapia.

188. Quais são os riscos e benefícios da terapia de oxigênio em bebês prematuros?
Os bebês prematuros são considerados particularmente em risco pela terapia de oxigênio excessiva em razão da imaturidade do sistema antioxidante. Hiperóxia, portanto, pode levar a aumento nos radicais livres de oxigênio, o que, por sua vez, leva a inflamação aumentada, exacerbando as morbidades comuns associadas à prematuridade (p. ex., displasia broncopulmonar [DBP] e retinopatia da prematuridade [ROP]. Historicamente, bebês tratados sem ou com quantidades mais baixas de oxigênio não sobreviveram, assim como aqueles tratados com oxigênio irrestrito. Contudo, a terapia de oxigênio irrestrito demonstrou estar associada a ROP, algumas vezes causando cegueira. Nos últimos anos, com a disponibilidade da oximetria de pulso, grandes ensaios clínicos demonstraram que a tentativa de manter a saturação de oxigênio em níveis mais baixos (85% a 89%), em comparação com níveis mais altos (91% a 95%), estava associada a índices mais elevados de mortalidade, mas a índices mais baixos de ROP.

Saugstaad OD, Aune D: Optial oxygenation of extremely low birth weight infants: a meta-analysis and systematic review of the oxygen saturation target studies, *Neonatology* 105:55–63, 2014.
Stenson BJ, Tarnow-Mordi WO, Darlow BA, et al: Oxygen saturation and outcomes in preterm infants, *N Engl Med* 368:2094–2104, 2013.
Schmidt B, Whyte RK, Asztalos EV, et al: Effects of targeting higher vs lower arterial oxygen saturations on death or disability in extremely preterm infants, *JAMA* 309:2111–2120, 2013.

189. O que é a síndrome de desconforto respiratório?
A *SDR* é uma doença pulmonar resultante do desenvolvimento imaturo dos pulmões e da deficiência de surfactante. Mais frequentemente vista em bebês prematuros, a apresentação clínica é caracterizada por sinais de desconforto respiratório, que incluem BAN, taquipneia e gemência (um ruído expiratório que é ouvido quando o bebê exala contra uma glote parcialmente fechada). Os sintomas frequentemente se apresentam logo após o nascimento e podem aumentar em gravidade durante as primeiras 48 a 72 horas de vida. Os achados radiológicos de SDR consistem de um aspecto de vidro moído dos campos pulmonares com broncogramas aéreos visíveis (Fig. 11-10). A fisiopatologia da SDR envolve reservas

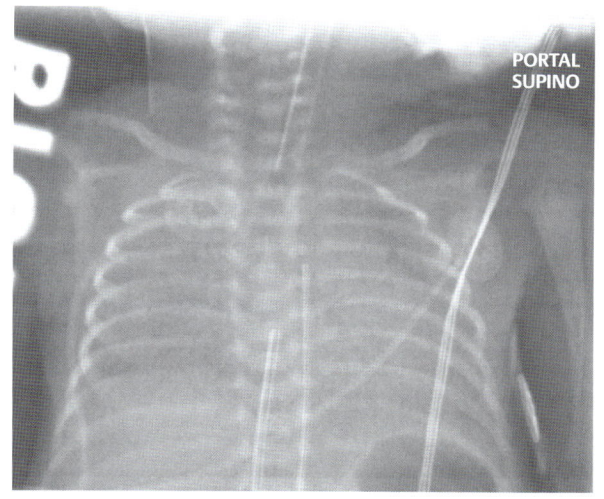

Figura 11-10. Radiografia mostrando o aspecto típico da síndrome do desconforto respiratório.

insuficientes de surfactante, levando a decréscimo na complacência dos pulmões e incapacidade do bebê de manter ar nos pulmões no fim da expiração, resultando em uma pequena área pulmonar colapsada (microatelectasia). Em virtude da complacência pulmonar deficiente, o bebê com SDR também está em risco de desenvolvimento de síndromes de vazamento de ar (pneumotórax e enfisema intersticial pulmonar).

190. Qual é a composição e a função do surfactante?

Surfactante é um complexo lipoproteico ativo na superfície dos alvéolos composto de uma mistura de fosfolipídios (90%) (predominantemente, dipalmitoilfosfatidilcolina), proteínas (10%) e uma pequena porção de outros lipídios neutros. A função principal do surfactante é diminuir a tensão na superfície dos alvéolos, permitindo a manutenção da capacidade residual funcional, prevenindo atelectasia e lesão pulmonar. As proteínas do surfactante também contribuem para as defesas imunológicas naturais e auxiliam na difusão do surfactante nos alvéolos e na reciclagem do surfactante entre as células e os espaços aéreos.

191. Quando é indicado o tratamento com surfactante exógeno em bebês recém-nascidos?

A terapia de reposição com o surfactante é indicada para bebês prematuros com SDR que foram intubados ou que requerem alta concentração de oxigênio para manter uma saturação de oxigênio (SpO_2) > 90% durante o uso de CPAP. O tratamento com surfactante também pode ser benéfico para bebês com inativação do surfactante em virtude de síndrome de aspiração meconial, pneumonia ou hemorragia pulmonar.

Polin RA, Carlo WA and Committee on Fetus and Newborn: Surfactant replacement therapy for preterm and term neonates with respiratory distress, *Pediatrics* 133:156–163, 2014.

192. O que é hipertensão pulmonar persistente do recém-nascido (HPPN)?

A *HPPN* é uma síndrome clínica de hipoxemia grave resultante da falha na transição adequada do padrão circulatório fetal para o padrão circulatório do recém-nascido.

A transição circulatória normal ocorre quando o bebê nasce e o cordão umbilical é clampeado, removendo a placenta do circuito e aumentando a resistência vascular sistêmica. Quando o bebê respira, os pulmões se enchem de ar, a resistência vascular pulmonar cai, levando a um fluxo sanguíneo pulmonar aumentado, melhor oxigenação e maior retorno venoso pulmonar para o coração. Após a queda na pressão arterial pulmonar (abaixo da pressão arterial sistêmica), o fluxo sanguíneo através do DA faz a transição de um padrão da direita para a esquerda (padrão fetal) para um padrão da esquerda para a direita (padrão do recém-nascido).

Quando a resistência vascular pulmonar não diminui conforme o esperado, ocorre um *shunt* da direita para a esquerda através do DA e através do forame oval. Dessa forma, o sangue pouco oxigenado é desviado para a circulação sistêmica, levando a hipoxemia significativa.

193. Há um papel para sildenafil (Viagra) no tratamento de HPPN?

Em condições normais, o cGMP do músculo liso vascular é degradado pela fosfodiesterase-5 (PDE-5). Como um inibidor da PDE-5, o sildenafil prolonga a meia-vida de cGMP e, fazendo isso, pode prolongar os efeitos vasodilatadores do óxido nítrico (endógenos e exógenos). Os ensaios realizados até o momento avaliando os efeitos dessa droga demonstraram melhora na oxigenação e uma possível redução na mortalidade. Dados definitivos aguardam ensaios com números maiores de sujeitos e a comparação de sildenafil com outros vasodilatadores pulmonares.

Nair J, Lakshminrusimha S; Update on PPHN: mechanisms and treatment, *Semin Perinatol* 38:78–91, 2014.
Kahveci H, Yilmaz O, Avsar UZ, et al: Oral sildenafil and inhaled iloprost in the treatment of pulmonary hypertension of the newborn, *Pediatr Pulmonol* 49:1205–1213, 2014.

194. Quais são a fisiopatologia e o curso típico da taquipneia transitória do recém-nascido (TTRN)?

A *TTRN* é a causa mais comum de desconforto respiratório nos bebês recém-nascidos e é causada pela absorção incompleta do fluido pulmonar fetal após o nascimento. Os pulmões fetais estão repletos de um fluido secretado pelas células epiteliais pulmonares, que é um componente essencial para o desenvolvimento pulmonar *in utero*. Quando o feto se aproxima da gestação a termo, a taxa de secreção do fluido pulmonar decresce, e, durante o trabalho de parto, o fluido pulmonar é progressivamente absorvido nos espaços intersticiais e linfáticos, de modo que, após o nascimento, os pulmões podem se encher de ar, e algum fluido pulmonar remanescente é eliminado. Quando ocorre o nascimento antes do prazo, antes do trabalho de parto ou por cesariana, é mais provável que o bebê retenha fluido pulmonar fetal suficiente para causar desconforto respiratório. Mais frequentemente, o fluido fetal pulmonar retido é reabsorvido após o nascimento, e os sinais de desconforto respiratório (taquipneia e retrações) melhoram dentro de 24-48 horas de vida. A maioria dos bebês não precisa de tratamento significativo nesse momento, porém alguns podem precisar de oxigênio ou CPAP para manter a oxigenação adequada e reduzir o trabalho da respiração. Um pequeno número de bebês pode precisar de suporte respiratório mais invasivo até que os sintomas se resolvam completamente. Radiografias torácicas dos bebês com TTRN apresentarão opacidades parenquimatosas pulmonares entremeadas e podem ter pequenas efusões pleurais, mas têm aspecto muito melhor depois de algumas horas do nascimento.

195. Por que os fetos com anidrâmnio ou oligoidrâmnio grave estão em risco de problemas respiratórios após o nascimento?

O desenvolvimento apropriado dos pulmões depende do equilíbrio entre a secreção do fluido pulmonar fetal e a drenagem do pulmão. O fluido é produzido pelas células pulmonares e é passivamente drenado do pulmão para o líquido amniótico e é engolido. Quando o volume do líquido amniótico for acentuadamente reduzido, o desenvolvimento pulmonar será prejudicado. Assim sendo, fetos com anidrâmnio decorrente de doença renal ou ruptura precoce das membranas, sem novo acúmulo de líquido amniótico, estão em risco de hipoplasia pulmonar grave. A severidade da doença nesses bebês varia e nem sempre é previsível antes do nascimento.

196. A CPAP por prongas nasais demonstrou-se capaz de reduzir o risco de DBP?

Estudos retrospectivos avaliando os resultados em diferentes unidades neonatais sugeriram que o uso de CPAP estava associado a risco mais baixo de DBP. No entanto, apenas recentemente essa abordagem foi testada prospectivamente em comparação com outras estratégias terapêuticas padrões para tratar SDR. Diversos ensaios testaram agora a hipótese de que a CPAP precoce possa reduzir o risco de DBP, quando comparada com ventilação e terapia precoce com surfactante. Os resultados desses ensaios sugerem que a CPAP precoce reduz a necessidade de ventilação mecânica. Quando os resultados desses ensaios são combinados, o resultado da sobrevivência sem DBP é um pouco melhorado com o uso precoce de CPAP. O benefício relativo de CPAP precoce depende do grupo de comparação, e cada um dos ensaios de CPAP precoce usou grupos de comparação um pouco diferentes. Portanto, quando a CPAP precoce é comparada com ventilação como estratégia primária de tratamento, o benefício de CPAP precoce parece ser maior. Entretanto, quando CPAP precoce é comparada com a administração precoce de surfactante seguido por extubação rápida, o benefício da CPAP não é tão claro.

Carlo WA: Gentle ventilation: the new evidence from the SUPPORT, COIN, VON, CURPAP, Colombian Network, and Neocosur Network trials, *Early Hum Dev* 88:S81–S83, 2012.
Dunn MS, Kaempf J, de Klerk A et al.: Randomized trial comparing 3 approaches to the initial respiratory management of preterm neonates, *Pediatrics* 128:e1069–e1076, 2011.
SUPPORT Study Group of the Eunice Kennedy Shriver NICHD Neonatal Research Network: Early CPAP *versus* surfactant in extremely preterm infants, *N Engl J Med* 362:1970–1979, 2010.

197. Qual é o mecanismo de ação do óxido nítrico inalado (iNO) no manejo de hipertensão pulmonar?

O óxido nítrico (NO), produzido endogenamente nas células epiteliais na época da transição da vida fetal para neonatal, se dispersa das células para as células da musculatura lisa vascular, onde aumenta a atividade da guanilato ciclase solúvel. Isso leva à conversão do trifosfato de guanosina em monofosfato de guanosina cíclico (cGMP), o que causa o relaxamento dos músculos lisos, provocando vasodilatação pulmonar. Igualmente, quando é administrado óxido nítrico (iNO) exógeno, ele se dispersa dos alvéolos para as células da musculatura lisa com efeitos similares. O iNO é, então, rapidamente ligado e inativado pela hemoglobina reduzida no espaço vascular, evitando assim as concomitantes reduções na pressão sanguínea sistêmica.

198. Quais os bebês que mais se beneficiam da oxigenação por membrana extracorpórea (ECMO)?

A *ECMO* é um *bypass* cardiopulmonar prolongado usado para tratar bebês recém-nascidos com doença pulmonar reversível e que não responderam adequadamente ao manejo convencional. Embora a sobrevivência global seja de, aproximadamente, 70% a 80%, ela varia conforme o diagnóstico de base, com índices de sobrevivência de mais de 90% para a síndrome de aspiração meconial, 75% para sepse e, aproximadamente, 50% para hérnia diafragmática congênita. O uso de iNO reduziu a necessidade de ECMO.

199. Qual é o tipo mais comum de hérnia diafragmática congênita (HDC)?

A **hérnia de Bochdalek**, que representa 90% de todas as HDCs, é a mais comum. Essa é uma hérnia posterolateral que mais comumente (70% a 90%) ocorre no lado esquerdo. Os bebês geralmente são sintomáticos ao nascimento e exibem desconforto cardiorrespiratório grave. O exame é caracterizado por um abdome escafoide e ruídos respiratórios diminuídos do lado afetado. As radiografias revelam alças do intestino na cavidade torácica (Fig. 11-11). A ventilação com bolsa-máscara deve ser minimizada para evitar distensão abdominal.

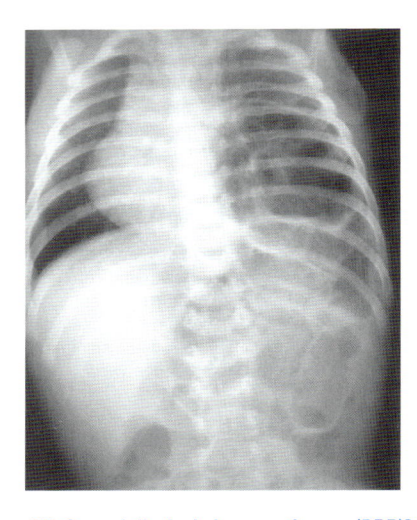

Figura 11-11. Radiografia do tórax de um recém-nascido com uma hérnia de Bochdalek. Observar a ausência de sombra diafragmática à esquerda, alças do intestino preenchidas com gás no lado esquerdo do peito e coração e mediastino desviados para a direita. *(De Taussing LM, Landau LI, editors:* Pediatric Respiratory Medicine, *2008, Mosby, p 937.)*

200. O que é displasia broncopulmonar (DBP)?

A *DBP* foi inicialmente descrita, em 1967, como uma doença pulmonar identificada após a fase aguda da síndrome do desconforto respiratório. A doença ocorria após um período de tratamento com ventilação mecânica usando-se altas pressões e concentrações de oxigênio. As características clínicas incluíam a necessidade prolongada de suporte respiratório e oxigênio, e as radiografias exibiam áreas alternadas de lucência (bolhas) e opacidade (atelectasia) e cardiomegalia. O índice de mortalidade associada à doença era alto, e achados patológicos descobertos na autópsia revelavam o envolvimento de todos os tecidos dentro do pulmão e incluíam alterações inflamatórias difusas, doença das pequenas vias aéreas, alterações alveolares enfisematosas e fibrose extensa. A patogênese da DBP foi atribuída ao ventilador e à lesão pulmonar. No entanto, o pulmão prematuro imaturo é particularmente suscetível ao desenvolvimento de doença pulmonar. À medida que os cuidados respiratórios e as taxas de sobrevivência evoluíram nos últimos anos, a DBP foi identificada em uma forma um pouco diferente. A "nova DBP" foi descrita como uma doença de bebês prematuros, com menor idade gestacional, que ocorria apesar dos níveis mínimos de suporte respiratório e era vista patologicamente como uma doença da parada de desenvolvimento do pulmão, com simplificação alveolar e septação reduzida.

Jobe AJ: The new BPD: an arrest of lung development, *Pediatr* Rev 46:641, 1999.
Northway WH, Rosan RC, Porter DY: Pulmonary disease following respiratory therapy of hyaline-membrane disease, *N Engl J Med* 278:357–368, 1967.

201. Na era atual da medicina neonatal, como é diagnosticada a DBP ou DPC (doença pulmonar crônica)?

A DBP tem sido identificada, tradicionalmente, em bebês prematuros, pela necessidade permanente de suporte respiratório, especificamente terapia de oxigênio. As denominações displasia broncopulmonar e doença pulmonar crônica têm sido usadas de diferentes formas, por diferentes indivíduos, e, algumas vezes, são usadas como sinônimos. Em eras anteriores da neonatologia, a DBP era diagnosticada em bebês tratados com oxigênio até 28 dias de vida, pelo menos. À medida que os bebês prematuros foram sobrevivendo, o diagnóstico se modificou para descrever bebês tratados com uma necessidade de oxigênio às 36 semanas de idade gestacional corrigida. Como as indicações para terapia de oxigênio variam de acordo com os centros com diferentes níveis de saturação-alvo de oxigênio, foi desenvolvida uma "definição fisiológica" alternativa de DBP que envolve a realização de um desafio progressivo com o ar ambiente para bebês tratados com oxigênio às 36 semanas de idade corrigida. Em 2000, um *workshop* do NIH desenvolveu uma definição de consenso para a DBP que estratificava a gravidade da doença e era mais preditiva dos resultados posteriores do que as definições prévias. Os detalhes da definição de consenso são descritos na Tabela 11-10.

Walsh MC, Szefler S, Davis J, et al: Summary proceedings from the bronchopulmonary dysplasia group, *Pediatrics* 117: S52–S56, 2006.
Ehrenkrantz RA, Walsh MC, Vohr BR, et al: Validation of the National Institutes of Health consensus definition of bronchopulmonary dysplasia, *Pediatrics* 116:1353–1360, 2005.

Tabela 11-10. Definição de Consenso do NIH de DBP para Bebês com < 32 Semanas de Gestação	
Severidade da DBP	**Suporte Respiratório às 36 Semanas PMA ou Alta Hospitalar, o que ocorrer Primeiro**
Tratamento com oxigênio > 21% por, no mínimo, 28 dias mais:	
DBP Leve	Respirando o ar ambiente
DBP Moderada	Necessidade de < 30% de oxigênio
DBP Severa	Necessidade de > 30% de oxigênio e/ou pressão positiva (VPP ou CPAP)

PMA, idade pós-menstrual (idade gestacional em semanas + duração da internação em semanas); *VPP*, ventilação com pressão positiva; *CPAP*, pressão positiva contínua das vias aéreas.
Modificada de Jobe AH, Bancalari E: Bronchopulmonary dysplasia, Am J Respir Crit Care Med *163:1726, 2001.*

202. Quais são os benefícios respiratórios da terapia com cafeína em bebês prematuros?

Um grande ensaio internacional multicêntrico mostrou que o tratamento com cafeína de bebês com um peso ao nascimento entre 500 e 1.250 g reduzia a incidência de doença pulmonar crônica e levava à diminuição gradual da terapia com pressão positiva 1 semana antes do que os controles tratados com placebo. Além disso, a incidência de morte ou deficiência foi reduzida no grupo com cafeína, quando comparado com o grupo de placebo aos 18 meses, mas não aos 5 anos de idade.

Schmidt B, Roberts RS, Davis P, et al: Caffeine theraphy of apnea of prematurity, *N Engl J Med* 354:2112–2121, 2006.

Agradecimentos
Os editores gratamente reconhecem as contribuições dos Drs. Philip Roth, Mary Catherine Harris, Carlos Veja-Rich e Peter Marro, que foram mantidas das edições anteriores de *Segredos em Pediatria.*

CAPÍTULO 12

NEFROLOGIA

Bernard S. Kaplan, MB BCh ▪ *Kevin E.C. Meyers, MB BCh*

ÁCIDO-BASE, LÍQUIDOS E ELETRÓLITOS

1. Como é estabelecida a causa de hiponatremia?

A concentração sérica de sódio, mesmo em estados de depleção do volume, reflete a situação da água ou do volume extracelular. Em crianças que apresentam hiponatremia, o **status de volume** sempre deve ser avaliado. As causas de hiponatremia são:

Hiponatremia dilucional:
- Se a densidade específica da urina for < 1,003, devem-se procurar as causas de *excesso de água livre* administrada, coletando-se uma história detalhada: administração inapropriada de líquidos hipotônicos por via oral ou intravenosa (IV) em um paciente com insuficiência renal aguda ou crônica que não pode excretar água livre maximamente; fórmulas com baixo soluto ou água pura em bebês; uso excessivo de água da torneira em bebês com diarreia ou uso como enemas; polidipsia psicogênica.

Se nenhuma dessas causas estiver presente, deve-se usar a concentração urinária de sódio para ajudar a classificar a causa de hiponatremia:

Hiponatremia por depleção com perdas extrarrenais:
- *Se o paciente estiver hipovolêmico e a concentração urinária de sódio for < 20 mEq/L, as causas prováveis serão* perdas gastrintestinais (vômito, diarreia, sondas para drenagem, fístulas, drenagem gástrica), perdas cutâneas (fibrose cística, insolação) ou terceiro espaço (queimaduras, pancreatite, trauma muscular, efusões, ascite, peritonite).

Depleção com perdas renais:
- *Se a concentração urinária de sódio for > 20 mEq/L, as causas prováveis serão* diuréticos, diurese osmótica, nefrite com perda de sal, deficiência mineralocorticoide, hipoplasia adrenal congênita, pseudo-hipoaldosteronismo.
- *Se o paciente estiver euvolêmico e a concentração urinária de sódio for > 20 mEq/L,* considerar problemas glicocorticoides ou de tireoide, síndrome da secreção inapropriada de hormônio antidiurético (SIADH) e regulação da variante osmostato (uma possível variante de SIADH).
- *Se o paciente estiver hipervolêmico e a concentração urinária de sódio for < 20 mEq/L,* considerar estados formadores de edema: síndrome nefrótica, insuficiência cardíaca congestiva, cirrose.
- *Se a concentração urinária de sódio for > 20 mEq/L,* considerar insuficiência renal aguda ou crônica.

Avner ED: Clinical disorders of water metabolism: hyponatremia and hypernatremia, *Pediatr Ann* 24:23–30, 1995.

PONTOS-CHAVE: DIAGNÓSTICO DIFERENCIAL DE HIPONATREMIA

- Hiponatremia com creatina sérica elevada sugere doença renal.
- Hiponatremia com alta osmolalidade urinária e alto sódio urinário sugere SIADH.
- Hiponatremia com hipercalemia e acidose metabólica sugere hipercalemia tubular renal ou transtorno corticosteroide.
- Hiponatremia com proteinúria e hipoalbuminúria ocorre na síndrome nefrótica *SIADH*, Síndrome da secreção inapropriada do hormônio antidiurético.

---

2. Qual é o tratamento de emergência da hiponatremia sintomática?

Pacientes com sintomas do sistema nervoso central, particularmente convulsões, devem receber uma infusão inicial intravenosa urgente de **solução salina hipertônica (3%)** em dose de 3 mL/kg. Isso deve elevar a concentração sérica de sódio em, aproximadamente, 3 a 4 mEq/L. A dose pode ser repetida a cada 10 a 20 minutos. O aumento da concentração sérica de sódio de apenas 4 a 6 mEq/L geralmente é suficiente para interromper as convulsões hiponatrêmicas.

Brenkert TE, Estrada CM, McMorrow SP, et al: Intravenous hypertonic saline use in the pediatric emergency department, *Pediatr Emerg Care* 29:71, 2013.

PONTOS-CHAVE: HIPONATREMIA

- Hiponatremia pode refletir estimulação *apropriada* de ADH, como na descompensação cardíaca e num estado instável com subenchimento arterial.
- Hiponatremia pode refletir estimulação *inapropriada* de ADH com euvolemia, como na pneumonia, no tumor cerebral ou na dor grave.
- Nas crianças em cuidados intensivos e no pós-operatório, a administração de líquidos hipotônicos de manutenção aumenta o risco de hiponatremia quando comparada com a administração de líquidos isotônicos.
- Líquidos isotônicos (solução salina normal) administrados como manutenção devem ser evitados em crianças com ESRD, insuficiência cardíaca congestiva ou hipertensão.
ADH, Hormônio antidiurético. *ESRD*, doença renal em estágio final

3. Como é estabelecida a causa de hipernatremia?
A *hipernatremia* é devida ao **excesso de administração de sal** ou **ao excesso de perda de água livre**. Uma combinação da história, avaliação clínica do status de volume do paciente e medida da concentração urinária de sódio é necessária para se estabelecer o diagnóstico.
- *Se o paciente estiver* **hipovolêmico** *e a concentração urinária de sódio for < 20 mEq/L*, considerar perdas de água extrarrenal – diarreia, perspiração excessiva.
- *Se a concentração urinária de sódio for > 20 mEq/L*, considerar perdas renais – displasia renal, uropatia obstrutiva e diurese osmótica.
- *Se o paciente estiver* **euvolêmico** *e a concentração urinária de sódio for variável*, considerar perdas extrarrenais (insensíveis: dérmica, respiratória) e perdas renais (diabetes *insipidus* central, diabetes *insipidus* nefrogênica).
- *Se o paciente estiver* **hipervolêmico** *e a concentração urinária de sódio for [usualmente] > 20 mEq/L*, considerar – fórmula misturada inapropriadamente na alimentação por sonda, administração excessiva de bicarbonato de sódio, administração excessiva de sal, envenenamento por sal e hiperaldosteronismo primário (raro em crianças).

Avner ED: Clinical disorders of water metabolism: hyponatremia and hypernatremia, *Pediatr Ann.* 24:23–30, 1995.

4. Por que a correção muito rápida da hipernatremia pode causar convulsões?
Crianças com hiponatremia grave podem convulsionar antes de ser iniciado o tratamento, enquanto que aquelas com hipernatremia podem desenvolver convulsões em resposta à terapia. Em pacientes com desidratação hipernatrêmica, o aumento da osmolalidade extracelular retira líquidos do compartimento intracelular, e as células, especialmente as células cerebrais, encolhem de tamanho. No entanto, o cérebro pode gerar osmóis idiogênicos para minimizar a perda de líquidos. Os osmóis idiogênicos são, principalmente, aminoácidos e outros solutos orgânicos que permitem que as células cerebrais minimizem a perda celular de água. Na verdade, na hipernatremia crônica, o tamanho do cérebro é quase normal. Entretanto, se a correção da hipernatremia crônica com mais de 24 horas de duração for muito rápida, a água se move do compartimento extracelular de volta para o compartimento intracelular cerebral, causando assim edema cerebral. Isso pode provocar convulsões, hemorragia cerebral e até mesmo morte. Para prevenir essa situação nos pacientes com hipernatremia crônica, não deve ser permitido que a concentração sérica de sódio diminua mais rápido do que 0,5 mEq/L por hora e idealmente não mais que 10 a 12 mEq/L/24h.

Schwadere AL, Schwartz GJ: Treating hypernatremic dehydratation, *Pediatr Rev* 28:148–150, 2005.

5. Qual é o diagnóstico diferencial de diabetes *insipidus* nefrogênica (NDI)?
- A *NDI herdada* pode se dever a anormalidades do receptor de arginina vasopressina (AVP) (gene AVPR2, ligado ao X) ou aquaporina (gene AQP2, recessivo).
- A *NDI adquirida* pode se dever a causas eletrolíticas (hipocalemia, hipocalcemia), medicações (diuréticos, lítio, cisplatina), doenças renais crônicas, doença tubulointersticial.
- A NDI pode ocorrer na síndrome renal de Fanconi, na acidose tubular renal e na síndrome de Bartter devida à hipocalemia.

6. Um bebê do sexo masculino apresenta desidratação grave, poliúria e hipernatremia. Qual é o primeiro diagnóstico renal que deve vir à mente?

A **NDI congênita**, que é causada por mutações nos genes que codificam aquaporinas (AVPR2 ou AQP2), é o primeiro diagnóstico renal que deve vir à mente. Aquaporinas são proteínas de membrana envolvidas no transporte de água. O defeito genético resulta em insensibilidade no néfron distal à AVP (ADH), portanto ocorre uma absorção anormal de água nos ductos coletores. Este defeito de concentração urinária está presente desde o nascimento, e os sintomas de irritabilidade, má alimentação e baixo ganho de peso iniciam nas primeiras semanas de vida. Podem ocorrer febre alta, desidratação e convulsões, retardo mental e problemas psicológicos. Poliúria persistente pode causar megacistos, bexiga trabeculada, hidroureter e hidronefrose.

Wesche D, Deen PM, Knoers NV: Congenital nephrogenic diabetes insipidus: the current state of affairs, *Pediatr Nephrol* 27:2183–2104, 2012.

7. Quais são as consequências clínicas e fisiológicas de hipocalemia progressiva (baixo potássio)?
- Fraqueza e paralisia muscular, que pode levar a hipoventilação e apneia.
- Constipação e íleo.
- Aumento na suscetibilidade para ritmos ectópicos ventriculares e fibrilação, especialmente em crianças que estão recebendo digitalis.
- Interferência na capacidade dos rins de concentrar urina, levando à poliúria.

8. Quais são as causas de hipocalemia?
- Diuréticos, ocasionalmente laxativos.
- Alcalose metabólica, especialmente em pacientes com estenose pilórica.
- Cetoacidose diabética grave com desidratação.
- Diarreia.
- Acidose tubular renal, tipos I e II.
- Síndrome renal de Fanconi.
- Síndromes de Bartter e Gitelman.
- Estados hipermineralocorticoides: hiperaldosteronismo primário, síndrome de Cushing, tumores adrenais, formas raras de hiperplasia adrenal congênita, hipertensão suprimível com dexametasona
- Tumores pituitários produtores do hormônio adrenocorticotrófico.
- Estados hiper-reninêmicos, como estenose arterial renal.

9. Quais alimentos têm alto teor de potássio?
Passas, batatas cozidas, cacau, laranjas, bananas, batatas fritas (especialmente em tamanho grande!) e cenouras têm alto teor de potássio.

10. Liste as causas de hipercalemia em crianças.
- **Aumento no consumo de potássio:** o aumento da ingestão oral isoladamente não provoca hipercalemia, contanto que a capacidade de excretar potássio seja mantida. O aumento no consumo é importante, quando a excreção renal está comprometida na insuficiência renal com oligúria-anúria ou em pacientes que estão tomando inibidores da enzima conversora de angiotensina (ECA). Raramente, um consumo extremamente alto de potássio pode provocar hipercalemia (p. ex., potássio intravenoso, penicilina potássica oral e transfusão sanguínea usando sangue armazenado por longo tempo).
- **Redução na excreção renal:** a função renal prejudicada leva à redução na excreção de potássio, usualmente em pacientes com insuficiência renal aguda oligúrica/anúrica. Inicialmente, o equilíbrio do potássio é mantido pelo aumento na excreção por meio do funcionamento dos néfrons, até que a taxa de filtração glomerular (TFG) diminui para < 15 mL/min/1,73 m^2.
- **Redistribuição do potássio** do compartimento intracelular para o extracelular. A *acidose metabólica* resulta no movimento dos íons de hidrogênio para dentro do espaço intracelular, visando suavizar o pH intravascular. Para manter a eletroneutralidade, o potássio sai da célula, o que resulta em hipercalemia. A insulina promove o movimento do potássio para dentro das células. Portanto, a deficiência de insulina na cetoacidose diabética pode levar à hipercalemia. A hiperosmolalidade intravascular faz com que a água faça um movimento de saída das células, arrastando o potássio com ela (arrastando o solvente), seguida por um aumento na concentração intracelular de potássio, criando um gradiente favorável para o movimento de saída do potássio das células.

- A **quebra do tecido** pode liberar potássio das células para o líquido extracelular. Isso ocorre com trauma, rabdomiólise, quimioterapia (causando a síndrome de lise tumoral), hemólise massiva (p. ex., reação transfusional), exercício extenuante e paralisia hipercalêmica periódica.
- **Hipercalemia induzida por medicação:** β-bloqueadores, diuréticos poupadores de potássio, inibidores da ECA, digoxina, succinilcolina, arginina, anti-inflamatórios não esteroides (AINEs) e clacineurina podem induzir hipercalemia.
- **Pseudo-hipercalemia** é definida como a elevação na concentração sérica de potássio com concomitante concentração plasmática normal de potássio. A destruição dos eritrócitos após punção venosa ou amostragem capilar é a causa mais frequente para o potássio sérico elevado em crianças. Pseudo-hipercalemia também é vista com trombocitose grave em virtude da liberação de potássio dos grânulos plaquetários, de policitemia grave ou leucocitose. Nesses casos, a verificação da concentração *plasmática* (comparada com a *sérica*) de potássio transmitirá a segurança de que a concentração plasmática é normal.
- **Deficiência ou resistência à aldosterona (pseudo-hipoaldosteronismo)** reduz a excreção de potássio e hidrogênio e resulta em hipercalemia e acidose metabólica. Ocorre falta da produção de aldosterona na insuficiência adrenal primária ou com erros inatos do metabolismo esteroide adrenal (p. ex., hiperplasia adrenal congênita, deficiência da sintase de aldosterona). Crianças com pseudo-hipoaldosteronismo exibem níveis elevados de aldosterona. Pseudo-hipoaldosteronismo pode ocorrer com ou sem perda de sal.

Masilamani K, van der Voort J: The management of acute hyperkalemia in neonates and children, *Arch Dis Child* 97:376–380, 2012.

11. Quando infusões de cálcio são indicadas em um paciente com potássio sérico elevado?
Se o **nível sérico de potássio for > 8 mEq/L** ou se houver uma **disritmia cardíaca**, as infusões de cálcio são indicadas. Uma infusão de cálcio é a forma mais rápida de tratar a disritmia associada à hipercalemia, porém não reduz as concentrações séricas de potássio. Hipercalemia aumenta o potencial da membrana celular, dessa forma tornando as células mais disritmogênicas. Hipercalcemia aumenta o limiar potencial das células, recupera a diferença na voltagem entre esses dois potenciais e diminui a probabilidade de uma disritmia. O efeito da infusão de cálcio é transitório.

12. Quais são os aspectos principais no tratamento de hipercalemia?
1. **Estabilizar os potenciais de membrana:** gluconato de cálcio a 10% é usado, mais tipicamente quando é necessária uma ação imediata para melhorar um eletrocardiograma anormal (ECG).
2. **Induzir o transporte do potássio para o interior das células:** as terapias incluem glicose + insulina e bicarbonato de sódio (no contexto de acidose). O uso de agonistas de β-2 (intravenosos e inalados) é recomendado por alguns especialistas como outra terapia possível.
3. **Aumento na excreção de potássio:** pode ser obtido por meio de resina de troca catiônica (p. ex., sulfonato sódico de poliestireno); diuréticos de alça; e, como terapia final, diálise.

13. Quais são as causas das síndromes de paralisia periódica envolvendo altos e baixos níveis de potássio?
Canalopatias herdadas são transtornos produzidos pela função anormal do canal iônico. Na paralisia periódica hipocalêmica, cerca de 70% dos pacientes têm uma mutação em um gene dos canais de cálcio. Na paralisia periódica hipercalêmica, a maioria dos casos é causada por mutações no canal de sódio SCN4A. Ambas as doenças são caracterizadas por fraqueza intermitente, geralmente pela manhã. É digno de nota o fato de que a paralisia periódica hipercalêmica é uma doença bem descrita em cavalos quarto de milha, nos quais é denominada "síndrome de Impressive", depois que uma fonte de mutação foi descoberta como originada em um garanhão chamado Impressive.

Saperstein DS: Muscle channelopathies, *Semin Neurol* 28:260–269, 2008.

14. O que é o ânion gap sérico indeterminado?
O ânion gap sérico indeterminado é a diferença entre a concentração sérica de sódio e a soma do cloreto mais bicarbonato. O ânion gap representa ânions que não são normalmente medidos, tais como sulfato, ânions orgânicos e albumina carregada. O valor normal é < 15 mEq/L.

15. Qual é a utilidade do ânion gap sérico na avaliação de uma acidose metabólica?

Na presença de acidose metabólica, o cálculo do ânion gap determina qual dos dois caminhos diagnósticos é o mais provável. Se o ânion gap for **aumentado**, considerar uma das causas listadas em MUDPILES (ver Pergunta 16). Se o ânion gap for **normal**, considerar diarreia ou acidose tubular renal. Salientamos que sempre se deve suspeitar de acidose com ânion gap indeterminado, se o cloreto e o bicarbonato sérico estiverem ambos baixos.

16. Quais são as causas de acidose com ânion gap sérico elevado?

Um ânion gap elevado reflete a adição de um ácido com seu ânion que, normalmente, não é medido, como salicilato, mas não ácido hidroclórico. A mnemônica **MUDPILES** ajuda a lembrar das causas de um ânion gap elevado.
- **M**etanol (ácido fórmico e formiato).
- **U**remia (ácido guanidinosuccínico, fosfatos, sulfatos e outros ácidos).
- Cetoacidose **D**iabética (ácido lático, β-hidroxibutirato e acetoacetato).
- **P**araldeídeo, fenformina (**P**henformin).
- Ferro (**I**ron), **I**soniazida, erros **I**natos do metabolismo.
- Acidose **L**áctica secundária a hipóxia, depressão cardiorrespiratória severa, choque, convulsões prolongadas ou doenças mitocondriais.
- **E**tanol, Glicol **E**tileno.
- **S**alicilato.

17. Qual a limitação da resposta respiratória à alcalose metabólica?

A *Alcalose metabólica* ocorre quando um ganho líquido de álcali ou a perda de ácido leva a uma elevação na concentração sérica de bicarbonato e do pH. Na alcalose metabólica (como na acidose metabólica), há uma medida da compensação respiratória em resposta a mudança no pH. Essa resposta, que é alcançada pela hipoventilação alveolar, é limitada pela necessidade imperiosa de se manter uma concentração adequada de oxigênio no sangue. Usualmente, o PCO_2 não irá aumentar > 50 a 55 mmHg, apesar da alcalose grave.

18. Qual é o diagnóstico diferencial em uma criança que apresenta síndromes de alcalose metabólica primária?

A alcalose metabólica pode ser dividida em duas categorias principais com base na *concentração urinária de cloreto* e a *resposta à expansão de volume com uma infusão salina.*

Alcalose metabólica responsiva à solução salina: a concentração urinária de cloreto é < 10 mEq/L, e há depleção significativa do volume. A solução salina normal administrada por via intravenosa usualmente corrige a alcalose metabólica; o exemplo clássico é a estenose pilórica.
As causas incluem estenose pilórica, vômito abundante, sucção gastrintestinal superior excessiva, diarreia congênita por cloreto, abuso de laxativos, uso ou abuso de diuréticos, fibrose cística, fórmulas infantis deficientes em cloreto, síndrome pós-hipercapnia e administração de ânion mal reabsorvido. Isso também pode ocorrer após o tratamento de acidemias orgânicas. O tratamento de cetoacidose diabética com insulina leva ao metabolismo do acetoacetato, que resulta na geração de bicarbonato.

Alcalose resistente à solução salina: o cloreto urinário é alto, e o paciente é hipertenso. A administração de solução salina normal agrava a alcalose metabólica. Na maioria desses casos, o excesso de mineralcorticoide desempenha o papel central na geração de alcalose.
As causas incluem hipertensão hiper-reninêmica (estenose da artéria renal, tumor secretor de renina), tratamento com corticosteroide, deficiência grave de potássio, bloqueio genético na síntese do hormônio esteroide (deficiência de 17 α-OH), síndrome de Liddle, síndrome de Bartter, síndrome de Gitelman, hiperaldosteronismo primário (extremamente raro em crianças) e ácido glicirrízico contendo alcaçuz.

19. Por que o pH urinário frequentemente é ácido (pH 5,0 a 5,5) em uma criança com alcalose metabólica por vômito grave?

Vômito prolongado, como é visto na estenose pilórica, resulta em alcalose metabólica em virtude da perda de íons de hidrogênio e da depleção do volume (desidratação). Também ocorre perda significativa de sódio, potássio e cloreto com resultante alcalose metabólica hipocalêmica, hipoclorêmica. A depleção do volume ativa a resposta da renina-angiotensina-aldosterona, o que resulta no aumento da reabsorção distal de sódio e água. Para reter sódio, o rim precisa liberar outros cátions (hidrogênio em particular) na urina. Os íons de hidrogênio abaixam o pH da urina. Quando o volume está repleto, haverá supressão de aldosterona, o pH urinário ficará alcalino (pH 6,5 ou mais), e a alcalose metabólica diminuirá. Mudança na urina de acidótica para alcalótica é um sinal de reposição adequada do volume.

Esse cenário algumas vezes é referido como a "*acidúria paradoxal da alcalose metabólica*", e seu preceptor também poderá usar o termo. Se você estiver se sentindo corajoso, poderá responder que ela não é absolutamente paradoxal, uma vez que você já entende a fisiopatologia.

LESÃO RENAL AGUDA

20. Por que o termo *lesão renal aguda* substituiu insuficiência renal aguda?
Lesão renal aguda (LRA) reflete mais apropriadamente o conceito de que reduções menores na função renal (menos do que insuficiência completa do órgão) têm repercussões clínicas significativas em termos de morbidade e mortalidade.

21. Quais observações clínicas e laboratoriais são úteis para se distinguir entre oligúria pré-renal (redução no volume circulante efetivo) e oligúria de LRA intrínseca?
A avaliação clínica do status de hidratação, volume e perfusão é essencial, porque é mais provável que estes estejam afetados em um estado pré-renal. Em pacientes com LRA intrínseca, existe maior probabilidade de que seja volume normal ou em excesso; pode haver evidências de edema ou congestão vascular. Se a avaliação do status de volume sugerir um déficit no volume, a administração de solução salina normal em *bolus* pode ser tanto diagnóstica quanto terapêutica. Os estudos laboratoriais que auxiliam estão resumidos na Tabela 12-1.

Tabela 12-1. Estudos Laboratoriais que Podem Distinguir Oligúria Pré-Renal de Necrose Tubular Aguda

PARÂMETRO	OLIGÚRIA PRÉ-RENAL	OLIGÚRIA RENAL
U_{Na} aleatório (mEq/L)	< 20	> 40
FE_{Na}*	< 1%	> 1%
Osmolalidade urinária (mOsm/L)	> 500	< 300

$FE_{Na} = ([U_{Na} \times P_{Creat}]/[P_{Na} \times U_{Creat}]) \times 100\%$ (em uma amostra de urina coletada aleatoriamente).

22. Qual é a causa mais comum de LRA em crianças pequenas nos Estados Unidos?
Costumava ser a síndrome hemolítico-urêmica (SHU), a qual na maioria dos casos é causada por infecção gastrintestinal com *E. coli* produtora da toxina Shiga, especialmente o sorotipo 0157:H7. No entanto, os casos de necrose tubular aguda no lactente e na infância, em razão de **insultos hipóxicos, hipotensivos e/ou hipovolêmicos**, ou **lesão induzida por droga,** agora representam o maior grupo de causas. Novas observações indicam que a presença de proteinúria prediz o desenvolvimento de LRA independentemente de TFGe (taxa de filtração glomerular estimada com base no nível de creatinina). A gravidade da LRA e a duração são fatores preditores importantes de doença renal crônica e da mortalidade no longo prazo.
As causas de LRA estão listadas na Tabela 12-2.

Siew ED, Furth SL: Acute kidney injury: a not-so-silent disease, *Kidney Int* 85:494–495, 2014.
Siew ED, Deger SM: Recent advances in acute kidney injury epidemiology, *Curr Opin Nephrol Hypertens* 21:309–317, 2012.

Tabela 12-2. Causas de Lesão Renal Aguda (LRA)

Causas Pré-Renais de LRA	
Depleção do volume	Diarreia severa
	Vômito prolongado
	Diurese osmótica
	Diuréticos
	Queimaduras extensas
	Hemorragia
Redução no volume sanguíneo efetivo	Choque séptico
	Anafilaxia
	Síndrome nefrótica

(Continua)

Tabela 12-2. Causas de Lesão Renal Aguda (LRA) *(Continuação)*	
Insuficiência cardíaca	Malformação anatômica
	Arritmias
	Cardiomiopatia
	Tamponamento
	Cirurgia pós-cardíaca
Causas Intrínsecas de LRA	
	Glomerulonefrite pós-infecciosa
	Nefrite lúpica
	Nefrite púrpura de Henoch-Schönlein
	Nefropatia por IgA
	Glomerulonefrite crescente
Vascular	Trombose venosa renal
	Vasculite
	Agentes anti-inflamatórios não esteroides
	Inibidores da ECA
	Síndrome hemolítico-urêmica
Tubular (NTA)	Insuficiência pré-renal severa
	Asfixia/hipoxemia
	Obstrução da crista
	Medicações
	Toxinas
	Síndrome da lise tumoral
Nefrite intersticial	Nefrite alérgica intersticial
	Síndrome de TINU
	Infiltrado com malignidade
	Pielonefrite
	Sarcoidose
Causas Pós-Renais de LRA	
	Nefrolitíase bilateral
	Neoplasia

ECA, enzima conversora da angiotensina; *NTA*, necrose tubular aguda; *IgA*, imunoglobulina A; *TINU*, nefrite e uveíte tubulointersticial.

23. Qual é a tríade dos achados clínicos de SHU?
- Insuficiência renal aguda com oligúria, anúria e raramente poliúria.
- Anemia hemolítica aguda: microangiopática, com glóbulos vermelhos fragmentados ou esquizócitos, Coombs negativo não imune.
- Trombocitopenia.

Kaplan BS, Drummond KN: The hemolytic-uremic syndrome is a syndrome, *N Engl J Med* 298:964–966, 1978.

24. Quais são as causas de SHU?
E. coli 0H157:H7, produtora da toxina Shiga, é a causa mais frequente de SHU nos Estados Unidos. A infecção por *E. coli* 0H157:H7 produtora da toxina Shiga causou uma epidemia grave de SHU na Europa, em 2011. Lesão às células endoteliais com microtrombos capilares glomerulares secundários é central à patogênese de SHU causada por *E. coli* produtora da toxina Shiga. Essa é a causa mais frequente de SHU, mas existem outras causas conhecidas das quais a síndrome hemolítico-urêmica atípica compreende cerca de 10% de todas as causas. Mutações genéticas aumentam o risco de SHU atípica e podem provocar a ativação descontrolada do sistema complemento, quando desencadeada.

25. O uso de terapia com antibióticos em crianças com diarreia causada por *E. coli* OH157:H7 previne o aparecimento de SHU?

Há controvérsias. Um estudo mostrou que crianças que receberam antibióticos (usualmente, antibióticos contendo sulfa ou β-lactâmico) durante surtos tiveram uma taxa mais elevada (50% *versus* 7%) de SHU. Uma meta-análise posterior não demonstrou proteção ou associação. A maioria dos especialistas opta por não tratar pacientes com gastroenterite por *E. coli* OH157:H7 com antibióticos, porque não há comprovação dos benefícios.

Safdar N, Said A, Gangnon RE, et al: Risk of hemolytic-uremic syndrome after antibiotic treatment of *Escherichia coli* OH157:H7 enteritis: a meta-analysis, *JAMA* 288:996–1001, 2002.

26. Pode ser feita alguma coisa para se diminuir a gravidade da doença renal em crianças com SHU causada por *E. coli* OH157:H7?

Aproximadamente, 15% dos pacientes com gastroenterite por *E. coli* OH157:H7 desenvolvem SHU dentro de 2 a 14 dias do início da diarreia. A expansão do volume intravenoso durante esse período, se indicada, pode diminuir a frequência de insuficiência renal oligoanúrica em pacientes com *E. coli* OH157:H7 em risco para SHU.

Terapias adicionais, como aférese plasmática, imunoadsorção, agentes ligadores da toxina Shiga e inibidores do complemento (p. ex., eculizumab), estão atualmente em estudo.

Keir LS, Marks SD, Kim JJ: Shigatoxin-associated hemolytic-uremic syndrome: current molecular mechanisms and future therapies, *Drug Des Devel Ther* 6:195–208, 2012.
Hickey CA, Beattie TJ, et al: Early volume expansion during diarrhea and relative nephroprotection during subsequent hemolytic uremic syndrome, *Arch Pediatr Adolesc Med* 165:884–889, 2011.

27. Por que SHU associada à toxina Shiga é tão assustadora para pacientes, familiares e médicos?

A SHU associada à toxina Shiga é assustadora porque os pacientes podem morrer, são necessários cuidados intensivos em cerca de 50% dos casos, podem se desenvolver complicações extrarrenais sérias, e os pacientes que se recuperam podem ter sequelas crônicas. Felizmente, aproximadamente 70% dos pacientes se recuperam completamente do episódio agudo. A taxa de morte aguda atualmente é < 4%, e as complicações sérias de longo prazo são < 15%. Os rins sofrem as consequências dos danos de longo prazo, que incluem proteinúria (15% a 30% dos casos), hipertensão (5% a 15%), doença renal crônica (DRC, 9% a 18%) e doença renal em estágio final (ESRD) (3%). Um número menor tem sequelas externas, incluindo estenose colônica, colelitíase, diabetes melito ou lesão cerebral. A maioria dos pacientes que progridem para ESRD não recupera a função renal normal depois do episódio agudo. Os fatores de risco mais importantes para os resultados renais agudos e de longo prazo são anúria por 10 dias e necessidade prolongada de diálise > 3 semanas. Após o episódio agudo, todos os pacientes devem ser acompanhados por, no mínimo, 5 anos, devendo ser acompanhados indefinidamente, se houver proteinúria, hipertensão ou uma TGFe reduzida.

Spinale JM1, Ruebner RL, Copelovitch L, Kaplan BS: Long-term outcomes of Shiga toxin hemolytic uremic syndrome, *Pediatr Nephrol* 28:2097–2105, 2013.

28. O que significa síndrome hemolítico-urêmica atípica?

Esse termo descreve um grupo de pacientes de todas as idades que apresentam as características clássicas de SHU, mas que *não têm E. coli produtora da toxina Shiga (STEC)* como causa. SHU atípica corresponde a cerca de 5% a 10% dos casos de SHU. Foram identificadas várias mutações genéticas que parecem causar a ativação excessiva do sistema complemento. As distinções clássicas entre a assim chamada SHU típica e a atípica estão começando a desaparecer com as novas descobertas de anormalidades em genes que regulam o caminho alternado do complemento. Muitos casos de SHU atípica podem até mesmo ter diarreia precedente. Comparada com a SHU clássica, o prognóstico para uma SHU atípica é pior. Cinquenta por cento podem progredir para ESRD comparados com 85% dos casos de SHU típica que recuperam a função renal. O uso de eculizumab, um anticorpo monoclonal anti-C5 específico que bloqueia a ativação do caminho alternativo do complemento, melhorou dramaticamente o resultado dos pacientes com SHU atípica com mutações conhecidas ou suspeitas nos genes regulatórios do complemento.

Legendre CM, Licht C, Muus P, et al: Terminal complement inhibitor eculizumab in atypical hemolytic-uremic syndrome, *N Engl J Med* 368:2169–2181, 2013.
Kaplan BS, Ruebner RL, Copelovitch L: An evaluation of the results of eculizumab treatment of atypical hemolytic uremic syndrome, *Expert Opin Orphan Drugs* 2:167–176, 2013.

29. Quais são as indicações para diálise em LRA?

Uma mnemônica útil é **AEIOU**: **A**cidemia, **A**normalidades **e**letrolíticas, pressão arterial aumentada – *(Increased)*, sobrecarga de volume – *(Overload)* e **U**remia.
- Acidemia metabólica grave que não pode ser controlada com bicarbonato de sódio.
- Nitrogênio ureico sanguíneo (BUN) e concentrações de creatinina elevadas no contexto de anúria ou anormalidades metabólicas descontroladas. Não existem níveis críticos estabelecidos de BUN ou creatinina acima dos quais precise ser instituída diálise. Contudo, quando a creatinina atinge 10 mg/dL ou o BUN é ≥ 100 mg/dL, a TGF geralmente é acentuadamente reduzida, e isso resulta em uma ou mais das anormalidades a seguir:
  - Hipercalemia que aumenta rapidamente ou se encontra estável num nível alto perigoso, especialmente com alterações no ECG, que não é controlada por infusões de insulina, bicarbonato, cálcio ou resina ligadora de caiexalato; outros distúrbios eletrolíticos graves, incluindo hiponatremia sintomática, hipocalcemia, hiperfosfatemia e hiperuricemia.
  - Hipertensão volume-dependente ou sinais de ICC não responsiva ao tratamento com diuréticos.
  - Necessidade urgente de uma transfusão sanguínea na presença de sobrecarga de líquidos e/ou hipertensão.
  - Sinais agudos ou sintomas de encefalopatia.

DOENÇA RENAL CRÔNICA

30. Com base nas estimativas da TFG e nos níveis séricos de creatinina, como são definidas LRA e doença renal crônica (DRC)?

Critérios para LRA: TFG < 60 mL/min por 1,73 m² por 3 meses, OU redução da TFG de > 35% ou aumento na creatinina sérica (SCr) de > 50% por < 3 meses.

Critérios para DRC: Presença dos critérios para LRA por > 3 meses.

Kidney Disease: Improving Global Outcomes (KDIGO) CKD Work Group: KDIGO 2012 clinical practice guideline for the evaluation and management of chronic kidney disease, *Kidney Inter* 3S:1S–150S; 2013.

Tabela 12-3. Estágios da Doença Renal Crônica

ESTÁGIO	TFG	DESCRIÇÃO	TRATAMENTO
1	90+	Função renal normal, mas anormalidades na urina ou na imagem	Observação, controle da pressão arterial
2	60-89	Função levemente reduzida	Observação, controle da pressão arterial
3A	45-59	Função moderadamente reduzida	Observação, controle da pressão arterial e dos fatores de risco
3B	30-44		
4	15-29	Função severamente reduzida	Plano para insuficiência renal em estágio final
5	< 15 ou em diálise	Doença renal em estágio final	Discutir opções de tratamento

TFG, taxa de filtração glomerular (min/1,73 m²).
Kidney Disease: Improving Global Outcomes (KDIGO) CKD Work Group 2012 Clinical Practice Guidance for the Evaluation and Management of Chronic Kidney Disease, *Kidney Int* 3S:1–150; 2013.

31. Quais são os estágios de DRC?

Existem 5 estágios de DRC (Tabela 12-3), os quais estão baseados na TFG.

32. Quais são as principais causas de DRC em crianças que resultam em transplante renal?
- Uropatia obstrutiva.
- Rins aplásicos, hipoplásicos e displásicos.
- Gromerulosclerose segmentar focal.

Whyte DA, Fine RN: Chronic kidney disease in children, *Pediatr Rev* 29:335–340, 2008.

NEFROLOGIA

33. Seu nefrologista assistente gosta de usar o método de ensino socrático. "Quais são as quatro principais medicações endócrinas e cardíacas que melhoraram dramaticamente a vida e os resultados de crianças com DRC?" é uma das perguntas favoritas.
- O uso de *eritropoietina*, um hormônio normalmente produzido nos rins, eliminou em grande parte a necessidade de transfusões sanguíneas em crianças com DRC.
- O uso de *1,25-diidroxicolecalciferol*, uma forma ativa da vitamina D normalmente produzida nos rins, preveniu dramaticamente ou tratou osteodistrofia.
- O hormônio do crescimento (GH) não é produzido pelos rins. Entretanto, a administração de *GH recombinante* resulta na aceleração do crescimento em crianças com crescimento retardado com DRC.
- A inibição do sistema renina-angiotensina-aldosterona com *inibidores da ECA* ou *bloqueadores do receptor da angiotensina (ARBs)* ajudou muito a controlar a hipertensão e também impediu a progressão de fibrose glomerular.

34. Qual é o novo termo para osteodistrofia renal?
Osteodistrofia renal tem sido tradicionalmente o termo usado para descrever a patologia óssea e mineral causada pelos desarranjos endócrinos e eletrolíticos em DRC. A denominação **"doença renal crônica-transtorno mineral e ósseo (DRC-MBD)"** foi recomendada por um comitê de consenso internacional, em 2009, para melhor descrever as alterações sistêmicas que ocorrem em DRC.

35. Que elevação hormonal é a chave na patogênese de DRC-MBD?
O **hiperparatireoidismo** é a chave. A TFG reduzida resulta na retenção de fosfato e hiperfosfatemia. Além disso, existe uma produção renal reduzida de 1,25-diidroxivitamina D. Esses dois fatores levam à redução da absorção de cálcio do trato gastrintestinal e à redução na capacidade de resposta dos ossos ao hormônio da paratireoide (PTH), o que resulta em hipocalcemia. A hipocalcemia provoca um aumento na liberação de PTH, o que então aumenta a reabsorção óssea. Uma sequela de longo prazo deste hiperparatireoidismo secundário devido a DRC pode ser fibrose da medula óssea.

36. Por que é importante reconhecer DRC-MBD num estágio inicial?
O reconhecimento de osteodistrofia (que começa quando a TFG é metade da taxa normal) é importante porque a intervenção precoce com calcitriol, vitamina D e resinas ligadoras do fosfato pode prevenir e/ou curar a doença óssea (mas não necessariamente melhorar o crescimento). Além do mais, em estados de acidose crônica, o esqueleto atua como um tampão para o ácido retido. Isso resulta na liberação do cálcio, que contribui para mais osteopenia e doença óssea.

37. Por que FGF23 é um importante conceito em desenvolvimento em DRC-MBD?
As alterações no metabolismo do cálcio/fosfato em DRC são caracterizadas por hiperfosfatemia, hipocalcemia, deficiência de calcitriol e hiperparatireoidismo. Um regulador importante deste sistema complexo é *FGF23*, um peptídeo circulante produzido nos osteócitos que regula a excreção renal do fosfato. PTH ainda é o biomarcador mais importante, porém estão surgindo novos biomarcadores, como FGF23, e técnicas de imagem não invasivas, que podem permitir a classificação individual e o monitoramento na progressão de DRC-MBD.

Kemper MJ, van Husen M: Renal osteodystrophy in children: pathogenesis, diagnosis and treatment, *Curr Opin Pediatr* 26:180–186, 2014.

38. O que são as ciliopatias?
Esta é uma pergunta importante, porque a resposta pode produzir um livro inteiro sobre a compreensão de muitas condições renais herdadas (Tabela 12-4). Diversos transtornos de único gene degenerativos e relacionados ao desenvolvimento, como doença renal policística, nefronoftise, retinite pigmentosa, síndrome de Bardet-Biedl, síndrome de Joubert e síndrome de Meckel, são classificados como ciliopatias, um conceito recente que descreve doenças caracterizadas pela disfunção de uma organela semelhante ao cabelo denominada cílio. A maioria das proteínas que estão alteradas nesses transtornos de único gene funciona no nível do complexo cílio-centrossomo.

Hildebrandt F, Benzing T, Katsanis N: Ciliopathies, *N Eng J Med* 364:1533–1543; 2011.

Tabela 12-4. Ciliopatias de Gene Único Proeminentes	
Transtornos dominantes	Doença renal policística autossômica dominante
	Doença de Von Hippel-Lindau
Transtornos recessivos	Doença renal policística autossômica recessiva
	Nefronoftise
	Síndrome de Bardet-Biedl
	Síndromes retinais-renais
	Síndrome de Senior-Loken
	Síndrome de Joubert
	Síndrome de Meckel

39. Nefronoftise é difícil de pronunciar e soletrar, mas o que é?

Nefronoftise (uma das ciliopatias) é a causa genética mais frequente de ESRD nas 3 primeiras décadas de vida (idade média: 13 anos) e é caracterizada por cistos restritos à junção corticomedular. O tamanho dos rins é normal ou pequeno. Foram identificadas mutações em mais de 11 genes recessivos (*NPHP1* a *NPHP11*) como causas de nefronoftise. Mutações em *NPHP1* causam nefronoftise juvenil tipo 1. As características clínicas da nefronoftise juvenil incluem anemia, poliúria, polidipsia, isostenúria, falha no crescimento e progressão para doença renal em estágio final.

40. O que é mais comum em crianças: doença renal policística autossômica dominante (ADPKD) ou doença renal policística autossômica recessiva (ARPKD)?

A **ADPKD** é a mais comum e também é o transtorno monogênico mais prevalente em humanos. Os cistos são tipicamente diagnosticados incidentalmente (p. ex., genitor afetado, estudo de imagem por outro motivo). A ADPKD pode apresentar dor, hematúria, ITU, hipertensão e cálculos e pode até mesmo ser diagnosticada *in utero*. Existe uma grande variação interfamiliar e intrafamiliar com heterogeneidade genética e genes modificadores. Foram identificados dois genes para rim policístico (PKD): PKD1 (85% dos casos) e PKD2 (15% dos casos).

41. Quais aspectos anatômicos caracterizam a ADPKD?

Cistos renais bilaterais são a característica predominante, mas o envolvimento de outros órgãos pode incluir cistos (fígado, vesículas seminais, pâncreas, aracnoide); aneurismas intracranianos; prolapso da válvula mitral; diverticulose; e, raramente, dilatação da raiz aórtica e aneurismas aórticos.

42. Como a ADPKD é diagnosticada e manejada?

Uma **ultrassonografia renal** usualmente é adequada. Estudos do ácido desoxirribonucleico (DNA) raramente são indicados. O diagnóstico pré-sintomático em crianças é compensado pelos benefícios até que tratamentos efetivos estejam disponíveis. É importante o aconselhamento de indivíduos pré-sintomáticos antes da testagem.

Monitorar a pressão arterial e a urina em indivíduos com uma história familiar de ADPKD. Evitar esportes de contato. A utilização de inibidores da ECA tem melhorado os resultados. Encorajar a ingestão de água para suprimir o hormônio antidiurético (ADH) e retardar o crescimento do cisto. O prognóstico é excelente em crianças.

Torres VE, Harris PC, Pirson Y: Autosomal dominant polycystic kidney disease, *Lancet* 369:1287–1301, 2007.
Polycystic Kidney Foundation: www.PKDcure.org. Último acesso em 20 de mar. de 2015.
PKD Alliance: www.arpkdchf.org. Último acesso em 20 de mar. de 2015.

43. Por que o termo *doença renal policística infantil* foi substituído por ARPKD?

Porque alguns pacientes têm sido diagnosticados na idade adulta com insuficiência renal moderada e ESRD. A dilatação característica dos ductos coletores renais começa durante o desenvolvimento e pode se apresentar em qualquer estágio, desde a infância até a idade adulta. Frequentemente, ocorre insuficiência renal *in utero* e pode provocar aborto precoce ou oligodrâmnio e hipoplasia pulmonar. Entretanto, existem recém-nascidos afetados que não possuem evidências de disfunção renal. Até 30% dos pacientes morrem no período perinatal, e aqueles que sobrevivem ao período neonatal podem atingir ESRD na primeira infância, nos primeiros anos de vida ou na adolescência. O espectro clínico da

ARPKD inclui alargamento renal com microcistos, hipertensão arterial e disgenesia biliar intra-hepática. Os bebês afetados desenvolvem fibrose hepática congênita, e alguns têm dilatação não obstrutiva dos ductos biliares intra-hepáticos (doença de Caroll). Colangite, sangramento varicoso e hiperesplenismo são complicações graves. A ARPKD é causada por mutações no gene PKDHD1 no cromossomo 6.

Büscher R, Büscher AK, Weber S, et al: Clinical manifestations od autosomal recessive polycystic kidney disease (ARPKD): kidney-related and non-kidney-related phenotypes, *Pediatr Nephrol* 29:1915-1925, 2014.

ENURESE/MICÇÃO DISFUNCIONAL

44. Qual a frequência de enurese noturna em crianças maiores?
Aos 5 anos de idade, 20% das crianças (meninos mais do que meninas) molham a cama, pelo menos, uma vez por mês. Molhar a cama todas as noites não é assim tão comum (< 5%). Aos 7 anos de idade, a taxa global diminui para 10% e, até os 10 anos, passa para 5%. Como regra geral, a enurese noturna se resolve a uma taxa de 15% ao ano; portanto, até os 15 anos de idade, aproximadamente 1% a 2% dos adolescentes ainda têm enurese noturna.

45. Por que a enurese noturna persiste em algumas crianças?
Noventa e sete por cento das causas são não patológicas, e inúmeras explicações já foram teorizadas: retardo maturacional dos processos do desenvolvimento, pouca capacidade de armazenamento da bexiga, influências genéticas, dificuldade para despertar e secreção reduzida de ADH durante a noite. Não há dados que apoiem a crença de que ocorra enurese durante o "sono profundo." As influências genéticas são muito fortes. Se ambos os pais foram enuréticos, a probabilidade de um filho o ser é de, aproximadamente, 75%; se um dos pais esteve envolvido, a probabilidade é de cerca de 50%. É improvável que problemas psicológicos causem enurese noturna, mas eles são mais comuns se os sintomas estiverem presentes durante o dia.

Graham KM, levy JB: Enuresis, *Pediatr Rev* 30:165-172, 2009.

46. Quais tratamentos estão disponíveis para enurese noturna?
A abordagem terapêutica depende, em grande parte, da idade do paciente, do efeito do problema no paciente e da atitude dos pais. É importante ter em mente que 15% dos pacientes por ano irão melhorar espontaneamente.
Treinamento para cama seca: rotinas de autodespertar, treinamento de limpeza, treinamento da bexiga e recompensas pelas noites secas; geralmente, não é eficaz como intervenção única.
Alarmes para enurese: alarmes portáteis (sonoros e/ou vibratórios) usados pela criança à noite e concebidos para despertar a criança diante da sensação de uma bexiga cheia; as taxas de sucesso atingem 70%; seguro, mas requer motivação parental e da criança.
Desmopressina: análogo sintético da vasopressina que, em nível renal, aumenta a reabsorção tubular distal da água, diminuindo assim o volume na bexiga durante a noite; disponível nas formas oral e nasal; até 70% eficaz; alta taxa de recaída após a descontinuação (similar ao placebo); possíveis eventos adversos, incluindo irritação nasal e hiponatremia; cara.
Imipramina: os efeitos na bexiga incluem o aumento na capacidade e diminuição da excitabilidade do detrusor; alta taxa de recaída; efeitos colaterais importantes no sistema nervoso em 10% (p. ex., sonolência, agitação, distúrbios do sono).

47. Uma criança de 7 anos apresenta problemas de incontinência urinária intermitente durante o dia com urinálise normal e cultura de urina negativa. Qual a avaliação necessária?
O diagnóstico diferencial é amplo e com considerável sobreposição clínica, incluindo problemas como armazenamento na bexiga (bexiga hiperativa ou síndrome da urgência) e micção disfuncional, na qual a criança habitualmente contrai o esfíncter urinário externo durante a micção. A chave para o diagnóstico é uma boa história do padrão e das circunstâncias da incontinência, urinálise/cultura da urina, diário dos hábitos urinários, uroflluxometria (e avaliação do residual pós-micção) e ultrassonografia renal básica buscando excluir alguma anormalidade neurogênica, infecciosa ou anatômica. A prevalência de incontinência diurna crianças em idade escolar é notavelmente alta, quase 1 em cada 5, em alguns estudos. O problema pode ter efeitos psicossociais profundos, portanto as tentativas diagnósticas são muito importantes. Frequentemente, é necessário o encaminhamento para a urologia.

Deshpande AV, Craig JC, Smith GHH, et al: Management of daytime urinary incontinence and lower urinary tract symptoms in children, *J Pediatr Child Health* 48:e44-e52, 2012.

48. Qual é o termo para frequência urinária diurna extraordinária?

A **polaciúria** é caracterizada por uma frequência diurna muito alta da micção (até 50 vezes por dia). Os sintomas estão limitados à ocorrência durante o dia. É encontrada por volta dos 4 a 6 anos em ambos os gêneros e está associada a uma história de morte recente ou de evento com risco de vida na família. Geralmente, se desenvolve em um curso benigno e autolimitado por 6 meses. Não é necessário um tratamento específico além da tranquilização. No entanto, crianças que apresentam essa frequência merecem investigação clínica para excluir outras causas patológicas.

49. Por que incontinência do riso não é um motivo para rir?

Esta forma incomum de incontinência diurna geralmente ocorre em meninas em idade escolar. Ocorrem desde moderadas até grandes quantidades de vazamento urinário desencadeado pelo riso. A teoria aceita é de que existe uma inativação central (cataplexia) em associação com o riso, resultando em incontinência. Este é um diagnóstico de exclusão e usualmente estabelecido segundo a história e é complementado pela ausência de outros sintomas mictórios e por investigações normais. A incontinência do riso tem efeitos adversos significativos na vida social e frequentemente é o motivo pelo qual é procurada assistência médica.

50. Qual é a capacidade normal da bexiga nas crianças?

A capacidade da bexiga é um reflexo dos volumes eliminados e é um fator importante na avaliação de crianças com disfunção da micção. A capacidade é estimada (em mL) pela fórmula: **[30 + (idade em anos × 30)]**. A fórmula é útil até os 12 anos de idade, após os quais a capacidade estimada da bexiga é 390 mL (um valor aproximado para adultos).

Nevéus T, von Gontard A, Hoebeke P, et al: The standardization of terminology of lower urinary tract function in children and adolescents: report from the Standardization Committee of the International Children's Continence Society, *J Urol* 176: 314–324, 2006.

DOENÇAS GLOMERULARES

51. Que constelação de achados define a síndrome nefrótica?

A síndrome nefrótica é definida por **proteinúria**, **hipoalbuminemia**, **edema** e **hipercolesterolemia**. Existem, no entanto, pacientes com proteinúria na variação nefrótica e hipoalbuminemia leve a moderada ou até mesmo níveis de albumina normais em quem não há hiperlipidemia ou edema periférico. Uma parte de tais pacientes tem glomeruloesclerose segmentar focal (GESF).

52. O que diferencia síndrome nefrótica de nefrite?

O sufixo "ite" implica evidência de inflamação glomerular. Na biópsia, isso corresponde a um número aumentado de células dentro do glomérulo e/ou a presença de leucócitos. A inflamação glomerular perturba a estrutura e a função da membrana basal glomerular e provoca hematúria e proteinúria. A proteinúria pode ser desde mínima até massiva, dependendo do tipo e da severidade da nefrite. O achado de cilindros de glóbulos vermelhos (Fig. 12-1) na urina é, com raras exceções, diagnóstico de glomerulonefrite.

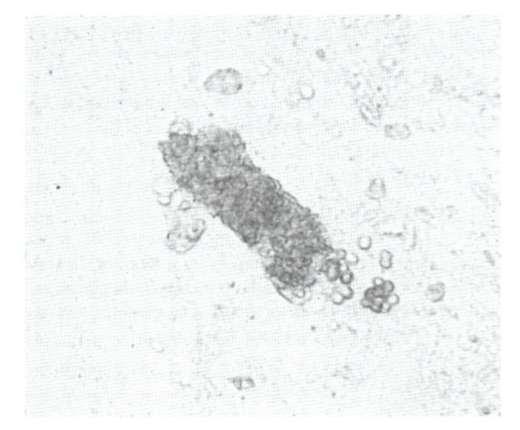

Figura 12-1. Cilindro hemático de um paciente com glomerulonefrite estreptocócica. Estes cilindros estão quase sempre associados a glomerulonefrite ou vasculite e virtualmente excluem doença extrarrenal. *(De Zitelli BJ, Davis HW: Atlas of Pediatric Physical Diagnosis, ed 4. St. Louis, 2002, Mosby, p 458.)*

Nefrose é outro termo para síndrome nefrótica. Existem muitas causas da síndrome nefrótica e diversas alterações histopatológicas diferentes confusas, ainda que com a mesma causa. Nefrite lúpica é um exemplo clássico. Não só existem muitas causas de lúpus (p. ex., genética, drogas como hidralazina), como também, pelo menos, cinco classes de alterações patológicas renais. A maioria das glomerulopatias apresenta uma síndrome nefrítica ou nefrótica. Muitos pacientes apresentam um quadro misto de síndrome nefrítica/nefrótica.

53. Uma menina de 12 anos se queixa de dor de garganta e há 2 dias urina, sem dor, com cor de Coca-Cola. Quando você a vê, alguns dias depois, ela tem urina cor de âmbar, hematúria microscópica, proteinúria 2+, cilindros hemáticos e nenhuma outra queixa ou achados clínicos. Qual é a causa mais provável dessa apresentação?

Nefropatia por IgA (IgAN) é, de longe, a causa mais provável. A ocorrência simultânea de sintomas respiratórios superiores e hematúria grosseira torna menos provável gromerulonefrite pós-estreptocócica. IgAN tem um curso clínico mais benigno em crianças do que em adultos; os pacientes pediátricos apresentam maior probabilidade de ter lesões histológicas mínimas e menos probabilidade de ter lesões crônicas avançadas. IgAN é o tipo mais comum de doença glomerular primária no mundo inteiro. As características clínicas e histológicas de IgAN são variáveis e incluem hematúria microscópica, hematúria sinfaringítica (isto é, hematúria após infecção respiratória superior [IVAS]), hematúria recorrente, proteinúria, síndrome nefrótica, síndrome nefrítica e insuficiência renal aguda. Depósitos glomerulares de IgA caracterizam IgAN (Fig. 12-2). Não existe terapia comprovada, porém os inibidores da ECA podem retardar ou prevenir esclerose.

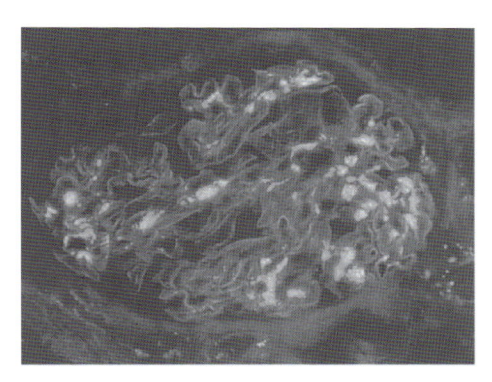

Figura 12-2. Nefropatia por IgA mesangial difusa é vista em imunofluorescência indireta com isotiocianato de fluoresceína – anti-IgA. *(De Johnson RJ, Feehally J, Floege J:* Comprehensive Clinical Nephrology, *ed 5. Philadelphia, 2015, Sauders, pp 266-277.)*

54. Qual é o prognóstico de longo prazo para pacientes com IgAN?

IgAN é a forma mais comum de glomerulonefrite que resulta em ESRD. Vinte por cento a 25% dos pacientes irão progredir para ESRD em 25 anos. Os fatores de risco para o desenvolvimento de ESRD incluem creatinina sérica elevada, proteinúria ≥ 1 g/dia, hipertensão e a gravidade da fibrose intersticial, atrofia tubular e a extensão da esclerose glomerular.

Has M: IgA nephropathy in children and adults: comparison of histologic features and clinical outcomes, *Nephrol Dual Transplant* 23:2537–2545, 2008.

55. Durante a avaliação de um paciente com hematúria, quais características sugerem glomerulonefrite aguda, glomerulonefrite crônica ou síndrome nefrótica?

As três apresentações principais de envolvimento glomerular são:
- *Glomerulonefrite aguda:* edema, proteinúria de 1 + ou mais, hipertensão, oligúria, presença de hemácias dismórficas ou cilindros hemáticos na urinálise.
- *Glomerulonefrite crônica:* sintomas agudos mínimos, fadiga crônica pode estar presente, retardo no desenvolvimento, anemia normocítica normocrômica, hipertensão, urinálise anormal, BUN alto e altas concentrações de creatinina (azotemia), acidose metabólica, hipocalcemia e hiperfosfatemia.
- *Síndrome nefrótica:* proteinúria de > 40 mg/m^2 por hora, edema, hipoalbuminemia e hipercolesterolemia.

56. Se houver suspeita de glomerulonefrite, quais testes laboratoriais devem ser considerados?

Testes de primeira linha: urinálise; microscopia urinária, eletrólitos séricos; BUN e creatinina sérica; C3 e C4 sérico; sorologia estreptocócica (antiestreptolisina O ou Estreptozima), cultura da garganta; cultura da pele, se estiver presente impetigo; albumina sérica.

Testes de segunda linha: anticorpos antinucleares (ANA), anticorpos anti-DNA (se houver suspeita de nefrite lúpica); sorologia para hepatite B e C (para pacientes em áreas endêmicas, indivíduos que fizeram transfusões anteriormente ou que se envolvem em comportamento de alto risco); anticorpo anticitoplasma de neutrófilos (ANCA) (se houver suspeita de glomerulonefrite rapidamente progressiva ou vasculite).

57. Quais glomerulonefrites têm base genética?
Ver Tabela 12-5.

Tabela 12-5. Doenças Glomerulares com Causas Genéticas

	MUTAÇÃO	HERANÇA
Síndrome nefrótica congênita	NPHS1	Recessiva
Esclerose mesangial difusa	WT1	Recessiva
Síndrome de Denys-Drash	WT1	Recessiva
Síndrome de Frazier	KTS	Recessiva
GESF	NPHS2, TRPC6, ACTN4, INF2 e PLCE1	Recessiva ou dominante
Síndrome de Alport	COL4A5	Ligada ao X
		Recessiva, dominante
Síndrome unha-patela	LMX1B	Dominante
NS resistente a esteroides com surdez sensorioneural	COQ6	Dominante
Glomerulopatia por C3	fator H, CFHR	Recessiva

Hildebrandt F: Genetic kidney diseases, *Lancet* 375;1287–1295, 2010.
Carney EF: Glomerular disease: Frequency of podocyte-related mutations in FSGS, *Nat Rev Nephrol* 10:184, 2014.

58. Quais tipos de glomerulonefrite estão associados a hipocomplementemia?
- Glomerulonefrite pós-infecciosa, incluindo pós-estreptocócica (GNPS); estafilococos em endocardite bacteriana subaguda.
- Nefrite lúpica.
- Glomerulonefrite membranoproliferativa.
- Glomerulopatia por C3.
- SHU atípica.

59. O tratamento de infeções estreptocócicas de pele ou faríngeas impede a GNPS?
Não. O tratamento de impetigo ou faringite não impede glomerulonefrite no caso índice. Entretanto, o tratamento reduz a probabilidade de propagação contagiosa em crianças que possam ser suscetíveis.

60. Qual é o curso de tempo usual para GNPS?
Os sintomas e sinais começam em cerca de **7 a 14 dias após faringite** e **6 semanas depois de pioderma** com estreptococos β-hemolítico do grupo A de Lancefield. As crianças tipicamente têm urina cor de chá e edema. A fase aguda (hipertensão, hematúria grosseira, oligúria) pode durar até 3 semanas. Os níveis séricos de C3 podem permanecer deprimidos por até 8 semanas, mas a persistência além desse ponto sugere outro diagnóstico. Hematúria microscópica crônica pode persistir por até 2 anos. Em pacientes pediátricos, é esperada recuperação total, e a progressão para insuficiência renal crônica é rara.

61. Qual a porcentagem de crianças com GNPS que têm níveis elevados de títulos de antiestreptolisina O?
Aproximadamente, 80% a 85% das crianças com infecções estreptocócicas faríngeas documentadas desenvolvem títulos elevados de antiestreptolisina (ASLO). Estreptolisina O é ligada a lipídios na pele, de modo que a porcentagem de indivíduos com impetigo estreptocócico que desenvolvem títulos positivos de ASLO é muito mais baixo. Por essa razão, um título normal de ASLO não exclui infecção estreptocócica recente. O rastreamento para outros antígenos associados a estreptococos, anti-hialuronidase e títulos anti-DNAse ou o teste da estreptozima, que mede quatro dos antígenos estreptocócicos, serão positivos em mais de 95% das crianças com infecção estreptocócica documentada.

62. Se ocorre faringite e urina marrom no mesmo dia ou dentro de 1 ou 2 dias, isso torna GNPS menos provável?
Sim. A ocorrência de sintomas respiratórios superiores e hematúria grosseira ao mesmo tempo (sinfaringítica) é mais característica de nefropatia por IgA. O C3 sérico é normal em IgAN. Estas crianças podem ter episódios recorrentes de hematúria grosseira sinfaringítica (isto é, no momento ou logo depois de uma IVAS).

63. Uma menina de 7 anos tem apresentação típica de glomerulonefrite pós-estreptocócica com títulos positivos de ASLO e baixo C3 sérico, mas nos 3 meses seguintes ela tem episódios recorrentes de hematúria grosseira e seu C3 permanece muito baixo. Que diagnóstico deve ser considerado?
Hematúria grosseira recorrente e C3 persistentemente baixo são extremamente raros em GNPS. **Glomerulopatia por C3** é uma doença caracterizada recentemente e que inclui doença do depósito denso (DDD) e glomerulonefrite por C3 (C3GN). A avaliação inclui o teste para genes alternativos regulatórios do complemento, presença do fator nefrítico C3 (C3NeF) e uma biópsia renal. A característica histológica é a presença de depósitos glomerulares de C3 ou depósitos densos na membrana basal glomerular. Ocorrem anormalidades genéticas no caminho alternativo (AP) do complemento. O nível sérico de C3 frequentemente é baixo, mas C4 é normal. A desregulação adquirida do caminho alternado (AP) em DDD e C3GN pode ser induzida pelo fator nefrítico C3 (C3NeF), que é encontrado em 80% dos pacientes com DDD e 45% com C3GN. C3GN pode originar ESRD no espaço de 10 anos do diagnóstico em 36% a 50% dos pacientes. Pode haver recorrências após transplante renal. A inibição do complemento C3 ou C5 é uma opção de tratamento promissora.

Prasto J. Kaplan BS, Russo P, et al: Streptococcal infection as possible trigger for dense deposit disease (C3 glomerulopathy), *Eur J Pediatr* 173:767–772, 2014.
Servais A, Noël LH, Frémeaux-Bacchi V, et al: C3 glomerulopathy, *Contrib Nephrol* 181:185–193, 2013.

64. Você está fazendo sua visita e um colega sabichão da nefrologia lhe pergunta: "quais são as complicações renais da infecção por HIV?"
A resposta mais simples é "toda e qualquer síndrome ou condição renal." Nefropatia pelo vírus da imunodeficiência humana (HIV) pode resultar de infecção renal direta com o HIV ou por efeitos adversos de drogas antirretrovirais. Os pacientes com HIV também estão em risco de desenvolvimento de azotemia pré-renal em virtude da depleção de volume como consequência da perda de sal, má nutrição e náusea.

Quando se defrontar com um problema clínico conhecido com uma complicação inesperada, faça a si mesmo as seguintes perguntas:
- A complicação está relacionada à doença em si?
- Ela está relacionada ao tratamento da doença?
- Ela não está relacionada a nenhum dos dois?

Esta abordagem levou à observação de que tenofovir era a causa de raquitismo e síndrome de Fanconi em um menino com infecção por HIV congênita.

Wood SM, Shah SS, Steenhoff AP, et al: Tenofovir-associated nephrotoxicity in two HIV-infected adolescent males, *AIDS Patient Care STDS* 23:1–4, 2009.

HEMATÚRIA

65. O quanto hematúria é comum em crianças?
Hematúria microscópica (> 5 hemácias/campo de alta potência) é comum (0,5% a 2% das crianças em idade escolar) e frequentemente transitória. Em 70% a 80% dos casos, nenhuma etiologia é identificada.

66. Qual é a causa mais identificável de hematúria microscópica?
Hipercalciúria, definida como elevada excreção de cálcio urinário sem hipercalcemia concomitante. Em áreas do sudeste dos Estados Unidos, frequentemente denominadas "cinturão do cálculo renal", esta é uma causa comum de hematúria isolada; quase um terço das crianças com hematúria microscópica têm hipercalciúria como causa. Ela é menos comum em outras partes dos Estados Unidos. De modo geral, 3% a 6% das crianças têm hipercalciúria idiopática.

Srivastava T, Schwaderer A: Diagnosis and management of hypercalciuria in children, *Curr Opin Pediatr* 21: 214–219, 2009.

67. O que distingue o sangramento no trato urinário inferior e no superior?
Como regra geral, urina marrom, cor de chá ou com cor de refrigerante tipo Coca-Cola sugere *sangramento no trato superior*, enquanto que sangue vermelho-brilhante sugere *sangramento no trato inferior* (Tabela 12-6). A urina mais escura teve mais tempo para ser oxidada, no trato urinário. No entanto, ocorrem exceções. O sangramento rápido no trato superior pode ser vermelho, e a dissolução de um coágulo dentro da bexiga pode produzir urina marrom. O estabelecimento da origem de hematúria microscópica pode ser difícil. *Sangramento glomerular* produz hemácias pequenas e dismórficas com bolhas ou células de Burr, ao contrário das hemácias de tamanho normal no sangramento no trato inferior. Essas alterações são mais bem observadas com microscopia de contraste de fase, que não se encontra facilmente acessível na maioria dos contextos clínicos. A presença de proteinúria significativa também sugere doença do trato superior (rins). A presença de até mesmo uma hemácia ou cilindro hemático indica uma etiologia glomerular (ou, raramente, tubular).

Tabela 12-6. Hematúria Glomerular e Não Glomerular

	HEMATÚRIA GLOMERULAR	HEMATÚRIA NÃO GLOMERULAR
História		
Queimação na micção	Não	Uretrite, cistite
Queixas sistêmicas	Edema, febre, faringite, erupção cutânea, artralgia	Febre com infecções no trato urinário
Dor	Nefropatia por IgA – dor nos flancos	Cálculos – dor costovertebral, dor irradiada até a virilha
Trauma	Não	Urina vermelho-brilhante
História familiar	Surdez na síndrome de Alport, insuficiência renal	Pode ser positiva com cálculos
Exame Físico		
Hipertensão	Frequentemente presente	Improvável
Edema	Pode estar presente	Não
Massa abdominal	Não	Tumor de Wilms, rins policísticos
Erupção cutânea, artrite	Lúpus eritematoso, Henoch-Schönlein	Não
Urinálise		
Cor	Marrom, chá, cola	Vermelho-brilhante
Proteinúria	Frequentemente presente	Não
Glóbulos vermelhos dismórficos	Sim	Não
Cilindros hemáticos	Sim	Não
Cristais	Não	Pode ser informativa em pacientes com cálculos

Kaplan BS, Pradhan M: Helping the pediatrician to interpret urinalysis, *Pediatr Ann* 42:45–51, 2013.

NEFROLOGIA

68. Por que hematúria macroscópica recorrente nos "embrutece"?
A hematúria grosseira é problemática porque podemos não conseguir determinar uma causa, e a insegurança resulta na ansiedade parental e em opiniões de terceiros. Os diagnósticos mais comuns em crianças com hematúria grosseira glomerular são nefropatia por IgA e síndrome de Alport. Não será encontrada nenhuma causa na maioria das crianças com hematúria glomerular grosseira. Os diagnósticos mais comuns em pacientes com hematúria grosseira não glomerular são hipercalciúria, uretrorragia e cistite hemorrágica. Recorrências de hematúria grosseira são incomuns. Em quase metade dos pacientes com hematúria grosseira não glomerular não pode ser estabelecido qualquer diagnóstico, mas seu prognóstico no longo prazo pareceu ser bom.

Youn T1, Trachtman H, Gauthier B: Clinical spectrum of gross hematuria in pediatric patients, *Clin Pediatr* 45:135–141, 2006.

69. Se um menino sadio de 10 anos tem sangue vermelho-brilhante no final de um jorro de urina anteriormente claro, qual é o diagnóstico provável?
Uretrorragia. Em um pré-adolescente ou jovem do sexo masculino no início da adolescência, a hematúria terminal, que pode apresentar manchas de sangue na roupa íntima, frequentemente reflete vasos dilatados em torno da entrada do ducto prostático na uretra no *verumontanum*. Embora a etiologia não seja clara, esta é uma condição benigna associada a alterações hormonais na adolescência. Ela se resolve espontaneamente em semanas até meses e não requer cistoscopia ou outras investigações.

70. Uma preocupada mãe de bebês gêmeos traz a fralda de cada um com uma delas contendo manchas de urina cor-de-rosa, e a outra, manchas de urina azuis. Qual delas é a mais preocupante?
A **síndrome da fralda azul** é a mais preocupante, porque é um erro inato recessivo autossômico do metabolismo dos aminoácidos, causado principalmente por defeitos na absorção intestinal do triptofano. O aumento na degradação bacteriana intestinal do triptofano resulta no aumento da produção e absorção de indican (um produto da quebra da proteína). Ocorre aumento da indicanúria, a qual oxida quando exposta ao ar, assumindo uma cor azul índigo. A condição pode estar associada a problemas visuais, hipercalcemia e nefrocalcinose.

A **síndrome da fralda rosa**, por outro lado, é uma condição benigna frequentemente interpretada erroneamente como hematúria. Uma mancha marrom-avermelhada é causada por cristais de urato normais, os quais ficam cor-de-rosa quando expostos ao ar e formam um pó (diferente do sangue), que pode ser raspado da fralda (diferente do sangue).

71. Quais avaliações devem ser consideradas durante a avaliação de hematúria isolada?
Este é um tema de debate infindável. Existem duas abordagens principais – uma delas é uma abordagem não focada e a outra é uma abordagem personalizada. A abordagem cuidadosa considera a hematúria como um sintoma de um problema clínico. Uma história e exames detalhados devem ser realizados.

Se a urina for cor de café ou Coca-Cola, e proteinúria e cilindros hemáticos estiverem presentes, considerar uma glomerulonefrite:
1. Verificar BUN, creatinina sérica e eletrólitos; estudos sorológicos para evidências de uma infecção estreptocócica recente (a menos que a hematúria seja recorrente ou se apresente por vários meses); e C3 sérico.
2. Verificar os anticorpos citoplasmáticos antineutrófilos (ANCA), se houver evidência de uma vasculite (febre, artralgia, erupções cutâneas, doença pulmonar).
3. Verificar fatores antinucleares (FAN) e atividade ligadora ao DNA, se houver características clínicas de lúpus sistêmico eritematoso (LES). Hematúria isolada quase nunca ocorre em nefrite lúpica.
4. Obter um teste auditivo formal, se houver uma história familiar de doença de Alport.

Se a urina for vermelho-brilhante e indolor:
1. Obter uma ultrassonografia renal /, para excluir um tumor de Wilms ou câncer de bexiga.
2. Obter uma ultrassonografia renal, para excluir cálculos renais (eles nem sempre são dolorosos).
3. Obter uma ultrassonografia renal, se houver história de trauma abdominal fechado, para excluir um cisto renal grande; doença renal policística dominante ou hidronefrose.
4. Obter uma eletroforese de hemoglobina, se houver traços ou suspeita de doença falciforme.

Se a urina for vermelho-brilhante com disúria:
1. Obter uma ultrassonografia renal para excluir cálculos renais.
2. Obter a razão cálcio-creatinina para excluir hipercalciúria.
3. Obter cultura de urina, para investigar causa bacteriana, se houver sintomas de infecção do trato urinário (ITU).

PONTOS-CHAVE: HEMATÚRIA MICROSCÓPICA

1. Este é um achado comum. Hematúria microscópica assintomática é detectada em 0,5% a 2% das crianças em idade escolar pelo teste com fitas reagentes.
2. Hematúria microscópica assintomática é benigna na maioria dos indivíduos.
3. A avaliação mais aprofundada é cara e não tem utilidade na ausência de proteinúria, cilindros hemáticos ou história familiar de doença renal ou cálculos renais.
4. Hipercalciúria (> 4 mg/kg por dia) é a causa identificável mais frequente.
5. Pacientes com proteinúria significativa juntamente com hematúria têm muito mais probabilidade de ter patologia subjacente.
6. Se a avaliação com fitas reagentes for positiva para sangue, mas a urinálise microscópica for negativa para hemácias, considerar corantes vermelhos de beterraba ou guloseimas, hemólise (hemoglobinúria) ou rabdomiólise (mioglobinúria).
7. Coletar uma história familiar detalhada da doença renal e de surdez para considerar síndrome de Alport.

72. Que condição deve ser suspeitada em uma criança de 9 anos com história de perda auditiva e déficits visuais que apresenta hematúria?

Deve ser considerada **síndrome de Alport**, também conhecida como **nefrite hereditária**. A causa é uma das várias mutações genéticas que alteram uma proteína colágeno tipo IV, essencial para a função da membrana basal glomerular, para a integridade do órgão de Corti do ouvido interno e para a manutenção da forma das lentes. O padrão hereditário é misto: 80% dos casos são ligados ao X, 15% são autossômicos recessivos e 5% são autossômicos dominantes.

HIPERTENSÃO

73. Como é definida a hipertensão em crianças?

O diagnóstico de hipertensão é feito com base na *comparação* com as pressões arteriais (PA) de crianças sadias de idade, sexo e altura similares. As tabelas da pressão arterial são encontradas no 2004 Fourth Report citado adiante e no website da Associação Internacional de Hipertensão Pediátrica (IPHA): www.iphapediatrichypertension.org.
  Pré-hipertensão: leituras de PA entre o 90º e 95º percentil ou > 120/80 mmHg em adolescentes.
  Hipertensão: PA sistólica e/ou PA diastólica ≥ 95º percentil para idade, sexo e altura (em 3 medidas repetidas em dias diferentes [não consecutivos]).
Hipertensão estágio 1: PA ≥ 95º percentil e menos do que o 99º percentil + 5 mmHg.
Hipertensão estágio 2: PA > 99º percentil + 5 mmHg.

National High Blood Pressure Education Program Working Group on High Blood Pressure in Children and Adolescents: The fourth report on the diagnosis, evaluation and treatment of high blood pressure in children and adolescents, *Pediatrics* 114:555–576, 2004.
International Pediatric Hypertension Association (IPHA): www.iphapediatrichypertension.org. Último acesso em 25 de nov. de 2014.

PONTOS-CHAVE: HIPERTENSÃO

1. Causas comuns de elevação por artefato: O aparelho medidor é muito pequeno, o braço está abaixo do nível do coração, a criança está falando e os pés estão afastados do chão ou a criança não teve tempo para relaxar.
2. Causas comuns de diminuição por artefato: O braço está acima do nível do coração.
3. Essencial (sem causa detectável): Frequentemente, não existe uma história familiar de hipertensão.
4. Hipertensão secundária (lesão detectável): Quanto mais elevada a pressão arterial e quanto mais nova a criança, mais provavelmente existirá uma causa secundária para a hipertensão.
5. A maioria dos casos de hipertensão secundária em crianças é causada por doença renal (anomalias renais, doença parenquimal renal) ou doença renovascular.

74. Por que são necessárias consultas repetidas para se diagnosticar hipertensão?
Crianças e adolescentes possuem **PA muito lábil,** com pronta resposta a estímulos internos e externos, e terão reduções substanciais na PA entre a primeira e a terceira consulta com um novo médico, em parte pela redução da ansiedade. Entre os pacientes diagnosticados como hipertensos na primeira consulta com um novo médico, ocorre uma queda média de 15/7 mmHg na PA até a terceira consulta, com alguns pacientes não atingindo um valor estável até a sexta consulta. Isso não se aplica a crianças ou adolescentes com medições repetidas da PA numa *única* consulta e que indicam a presença de hipertensão em estágio 2. Essas crianças precisam de avaliação imediata.

75. Como você determina o tamanho ideal do medidor para se obter a pressão arterial?
O comprimento da bolsa inflável dentro do aparelho medidor (facilmente palpável) deve envolver o braço quase completamente, e irá superestimar a pressão arterial, se for curta demais. Além disso, a altura do manguito deve ser o maior tamanho que se adapte confortavelmente entre a axila e o cotovelo. Se o manguito for pequeno demais, poderá produzir leituras falsamente elevadas da pressão arterial.

76. Que som de Korotkoff melhor representa a pressão arterial diastólica?
Os sons de *Korotkoff* são produzidos pelo fluxo sanguíneo à medida que o manguito do aparelho medidor é gradualmente liberado. Existem cinco fases dos sons de Korotkoff. O primeiro aparecimento de um som claro e súbito é denominado fase I e representa a pressão sistólica. À medida que o manguito continua a ser liberado, sons soprosos podem ser auscultados; esta é a fase II. Estes são seguidos por sons soprosos de maior intensidade durante a fase III, à medida que aumenta o volume do sangue turbulento que passa pela artéria parcialmente constrita. Os sons se tornam abruptamente abafados na fase IV e desaparecem na fase V (usualmente aos 10 mmHg da fase IV). Em estudos que comparam as determinações da pressão sanguínea intravascular com leituras auscultatórias, a verdadeira pressão diastólica está mais intimamente relacionada à **fase V** (o desaparecimento do som). Em algumas crianças pequenas, os sons abafados podem ser ouvidos até "zero" e não se correlacionam claramente com a pressão diastólica. Nesses casos, é melhor que sejam registradas as leituras tanto da fase IV (o ponto em que os sons se tornam abafados) quanto da fase V (p. ex., 80/45/0).

77. O que é monitoramento ambulatorial da pressão arterial (MAPA)?
O *MAPA* é uma técnica não invasiva para a medição de leituras múltiplas da PA por um período de 24 horas durante atividades regulares e durante o sono. Esta técnica surgiu como instrumento cada vez mais importante para o diagnóstico e o manejo de crianças com hipertensão. O MAPA é realizado com o uso de um monitor específico aprovado. Um medidor da PA de tamanho apropriado é colocado no braço dominante e acoplado a um pequeno monitor. Durante 24 horas, são feitos registros da PA a cada 20 minutos, enquanto o paciente está acordado, e a cada 30 minutos, enquanto está dormindo. O MAPA será considerado satisfatório se houver, no mínimo, 40 leituras durante as 24 horas, com pelo menos 6 leituras do "sono".

78. Quais são as vantagens e as limitações do MAPA?
Vantagens: as medidas de MAPA são tomadas fora do ambiente hospitalar, e múltiplos parâmetros de PA podem ser avaliados (média das 24 horas, leituras diurnas e noturnas, desaceleração noturna e variabilidade da PA). Na população adulta geral, desaceleração noturna, hipertensão noturna e aumento na variabilidade da PA são preditivos de morbidade e mortalidade cardiovascular. O MAPA também permite o diagnóstico de hipertensão mascarada (PA normal no consultório, mas PA ambulatorial > 95º percentil para sexo e altura).

    Limitações: existem incertezas quanto às medidas normativas para PA, dificuldade na definição de hipertensão ambulatorial, limitações técnicas e custos.

Flynn JT, Daniels SR, Hayman LL, et al: Update: ambulatory blood pressure monitoring in children and adolescents. A scientific statement from the American Heart Association, *Hypertension* 63:1116–1135, 2014.

79. Em quais contextos o MAPA é particularmente útil?
Hipertensão do avental branco (WCH): WCH é definida como níveis de PA que são ≥ 95º percentil quando medidos no consultório, mas são completamente normais (PA média < 90º percentil) fora do ambiente clínico. As medições no consultório, frequentemente, são falhas em virtude de essa elevação transitória da PA ser induzida pelo estresse. A WCH é extremamente comum em crianças. Crianças e adoles-

centes com WCH têm índice de massa corporal (IMC) aumentado e tendência a um índice de massa ventricular elevado, reforçando assim a sugestão de acompanhamento da WCH com MAPA clínico.

Hipertensão mascarada: esta é o oposto. Os pacientes são verdadeiramente hipertensos, porém o diagnóstico não é feito nas medições de consultório. A incidência deste fenômeno pode ser particularmente alta em crianças com doença renal crônica.

Chaudhuri A: Pediatric ambulatory blood pressure monitoring: diagnosis of hypertension, *Pediatr Nephrol* 28:995–999, 2013.

PONTOS-CHAVE: FORMAS DE EVITAR UM DIAGNÓSTICO EQUIVOCADO DE HIPERTENSÃO

1. Manguito de tamanho apropriado (de acordo com a idade), com o braço apoiado e mantido ao nível do coração.
2. Ambiente silencioso, paciente calmo, pés apoiados no solo ou em um banco.
3. Medições repetidas ao longo do tempo e uso de valores médios.
4. Tirar o avental branco.
5. Sentar na mesma altura que a criança ao fazer a medição.

80. Quando a hipertensão deve ser tratada no recém-nascido?

Como regra geral, hipertensão é definida como uma pressão arterial > 90/60 mmHg em recém-nascidos a termo e > 80/45 mmHg em bebês prematuros, mas definições estritas não estão disponíveis em razão dos dados limitados. Uma pressão arterial sistólica sustentada de > 100 mmHg no recém-nascido deve ser investigada e tratada. A causa mais comum é doença renovascular.

Batisky DL: Neonatal hypertension, *Clin Perinatol* 41:529–542, 2014.

81. Quais são as indicações para o tratamento farmacológico de hipertensão em crianças e em adolescentes?

- Hipertensão sintomática (p. ex., dores de cabeça, distúrbios visuais, convulsões).
- Hipertensão estágio 2.
- Hipertensão estágio 1 (sem danos no órgão-alvo) não respondendo a 4 a 6 meses de terapia não farmacológica (p. ex., redução do peso, exercícios, redução na ingestão de sal).
- Hipertensão secundária.
- Dano hipertensivo no órgão-alvo (hipertrofia ventricular esquerda no ECG).
- Diabetes (tipos 1 e 2).

National High Blood Pressure Education Program Working Group on High Blood Pressure in Children and Adolescents: the fourth report on the diagnosis, evaluation, and treatment of high blood pressure in children and adolescents, *Pediatrics* 114:555–576, 2004.

82. Durante a avaliação de uma criança com pressão arterial elevada, quais fatores de risco devem ser considerados para identificação e/ou redução?

Fatores de risco importantes para hipertensão em crianças:

- História familiar (se um dos pais tem hipertensão, o risco é de, aproximadamente, 25%; se ambos os pais tiverem hipertensão, o risco é de 45%).
- Fatores genéticos incluindo etnia (negros têm incidência duas vezes maior de hipertensão comparados com brancos, começando na adolescência).
- Obesidade.
- História de doença renal.
- Fatores dietéticos (principalmente, ingestão de sal).
- Baixo peso ao nascimento.
- Como hipertensão é um fator de risco crítico para doença cardiovascular, outros fatores de risco cardiovascular importantes também devem ser avaliados. Estes incluem dieta, lipídios séricos, uso de tabaco e falta de exercícios.

NEFROLOGIA

83. Quais informações da história sugerem uma causa secundária de hipertensão?
- ITU conhecida; dor abdominal ou nos flancos recorrente com frequência, urgência, disúria; e enurese secundária são sugestivas de uma causa secundária de hipertensão.
- Dores articulares, erupção cutânea, febre, edema sugerem uma vasculite.
- Um curso neonatal complicado, que requer o uso de cateter umbilical, sugere estenose da artéria renal.
- Trauma renal sugere estenose arterial.
- Uso de medicamentos (simpatomiméticos, anabólicos ou corticosteroides, AINEs, contraceptivos orais, drogas ilícitas) sugere hipertensão induzida por medicamentos.
- Alterações no curso de aparecimento das características sexuais secundárias ou virilização sugerem um transtorno adrenal.
- Nervosismo, alterações na personalidade, sudorese, ruborização sugerem feocromocitoma ou hipertireoidismo.

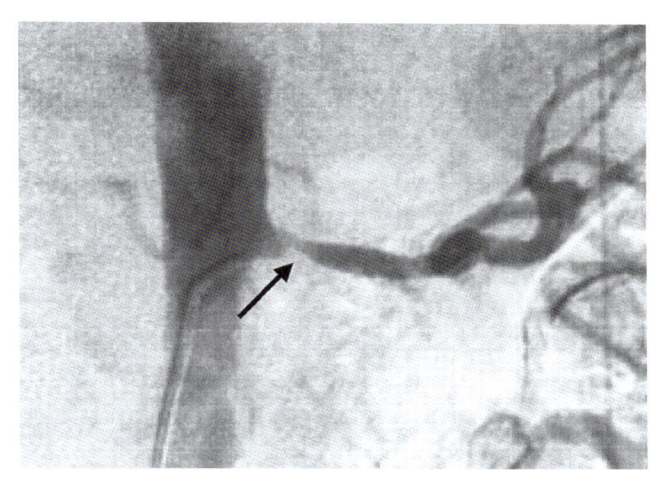

Figura 12-3. Arteriografia renal mostrando estenose da artéria renal *(seta)* secundária a displasia fibromuscular. *(De Kaplan BS, Meyers KEC:* Pediatric Nephrology and Urology: The Requisites in Pediatrics. *Philadelphia, 2004, Elsevier Mosby, p. 119.)*

84. Qual é a causa mais comum de estenose arterial renal em crianças nos Estados Unidos?
Displasia fibromuscular, uma doença arterial não inflamatória, não arteriosclerótica de causa incerta é a causa mais comum. Em crianças asiáticas, pode ser arterite de Takayasu (uma vasculite). Isso contrasta com adultos, em quem arteriosclerose é a causa mais comum. O padrão ouro para o diagnóstico é a angiografia com cateterismo, porém outros testes menos invasivos, como angiografia por ressonância magnética, são úteis (Fig. 12-3). O estreitamento dos vasos resulta nas arteríolas aferentes dos rins sofrendo diminuição na pressão arterial sistêmica em virtude de fluxo sanguíneo reduzido. O sistema renina-angiotensina-aldosterona é ativado, o que pode contribuir para a hipertensão.

85. Liste as características no exame físico que sugerem uma causa secundária de hipertensão.
Ver Tabela 12-7.

Tabela 12-7. Achados Físicos que Sugerem uma Causa Secundária de Hipertensão	
ACHADO FÍSICO	**POSSÍVEL CAUSA SECUNDÁRIA**
Pressão arterial: > 140/100 mmHg em qualquer idade	Múltiplas causas secundárias
Pressão arterial na perna < braço, pulso na perna reduzido ou atrasado	Coarctação da aorta
Hipertrofia adenotonsilar	Apneia obstrutiva do sono
Fraqueza muscular	Hiperaldosteronismo
Inchaço nas articulações	Nefrite lúpica, doença vascular do colágeno
Atraso no desenvolvimento	Doença renal crônica
Síndrome de Turner	Coarctação da aorta
> 5 manchas cor de café com leite ou neurofibromas	Estenose arterial renal, feocromocitoma
Ruídos nos vasos grandes	Arterite
Ruídos no abdome médio	Estenose arterial renal
Massa nos flancos ou no quadrante superior	Malformação renal, tumor renal ou adrenal
Transpiração excessiva, aumento no ritmo cardíaco em repouso	Feocromocitoma, hipertireoidismo
Virilização excessiva ou características sexuais secundárias inapropriadas para a idade	Transtorno adrenal
Edema	Doença renal

86. **Quais são as categorias de medicações anti-hipertensivas usadas para o manejo ambulatorial de crianças hipertensivas?**
    - Inibidores da ECA.
    - Bloqueadores dos receptores da angiotensina (ARB).
    - Bloqueadores dos canais de cálcio (CCB).
    - α-bloqueadores e β-bloqueadores.
    - α-antagonistas centrais.
    - Vasodilatadores.
    - Diuréticos.

Chaturvedi S, Lipszyc DH, Licht C, et al: Pharmacological interventions for hypertension in children. *Cochrane Database Syst Rev* 2:CD008117, 2014.

87. **Uma menina de 12 anos é encaminhada para avaliação de hipertensão grave. Ela tem hipernatremia, hipocalemia e alcalose metabólica, e a atividade da renina plasmática (PRA) em vigência de inibidor da ECA não é detectável. Qual é o diagnóstico mais provável?**
    Hipertensão monogênica com renina baixa. Hipertensão arterial na infância pode ser devida a mutações de único gene herdadas de forma autossômica dominante ou recessiva. Considerar uma causa genética, se houver níveis anormais de potássio (baixo ou alto) na presença de secreção suprimida de renina e alcalose ou acidose metabólica.

Simonetti GD, Mohaupt MG, Bianchetti MG: Monogenic forms of hypertension, *Eur J Pediatr* 171:1433-1439, 2012.

NEFROLOGIA

88. Por que pacientes com hipertensão e/ou que usam diuréticos evitam o verdadeiro alcaçuz?
O verdadeiro alcaçuz contém ácido glicirrízico, o qual indiretamente possui propriedades mineralocorticoides (isto é, retenção de líquidos e sódio, redução do potássio). No entanto, o alcaçuz americano contém apenas o aromatizante de alcaçuz, sem quaisquer propriedades. Alguns tabacos de mascar ou gomas de mascar também contêm alcaçuz e foram associados a uma síndrome do excesso de mineralocorticoide. Pense nisso, se você for chamado para avaliar um carregador de bastões dos Boston Red Sox.

De Klerk GJ, Nieuwenhuis MC, Beutler JJ: Hipokalaemia and hypertension associated with use of liquorice flavoured chewing gum, *BMJ* 314:731–732, 1997.

PROTEINÚRIA/SÍNDROME NEFRÓTICA

89. Como o teste com fitas reagentes para proteína urinária se compara com o método do ácido sulfossalicílico?
A **avaliação com fitas reagentes** está baseada na reação da proteína (primariamente, albumina) com azul de tetrabromofenol em um tampão de citrato impregnado na fita reagente. Podem ocorrer reações falsas-positivas leves (1+ a 2+) quando a urina do paciente estiver alcalina ou quando a fita permanecer em contato com a urina por muito tempo e a força do tampão for vencida. Os resultados são reportados qualitativamente como 1+ até 3+, o que corresponde a uma variação de 30 a 500 mg/dL.
O **teste com ácido sulfossalicílico** precipita a proteína na urina e permite a comparação com um grupo de padrões aquosos previamente preparados; ele é reportado da mesma forma que os padrões. Em contraste com a avaliação por meio de fitas reagentes, todas as proteínas – não só a albumina – são precipitadas, assim como o material iodado do contraste e alguns anticorpos. O achado de proteinúria intensa no teste com ácido sulfossalicílico e com mínima proteinúria no teste com fitas reagentes sugere a presença de grandes quantidades de proteína não albumina. Isso ocorre em adultos como consequência de mieloma múltiplo e excreção de proteínas de Bence Jones e em crianças com doença de Dent ligada ao X (uma tubulopatia renal).

90. O que é microalbuminemia?
Microalbuminemia refere-se à presença de pequenas quantidades de albumina na urina. Não se refere a albumina de tamanho pequeno!

91. Em que contexto clínico a albuminúria é um achado particularmente importante?
Na **diabetes melito tipo 1.** As complicações de longo prazo incluem cegueira, lesão renal, doença cardiovascular e neuropatia. O cuidado de pessoas com diabetes é focado na detecção precoce e na prevenção de nefropatia, que ocorre em 10% a 20% dos diabéticos. A primeira evidência de nefropatia é microalbuminúria (MA), definida como a presença de pequenas quantidades de albumina na urina (30 a 300 mg/24 horas). O pronto tratamento de MA pode retardar ou prevenir complicações. É recomendada uma amostra da primeira urina da manhã, mas uma amostra aleatória é aceitável. A MA pode ser aumentada com exercício, doença, hipertensão, hiperglicemia acentuada e padrões diurnos. Portanto, é aconselhável que sejam obtidas 3 amostras durante 3 meses para evitar resultados falsos-positivos no rastreamento.

Montgomery KA, Ratcliffe SJ, Baluarte HJ, et al: Implementation of a clinical practice guideline for identification of microalbuminuria in the pediatric patient with type 1 diabetes, *Nurs Clin North Am* 48:343–352, 2013.

92. Qual é o melhor método *pontual* para a determinação da quantidade de proteinúria?
Relação proteína/creatinina urinária (RPC). Uma coleta de urina de 24 horas para proteína é difícil de se obter em crianças e é imperfeita em adultos. Embora os métodos da fita reagente e do ácido sulfossalicílico estimem a concentração da proteína urinária, pequenas quantidades de proteína na urina muito concentrada terão um registro como mais positivas do que a mesma quantidade de proteína na urina diluída. A RPC se aproxima da excreção proteica urinária total de 24 horas. Em uma amostra aleatória, uma RPC de < 0,2 a 0,25 reflete a excreção proteica diária normal, enquanto que valores > 2 sugerem a presença de proteinúria dentro da variação nefrótica. Esse teste é eficaz para o diagnóstico da síndrome nefrótica e para avaliações de acompanhamento em crianças com proteinúria prolongada e de difícil manejo. Contudo, o teste pode superestimar a excreção proteica em indivíduos com baixa massa muscular e, por conseguinte, excreção mais baixa de creatinina. A multiplicação da proporção por 0,63 fornece uma aproximação da excreção proteica de 24 horas em g/24 horas.

93. Durante um exame de rotina, descobre-se que um menino de 11 anos assintomático tem proteína 2+ no teste com fita reagente. Como ele deve ser avaliado?

Presumindo-se que ele seja sadio e não possua sinais de doença renal (p. ex., baixa estatura, palidez, hipertensão), e presumindo-se que essa proteinúria seja isolada sem hematúria, deve-se sempre determinar se a proteinúria é **ortostática**, **intermitente** ou **persistente**.

- *Proteinúria intermitente (transitória)* é inteiramente benigna e não requer avaliação.
- *Proteinúria persistente* pode ou não ser benigna. A presença de proteinúria persistente pode ser determinada por nova verificação da urina, por, pelo menos, 3 vezes durante 2 a 3 semanas. Um desses testes deve ser realizado em uma amostra da primeira urina da manhã (pedir à criança que urine antes de ir para a cama na noite anterior).
- *Proteinúria ortostática* é determinada da mesma forma. A proteinúria ortostática é benigna. As causas de proteinúria transitória ou ortostática incluem febre, exercício vigoroso, desidratação, estresse, exposição ao frio e convulsões.

94. Como é estabelecido o diagnóstico de proteinúria ortostática?

Por definição, indivíduos com proteinúria ortostática, que geralmente são adolescentes, possuem taxas normais de excreção proteica quando reclinados, mas têm taxas de excreção aumentadas quando na posição ereta/ambulante. Embora todos os indivíduos excretem mais proteína quando estão de pé, alguns têm uma resposta exagerada e podem excretar até 1 g/dia de proteína. O adolescente é instruído a esvaziar a bexiga antes de ir para a cama e coletar a amostra da primeira urina da manhã imediatamente após se levantar. A excreção proteica é, então, avaliada com uma fita reagente ou no laboratório como RPC. Em uma amostra concentrada da primeira urina da manhã (gravidade específica da urina 1,0 ≥ 18), um vestígio ou valor negativo na avaliação com fita reagente ou pela precipitação do ácido sulfossalicílico exclui proteinúria. Em qualquer gravidade específica da urina, uma RPC urinária < 0,25 é normal. Lembrar que mesmo indivíduos com doença renal podem ter taxas de excreção proteica aumentadas, quando de pé, e excreção proteica mais baixa, quando reclinados. O diagnóstico de proteinúria ortostática requer que a excreção proteica seja verdadeiramente normal, com o indivíduo reclinado; elevada, quando deambulando; e o indivíduo deve estar inteiramente sadio em outros aspectos.

95. Que avaliação adicional deve ser feita para um paciente com proteinúria persistente?

Se a proteinúria for persistente e não ortostática, deve ser determinada a quantidade da excreção proteica. Uma coleta de urina de 24 horas pode ser difícil de obter em crianças em razão das quantidades variáveis de urina que são frequentemente perdidas. A definição padrão de proteinúria é a excreção de > 4 mg/m² de proteína por hora (ou 100 mg a cada 24 horas para uma criança de 30 kg). Na prática, no entanto, a RPC urinária é usada mais frequentemente para avaliar proteinúria. A avaliação de uma criança com proteinúria persistente inclui os mesmos testes necessários para avaliar glomerulonefrite. As investigações estadiadas incluem:

Estágio 1: avaliar BUN, creatinina sérica, eletrólitos séricos, albumina sérica, níveis de C3 e C4.
Estágio 2: avaliar ANA, anticorpos anti-DNA e ANCA dependendo dos achados clínicos.
Estágio 3: estudos de imagem renal e biópsia renal podem ser necessários para o diagnóstico.

96. Qual é a história natural da proteinúria ortostática?

Os resultados no longo prazo de crianças e adolescentes são benignos. A maioria concorda que o prognóstico é excelente, embora a etiologia permaneça incerta.

97. Que nível constitui proteinúria significativa?

A excreção proteica de mais de 4 mg/m² por hora em uma coleta de urina programada é anormal. Crianças com síndrome nefrótica excretam mais de 40 mg/m² por hora. O limite superior da excreção proteica em adultos é de 150 mg/dia, mas adolescentes podem excretar até 250 mg/dia. Uma relação proteína urinária/creatinina de > 0,5 em crianças com < 2 anos e de > 0,2 em crianças maiores é anormal.

98. Em uma criança com hematúria, a proteinúria pode ser atribuída à proteína que está contida no sangue total?

Somente em uma criança com sangramento grosseiro na urina. Se a urina for de cor normal (amarela ou clara), qualquer quantidade de proteína acima de um pequeno vestígio é anormal.

99. Proteinúria pode ser causada por leucócitos ou muco na urina?

Provavelmente não, embora essa afirmação não testada seja transmitida de geração em geração entre os médicos. Independentemente de muco ou leucócitos poderem produzir um teste de fita reagente para albumina, é importante que se faça uma relação pontual de proteína/creatinina, se o teste for > 1 positivo.

100. Em que concentração de albumina sérica se desenvolve edema?

O edema começa a se manifestar quando a albumina sérica diminui para < 2,5 g/dL. Está quase sempre presente em concentrações de < 1,8 g/dL, a menos que a criança esteja recebendo um diurético ou sofra da rara condição de analbuminemia congênita (uma condição muito rara de baixos níveis de albumina dem decorrência da síntese comprometida, mas compensada por maiores quantidades de outras proteínas plasmáticas circulantes).

101. Qual é a forma mais comum de síndrome nefrótica na infância?

A **síndrome nefrótica da mudança mínima (MCNS)**, anteriormente conhecida como *nefrose lipoide* e *doença nula*, é a forma mais comum. A maioria dos pacientes com MCNS tem respostas terapêuticas e prognósticos favoráveis. Infelizmente, muitos têm recaídas frequentes, alguns são dependentes de esteroides, e uma minoria é resistente a esteroides. A etiologia da MCNS é desconhecida, mas a patogênese está relacionada à função anormal dos linfócitos T.

102. Qual é o fator mais importante na história a ser considerado quando se avalia um paciente para possível MCNS?

A única maneira definitiva de comprovar MCNS é com uma biópsia renal, mas isso raramente é indicado. **A idade na apresentação** é a característica mais importante. Entre 75% e 80% das crianças com síndrome nefrótica têm MCNS, e cerca de 80% destas se apresentam nos primeiros 8 anos de vida. É incomum que se manifeste antes de 1 ano de idade. O início precoce nos primeiros 6 meses de vida sugere um diagnóstico de um dos tipos de síndrome nefrótica congênita ou uma causa secundária, como sífilis congênita.

103. Quais são as características típicas e as respostas terapêuticas vistas em pacientes com MCNS?

Geralmente, existe edema, a pressão arterial é normal a levemente aumentada, e hematúria grosseira está ausente, mas até um terço pode ter hematúria microscópica sem cilindros hemáticos. Na ausência de depleção significativa do volume intravascular, BUN, creatinina e eletrólitos séricos estão todos dentro dos limites normais. O cálcio sérico é baixo em virtude da hipoalbuminemia. Crianças que apresentam esses achados devem iniciar prednisona diariamente. Até 90% respondem em 1½ a 4 semanas e têm síndrome nefrótica sensível a esteroides. Uma resposta é indicada por uma diurese e um teste com tira reagente negativo ou com vestígios de proteína. Se a terapia for prolongada por mais um mês, outros 4% responderão. Aproximadamente 3% das crianças com MCNS comprovada por biópsia serão resistentes a esteroides, apesar dos 2 meses de terapia.

104. Quais são as indicações para infusões de furosemida e albumina em pacientes com síndrome nefrótica?

As indicações são edema severo com **anasarca incapacitante, celulite, alterações cutâneas** ou **disfunção respiratória em virtude de efusões pleurais**. Albumina isoladamente é útil para um paciente com BUN elevado causado pela redução na perfusão renal, o que é visto mais frequentemente após terapia diurética vigorosa. Pode ser usada infusão de 25% de uma solução de albumina em uma dose de 0,5 a 1 g/kg de albumina por 1 a 2 horas, seguida por furosemida (1 a 2 mg/kg), para induzir diurese em uma criança com síndrome nefrótica que não responde a furosemida isoladamente. Essa medida é somente temporária, porque a elevação na albumina levará ao aumento na excreção proteica, retornando dessa forma o nível sérico para o valor prévio de estado constante.

105. Nomeie duas complicações importantes de MCNS.

- **Estado hipocoagulável**, que pode resultar em trombose de seio sagital, seios cavernosos e veias renais.
- **Peritonite** causada por *S. pneumoniae* ou *E. coli*.

106. Quais são os fatores prognósticos em MCNS?

A característica prognóstica mais importante em MCNS é uma **resposta completa à terapia com corticosteroide**. Entretanto, mesmo uma resposta parcial, com decréscimo na excreção proteica, parece melhorar o prognóstico. Proteinúria persistente além de 4 a 6 semanas é um mau sinal prognóstico e uma indicação para tratamento com ciclofosfamida ou tacrolimus, podendo ser uma indicação para biópsia renal.

107. Uma criança de 5 anos apresenta olhos inchados e as características laboratoriais da síndrome nefrótica, mas não responde a corticosteroides em 6 semanas. Qual é o diagnóstico mais provável?

Glomeruloesclerose segmentar focal (GESF). Esse importante tipo de síndrome nefrótica (que representa, aproximadamente, 20% dos casos em crianças) pode progredir para ESRD. Acredita-se que GESF represente um grupo de síndromes clínico-patológicas que compartilham uma lesão glomerular comum, que é identificada por biópsia renal (Fig. 12-4). Uma biópsia positiva não confere o diagnóstico da doença, mas representa o início de um processo exploratório que pode levar à identificação de uma etiologia específica e ao seu tratamento apropriado. Não foram encontradas as causas em muitos casos, mas um número crescente de causas genéticas está sendo encontrado, a maioria dos quais com modos autossômicos recessivos (mutações no podocin) e outros com modos dominantes de herança (mutações em ACTN4). Essas mutações afetam a estrutura dos podócitos, a actina do citoesqueleto, a sinalização de cálcio e a função lisossômica e mitocondrial. Nefropatia por HIV e obesidade mórbida são causas importantes de GESF secundária. Pacientes com causa genética de GESF não respondem ao tratamento com prednisona. Alguns pacientes podem beneficiar-se de inibidores da ECA.

> Jefferson JA, Shankland SJ: The pathogenesis of focal segmental glomerulosclerosis, *Adv Chronic Kidney Dis* 21:408–416, 2014.
>
> D'Agati VD, Kaskel FJ, Falk RJ: Focal Segmental glomerulosclerosis, *N Engl J Med* 365:2398–2411, 2011.

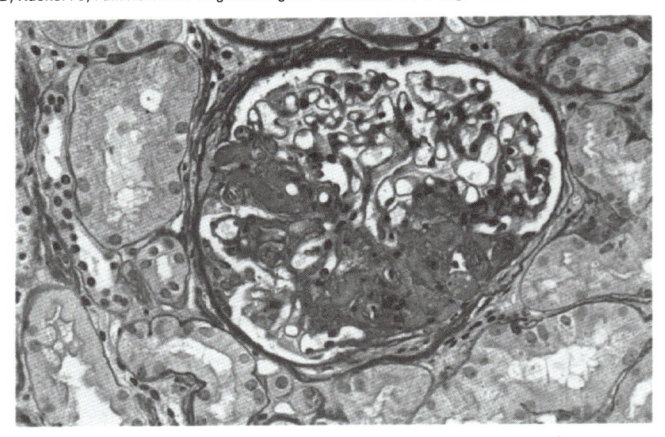

Figura 12-4. Glomeruloesclerose segmentar focal com esclerose parcial e segmentada e aumento nas lesões da matriz extracelular e hialinose à luz de visão microscópica com coloração de ácido-Schiff Periódico.
(De Johnson RJ, Fehally J, Floege J, editors: Comprehensive Clinical Nephrology, *ed 5. Philadelphia, Sauders, 2015, p 222.)*

AVALIAÇÃO DA FUNÇÃO RENAL E URINÁLISE

108. Qual é a forma mais simples de se estimar a taxa de filtração glomerular (TFG) na ausência de uma coleta de urina programada?

Obter uma TFG de modo simples e confiável é um dos Cálices Sagrados da nefrologia. Acreditava-se que o recurso mais usado anteriormente, a fórmula de Schwartz criada na metade da década de 1970, superestimava a TFG. A fórmula de Schwartz modificada é agora considerada o método mais preciso de estimativa da TFG. O método requer apenas uma concentração sérica de creatinina e a altura da criança em centímetros. Não é necessária coleta da urina. A fórmula modificada é [0,413 × (altura em cm/creatinina sérica em mg/dL)]. Essa fórmula pode subestimar a TFG em adolescentes musculosos e só é validada para os estágios III a V de doença renal crônica.

> Schwartz GJ, Muñoz A, Schneider MF, et al: New equations to estimate GFR in children with CKD, *J Am Soc Nephrol* 20:629–637, 2009.

109. Como você pode ter certeza de que uma coleta de urina de 24 horas (para alguma determinação) está completa?

A creatinina é produzida continuamente e é eliminada somente através dos rins. Portanto, certa quantidade, determinada pela massa muscular, será excretada diariamente, independentemente do nível da função renal. Assim sendo, a determinação da creatinina urinária total em uma amostra programada pode estimar adequadamente, se a coleta se aproximar da coleta de 24 horas. As diretrizes para a excreção esperada de creatinina aplicável a crianças e adolescentes são as seguintes: para homens, 15 a 25 mg/kg por dia; para mulheres, 10 a 20 mg/kg por dia.

110. Quando devem ser realizadas urinálises (exame qualitativo de urina – EQU) de rotina na faixa etária pediátrica?

Tem havido alguma controvérsia quanto ao uso de EQU como um instrumento para rastreamento de rotina. Este é um estudo simples, de custo acessível e não invasivo, que é consideravelmente sensível e específico, mas a probabilidade desse teste descobrir disfunção renal significativa não diagnosticada previamente é muito baixa. Por isso, a probabilidade de resultados falsos-positivos é alta, levando a avaliações desnecessárias. A Academia Americana de Pediatria (AAP) recomendou, em 2007, a descontinuação das fitas reagentes de urina em crianças saudáveis como rastreio para doença renal crônica.

Sekhar DL, Wang L, Hoffenbeck CS, et al: A cost effectiveness analysis of screening urine dipsticks in well-child care, *Pediatrics* 125:660–663, 2010.
American Academy of Pediatrics: Committee on Practice and Ambulatory Medicine: Recommendations for preventive pediatric health care, *Pediatrics* 120:1376, 2007.

111. Quais são as capacidades máxima e mínima de diluição e de concentração renal?
A urina maximamente diluída tem uma gravidade específica de 1,001 e uma osmolalidade de 50. A urina maximamente concentrada tem uma gravidade específica de aproximadamente 1,032 e uma osmolalidade de cerca de 1.200. A urina que não é nem concentrada nem diluída (isostenúrica) tem uma gravidade específica de, aproximadamente, 1,010 e uma osmolalidade correspondente de 300. Bebês nascidos prematuramente não concentram a urina com tanta eficiência.

112. Qual é a diferença entre gravidade específica (SG) da urina e osmolalidade da urina?
Ambos os testes medem a concentração ou a diluição da urina, e a relação entre os dois é linear e direta, embora a osmolalidade seja mais correta fisiologicamente. A *gravidade específica* é determinada pela densidade (e assim o peso e o tamanho) do soluto na solução. A *osmolalidade* depende do número de partículas (independente do seu tamanho) na solução e do seu efeito na alteração do seu ponto de congelamento. Portanto, quando existem solutos com um peso molecular relativamente grande (albumina, glicose, material de contraste) na urina, a gravidade específica aumentará desproporcionalmente, e a osmolalidade será o melhor indicador da verdadeira concentração urinária. Uma SG específica da urina de 1,040 não pode ser atingida pelo rim humano. Consequentemente, níveis tão altos em uma criança com síndrome nefrótica não representam capacidade de concentração supernormal, mas o efeito de proteinúria pesada sobre a gravidade específica.

113. Quais cristais urinários são sempre patológicos?
Cristais de cistina. Estes cristais achatados, simples, em forma hexagonal são evidência de cistinúria, um distúrbio do transporte de aminoácidos (Fig. 12-5). Nas cistinúria clássica, os aminoácidos dibásicos (cistina, ornitina, arginina e lisina) são afetados. A condição seria de pouca significância, exceto pelo fato de que a cistina é muito insolúvel e resulta em nefrolitíase.

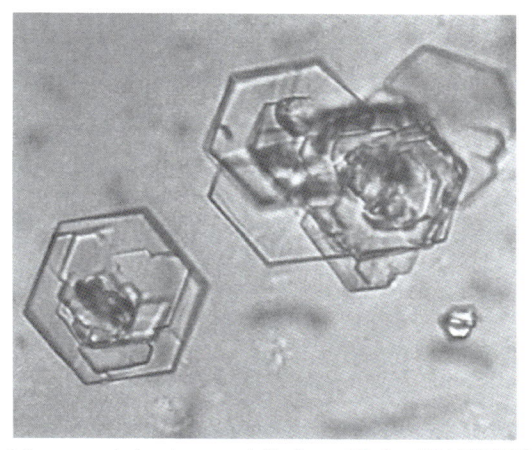

Figura 12-5. Cristal de cistina com estrutura hexagonal. *(De Brown TA, Sonali SJ: USMLE Step 1 Secrets, ed 3. Philadelphia, 2013, Elsevier, pp 67-96.)*

ASPECTOS CIRÚRGICOS

114. Qual é a causa mais comum de obstrução do trato urinário no recém-nascido?
Válvulas uretrais posteriores. Ocorrem somente em meninos. A obstrução frequentemente está associada a altas pressões intravesiculares, as quais podem danificar o parênquima renal, resultando em displasia renal, se não for corrigida. Assim, mesmo com o pronto reconhecimento e tratamento, a insuficiência renal pode progredir.

115. Qual é a anormalidade renal mais comum detectada na ultrassonografia pré-natal?
Hidronefrose (também conhecida como **dilatação da pelve renal**), com uma incidência entre 0,5% e 1%, é a mais comum. Um diâmetro da pelve renal ≥ 5 mm é tipicamente visto como um ponto de corte com a classificação (0 a IV) da hidronefrose baseada no grau de dilatação, no número de cálices observado e na evidência de alguma atrofia parenquimal. A probabilidade de anomalias congênitas dos rins e do trato urinário (CAKUT) aumenta com a gravidade da hidronefrose. É aconselhável uma repetição da ultrassonografia com 48 a 72 horas e 4 a 6 semanas após o nascimento. Com base nesses resultados, podem ser necessários estudos de *follow-up* para refluxo vesicoureteral e encaminhamento à urologia. Para pacientes com hidronefrose pré-natal (sem evidência de obstrução), não são indicados antibióticos profiláticos de rotina. Noventa e oito por cento dos pacientes com hidronefrose leve (diâmetro da pelve renal < 12 mm) se resolvem, estabilizam ou melhoram no *follow-up*.

Becker AM: Postnatal evaluation of infants with abnormal antenatal renal sonogram, *Curr Opin Pediatr* 21:2007–213, 2009.

116. Quais são as causas possíveis de hidronefrose pré-natal?
- Obstrução da junção ureteropélvica (mais comum).
- Válvulas uretrais posteriores.
- Refluxo vesicouretral (RVU).
- Ureter ectópico ou ureterocele.
- Megaureter (obstrutivo e não obstrutivo).
- Atresia uretral na síndrome de Prune Belly.

117. Qual é a causa mais comum de doença renal em crianças em todo o mundo?
Anomalias congênitas dos rins e do trato urinário (CAKUT), que incluem uropatias obstrutivas, obstrução da junção ureteropélvica, rim solitário, hipoplasia renal e refluxo vesicoureteral, presentes como achados isolados ou como parte de síndromes genéticas. CAKUT corresponde a até 40% a 50% dos casos de ESRD em crianças e 7% de ESRD em adultos. As mutações genéticas que causam CAKUT usualmente são esporádicas e foram identificadas numa variedade de caminhos de sinalização que regulam a nefrogênese. Atualmente, < 10% dos pacientes afetados têm mutações identificadas, e os pacientes mais afetados podem ter diagnósticos genéticos únicos. Atualmente, não existem benefícios na realização de testes genéticos para os pacientes e seus parentes com CAKUT.

Copelovitch L: Furth SL: Genetics and urinary tract malformations, *Am J Kidney Dis* 63:183–185, 2014.

118. Agenesia renal unilateral (URA) é uma condição benigna?
Sim e não. Costumávamos pensar que sim, mas agora não temos certeza. Uma análise da literatura foi baseada em 2.684 indivíduos dos quais 63% eram do sexo masculino. A incidência de URA foi de 1 em 2.000. CAKUT associadas foram identificadas em 32% dos pacientes, das quais RVU foi identificado em 24% dos pacientes. Foram encontradas anomalias extrarrenais em 31% dos pacientes. Foi identificada hipertensão em 16% dos pacientes, e 21% dos pacientes tinham microalbuminúria. Dez por cento dos pacientes tinham TFG mais baixa (< 60 mL/min/1,73 m^2).

Westland R, Scheruder MF, Ket JC, van Wijk JA: Unilateral renal agenesis: a systemic review on associated anomalies and renal injury, *Nephrol Dial Transplant* 28:1844–1855, 2013.

119. A criança com um único rim pode jogar futebol?
Esta é uma pergunta feita com muita frequência. A maioria dos nefrologistas pediátricos proíbe a participação em esportes de contato/colisão de indivíduos com apenas um rim, particularmente futebol. A incidência de lesão renal catastrófica relacionada a esportes é de 0,4 por 1 milhão de crianças por ano

em todos os esportes. Ciclismo foi a causa mais comum de lesão renal relacionada a esportes, causando três vezes mais lesões renais do que o futebol. Além disso, lesão renal por esportes é muito menos comum do que lesão catastrófica cerebral, na coluna cervical ou cardíaca. A restrição da participação de pacientes com um rim em esportes de contato/colisão é *injustificada*. Portanto, deixe que a família decida. Tenha em mente que a maioria dos médicos proibiria a participação, especialmente, no futebol americano.

Grinsell MM, Showalter S, Gordon KA, Norwood VF: Single kidney and sports participation: perception *versus* reality, *Pediatrics* 118:1019-1027, 2006.

TRANSTORNOS TUBULARES

120. Em quais contextos deve ser considerada a acidose tubular renal (ATR)?
A ATR primária é caracterizada por *acidose metabólica hiperclorêmica crônica*, com incapacidade de acidificar a urina e ânion gap sérico normal. A ATR primária é dividida em três tipos principais. Os sinais e sintomas comuns a todas as formas são falha no crescimento, poliúria, polidipsia, desidratação recorrente e vômitos. A ATR também pode ocorrer secundariamente a uma lesão renal adquirida.

121. Quais são os defeitos em cada tipo de ATR primária?
ATR tipo 1 (distal): *incapacidade do túbulo distal de secretar hidrogênio*; na presença de acidose significativa, a urina não é maximamente acidificada (pH < 5,5).
ATR tipo 2 (proximal): *habilidade reduzida do túbulo proximal de reabsorver HCO_3 filtrado* em concentrações plasmáticas normais de HCO_3.
ATR tipo 4: *insensibilidade tubular à aldosterona* adquirida ou herdada ou *ausência de aldosterona*.

122. Quais são características clínicas e laboratoriais das ATRs primárias?
Ver Tabela 12-8.

Tabela 12-8. Manifestações Clínicas e Laboratoriais de Várias Acidoses Tubulares Renais

	TIPO 1 (DISTAL CLÁSSICA)	TIPO 4 (PROXIMAL)	TIPO 4 (DEFICIÊNCIA DE ALDOSTERONA)
Falha no crescimento	+++	++	+++
Potássio sérico	Normal ou baixo	Normal ou baixo	Alto
Nefrocalcinose	Frequente	Rara	Rara
Baixa excreção de citrato	+++	±	±
Excreção fracionada de HCO_3 filtrado a níveis séricos normais de HCO_3	< 5%	5-10%	< 10%
Tratamento alcalino diário (mEq/kg)	1-3	5-20	1-3
Necessidade diária de potássio	Diminui com a correção	Aumenta com a correção	
pH da urina	> 5,5	< 5,5	< 5,5
Presença de outros defeitos tubulares	Rara	Comum	Rara

123. Como a determinação do ânion gap urinário é útil na avaliação de acidose metabólica?
A investigação de uma criança com acidose metabólica persistente deve levar em consideração alguma forma de ATR no diagnóstico diferencial. O ânion gap urinário é um teste de rastreamento conveniente e preciso para ATR. Ele é uma estimativa indireta da *excreção urinária de amônia* (e assim a excreção ácida urinária) e é calculado pela fórmula a seguir, após a determinação das concentrações eletrolíticas urinárias:

$$\text{Ânion gap urinário} = Na^+ + K^- - Cl^-$$

Se o ânion gap for negativo, isso sugere uma grande excreção de cloreto e, assim, excreção adequada de amônia. O ânion gap é negativo na acidose metabólica hiperclorêmica em consequência de diarreia, ATR proximal não tratada ou administração prévia de uma carga ácida. Se o ânion gap for positivo, isso sugere um defeito na acidificação, como é visto em pacientes com ATR distal. Os resultados não são confiáveis, se houver grandes quantidades de ânions não medidos, tais como cetoacidose, penicilina ou salicilatos.

124. Como é diagnosticada a ATR com ânion gap urinário em um paciente com acidose metabólica hiperclorêmica e ânion gap sérico normal?
Ver Figura 12-6.

Ânion Gap Urinário

Negativo (NH_4^- urinário adequado) → ATR proximal ou perda GI de bicarbonato

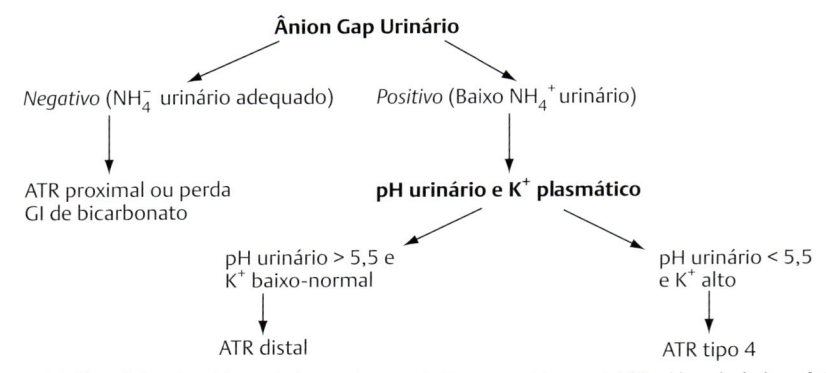

Positivo (Baixo NH_4^+ urinário) → pH urinário e K^+ plasmático
- pH urinário > 5,5 e K^+ baixo-normal → ATR distal
- pH urinário < 5,5 e K^+ alto → ATR tipo 4

Figura 12-6. Diagnóstico de acidose tubular renal em pacientes com acidose metabólica hiperclorêmica e ânion gap sérico normal. *GI*, gastrintestinal; *ATR*, acidose tubular renal. *(Adaptada de Lash JP, Arruda JA: Laboratory evaluation of renal tubular acidosis,* Clin Lab Med 13:117–129, 1993.)

125. Qual é a terapia alcalina recomendada para o tratamento de várias formas de ATR?
Os objetivos da terapia para ATR são melhorar o crescimento, corrigir doença óssea metabólica, prevenir nefrolitíase e nefrocalcinose e controlar processos patológicos subjacentes.

A *terapia com álcali* (citatro de sódio ou bicarbonato de sódio) é necessária para todas as formas de ATR, objetivando um nível plasmático de HCO_3 normal. Pacientes com ATR distal, geralmente, requerem 2 a 3 mEq de álcali/kg/dia. No entanto, os bebês também podem experimentar alguma perda urinária de bicarbonato e requerem até 10 mEq/kg/dia. Pacientes com ATR proximal precisam de grandes quantidades de álcali (5 a 20 mEq/kg/dia). Para ATR tipo 4, os pacientes usualmente precisam de terapia de baixa dose com álcali (1 a 3 mEq/kg/dia) mais uma dieta restritiva de potássio e terapia mineralocorticoide, se houver hipoaldosteronismo.

126. Qual é a causa mais comum da síndrome *renal* de Fanconi?
Síndrome *renal* de Fanconi é a manifestação de múltiplos transtornos do transporte no túbulo proximal. Ela é caracterizada pela excreção anormal de substâncias normalmente reabsorvidas pelo túbulo proximal e para as quais não existe mecanismo distal suficiente para recapturar as moléculas não absorvidas. Assim sendo, existe uma excreção anormal de glicose, fosfato, potássio, aminoácidos e bicarbonato. A fosfatúria e a hipofosfatemia resultam em doença óssea metabólica. A perda de bicarbonato causa acidose metabólica. **Cistinose**, uma doença do armazenamento lisossômico, com o acúmulo anormal do aminoácido cistina, é a causa mais comum. Deve-se considerar galactosemia, tirosinemia e intolerância à frutose em qualquer recém-nascido ou bebê com icterícia grave, acidose e glicosúria, que podem ser uma apresentação da síndrome renal de Fanconi.

127. Uma menina de 2 anos, de modo geral saudável e com peso logo abaixo do 5º percentil, apresenta problemas com o piscar dos olhos e glicose na urina. Você consegue unir os dois sintomas em um único diagnóstico?
Pacientes com **cistinose** podem ter fotofobia e síndrome renal de Fanconi. Terapia médica de depleção da cistina e transplante renal transformaram essa doença, anteriormente fatal, em um transtorno tratável com uma expectativa de vida de > 50 anos. O diagnóstico precoce e a terapia apropriada são criticamente importantes.

Nesterova G1, Gahl WA: Cystinosis: the evolution of a treatable disease, *Pediatr Nephrol* 28:51–59, 2013.

NEFROLOGIA

128. É detectada glicosúria na repetição do teste urinário com fita reagente em um menino de 5 anos, mas a glicose sanguínea está sempre normal. O que está acontecendo aqui?
Na ausência de sintomas clínicos, hipocalemia, acidose metabólica ou creatinina sérica elevada, o diagnóstico é **glicosúria renal**. Esta é uma condição benigna. Como ela é comumente familiar, anormalidades genéticas na reabsorção renal da glicose são as prováveis culpadas. Glicosúria leve é típica; glicosúria pesada é rara.

129. Qual é a apresentação clínica de nefrite intersticial aguda (AIN)?
A **AIN** é causada por uma resposta inflamatória imunomediada que, inicialmente, envolve o interstício e os túbulos renais, usualmente poupando os glomérulos e a vasculatura. A AIN tem um amplo leque de apresentações clínicas, que variam desde transtornos tubulares isolados (p. ex., síndrome de Fanconi) até insuficiência renal aguda. Os achados adicionais, febre, erupções cutâneas e artralgias, sugerem uma reação de hipersensibilidade.

130. Quais medicações podem causar AIN?
- Antibioticos, especialmente análogos de penicilina, cefalosforinas, sulfonamidas e rifampina.
- AINEs.
- Diuréticos, especialmente tiazidas e furosemida.

131. Que anormalidades laboratoriais são vistas em pacientes com AIN?
O sedimento urinário frequentemente é brando e pode ser normal, excetuando-se uma baixa gravidade específica.
- Sedimento urinário: pode conter hemácias, leucócitos (eosinófilos), cilindros de leucócitos.
- Excreção proteica urinária: menos de 1 g/dia; com uso de AINEs, pode ser > 1 g/dia.
- Excreção fracionada de sódio: usualmente > 1%.
- Defeitos tubulares proximais: glicosúria, bicarbonatúria, fosfatúria, aminoacidúria.
- Defeitos tubulares distais: hipercalemia, perda de sódio.
- Defeitos medulares: perda de sódio, defeitos de concentração urinária.

Meyers CM: Acute interstitial nephritis. In: Greenberg A, editor: *Primer on Kidney Diseases*. National Kidney Foundation. San Diego, 1998, Academic press, p 278.

INFECÇÕES DO TRATO URINÁRIO

132. Quais as duas características do teste com fita reagente que são usadas para avaliar possíveis ITUs?
Nitrito: este teste examina a urina para a possível presença de nitritos, que podem ser produzidos por bactérias que processam a atividade enzimática da redutase do nitrato, a qual reduz os nitratos a nitritos. Podem ocorrer falsos-negativos. Nem todos os patógenos urinários possuem a enzima (p. ex., certas espécies de *Serratia*). O teste poderá ser positivo, mais provavelmente, no contexto de uma ITU, se a urina esteve presente na bexiga por várias horas. O teste é menos eficaz em bebês em virtude da frequência aumentada da sua micção.

Esterase leucocitária: esta enzima, presente nos glóbulos brancos, tipicamente está presente quando a urina está infectada. No entanto, como a piúria pode ser devida a outras causas não bacterianas e até mesmo AINEs, o teste é menos específico.

133. Qual a utilidade do teste com tiras reagentes e da análise microscópica da urina como testes de rastreamento para ITUs?
Sensibilidade é a probabilidade de que os resultados dos testes sejam positivos entre os pacientes que têm ITUs e especificidade é a probabilidade de que os resultados dos testes sejam negativos entre os pacientes que não têm ITUs. A sensibilidade e a especificidade dos componentes da urinálise individualmente e em combinação como instrumentos de rastreamento para o diagnóstico de uma ITU estão resumidos na Tabela 12-9. O teste com tiras reagentes, em particular, é muito mais eficaz como instrumento diagnóstico para ITUs em crianças > 2 anos do que em crianças mais novas.

Mori R, Yonemoto N, Fitzgerald A: Diagnostic *performance* of urine dipstick testing in children with suspected UTI: a systematic review of relationship with age and comparison with microscopy, *Acta Paediatr* 99:581–584, 2010.

Tabela 12-9. Teste de Rastreio Rápido para Infecção do Trato Urinário em Crianças: Sensibilidade e Especificidade

MICROSCOPIA	SENSIBILIDADE (%) (VARIAÇÃO)	ESPECIFICIDADE (%) (VARIAÇÃO)
≥ 5 leucócitos/HPF	67 (55, 88)	79 (77, 84)
Qualquer bactéria/HPF	81 (16, 99)	83 (11, 100)
≥ 5 leucócitos ou bactéria/HPF	99 (97, 100)	65 (67, 74)
Fita reagente		
Qualquer LE	83 (64, 89)	84 (71, 95)
Qualquer nitrito apenas	50 (16, 72)	98 (95, 100)
Qualquer nitrito ou LE	88 (71, 100)	93 (76, 98)

LE, esterase leucocitária; *HPF*, campo de alta potência.
Dados de Christensen AM, Shaw K: Urinary tract infection in childhood. In: Kaplan BS, Meyers KEC, editors: Pediatric Nephrology and Urology: The Requisites in Pediatrics. *Philadelphia, 2004, Elsevier/Mosby, p. 320.*

134. O diagnóstico de ITU pode ser feito com base somente na urinálise?
Não. A cultura da urina é o único meio preciso de diagnosticar uma ITU. A urinálise é valiosa para a seleção de indivíduos para o início imediato do tratamento enquanto se esperam os resultados da cultura da urina. Em crianças maiores (nas quais os sintomas de ITU são indicadores de infecção mais confiáveis), um teste de nitrito negativo, um teste da esterase leucocitária negativo e a ausência de sintomas de ITU estão altamente correlacionados com a ausência de infecção. Entretanto, bebês requerem uma cultura para excluir ITU.

PONTOS-CHAVE: INFECÇÃO DO TRATO URINÁRIO

1. Bactérias *Escherechia coli* causam 90% dos casos.
2. O teste de sensibilidade a antibióticos é importante pela crescente incidência de *E. coli* resistente à ampicilina.
3. Infecções podem ser causadas por bactérias que ascendem da região uretral.
4. As amostras de saco coletor não são confiáveis para o diagnóstico em virtude do alto risco de contaminação.
5. Bebês do sexo masculino não circuncidados têm um risco 10 vezes maior de infecção do que bebês circuncidados.

135. Quais contagens bacterianas constituem uma cultura de urina positiva?
- **Aspiração suprapúbica:** pelo menos, 100 unidades formadoras de colônias (UFC)/mL.
- **Cateterização:** pelo menos, 10.000 UFC/mL.
- **Coleta do jato médio:** pelo menos, 100.000 UFC/mL de um único organismo; 10.000 a 100.000 UFC/mL leva à suspeita de ITU e requer nova cultura; menos de 10.000 UFC/mL usualmente indica contaminação.
- **Saco coletor:** pode ser útil, se negativa; porém, mesmo quando a contagem for ≥ 100.000 UFC/mL, ocorrem 40% a 85% de resultados falsos-positivos.

136. Uma criança tem micção dolorosa frequente e uma cultura revelou ITU, mas a urinálise original teve estudo de nitrito negativo. Qual é a razão mais provável?
Membros da família das *Enterobacteriaceae* Gram-negativos em forma de bastão podem reduzir o nitrato da dieta a nitrito. Contudo, as bactérias precisam de horas para que ocorra essa conversão. A primeira urina da manhã é a mais provável de ser positiva, quando comparada com a urinálise de uma criança que tem urinado frequentemente, com tempo insuficiente para incubar a bexiga. Um resultado falso-negativo é comum com o teste de nitrito.

Patel HP: The abnormal urinalysis, *Pediatr Clin North Am* 53:325–337, 2006.

137. Quais fatores podem causar uma contagem baixa de colônias apesar de uma infecção urinária definida?
- Alto volume urinário.
- Terapia antimicrobiana recente.
- Organismos exigentes e de crescimento lento (enterococos, *Staphylococcus saprophyticus*).

- Baixo pH urinário (< 5,0) e Gravidade específica (< 1,003).
- Agentes bacteriostáticos na urina.
- Obstrução completa de um ureter.
- Infecção crônica ou indolente.
- Uso de técnicas inapropriadas de cultura.

Bock GH: Urinary tract infections. In: Hoekelman RA, Adam HM, Nelson HM, et al: editors: *Primary Pediatric Care*, ed 4. St. Louis, 2001, Mosby, p 1896.

138. Por que as amostras de urina devem ser refrigeradas, se não puderem ser processadas imediatamente?
O armazenamento de amostras de urina em temperatura ambiente é a causa mais comum de resultados falsos-positivos. Em temperatura ambiente, os organismos entéricos nas amostras têm um tempo de duplicação do crescimento de 12,5 minutos, e assim a contagem das colônias se transforma num guia não confiável. Se uma amostra de urina não puder ser processada dentro de 15 minutos, ela deve ser refrigerada a, pelo menos, 4° C para interromper a replicação bacteriana *in vitro*.

139. Quais são os sinais e sintomas comuns de ITU presente em um bebê?
Os achados apresentados são inespecíficos e incluem febre, vômitos, diarreia, irritabilidade, hiperbilirrubinemia e má alimentação. Esses mesmos achados frequentemente são vistos em bebês sem ITU, enfatizando assim a importância de culturas de urina em bebês febris.

140. O quanto as ITUs são comuns em lactentes?
Em bebês e crianças entre 2 e 24 meses, com febre inexplicável (> 38,3° C), a prevalência é de aproximadamente 7%, mas varia entre 2% e 9%, dependendo da idade e do sexo. Quanto mais nova a criança, mais provável a presença de uma ITU. Meninas têm duas vezes mais infecções (ou mais) do que meninos circuncidados. Bebês brancos do sexo feminino têm duas vezes mais probabilidade de ter ITU do que bebês negros. Nos primeiros 3 meses de vida, meninos não circuncidados com febre têm um risco aumentado em 10 vezes comparados com meninos circuncidados. Em lactentes com menos de 2 meses, 7,5% têm probabilidade de ter ITU, com os meninos tendo mais do que as meninas. É desnecessário dizer que a possibilidade de uma ITU sempre deve ser considerada em lactentes mais jovens, particularmente naqueles sem uma fonte de infecção identificável, porque as ITUs constituem agora, por ampla margem, a fonte mais provável de uma infecção bacteriana oculta.

Greenhow TL, Hung YY, Herz AM, et al: The changing epidemiology of serious bacterial infections in young infants, *Pediatr Infect Dis J* 33:595–599, 2014.
Shaik N, Morone ME, Bost JE, et al: Prevalence of urinary tract infection in childhood: a meta-analysis, *Pediatr Infect Dis J* 27:302–308, 2008.

141. Quais patógenos estão associados a ITUs em crianças?
Entre 80% e 90% das ITUs iniciais são causadas por *E. coli*. Outros organismos incluem *Proteus mirabilis*, *Klebsiela pneumoniae*, *Pseudomonas*, *Enterobacter* e algumas espécies de *Staphylococcus*.

142. Como a cistite se distingue clinicamente de pielonefrite?
Isso pode ser difícil. Pielonefrite tende a ter mais sintomas constitucionais, como febre, tremores, dor nos flancos e dor nas costas, enquanto que cistite tem mais sintomas de bexiga, como enurese, disúria, frequência e urgência. A presença de cilindros de leucócitos ou a capacidade prejudicada de concentração urinária é mais indicativa de pielonefrite. Pacientes com pielonefrite tendem a ter valores de velocidade de hemossedimentação, níveis de proteína C-reativa e níveis séricos de procalcitonina mais elevados, mas esses resultados também podem ser vistos em alguns pacientes com cistite. Cintilografia renal com ácido dimercapto succínico (DMSA) pode ser útil para identificação de pielonefrite aguda. No entanto, para a maioria das crianças, os tratamentos de cistite e de pielonefrite são os mesmos.

143. Qual é a abordagem diagnóstica para uma possível ITU em um bebê do sexo feminino de 3 a 24 meses de idade com anormalidades no trato urinário conhecidas?
Uma abordagem algorítmica usa fatores de risco e razão de probabilidade (um número < 1 é menos provável, > 1 mais provável) e resultados de urinálise para classificar a probabilidade de ITU (Fig. 12-7). Algoritmos diagnósticos adicionais também estão disponíveis na referência da *JAMA* para febre no sexo masculino entre 3 e 24 meses e para crianças verbais > 24 meses com sintomas urinários e abdominais.

Sheikh N, Moronoe NE, Lopez J, et al: Does this child have a urinary tract infection? *JAMA* 298:2895–2904, 2007.

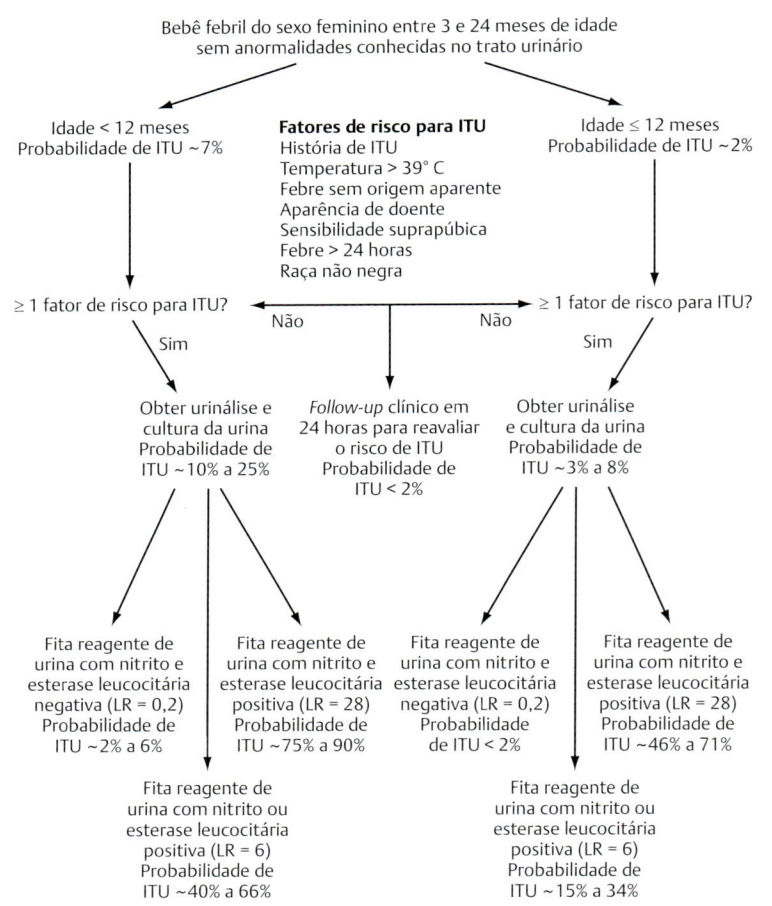

```
                    Bebê febril do sexo feminino entre 3 e 24 meses de idade
                         sem anormalidades conhecidas no trato urinário

      Idade < 12 meses              Fatores de risco para ITU              Idade ≤ 12 meses
    Probabilidade de ITU ~7%        História de ITU                     Probabilidade de ITU ~2%
                                    Temperatura > 39° C
                                    Febre sem origem aparente
                                    Aparência de doente
                                    Sensibilidade suprapúbica
                                    Febre > 24 horas
                                    Raça não negra

   ≥ 1 fator de risco para ITU?                                       ≥ 1 fator de risco para ITU?
                          Não                              Não
              Sim                                                              Sim

      Obter urinálise e         Follow-up clínico em            Obter urinálise
       cultura da urina         24 horas para reavaliar         e cultura da urina
       Probabilidade de            o risco de ITU               Probabilidade de
        ITU ~10% a 25%             Probabilidade de              ITU ~3% a 8%
                                      ITU < 2%

  Fita reagente de       Fita reagente de          Fita reagente de        Fita reagente de
  urina com nitrito e    urina com nitrito e       urina com nitrito e     urina com nitrito e
  esterase leucocitária  esterase leucocitária     esterase leucocitária   esterase leucocitária
  negativa (LR = 0,2)    positiva (LR = 28)        negativa (LR = 0,2)     positiva (LR = 28)
  Probabilidade de       Probabilidade de          Probabilidade           Probabilidade de
   ITU ~2% a 6%           ITU ~75% a 90%            de ITU < 2%             ITU ~46% a 71%

           Fita reagente de                              Fita reagente de
         urina com nitrito ou                          urina com nitrito ou
          esterase leucocitária                         esterase leucocitária
            positiva (LR = 6)                             positiva (LR = 6)
            Probabilidade de                              Probabilidade de
            ITU ~40% a 66%                                ITU ~15% a 34%
```

Figura 12-7. Algoritmo diagnóstico para bebês febris do sexo feminino entre 3 e 24 meses de idade com suspeita de uma infecção do trato urinário. *LR*, razão de probabilidade; *ITU*, infecção do trato urinário. *(De Shaikh N, Morone NE, Lopez J: Does this child have a urinary tract infection?* JAMA *298:2902, 2007.)*

144. Quais os pacientes com ITUs que requerem hospitalização e antibióticos parenterais?

- Qualquer paciente que apresentar-se tóxêmico, desidratado ou incapaz de tolerar antibióticos orais.
- Um paciente com uma anormalidade subjacente no trato urinário em que exista suspeita de pielonefrite.
- Muitos centros irão hospitalizar qualquer bebê < 2 meses pela preocupação com o risco aumentado de urossepse ou outras infecções graves concomitantes. Entretanto, estudos recentes indicam que bebês com baixo risco (*i. e.,* não clinicamente doentes, sem história médica passada significativa, índices normais de leucograma) podem estar em risco muito baixo de bacteremia ou descompensação clínica e podem ser manejados com hospitalização breve ou em nível ambulatorial. A discussão está em andamento.

Schnadower D, Kuppermann N, Macias CG, et al: Outpatient management of young febrile infants with urinary tract infections. *Pediatr Emerg Care* 30:591–597, 2014.
Schnadower D, Kuppermann N, Macias CG, et al: Febrile infants with urinary tract infections at very low risk for adverse events and bacteremia, *Pediatrics* 126:1074–1083, 2010.

145. Todos os pacientes pediátricos com pielonefrite devem ser hospitalizados?
Os resultados de curto e longo prazos de pacientes (mesmo com 2 meses de vida) com pielonefrite não complicada são os mesmos, se eles forem tratados inicialmente com antibióticos intravenoso ou com cefalosporinas de terceira geração por via oral. A decisão quanto à terapia ambulatorial implica na capacidade do paciente de tolerar antibióticos orais, sem preocupações quanto à adesão e um *follow-up* cuidadoso e confiável.

Stromeier Y, Hodson EM, Willis NS, et al: Antibiotics for acute pyelonephritis in children, *Cochrane Database Syst Rev* 7:CD003772, 2014.

146. Qual é a resolução esperada da febre depois que uma criança começou a usar antibióticos para uma ITU?
Em um estudo de 128 bebês com menos de 60 dias de idade, com ITU tratada com antibióticos parenterais, 85% ficaram afebris dentro de 24 horas. Apenas 4% estavam febris após 48 horas. Em outro estudo de 364 pacientes com 1 semana até 18 anos de idade, 32% tiveram febre por mais de 48 horas. Idade mais avançada é um fator de risco para febre prolongada.

Dayan RS, Hanson E, Bennett JE, et al: Clinical course of urinary tract infections in infants younger than 60 days of age, *Pediatr Emerg Care* 20:85–88, 2004.
Currie ML, Mitz L, Raasch CS, et al: Follow-up urine cultures and fever in children with urinary tract infection, *Arch Pediatr Adolesc Med* 157:127–1240, 2003.

147. Qual é a duração da terapia com antibióticos para uma ITU?
Os dados que apoiam a duração precisa são insuficientes. A duração padrão da terapia para ITU por cistite/infecção baixa varia de 7 a 14 dias (oral ou oral mais parenteral combinadas). Alguns especialistas tendem para 14 dias de tratamento para pielonefrite. Quando são ministrados antibióticos IV, um curso IV curto (2 a 4 dias) seguido de antibióticos por via oral é tão eficiente quanto um curso mais longo (7 a 10 dias) de terapia IV. Se um paciente não tiver melhorado clinicamente em 2 a 3 dias após o início da terapia, a cultura da urina deverá ser repetida, e os antibióticos, ajustados, se indicado. A comparação de terapia com curso curto (2 a 4 dias) com terapia de duração padrão (7 a 14 dias) para ITU baixa demonstrou equivalência clínica em alguns estudos. A terapia de um dia ou dose única é menos eficaz e não é recomendada.

Stromeier Y, Hodson EM, Willis NS, et al: Antibiotics for acute pyelonephritis in children, *Cochrane Database Syst Rev* 7: CD003772, 2014.
Fitzgerald A, Mori R, Lakhanpaul M, et al: Antibiotics for treating lower urinary tract infection in children, *Cochrane Database Syst Rev* 8:CD006857, 2012.

148. São necessárias culturas repetidas no final da terapia para um paciente sem sintomas?
Embora feitas comumente no passado como um "teste de cura", as culturas de urina como *follow-up* para um paciente > 2 meses de idade com melhora clínica não são indicadas, porque o rendimento é extremamente baixo (< 0,5%).

Oreskovic NM, Sembrano EU: Repeat urine cultures in children who are admitted with urinary tract infections, *Pediatrics* 119:e329, 2007.

149. Em quais pacientes são indicados antibióticos profiláticos para ITUs?
Este tema é polêmico. A profilaxia para ITU recorrente, na verdade, pode aumentar a probabilidade de infecções. As recomendações são observação atenta e avaliação rápida quando surgir uma preocupação. Também não está claro se a prevenção de ITUs recorrentes irá prevenir a formação de cicatriz renal. Consequentemente, a profilaxia para ITU recorrente em crianças com *anatomia do trato urinário normal* é discutível, particularmente para bebês em idade mais precoce.

Geralmente, a profilaxia é indicada:
- Em bebês ou crianças com sua primeira ITU que terminaram seu primeiro curso de terapia antibiótica e que estão aguardando a conclusão dos estudos (p. ex., ultrassonografia renal).
- Em pacientes com anormalidades urológicas conhecidas que os colocam em alto risco para ITUs recorrentes (p. ex., transtornos graves da micção, RVU de alto grau); no entanto, o valor dos antibióticos nessas situações também é questionado.

Dai B, Liu Y, Jia J, et al: Long-term antibiotics for the prevention of recurrent urinary tract infections in children: a systematic review and meta-analysis, *Arch Dis Child* 95:499–508, 2010.
Conway PH, Cnaan A, Zaoutis T, et al: Recurrent urinary tract infection in children: risk factors and association with prophylactic antimicrobials, *JAMA* 298:179, 2007.

150. O suco de *cranberry* é útil no manejo de ITUs recorrentes em crianças?

O uso do suco de *cranberry* como agente acidificante da urina e como tratamento para ITU é popular para adultos desde a década de 1920 e foi usado na década de 1980 para transtornos da bexiga. Estudos de adultos demonstraram que o suco é útil para a diminuição da frequência de bacteriúria, possivelmente por suas propriedades antiadesivas contra a *E. coli*. Os resultados em estudos pediátricos são variados, porém o suco altamente concentrado pode ter algum valor limitado em ITU recorrente em crianças sem anormalidades urológicas.

Afshar F, Stothers L, Scott H, et al: Cranberry juice for the prevention of pediatric urinary tract infection: a randomized coltrolled trial, *J Urol* 188:1584–1587, 2012.

151. Pacientes com uma ITU inicial requerem estudos de imagem?

As abordagens são controversas em virtude das incertezas em relação a alguma relação causal entre ITUs, RVU e cicatriz renal. Em 1999, as diretrizes da AAP recomendaram ultrassonografia renal e uretrocistografia miccional (UCM) em crianças < 2 anos com ITU para procurar anomalias ou a presença de refluxo vesicoureteral. Em 2011, essas diretrizes da APP foram revisadas para recomendar uma ultrassonografia de acompanhamento em todos os casos, mas sem UCM rotineiramente depois da primeira ITU. Foi recomendada uma UCM somente se a ultrassonografia revelasse hidronefrose, cicatriz ou outros achados que sugerissem RVU de alto grau ou uropatia obstrutiva. A UCM também foi recomendada em circunstâncias atípicas ou complexas e para ITUs recorrentes. O valor desses estudos, particularmente seu papel na prevenção de sequelas renais de longo prazo, continua a ser reexaminado. Desde as diretrizes revisadas, as tendências clínicas indicam o uso mais limitado de estudos por imagem, com ênfase em pacientes de maior risco, e a redução no uso da UCM. As diretrizes no Reino Unido se baseiam na ultrassonografia e em estudos de radionuclídeo em vez de UCM.

Coulthard MG, Lambert HJ, et al: Guidelines to identify abnormalities after childhood urinary tract infections: a prospective audit, *Arch Dis Child* 99:448–451, 2014.
Roberts KB, Subcommittee on urinary Tract Infection, Steering Committee on Quality Improvement and Management: Urinary tract infection: clinical practice guideline for the diagnosis and management of the initial UTI in febrile infants and children 2 to 24 months, *Pediatrics* 128:595–610, 2011.
Friedman AL: Acute UTI: What you need to know, *Contemp Pediatr* 25:68–76, 2008.
DeMuri GP, Wald ER: Imaging and antimicrobial prophylaxis following the diagnosis of urinary tract infection in children, *Pediatr Infect Dis J* 27:553–554, 2008.

152. Quais estudos de imagem podem ser usados em pacientes com ITUs que justifiquem avaliação?

- Ultrassonografia renal, para rastrear obstrução do trato urinário ou outras anormalidades genitourinárias estruturais.
- UCM ou cistografia com radionuclídeos, para avaliar refluxo vesicoureteral (a anormalidade mais comum encontrada em crianças com ITUs).
- Rastreamento cortical renal com DMSA ou MAG-3 (^{99m}metacarpo-acetil-triglicine), recomendado por algumas autoridades para determinar se existem evidências de pielonefrite aguda ou cicatrização renal permanente (Fig. 12-8).

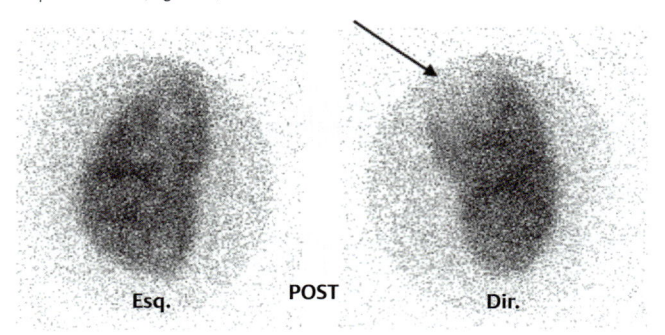

Figura 12-8. Rastreio renal com DMSA mostrando cicatriz renal *(seta)* de pielonefrite. *(De Kaplan BS, Meyers KEC: Pediatric Nephrology and Urology: The Requisites in Pediatrics. Philadelphia, 2004, Elsevier Mosby, p 119.)*

PROBLEMAS UROGENITAIS

153. Quais são os riscos associados à circuncisão?
Complicações raras são sangramento e infecção. Com má técnica, pode ocorrer lesão ou amputação da glande. Estenose meatal, como consequência de ulceração do meato, é outra complicação potencial.

154. A circuncisão é medicamente indicada atualmente?
Temos observado a transformação no posicionamento da AAP sobre circuncisão nos últimos 40 anos. Na década de 1970, a circuncisão era mais vista de forma negativa. Em 1999, essa visão foi modificada para uma posição de neutralidade. Nas políticas de 2012, os benefícios positivos da circuncisão foram enfatizados. Foi constatado que os benefícios compensam os riscos em, no mínimo, 100 para 1, e que, durante o ciclo de vida, metade dos homens não circuncidados precisará de tratamento para uma condição médica associada à retenção do prepúcio. Esses benefícios incluíam proteção contra ITUs, infecções sexualmente transmissíveis (particularmente, infecções pelo HIV), balanite e fimose, e uma incidência mais baixa de câncer peniano. Nenhum estudo identificou algum efeito adverso na função sexual ou no prazer.

Embora possam ser enfatizados os benefícios médicos, a decisão atualmente recai, principalmente, sobre as considerações não médicas familiares e culturais.

A partir de 2013, os dados do CDC indicam que a taxa de circuncisões nos Estados Unidos é de, aproximadamente, 80%. Foram documentadas claras diferenças raciais, com taxas de 91% entre brancos, 76% entre negros e 44% entre hispânicos.

Morris BJ, Bailis SA, Wiswell TE: Circumcision rates in the United States: Rising or falling? What effect might the new affirmative pediatric policy statement have? *Mayo Clin Proc* 89:677–686, 2014.
American Academy of Pediatrics Task Force on Circumcision: Circumcision policy statement, *Pediatrics* 130:e756–e785, 2012.

155. O que distingue fimose de parafimose?
Fimose é um estreitamento do prepúcio distal que impede a sua retração sobre a glande do pênis. Em recém-nascidos, a retração é difícil, em razão das aderências normais que, gradualmente, se resolvem naturalmente. Inflamação crônica ou cicatrização podem causar fimose verdadeira, com persistente estreitamento, que pode requerer circuncisão.

Parafimose é o encarceramento do prepúcio retraído atrás da glande. Ocorre quando o prepúcio retraído não é reposicionado. O resultado é edema progressivo, que, se não for corrigido, pode provocar ruptura isquêmica. Anestesia local, gelo e redução manual usualmente corrigem o problema, mas, se não houver sucesso, será necessária redução cirúrgica.

Huang CJ: Problems of the foreskin and glans penis, *Clin Pediatr Emerg Med* 10:56–59, 2009.

156. O que é hipospadia?
Hipospadia é um defeito congênito no qual a abertura da uretra é deslocada para a parte inferior do pênis. Resulta da falha ou de retardo na fusão da linha mediana das pregas uretrais. Frequentemente, está associada a uma faixa ventral de tecido fibroso (*chordee*), que causa a curvatura ventral do pênis, especialmente com uma ereção. A incidência é de 1 a 2 por 1.000 nascimentos vivos. Ao avaliar hipospadia, é importante descrever onde aparece o meato uretral (*i. e.*, glandular, eixo distal, eixo proximal ou perineal) e também o grau e a localização do *chordee*. O tratamento de hipospadia é reparo cirúrgico, usualmente como um procedimento em uma etapa. Com o advento de técnicas microcirúrgicas, o momento ideal para o reparo parece ser de 6 a 12 meses de idade.

157. O quanto são incomuns testículos retidos ao nascimento?
A resposta depende muito da idade gestacional. Cerca de 3% dos bebês do sexo masculino nascidos a termo são afetados, mas isso aumenta para até um terço dos bebês prematuros. Quanto mais prematuro o bebê, mais alta a probabilidade de um testículo retido.

158. Quando devem ser reparados os testículos retidos?
O momento ideal para a cirurgia em um testículo retido é aos **12 meses de idade ou logo depois**. O que se ensina tradicionalmente é que a maior parte da criptorquidia se resolve sem intervenção, com 75% dos bebês a termo e 90% dos recém-nascidos com criptorquidia tendo a total descida do testículo até os 9 meses de idade. Alguns estudos mais recentes sugerem que a taxa de descida espontânea pode ser mais baixa. A descida espontânea após os 9 meses é improvável. A AAP recomenda cirurgia em torno de 1 ano de idade para prevenir degeneração testicular e reduzir o risco de câncer de testículo. Du-

rante o segundo ano de vida, começam a aparecer alterações ultraestruturais nos túbulos seminíferos dos testículos retidos, mas estas podem ser interrompidas por orquidopexia.

Yiee JH, Saigal DS, Lai J, et al: Timing of orchiopexy in the United States: a quality-of-care indicator, *Urology* 80:1121–1126, 2012.
Wenzler DL, Bloom DA, Park JM: What is the rate of spontaneous testicular descent infants with cryptorchidism? *J Urol* 171:849–851, 2004.

159. Como você trata as adesões labiais?

Adesões labiais (sinéquias) são um achado ginecológico relativamente comum em meninas entre 4 meses e 6 anos de idade. Elas podem ser completas ou parciais e acredita-se que resultem de inflamação local em um contexto de baixo nível de estrogênio com a resultante aglutinação da pele. O tratamento consiste de eliminação da inflamação subjacente (se causada por uma infecção), banhos de assento duas vezes ao dia, manutenção de uma boa higiene do períneo e aplicação tópica de um creme de estrogênio conjugado 1% sobre toda a adesão, na hora de dormir, por 3 semanas. O uso de estrogênio tem uma taxa de cura de 80% a 90% e pode ser acompanhado da aplicação de uma geleia de petróleo por 1 a 2 meses à noite. Deve ser observado que a história natural de adesões labiais assintomáticas não tratadas é a autorresolução: 50% resolvem-se em 6 meses, e quase 100%, em até 18 meses. Correção cirúrgica quase nunca é necessária.

Leung AKC, Robson WLM, Kao CP, et al: Treatment of labial fusion with topical estrogen therapy, *Clin Pediatr* 44:245–247, 2005.

UROLITÍASE

160. Por que está aumentando a frequência de cálculos renais em crianças nos Estados Unidos?

A frequência quintuplicou nas 2 últimas décadas. A teoria principal é que o aumento da ingestão de sal (consumo de petiscos salgados e alimentos processados) e a ingestão insuficiente de líquidos levaram a um aumento nas concentrações urinárias de cálcio e oxalato e à formação de cálculos. A crescente obesidade também está acompanhando a crescente urolitíase em crianças.

Copelovitch L: Urolithiasis in children, *Pediatr Clin North Am* 59:881–896, 2012.

161. Quais são os achados clínicos em urolitíase pediátrica?

Os pacientes apresentam mais comumente dor nos flancos, usualmente unilateral, com náusea e vômitos. Embora hematúria (> 2 hemácias/campo de alta potência) seja comum, até 15% podem não ter hematúria detectável. Em cerca de um terço dos casos, existe uma história familiar de urolitíase. Febre, disúria e sensibilidade no ângulo costovertebral diminuem a probabilidade de cálculos e tornam infecção mais provável, embora ambos possam ocorrer em conjunto.

Persaud AC, Stevenson MD, McMahon DR, Christopher NC: Pediatric urolithiasis: clinical predictors in the emergency department, *Pediatrics* 124:888–894, 2009.

162. Qual é a composição dos cálculos renais em crianças?

Cálcio (58%), estruvita (25%), cisteína (6%), ácido úrico, urato (9%) e outros (2%).

163. Qual é a causa mais comum de cálculos urinários pediátricos?

Hipercalciúria idiopática é a causa mais comum de cálculos urinários pediátricos. Outras causas incluem:
- Hipercalcemia.
- Hipocitratúria.
- Hiperoxalúria.
- Cistinúria.
- Disfunção tubular renal (usualmente, ATR Tipo 2).
- Endócrina (hipotireoidismo, excesso adrenocorticoide, hiperparatireoidismo).
- Transtornos do metabolismo ósseo (imobilização, raquitismo, malignidades, artrite reumatoide juvenil).
- Drogas (diuréticos de alça, excesso de vitamina D, corticosteroides).
- ITU.
- Rins policísticos (dominante e recessivo).

É indicada uma avaliação metabólica abrangente em todas as crianças com cálculos em razão do alto risco de recorrência em crianças com hipercalciúria e hipocitratúria idiopática e da importância de excluir condições raras, mas tratáveis, tais como hiperoxalúria e cistinúria primária.

NEUROLOGIA
Tiffani L. McDonough, MD ▪ *James J. Riviello, Jr., MD*

DROGAS ANTIEPILÉPTICAS

1. O tratamento com drogas antiepilépticas (AEDs) deve ser iniciado após a primeira convulsão afebril em uma criança?
Crianças com uma convulsão isolada, não complicada, geralmente não necessitam de terapia com AED. Estudos epidemiológicos demonstraram que cerca de um terço das crianças com uma só convulsão não complicada, exame neurológico e eletroencefalograma (EEG) normais experimentarão uma segunda crise. "Retardar" o tratamento até depois da segunda convulsão não afeta adversamente a chance, em longo prazo, de remissão da epilepsia. De fato, retardar o tratamento até ocorrerem 10 convulsões pode não afetar a remissão, dependendo da síndrome de epilepsia subjacente.

As AEDs não estão isentas de riscos e efeitos colaterais, tanto os relacionados à dose quanto os idiossincráticos. Outros fatores, incluindo resultados de EEG, história neurológica antecedente, história familiar e imagens (em casos seletivos), influenciam o risco de recorrência e devem ser considerados. O risco de convulsões recorrentes aumenta de forma importante no caso de a convulsão ser noturna, o estado neurológico de base não ser normal, existir história familiar positiva, se nenhuma causa precipitante imediata for identificada e o EEG revelar descargas epileptiformes. Nem o fato de a primeira apresentação ser *status epilepticus* aumenta o risco geral de recorrência de crises, contudo aumenta o risco de que a próxima convulsão seja também *status epilepticus*.

Haut SR, Shinnar S: Considerations in the treatment of a first unprovoked seizure, *Semin Neurol* 3:289–296, 2008.
Hirtz D, Berg A, Bettis D *et al.*, Quality Standards Subcommittee of the American Academy of Neurology; Practice Committee of the Child Neurology Society: Practice parameter: treatment of the child with a first unprovoked seizure. Report of the Quality Standards Subcommittee of the American Academy of Neurology and the Practice Committee of the Child Neurology Society, *Neurology* 60:166–172, 2003.

2. Qual é a vantagem de se escolher uma monoterapia de acordo com a síndrome de epilepsia?
A toxicidade crônica está diretamente relacionada ao número de drogas consumidas.
- O comprometimento intelectual e sensitivo, quando comparado com a monoterapia, é maior com o uso de determinadas AEDs (apesar dos níveis "normais" do fármaco).
- As interações medicamentosas podem, paradoxalmente, levar à perda do controle da convulsão.
- É difícil identificar a causa de uma reação adversa.

Menkes JH, Sankar R: Paroxysmal disorders. In Menkes JH, Sarnat HB, Maria BL, editors: *Child Neurology*, ed 7. Philadelphia, 2006, Lippincott Williams & Wilkins, pp 891-893.

3. Quais são as AEDs recomendadas para convulsões tônico-clônicas primárias, generalizadas, em crianças com mais de 1 mês de idade?
As AEDs "tradicionais" (fenobarbital, primidona, fenitoína) não são mais consideradas as drogas de escolha para convulsões do grande mal em muitos grupos etários por causa dos efeitos colaterais. Estudos demonstraram que a maioria dos principais anticonvulsivantes é parecida quanto a redução ou eliminação das recorrências da convulsão.

Evidência de classe I demonstra que topiramato, lamotrigina, levetiracetam, valproato e zonisamida são eficazes para o tratamento de convulsões tônico-clônicas primárias generalizadas. Carbamazepina e oxcarbazepina podem causar maior frequência de convulsões primárias generalizadas, especialmente a ausência e os tipos mioclônicos, e são esses os fármacos de escolha para epilepsias focais.

Vale notar que o fenobarbital permanece como droga de primeira linha de escolha para convulsões neonatais.

Sankaraneni R, Lachhwani D: Antiepileptic drugs—a review, *Pediatr Ann* 44:e36–e42, 2015.
French JA, Kanner AM, Bautista J, et al: Therapeutics and Technology Assessment Subcommittee of the American Academy of Neurology; Quality Standards Subcommittee of the American Academy of Neurology; American Epilepsy Society: Efficacy and tolerability of the new antiepileptic drugs I: treatment of new onset epilepsy. Report of the Therapeutics and Technology Assessment Subcommittee and Quality Standards Subcommittee of the American Academy of Neurology and the American Epilepsy Society, *Neurology* 62:1252–1260, 2004.
Shankar R: Initial treatment of epilepsy with antiepileptic drugs: pediatric issues, *Neurology* 63:S30–S39, 2004.

4. Qual é a droga de escolha para a epilepsia do tipo ausência?

Etossuximida (Zarontin), **valproato** (divalproex sódico ou Depakote) e **lamotrigina** (Lamictal) são todos eficazes em eliminar ou reduzir substancialmente o número de crises de ausência. A etossuximida é, tradicionalmente, a droga de escolha, por várias razões:

- Funciona bem para muitos pacientes. Não apenas interrompe as crises clínicas de ausência, mas com frequência normaliza o EEG por realmente eliminar as descargas de ondas de pico de 3/segundo.
- É bem tolerada pela maioria dos pacientes. Embora tenham ocorrido casos raros de distúrbios sérios da medula óssea, hepáticos ou dermatológicos, os exames de sangue de rotina ou frequentes não são considerados obrigatórios pela maioria dos médicos.
- Tem meia-vida sérica relativamente longa (40 horas). Assim, a dosagem de 1 ou 2 vezes ao dia é apropriada e representa uma conveniência real para o paciente.
- É relativamente barata.

A desvantagem é que a etossuximida protege somente contra as convulsões do tipo ausência. Crianças com convulsões generalizadas coexistentes devem ser tratadas com valproato ou lamotrigina. As desvantagens do valproato incluem os riscos de toxicidade idiossincrática hepática, especialmente havendo uma doença metabólica subjacente, pancreatopatia, trombocitopenia (relacionada a dose e duração), baixos níveis de vitamina D, osteopenia, ganho de peso e teratogenicidade. A lamotrigina também deve ser considerada, com o risco relativo de erupção cutânea (o risco aumenta com o ácido valproico), e geralmente um perfil cognitivo favorável é levado em consideração.

Glauser TA, Cnaan A, Shinnar S, et al: Ethosuximide, valproic acid, and lamotrigine in childhood absence epilepsy, *N Engl J Med* 362:790–799, 2010.

5. As AEDs podem, paradoxalmente, piorar as convulsões?

Uma piora paradoxal no controle da convulsão pelas várias AEDs tem sido notada há décadas. De fato, cada AED pode agravar as convulsões. Os mecanismos podem incluir efeitos não específicos da intoxicação medicamentosa. Além disso, medicações específicas podem exacerbar tipos específicos de convulsão. Por exemplo, a carbamazepina pode agravar as convulsões de ausência, mioclônicas e astáticas vistas na síndrome de epilepsias generalizadas; fenitoína e vigabatrina também podem agravar as convulsões generalizadas; enquanto a gabapentina e a lamotrigina podem agravar as convulsões mioclônicas. Uma armadilha clínica a evitar é assumir que convulsões crescentes estejam relacionadas a epilepsia subjacente e que doses cada vez maiores serão necessárias. Com a piora paradoxal, as convulsões continuarão a piorar ou a não melhorar.

Perucca E, Gram L, Avanzini G, Dulac O: Antiepileptic drugs as a cause of worsening seizures, *Epilepsia* 39:5–17,1998.

6. Quando devem ser obtidos níveis sanguíneos de AED? Se as convulsões forem mal controladas, a adesão for questionável, ou se houver suspeita de toxicidade da droga?

Devem ser obtidos os níveis **de vale** do fármaco para detectar concentrações subterapêuticas ou tóxicas. É mais útil verificar o nível sérico correto antes da dosagem, de preferência pela manhã, antes de ser administrada qualquer medicação. Uma concentração sérica inadequada é a causa mais comum de convulsões persistentes, mas a toxicidade da droga, especialmente no caso da fenitoína, também pode se manifestar por deterioração do controle da convulsão. Geralmente, haverá menos variação nas concentrações sanguíneas com comprimidos ou cápsulas, em comparação com as preparações líquidas; as suspensões, em especial, resultam em dosagens notoriamente inconsistentes. Se houver suspeita de toxicidade da droga, os níveis séricos de pico podem ser preferíveis aos níveis séricos de vale.

Stepanova D, Beran RG: The benefits of antiepileptic drug (AED) blood level monitoring to complement clinical management of people with epilepsy, *Epilepsy Behav* 42:7–9, 2015.

7. Quais são as faixas terapêuticas sugeridas de AEDs?

Ver Tabela 13-1.

NEUROLOGIA

Tabela 13-1. Variação de Nível Sérico-Alvo dos Medicamentos por Fármaco/Nome Comercial

FÁRMACO (GENÉRICO)	NOME COMERCIAL	NÍVEL-ALVO DA DROGA
Carbamazepina	Tegretol/Carbatrol	4-12 µg/mL
Clobazam	Onfi	Não realizado
Etossuximida	Zarontin	40-100 µg/mL
Felbamate	Felbatol	30-100 µg/mL
Gabapentina	Neurontin	4-20 µg/mL
Lacosamida	Vimpat	5-10 µg/mL
Lamotrigina	Lamictal	2-20 mcg/mL
Levetiracetam	Keppra	10-60 µg/mL
Oxcarbazepina	Trileptal	10-40 µg/mL
Fenobarbital	Luminal	10-45 µg/mL
Fenitoína	Dilantin, Fosfenitoína	10-20 mcg/mL
Primidona	Mysoline	5-10 mg/mL
Rufinamida	Banzel	3-30 µg/mL
Tiagabina	Gabitril	20-200 ng/mL
Topiramato	Topamax	2-25 µg/mL
Valproato	Depakene/Depakote	50-100 mcg/mL
Vigabatrina	Sabril	Não realizado
Zonisamida	Zonegran	10-40 µg/mL

*As variações terapêuticas são apenas orientações para a dosagem. As convulsões podem responder mesmo em um baixo nível, e a toxicidade pode ocorrer também em um baixo nível. Níveis acima do "normal" podem ser necessários para controlar convulsões e ser usados, se tolerados. É importante tratar o paciente, e não o "nível".

8. Quais são os efeitos colaterais típicos relacionados à dose de AEDs?

Os efeitos colaterais relacionados à dose ocorrem de forma um tanto previsível, particularmente quando a dose da medicação é iniciada e escalonada. Os efeitos colaterais comuns relacionados à dose incluem sedação, cefaleia, irritação gastrintestinal, instabilidade e disartria. O tratamento geralmente consiste em reduzir a dose em 25% a 50% e aguardar cerca de 2 semanas para que se desenvolva tolerância. Além disso, podem ocorrer efeitos colaterais comportamentais e cognitivos em alguns pacientes; estes podem ser mais sutis, e existe controvérsia referente aos efeitos relativos de várias AEDs.

Os efeitos colaterais relacionados à dose são referidos como efeitos colaterais "incômodos", que tipicamente se resolvem com a redução da dose ou tolerância, comparados com efeitos colaterais relacionados à toxicidade direta ao órgão (fígado, pâncreas, medula óssea).

Guerrini R, Zaccara G, la Marca G, Rosati A: Safety and tolerability of antiepileptic drug treatment in children with epilepsy, *Drug Saf* 35:519–533, 2012.

9. Quais reações medicamentosas idiossincráticas estão associadas a medicações antiepilépticas?

As reações idiossincráticas ocorrem de maneira imprevisível, são potencialmente fatais e não se correlacionam com a dose da medicação.

- **Carbamazepina:** leucopenia, anemia aplástica, trombocitopenia, disfunção hepática, erupções cutâneas.
- **Etossuximida:** leucopenia, pancitopenia, erupções cutâneas.
- **Fenobarbital:** erupções cutâneas, síndrome de Stevens-Johnson, disfunção hepática.
- **Fenitoína:** disfunção hepática, linfadenopatia, transtorno do movimento, síndrome de Stevens-Johnson, insuficiência hepática fulminante.
- **Ácido valproico:** insuficiência hepática fulminante (especialmente nos pacientes em risco, ver Pergunta 10), hiperamonemia, pancreatite, trombocitopenia, erupção cutânea, estupor.
- **Lamotrigina:** síndrome de Stevens-Johnson, necrólise epidérmica tóxica, insuficiência hepática, síndrome DRESS (**D**rug **R**ash with **E**osinophilia and **S**ystemic **S**ymptons – erupção cutânea medicamentosa com eosinofilia e sintomas sistêmicos), meningite asséptica.

10. Quais são as crianças mais suscetíveis à insuficiência hepática aguda induzida pelo ácido valproico?

As incidências mais altas ocorrem em **crianças com menos de 2 anos que estão recebendo politerapia** (1 em 540). Em crianças com menos de 2 anos que estão recebendo monoterapia com ácido valproico, a taxa é reduzida para cerca de 1 em 8.000. Essa complicação não é relacionada à dosagem e ocorre tipicamente durante os primeiros 3 meses de terapia. Até 40% dos indivíduos que recebem ácido valproico terão elevações das enzimas hepáticas relacionadas à dose, as quais são transitórias ou se resolvem com ajustes de dosagem. No entanto, o monitoramento com teste de função hepática não é útil para predizer insuficiência hepática aguda. Levantou-se a hipótese de que o ácido valproico possa causar deficiência de carnitina, hiperamonemia e hepatotoxicidade. Apesar da falta de dados de estudos clínicos, alguns especialistas recomendam suplementação profilática de carnitina.

Há também a situação de crianças com uma doença neurometabólica rara, autossômica recessiva, chamada síndrome de Alpers, que geralmente se apresenta com convulsões intratáveis e regressão psicomotora. Essa doença é causada por uma mutação em POLG, que codifica para DNA mitocondrial polimerase. Crianças com síndrome de Alpers estão em maior risco de insuficiência hepática fulminante com a administração de ácido valproico, e esse agente deve ser usado com cuidado, se houver suspeita dessa condição.

Saneto RP, Lee IC, Koenig MK, et al: POLG DNA testing as an emerging standard of care before instituting valproic acid therapy for pediatric seizure disorders, *Seizure* 19:140–146, 2010.
Bryant AE, Dreifuss FE: Valproic acid hepatic fatalities, *Neurology* 48:465–469,1996.

11. Quais são os sinais e sintomas das síndromes de hipersensibilidade às AEDs?

Em geral, os sintomas ocorrem precocemente, dentro dos primeiros meses de tratamento. As famílias precisam ser educadas sobre o potencial para reações medicamentosas. Os sintomas preocupantes incluem:
- Temperatura corporal superior a 40° C.
- Vômito prolongado.
- Letargia.
- Esfoliação da pele (palma ou sola) ou lesões na mucosa.
- Edema facial ou da língua.
- Eritema confluente, púrpura palpável.
- Sangramento prolongado de cortes pequenos.
- Aumento de linfonodo.
- Sibilos (indicando anafilaxia).

Múltiplos estudos demonstraram que as famílias não reconhecem os sintomas em evolução das reações idiossincráticas e continuam a administrar o agente ofensivo. Anormalidades laboratoriais podem incluir eosinofilia, linfocitose atípica e enzimas da função hepática anormais. A vigilância de rotina por bioquímica sanguínea e hemograma completo (a cada 3 a 6 meses) é a prática padrão, mas é improvável que estes identifiquem condições potencialmente fatais.

Ye YM, Thong BY, Park HS: Hypersensitivity to antiepileptic drugs, *Immunol Allergy Clin North Am* 34:633–643, 2014.

12. O que é Diastat?

O **diazepam gel retal (Diastat)** foi aprovado para o tratamento do estado epiléptico e convulsões convulsivas recorrentes graves em crianças. É prescrito para uso domiciliar pelos pais como uma medicação de emergência. As dosagens (como o são na maioria das medicações de pacientes pediátricos) baseiam-se no peso, e a medicação está disponível em várias concentrações pré-misturadas com aplicadores de seringa. Os pais geralmente são aconselhados a administrar a medicação no caso de uma convulsão com duração superior a 5 minutos e a telefonar para 192 após sua administração, uma vez que pode ocorrer depressão respiratória com a administração de benzodiazepínicos.

13. Há outras opções para o tratamento em regime ambulatorial de convulsões graves, recorrentes e prolongadas em crianças?

Em 2014, o diazepam retal era a única formulação aprovada nos Estados Unidos pela Food and Drug Administration (FDA) para tratamento fora do hospital. Entretanto, estudos clínicos estão em andamento para alternativas como midazolam intranasal, diazepam e lorazepam, midazolam oral (aprovado na União Europeia), lorazepam sublingual e diazepam intramuscular por autoinjeção.

McKee HR, Abou-Khalil B: Outpatient pharmacotherapy and modes of administration for acute repetitive and prolonged seizures, *CNS Drugs* 29:55–70, 2015.

14. Após qual período podem-se descontinuar as AEDs com segurança?

A retirada das AEDs deve ser considerada quando a criança estiver livre de convulsões por 2 anos, uma vez que investigações bem controladas demonstraram que é baixo o risco de recidiva em crianças cujas convulsões estejam em remissão há 2 anos. Um período de 4 anos livre de convulsão era o padrão anterior. Embora não exista um consenso uniforme sobre os fatores preditivos do resultado, a taxa de remissão mais alta parece ocorrer naqueles que, sob outros aspectos, são neurologicamente normais e para os quais o EEG, no momento da descontinuação, não apresenta características epileptiformes específicas, além de mostrarem antecedentes normais. O prognóstico é pior para crianças com epilepsias sintomáticas, EEGs persistentemente anormais e exames neurológicos anormais. A remissão também depende da síndrome de epilepsia subjacente.

Camfield P, Camfield C: When is it safe to discontinue AED treatment? *Epilepsia* 49S:25–28, 2008.
Smith R, Ball R: Discontinuing anticonvulsant medication in children, *Arch Dis Child* 87:259–260, 2002.

15. Quando se toma a decisão de descontinuar as AEDs, deve-se reduzi-las gradualmente em período longo ou curto?

Na prática, todas as AEDs devem ser reduzidas gradualmente em vez de uma descontinuação abrupta, embora não ocorra um estado real de abstinência produzido pela redução da maioria das AEDs (p. ex., fenitoína, carbamazepina, valproato, etossuximida). Em contraste, a síndrome de abstinência com agitação, sinais de hiperatividade autonômica e convulsões segue-se à súbita eliminação dos benzodiazepínicos habitualmente consumidos (diazepam, clonazepam, clobazam, lorazepam) ou barbitúricos de curta ação (p. ex., secobarbital). A meia-vida de eliminação longa do fenobarbital diminui o risco dos sintomas de abstinência após a descontinuação abrupta.

Em um estudo de mais de 100 crianças livres de convulsão há 2 ou 4 anos, o risco de recorrência da convulsão durante a redução progressiva e após a descontinuação da AED não foi diferente tanto no período de redução progressiva de 6 semanas quanto no de 9 meses. A redução progressiva rápida parece ser um meio aceitável de descontinuação.

Tennison M, Greenwood R, Lewis D, Thom M: Discontinuing antiepileptic drugs in children with epilepsy: a comparison of a six-week and a nine-month taper period, *N Engl J Med* 330:1407–1410,1994.

PARALISIA CEREBRAL

16. O que é paralisia cerebral?

Paralisia cerebral (PC) descreve um grupo *heterogêneo* de distúrbios motores e posturais não progressivos (estáticos) de origem cerebral ou cerebelar que tipicamente se manifestam no início da vida. O comprometimento primário envolve *déficits significativos do planejamento e controle motores*. Manifestações clínicas não progressivas, geralmente, se alteram com o tempo à medida que a expressão funcional do cérebro subjacente é modificado pelo desenvolvimento e pela maturação encefálicos. No entanto, a função motora afetada resulta da parte do cérebro que está lesionada. As causas incluem malformações cerebrais, causas metabólicas e genéticas, infecções (intrauterina e extrauterina), acidente vascular cerebral, hipóxia-isquemia e trauma.

American Academy for Cerebral Palsy and Developmental Medicine: www.aacpdm.org. Último acesso em 5 de mar. de 2015. United Cerebral Palsy Association: www.ucp.org. Último acesso em 5 de mar. de 2015.

17. Quais são as lesões cerebrais mais comuns vistas em imagens por ressonância magnética (RM) em crianças com paralisia cerebral?

As **lesões periventriculares da substância branca** são as mais comuns e podem ser vistas em 19% a 45% das crianças com PC (particularmente, bebês anteriormente prematuros). Outras lesões comuns incluem lesões na substância cinzenta dos gânglios da base e do tálamo (21%), malformações corticais desenvolvimentais (11%) e infartos corticais focais (10%). Até 15% dos casos de PC não têm uma lesão identificável na RM. Acredita-se que os achados variados da RM sejam emblemáticos da heterogeneidade de neurodesenvolvimento da PC.

Hadders-Algra M: Early diagnosis and early intervention in cerebral palsy, *Front Neurol* 5:185, 2014.

18. Quais são os critérios de Levine (POSTER) para o diagnóstico de PC?
- Movimentos **P**osturais/anormais.
- Problemas **O**rofaríngeos (p. ex., propulsão da língua, anormalidades da deglutição).

- Estrabismo *(Strabismus)*.
- **T**ônus (hipertonia ou hipotonia).
- Mau desenvolvimento **E**volucional (os reflexos primitivos persistem ou os reflexos protetores/de equilíbrio falham em se desenvolver [p. ex., apoio lateral, reflexo de paraquedas]).
- **R**eflexos (reflexos tendíneos profundos aumentados/reflexo de Babinski persistente). Anormalidades em quatro dessas seis categorias apontam fortemente para o diagnóstico de PC.

Feldman HM: Developmental-behavioral pediatrics. In Zitelli BJ, Davis HW, editors: *Atlas of Pediatric Diagnosis*, ed 5. St. Louis, 2007, Mosby, p 82.

19. Quais são os tipos de paralisia cerebral?

A classificação clínica baseia-se na natureza do transtorno do movimento e tônus muscular e distribuição anatômica. Um só paciente pode ter mais de mais de um tipo. A paralisia cerebral espástica é a mais comum, sendo responsável por cerca de dois terços dos casos.

PC espástica (ou piramidal): caracteriza-se por sinais neurológicos de dano no neurônio motor superior, com aumento de tônus muscular em "canivete", aumento dos reflexos tendíneos profundos, reflexos patológicos e fraqueza espástica. A PC espástica é subclassificada com base na distribuição:
- *Hemiplegia:* envolvimento primariamente unilateral, no braço geralmente mais do que na perna.
- *Quadriplegia:* todos os membros envolvidos, sendo as pernas geralmente mais envolvidas do que os braços.
- *Diplegia:* as pernas são muito mais envolvidas do que os braços, que podem não mostrar qualquer comprometimento ou um comprometimento mínimo somente (mais comum no bebê prematuro).

PC discinética (não espástica ou extrapiramidal): caracterizada por movimentos involuntários proeminentes ou tônus muscular flutuante, sendo a coreoatetose o subtipo mais comum. A distribuição entre os quatro membros geralmente é simétrica.

PC atáxica: primariamente sinais cerebelares (incluindo ataxia, dismetria, no teste dedo-nariz apontam o dedo além do nariz, nistagmo).

Tipos mistos: têm características de múltiplos tipos de paralisia cerebral.

Richards CL, Malouin F: Cerebral palsy: definition, assessment and rehabilitation, *Handb Clin Neurol* 111:183–195, 2013.
Murphy N, Such-Neibar T: Cerebral palsy diagnosis and management: the state of the art, *Curr Probl Pediatr Adolesc Health Care* 33:146–169, 2003.

20. Em que proporção a PC está relacionada à asfixia ao nascimento?

Em contraste com a percepção popular, os grandes estudos clínicos epidemiológicos e longitudinais indicam que a asfixia perinatal é uma causa importante – mas relativamente menor. Estima-se uma variação desde baixa, de 3%, até alta, de 21%. Na maioria dos casos, os eventos que levam à PC ocorrem no feto antes do início do parto ou no recém-nascido após o parto.

McIntyre S, Blair E, Badawi N, et al: Antecedents of cerebral palsy and perinatal death in term and late preterm singletons, *Obstet Gynecol* 122:869–877, 2013.
Nelson KB: Can we prevent cerebral palsy? *N Engl J Med* 349:1765–1769, 2003.

21. Quão bem os escores de Apgar se correlacionam com o desenvolvimento de PC?

Grandes estudos apresentam resultados mistos. Um estudo de 1981 de 49.000 bebês descobriu que um baixo escore de Apgar correlacionava-se mal com o desenvolvimento de PC. Dentre os bebês a termo, com escores de 0 a 3 em 1 ou 5 minutos, 95% não desenvolveram PC. Por outro lado, quase 75% dos pacientes com PC tinham escores de Apgar, em 5 minutos, de 7 a 10. Estudos mais recentes verificaram uma associação mais forte entre baixos escores de Apgar e paralisia cerebral em bebês a termo, porém sem nenhuma associação clara com baixo peso ao nascer ou com bebês prematuros. Um estudo populacional de 2010 de mais de 500.000 bebês noruegueses constatou uma associação entre um escore de Apgar < 4 em 5 minutos e a paralisia cerebral, que era mais forte no caso de bebês com peso normal ao nascer e em pacientes posteriormente diagnosticados com quadriplegia.

Lie KK, Groholt E-K, Eskild A: Association of cerebral palsy with Apgar escore in low and normal birthweight infants: population based co-hort study, *BMJ* 341:c4990, 2010.
Nelson KB, Ellenberg JH: Apgar scores as predictors of chronic neurologic disability, *Pediatrics* 68:36–44,1981.

22. Por que é difícil diagnosticar clinicamente a PC durante o primeiro ano de vida?

Ao contrário dos adultos com déficits neurológicos agudos, que podem ser focais, as crianças pequenas podem manifestar disfunção generalizada e neurológica inespecífica após um insulto neurológico agudo:

- Hipotonia é mais comum que hipertonia no primeiro ano após lesão aguda, e a espasticidade tipicamente se desenvolve posteriormente, e ambas tornam difícil a predição da PC. A hipertonia, especialmente nos músculos antigravidade, desenvolve-se para compensar a fraqueza. A hipertonia inicial pode ser vista no caso de lesão nos gânglios basais.
- A abundância inicial de reflexos primitivos (com persistência variável) pode confundir o quadro clínico.
- Um bebê tem limitada variedade de movimentos volitivos para avaliação.
- Uma mielinização substancial leva meses para evoluir e pode retardar o quadro clínico de tônus anormal e de reflexos tendíneos profundos aumentados.
- A maioria dos bebês que desenvolvem PC não tem fatores de risco identificáveis; a maior parte dos casos não está relacionada aos eventos do trabalho de parto e parto (intraparto).

Na maioria das vezes, os casos de paralisia cerebral podem ser diagnosticados dos 18 aos 24 meses de vida.

Hadders-Algra M: Early diagnosis and early intervention in cerebral palsy, *Front Neurol* 5:185, 2014.
Shapiro BK, Capute AJ: Cerebral palsy. In McMillan JA, DeAngelis CD, Feigin RD, Warshaw JB, editors: *Oski's Pediatrics, Principles and Practice*, ed 3. Philadelphia, 1999, Lippincott Williams & Wilkins, pp 1910-1917.

PONTOS-CHAVE: PARALISIA CEREBRAL

1. Os escores de Apgar correlacionam-se relativamente mal com o diagnóstico final de paralisia cerebral.
2. Durante o primeiro ano de vida, a hipotonia é mais comum que a hipertonia em pacientes que acabam sendo diagnosticados com a doença.
3. Fique atento aos olhos: até 75% das crianças com paralisia cerebral têm problemas oftalmológicos (p. ex., estrabismo, erros refrativos).
4. Hemiplegia espástica é o tipo mais comum de paralisia cerebral associado a convulsões.
5. Monitore regularmente para subluxação do quadril, especialmente em pacientes com diparesia espástica, porque a identificação precoce ajuda a terapia.

23. Quais sintomas comportamentais, durante o primeiro ano, devem levantar suspeita sobre a possibilidade de PC?

- Excessiva irritabilidade, choro constante e dificuldades para dormir (nota-se cólica intensa em até 30% dos bebês que, eventualmente, são diagnosticados com PC).
- Dificuldades iniciais de alimentação com dificuldades em coordenar a sucção e a deglutição, frequentes cuspidas para o alto e precário ganho de peso.
- O comportamento "agitado" ou "saltitante", especialmente em outros momentos que não quando estão com fome.
- Comportamento de se assustar facilmente.
- Rigidez quando manuseado, especialmente quando é vestido, na troca de fraldas e no banho.
- Desenvolvimento paradoxalmente "precoce", como rolar precocemente (realmente, uma rolagem súbita, reflexiva em vez de volitiva), ou aparente força inicial, como "ficar em pé" com as pernas rígidas com apoio, de um bebê com diplegia espástica.

Bennett FC: Diagnosing cerebral palsy – the earlier the better, *Contemp Pediatr* 16:65–76,1999.

24. Diagnosticamente, quais atrasos motores grossos são importantes no bebê com possível PC?

- Incapacidade de aproximar as mãos na linha média enquanto em posição supina aos 4 meses de idade.
- Queda da cabeça que persiste além dos 6 meses.
- Nenhuma rolagem volitiva aos 6 meses.
- Incapacidade de sentar-se ereto independentemente aos 8 meses.
- Não engatinha aos 12 meses.

Bennett FC: Diagnosing cerebral palsy – the earlier the better, *Contemp Pediatr* 16:65–76,1999.

25. Quais problemas geralmente estão associados à PC?
- **Retardo mental:** dois terços do total de pacientes; é observado com mais frequência em crianças com quadriplegia espástica.
- *Failure to thrive*, retardo de crescimento.
- **Problemas de alimentação** (incluindo disfagia, sialorreia [salivação excessiva]).
- **Problemas gastrintestinais** (refluxo gastroesofágico, constipação).
- **Transtornos de aprendizagem.**
- **Anormalidades oftalmológicas** (estrabismo, ambliopia, nistagmo, erros refrativos).
- **Déficits auditivos.**
- **Distúrbios de comunicação.**
- **Epilepsia:** metade do total de pacientes; com mais frequência, é observada em crianças com hemiplegia espástica e relacionada ao grau de anormalidade em neuroimagens.
- **Problemas comportamentais e emocionais** (especialmente, o transtorno do déficit de atenção com hiperatividade, depressão, problemas de sono).
- **Problemas urinários** (incontinência, disfunção de eliminação urinária, infecções do trato urinário).
- **Alterações da coluna espinhal** (cifose, escoliose).
- **Problemas respiratórios** (obstrução da via aérea superior, aspiração crônica).

Sewell MD, Eastwood DM, Wimalasundera N: Managing common symptoms of cerebral palsy in children, *BMJ* 349: g4596, 2014.
Dodge NN: Cerebral palsy: medical aspects, *Pediatr Clin North Am* 55:1189–1207, 2008.

26. Quais características, em um bebê, sugerem um distúrbio progressivo do sistema nervoso central (SNC) em vez de PC como a causa de um déficit motor?
Circunferência da cabeça que cresce anormalmente: possível hidrocefalia, tumor ou transtorno neurodegenerativo.
Anomalias oculares: cataratas, degeneração pigmentar retiniana, atrofia óptica (possível doença neurodegenerativa), coloboma, lacuna coriorretiniana, hipoplasia do nervo óptico (possível síndrome de Aicardi ou displasia septo-óptica).
Anormalidades da pele: vitiligo, manchas café com leite, nevo flâmeo, mancha vinho do porto (possível síndrome de Sturge-Weber ou neurofibromatose).
Hepatomegalia e/ou esplenomegalia (possível doença metabólica ou de depósito lisossomal).
Diminuição ou ausência dos reflexos tendíneos profundos.
Anormalidades sensitivas: diminuição da percepção de dor, posição, vibração ou toque leve.
Regressão desenvolvimental ou dificuldade em progredir: síndrome de Rett ou doença de Leigh.

Taft LT: Cerebral palsy, *Pediatr Rev* 16:411–418, 1995.

27. Quais terapias são usadas para tratar a espasticidade e a distonia da paralisia cerebral?
Órtese: órtese serial "inibitória" pode reduzir o tônus e possibilitar melhora da marcha e das atividades de suporte de peso.
Bloqueios nervosos, bloqueios de ponto motor, toxina botulínica: injetada para atingir a espasticidade em grupos musculares específicos.
Medicações orais e intratecais: incluindo baclofeno, dantrolene, carbidopa-levodopa, clonazepam.
Cirurgias de alongamento de tendão: no tornozelo, joelho, punho ou cotovelo para prevenir ou retardar contraturas articulares.
Rizotomia dorsal seletiva: um procedimento neurocirúrgico que interrompe o componente aferente do reflexo tendíneo profundo (estiramento).

Ailon T, Beauchamp R, Miller S, et al: Long-term outcome after selective dorsal rhizotomy in children with spastic cerebral palsy, *Childs Nerv Syst* 31:415–423, 2015.
Copeland L, Edwards P, Thorley M, et al: Botulinum toxin A for nonambulatory children with cerebral palsy: a double-blind randomized controlled trial, *J Pediatr* 165:140–146, 2014.

LÍQUIDO CEREBRORRAQUIDIANO

28. Qual é a pressão normal do líquido cerebrorraquidiano (LCR)?
A pressão do LCR, medida durante a punção lombar, varia com idade, técnica posicional e combatividade do paciente. Para serem obtidas pressões realmente acuradas, a criança deve estar relaxada com

as pernas estendidas. Podem-se ver variações do LCR no manômetro com as respirações, quando a agulha está colocada de maneira adequada. Como um guia geral, as variações normais das pressões de abertura do LCR são:
- *Neonato:* 80 a 100 mmH$_2$O/LCR.
- *1 mês a 4 anos:* 10 a 100 mmH$_2$O.
- *8 anos a adolescente-adulto:* 100 a 200 mmH$_2$O.
- *Adolescente a adulto:* 100 a 250 mmH$_2$O (pode atingir 280 em obesos ou pacientes sedados). Qualquer pressão de abertura > 250 mmH$_2$O deve ser considerada suspeita para hipertensão intracraniana.

Existe alguma evidência de que, no paciente obeso ou sedado, um ponto de corte de 280 mmH$_2$O pode ser considerado o limite superior do normal. Tanto o índice de massa corporal (IMC) elevado quanto a sedação profunda podem aumentar a pressão de abertura.

Avery RA: Interpretation of lumbar puncture opening pressure measurements in children. *J Neuro-ophthalmol* 34: 284–287, 2014.
Ellis R 3rd: Lumbar cerebrospinal fluid opening pressure measured in flexed lateral decubitus position in children, *Pediatrics* 93:622–623, 2003.

29. Quais são os volumes normais de LCR em bebê, criança e adolescente?
Estimativas para o volume do sistema ventricular são:
- 40 a 50 mL em um recém-nascido a termo.
- 65 a 100 mL em uma criança mais velha.
- 90 a 150 mL em um adolescente ou adulto.

O plexo coroide secreta ativamente uma quantidade de LCR a uma taxa de 0,3 a 0,4 mL/minuto em crianças e adultos, o que equivale a cerca de 20 mL/hora ou 500 mL/dia. Isso equivale a uma taxa horária de renovação do volume de LCR de cerca de 15%.

30. Quais são as causas comuns de proteína elevada no LCR?
A proteína elevada no LCR (> 30 mg/dL) é um achado inespecífico encontrado em vários distúrbios neurológicos. Várias etiologias comuns devem ser consideradas:

Infecção: meningite tuberculosa, meningite bacteriana aguda (pneumocócica, meningocócica, *Haemophilus influenzae*), meningite sifilítica ou viral, encefalite.
Inflamação: síndrome de Guillain-Barré (SGB), esclerose múltipla, neuropatia periférica, encefalopatia pós-infecciosa.
Tumor dos hemisférios cerebrais ou medula espinhais; um bloqueio no LCR pode causar grande elevação de proteína no LCR.
Acidentes vasculares, como hemorragia cerebral (incluindo hemorragia subaracnóidea, hemorragia subdural, hemorragias intracerebrais) ou acidente vascular cerebral resultante de arterite craniana, diabetes melito ou hipertensão.
Distúrbios degenerativos envolvendo doença da substância branca (p. ex., doença de Krabbe).
Distúrbios metabólicos (p. ex., uremia).
Toxinas (p. ex., chumbo).
Prematuridade, relacionada à imaturidade da barreira hematoencefálica.

31. Quais achados no LCR sugerem doença metabólica como causa de sinais e sintomas neurológicos?
- A **concentração elevada de proteína no LCR** é característica de leucodistrofia metacromática e encefalopatia de células globoides.
- A **baixa concentração de glicose no LCR** é compatível com hipoglicemia causada por um defeito de gliconeogênese ou um defeito no transporte de glicose através da barreira hematoencefálica (síndrome da deficiência de GLUT-1).
- A **baixa concentração de folato no LCR** sugere um defeito envolvendo o metabolismo de folato.
- A **presença de aminoácidos no LCR**, especificamente glicina, glutamato e ácido γ-**aminobutírico (GABA)**, pode ser diagnóstica de hiperglicinemia não cetótica, epilepsia dependente de piridoxina, ou outro defeito no metabolismo de GABA.
- Os valores de **lactato** e **piruvato** estão elevados no LCR nos distúrbios do metabolismo da energia cerebral, incluindo deficiência de piruvato desidrogenase, deficiência de piruvato carboxilase, numerosos distúrbios da cadeia respiratória e síndrome de Menkes.
- Um **valor baixo de lactato no LCR** pode ser visto na síndrome de deficiência de GLUT-1.
- **Aminas biogênicas anormais no LCR** sugerem vários distúrbios associados à neurotransmissão perturbada.

32. Por que se usa estilete (mandril) durante uma punção lombar?

Um estilete é tipicamente usado durante punção lombar para impedir que a epiderme (que pode se alojar na ponta aberta de uma agulha) seja introduzida no espaço subaracnóideo, onde um tumor epidérmico pode se formar. Há debate sobre se o estilete deve ser mantido em posição após a agulha passar o espaço subcutâneo ou removido no ponto, para permitir melhor avaliação do fluxo de LCR quando a agulha entra no espaço subaracnóideo. Após a coleta do fluido, alguns especialistas defendem a reinserção do estilete para impedir que os filamentos aracnóideos fixados causem extravasamento prolongado do LCR através da dura, o que pode provocar cefaleias prolongadas. Em recém-nascidos, é mais comum não se usar um estilete, embora essa prática deva ser evitada.

Ellenby MS, Tegtmeyer K, Lai S, Braner DAV: Videos in clinical medicine. Lumbar puncture, *N Engl J Med* 355:e12:2006.
Baxter AL, Fisher RG, Burke BL, et al: Local anesthetic in stylet styles: factors associated with resident lumbar puncture success, *Pediatrics* 117:876–881, 2006.
Strupp M, Brandt T, Muller A: Incidence of post-lumbar puncture syndrome reduced by reinserting the stylet: a randomized prospective study of 600 patients, *J Neurol* 245:589–592,1998.

33. Em testes de irritação meníngea, o que constitui os sinais de Kernig ou Brudzinski positivos?

- *O sinal de Kernig*, ou sinal da elevação da perna reta, consiste em flexionar o quadril a 90 graus e tentar estender o joelho. A limitação na extensão do joelho como resultado de resistência dolorosa é um sinal positivo.
- O *sinal de Brudzinski* é um sinal positivo e está presente se uma flexão reflexa das coxas ocorrer quando o pescoço de um paciente for flexionado passivamente.

   Deve-se notar que esses sinais podem não estar presentes no bebê ou na criança pequena (< 18 a 24 meses).

34. Qual é a diferença entre as manifestações de elevação da pressão intracraniana (PIC) em um bebê em comparação com uma criança mais velha?

- *Bebê:* aumento da circunferência da cabeça, retardo no fechamento da fontanela, separação das suturas, fontanela abaulada, dificuldade em se desenvolver, macrocefalia, paresia do olhar para cima (conhecido como sinal de sol poente), choro agudo.
- *Criança mais velha*: cefaleia (especialmente, no início da manhã, que desperta a criança durante o sono, ou associação com vômito), náusea, vômito persistente, alterações da personalidade e do humor, letargia, anorexia, fadiga, sonolência, diplopia como resultado da paralisia do sexto nervo ou paralisia do terceiro nervo com herniação uncal, papiledema (Fig. 13-1).

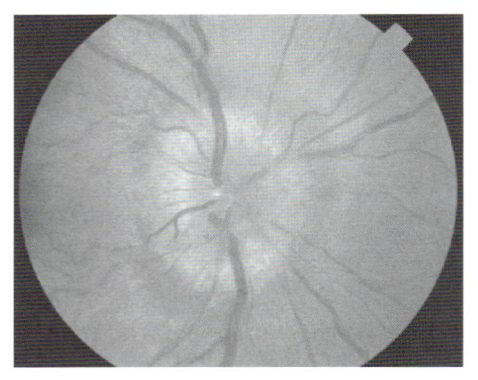

Figura 13-1. Papiledema. Os sinais incluem edema do disco óptico com borramento das margens normalmente nítidas, ingurgitamento venoso e curvatura dos vasos sanguíneos em virtude da elevação do disco. *(De Douglas G, Nicol F, Robertson C, editors:* MacLeod's Clinical Examination, *ed. 13. London, 2013, Elsevier, Ltd., p 285.)*

35. Em que consiste a tríade de Cushing?

A *tríade de Cushing* consiste em desenvolvimento de **respirações lentas ou irregulares, diminuição da frequência cardíaca** e **pressão sanguínea elevada** (particularmente, a elevação da pressão sistólica com alargamento da pressão de pulso) resultante de aumento da PIC. A tríade de Cushing pode ser observada em crianças com PIC elevada ou compressão da fossa posterior, que abriga o centro de controle circulatório medular. É um achado bastante tardio de PIC aumentada.

36. Como a hidrocefalia é classificada?

A **hidrocefalia comunicante** é causada pela incapacidade de reabsorção normal do LCR pelas granulações aracnóideas, que pode ocorrer em decorrência de reação cicatricial meníngea como resultado de meningite bacteriana, hemorragia intraventricular, ou quimioterapia intratecal. Pode ser diagnosticada se um corante traçador injetado dentro de um ventrículo lateral aparecer no LCR coletado por punção lombar.

Hidrocefalia não comunicante refere-se às condições que causam obstrução intraventricular e alteração do fluxo de corante dentro do LCR coletado por punção lombar. Malformações congênitas (especialmente, estenose aqueductal e síndrome de Dandy-Walker com dilatação cística do quarto ventrículo) e lesões de massa (p. ex., tumores, malformações arteriovenosas) podem causar hidrocefalia não comunicante.

Hidrocefalia *ex vacuo* descreve aumentos de volume do LCR sem elevação da pressão deste, sendo vista em condições de redução do tecido cerebral (p. ex., malformações, atrofia).

37. Qual é a taxa normal de crescimento da circunferência da cabeça durante o primeiro ano de vida?

A circunferência da cabeça ao nascimento é de aproximadamente 34 a 35 cm no bebê a termo. A circunferência da cabeça normalmente cresce 2 cm/mês nos primeiros 3 meses de vida, 1 cm/mês nos meses 4 a 6, e 0,5 cm/mês até 1 ano de vida. A mensuração da circunferência da cabeça deve fazer parte do exame de qualquer criança e posta em gráfico a cada visita. A circunferência da cabeça representa o crescimento cerebral, mas também é influenciada por hidrocefalia e acúmulos de fluido subdural ou epidural.

38. Quais são as complicações dos *shunts* ventriculares?

Os *shunts ventriculares* drenam LCR dos ventrículos em pacientes cujo fluxo de saída ou absorção normais foram bloqueados. O fluido pode ser drenado para várias localizações diferentes, incluindo o peritônio, rim ou átrio cardíaco. Os *shunts* que drenam LCR melhoraram acentuadamente o resultado de crianças com hidrocefalia, mas estão sujeitos a obstrução, infecções ou disfunção mecânica. A má função do *shunt* apresenta-se com sinais de PIC elevada. Crianças com infecções do *shunt* podem ter febre de baixo grau, assim como sinais de PIC elevada. Por ser impossível saber quais são as propriedades de complacência do sistema ventricular, crianças com má função do *shunt* ou infecções estão em risco de descompensação súbita e catastrófica. Crianças com suspeita de terem disfunções de *shunt* ou infecções necessitam de atenção urgente e devem ser observadas cuidadosamente até o *shunt* ser completamente avaliado.

Rogers EA, Kimia A, Madsen JR, et al: Predictors of ventricular *shunt* infection among children presenting to a pediatric emergency department, *Pediatr Emerg Care* 28:405–409, 2012.
Piatt JH Jr, Garton HJL: Clinical diagnosis of ventriculoperitoneal *shunt* failure among children with hydrocephalus, *Pediatr Emerg Care* 24:210–210, 2008.

39. Quais são as características da hipertensão intracraniana idiopática?

A *hipertensão intracraniana idiopática* consiste em PIC elevada na ausência de uma lesão de massa demonstrável e uma fórmula normal de LCR. Anteriormente, a condição era chamada de *pseudotumor cerebral* ou *hipertensão intracraniana benigna*. O termo "benigno" tem sido desenfatizado, porque o problema tem potencial para causar significativa perda visual e interromper as atividades normais da vida diária. As características incluem o seguinte:
- Cefaleia, fadiga, vômito, anorexia, rigidez do pescoço e diplopia decorrentes de PIC elevada.
- Exame neurológico normal, exceto no caso do papiledema ou de paralisia de terceiro ou sexto nervos.
- Constrição do campo visual (geralmente, o campo nasal) e aumento do ponto cego no teste confrontacional.
- Imagem normal de tomografia computadorizada, exceto algumas vezes no caso de ventrículos pequenos.
- Perfil normal de LCR, com exceção de uma pressão de abertura elevada > 250 mmH$_2$O.

Glatstein MM, Oren A, Amarilyio G, et al: Clinical characterization of idiopathic intracranial hypertension in children presenting to the emergency department: the experience of a large tertiary care pediatric hospital, *Pediatr Emerg Care* 31:6–9, 2015.
Krishnakumar D, Pickard JD, CzosnykaZ, etal: Idiopathic intracranial hypertension in childhood: pitfalls in diagnosis, *Dev Med Child Neurol* 56:749–755, 2014.

40. O que causa hipertensão intracraniana idiopática?

Embora existam múltiplas causas possíveis, mais de 90% dos casos são idiopáticos. Entre as causas relatadas estão as seguintes:
- **Drogas:** tetraciclina, ácido nalidíxico, nitrofurantoína, corticosteroides, excesso de vitamina A (fígado de urso polar).

- **Distúrbios endócrinos:** obesidade, hipertireoidismo, síndrome de Cushing, hipoparatireoidismo.
- **Trombose** dos seios venosos durais como resultado de trauma craniano, otite média, mastoidite ou obstrução de veias jugulares na síndrome da veia cava superior.

41. Que tratamento é recomendado para casos de hipertensão intracraniana idiopática?

Os pacientes com perda sustentada de campo visual ou intensa cefaleia refratária são candidatos ao tratamento. O tratamento específico depende da presença de um precipitante identificável, que deve ser removido, quando possível. Por exemplo, recomenda-se a cessação da medicação ofensiva (p. ex., tetraciclina) ou redução de peso em pacientes obesos. O tratamento inespecífico inclui a administração de acetazolamida, furosemida ou hidroclorotiazida e, algumas vezes, corticosteroides. Em casos graves, a intervenção cirúrgica está disponível por meio da instalação de um *shunt* lomboperitoneal ou descompressão da bainha do nervo óptico.

Rogers DL: A review of pediatric idiopathic intracranial hypertension, *Pediatr Clin North Am* 61:579–590, 2014.

QUESTÕES CLÍNICAS

42. Quais são as questões-chave em uma avaliação neurológica?
- **Localização** da lesão (Onde é a lesão?)
- **Identificação** da lesão (O que é a lesão?)
- **Curso de tempo** do distúrbio (É paroxístico, agudo, subagudo ou crônico?)
- Presença de qualquer **regressão** (Há piora das habilidades aprendidas anteriormente?)
- **Desenvolvimento** do sistema nervoso (É compatível com a idade?)

43. Quais são as regras gerais que governam a localização de um problema neurológico em potencial?

A localização inicia-se com o exame neurológico. As questões que precisam ser abordadas são: (1) o exame é normal ou anormal e, se anormal, (2) a anormalidade é focal, multifocal ou difusa?

Um problema pode ocorrer em qualquer parte ao longo do eixo neuronal: cérebro, cerebelo, tronco encefálico, medula espinhal, nervo, junção neuromuscular e muscular.
- **Cérebro:** pode apresentar convulsões, alterações do estado mental, cefaleias, sinais unilaterais (como hemiparesia).
- **Cerebelo:** pode envolver ataxia, transtornos da fala, transtornos do movimento do membro, nistagmo.
- **Tronco encefálico:** combinação de anormalidades do nervo craniano e sinais de trajeto medular (fraqueza simétrica com ou sem alterações sensitivas).
- **Medula espinhal:** nível definido de comprometimento com alterações motoras e/ou sensitivas abaixo da área envolvida e exame normal acima dela.
- **Neuropatia:** fraqueza distal mais do que proximal com ou sem alterações sensitivas.
- **Doença muscular:** fraqueza proximal mais do que distal com diminuição dos reflexos tendíneos profundos e sensação normal.

Goldstein JL: Pediatric neurology in the emergency department: localization followed by differential diagnosis, *Clin Pediatr Emerg Med* 9:87, 2008.

44. O que distingue o exame neurológico pediátrico?

Observação. A informação mais útil, geralmente, é adquirida observando-se a criança se movimentar e brincar. O nível de interação, a criatividade e o grau de atenção sustentada podem ser observados, e todos são importantes componentes do exame do estado mental. A maioria dos nervos cranianos pode ser testada pela observação dos movimentos oculares da criança, da sua resposta a sons, da reação dela a estímulos visuais introduzidos no campo visual periférico e da simetria dos movimentos faciais. Assimetrias persistentes da atividade motora espontânea (p. ex., alcançando, de maneira consistente, um objeto através da linha média) são sinais confiáveis de fraqueza. A inspeção da postura sentada e da marcha da criança produz uma avaliação do cerebelo e das vias do trato de saída cerebelar.

45. Quais são as vantagens e desvantagens dos vários procedimentos de imagens usados na avaliação neurológica pediátrica?
- **Radiografias do crânio** são úteis para detecção de fraturas, lesões líticas e suturas alargadas. Elas têm pouca sensibilidade e especificidade para patologia intracraniana na situação de trauma.

- **Imagem de TC sem contraste** é a melhor técnica de imagens em emergências neurológicas para a triagem de um paciente com significativo trauma craniano, para fraturas de crânio, sinais de herniação ou hemorragia intracraniana aguda. Pode também ser usada para triagem de acidente vascular cerebral agudo e hemorragias subaracnóideas. Desvios de linha média ou ventriculares devidos a massas e edema cerebral ou PIC aumentada podem ser notados. A TC identifica o osso claramente. Este estudo rápido permite o monitoramento de rotina e é mais barato que a RM. Há um risco pequeno, mas definido, associado à radiação das imagens de TC.
- **Imagem de TC com contraste** usa material de contraste radiodenso para permitir a melhor identificação de rupturas na barreira hematoencefálica ou de estruturas altamente vasculares, o que melhora significativamente a detecção de tumores, edema, inflamação focal, hemangiomas e malformações arteriovenosas.
- **RM sem contraste** é a modalidade preferida para a maioria dos exames não urgentes. Ela define estruturas do cérebro de maneira mais precisa que a RM, especialmente dentro da medula espinhal, da fossa posterior e das cisternas. É mais eficaz para hemorragias sutis (especialmente, subaguda e crônica) e para tumores ou massas. Constantes de relaxamento diferentes, específicas, de tecido, chamadas T1 e T2, e a densidade de próton permitem a melhor definição de substâncias branca e cinzenta. Também fornecem uma imagem em três dimensões. Seu tempo de teste mais longo pode necessitar de sedação. Além disso, monitorar os pacientes é mais difícil em unidades fechadas. Não há riscos biológicos conhecidos decorrentes da RM, que mede a emissão das ondas de rádio liberadas quando os prótons retornam a um estado mais baixo de energia após excitação em ambientes teciduais característicos. A RM é contraindicada em pacientes com implantes metálicos ferromagnéticos, que podem aquecer e danificar o tecido.
- **RM com contraste** é útil para definir metástases cerebrais e distinguir a formação cicatricial pós-operatória decorrente de outra patologia.
- **Angiorressonância magnética (ARNM)** é um tipo especial de RM que mostra artérias e veias maiores sem o uso de contraste. É menos invasiva que os arteriogramas tradicionais e é útil para definir estenose arterial e identificar hemangiomas intracranianos, malformações arteriovenosas e aneurismas vasculares.
- **Espectroscopia por RM (ERNM)** permite o exame *in vivo* de alguns constituintes químicos do cérebro, incluindo N-acetilaspartato (NAA), um marcador neuronal; colina; creatina e lactato (um marcador do metabolismo de energia).
- **RM funcional (FRNM)** permite a localização anatômica *in vivo* do córtex motor e sensitivo, do córtex visual e dos componentes da linguagem expressiva e receptiva.
- **Tomografia por emissão de pósitrons (PET)** detecta anormalidades funcionais localizadas usando isótopos de meia-vida curta de carbono, nitrogênio, oxigênio e flúor. Ligantes marcados de glicose são úteis na avaliação de focos epilépticos antes da cirurgia. Essas são áreas de metabolismo reduzido de glicose cerebral durante os períodos interictais. A avaliação de isótopos específicos, como o valor de captação de aα-[11C] metil-L-triptofano (AMT) para o tubérculo epiléptico na esclerose tuberosa, pode ser benéfica em certos distúrbios.
- **Tomografia computadorizada por emissão de fóton único (SPECT)** usa a emissão de raio gama de isótopos lipofílicos na mensuração do fluxo sanguíneo cerebral, sendo também usada no estudo de epilepsias refratárias.
- **Magnetoencefalografia (MEG)** fornece medidas em tempo real de atividade elétrica neuronal (localização de foco epiléptico).

Menkes JH, Moser FG, Maria BL: Neurologic examination of the child and infant. In Menkes JH, Sarnat HB, Maria BL, editors: *Child Neurology*, ed 7. Philadelphia, 2006, Lippincott Williams & Wilkins, pp 18-27.

46. Uma criança apresenta-se com fraqueza progressiva na perna esquerda e diplopia, especialmente ao olhar na direção da perna. Onde está a lesão?
A história descrita, em combinação com um exame mostrando disfunção do nervo neurônio motor superior, sinais do trato longo, reflexos bruscos, reflexo plantar (sinal de Babinski) e paralisia do terceiro nervo contralateral (para baixo e para fora), localiza a lesão no **trato piramidal direito antes da decussação** (intersecção) e envolve uma lesão do **núcleo do terceiro nervo direito**. O curso progressivo sugere uma lesão de crescimento lento, como um glioma pontino.

47. A pupila dilatada e não reativa indica a compressão de qual estrutura?
Terceiro nervo craniano. Isso pode ser o resultado da compressão em algum lugar ao longo do curso do nervo. A herniação uncal é um deslocamento medial do unco do lobo temporal e pode causar esse sinal.

48. Pupilas contraídas e alterações respiratórias indicam a compressão de qual estrutura?
A herniação central progressiva do cérebro, que desce através do forame magno, causa compressão da **ponte** e pode produzir esse achado.

49. Qual é a diferença de apresentação do acidente vascular cerebral entre bebês e crianças mais velhas?
Geralmente, os bebês têm convulsão, enquanto crianças mais velhas têm hemiplegia aguda. Neonatos quase sempre se apresentam com convulsões focais.

Calder K, Kokorowski P, Tran T, Henderson S: Emergency department presentation of stroke, *Pediatr Emerg Care* 19:320 – 328, 2003.
Children's Hemiplegia and Stroke Association: www.chasa.org. Último acesso em 5 de mar. de 2015.
Pediatric Stroke Network: www.pediatricstrokenetwork.com. Último acesso em 5 de mar. de 2015.

50. Qual é o diagnóstico diferencial de acidente vascular cerebral em crianças?
A *doença cerebrovascular*, ou *acidente vascular cerebral*, pode ser o resultado de doença vascular primária, distúrbio de sangramento (acidente vascular hemorrágico) ou uma variedade de problemas secundários que levam a oclusões trombóticas ou embólicas (mais comumente da artéria cerebral média). As possibilidades diagnósticas incluem o seguinte:
- **Cardioembólica:** doença cardíaca congênita cianótica, mixoma atrial, endocardite, doença reumática ou outra doença cardíaca valvar.
- **Hematológica:** hemoglobinopatias (especialmente, doença falciforme), estados hipercoaguláveis (deficiência de antitrombina III, deficiência de proteína C ou S), hiperviscosidade (leucemia, hiperproteinemia, trombocitose), distúrbios da coagulação (anticorpos associados ao lúpus, hemofilia, trombocitopenia, anormalidades do fator V, hiper-homocisteinemia).
- **Circulatória:** vasculite (infecciosa ou inflamatória), oclusiva (homocistinúria, arterioesclerose, displasia fibromuscular da artéria carótida interna, formação cicatricial pós-traumática da carótida), dissecção da artéria carótida ou vertebral, doença *moyamoya*, malformações atrioventriculares com síndrome do roubo, circulação anômala, embolia aérea pós-traumática, aneurisma arterial, enxaqueca hemiplégica.
- **Metabólica:** doença mitocondrial.

Gumer LB, Del Vecchio M, Aronoff S: Strokes in children: a systematic review, *Pediatr Emerg Care* 30:660–664, 2014.
Freundlich CL, Cervantes-Arsianian AM, Dorfman DH: Pediatric stroke, *Emerg Med Clin North Am* 30:805–828, 2012.

51. O que é a derivação de "*moyamoya*" na doença *moyamoya*?
Moyamoya, que em japonês significa "nuvem de fumaça", refere-se à aparência cerebral angiográfica de pacientes com esta doença vascular primária, que resulta em estenose das artérias do círculo de Willis e artérias carótidas, resultando em proeminente circulação arterial colateral. Ocorre em ampla variedade de condições, como neurofibromatose tipo 1, doença falciforme, síndrome de Down e esclerose tuberosa, além de vasculopatia idiopática, provavelmente genética, que é endêmica no Japão. Por ser uma condição crônica, podem se desenvolver colaterais vasculares finos, e são esses colaterais que criam a aparência de "nuvem de fumaça" na angiografia (Fig. 13-2).

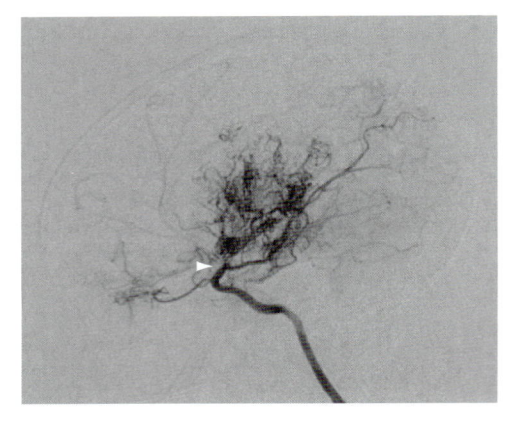

Figura 13-2. Injeção da artéria carótida interna (ICA) demonstra achados compatíveis com doença *moyamoya*: estenose da ICA distal *(ponta de seta)*, enchimento diminuído dos ramos da artéria cerebral média e anterior e a proliferação de vasos colaterais, o achado de "nuvem de fumaça". *(De Winn HR, editor: Youmans Neurological Surgery, ed 6. Philadelphia, 2011, Saunders Elsevier, p 2145.)*

Os pacientes com *moyamoya* apresentam-se com ataques isquêmicos transitórios, acidente vascular isquêmico e convulsões, embora, em crianças, a manifestação predominante seja a isquemia.

Kleinloog R, Regli L, Rinkel GJ, Klijn CJ: Regional differences in incidence and patient characteristics of moyamoya disease, a systematic review, *J Neurol Neurosurg Psychiatry* 83:531–536, 2012.
Scott RM, Smith ER: Moyamoya disease and moyamoya syndrome, *N Engl J Med* 360:1226–1237, 2009.

52. Em uma criança que desenvolve fraqueza, incontinência e ataxia 10 dias depois de um surto de *influenza*, qual é o diagnóstico provável?

Acredita-se que a **encefalomielite disseminada aguda (ADEM)** seja um processo pós-infeccioso ou parainfeccioso direcionado contra a mielina central. Qualquer porção da substância branca pode ser afetada. Múltiplas lesões com uma infiltração perivenular linfocítica e em células mononucleares e desmielinização são vistas no exame patológico. A ADEM tem sido associada a caxumba, sarampo, rubéola, varicela-zóster, *influenza*, *parainfluenza*, mononucleose e algumas imunizações. Uma mielite transversa associada pode ser aguda (desenvolvendo-se em horas) ou subaguda (desenvolvendo-se em 1 a 2 semanas), com envolvimento dos tratos motor e sensitivo. As disfunções vesical e intestinal, em geral, são precoces e graves. O exame do LCR mostra um leve aumento da pressão e de até 250 células/mm^3, com predominância de linfócitos. A RM mostra aumento de intensidade de sinal T2. O prognóstico, particularmente com o uso de corticosteroides intravenosos, geralmente é bom.

53. Em pacientes com lesão cerebral aguda, quais são os dois tipos de edema que podem ocorrer?
- O **edema vasogênico** resulta da maior permeabilidade do endotélio capilar com exsudação resultante. É mais marcado na substância branca cerebral e ocorre como resultado de inflamação (meningite e abscesso), processos focais (hemorragia, infarto ou tumor), patologia de vaso ou encefalopatia por chumbo ou hipertensiva. Na TC craniana, o edema vasogênico é mais bem visualizado com a administração de contraste.
- O **edema citotóxico** resulta do edema rápido das células, especialmente astrócitos e também de neurônios e células endoteliais, em virtude da disfunção das membranas e de bombas iônicas em decorrência de insuficiência energética, que pode levar à morte celular. A hipóxia causada por parada cardíaca, encefalopatia hipóxico-isquêmica (EHI), várias toxinas, infecções graves, estado epiléptico, infarto ou PIC elevada também são uma possível causa.

54. Quais são os tratamentos para PIC elevada?
- **Hiperventilação:** o objetivo usual é abaixar a PCO$_2$ para 25 a 30 mm. Isso causa vasoconstrição, que diminui o volume vascular intracraniano.
- **Restrição de fluido, diuréticos osmóticos e solução hipertônica de manitol** agem todos para reduzir o conteúdo hídrico cerebral, desde que haja uma barreira hematoencefálica intacta (nenhum desses baseia-se em evidência para recém-nascidos).
- A **elevação da cabeça** na posição da linha média até 30 graus maximiza o retorno venoso. A elevação da cabeça pode agravar a PIC na presença de hipovolemia.
- O **dreno ventricular externo** (DVE) é colocado, algumas vezes, para monitorar a pressão e permitir a retirada de uma quantidade mínima de LCR. Tipicamente, um DVE pode ser usado no caso de hemorragia intraventricular.
- **A normalização dos parâmetros fisiológicos:** é importante para evitar hipotensão significativa, hipóxia, hipoglicemia e hipertermia.

55. Como é definida a morte cerebral?
A morte cerebral é definida pela ausência irreversível da atividade cortical e do tronco encefálico. A determinação de morte cerebral em recém-nascidos a termo, bebês e crianças é um diagnóstico clínico baseado na ausência da função neurológica com uma causa conhecida, irreversível, de coma. A atividade da medula espinhal, do nervo periférico ou o reflexo muscular podem persistir apesar da morte cerebral. A postura descorticada ou descerebrada, porém, não é compatível com morte cerebral. O exame deve permanecer inalterado com o tempo. Outros países definiram a morte cerebral como a ausência de função do tronco encefálico somente, mas nos Estados Unidos a ausência da função cortical também deve ser demonstrada. A característica clínica da morte cerebral é o coma profundo, perseverante, irresponsivo.

De Georgia MA: History of brain death as death: 1968 to the present, *J Crit Care* 29:673–678, 2014.
Banasiak KJ, Lister G: Brain death in children, *Curr Opin Pediatr* 15:288–293, 2003.

56. Como é feito o diagnóstico de morte cerebral em crianças?

Pacientes com suspeita de morte cerebral devem ser observados e testados em duas ocasiões distintas (incluindo exame neurológico e o teste de apneia) durante 12 a 24 horas para o seguinte:
- Coma irresponsivo e ausência de abertura ocular, de movimentos extraoculares, vocalizações, ou outra atividade cerebral.
- Ausência completa de função do tronco encefálico, incluindo pupilas irresponsivas, em posição média, ou totalmente dilatadas; nenhum movimento ocular espontâneo ou reflexivo no teste oculovestibular ("olhos de boneca" e prova calórica); ausência de função muscular bulbar (*i. e.,* reflexo corneano, de engasgo, de tosse, sucção e reflexos de busca); e ausência de respirações no teste de apneia.
- Teste de apneia com elevação da pressão de dióxido de carbono (PCO_2) arterial a um mínimo de 20 mmHg acima da linha basal e $\geq$ 60 mmHg geral sem qualquer esforço respiratório.
- Testes auxiliares (EEG e fluxo sanguíneo cerebral com radionuclídeos) não são necessários e não devem ser usados como substitutos, mas podem ser utilizados para suplementar o exame neurológico e o teste de apneia.[*]

Nakagawa TA, Ashwal S, Mathur M, et al: Clinical report – Guidelines for the determination of brain death in infants and children: an update of the 1987 Task Force recommendations, *Pediatrics* 128:e720–e740, 2011.

57. Compare o estado vegetativo persistente com o estado minimamente consciente.

- O **estado vegetativo persistente** é "uma forma de inconsciência permanente de olhos abertos em que o paciente tem períodos de vigília e ciclos de sono fisiológico/despertar, mas em nenhum momento tem consciência de si mesmo ou do ambiente." Se esse estado persistir por mais de 3 meses em crianças, a perspectiva de longo prazo é sombria.
- O **estado minimamente consciente** ocorre na emergência do estado vegetativo persistente, e o paciente deve demonstrar uma ação reproduzível em um ou mais de quatro tipos de comportamento: (1) seguir comandos simples; (2) respostas "sim/não" gestuais ou verbais; (3) verbalização inteligível; ou (4) comportamentos intencionais.

Hirschberg R, Giacino JT: The vegetative and minimally conscious states: diagnosis, prognosis and treatment, *Neurol Clin* 29:773–786, 2011.

58. Qual é o diagnóstico diferencial de um sopro intracraniano?

Um *sopro intracraniano* pode ser encontrado em crianças normais e ser aumentado por compressão da carótida contralateral. Os distúrbios que podem estar associados ao sopro intracraniano incluem malformações vasculares e condições caracterizadas por aumento do fluxo sanguíneo cerebral:
- Febre.
- Angioma cerebral.
- Tumores intracerebrais.
- Tireotoxicose.
- Aneurisma cerebral.
- Qualquer causa de elevação da PIC.
- Anemia.
- Malformações arteriovenosas cerebrais.
- Meningite.
- Sopros cardíacos.

Mace JW, Peters ER, Mathies AW Jr: Cranial bruits in purulent meningitis in childhood, *N Engl J Med* 278: 1420–1422,1968.

59. Em uma criança anteriormente normal que desenvolve ataxia aguda, quais são os dois diagnósticos mais comuns?

- A **ingestão de fármacos**, especialmente de AEDs, metais pesados, álcool e anti-histamínicos, é um diagnóstico comum.
- A **cerebelite pós-infecciosa aguda**, mais comumente após varicela, é um diagnóstico de exclusão, se triagem de droga, TC ou RM, avaliação de LCR e outros testes forem negativos.

Prasad M, Ong MT, Setty G, et al: 15 minute consult: The child with acute ataxia, *Arch Dis Child Educ Pract Ed* 98: *212–216, 2013.*

---

[*]N. do T.: No Brasil, é prevista em lei a realização de testes auxiliares, além dos testes clínicos, para certificar a morte cerebral. (Faraco RB, Carvalho PRA. Morte Encefálica em Pediatria. *Bol Cient Pediatr* 2017; 06(1):19–25.)

60. Quais são as causas de andar na ponta dos dedos?
- PC (diplegia espástica).
- Paraplegia espástica hereditária (HSP).
- Distrofia muscular.
- Disrafismo espinhal.
- Polineuropatias hereditárias ou adquiridas.
- Tumor intraespinhal e do filamento terminal.
- Deformidade equinovara.
- Encurtamento congênito isolado do tendão do calcâneo.
- Variação do normal nos estágios iniciais da marcha.
- Padrão normal de desenvolvimento em algumas crianças pequenas.

Oetgen ME, Peden S: Idiopathic toe walking, *J Am Acad Orthop Surg* 20:292–300, 2012.

61. Qual é o significado de uma resposta positiva de Babinski?
A estimulação do aspecto lateral da planta do pé até os metatarsos distais pode desencadear uma resposta do extensor plantar (*i. e.,* dorsiflexão do hálux), conhecida como resposta ou sinal positivo de Babinski. Sua presença pode ser normal até os 12 meses de idade. Quando ela persistir após essa idade, isso poderá ser um sinal de distúrbio da função do trato piramidal. O estímulo desencadeia uma série de trajetos sensitivos com funções competidoras (incluindo preensão e retirada) e é um pouco dependente do estado do bebê e da técnica do examinador. Seu valor como sinal localizador no neonato é mais controverso, mas uma assimetria consistente é anormal.

62. Qual é o provável diagnóstico de uma criança de 7 anos com ataxia progressiva, cifoescoliose, nistagmo, pé cavo (arco alto) e eletrocardiograma (ECG) anormal?
Ataxia de Friedreich. Esta doença heredodegenerativa é um distúrbio autossômico recessivo com início na infância de ataxia da marcha, reflexos tendíneos ausentes e respostas do extensor plantar. A medula espinhal mostra degeneração e esclerose dos tratos espinocerebelares, da coluna posterior e dos tratos corticoespinhais. A condição é rara. O gene da ataxia de Friedreich foi mapeado no cromossomo 9q13, contém uma sequência repetida de trinucleotídeos (GAA) e codifica para uma proteína chamada frataxina. A deficiência de frataxina causa acúmulo de ferro nas mitocôndrias e estresse oxidativo, que levam à morte celular.

Anheim M, Tranchant C, Koenig M: The autosomal recessive cerebellar ataxias, *N Engl J Med* 366:636–646, 2012.
Alper G, Narayanan V: Friedreich's ataxia, *Pediatr Neurol* 28:335–341, 2003.

63. Quais características clínicas ajudam a distinguir a vertigem periférica da central?
A *vertigem periférica* implica na disfunção do labirinto ou nervo vestibular, enquanto a vertigem central está associada a anormalidades do tronco encefálico ou do lobo temporal.
Periférica
- Perda auditiva, tinido e otalgia podem estar associados.
- No teste dedo-nariz, aponta além do dedo, e ocorre queda na direção da doença unilateral.
- Na doença bilateral, ocorre ataxia com os olhos fechados.
- Nistagmos vestibular e posicional estão presentes.

Central
- Disfunções cerebelares e de nervo craniano frequentemente estão associadas.
- Não está presente a perda auditiva.
- Uma alteração da consciência pode estar associada.
- A vertigem é um sintoma comum com a enxaqueca.

Fenichel GM: *Clinical Pediatric Neurology: A Signs and Symptoms Approach*, ed 6. Philadelphia, 2009, Elsevier, p 365.

64. Em quais situações se nota a hiperacusia?
Hiperacusia, ou sensibilidade aumentada ao som, é encontrada em pacientes com lesão no nervo facial (VII), que inerva o músculo estapédio, ou naqueles com lesão no nervo trigeminal (V), que inerva o músculo tensor do tímpano. A resposta de susto exagerado ao som ou à vibração ocorre em pacientes com doenças do armazenamento lisossomal (p. ex., esfingolipidoses, como a doença de Tay-Sachs, gangli-

osidose GM1 e doença de Sandhoff), síndrome de Williams, hipercalemia, tétano e envenenamento por estricnina.

65. Qual é a causa mais comum da fácies assimétrica durante o choro neonatal?

Nesta entidade, com uma incidência de aproximadamente 1 por 160 nascidos vivos, um lado do lábio inferior se deprime durante o choro (no lado normal), e o outro lado, não (Fig. 13-3). Geralmente diagnosticada erroneamente como paralisia do nervo facial resultante do fórceps no parto, a causa mais comum é **ausência congênita ou hipoplasia do músculo depressor do ângulo da boca** do lábio inferior. Embora, na maioria dos casos, seja um achado isolado, a condição pode estar associada à síndrome da deleção do 22q11.2 e a outras malformações congênitas, especialmente do sistema cardiovascular.

Pasick C, McDonald-McGinn DM, Simbolon C, et al: Asymmetric crying facies in the 22q11.2 deletion syndrome: implications for future screening, *Clin Pediatr* 52:1144–1148, 2013.
Sapin SO, Miller AA, Bass HN: Neonatal asymmetric crying facies: a new look at an old problem, *Clin Pediatr* 44:109–119, 2005.

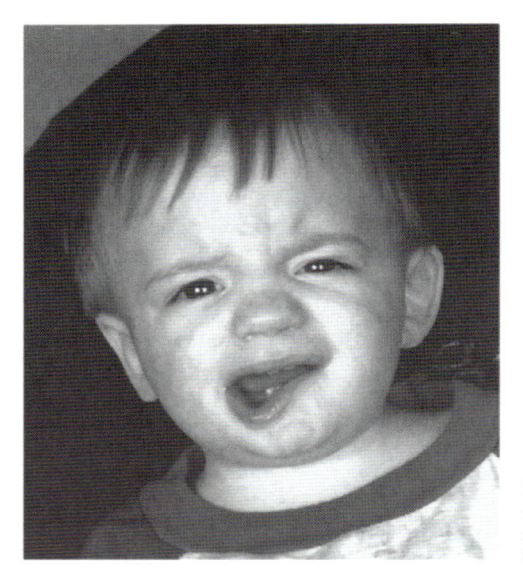

Figura 13-3. Fácies assimétrica ao choro. *(De Terzis JK, Anesti K: Developmental facial paralysis: a review,* J Plast Reconst Aesthet Surg *64:1318–1333, 2011, p. 1324.)*

66. Quais são as causas comuns da paralisia do sétimo nervo periférico?

A fraqueza facial causada por uma lesão do nervo facial (VII nervo craniano) é comum. A fraqueza facial envolve tanto a porção superior como a inferior do rosto e afeta tanto os movimentos faciais emocionais quanto volitivos. Qualquer parte do nervo pode ser perturbada: o próprio núcleo, o axônio quando atravessa a ponte, ou a porção periférica do nervo. A paralisia do sétimo nervo ocorre em localização central ou periférica. As etiologias incluem o seguinte:
- Trauma.
- Hipoplasia ou aplasia desenvolvimental, incluindo a anomalia de Möbius.
- Paralisia de Bell (geralmente, idiopática, mas pode seguir infecções virais inespecíficas).
- Infecções, incluindo a síndrome de Ramsay Hunt (invasão de herpes-zóster do gânglio geniculado produzindo vesículas herpéticas atrás da orelha e paralisia dolorosa do nervo facial); doença de Lyme; invasão local da mastoidite supurativa ou otite média; caxumba, varicela, vírus Epstein-Barr, citomegalovírus, rubéola, vírus da imunodeficiência humana ou neurite por enterovírus; sequelas de meningite bacteriana; e infecções da glândula parótida, inflamação ou tumor.
- Síndrome de Guillain-Barré.
- Tumor do tronco encefálico ou tumores do ângulo pontinocerebelar.
- Distúrbios inflamatórios, como sarcoidose.

NEUROLOGIA

67. Qual é a distinção entre paralisia periférica do sétimo nervo e paralisia central do sétimo nervo?
Pede-se ao paciente com suspeita de paralisia para franzir a testa, levantar as sobrancelhas e fechar os olhos fortemente. Na paralisia periférica do sétimo nervo, não são notados sulcos na testa, e o olho afetado não se abre tanto quanto o olho não afetado. Na paralisia central do sétimo nervo, os sulcos na testa e a abertura ocular relativamente boa ocorrem porque as células do núcleo facial que inervam a porção facial superior recebem inervação bilateral de fibras de ambos os hemisférios cerebrais. Músculos faciais inferiores são inervados a partir de apenas um único hemisfério cerebral contralateral.

Gilden DH: Bell's palsy, *N Engl J Med* 351:1323–1331, 2004.

68. Durante a recuperação da paralisia de Bell, por que os olhos lacrimejam na hora da refeição?
Estas são **lágrimas de crocodilo**. O nervo facial supre a função motora autonômica para as glândulas lacrimais e salivares. Por causa da reinervação aberrante durante o curso da cura de uma paralisia do nervo facial, saborear uma refeição pode deflagrar o lacrimejamento em vez da salivação. Diz o folclore que os crocodilos têm compaixão de suas vítimas e choram enquanto as mastigam. Isso é chamado de sincinesia, que também pode envolver os outros músculos do nervo facial ou ser congênita.

69. Quando os movimentos de "olhos de boneca" são considerados normais ou anormais?
O *reflexo oculovestibular* (também chamado de *reflexo oculocefálico, da virada de cabeça propriocep-tiva* ou *olhos de boneca)* é usado com mais frequência como um teste da função do tronco encefálico. As pálpebras do paciente são mantidas abertas enquanto a cabeça é girada bruscamente de um lado para o outro. Uma resposta positiva é o desvio ocular conjugado contraversivo (*i. e.,* quando a cabeça vira para a direita, ambos os olhos se desviam para a esquerda). Os movimentos de olhos de boneca são interpretados como segue:
- Em recém-nascidos despertos saudáveis (que não podem inibir ou controlar o reflexo com movimentos oculares intencionais), o reflexo é fácil de desencadear e é um achado normal. Pode ser usado para testar a variação dos movimentos extraoculares dos bebês durante as primeiras semanas de vida.
- Em indivíduos maduros despertos, saudáveis, a visão normal controla o reflexo, que desse modo normalmente está ausente, e então os olhos acompanham a virada da cabeça.
- Em um paciente em coma com função preservada do tronco encefálico, o córtex deprimido não controla o reflexo, e ocorrem os movimentos de olhos de boneca na rotação rápida da cabeça. De fato, a finalidade de se desencadear esse reflexo no paciente comatoso é demonstrar que o tronco encefálico ainda funciona normalmente.
- No paciente em coma com dano do tronco encefálico, os circuitos neurais que realizam o reflexo estão comprometidos, e o reflexo é eliminado.

70. Como é realizada a prova calórica fria?
Como um teste da função do tronco encefálico em um indivíduo obnubilado ou comatoso, 5 mL de água gelada são colocados no canal auditivo externo (depois de se assegurar a integridade da membrana timpânica), com a cabeça elevada a 30 graus. Ocorre resposta normal, com desvio dos olhos para o lado em que a água foi colocada. A ausência de resposta indica disfunção grave do tronco encefálico e do fascículo longitudinal medial. Se realizado em estado de vigília, ocorre desvio ipsolateral com nistagmo na direção oposta.

71. O que causa pupilas contraídas?
O tamanho pupilar representa o equilíbrio dinâmico entre a influência constritiva do terceiro nervo (representando o sistema nervoso autônomo parassimpático) e a influência dilatadora do nervo ciliar (que conduz as fibras do sistema nervoso simpático). Pupilas contraídas indicam que a influência constritiva do terceiro nervo craniano não está equilibrada pela dilatação simpática oponente. As possíveis etiologias incluem o seguinte:
- A **lesão estrutural na ponte** através da qual os trajetos simpáticos descem (mais comumente, hemorragia).
- **Opiáceos**, como heroína ou morfina.
- **Outros agentes**, incluindo propoxifeno, organofosforados, inseticidas carbamatos, barbitúricos, clonidina, meprobamato, colírio de pilocarpina e envenenamento por cogumelo ou noz-moscada.

72. Qual é o diagnóstico diferencial de ptose?
A *ptose* é o deslocamento descendente da pálpebra superior como resultado de disfunção dos músculos que elevam a pálpebra. A queda da pálpebra pode representar pseudoptose causada por edema da pál-

pebra, como resultado de edema local ou blefaroespasmo ativo. A ptose verdadeira resulta da fraqueza dos músculos palpebrais ou da interrupção de seu suprimento nervoso. As etiologias incluem o seguinte:
- **Muscular:** ptose congênita, que pode ocorrer isoladamente ou no quadro de síndrome de Turner ou de Smith-Lemli-Opitz, miastenia grave (associada a acentuada flutuação diurna), botulismo ou algumas distrofias musculares.
- **Neurológica:** síndrome de Horner, que resulta da interrupção do suprimento simpático para o músculo palpebral liso de Müller, e paralisia do terceiro nervo, que inerva o músculo elevador da pálpebra: tronco encefálico ou tumor orbital (preocupante, se a visão borrada também estiver presente).

73. O que a pupila de Marcus Gunn detecta?
Um **defeito pupilar aferente (APD).** As pupilas normalmente têm tamanho igual (exceto no caso de pacientes com anisocoria fisiológica) como resultado do reflexo luminoso consensual: a luz que entra em cada olho produz a mesma força de "sinal" para a constrição da pupila estimulada e da não estimulada. Algumas doenças da mácula ou dos nervos ópticos afetam um lado mais do que o outro, como esclerose múltipla ou neurite óptica. Por exemplo, um meningioma pode se desenvolver em uma bainha do nervo óptico. Como resultado de disfunção do nervo óptico unilateral ou assimétrica, pode resultar a pupila de Marcus Gunn.

74. Como é realizado o teste da lanterna oscilante para detectar a pupila de Marcus Gunn?
- O paciente é examinado em uma sala escura, e a fixação é direcionada para um alvo distante. Isso permite a máxima dilatação pupilar pela ausência de luz direta e por reflexos de acomodação.
- A lua apresentada ao olho "bom" produz igual constrição de ambas as pupilas. Uma lanterna é balançada bruscamente sobre a ponte do nariz até o olho com o nervo óptico "defeituoso". A pupila anormal permanece momentaneamente contraída em decorrência dos efeitos prolongados da resposta consensual à luz. No entanto, o olho comprometido com seu sinal pupilomotor reduzido logo escapa do reflexo consensual e realmente se dilata, apesar de ser estimulado diretamente com a luz. A pupila que paradoxalmente se dilata à estimulação com luz direta exibe o defeito aferente.

EPILEPSIA

75. O que é epilepsia?
Epilepsia descreve uma síndrome de convulsões recorrentes, não provocadas, tipicamente duas ou mais, não resultantes de febre ou de uma condição médica sistêmica. É derivada do verbo grego *epilepsia*, que significa "apoderar-se de" ou "tomar posse de". Os gregos antigos referiam-se a ela como uma doença sagrada, mas Hipócrates pôs fim a essa noção e contestou-a com base na evidência clínica de que ela surgia do cérebro. A epilepsia não é uma entidade ou mesmo uma síndrome, mas sim um complexo de sintomas decorrentes de distúrbio da função cerebral, o qual pode ser o resultado de uma variedade de processos patológicos.

Chang 3S, Lowenstein DH: Epilepsia, *N Engl J Med* 349:1257–1266, 2003.
American Epilepsy Society: www.aesnet.org. Último acesso em 14 de mar. de 2015.
Epilepsy Foundation: www.epilepsia.com. Último acesso em 5 de mar. de 2015.

76. Qual é o resultado, em longo prazo, em crianças com epilepsia?
Existem muitas causas diferentes de epilepsia, e, em grande parte, o resultado relaciona-se à etiologia subjacente. Crianças com epilepsia idiopática ou geneticamente determinada têm melhor prognóstico, enquanto naquelas com antecedentes de anormalidades neurológicas o desfecho não é tão bom. Quase 75% das crianças entram em remissão sustentada 3 a 5 anos após o início da epilepsia. Não há evidência de que medicações antiepilépticas, na forma como são usadas atualmente na prática clínica, sejam neuroprotetoras ou alterem o resultado dos pacientes em longo prazo. Embora haja um prognóstico favorável para a remissão das convulsões, as crianças com epilepsia estão em maior risco de ter outras comorbidades em longo prazo, incluindo dificuldades em alcançar objetivos sociais, educacionais e vocacionais. O tratamento com medicações antiepilépticas é uma parte importante do tratamento da criança, mas outros aspectos críticos da interação médico-paciente, incluindo educar, aconselhar e apoiar, são igualmente importantes.

77. Com que frequência os EEGs são anormais em crianças saudáveis?
Cerca de 10% das crianças "normais" têm anormalidades leves, inespecíficas, na atividade basal. Cerca de 2% a 3% das crianças saudáveis têm padrões epileptiformes incidentais inesperados (*i. e.*, onda espiculada ou aguda). Algumas podem ter anormalidades familiares hereditárias, EEG sem um distúrbio convulsivo clínico (p. ex., espículas centrotemporais vistas nas síndromes benignas de suscetibilidade a convulsão, como na epilepsia rolândica). Em pacientes com enxaquecas, é frequente o EEG ter características epileptiformes.

78. Deve-se realizar um EEG em todas as crianças que tenham uma primeira convulsão afebril?

Esta é uma questão controversa importante. Dentre as convulsões de início recente em crianças, cerca de um terço não envolve febre. A American Academy of Neurology recomendou que todas as crianças com uma primeira convulsão sem febre se submetam a um EEG, na tentativa de classificar melhor a síndrome da epilepsia. Outros argumentam que a quantidade de informação esperada da obtenção dos EEGs para todos os casos é muito pequena para afetar as recomendações de tratamento na maioria dos pacientes. Eles sugerem que deva ser procurada uma abordagem seletiva ao uso de EEG, particularmente para crianças com uma convulsão de início focal, para crianças com menos de 1 ano, e para qualquer criança com disfunção cognitiva ou motora inexplicada ou anormalidades no exame neurológico.

Khan A. Baheerathan A: Electroencephalogram after first unprovoked seizure in children: Routine, unnecessary or case specific, *J Pediatr Neurosci* 8:1–4, 2013.

Hirtz D, Ashwal S, Berg A, et al: Practice parameter: evaluating a first nonfebrile seizure in children. Report of the Quality Standards Subcommittee of the American Academy of Neurology, the Child Neurology Society, and the American Epilepsy Society, *Neurology* 55:616–623, 2000.

79. Em um paciente com suspeita de distúrbio convulsivo, mas com EEG normal, como se pode aumentar a sensibilidade do EEG?

- Repita o EEG.
- Obtenha, em seguida, o teste de privação de sono.
- Use hiperventilação e estimulação fótica (p. ex., luz estroboscópica).
- Obtenha um EEG com vídeo contínuo (> 24 horas).

80. Quais tipos de epilepsia se caracterizam por achados específicos no EEG?

- **Epilepsia rolândica:** espículas bicentrais (somente durante o sono em 30%); o termo "espículas mesotemporais" é impróprio, relacionado ao posicionamento dos eletrodos do EEG nas regiões temporais.
- **Epilepsia benigna com foco occipital:** ondas espiculadas occipitais contínuas unilaterais ou bilaterais de alta voltagem.
- **Síndrome de Panayiotopoulos:** também conhecida como o início precoce de epilepsia occipital; espículas anormais em um ou ambos os lobos occipitais.
- **Epilepsia de ausência:** padrão característico de onda espiculada de 3 Hz.
- **Epilepsia juvenil de ausência:** padrão característico de onda espiculada rápida (> 3 Hz).
- **Epilepsia juvenil mioclônica:** padrões de espículas rápidas e de onda poliespiculada
- **Espasmos infantis:** Hipsarritmia, um padrão acentuadamente desorganizado.
- **Síndrome de Lennox-Gastaut:** forma de onda espiculada lenta com uma frequência < 3 Hz.
- **Síndrome de Landau-Kleffner:** descargas de onda espiculada ativada no sono, pode estar no padrão do estado epiléptico elétrico do sono (ESES).

81. Todas as crianças com convulsão afebril de início recente, generalizada e não provocada devem obter uma avaliação por TC ou RM?

Embora a maioria dos adultos com convulsões de início recente devam fazer um estudo por imagem da cabeça (de preferência, RM), uma frequência relativamente alta de distúrbios convulsivos idiopáticos em crianças geralmente impede a obtenção de imagem naquelas com convulsões generalizadas, EEGs não focais e exames neurológicos normais. Considere a obtenção de um estudo por imagem craniana nas seguintes situações:

- Qualquer convulsão com componentes focais (além do simples desvio ocular).
- Recém-nascidos e bebês jovens com convulsões.
- Estado epiléptico em qualquer idade.
- Atividade paroxística focal ou lentidão focal no EEG.

Weeke LC, Groenendaal F, Toet MC, et al: The aetiology of neonatal seizures and the diagnostic contribution of cerebral magnetic resonance imaging, *Dev Med Child Neurol* 57:248–256, 2015.

Hirtz D, Berg A, Bettis D, et al: Quality Standards Subcommittee of the American Academy of Neurology; Practice Committee of the Child Neurology Society: Practice parameter: treatment of the child with a first unprovoked seizure. Report of the Quality Standards Subcommittee of the American Academy of Neurology and the Practice Committee of the Child Neurology Society, *Neurology* 60:166–175, 2003.

82. Quais distúrbios geralmente mimetizam epilepsia?

Muitas condições são caracterizadas pelo início súbito de alterações transitórias de consciência, percepção, reatividade, comportamento, postura, tônus, sensação ou função autonômica. Síncope, crises de apneia, enxaqueca, hipoglicemia, narcolepsia, cataplexia, apneia do sono, refluxo gastroesofágico e parassonias (terrores noturnos, sonambulismo, falar durante o sono, enurese noturna) caracterizam uma alteração abrupta ou "paroxística" da função cerebral e sugerem a possibilidade de epilepsia.

83. Quais são as maneiras de distinguir convulsões não epilépticas psicogênicas (PNES) de convulsões epilépticas?

PNES consiste em alterações do comportamento (incluindo manifestações motoras) ou de consciência que não são acompanhadas de alterações eletrofisiológicas. As PNES eram chamadas anteriormente de pseudoconvulsões ou convulsões histéricas, mas esses termos são agora desencorajados. As características que ajudam a identificar PNES incluem:

História: mais provavelmente, o paciente tem uma história de problemas psiquiátricos incluindo depressão, ansiedade, transtornos do estresse pós-traumático e somatoforme. Fatores precipitantes comuns: dificuldades relacionadas à escola e conflito interpessoal.

Clínica: as PNES geralmente duram mais de 2 minutos, os olhos se fecham vigorosamente (comparados aos olhos tipicamente abertos nas convulsões epilépticas), a atividade motora aumenta e diminui, vocalizações geralmente estão presentes (incomuns nas convulsões epilépticas), a incontinência é menos comum, o despertar e a reorientação são mais rápidos do que nas convulsões epilépticas, e a lembrança do evento ocorre mais na PNES do que na convulsão epiléptica.

Estudos: vídeo-EEG (mais confiável para descartar convulsões epilépticas); EEG ambulatorial; níveis de prolactina (tipicamente elevados 15-20 minutos após uma convulsão epiléptica, mas não após PNES).

Reilly C, Menlove L, Fenton V, Das KB: Pyschogenic nonepileptic seizures in children: a review, *Epilepsia* 54:1715–1724,2013.
Avbersek A, Sisodiya S: Does the primary literature provide support for clinical signs used to distinguish psychogenic nonepileptic seizures from epileptic seizures? *J Neurol Neurosurg Psychiatry* 81:719–725, 2010.
Korff CM, Nordlii DR Jr: Paroxysmal events in infants: persistent eye closure makes seizures unlikely, *Pediatrics* 116: e485–e486, 2005.

84. Quais são as categorias de convulsões em crianças?

A classificação de síndrome, conforme codificação na Classificação Internacional das Convulsões Epilépticas, da International League Against Epilepsy (ILAE), distingue convulsões com base no tipo, e não na etiologia (Tabela 13-2). A classificação foi revista em 2010, com eliminação dos termos anteriormente usados para convulsões focais, como "parcial simples", "parcial complexa" e "convulsões parciais secundariamente generalizadas", por serem muito imprecisos. A classificação atual inclui convulsões generalizadas, que ocorrem e rapidamente se engajam em redes em distribuição bilateral, enquanto as convulsões focais se limitam mais a um hemisfério, são discretamente localizadas ou têm distribuição mais ampla naquele hemisfério. Embora a classificação de convulsões generalizadas fosse simples, a ILAE acreditava que as informações eram inadequadas para se criar uma classificação científica das convulsões focais, mas essas convulsões focais devem ser descritas de acordo com suas manifestações (p. ex., discognitivas com comprometimento da consciência/percepção, motoras focais).

Tabela 13-2. Classificação de Convulsões da International League Against Epilepsy

Generalizada

Tônico-clônica (em qualquer combinação)
Ausência
  Típica
  Atípica
Ausência com características especiais
  Ausência mioclônica
  Mioclônica palpebral
Mioclônica
  Mioclônica
  Mioclônica atônica
  Mioclônica tônica
Clônica
Tônica
Atônica

Convulsões focais

Desconhecidas

  Espasmos epilépticos (espasmos infantis)

Adaptada de Berg AT, Berkovic SF, Brodie MJ, et al: Revised terminology and concepts for organization of seizures and epilepsies: Report of the ILAE Commission on Classification and Terminology. 2005-2009, Epilepsia 51:678, 2010.

Além disso, a terminologia anterior da ILAE categorizava as causas das convulsões em sintomáticas (devidas a um distúrbio conhecido do SNC), criptogênicas (devidas a uma causa oculta) ou idiopáticas (nenhuma causa conhecida, exceto uma possível predisposição hereditária). Acreditava-se que essa terminologia era confusa, e ela foi eliminada. Novas categorias etiológicas envolvem três grupos: genético, estrutural/metabólico e desconhecido.

Berg AT, Berkovic SF, Brodie MJ, et al: Revised terminology and concepts for organization of seizures and epilepsies: Report of the 1LAE Commission on Classification and Terminology, 2005-2009, *Epilepsia* 51:676–685. 2010.

85. Quais são as causas estruturais e metabólicas das convulsões?
Ver Tabela 13-3.

Tabela 13-3. Causas Estruturais e Metabólicas de Convulsões

Febre
- Convulsões febris simples
- Convulsões febris complicadas

Trauma
- Convulsões de impacto
- Convulsões pós-traumáticas precoces
- Convulsões pós-traumáticas tardias

Hipóxia
- Crises complicadas de perda de fôlego
- Convulsões hipóxicas

Metabolismo
- Distúrbios metabólicos adquiridos
- Efeitos neurológicos de doença sistêmica
- Erro inato do metabolismo

Toxinas
- Drogas
- Abstinência de drogas
- Toxinas biológicas

Acidente Vascular Cerebral
- Acidente vascular cerebral isquêmico
- Acidente vascular cerebral embólico
- Acidente vascular cerebral hemorrágico

Hemorragia Intracraniana
- Hemorragia subdural
- Hemorragia subaracnóidea
- Hemorragia intracerebral

Malformações do SNC
- Atrofia cerebral
- Displasia cortical
- Microcefalia

SNC, sistema nervoso central.
Adaptada de Evans OB: *Symptomatic seizures,* Pediatr Ann *28:231–237, 1999.*

86. Se uma criança anteriormente normal tiver uma convulsão tônico-clônica afebril, generalizada, o que se deve dizer aos pais sobre o risco de recorrência?

Estudos indicam que a taxa de recorrência está entre 25% e 50%. O EEG é um importante preditor de recorrência. Um EEG normal subsequente reduz o risco de recorrência em 5 anos a 25%. A ocorrência da convulsão durante o sono aumenta o risco para 50%. Metade das recorrências ocorrerá durante os primeiros 6 meses após a primeira convulsão; dois terços ocorrerão dentro de 1 ano, e 90% ou mais terão ocorrido dentro de 2 anos. A idade da criança no momento da primeira convulsão e a duração desta não afetam o risco de recorrência.

Shinnar S, Berg AT, Moshe SL, et al: The risk of seizure recurrence after a first unprovoked afebrile seizure in childhood: an estended follow-up, *Pediatrics* 98:216–225, 1996.

87. Quais são as síndromes convulsivas ou epilépticas hereditárias mais comuns?
- Convulsões febris.
- Epilepsia rolândica, epilepsia de ausência da infância.
- Epilepsia mioclônica juvenil (de Janz).

88. Quais são as características clínicas da epilepsia rolândica?
A *epilepsia rolândica* é relacionada à localização idiopática, que representa 10% a 15% de todos os transtornos convulsivos da infância.
- Começa nas crianças em idade escolar (4 a 13 anos) que, sob outros aspectos, são saudáveis e neurologicamente normais.
- As convulsões são idiopáticas ou familiares (herança autossômica dominante, com uma penetrância dependente da idade).
- As convulsões podem ser simples ou complexas e parciais ou generalizadas. Classicamente, existe história de parestesias em um lado facial, bem como contrações e baba que podem ser seguidas por movimentos hemiclônicos ou postura hemitônica. A consciência tipicamente é preservada. As convulsões são primariamente noturnas e podem generalizar-se secundariamente.
- Geralmente referidas como *benignas*, por ser o indivíduo normal em termos de desenvolvimento, as convulsões normalmente são raras e noturnas e, na maioria das vezes, se resolvem após a puberdade.
- Muitas crianças podem ter uma ou apenas várias convulsões, assim o tratamento com AED não é obrigatório, especialmente quando as convulsões são noturnas.
- O tratamento é indicado quando as convulsões ocorrem durante o dia (diurnas) ou se sua frequência estiver em escalada.

89. O que distingue convulsões de ausência típica e atípica?
Ausência típica
- *EEG:* onda espiculada de 3 Hz; pode ser ativada por hiperventilação ou estimulação fótica intermitente.
- *Observações:* início e fim abruptos (tipicamente, 5 a 10 segundos).
- *Subtipo simples:* irresponsividade sem outras características associadas, exceto os movimentos menores (p. ex., estalar dos lábios ou contração palpebral).
- *Subtipo complexo:* irresponsividade sem características atônicas leves, mioclônicas, ou tônicas mais prolongadas (> 5 a 10 segundos) ou automatismos.

Ausência atípica (mais comum na síndrome de Lennox-Gastaut).
- *EEG:* onda espiculada de 2 Hz (ou mais lenta).
- *Observações:* início e fim graduais; a frequência é mais cíclica; atividade irresponsiva mais prolongada e pronunciada atônica, tônica, mioclônica, ou tônica.

90. Em uma criança com suspeita de ter convulsões de ausência, como a convulsão pode ser desencadeada durante um exame?
A **hiperventilação** por, no mínimo, 3 minutos é uma manobra provocativa útil para precipitar uma convulsão de ausência. Pacientes jovens podem ser persuadidos à hiperventilação fazendo dela um jogo. Segura-se um papel de seda ou cata-vento em frente à boca da criança, e então instrui-se o paciente a manter uma respiração rápida o suficiente para que o papel de seda acima ou o cata-vento continue girando.

91. Que porcentagem de pacientes com convulsões de ausência também têm convulsões ocasionais de grande mal?
Cerca de 30% a 50%; estas podem ocorrer anos mais tarde.

92. Qual é o prognóstico para crianças com epilepsia de ausência?
O prognóstico para os pacientes com epilepsia de ausência da infância tem sido estudado prospectivamente, e quase 90% dos pacientes com inteligência normal, exame neurológico normal, atividade de base normal no EEG, nenhuma história familiar de epilepsia convulsiva e nem história de convulsões tônico-clônicas terão convulsões que entrarão em remissão. Por outro lado, a ausência completa de fatores favoráveis está associada a mau prognóstico para a cessação das convulsões. Pode ser que as

convulsões de ausência sejam expressas em um espectro que vai desde a epilepsia de ausência da infância (com a típica convulsão de ausência, que é de origem genética, da síndrome de Lennox-Gastaut) até a convulsão de ausência atípica, que é sintomática da lesão cerebral.

93. Um adolescente, assim como seu pai, desenvolve espasmos intermitentes bilaterais, breves, em seus braços. Qual é o provável distúrbio convulsivo que ele tem?

A **epilepsia mioclônica juvenil**, que também é chamada de epilepsia mioclônica de Janz, é uma forma familiar de epilepsia generalizada idiopática primária que, tipicamente, envolve descargas "rápidas" de ondas espiculadas de 3 a 5 Hz no EEG ("pequeno mal impulsivo") e herança autossômica dominante. As características clínicas distintivas deste tipo de epilepsia incluem espasmos mioclônicos matinais, convulsões tônico-clônicas generalizadas ao despertar, inteligência normal, uma história familiar de convulsões similares e início entre as idades de 8 e 20 anos.

PONTOS-CHAVE: EPILEPSIA

1. Definição: convulsões repetidas, não provocadas.
2. Classificadas como relacionadas à localização: focais ou generalizadas.
3. Principais categorias etiológicas: genética, estrutural/metabólica e desconhecida.
4. Comparados a crianças mais velhas com convulsões de início recente, é mais provável que bebês apresentem resultados de eletroencefalograma (EEG) e neuroimagens que afetem o diagnóstico e o prognóstico.
5. A classificação apropriada das síndromes da epilepsia proporciona uma orientação para opções de tratamento e prognóstico.

94. O que são convulsões mioclônicas?

Essas convulsões são caracterizadas por contrações musculares rápidas, bilaterais, simétricas, de curta duração – "espasmos rápidos." Podem ser isoladas ou podem ocorrer repetitivamente. Podem ser a única manifestação de epilepsia, ou, de forma mais geral, podem estar associadas a convulsões de ausência ou tônico-clônicas. Por definição, uma convulsão mioclônica dura menos de 100 µs.

95. O que distingue convulsões atônicas de acinéticas?

Uma **convulsão atônica** envolve a perda súbita e geralmente completa do tônus em membro, pescoço e músculos do tronco. O controle muscular é perdido sem aviso, e a criança pode se lesionar seriamente. Essa situação é agravada, muitas vezes, pela ocorrência de um ou mais espasmos mioclônicos imediatamente antes da perda de tônus muscular, de tal forma que a queda está associada a um elemento de propulsão. Convulsões atônicas são particularmente comuns em crianças com encefalopatias estáticas e podem se provar refratárias à terapia. Em uma **convulsão acinética**, o movimento é interrompido sem perda significativa de tônus muscular; isso é raro.

96. Que tipos de convulsão constituem as "encefalopatias epilépticas"?

As *encefalopatias epilépticas* constituem um grupo de distúrbios diversos que ocorrem no início da vida com convulsões generalizadas ou focais resistentes à farmacologia, anormalidades graves persistentes no EEG e disfunção cognitiva com degeneração. A epilepsia genética prototípica nesta categoria é a síndrome de Dravet, também conhecida como epilepsia mioclônica grave da infância (SMEI), que se caracteriza por mutações no gene *SCN1A* do canal de sódio. Outros defeitos genéticos nos canais iônicos e não iônicos estão sendo identificados. Outras encefalopatias epilépticas incluem as síndromes de Ohtahara, de Lennox-Gastaut, de Landau-Kleffner e os espasmos epilépticos (infantis).

Nieh SE, Sherr EH: Epileptic encephalopathies: new genes and new pathways, *Neurotherapeutics* 11:796–806, 2014.
Covanis A: Epileptic encephalopathies (including severe epilepsy syndromes), *Epilepsia* 53(Suppl 4):114–126, 2012.

97. Qual é a tríade clássica de espasmos epilépticos (infantis)?

Espasmos, hipsarritmia e regressão do desenvolvimento. Os espasmos epilépticos (infantis) também são conhecidos como síndrome de West. A condição recebeu o nome do médico que a descreveu pela primeira vez em seu próprio filho, em 1841.

98. O que caracteriza a hipsarritmia?

O termo significa "desaceleração montanhosa" e descreve o EEG interictal clássico dos espasmos epilépticos (infantis) que se caracterizam por ondas cerebrais de voltagem extremamente alta (> 300 µV), lentas e desorganizadas, com atividade espiculada multifocal. A hipsarritmia pode preceder ou seguir-se ao início dos espasmos epilépticos. Esta configuração do EEG pode aparecer primeiramente ou, mais obviamente, durante o sono de movimentos não rápidos do olho (sono não REM) e confirma o diagnóstico clínico de espasmos epilépticos.

Deve-se notar que a presença de hipsarritmia não é um pré-requisito para espasmos epilépticos.

99. Geralmente, como se identifica a causa dos espasmos epilépticos?

Uma causa pode ser identificada em **até 90%** das crianças com espasmos epilépticos, particularmente naquelas que são sintomáticas no momento da convulsão inicial. Dentre as causas identificáveis, três quartos são pré-natais ou perinatais e um quarto é pós-natal. Todos os pacientes com espasmos epilépticos devem obter neuroimagens detalhadas, além de estudos metabólicos e genéticos. Entre as causas, incluindo alguns possíveis exemplos específicos, estão as seguintes:

- **Pré-natal e perinatal:** distúrbios neurocutâneos (esclerose tuberosa), lesão cerebral (EHI), infecção intrauterina (citomegalovírus), malformações cerebrais (lissencefalia, agenesia do corpo caloso), erros metabólicos inatos (hiperglicinemia não cetótica, fenilcetonúria, doença da urina de xarope de bordo, dependência de piridoxina).
- **Pós-natal:** infecciosa (encefalite por herpes), *EHI*, trauma craniano.

100. Qual é o prognóstico para bebês com espasmos epilépticos?

O prognóstico depende, em grande parte, da etiologia de base e do estado clínico no momento da primeira convulsão. No grupo com causa desconhecida (10% a 15%), no início, o desenvolvimento, o exame neurológico e os estudos por imagens geralmente são normais. No tratamento com o hormônio adrenocorticotrópico (ACTH), até 40% terão uma recuperação completa ou quase completa, com desenvolvimento cognitivo normal. No grupo com uma causa estrutural/metabólica conhecida (85% a 90%), déficits neurológicos, retardos do desenvolvimento ou anormalidades cranianas estão tipicamente presentes antes da primeira convulsão. Nesse grupo, a recuperação completa ou quase completa é alcançada por apenas 5% a 15%. Vinte e cinco a 50% desenvolverão síndrome de Lennox-Gastaut.

A regressão pode ser vista antes do início dos espasmos epilépticos, especialmente na função visual ou motora.

Widjaja E, Go C, McCoy B, Snead OC: Neurodevelopmental outcome of infantile spasms: a systematic review and metaanalysis, *Epilepsy Res* 109:155–162, 2015.
Kivity S, Lerman P, Ariel R, et al: Long-term cognitive outcomes of a co-hort of children with cryptogenic infantile spasms treated with high-dose adrenocorticotropic hormone, *Epilepsia* 45:255–262, 2004.

101. Qual é o tratamento de escolha para espasmos epilépticos?

Atualmente, nos Estados Unidos, a maioria das crianças com espasmos epilépticos é tratada com ACTH como primeira opção de tratamento, com taxa de resposta positiva de aproximadamente três quartos dos pacientes. A vigabatrina tem se mostrado superior ao ACTH, para crianças com esclerose tuberosa, com uma taxa de 95% de cessação do espasmo. A vigabatrina pode causar defeitos do campo visual, incluindo constrição deste e toxicidade retiniana, a qual pode aumentar com a duração do tratamento, demandando uma avaliação periódica com eletrorretinogramas. Vigabatrina também pode causar aumento anormal ou difusão restrita, na RM, da substância cinzenta profunda (tálamo, gânglios basais e tronco encefálico), que é reversível após cessação do tratamento.

Hsieh DT, Jennesson MM, Thiele EA: Epileptic spasms in tuberous sclerosis complex, *Epilepsy Res* 106:200–210,2013.
Go CY, Mackay MT, Weiss SK, et al: Evidence-based guideline update: medical treatment of infantile spasms. Report of the Guideline Development Subcommittee of the American Academy of Neurology and the Practice Committee of the Child Neurology Society, *Neurology* 78:1974–1980, 2012.

102. Qual é o diagnóstico mais provável em uma criança descendente de asquenazes com convulsões sensíveis ao estímulo, deterioração cognitiva e uma mancha vermelho-cereja?

O clássico distúrbio de depósito lisossomal apresentando sintomas de encefalopatia progressiva durante a infância é a **doença de Tay-Sachs**. As formas infantis de gangliosidose GM_2 incluem doença de Tay-Sachs, causada por deficiência de hexosaminidase A, e doença de Sandhoff, que é causada por deficiência de hexosaminidases A e B. A doença de Tay-Sachs é um distúrbio autossômico recessivo localizado no cromossomo 15, com uma incidência de 1 em 3.900 na população de judeus asquenazes do Leste Europeu ou descendência da Europa Central. O defeito enzimático leva ao acúmulo intraneuronal de gangliosídeo GM_2. O desenvolvimento normal é visto até os 4 a 6 meses de idade, quando a hipotonia e a perda de habilidades motoras ocorrem, com desenvolvimento subsequente de espasticidade, cegueira e macrocefalia. A clássica mancha vermelho-cereja está presente no fundo do olho de mais de 90% dos pacientes (Fig. 13-4).

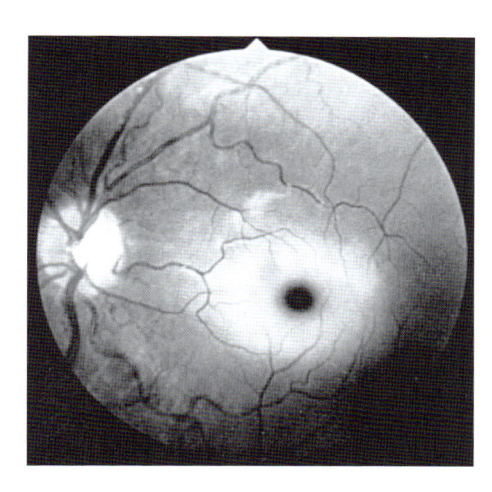

Figura 13-4. Uma mancha vermelho-cereja em um paciente com gangliosidose GM_1. Notar o anel esbranquiçado de células ganglionares repletas de esfingolipídios que circundam a fóvea.
(De Kleigman RM, Stanton BF, Schor NF et al., *editors:* Nelson Textbook of Pediatrics, *ed 19. Philadelphia, 2011, Elsevier Saunders, p 2072.*)

103. Qual é a provável condição de um paciente com convulsões, microcefalia e baixa glicose no LCR, mas com glicose sérica normal?

A **síndrome da deficiência de GLUT-1,** anteriormente referida como *síndrome de deficiência da proteína transportadora de glicose*, foi descrita pela primeira vez em 1991. O fenótipo clínico é variável, mas geralmente a criança apresenta sintomas durante os primeiros anos de vida, com convulsões e retardos de desenvolvimentos motor e mental. Transtornos do movimento, incluindo distonia, ataxia, mioclonia e espasticidade, também são vistos. O crescimento da circunferência da cabeça desacelera durante os primeiros anos de vida. Deve-se suspeitar do diagnóstico, se o LCR revelar baixas concentrações de glicose (e lactato) sem evidência de inflamação, e os açúcares séricos no sangue são normais. A dieta cetogênica é o padrão ouro de tratamento, embora uma dieta de Atkins modificada também tenha se mostrado eficaz.

De Giorgis V, Vegglotti P: GLUT1 deficiency syndrome 2013: current state of the art, *Seizure* 10:803–811, 2013.
Pong AW, Geary BR, Engelstad KM, et al: Glucose transporter type 1 deficiency syndrome: epilepsy phenotypes and outcomes, *Epilepsia* 53:1503–1510, 2012.

104. Qual é a tríade clínica da síndrome de Lennox-Gastaut?

A síndrome de Lennox-Gastaut é caracterizada por **retardo mental, convulsões** de vários tipos e **atividade de onda espiculada lenta** desorganizada no EEG. As convulsões começam geralmente durante os primeiros 3 anos de vida e são caracteristicamente graves e refratárias às drogas anticonvulsivantes. O prognóstico é precário, e mais de 80% das crianças continuam a ter convulsões na vida adulta.

Arzimanoglou A, French J, Blume WT, et al: Lennox-Gastaut syndrome: a consensus approach on diagnosis, assessment, management, and trial methodology, *Lancet Neurol* 8:82–93, 2009.

105. Qual é a provável condição de uma criança de 5 anos, com história de desenvolvimento normal da linguagem, que desenvolve convulsões e desatenção à fala com grave regressão das habilidades da linguagem?

Síndrome de Landau-Kleffner. Descrita pela primeira vez em 1957, esta é uma condição de afasia epiléptica adquirida, com anormalidades em EEG noturno, redução da função da linguagem e problemas de atenção. Apesar do uso de várias AEDs e/ou ACTH, a recuperação muitas vezes é retardada, e os problemas de comunicação persistem.

Caraballo RH, Cejas N, Chamorro N, et al: Landau-Kleffner syndrome: a study of 29 patients, *Seizure* 23:98–104, 2014.

106. Como é definido o estado epiléptico?
- Em razão da incerteza referente ao momento preciso em que ocorre a morbidade, no decorrer de uma convulsão prolongada, existe variação na extensão da definição do estado epiléptico. Em geral, a atividade convulsiva contínua ou sequencial > 30 minutos foi definida anteriormente como estado epiléptico. A definição operacional de estado epiléptico, porém, é que 5 minutos seja o tempo em que há probabilidade de uma convulsão prolongada se tornar contínua, e assim o tratamento deve ser considerado ou iniciado.
- Convulsões recorrentes sem recuperação total da consciência entre os episódios.

107. Por que o estado epiléptico é tão perigoso?
Com o início de uma convulsão, a liberação de catecolamina e a descarga simpática resultarão em aumento da frequência cardíaca e da pressão sanguínea. O fluxo cerebral aumenta dramaticamente para compensar as maiores necessidades metabólicas do cérebro. Com a persistência da convulsão, os mecanismos compensatórios começam a falhar. A acidose respiratória e a acidose metabólica se desenvolvem. A pressão sanguínea sistêmica cai. A PIC aumenta. A incapacidade de atender às demandas aumentadas de oxigênio do cérebro resulta em alteração intracraniana para o metabolismo anaeróbico, com acidose, lactato aumentado no LCR e edema cerebral. As descargas elétricas prolongadas, por si só, também podem causar dano neuronal, referido como excitotoxicidade.

Miskin C, Hasbani DM: Status epilepticus: immunologic and inflammatory mechanisms, *Semin Pediatr Neurol* 21: 221–225, 2014.

108. O que deve ser feito nos primeiros 10 minutos em uma criança com uma convulsão em andamento?
- **0 a 5 minutos:** confirme o diagnóstico. Mantenha a proteção não invasiva da via aérea posicionando a cabeça ou com via aérea orofaríngea. Administre 100% de oxigênio nasal. Aspiração, se necessário. Obtenha e monitore frequentemente os sinais vitais usando oximetria de pulso e ECG. Estabeleça um aceso intravenoso (IV) ou intraósseo (IO). Obtenha sangue venoso para determinações laboratoriais (p. ex., glicose, bioquímica sérica, estudos hematológicos, estudos da função hepática, rastreamento de toxicologia, cultura, níveis anticonvulsantes, se o paciente for um epiléptico reconhecido). Administre antipiréticos, se indicado.
- **5 a 10 minutos:** se hipoglicêmico (ou caso uma tira reagente rápida para teste de glicose não esteja disponível), administre 2 mL/kg de solução glicosada a 25% (SG_{25}) ou 5 mL/kg de solução glicosada a 10% (SG_{10}). Se um acesso IV/IO estiver presente, administre lorazepam, 0,1 mg/kg (máx: 4 mg) IV/IO a 2 mg/min. Se não for possível estabelecer um acesso IV/IO, as opções incluem (1) diazepam: 2 a 5 anos, 0,5 mg/kg; 6 a 11 anos, 0,3 mg/kg; ≥ 12 anos, 0,2 mg/kg (máx: 20 mg); (2) midazolam: intranasal, 0,2 mg/kg (máx: 10 mg); bucal, 0,5 mg/kg (máx: 10 mg). Repita lorazepam ou meia dose de midazolam em 5 a 10 minutos, se a convulsão persistir.

Abend NS, Loddenkemper T: Pediatric status epilepticus management, *Curr Opin Pediatr* 26:668–674, 2014.

109. Qual é a causa mais comum de convulsões refratárias?
A **concentração sérica inadequada de medicação antiepiléptica** é a causa mais comum de convulsões persistentes, mas outras causas devem ser consideradas:
- **Toxicidade da droga**, especialmente com a fenitoína, pode se manifestar como piora do controle da convulsão.
- **Distúrbios eletrolíticos**, especialmente com uma doença aguda, podem ser causais.
- **Anormalidades metabólicas**, particularmente no caso de pacientes de erros inatos de metabolismo, como um distúrbio mitocondrial, devem ser consideradas.
- **Medicações** podem ter uma reação paradoxal e exacerbar certos tipos de convulsões, particularmente em crianças com transtornos convulsivos mistos. Por exemplo, carbamazepina ou fenitoína podem controlar convulsões tônico-clônicas generalizadas em pacientes com epilepsia mioclônica juvenil, mas podem agravar as convulsões mioclônicas e de ausência.
- **Identificação incorreta** da síndrome da epilepsia pode ser uma causa. Convulsões parciais podem mascarar-se como uma forma generalizada de epilepsia na criança muito jovem (postura tônica bilateral simétrica pode ser vista em convulsões parciais). Por outro lado, formas generalizadas de epilepsia podem aparecer primeiramente como convulsões parciais (epilepsia mioclônica infantil grave). O tratamento baseado em uma síndrome da epilepsia, e não na semiologia ictal, geralmente melhora o controle nessas circunstâncias.

110. Qual é o papel da dieta cetogênica no tratamento de convulsões?
A dieta cetogênica é eficaz para o tratamento de todos os tipos de convulsão, particularmente em crianças com as formas mioclônicas de epilepsia. Nessa dieta, a maioria das calorias é suprida por meio

de gorduras, com limitação concomitante de carboidratos e proteína. O mecanismo de controle de convulsão não é claro, mas talvez seja relacionado a uma alteração no uso de glicose no metabolismo cerebral que passa a usar β-hidroxibutirato. Após 24 horas de jejum, a criança é colocada em uma dieta de alto teor de gordura, na qual a proporção de gorduras para carboidratos e proteína combinada é de 3:1 para 4:1. Os anticonvulsantes podem ser reduzidos ou eliminados inteiramente, se a dieta for eficaz. O regime deve ser cuidadosamente acompanhado, e os pais devem compreender as demandas da estrita adesão à dieta. Um nutricionista hábil é fundamental para fornecer variedade e tornar a dieta compensadora. É importante lembrar que a dieta pode ter efeitos adversos, incluindo complicações sérias, potencialmente fatais, como hipoproteinemia, lipemia e anemia hemolítica. Variantes da dieta cetogênica incluem a dieta de Atkins modificada e de baixo índice glicêmico. Os níveis de β-hidroxibutirato são usados para avaliar o grau de acidose (similar ao nível do fármaco).

Kossoff EH, Zupec-Kania BA, Rho JM: Ketogenic diets: an update for child neurologists, *J Child Neuro* 24:979–988, 2009.

111. Qual é o papel do estimulador do nervo vago no controle da convulsão?
O *estimulador do nervo vago* (VNS) é um aparelho cirurgicamente implantado que estimula intermitentemente o nervo vago esquerdo. O porquê dessa diminuição de frequência da convulsão não é bem conhecido, embora cause alterações na liberação de epinefrina e supostamente aumente os níveis de GABA no tronco encefálico. É um procedimento paliativo – não curativo – realizado em adultos e crianças com convulsões tônicas parciais complexas ou convulsões generalizadas intratáveis, os quais não são considerados candidatos à cura cirúrgica definitiva. O VNS tem sido colocado em crianças de apenas 2 a 3 anos de idade.

Elijamel S: Mechanism of action and overview of vagus nerve stimulation technology, In Elijamel S, Slavin KV, editors: *Neurostimulation: Principles and Practice*, Oxford, 2013, Wiley Blackwell, pp 111-120.

112. O que deve ser dito a um adolescente com epilepsia acerca do potencial de obter uma carteira de habilitação de motorista?
As exigências dos estados americanos são variáveis no que se refere a indivíduos com epilepsia e o direito de dirigir. A exigência mais comum é um período especificado livre de convulsão e a submissão à avaliação de um médico sobre a capacidade do paciente dirigir com segurança. Muitos estados exigem submissão periódica de relatórios médicos enquanto a habilitação estiver ativa. Além disso, muitos estados permitem exceções sob as quais uma habilitação possa ser emitida para um período breve livre de convulsão (p. ex., se uma convulsão ocorreu isoladamente, como resultado de mudança de medicação ou por doença intercorrente), ou podem emitir habilitações com restrições (p. ex., dirigir somente no período diurno). Um resumo das exigências de cada estado americano encontra-se disponível na Epilepsy Foundation.*

Epilepsy Foundation: www.epilepsia.com. Último acesso em 5 de mar. de 2015.

113. Quais são alguns dos gatilhos comuns de convulsão sobre os quais as famílias devem ser aconselhadas?
- Privação do sono, sono insuficiente, excesso de cansaço.
- Febre e doenças, particularmente virais.
- Baixo açúcar sanguíneo, precária ingestão oral.
- *Flashes* ou padrões luminosos.
- Associação com menstruação.
- Uso de álcool ou droga.
- Estresse.
- Excesso de cafeína.

Epilepsy Foundation: www.epilepsia.com/learn/triggers-convulsões. Último acesso em 5 de mar. de 2015.

114. Quando uma criança deve ser encaminhada para possível cirurgia de epilepsia?
Embora muitas síndromes da epilepsia na infância tenham remissão espontânea, 20% da epilepsia incidente é intratável, e 5% dos pacientes com epilepsia intratável podem se beneficiar com a cirurgia de epilepsia. Indicações para cirurgia incluem a falha de duas AEDs, convulsões incapacitantes intratáveis e/ou desenvolvimento em deterioração. Em geral, o resultado é determinado pela integridade da avaliação e por congruência dos dados, pela possibilidade de ressecção completa e etiologia das convulsões.

Ryvlin R, Cross JH, Rheims S: Epilepsy surgery in children and adults, *Lancet Neurol* 13:1114–1126, 2014.

---

* N. do T.: No Brasil, exige-se 1 ano livre de crises e parecer médico favorável, com plena aderência ao tratamento. Fonte: http://www.epilepsiabrasil.org.br/duvidas-frequentes. Acessado em 31 de maio de 2017.

CONVULSÕES FEBRIS

115. Como são definidas as convulsões febris?
As *convulsões febris* são definidas como convulsões causadas por febre (temperatura > 38° C por qualquer método) sem evidência de patologia do SNC ou desequilíbrio eletrolítico agudo que ocorre em crianças entre os 6 e os 60 meses de idade (com um pico no final do segundo ano de vida). Crianças com história de epilepsia que apresentam exacerbação das convulsões com febre são excluídas. Convulsões febris ocorrem em 2% a 5% das crianças. Geralmente, há uma história familiar positiva de convulsões febris.

116. Qual é a probabilidade de recorrência de uma convulsão febril?
A probabilidade de recorrência aumenta com a idade mais jovem de início, com uma taxa de recorrência de cerca de 1 em 2, se o paciente tiver < 1 ano de idade, quando ocorre a convulsão inicial, e de 1 em 5, se o paciente tiver > 3 anos de idade no momento da convulsão inicial. Cerca de metade das recorrências ocorre em 6 meses da primeira convulsão; três quartos ocorrem dentro de 1 ano, e 90% ocorrem dentro de 2 anos. Outros fatores de risco de recorrência são a temperatura baixa (próxima a 38° C) no momento da convulsão, duração da febre < 1 hora antes da convulsão, e uma história familiar de convulsões febris. Em geral, a taxa de recorrência na população pediátrica é de cerca de 30%.

AAP Subcommittee on Febrile Seizures: Clinical practice guideline—febrile seizures: guideline for the neurodiagnostic evaluation of the child with a simple febrile seizure, *Pediatrics* 127:389–394, 2011.

117 O que caracteriza uma convulsão como febril complexa em vez de simples?
- **Convulsão febril simples:** relativamente breve (< 15 minutos de duração), ocorre como um evento solitário (um ataque em 24 horas) no quadro de febre não causada por infecção do SNC.
- **Convulsão febril complexa (também chamada de atípica ou complicada):** características focais, no início ou durante a convulsão, de extensa duração (> 15 minutos de duração), ou que ocorrem mais de 1 vez ao dia.

118. Por que as convulsões febris complexas são mais preocupantes do que as convulsões febris simples?
Elas sugerem um problema mais sério. Por exemplo, uma convulsão focal causa preocupação sobre um distúrbio funcional localizado ou lateralizado do SNC. Uma convulsão incomumente longa (> 15 minutos) também levanta a suspeita de uma doença primária, infecciosa, estrutural, do SNC ou metabólica. Convulsões repetidas em um período de 24 horas igualmente implicam em distúrbio potencialmente mais sério ou estado epiléptico iminente.

119. Quando deve ser realizada a punção lombar (PL) como parte da avaliação de uma criança < 12 meses de idade com uma convulsão febril simplesm idaderve ser realizada.istastimulador do nervo vago?
Esta tem sido tradicionalmente uma questão difícil, quando um bebê ou criança pequena de boa aparência foram examinados após uma convulsão febril, porém o uso disseminado de imunizações, nos Estados Unidos, para duas das causas mais comuns de meningite bacteriana, *H. influenzae* tipo b (Hib) e *S. pneumoniae*, reduziu significativamente a incidência de meningite bacteriana. Os dados atuais não mais apoiam a PL de rotina em uma criança totalmente imunizada, de boa aparência, com uma convulsão febril simples.

A American Academy of Pediatrics recomenda a PL em qualquer criança que apresente febre e convulsão, caso ela tenha sinais e sintomas meníngeos (rigidez do pescoço, sinais de Kernig e/ou Brudzinski) ou qualquer história ou exame sugestivos de infecção intracraniana. Deve-se *considerar* uma PL:
- **Se o paciente tiver entre 6 e 12 meses de idade e não recebeu imunizações programadas (especialmente, Hib e vacinações pneumocócicas) ou quando não for possível determinar o estado de imunização.** Essa criança está em maior risco de meningite bacteriana. Pacientes > 12 meses devem ter sintomas reconhecíveis de meningite bacteriana.
- **Se o paciente foi pré-tratado com antibióticos, visto que o tratamento com antibióticos pode mascarar os sinais e sintomas de meningite.**

AAP Subcommittee on Febrile Seizures: Clinical practice guideline—febrile seizures: guideline for the neurodiagnostic evaluation of the child with a simple febrile seizure, *Pediatrics* 127:389–394, 2011.

120. Estudos com EEG ou neuroimagens são indicados para uma criança com a convulsão febril simples?
Não. Um EEG realizado logo após ou dentro de um mês de uma convulsão não prediz a recorrência de convulsões febris ou o desenvolvimento de convulsões/epilepsia afebris nos 2 anos subsequentes. Estudos de TC ou RM não são indicados, porque as crianças neurologicamente saudáveis antes de uma convulsão febril simples têm pouca probabilidade de apresentar uma anormalidade estrutural intracraniana clinicamente importante.

AAP Subcommittee on Febrile Seizures: Clinical practice guideline—febrile seizures: guideline for the neurodiagnostic evaluation of the child with a simple febrile seizure, *Pediatrics* 127:389–394, 2011.

NEUROLOGIA

121. As convulsões febris prolongadas resultam em aumento da contagem de leucócitos periféricos?

Uma questão clínica comum em crianças é se uma leucocitose, se encontrada, pode ser explicada com base em uma convulsão prolongada em reação ao estresse. Em um estudo de 203 crianças com convulsões e febre, 61% tinham uma contagem normal de leucócitos periféricos. Nenhuma associação foi encontrada entre a leucocitose sanguínea e a duração da convulsão febril em crianças.

van Stuijvenberg M, Moll HA, Steyerberg EW, et al: The duration of febrile seizures and peripheral leukocytosis, *J Pediatr* 133:557–558, 1998.

122. Quais testes auxiliares devem ser considerados em um paciente com convulsão febril complexa?

A maioria das crianças com sua primeira convulsão febril complexa deve se submeter à PL para um exame de LCR a fim de descartar infecção intracraniana. Crianças com convulsões motoras focais ou déficits pós-ictais lateralizadas (paresia motora, perda sensitiva unilateral ou visual, desvio ocular sustentado ou afasia) devem ser consideradas para obtenção de neuroimagens de emergência para excluir uma anormalidade estrutural antes da PL. A PL pode resultar em herniação cerebral, se a PIC estiver aumentada por causa de um efeito de massa. No entanto, se o paciente for neurologicamente normal, dados sugerem que pode não ser necessário obter TC de emergência. A realização imediata de um EEG oferece limitada percepção sobre a doença do paciente. Proeminente lentidão pós-ictal generalizada não é algo inesperado. Lentidão focal definida sugere uma possível anormalidade estrutural. Para uma convulsão febril simples, o EEG não é indicado por não ser preditivo de risco de recorrência de convulsões febris ou de desenvolvimento de epilepsia.

Teng D, Dayan P, Tyler S, et al: Risk of intracranial pathologic conditions requiring emergency intervention after a first complex febrile seizure episode among children, *Pediatrics* 117:304–308, 2006.
DiMario FJ: Children presenting with complex febrile seizures do not routinely need computed tomography scanning in the emergency department, *Pediatrics* 117:528–530, 2006.

123. Qual é o risco de epilepsia após uma convulsão febril simples?

O risco depende de diversas variáveis. Em crianças normais sob outros aspectos com uma convulsão febril simples, o risco de epilepsia posteriormente é de cerca de 2%. O risco de epilepsia é mais alto se qualquer um dos seguintes estiver presente:
- Há história familiar próxima de convulsões não febris.
- Existem anormalidades neurológicas ou de desenvolvimento anteriores.
- O paciente teve convulsões atípicas ou febris complexas, definidas como convulsões focais, com duração de, no mínimo, 15 minutos e/ou múltiplas crises dentro de 24 horas.

Um fator de risco aumenta o risco para 3%. Se os três fatores de risco estiverem presentes, a probabilidade de epilepsia posteriormente aumenta para 5% a 10%.

Graves RC, Oehler K, Tingle LE: Febrile seizures: risks, evaluation, and prognosis, *Am Fam Physician* 85:149–153,2012.
Waruiru C, Appleton R: Febrile seizures: an update, *Arch Dis Child* 89:751–756, 2004.

PONTOS-CHAVE: CONVULSÕES FEBRIS

1. Simples: breve e durando < 15 minutos.
2. Complexa: focal, > 15 minutos de duração, ou recorrência dentro de 1 dia.
3. O risco de convulsão febril recorrente aumenta se houver história familiar positiva ou ocorrer convulsão em < 1 ano de idade e/ou a temperatura corporal for < 40° C.
4. O risco de desenvolver futuras convulsões não febris é baixo (de apenas 2% aos 7 anos).
5. Intelecto e comportamento normais em longo prazo, em comparação com os controles.
6. Risco aumentado de desenvolver epilepsia em caso de convulsão febril complexa, anormalidade neurológica anterior, ou história familiar de transtorno convulsivo.

124. Qual é o resultado em longo prazo para crianças com convulsões febris?

Em uma criança anteriormente normal, o risco de morte, de dano neurológico ou comprometimento cognitivo persistente decorrente de uma única convulsão febril benigna é quase zero. Essas complicações potenciais são mais prováveis com convulsões febris complexas, mas o risco ainda é extremamente baixo. O comprometimento da cognição no último grupo é mais provável se se desenvolverem convulsões afebris subsequentes. O estado epiléptico febril apresenta mortalidade muito baixa com tratamento adequado. No entanto, o desenvolvimento potencial de lesão hipocampal (esclerose temporal mesial) está sendo avaliada atualmente, nos Estados Unidos, no estudo FEBSTAT.

Scott RC: Consequences of febrile seizures in childhood, *Curr Opin Pediatr* 26:662–667, 2014.
Verity CM, Greenwood R. Golding J: Long-term intellectual and behavioral outcomes of children with febrile convulsions, *N Engl J Med* 338:1723–1728, 1998.

125. Após uma convulsão febril, a criança deve ser tratada com AEDs profiláticas?

Na maioria das crianças, a convulsão febril simples é uma indesejável, mas transitória, ruptura em sua saúde, e o tratamento não é necessário. As intervenções de tratamento, contínuas ou intermitentes (no momento da febre), foram avaliadas para valproato, piridoxina, fenobarbital, fenitoína, diazepam e clonazepam. Efeitos adversos foram notados em até 30% no grupo do fenobarbital (escores de compreensão mais baixos) e em até 36% no grupo tratado com benzodiazepínico. A profilaxia em longo prazo não melhora o prognóstico em termos de epilepsia subsequente ou habilidade motora ou cognitiva. Em geral, os efeitos colaterais da profilaxia (especialmente, a hepatotoxicidade e a pancreatopatia associadas à terapia com ácido valproico) contrabalançam os riscos relativamente menores de recorrência. As exceções podem incluir a criança muito jovem, se as convulsões febris recorrerem frequentemente, as crianças com anormalidades neurológicas preexistentes ou aquelas com convulsões febris complexas recorrentes.

Offringa M, Newton R: Prophylactic drug management for febrile seizures in children, *Cochrane Database SystRev* 18: CD003031, 2012.

126. O uso agressivo de terapia antipirética no início de uma doença febril é eficaz em reduzir a probabilidade de uma convulsão febril?

Apesar de ser recomendado frequentemente pelos pediatras, o uso agressivo de antipiréticos não se mostrou eficaz na prevenção da recorrência de uma convulsão febril.

Offringa M, Newton R: Prophylactic drug management for febrile seizures in children, *Cochrane Database Syst Rev* 18:CD003031, 2012.
Strengell T, Uhari M, Tarkka R, et al: Antipyretic agents for preventing recurrences of febrile seizures: randomized controlled trial, *Arch Pediatr Adolesc Med* 163:799–804, 2009.

CEFALEIA

127. Quais são as prioridades de emergência ao se avaliar uma criança com cefaleia intensa?

Assim como em todos os sintomas comuns de apresentação, a principal prioridade é descartar as possibilidades diagnósticas que podem pôr a vida em risco:
- PIC elevada (p. ex., lesão de massa, hidrocefalia aguda).
- Infecções intracranianas (p. ex., meningite, encefalite).
- Hemorragia subaracnóidea.
- Acidente vascular cerebral.
- Hipertensão maligna.
- Glaucoma agudo de ângulo fechado (pode aparecer como uma cefaleia, mas é raro em crianças).

128. Quando devem ser consideradas neuroimagens em uma criança com cefaleia?
- Sinais neurológicos anormais (anormalidades oculomotoras, ataxia da marcha, papiledema, fraqueza focal).
- Cefaleia cujas frequência e intensidade aumentam.
- Cefaleia que ocorre no início da manhã ou que desperta a criança do sono.
- Cefaleia que piora com o esforço ou espirros ou tosse (pode ser um sinal de PIC elevada).
- Cefaleia associada a vômito intenso sem náusea.
- Cefaleia que se agravou ou para a qual foi significativamente útil a mudança de posição.
- Macrocefalia.
- Queda linear na taxa de crescimento.
- Recente fracasso escolar ou significativas alterações comportamentais.
- Convulsões de início recente, especialmente se tiverem um início focal.

- Cefaleia enxaquecosa e convulsão que ocorrem no mesmo episódio, com sintomas vasculares precedendo a convulsão (risco de 20% a 50% de tumor ou malformação arteriovenosa).
- Cefaleias em salvas em qualquer criança ou adolescente.

Lewis DW, Ashwal S, Dahl G et al., Quality Standards Subcommittee of the American Academy of Neurology; Practice Committee of the Child Neurology Society: Practice parameter: evaluation of children and adolescents with recurrent headaches. Report of the Quality Standards Subcommittee of the American Academy of Neurology and the Practice Committee of the Child Neurology Society, *Neurology* 59:490–498, 2002.

PONTOS-CHAVE: CEFALEIA CLÁSSICA POR ELEVAÇÃO DA PRESSÃO INTRACRANIANA

1. Desperta o paciente do sono à noite.
2. Dor presente ao despertar de manhã.
3. Vômito sem náusea associada.
4. Agrava-se com esforço, espirros ou tosse.
5. A intensidade da dor altera-se com mudanças de posição corporal.
6. A dor diminui durante o dia.

129. Quais são os três distúrbios primários de cefaleia em crianças?

Esses consistem em cefaleias recorrentes não atribuíveis à doença física subjacente.
- **Enxaqueca:** tipo mais comum em crianças (4% na infância, com predominância no sexo masculino; após a adolescência, mais comum no sexo feminino).
- **Tipo tensional:** características diferentes da enxaqueca – bilateral, não pulsátil, não agravada pela atividade; problemas escolares com estresse e ausências bem como disfunção familiar são notados frequentemente.
- **Em salvas:** incomum na infância; consiste em intensa dor orbital ou supraorbital unilateral com injeção conjuntival e lacrimejamento.

130. Quais são as características clínicas das cefaleias migranosas em crianças?

A *enxaqueca* é um distúrbio periódico, com períodos livres de sintomas, caracterizada por cefaleias com natureza latejante, unilaterais em crianças mais velhas e geralmente bilaterais em crianças pequenas, com duração de 1 a 72 horas, pulsáteis, com intensidade moderada ou grave, pioradas por atividade e exercício físico de rotina e associadas a náusea e/ou fotofobia e fonofobia. Pode haver uma história de vômito recorrente, cinetose ou vertigem. Muitas vezes há uma história familiar de enxaqueca, e a genética pode ser multifatorial.
- *Enxaqueca com aura:* anteriormente chamada de enxaqueca clássica, é menos comum em crianças. A aura é um pródromo de características neurológicas focais variáveis, como escotoma visual, sintomas sensitivos (dormência, formigamento), lentidão e dificuldade em se concentrar ou características motoras (fraqueza, disfasia).
- *Enxaqueca sem aura:* anteriormente chamada de enxaqueca comum, esta é o tipo mais frequente na infância.

Outras síndromes clínicas que são consideradas variantes da enxaqueca na infância incluem a síndrome de vômito cíclica; a enxaqueca abdominal; a vertigem paroxística benigna da infância; e, possivelmente, cólica infantil.

Headache Classification Subcommittee of the International Headache Society: The international classification of headache disorders, *Cephalalgia* 24(Suppl 1):1–160, 2004.

131. Quais achados físicos são importantes durante a avaliação inicial de possível cefaleia da enxaqueca?

- Altura e peso devem ser normais para a idade. Tumor pituitário, craniofaringioma e deficiência parcial de ornitina transcarbamilase podem todos resultar em falha no crescimento e mimetizar a cefaleia enxaquecosa. A circunferência da cabeça deve ser normal, descartando hidrocefalia.
- A pele deve ser verificada para detecção de anormalidades. As cefaleias latejantes são comuns na neurofibromatose e no lúpus eritematoso sistêmico, os quais têm manifestações da pele facilmente reconhecíveis.
- A pressão sanguínea deve ser normal.

- Verifique sensibilidade ou dor sinusal com percussão dos seios da face ou movimento da cabeça (que sugere doença da espinha cervical). O paciente deve ser examinado para cáries dentais, desalinhamento da mordida ou distúrbio de mastigação e abertura da mandíbula (disfunção da articulação temporomandibular).
- A auscultação deve revelar ausência de sopros cranianos (se presentes, estes sugerem possível malformação arteriovenosa ou lesão de massa).
- O exame neurológico deve ser normal.

132. Quando as crianças começam a ter cefaleias enxaquecosas?

Cerca de 20% sofrem sua primeira cefaleia antes dos 10 anos de idade.

A enxaqueca infantil ocorre de fato e muitas vezes se manifesta com vômito, palidez, vertigem e ataxia, com ou sem cefaleia, que podem ocorrer de maneira periódica e frequentemente melhoram com o sono.

Barlow CF: Migraine in the infant and toddler, *J Child Neurol* 9:92–94, 1994.

133. Que alimentos têm sido associados ao desenvolvimento de cefaleias enxaquecosas?

Alimentos ricos em tiraminas (queijo, vinho tinto), alimentos com glutamato monossódico (alimento asiático, tempero de adobo), alimentos ricos em nitrato (carnes defumadas e processadas, salame), bebidas alcoólicas, bebidas cafeinadas, chocolate, frutas cítricas e sulfitos (corantes alimentares) têm sido associados ao desenvolvimento de cefaleias enxaquecosas.

134. O que é enxaqueca hemiplégica familiar?

A *enxaqueca hemiplégica familiar* é um distúrbio autossômico dominante que se caracteriza clinicamente por hemiparesia transitória e afasia seguidas por cefaleia enxaquecosa. Cerca de 20% são afetados por ataxia cerebelar progressiva. Mutações em CACNA1A (que codifica um canal de cálcio neuronal) no cromossomo 19 são encontradas em metade das famílias afetadas.

Wessman M, Kaunisto MA, Kallela M, et al: The molecular genetics of migraine, *Ann Med* 36:462–473, 2004.

135. Qual é o diagnóstico provável para uma menina de 10 anos com história de cefaleias e história familiar de enxaquecas que teve uma sensação de tontura por 10 minutos e visão dupla seguidas por cefaleia occipital e que tem um exame neurológico normal no consultório?

A **enxaqueca do tipo basilar**, que ocorre em 3% a 19% das enxaquecas da infância, é um diagnóstico provável. Sintomas relacionados a equilíbrio, marcha e distúrbio visual são seguidos por cefaleia, que, ao contrário da maioria das enxaquecas, é occipital. Os pacientes com enxaqueca da artéria basilar podem ter crises de queda com alteração da consciência. A síncope também é mais comum em pacientes com enxaqueca em comparação com a população geral.

Lewis DW: Pediatric migraine, *Pediatr Rev* 28:43–53, 2007.

136. Como funcionam os triptanos para tratar uma cefaleia enxaquecosa aguda?

Os *triptanos* são drogas seletivas, do subtipo de receptor serotoninérgico, sobre as quais se acreditava inicialmente terem função primária por meio de seus efeitos vasoconstritores sobre o músculo liso arterial nos vasos sanguíneos cranianos. No entanto, questiona-se se o mecanismo é primário central ou periférico. Os triptanos agem sobre as terminações nervosas periféricas, impedindo a liberação de peptídeos pró-inflamatórios e vasoativos, incluindo a substância P e o peptídeo relacionado ao gene da calcitonina (GCRP). Também não está clara a aparente seletividade dos triptanos pela dor da enxaqueca, mas não por outros tipos de dor somática.

Pringsheim T, Becker WJ: Triptans for symptomatic treatment of migraine headache, *BMJ* 348:g2285, 2014.

137. Quais terapias não farmacológicas estão disponíveis para a prevenção da enxaqueca?
- Dieta de eliminação da enxaqueca.
- Terapia com vitamina: riboflavina, coenzima Q10, magnésio.
- Normalização dos hábitos de sono.
- Descontinuação de possíveis medicações deflagradoras (p. ex., uso excessivo de analgésicos, broncodilatadores, contraceptivos orais).
- *Biofeedback*.

- Terapia de relaxamento.
- Aconselhamento familiar (se o estresse familiar for um gatilho).
- Auto-hipnose.

Nicholson RA, Buse DC, Andrasik F, Upton RB: Nonpharmacologic tratamentos for migraine e tension-tipo cefaleia: how to choose e when to use, *Curr Treat Options Neurol* 13:28–40, 2011.

138. Quais categorias de medicação estão disponíveis para a prevenção da enxaqueca em crianças?

Como em muitas terapias usadas para crianças, a maioria dos estudos envolve adultos com extrapolação dos dados para crianças – nas quais as medicações podem não funcionar tão bem. Essas medicações são usadas regularmente pelos clínicos, mas ainda não são aprovadas pela FDA para crianças. Elementos-chave da terapia cuja dose é aumentada gradualmente até a eficácia estão ou não estabelecidos ou há interferência de efeitos adversos:
- Antidepressivos (p. ex., tricíclicos como amitriptilina).
- Anti-histamínicos (p. ex., cipro-heptadina, que tem efeitos antisserotoninérgicos).
- Anti-hipertensivos (p. ex., β-bloqueadores como propranolol e bloqueadores do canal de cálcio).
- Anticonvulsivantes (incluindo divalproato sódico e topiramato).

Damen L, Bruijn JK, Verhagen AP, et al: Prophylactic treatment of migraine in children. Part 2. A systematic review of pharmacological trials, *Cephalalgia* 26:373–383, 2006.

139. Quem deve receber medicação profilática para cefaleias enxaquecosas?

Não existem critérios precisos, mas geralmente o tratamento profilático deve ser considerado, no caso de presença de quaisquer dos seguintes:
- Cefaleias com aura que ocorrem frequentemente.
- Cefaleias com aura precariamente responsivas à medicação abortiva.
- A frequência escolar é significativamente afetada.
- Cefaleias, embora infrequentes, que duram vários dias.

140. Por quanto tempo as medicações profiláticas são continuadas?

A duração ótima da terapia permanece não esclarecida, porém muitas autoridades sugerem uma duração de tratamento de 3 a 6 meses seguida por uma tentativa de desmame. Menos de 50% necessitarão do reinício da medicação.

141. O que distingue as cefaleias tipo tensão das enxaquecas?

Ao contrário das enxaquecas, essas cefaleias são bilaterais, com uma qualidade de pressão e aperto (em oposição à qualidade pulsátil das enxaquecas) e geralmente de intensidade leve ou moderada. Não estão associadas a náusea ou vômito e tipicamente não se agravam com a luz ou o som. É comum a sensibilidade do músculo pericraniano.

O estresse psicológico está associado a, e pode agravar, cefaleias do tipo tensão. A ativação de neurônios aferentes periféricos hiperexcitáveis dos músculos da cabeça e do pescoço, assim como anormalidades no processamento da dor central e sensibilidade à dor, provavelmente contribui para o problema.

Loder E, Rizzoli R: Tension-type headache, *BMJ* 336:88–92, 2008.

TRANSTORNOS DO MOVIMENTO

142. Quais são os vários tipos de movimentos hipercinéticos patológicos?

- **Tremores:** movimentos oscilatórios rítmicos, com supinação-pronação e/ou flexão-extensão, vistos em estado de repouso ou com a atividade.
- **Coreia:** movimentos rápidos tipo dança afetando músculos proximais e distais com espasmos aleatórios irregulares imprevisíveis.
- **Atetose:** movimentos de contorção distal, irregulares, lentos.
- **Estereotipia:** movimentos repetitivos, sem objetivos (p. ex., balançar o corpo, girar a cabeça), que se assemelham aos movimentos voluntários, muitas vezes associados à acatisia (agitação sensitiva e motora); vistos geralmente nos transtornos do espectro autista.

- **Distonia:** movimentos lentos, contorcidos, sustentados; pode resultar em posturas anormais e progredir para contraturas.
- **Balismo:** movimentos de arremesso, abruptos, aleatórios, violentos, geralmente proximais e unilaterais.
- **Mioclonia:** contrações espasmódicas, abruptas, breves, de um ou mais músculos, geralmente por estímulo sensitivo.
- **Tiques:** movimentos ou vocalizações rápidos, súbitos, repetitivos.

143. Quais técnicas podem ser usadas para desencadear movimentos anormais (particularmente coreia)?
Os métodos de testes provocativos incluem manutenção da postura em extensão contra a gravidade, hiperpronação (ou "em conchinha", especialmente acima da cabeça), protrusão da língua ("língua em trombone"), apertar o dedo do examinador ("aperto de ordenhadeira"), derramando líquido e desenhando uma espiral.

144. Quais são os distúrbios geralmente associados aos vários movimentos hipercinéticos?
- **Tremores, repouso:** doença de Parkinson juvenil primária, doença de Parkinson secundária.
- **Tremores, cinéticos:** tremor essencial (familiar), distúrbios cerebelares, tumores do tronco encefálico, hipertireoidismo, doença de Wilson, distúrbio eletrolítico (p. ex., glicose, cálcio, magnésio), intoxicação por metal pesado (p. ex., chumbo, mercúrio), esclerose múltipla.
- **Coreia:** coreia de Sydenham (associada à febre reumática), doença de Huntington, hipertireoidismo, mononucleose infecciosa, gravidez, anticonvulsivantes, drogas neurolépticas, lesão cefálica fechada, lúpus eritematoso sistêmico, envenenamento por monóxido de carbono, doença de Wilson, hipocalcemia, policitemia, encefalopatias parainfecciosas e infecciosas (p. ex., rubéola, sífilis).
- **Atetose:** paralisia cerebral, outras encefalopatias estáticas, síndrome de Lesch-Nyhan, *kernicterus*.
- **Estereotipia:** autismo, síndrome de Rett, drogas neurolépticas *(i. e.,* discinesia tardia), esquizofrenia.
- **Distonia:** distonias idiopáticas primárias (p. ex., distonia de torção), síndrome de Sandifer, espasmo nutante, drogas neurolépticas, encefalopatia estática, asfixia perinatal, distonia familiar (algumas vezes responsiva à dopa).
- **Balismo:** encefalite, lesão cefálica fechada.
- **Mioclonia:** mioclonia do sono, mioclonia benigna da infância, encefalopatia pós-anóxica, encefalopatia urêmica, hipertireoidismo, defeitos do ciclo da ureia, efeitos colaterais da terapia tricíclica, infecções por vírus lento, doença de Wilson, mioclonia-opsoclonia, neuroblastoma, encefalopatias epilépticas, doença mitocondrial, doença priônica, doença de Tay-Sachs, doença do sobressalto, sialidose.

145. O que constitui um tique?
Os *tiques* são movimentos ou vocalizações involuntários breves, súbitos, repetitivos, estereotipados e sem finalidade. A maioria geralmente envolve músculos da cabeça, pescoço e trato respiratório. Sua frequência pode ser aumentada por ansiedade, estresse, excitação e fadiga. São diminuídos durante o sono e relaxamento; durante atividades que envolvem grande concentração; e, às vezes, por meio de ação voluntária. Em alguns casos, sensações premonitórias (p. ex., irritação, cócegas, mudança de temperatura) podem precipitar a resposta motora ou vocal.

146. Qual é a variação dos tiques clínicos?
- **Motor (clônico simples):** piscar o olho, desvio do olho, puxão da cabeça, encolher os ombros.
- **Motor (distônico simples):** bruxismo, tensão abdominal, rotação do ombro.
- **Motor (complexo):** grunhir, latir, farejar, bufar, limpar a garganta, cuspir.
- **Vocal (complexo):** coprolalia (palavras obscenas), ecolalia (repetir outras palavras), palilalia (repetir rapidamente as palavras de outra pessoa).

147. Quais são as causas de um tique?
Distúrbios de tiques transitórios e crônicos geralmente não têm causa identificável. No entanto, discinesias como tiques podem ser encontradas em associação com uma série de outras condições:
- **Anormalidades cromossômicas:** síndrome de Down, síndrome do X frágil.
- **Síndromes do desenvolvimento:** autismo, distúrbio desenvolvimental pervasivo, síndrome de Rett.
- **Drogas:** anticonvulsivantes, estimulantes (p. ex., anfetaminas, cocaína, metilfenidato, pemolina).
- **Infecções:** encefalite, síndrome pós-rubéola.

148. Como devem ser tratados os tiques simples?
Os tiques motores simples são comuns e ocorrem em mais de 5% a 21% das crianças em idade escolar. Os tiques simples geralmente não necessitam de intervenção farmacológica e podem ser tratados de maneira expectante pelo desenvolvimento de técnicas de relaxamento, simulando estresses que exa-

cerbam o problema, evitando punição pelos tiques, e diminuindo a fixação sobre o problema. Os tiques mais simples se resolvem por si só em 2 a 12 meses. Tiques moderados ou graves, especialmente quando significativo desconforto do paciente está envolvido, podem justificar o tratamento farmacológico.

149. Quais comorbidades ocorrem em crianças com tiques?
A prevalência do distúrbio do tique é mais alta em crianças pequenas e em homens, e os tiques estão associados a disfunção escolar, incapacidades de aprendizagem, transtorno obsessivo-compulsivo e transtorno do déficit de atenção com hiperatividade. Além disso, descobriu-se que ansiedade da separação, transtorno da superansiedade, fobia simples, fobia social, agorafobia, mania, depressão maior e transtorno desafiador opositivo são significativamente mais comuns em crianças com tiques.

150. Quando os tiques justificam uma intervenção farmacológica?
Tiques com um significativo impacto incapacitante no bem-estar educacional, social ou psicológico de uma criança (particularmente, se estiverem presentes por > 1 ano) podem necessitar de intervenção. Quando a complexidade dos tiques aumenta ou se suspeita do diagnóstico de síndrome de Tourette, a farmacoterapia também deve ser considerada. A maioria das teorias aponta para um estado hiperdopaminérgico dos gânglios basais como a etiologia mais provável dos movimentos não regulados. O tratamento farmacológico inclui α_2-agonistas (p. ex., clonidina, guanfacina) ou a administração de neurolépticos atípicos (p. ex., risperidona, haloperidol) e/ou a cessação de quaisquer fármacos estimulantes que possam causar liberação de dopamina. Por causa da alta incidência associada de transtornos obsessivo-compulsivos e do déficit de atenção com hiperatividade, outras medicações podem ser necessárias, e a consulta com psiquiatra ou neurologista pediátrico geralmente é justificada.

151. Quais são os critérios diagnósticos para a síndrome de Tourette?
Em 1885, Gilles de la Tourette descreveu uma síndrome de tiques motores e vocais com transtornos comportamentais e um curso crônico e variável. Os critérios do *Manual Diagnóstico e Estatístico de Transtornos Mentais* (DSM-V) para a síndrome de Tourette requerem o seguinte:
- Dois ou mais tiques motores e pelo menos um tique vocal.
- Presença de tiques por mais de 1 ano (geralmente em base diária, mas podem ser intermitentes).
- Início antes dos 18 anos.
- Não causados por medicações ou qualquer etiologia médica identificável.

American Psychiatric Association: *Diagnosis and Statistical Manual of Mental Disorders*, ed 5, Washington, DC, 2013, American Psychiatric Association.

152. O que é coprolalia?
Coprolalia é uma irresistível urgência em proferir profanidades, ocorrendo como um tique fônico. Apenas 20% a 40% dos pacientes com síndrome de Tourette têm esse fenômeno, e ele não é essencial para o diagnóstico.

153. Quais problemas comportamentais estão associados à síndrome de Tourette?
- Transtorno obsessivo-compulsivo.
- Transtorno do déficit de atenção com hiperatividade.
- Graves transtornos de conduta.
- Incapacidade de aprendizagem (particularmente matemática).
- Anormalidades do sono.
- Depressão, ansiedade e labilidade emocional.

Tourette Syndrome Association: mwv.tsa-usa.org. Último acesso em 6 de mar. de 2015.
Robertson MM: The Gilles De La Tourette syndrome: the current status, *Arch Dis Child* 97:166–175, 2012.

154. Por que o diagnóstico da síndrome de Tourette geralmente é retardado?
- Tendência a associar sintomas não usuais com problemas de receber atenção ou psicológicos.
- Crença incorreta de que todas as crianças com síndrome de Tourette devem ter tiques graves.
- Atribuição dos tiques vocais a infecções respiratórias superiores, alergias ou problemas sinusais ou bronquiais.
- Diagnóstico de tiques de piscar o olho ou oculares como problemas oftalmológicos.
- Crença errônea de que a coprolalia é uma característica essencial ao diagnóstico.

Singer HS: Tic disorders, *Pediatr Ann* 22:22–29,1993.

155. Qual é a causa da discinesia tardia?
A *discinesia tardia* é um transtorno hipercinético de movimentos anormais, a maioria geralmente envolvendo o rosto (p. ex., estalar ou franzir os lábios, mastigar, fazer caretas, projetar a língua). Discinesia tardia ocorre durante o tratamento com neurolépticos (p. ex., clorpromazina, haloperidol, metoclopramida) ou dentro de 6 meses de sua descontinuação. Este distúrbio é supostamente o resultado de disfunção dopaminérgica dos gânglios basais, porque esses fármacos agem como bloqueadores do receptor de dopamina.

156. Para um paciente que toma medicação neuroléptica, quanto tempo deve durar a terapia antes que se possam desenvolver sintomas de discinesia tardia?
Cerca de 3 meses de tratamento contínuo ou intermitente com neurolépticos são necessários para aumentar o risco de discinesia tardia.

157. O que é síndrome neuroléptica maligna?
A *síndrome neuroléptica maligna* é uma síndrome do movimento (rigidez, tremor, coreia e distonia), disfunção autonômica (febre, hipertensão, taquicardia, diaforese, padrão respiratório irregular, retenção urinária), alteração da consciência e rabdomiólise com elevação da creatinina quinase. Ocorre nas primeiras semanas após se iniciarem os neurolépticos, e há uma taxa de mortalidade de 20% associada em adultos.

158. Que transtorno do movimento em crianças apresenta-se com "olhos e pés dançantes"?
Opsoclonia-mioclonia (síndrome da polimioclonia infantil ou encefalopatia mioclônica aguda dos bebês) é um transtorno do movimento raro em crianças, mas distintivo, visto durante os primeiros 1 a 3 anos de vida. Opsoclonia caracteriza-se por surtos de movimentos oculares conjugados selvagens, caóticos, flutuantes, irregulares, rápidos (sacadomania). A mioclonia consiste em súbitas contorções musculares semelhantes a um choque no rosto, nos membros ou no tronco. O local anatômico da patologia são os tratos de fluxo de saída cerebelares. A etiologia pode ser a invasão viral direta, uma encefalopatia pós-infecciosa, ou neuroblastoma. A terapia imunomodulatória com corticosteroides (ACTH, dexametasona), imunoglobulina intravenosa (IVIG) e rituximabe pode ser útil.

CONVULSÕES NEONATAIS

159. Como são classificadas as convulsões neonatais?
Embora não exista um sistema de classificação padrão universalmente aceito, geralmente é usado aquele baseado em critérios clínicos. Dividem-se as convulsões neonatais em quatro tipos:
- **Sutis** (fenômenos oculares, movimentos orobucais-linguais, ciclismo dos membros inferiores, fenômenos autonômicos, convulsões apneicas).
- **Tônicas** (focais ou generalizadas).
- **Clônicas** (focais ou multifocais).
- **Mioclônicas** (focais, multifocais ou generalizadas).

Todos os tipos de convulsão são reconhecidos como alterações paroxísticas nas funções comportamentais, motoras ou autonômicas. Nem todos os fenômenos clinicamente observados, porém, são acompanhados pela atividade epiléptica associada no EEG de superfície, e essa dissociação eletroclínica é aumentada após tratamento com AED. As convulsões parciais, clônicas, tônicas e mioclônicas correlacionam-se mais consistentemente ao EEG ictal.

160. Por que as convulsões generalizadas são incomuns em recém-nascidos?
Convulsões generalizadas raramente são vistas em neonatos por causa da **mielinização incompleta**, que tende a evitar a ocorrência de atividade motora ictal sincronizada altamente organizada.

161. Qual é o tipo mais comum de convulsão clínica durante o período neonatal?
A chamada **convulsão sutil** é a mais comum. Em vez de surgir como uma "convulsão" dramática abrupta com contorções vigorosas evidentes ou postura dos músculos, a convulsão sutil aparece como uma coreografia antinatural, repetitiva, estereotipada, caracterizada por movimentos orobucais-linguais, piscar o olho, nistagmo, estalar os lábios ou movimentos complexos integrados do membro (nadar, pedalar ou remar) e outros fragmentos de atividade extraídos do limitado repertório de atividade normal infantil. Esses neonatos frequentemente têm EHI e apresentam EEGs moderada a acentuadamente anormais, estando em risco significativamente mais alto de retardo mental, PC e epilepsia.

162. Quais são as causas das convulsões em neonatos?
- Encefalopatia hipóxico-isquêmica causada por asfixia ao nascimento.
- Infecção.
- Toxinas (p. ex., injeção fetal inadvertida com anestésico local; cocaína, incluindo abstinência).

- Anormalidades metabólicas (p. ex., hipoglicemia, hipocalcemia, hipomagnesemia, deficiência de piridoxina, erros inatos).
- Malformações do SNC.
- Lesões cerebrovasculares (p. ex., hemorragias intraventricular, periventricular, subaracnóidea, infarto, oclusão arterial cerebral).
- Convulsões neonatais-infantis familiais benignas (p. ex., canalopatia de sódio).

Glass HC: Neonatal seizures: advances in mechanisms and treatment, *Clin Perinatol* 41:177–190, 2014.
Zupanc ML: Neonatal seizures, *Pediatr Clin North Am* 51:961–978, 2004.

163. Em bebês prematuros e a termo, qual é a variação das causas das convulsões no que diz respeito à frequência relativa e ao momento de início?
Ver Tabela 13-4.

Tabela 13-4. Variação da Frequência Relativa e Momento do Início de Causas de Convulsões

ETIOLOGIA	Momento de Início Pós-Natal		Frequência Relativa	
	0-3 DIAS	> 3 DIAS	PREMATURO	A TERMO
Hipóxico-isquêmica	+		+++	+++
Hemorragia intracraniana*	+	+	++	+
Hipoglicemia	+		+	+
Hipocalcemia	+	+	+	+
Infecção intracraniana†	+	+	++	+
Defeitos do desenvolvimento	+	+	++	++
Abstinência de fármaco	+	+	+	+

*Hemorragias são, principalmente, de matriz germinal e intraventriculares no bebê prematuro e subaracnóidea ou subdural no bebê a termo.
†Convulsões precoces ocorrem geralmente após infecções intrauterinas não bacterianas (p. ex., toxoplasmose, infecção por citomegalovírus), enquanto as convulsões tardias geralmente ocorrem com a encefalite por herpes simples ou meningite bacteriana.
Adaptada de Volpe JJ, editor: Neurology of the Newborn, *ed 3. Philadelphia, 1995, WB Saunders, p 184*.

164. O que é um exame minucioso aceitável em um recém-nascido com convulsões?
- Uma cuidadosa história pré-natal e natal e um exame físico completo são necessários.
- Estudos laboratoriais devem incluir glicose sanguínea, eletrólitos, cálcio, fósforo e magnésio.
- Uma punção lombar deve ser realizada para descartar meningite.
- Estudos por neuroimagens (ultrassom craniano, imagem de TC ou, de preferência, RM) são obrigatórios.
- Estudos adicionais podem incluir níveis sanguíneos de amônia, lactato e piruvato; estudos adicionais do LCR (p. ex., lactato, piruvato, glicose, glicina, neurotransmissores, caso se suspeite de doença metabólica); e estudos de urina, para análise de ácidos orgânicos e de aminoácido para possíveis erros inatos de metabolismo.
- O uso serial de poligrafia com EEG pode documentar convulsões persistentes, especialmente a persistência de convulsões eletrográficas sem convulsões clínicas após tratamento inicial.

165. Em que situações deve-se suspeitar de um erro de metabolismo como a causa de convulsões neonatais?
- O início das convulsões se dá além de 1 dia de vida. (A exceção é a deficiência de piridoxina, que pode ocorrer no primeiro dia de vida; os pacientes podem ter uma história de convulsões *in utero*).
- O bebê se torna sintomático após a introdução da nutrição enteral ou parenteral.
- As convulsões são intratáveis e não respondem às AEDs convencionais.
    Os padrões característicos de EEG podem ser vistos em doença da urina em xarope de bordo, acidemia propiônica e deficiência de piridoxina.

Scher MS: Neonatal seizures. In Polin RA, Yoder MC, editors: *Workbook in Practical Neonatology*, ed 4. Philadelphia, 2007, Saunders Elsevier, p 363.

166. Como as convulsões são diferenciadas dos tremores no neonato?
Ver Tabela 13-5.

Tabela 13-5. Tremores *versus* Convulsões

CARACTERÍSTICA CLÍNICA	TREMORES	CONVULSÕES
Supressão	+	0
Anormalidade do olhar ou do movimento ocular	0	+
Movimentos estranhamente sensíveis ao estímulo	+	0
Movimento predominante	Tremor	Espasmos clônicos
Movimentos cessam com a flexão passiva	+	0
Alterações autonômicas	0	+

167. Quais são as opções de tratamento das convulsões neonatais?
As convulsões neonatais podem ser tratadas com fenobarbital. Estudos da farmacocinética do fenobarbital em neonatos indicaram que é mais apropriada uma dose de ataque total de 20 mg/kg em vez de pequenas frações. Se as convulsões persistirem, podem ser administrados incrementos adicionais de fenobarbital até doses totais de ataque de 40 mg/kg. Convulsões contínuas podem ser tratadas com uma dose de ataque de 20 mg/kg de fenitoína (ou equivalentes de fenitoína no caso de fosfenitoína). A dose usual de manutenção do fenobarbital está entre 3 e 6 mg/kg por dia e entre 4 e 8 mg/kg por dia de fenitoína. A eficácia de cada um desses dois agentes é baixa, com apenas um terço dos pacientes mostrando uma resposta imediata completa. Mesmo após um tratamento intravenoso aparentemente bem-sucedido com fenobarbital e fenitoína, com a resolução de convulsões clínicas, convulsões eletrográficas podem permanecer visíveis. O significado deste achado não é claro, e a necessidade de suprimir convulsões eletrográfcas sem manifestações clínicas é controversa.

Para outros agentes, como levetiracetam e topiramato, há alguma evidência de eficácia, mas estes não são considerados ainda agentes de primeira linha para convulsões neonatais. Lidocaína e midazolam também são usados no tratamento do estado epiléptico neonatal.

Slaughter LA, Patel AD, Slaughter JL: Pharmacological treatment of neonatal seizures: a systematic review, *J Child Neurol* 28: 351–364, 2013.
Abend NS, Gutierrez-Colina AM, Monk HM, et al: Levetiracetam for treatment of neonatal seizures, *J Child Neurol* 26:465–470, 2011.
Glass HC, Poulin C, Shevell MI: Topiramate for the treatment of neonatal seizures, *Pediatr Neurol* 244:439–442, 2011.

168. Qual é o tratamento das convulsões refratárias no neonato?
Convulsões frequentes e recorrentes não são incomuns em recém-nascidos e são especialmente comuns na situação de asfixia. Se as convulsões forem refratárias à dosagem total de fenobarbital e fenitoína, a adição de fármacos na família dos benzodiazepínicos (p. ex., diazepam, lorazepam, midazolam) geralmente é efetiva. É importante assegurar que nenhum distúrbio bioquímico subjacente esteja presente antes da elevação dos níveis séricos de anticonvulsantes até concentrações máximas. Embora as convulsões dependentes de piridoxina sejam raras, uma dose experimental de piridoxina deve ser administrada por via intravenosa nos bebês com convulsões recorrentes de etiologia incerta. Se possível, registros simultâneos de EEG devem ser realizados para documentar a cessação da atividade convulsiva e a normalização do EEG dentro de minutos do tratamento com piridoxina. Bebês com epilepsia dependente de piridoxina podem ter profunda disfunção autonômica (apneia, bradicardia e hipotensão) em resposta à administração inicial de piridoxina e devem ser cuidadosamente monitorados. O piridoxal fosfato (P5P) é usado nas convulsões resistentes à piridoxina.

169. Qual é o valor prognóstico do EEG interictal em um neonato com convulsões?
Este estudo pode ter significativo valor prognóstico. Várias anormalidades no EEG interictal (p. ex., supressão de surto, acentuada supressão de voltagem, plana ou isoelétrica) são altamente preditivas (90%) de um resultado fatal ou de graves sequelas neurológicas. Por outro lado, o EEG interictal normal em um bebê a termo com convulsões confere uma probabilidade muito baixa (10%) de significativo

NEUROLOGIA

comprometimento neurológico. Anormalidades moderadas (p. ex., assimetrias de voltagem, padrões imaturos) têm um desfecho misto.

Laroia N, Guillet R, Burchfiel J, McBride MC: EEG background as predictor of electrographic seizures in high risk neonates, *Epilepsia* 39:545–551, 1998.

170. Após um bebê se recuperar de uma convulsão, por quanto tempo se deve continuar a medicação?

Não existem diretrizes claras para a duração da terapia após convulsões neonatais. A terapia de manutenção tipicamente envolve o uso de fenobarbital por ser difícil de atingir níveis terapêuticos de fenitoína com administração oral na infância, e outros são menos bem estudados. Embora o fenobarbital geralmente seja bem tolerado, pode ter efeitos deletérios no comportamento, na atenção e possivelmente no desenvolvimento cerebral; além disso, não previne o desenvolvimento posterior de epilepsia. Muitas autoridades recomendam a descontinuação da terapia, se o exame neurológico se normalizar. E se o exame neurológico for anormal, mas um EEG na idade de 3 meses revelar ausência de atividade convulsiva, também se deve considerar a interrupção do fenobarbital.

171. Em pacientes com convulsões neonatais, de que maneira a causa afeta o prognóstico?

Ver Tabela 13-6.

Tabela 13-6. Relação entre Causa e Prognóstico de Convulsão Neonatal

ETIOLOGIA	DESFECHO FAVORÁVEL*	DESFECHO MISTO	DESFECHO DESFAVORÁVEL*
Tóxico-metabólica	Hipocalcemia simples de início tardio Hipomagnesemia Hiponatremia Toxicidade da mepivacaína	Hipoglicemia Hipocalcemia complicada de início precoce Dependência de piridoxina	Algumas aminoacidúrias
Asfixia	—	Encefalopatia hipóxico-isquêmica leve	Encefalopatia hipóxico-isquêmica grave
Hemorragia	Hemorragia subaracnóidea não complicada	Hematoma subdural Hemorragia intraventricular (graus I e II)	Hemorragia intraventricular (graus III e IV)
Infecção	—	Meningoencefalite asséptica; algumas meningites bacterianas	Encefalite por herpes simples; algumas meningites bacterianas
Estrutural	—	Contusão traumática simples	Malformações do sistema nervoso central

*O prognóstico favorável implica em, pelo menos, 85% a 90% de chance de sobrevivência e subsequente desenvolvimento normal. O prognóstico desfavorável implica em grande probabilidade (85% a 90%) de morte ou incapacidade séria nos sobreviventes.
De *Seller MS: Neonatal seizurs. In Polin RA, Yoder MC, editors:* Workbook in Practical Neonatology, ed 4. Philadelphia, 2007, Saunders Elsevier, p. 370.

SÍNDROMES NEUROCUTÂNEAS

172. Quais são as três síndromes neurocutâneas mais comuns?

As *síndromes neurocutâneas* (também chamadas de *facomatoses*) são distúrbios caracterizados pela presença de tumores em várias partes do corpo (incluindo os sistemas nervoso central e ocular) e achados dermatológicos característicos de gravidade variável. Os três achados mais comuns são:
- Neurofibromatose.
- Esclerose tuberosa complexa.
- Síndrome de Sturge-Weber.

173. Quais são os padrões de herança das várias síndromes neurocutâneas?
- **Neurofibromatose:** autossômica dominante.
- **Esclerose tuberosa complexa:** autossômica dominante.

- **Síndrome de von Hippel-Lindau:** autossômica dominante.
- **Incontinência pigmentada:** dominante ligada ao X.
- **Síndrome de Sturge-Weber:** esporádica.
- **Síndrome de Klippel-Trenaunay-Weber:** esporádica.

174. Quais são os critérios diagnósticos para neurofibromatose-1 (NF1)?
Dois ou mais dos seguintes:
- Manchas café com leite (6 ou mais que tenham > 0,5 cm de diâmetro antes da puberdade; 6 ou mais que tenham > 1,5 cm de diâmetro após a puberdade).
- Sardas nas dobras cutâneas (região axilar ou inguinal).
- Neurofibromas (dois ou mais) de qualquer tipo, ou pelo menos um neurofibroma plexiforme.
- Hamartomas da íris, também chamados de nódulos de Lisch (dois ou mais).
- Lesão óssea característica (*i. e.,* displasia esfenoide, afinamento do córtex dos ossos longos com ou sem pseudoartrose).
- Parente em primeiro grau com NF1 diagnosticado pelos critérios mencionados anteriormente.

Williams VC, Lucas J, Babcock MA, et al: Neurofibromatosis type 1 revisited, *Pediatrics* 123:124–133, 2009.

175. Qual é a diferença entre NF1 e NF2?
NF1, também conhecida como a *clássica doença de von Recklinghausen*, é muito mais comum (1 em cada 3.000 a 4.000 nascimentos) do que a NF2 e responde por até 90% dos casos de neurofibromatose. A NF2 (1 em cada 50.000 nascimentos) é caracterizada por neuromas acústicos bilaterais, tumores intracranianos e intraespinhais, e parentes em primeiro grau afetados. A NF1 é ligada às alterações no cromossomo 17, enquanto a NF2 é ligada a alterações no cromossomo 22. Achados dermatológicos e neuromas periféricos são raros na NF2. Outros subtipos mais raros de neurofibromatoses (p. ex., distribuição segmentar) foram descritos.

Asthagiri AR, Parry DM, Butman JA, et al: Neurofibromatosis type 2, *Lancet* 373:1974–1986, 2009.

176. Qual é a frequência das manchas café com leite ao nascimento?
Até 2% dos bebês negros terão três manchas café com leite ao nascimento, enquanto uma mancha café com leite ocorre em apenas 0,3% dos bebês brancos. É mais provável que os bebês brancos com múltiplas manchas café com leite ao nascimento desenvolvam neurofibromatose. Em crianças mais velhas, uma única mancha café com leite com mais de 5 mm de diâmetro pode ser encontrada em 10% das crianças brancas e 25% das negras.

Hurwitz S: Neurofibromatosis. In Hurwitz S, editor: *Clinical Pediatric Dermatology*, ed 2. Philadelphia, 1993, WB Saunders, pp 624–629.

177. Se uma criança de 2 anos de idade tiver sete manchas café com leite com mais de 5 mm de diâmetro, qual é a probabilidade de que se desenvolva neurofibromatose e como esta evoluirá?
Até 75% dessas crianças, se acompanhadas sequencialmente, desenvolverão uma das variedades de neurofibromatose, mais comumente tipo 1. Em um estudo de quase 1.900 pacientes, 46% com NF1 esporádica não atenderam aos critérios de 1 ano de idade. Aos 8 anos de idade, porém, 97% atenderam aos critérios, e aos 20 anos, 100% atenderam aos critérios. A ordem típica de aparência das características são as manchas café com leite, sardas axilares, nódulos de Lisch e neurofibromas. A avaliação anual dos pacientes com achados suspeitos deve incluir um cuidadoso exame da pele, avaliação oftalmológica e aferição da pressão sanguínea.

DeBella K, Szudek J, Friedman JM: Use of the National Institutes of Health criteria for the diagnosis of neurofibromatosis 1 in children, *Pediatrics* 105:608–614, 2000.
Korf BR: Diagnostic outcome in children with multiple cafe-au-lait spots, *Pediatrics* 90:924–927, 1992.

178. O que são nódulos de Lisch?
Hamartomas pigmentados da íris (Fig. 13-5). Embora estes geralmente não estejam presentes ao nascimento em pacientes com NF1, até 90% desenvolverão múltiplos nódulos de Lisch aos 6 anos de idade. Hamartomas são malformações focais microscopicamente compostas de múltiplos tipos de tecido, e estes podem se assemelhar a neoplasias. No entanto, ao contrário das neoplasias, crescem a taxas constantes, como se fossem componentes normais, e dificilmente comprimem patologicamente o tecido adjacente.

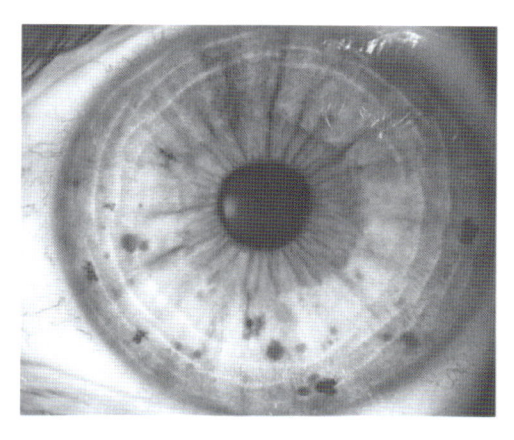

Figura 13-5. Hamartomas pigmentados da íris (nódulos de Lisch). *(De Habif TP, editor:* Clinical Dermatology: A Color Guide to Diagnosis and Therapy, *ed 5. Philadelphia, 2010, Elsevier, p 985.)*

179. Qual é a frequência de uma história familiar positiva em casos de NF1?
Por causa da alta taxa de mutação espontânea desta doença autossômica dominante, somente cerca de 50% dos casos recém-diagnosticados estão associados a uma história familiar positiva.

180. Quais são os critérios diagnósticos primários para esclerose tuberosa complexa (TSC)?
A TSC é caracterizada por crescimentos hamartomatosos que ocorrem em múltiplos tecidos. A National Institutes of Health Consensus Conference, em 1998, revisou os critérios diagnósticos parar TSC com base em características maiores ou menores. A TSC definitiva apresenta duas características maiores ou uma maior e duas menores; a TSC provável ou possível apresenta menos características (Tabela 13-7). Nenhum achado único foi considerado patognomônico para TSC. Duas anormalidades de sítio do gene, TSC1 (cromossomo 9) e TSC2 (cromossomo 16), foram identificadas. Testes genéticos estão disponíveis atualmente.

Crino PB, Nathanson KL, Henske EP: The tuberous sclerosis complex, *Am Engl J Med* 355:1345–1356, 2006.

Tabela 13-7. Características Diagnósticas da Esclerose Tuberosa Complexa

CARACTERÍSTICAS MAIORES	CARACTERÍSTICAS MENORES
Angiofibromas faciais	Depressões no esmalte dentário
Fibroma ungueal ou periungueal não traumático	Cistos ósseos
Máculas hipomelanóticas (> 3)	Pólipos retais hamartomatosos
Mácula *shagreen*	Fibromas gengivais
Múltiplos hamartomas nodulares retinianos	Áreas de migração da substância branca cerebral
Tubérculo cortical	
Nódulo subependimal ou astrocitoma de células gigantes	
Rabdomioma cardíaco, único ou múltiplo	

181. Qual é a tríade clássica de TSC?
- **Convulsões.**
- **Retardo mental.**
- **Angiofibroma facial (adenoma sebáceo).**
  No entanto, menos de um terço dos pacientes desenvolverá essas características clássicas.

Staley BA, Vail EA, Thiele EA: Tuberous sclerosis complex: diagnostic challenges, presenting sintomas, and commonly missed signals, *Pediatrics* 127:e117–e125, 2011.

182. Qual é o sintoma de apresentação mais comum de TSC?

Convulsões. Cerca de 85% dos pacientes têm convulsões, e os espasmos epilépticos (anteriormente chamados de infantis) são os mais comuns. O tratamento de primeira linha dos espasmos epilépticos na TSC é a vigabatrina (em oposição ao ACTH em outras etiologias do espasmo epiléptico). Convulsões tônicas e atônicas também são vistas. Convulsões parciais complexas são vistas frequentemente em conjunto com outros tipos de convulsões. O retardo mental é especialmente comum, com o início das convulsões antes da idade de 2 anos. O autismo e outros transtornos comportamentais também são vistos frequentemente em crianças com TSC.

Staley BA, Vail EA, Thiele EA: Tuberous sclerosis complex: diagnostic challenges, presenting symptoms, and commonly missed signs, *Pediatrics* 127:e117–e125, 2011.
Curatolo P, Bombardieri R, Jozwiak S: Tuberous sclerosis, *Lancet* 372:657–668, 2008.

183. Quais são os achados cutâneos em pacientes com esclerose tuberosa?

Ver Tabela 13-8.

Tabela 13-8. Achados Cutâneos na Esclerose Tuberosa

IDADE DE INÍCIO	ACHADOS CUTÂNEOS	INCIDÊNCIA (%)
Ao nascimento ou posteriormente	Máculas hipopigmentadas	80
2-5 anos	Angiofibromas	70
2-5 anos	Manchas *shagreen*	35
Puberdade	Fibromas periungueais e gengivais	20-50
Ao nascimento ou posteriormente	Manchas café com leite	25

184. Por que o termo adenoma sebáceo é impróprio quando usado para descrever os pacientes com esclerose tuberosa?

Na biópsia, essas pápulas na realidade são angiofibromas. Não têm conexão com unidades sebáceas ou adenomas. Essa erupção cutânea ocorre em cerca de 75% dos pacientes com esclerose tuberosa, que geralmente se desenvolve no nariz e na porção facial central, entre as idades de 5 e 13 anos. É vermelha, papular e monomorfa e geralmente confundida com acne (Fig. 13-6). O diagnóstico de esclerose tuberosa deve ser considerado em crianças que desenvolvem erupção cutânea sugestiva de acne bem antes puberdade.

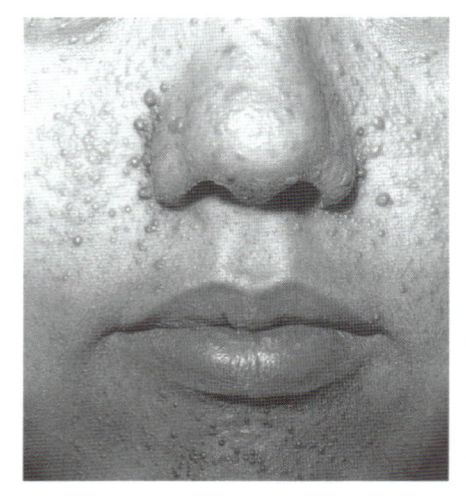

Figura 13-6. Adenoma sebáceo em paciente com esclerose tuberosa. Esses angiofibromas aparecem primeiramente como máculas planas, rosadas e posteriormente se tornam papulares. As lesões podem sangrar com facilidade. *(De Habif TP:* Clinical Dermatology: A Color Guide to Diagnosis and Therapy, *ed 5. Philadelphia, 2010, Elsevier, p 988.)*

185. O que é o "tubérculo" na esclerose tuberosa?
Essas lesões de 1 a 2 cm consistem em pequenos neurônios estrelados e elementos astrogliais, que supostamente são linhagens celulares primitivas que resultam de diferenciação anormal. Elas podem ser localizadas em várias regiões corticais. São firmes ao toque, como uma pequena batata ou tubérculo.

186. Qual é o tipo de tecido de uma mancha *shagreen*?
A mancha *shagreen* é uma área de espessamento cutâneo com uma superfície granulosa, que, na biópsia, é um **nevo de tecido conectivo**. O termo *shagreen* deriva de um tipo de couro com saliências durante o curso de seu desenvolvimento.

187. Que tipos de manchas faciais de vinho do porto estão mais fortemente associados a complicações oftálmicas ou de SNC?
As *manchas de vinho do porto* podem ocorrer como marcas cutâneas de nascimento isoladas ou em associação com anormalidades estruturais quando ocorrem nas seguintes áreas: (1) os vasos coroidais do olho, levando assim ao glaucoma; (2) os vasos leptomeníngeos do cérebro, desse modo levando a convulsões (síndrome de Sturge-Weber); e (3) hemangiomas na medula espinhal (síndrome de Cobb). Glaucoma ou convulsões com mais frequência são associados a manchas de vinho do porto em crianças que demonstram o seguinte:
- Envolvimento das pálpebras.
- Distribuição bilateral da marca de nascimento..
- Envolvimento unilateral dos três ramos (V_1 V_2, V_3) do nervo trigeminal.
- Avaliação oftalmológica e estudos radiológicos (TC ou RM) são indicados para crianças que exibem esses achados.

Sudarsanam A, Ardern-Holmes SL: Sturge-Weber syndrome: from the past to the present. *Eur J Paediatr Neurol* 18: 257–266, 2014.
Tallman B, Tan OT, Morelli JG, et al: Location of port-wine stains and the likelihood of ophthalmic and/or central nervous system complications, *Pediatrics* 87:323–327,1991.

188. Quais são os três estágios de incontinência pigmentada?
Incontinência pigmentada é um distúrbio dominante ligado ao X que está associado a convulsões e retardo mental. Os tecidos ectodérmicos, como olhos, unhas, cabelos e dentes, também são afetados. Presume-se que a condição seja letal em meninos no útero, porque quase 100% dos casos ocorrem no sexo feminino. Existem raros casos dos pacientes XY com incontinência pigmentada. É causada por mutações no gene NEMO (modulador essencial NF-kappa B), que está envolvido na transdução do sinal celular.
- **Estágio 1 – Estágio vesicular:** linhas de vesículas estão presentes no tronco e nas extremidades do recém-nascido e desaparecem em semanas ou meses. Elas podem se assemelhar a vesículas herpéticas. O exame microscópico do fluido vesicular demonstra eosinófilos.
- **Estágio 2 – Estágio verrucoso:** as lesões se desenvolvem no paciente entre 3 e 7 meses de idade, são marrons e hiperceratóticas, semelhantes a verrugas, e desaparecem entre 1 e 2 anos.
- **Estágio 3 – Estágio pigmentado:** desenvolvem-se linhas espiraladas (tipo "bolo de mármore"), maculares, hiperpigmentadas. Essas linhas esmaecem com o tempo, deixando apenas restos de hipopigmentação no final da adolescência ou na vida adulta (o que, às vezes, é considerado o quarto estágio).

189. Qual é o diagnóstico provável para um menino de 7 anos no qual foram notados sangramentos nasais recorrentes, telangiectasias cutâneas nos lábios e uma malformação arteriovenosa intracraniana na RM?
Esta criança tem **telangiectasia hemorrágica hereditária**, que também é conhecida como doença de Osler-Weber-Rendu. Essa condição pode afetar até 1 em 5.000 nos Estados Unidos. A condição consiste em sangramentos nasais; lesões cutâneas, labiais e na mucosa oral (Fig. 13-7); manifestações viscerais devidas a malformações arteriovenosas no pulmão, fígado, trato gastrintestinal e SNC; e uma história familiar positiva. Mutações genéticas envolvem o fator transformador do crescimento β, que causa anormalidades na formação dos vasos sanguíneos.

Giordano P. Lenato GM, Lastella P, et al: Hereditary hemorrhagic telangiectasia: arteriovenous malformations in children. *J Pediatr* 163:179–183, 2013.

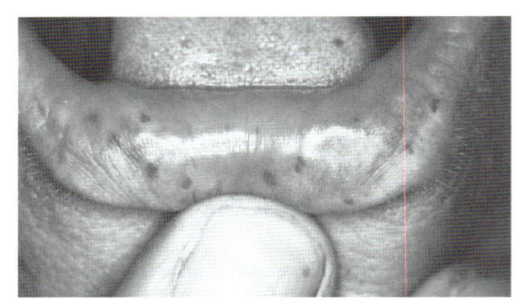

Figura 13-7. Telangiectasia hemorrágica hereditária com telangiectasia labial. *(De Habif TP:* Clinical Dermatology: A Color Guide to Diagnosis and Therapy, *ed 5. Philadelphia, 2010, Elsevier, p 911.)*

DISTÚRBIOS NEUROMUSCULARES

190. Como se pode determinar clinicamente o sítio anatômico responsável por fraqueza muscular?
Ver Tabela 13-9.

	NEURÔNIO MOTOR SUPERIOR	**CÉLULA DO CORNO ANTERIOR**	**JUNÇÃO NEUROMUSCULAR**	**NERVO PERIFÉRICO**	**MÚSCULO**
Tônus	Aumentado (pode estar agudamente reduzido)	Diminuído	Normal, variável	Diminuído	Diminuído
Distribuição	Padrão (p. ex., hemiparesia, paraparesia) Distal > proximal	Variável, assimétrica	Flutuante, envolvimento de nervo craniano	Distribuição do nervo	Proximal > distal
Reflexos	Aumentados (podem estar diminuídos precocemente)	Diminuídos ou ausentes	Normais (exceto se gravemente envolvidos)	Diminuídos ou ausentes	Diminuídos
Babinski	Extensor	Flexor	Flexor	Flexor	Flexor
Outros	Disfunção cognitiva, atrofia apenas muito tardiamente	Fasciculações, atrofia, nenhum envolvimento sensitivo	Curso flutuante	Envolvimento do nervo sensitivo, atrofia, raras fasciculações	Nenhum déficit sensitivo; pode haver sensibilidade e sinais de inflamação

Tabela 13-9. Determinação Clínica de Local Anatômico Responsável por Fraqueza Muscular

Adaptada de Packer RJ, Berman PH: Neurologic emergencies. In Fleisher GR, Ludwig S, editors: Textbook of Pediatric Emergency Medicine, *ed 3. Baltimore, 1993, Williams & Wilkins, p 584.*

191. Quais são as causas de fraqueza generalizada aguda?
- **Condições infecciosas e pós-infecciosas:** miosite infecciosa aguda, síndrome de Guillan-Barret, infecção enteroviral.
- **Distúrbios metabólicos:** porfiria intermitente aguda, tirosinemia hereditária.
- **Bloqueio neuromuscular:** botulismo, paralisia por carrapato.
- **Paralisia periódica:** familiar (hipercalêmica, hipocalêmica, normocalêmica).

Fenichel GM: *Clinical Pediatric Neurology: Signs and Symptoms Approach*, ed 5. Philadelphia, 2009, Elsevier, p 197.

192. Se uma criança apresentar fraqueza, quais aspectos da história e do exame físico sugerem um processo miopático?

História
- Início gradual em vez de súbito.
- Predomina fraqueza proximal (p. ex., subir escadas, correr) em vez de fraqueza distal (mais característica de neuropatia).
- Ausência de anormalidades sensitivas, sensações de "agulhadas".
- Nenhuma anormalidade de intestino e da bexiga.

Exame físico
- A fraqueza proximal é maior do que a distal (exceto na distrofia miotônica).
- Sinal de Gowers positivo (ver Pergunta 193).
- Flexão do pescoço mais fraca do que a extensão.
- Durante os estágios precoces, reflexos normais ou apenas ligeiramente diminuídos.
- Exame sensitivo normal.
- Consunção muscular, mas sem fasciculações.
- Hipertrofia muscular vista em algumas distrofias.

Weiner HL, Urion DK, Levitt LP: *Pediatric Neurology for the House Officer*, Baltimore, 1998, Williams & Wilkins, pp 136–138.

193. Qual é o significado de um sinal de Gowers?

Fraqueza dos músculos de tronco e extremidade inferior proximal. Classicamente é vista com mais frequência na distrofia muscular de Duchenne, o sinal descreve uma maneira em que as crianças se viram em pronação para se erguer e depois levantar de uma posição sentada, agarrando-se e empurrando joelhos e coxas ("subindo com as coxas") até ficarem em pé (Fig. 13-8). A adaptação de uma posição prona antes de se levantar é uma característica inicial importante, porque apenas 6,5% das crianças saudáveis ainda rolam em pronação antes de ficar em pé. Após os 3 anos, qualquer criança com uma necessidade de se virar em pronação, antes de se levantar, deve ser acompanhada cuidadosamente para detecção de uma possível condição neuromuscular subjacente.

Wallace GB, Newton RW: Gower's sign revisited, *Arch Dis Child* 64:1317–1319,1989.

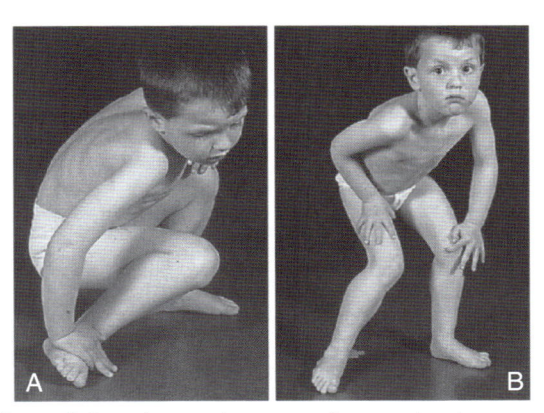

Figura 13-8. Sinal de Gowers. **A**. Uma criança se vira em pronação para se levantar e começa a usar as mãos para empurrar o corpo **B**. Ao final, empurrando seus joelhos/coxas antes de ficar em pé *(De Lissauer T, Clayden G, Craft A:* Illustrated Textbook of Paediatrics*, ed 4. London, 2012, Elsevier, p 488.)*

194. Como a eletromiografia ajuda a diferenciar entre distúrbios miopáticos e neurogênicos?

A *eletromiografia* mensura a atividade elétrica muscular em repouso e voluntária. Normalmente, os potenciais de ação têm duração e amplitude padronizadas, com duas a quatro fases distinguíveis. Em condições **miopáticas**, as durações e amplitudes são menores que o esperado, chamadas de potenciais breves, de pequena amplitude (BSAPs); nas **neuropatias**, elas são mais prolongadas. Em ambas as condições, fases extras (*i. e.,* unidades polifásicas) geralmente são notadas.

195. Como se distingue a pseudoparalisia de doença neuromuscular verdadeira?

A *pseudoparalisia* (paralisia histérica) ou fraqueza pode ser vista nas reações de conversão (*i. e.*, conflitos emocionais que se apresentam como sintomas). Nas reações de conversão, a sensação, os reflexos tendíneos profundos e a resposta de Babinski são normais; o movimento também pode ser notado durante o sono. O sinal de Hoover também é útil nos casos de paralisia unilateral. Com o paciente deitado em supinação sobre a mesa, o examinado põe uma mão sob o calcanhar do membro afetado e pede para o paciente levantar a perna afetada. Na pseudoparalisia, o examinador sentirá pressão sobre ele à medida que o paciente involuntariamente estender o quadril fraco.

196. Por que é importante localizar a causa de hipotonia?

A localização do nível da lesão é crítico para determinar a natureza do processo patológico. Na ausência de uma encefalopatia aguda, o diagnóstico diferencial de hipotonia é melhor abordado fazendo-se a pergunta: "O paciente têm força normal apesar da hipotonia, ou ele está fraco e hipotônico?". A combinação de fraqueza e hipotonia geralmente aponta para uma anormalidade das células do corno anterior ou para o aparelho periférico neuromuscular, enquanto a hipotonia com força normal é mais característica de distúrbios cerebrais ou da medula espinhal.

PONTOS-CHAVE: HIPOTONIA

1. A localização da lesão é crítica para determinar o processo patológico.
2. A pergunta mais importante: a força é normal ou anormal?
3. Hipotonia *com fraqueza*: pense em anormalidade das células do corno anterior ou aparelho neuromuscular periférico.
4. Hipotonia *sem fraqueza*: pense em distúrbio do cérebro ou da medula espinhal.

197. Com você pode detectar clinicamente a miotonia?

A *miotonia* é um espasmo tônico indolor do músculo que se segue a contração voluntária, falha involuntária do relaxamento, ou relaxamento muscular retardado após a contração. Pode ser desencadeada por preensão (p. ex., aperto de mão), fechamento palpebral forçado (ou abertura retardada do olho em bebês que choram), retração palpebral após olhar para cima, ou percussão sobre vários locais (p. ex., eminência tenar, língua).

198. Qual é a diferença entre as apresentações das duas formas de distrofia?

A apresentação da distrofia miotônica **congênita** ocorre durante o período imediatamente após o nascimento. Os sintomas incluem hipotonia; diplegia facial com inclinação do lábio superior; e, frequentemente, grave desconforto respiratório, como resultado de fraqueza intercostal e diafragmática, especialmente no hemidiafragma direito. Problemas de alimentação como resultado de má sucção e dismotilidade gastrintestinal também estão presentes. A apresentação **juvenil** dessa condição se dá durante a primeira década de vida. Essa forma se caracteriza por fraqueza progressiva e atrofia dos músculos facial e esternocleidomastóideo e cintura escapular, audição e fala comprometidas e excessiva sonolência diurna. A miotonia clínica é mais provável, e pode haver retardo mental.

199. Em um recém-nascido com fraqueza e hipotonia, quais características obstétricas e de parto sugerem um diagnóstico de distrofia miotônica congênita?

Uma história de **abortos espontâneos, polidrâmnio, diminuição dos movimentos fetais, demora no segundo estágio do trabalho de parto, placenta retida** e **hemorragia pós-parto** causa preocupação com a possibilidade de *distrofia miotônica congênita*. Como a mãe quase sempre é afetada na distrofia miotônica congênita (embora anteriormente diagnosticada em apenas metade dos casos), é essencial uma cuidadosa avaliação clínica e eletromiográfica materna. É sempre importante apertar a mão da mãe (com exceção de exclusões religiosas), porque as mulheres afetadas não conseguem soltar a mão após o aperto.

200. De que maneira a distrofia miotônica é um exemplo do fenômeno de "antecipação"?

Estudos genéticos demonstraram que o defeito na distrofia miotônica é a expansão de um trinucleotídeo (CTG) em um gene no braço longo do cromossomo 19 que codifica para uma proteína quinase. O produto do gene foi denominado miotonina-proteína quinase, e acredita-se que esteja envolvido na função do canal de sódio e cloreto. Em gerações sucessivas, essa sequência repetitiva tende a aumentar, algumas vezes em milhares (o normal é < 40 CTG repetições), e a extensão da repetição correlaciona-se com a gravidade da doença. Assim, é provável que cada geração subsequente mostre manifestações e apresentações iniciais da doença mais extensas (*i. e.,* o fenômeno de "antecipação"). Este fenômeno de repetição do trinucleotídeo também é visto na doença de Huntington e na síndrome do X frágil.

201. Qual é a diferença entre a fisiopatologia de botulismo infantil e a do botulismo originado de alimentos e de feridas?
- O *botulismo infantil* resulta da ingestão de esporos de *Clostridium botulinum* que germinam, multiplicam-se e produzem toxina no intestino do bebê. Isso é chamado de toxi-infecção. A fonte dos esporos geralmente é desconhecida, mas é ligada ao mel, e, em alguns casos, os esporos foram encontrados em xaropes de milho. Portanto, esses alimentos não são recomendados para bebês com menos de 1 ano de idade.
- O *botulismo originado do alimento* envolve casos em que a toxina pré-formada já está presente no alimento. O enlatamento inadequado e o armazenamento anaeróbico permitem a germinação do esporo, o crescimento e a formação de toxina, que resultam em sintomas, se a toxina não for destruída por aquecimento adequado.
- O *botulismo por ferida* ocorre, se os esporos entrarem em uma ferida profunda e germinarem.

202. Qual é a indicação mais precoce para intubação em um bebê com botulismo?
A intubação é indicada se houver **perda dos reflexos protetores da via aérea**. Isso ocorre antes do comprometimento ou da falha respiratórios, porque a função diafragmática não está prejudicada até que 90% a 95% dos receptores sinápticos estejam ocupados. Um bebê com hipercarbia ou hipóxia está em risco muito alto de iminente insuficiência respiratória.

Schreiner MS, Field E, Ruddy R: Infant botulism: a review of 12 years' experience at the Children's Hospital of Philadelphia, *Pediatrics* 87:159–165, 1991.

203. Em um bebê com fraqueza grave e suspeita de botulismo, por que é relativamente contraindicado o uso de aminoglicosídeos?
A toxina botulínica age por meio de bloqueio irreversível da liberação de acetilcolina dos terminais nervosos pré-sinápticos. Aminoglicosídeos, tetraciclinas, clindamicina e trimetoprim também interferem na liberação de acetilcolina; portanto, têm potencial para agir de maneira sinergística com a toxina botulínica para agravar ou prolongar a paralisia neuromuscular.

204. Quais são os dois sintomas mais comuns em crianças com miastenia grave juvenil?
Ptose e **diplopia**. A miastenia grave é caracterizada por um curso clínico altamente variável da fraqueza flutuante (caracteristicamente, com contrações crescentes), que inicialmente envolve os músculos inervados pelos nervos cranianos. É causada por um defeito na transmissão neuromuscular decorrente de um ataque mediado por um anticorpo autoimune nos receptores de acetilcolina.

205. Quais são os riscos do neonato nascido de uma mãe com miastenia grave?
A miastenia neonatal adquirida passivamente desenvolve-se em cerca de 10% dos bebês nascidos de mães miastênicas por causa da transferência transplacentária do anticorpo direcionado contra os receptores de acetilcolina (AChR) no músculo estriado. Os sinais e sintomas de fraqueza surgem tipicamente dentro das primeiras horas ou dias de vida. A fatigabilidade muscular patológica geralmente causa dificuldade de alimentação, fraqueza generalizada, hipotonia e depressão respiratória. Ptose e movimentos oculares comprometidos ocorrem em somente 15% dos casos. A fraqueza praticamente sempre se resolve, à medida que diminui a quantidade corporal de imunoglobulinas anti-AChR. Os sintomas tipicamente persistem por cerca de 2 semanas, porém podem ser necessários vários meses até desaparecerem completamente. O tratamento geral de suporte normalmente é adequado, mas a neostigmina oral ou intramuscular pode ajudar a diminuir os sintomas.

206. Qual é a diferença entre a fisiopatologia da miastenia grave juvenil *versus* congênita?
A *miastenia grave juvenil (e adulta)* é causada pelos anticorpos circulantes para a AChR da junção neuromuscular pós-sináptica. A ocorrência é rara antes dos 2 anos de idade. A *miastenia grave congênita* é um processo não imunológico. É causada por características morfológicas ou fisiológicas que afetam as junções pré e pós-sinápticas, incluindo defeitos na síntese de ACh, deficiências de acetilcolinesterase e de AChR na placa terminal. *Miastenia grave neonatal* refere-se à fraqueza transitória que ocorre em bebês de mães com miastenia grave.

207. Como é realizado o teste do edrofônio (Tensilon)?

O edrofônio é um fármaco anticolinesterase de ação rápida, de curta duração, que melhora os sintomas de miastenia grave pela inibição da quebra da ACh e pelo aumento de sua concentração na junção neuromuscular. Uma dose de teste de 0,015 mg/kg é administrada por via intravenosa; se tolerada, a dose total de 0,15 mg/kg (até 10 mg) é dada. Se ocorrer uma melhora mensurável na força do músculo ocular ou da extremidade, é provável o diagnóstico da miastenia grave. Como o edrofônio pode precipitar uma crise colinérgica (p. ex., bradicardia, hipotensão, vômito, broncoespasmo), a atropina e o equipamento de ressuscitação devem estar disponíveis.

208. Um teste negative de anticorpo exclui o diagnóstico de miastenia grave juvenil?

Não. Até 90% das crianças com miastenia juvenil têm anticorpos anti-AChR mensuráveis, mas, nos outros 10%, é necessária uma contínua suspeita clínica, porque seus sintomas geralmente são mais leves (p. ex., fraqueza muscular ocular, mínima fraqueza generalizada). Nessas crianças, outros testes (p. ex., edrofônio, estudos eletrofisiológicos, eletromiografia de fibra única) podem ser necessários para se chegar ao diagnóstico.

Della Marina A, Trippe H, Lutz S, Schara U: Juvenile myasthenia gravis: recommendations for diagnostic approaches and treatment, *Neuropediatrics* 45:75–83, 2014.

209. Quais as quatro características de dano a células do corno anterior?

Fraqueza, fasciculações, atrofia e **hiporreflexia**.

210. Quais são os processos que podem danificar as células do corno anterior?

- **Degenerativo** (atrofia muscular espinhal): Werdnig-Hoffmann, Kugelberg-Weleer.
- **Metabólico:** doença de Tay-Sachs (deficiência de hexosaminidase), doença de Pompe, doença de Batten (ceroide-lipofuscinose), hiperglicinemia, adrenoleucodistrofia neonatal.
- **Infeccioso:** poliovírus, vírus Coxsackie, echovírus.

211. Qual é a anormalidade genética primária em bebês e crianças com atrofia muscular espinhal (AME)?

A ruptura de um **gene do neurônio motor de sobrevivência 1 (SMN1)**. As AMEs são um grupo de doenças que afetam o neurônio motor, resultando em denervação muscular disseminada e atrofia. A incidência é estimada em 1 em 6.000 a 10.000 recém-nascidos, com uma frequência de portador entre 1:40 e 60. AMEs são a segunda doença neuromuscular hereditária mais comum após a distrofia muscular de Duchenne. Cópias extras do gene SMN2 (um gene companheiro codificador de proteína) modificam o resultado clínico. Não está claro de que maneira as alterações na proteína SMN resultarão no processo de doença e na variabilidade fenotípicaclara.

Nurputra DK, Lai PS, Harahap NI, et al: Spinal muscular atrophy: from gene discovery to clinical trials, *Am Hum Genet* 77:435–463, 2013.

Spinal Muscular Atrophy Association: www.smafoundation.org. Último acesso em 5 de mar. de 2015.

212. Como se distinguem as atrofias musculares espinhais progressivas hereditárias?

Ver Tabela 13-10.

213. O que são distrofias musculares?

A *distrofia muscular* é uma miopatia hereditária que afeta os membros ou os músculos faciais, é progressiva, com evidência patológica de degeneração ou regeneração sem qualquer material de armazenamento anormal.

Muscular Distrofia Association: www.mdausa.org. Último acesso em 5 de mar. de 2015.

214. Qual é a importância clínica da distrofina?

A *distrofina* é uma proteína muscular que, presumidamente, está envolvida na ancoragem do aparelho contrátil dos músculos estriado e cardíaco na membrana celular. Como resultado de uma mutação genética, essa proteína está completamente ausente em pacientes com distrofia muscular de Duchenne. Por outro lado, o tecido muscular dos pacientes com distrofia muscular de Becker contém quantidades reduzidas de distrofina ou, ocasionalmente, uma proteína de tamanho anormal.

215. Como se distingue a distrofia muscular de Duchenne da de Becker?

Ver Tabela 13-11.

Tabela 13-10. Atrofias Musculares Espinhais (AMEs) Progressivas

DISTÚRBIO	HERANÇA	IDADE DE INÍCIO	CARACTERÍSTICAS CLÍNICAS
AME Infantil Aguda (doença de Werdnig-Hoffmann, AME tipo 1)	Autossômica recessiva	In utero até 6 meses	Postura em perna de sapo; arreflexia; atrofia da língua e fasciculações, problemas respiratórios e de deglutição progressivos; sobrevida < 4 anos
AME Intermediária (doença de Werdnig-Hoffmann crônica, AME tipo 2)	Autossômica recessiva; raramente autossômica dominante	3 meses a 15 anos	Fraqueza proximal; a maioria senta-se sem apoio; reflexos diminuídos ou ausentes; alta incidência de escoliose, contraturas; a sobrevida pode ser de até 30 anos
Doença de Kugelberg-Welander (AME tipo 3)	Autossômica recessiva; raramente autossômica dominante	5-15 anos	Pode ser parte do espectro de AME 2; fraqueza da cintura pélvica; hipertrofia da panturrilha; reflexos diminuídos ou ausentes; pode ser deambulatório até a quarta década
AME de início adulto (AME tipo 4)	Autossômica recessiva	Após os 30 anos	Fraqueza muscular leve a moderada, com mais frequência proximal; tremores, contorções, vida normal

Adaptada de Parke JT: Disorders of the anterior horn cell. In McMillan JA, DeAngelis CD, Feigin RD, Warshaw JB, editors: Oski's Pediatrics: Principles and Practice, ed 3. Philadelphia, 1999, JB Lippincott, p 1959.

Tabela 13-11. Distrofia de Duchenne versus Muscular de Becker

	GENÉTICA	DIAGNÓSTICO	MANIFESTAÇÕES
Duchenne	1 em 3.500 nascimentos do sexo masculino Várias deleções diferentes, pontos de mutação no gene da distrofina resultam em uma proteína completamente não funcional Portadoras femininos podem ter fraqueza moderada ou cardiomiopatia Ocorrem novas mutações	DNA do sangue total pode revelar uma deleção em cerca de 65%; por outro lado, estudos por eletromiograma e estudos de biópsia muscular são definitivos	Clinicamente evidente em 3-5 anos de idade Curso regular, estereotipado, de fraqueza proximal progressiva Hipertrofia da panturrilha Perda da deambulação aos 9-12 meses Piora de escoliose e contratura Evolução final a cardiomiopatia dilatada e/ou insuficiência respiratória Expectativa de vida de 16-19 anos
Becker	1 em 20.000 nascimentos do sexo masculino Ligada ao X Várias mutações no gene da distrofina resultam em quantidade reduzida de proteína ou proteína parcialmente funcional	Curso clínico mais benigno Níveis reduzidos de distrofina nas células musculares (imunocoloração) ou distrofina anormal	Clinicamente evidente durante o início da segunda década Curso mais leve, mais lento, em comparação com Duchenne Pseudo-hipertrofia da panturrilha Pé cavo Envolvimento incomum dos sistemas cardíaco e nervoso central Deambulatório até os 18 anos ou além Expectativa de vida duas vezes mais longa em comparação com Duchenne

Adaptada de Tsao VY, Mendell JR: The childhood muscular dystrophies: making order out of chaos. Semin Neurol 19:9-23, 1999.

216. O que causa a hipertrofia da panturrilha vista na distrofia muscular de Duchenne?

A *hipertrofia da panturrilha* (Fig. 13-9) ocorre primariamente em decorrência da substituição das fibras musculares por gordura e tecido fibroso. Quando palpada, tem-se a sensação incomumente firme e borrachenta na panturrilha. Outros músculos, incluindo a língua, podem estar aumentados, com substituição de tecidos.

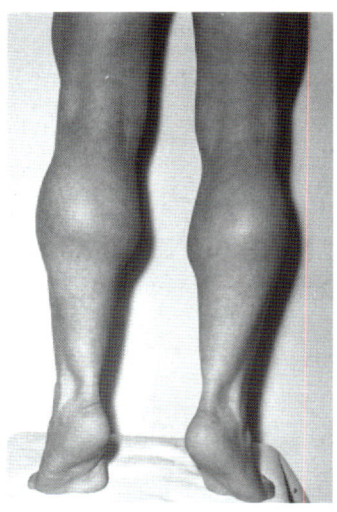

Figura 13-9. Aumento de volume da panturrilha na distrofia muscular de Duchenne. *(De Perkin GD, Miller DC, Lane R et al., editors:* Atlas of Clinical Neurology, *ed 3. Philadelphia, 2011, Saunders Elsevier, p 58.)*

217. A terapia com corticosteroide é eficaz para o tratamento da distrofia muscular de Duchenne?

Vários estudos documentaram melhora na força com uma dose ótima de prednisona de 0,75 mg/kg por dia. O efeito de fortalecimento dura até 3 anos, enquanto o esteroide é continuado. Apesar dos cuidados de mediação e suporte, a perda da ambulação, a insuficiência respiratória e a função cardíaca comprometida permanecem como resultados inevitáveis. No entanto, estudos clínicos estão em andamento atualmente com o uso de terapia genética, que podem eventualmente revolucionar o tratamento da doença.

Al-Zaidy S, Rodino-klapac L, Mendell JR: Gene therapy for muscular dystrophy: moving the field forward, *Pediatr Neurol* 51:607–618, 2014.

218. Qual é o diagnóstico mais provável em uma criança cujas dificuldades progressivas na marcha evoluem durante vários dias?

A **síndrome de Guillain-Barré (SGB)** é uma neuropatia desmielinizante aguda que se caracteriza por disfunção periférica ascendente, aguda, progressiva, do nervo craniano e por parestesias. Em crianças mais jovens (< 6 anos), o prenúncio pode ser a dor. Frequentemente, é precedida por uma doença respiratória viral ou gastrintestinal. A doença é caracterizada pela presença de áreas multifocais de desmielinização inflamatória de raízes nervosas e nervos periféricos. Como resultado da perda da cobertura saudável de mielina, a condução dos impulsos nervosos (potenciais de ação) pode estar bloqueada ou dispersa. Também pode ocorrer lesão axonal. Os efeitos clínicos resultantes são predominantemente motores (*i. e.*, evolução de paralisia flácida, arreflexiva). Há um grau variável de fraqueza motora. Alguns indivíduos têm breve fraqueza leve, enquanto em outros ocorre paralisia fulminante. Sinais autonômicos (p. ex., taquicardia, hipertensão) e sintomas sensitivos (p. ex., disestesias dolorosas) não são incomuns, mas são obscurecidos pelos sinais motores. Mais da metade desses pacientes desenvolve envolvimento facial, e pode ser necessária ventilação mecânica.

Yuki N, Hartung H-P: Guillain-Barré syndrome, *N Engl J Med* 366:2294–2304, 2012.

219. Quais são os subtipos de SGB?
Os subtipos são classificados com base no quadro clínico, nos resultados laboratoriais (incluindo padrões autoanticorpos antiglicosídeos) e nos resultados de eletromiografia (EMG) e estudos de velocidade de condução nervosa (NCV), que diferenciam o efeito relativo do dano da desmielinização ou de lesão axonal. Uma classificação geralmente usada é:
- **PDIA: p**olineuropatia **d**esmielinizante **i**nflamatória **a**guda. Esta é a forma desmielinizante primária. Estudos EMG/NCV mostram evidência de desmielinização dos nervos motores e sensoriais. Na América do Norte e na Europa, 90% dos casos de SGB envolvem esse tipo.
- **NAMSA: n**europatia **a**xonal **m**otora-**s**ensitiva **a**guda. O axônio do nervo é considerado o alvo primário, com perda secundária de mielina.
- **NAMA: n**europatia **a**xonal **m**otora **a**guda. Apenas os nervos motores são afetados sem perda sensitiva. A EMG não mostra desmielinização. As variantes axonais (NAMSA e NAMA) são muito mais frequentes na Ásia, respondendo por 40% a 50% dos casos.
- **Variantes:** *síndrome de Miller Fisher (SMF)* é caracterizada por ataxia da marcha, arreflexia e oftalmoparesia. A *encefalite de Bickerstaff* é a encefalite de tronco encefálico com encefalopatia, além de características vistas na SMF. Ambas são associadas a autoanticorpos para o glicosídeo GQ1 b.

Arcila-Londono X, Lewis RA: Guillain-Barre syndrome, *Semin Neurol* 32:179–132, 2012.

220. Quais são os achados de LCR característicos de SBG?
O achado clássico de LCR é a dissociação **albuminocitológica**. As infecções mais comuns ou os processos inflamatórios geram uma elevação de contagem de leucócitos e proteína. O perfil de LCR na SGB inclui contagem celular normal com proteína elevada, geralmente na faixa de 50 a 100 mg/dL; porém, no início da doença, a concentração de proteína liquórica pode ser normal.

221. Delineie o tratamento de SGB agudo.
O monitoramento clínico inicial é focado no desenvolvimento da insuficiência bulbar ou respiratória. A fraqueza bulbar manifesta-se como fraqueza facial unilateral ou bilateral, diplopia, rouquidão, baba, depressão do reflexo do vômito, ou disfagia. A insuficiência respiratória franca pode ser precedida por falta de ar, dispneia, ou uma voz macia abafada (hipofonia). O sistema nervoso autônomo ocasionalmente é envolvido, e isso é expresso pela presença de arritmia cardíaca, pressão sanguínea lábil e temperatura corporal e retenção urinária. O tratamento da SGB inclui o seguinte:
- A observação em uma unidade de cuidados intensivos é essencial, com monitoramento frequente dos sinais vitais.
- A instituição precoce de IVIG ou plasmaférese abrevia o curso clínico e diminui a morbidade em longo prazo; acredita-se que a terapia com corticosteroide seja ineficaz.
- Se estiverem presentes sinais bulbares, o paciente não deve receber nada por via oral, procedendo-se à sucção frequente da boca. A hidratação é mantida por via intravenosa, e é fornecido suporte nutricional por meio de alimentações nasogástricas.
- A capacidade vital (CV) é medida frequentemente. Em crianças, a CV normal pode ser calculada como CV = 200 mL × idade em anos. Se a CV cair abaixo de 25% do normal, é realizada intubação endotraqueal. Cuidadosa toalete pulmonar é conduzida para minimizar a atelectasia, a aspiração e pneumonia.
- Meticulosos cuidados de enfermagem incluem posicionamento do paciente para prevenir úlceras de pressão, compressão dos nervos periféricos e trombose venosa.
- A fisioterapia é conduzida para prevenir o desenvolvimento de contraturas por meio de exercícios de amplitude de movimento passiva e colocação de órteses, para manter posturas fisiológicas da mão e do membro até a força muscular retornar.

Hughes RA. Swan AV. van Doom PA: Intravenous immunoglobulin for Guillain-Barre syndrome, *Cochrane Database Syst Rev* 9:CD002063, 2014.
Agrawal S, Peake D, Whitehouse WP: Management of children with Guillain-Barre syndrome, *Arch Dis Child Educ Pract Ed* 92:161–168, 2007.

222. Qual é o prognóstico para crianças com SGB?
As crianças parecem se recuperar mais depressa e mais plenamente que os adultos. A maioria tem boa recuperação neurológica, embora aproximadamente 20% a 40% possam ter alguns sintomas residuais por um tempo mais longo (incluindo parestesias e fadiga). Em crianças, o resultado em longo prazo não é substancialmente diferente entre os subtipos de SGB. Em casos raros, a neuropatia pode recorrer

como uma polineuropatia desmielinizante inflamatória crônica (PDIC). Discute-se se a PDIC seria uma continuação da PDIA em longo prazo ou uma doença distinta, com patogênese diferente.

Roodbol J, de Wit MC, Aarsen FK, et al: Long-term outcome of Guillain-Barre in children, *J Peripher Nerv Syst* 19:121–126, 2014.
Vajsar J, Fehlings D, Stephens D: Long-term outcome in children with Guillain-Barre syndrome, *J Pediatr* 142:305–309, 2003.
GGS/CIDP Foundation International: www.gbs-cidp.org. Último acesso em 6 de mar. de 2015

223. A esclerose múltipla (EM) apresenta-se durante a infância?

Incomumente. Estima-se que cerca de 3% a 5% dos pacientes com esclerose múltipla experimentem sua primeira crise com < 18 anos, e o início < 10 anos é bastante incomum (< 1%). Estudos de crianças afetadas demonstram predominância variável de meninos durante o início da infância e, nas meninas, durante a adolescência. Ataxia, fraqueza muscular e sintomas visuais ou sensitivos transitórios são apresentações relativamente comuns. O exame do LCR pode demonstrar pleocitose mononuclear leve (< 25 células/mm^3) com probabilidade crescente de bandas oligoclonais a cada recorrência. A RM é o único teste diagnóstico mais útil: a presença de múltiplas placas de substância branca periventricular (áreas brilhantes nas imagens em T2) confirma o diagnóstico.

Bigi S, Banwell B: Pediatric multiple sclerosis, *J Child Neurol* 27:1378–1383, 2012.

DISTÚRBIOS DA MEDULA ESPINHAL

224. Quais fossetas sacrais e coccígeas em um recém-nascido causam preocupação com disrafismo espinhal oculto (OSD)?

Estas ocorrem em até 4% dos recém-nascidos. Fossetas sacrais simples isoladas raramente são associadas a significativa anormalidade espinhal. No entanto, certas características mais provavelmente estão associadas ao OSD (como a síndrome do cordão umbilical enrolado) e justificam um ultrassom de rastreamento.
- Localização acima da dobra gluteal (tipicamente > 2,5 cm do ânus).
- Fossetas profundas (se não for possível visualizar a base, não passe sonda, por causa do risco de causar uma infecção, caso uma comunicação direta com o canal espinhal esteja presente).
- Tamanho grande (> 0,5 cm).
- Fossetas com marcadores cutâneos (lipoma, hipertricoses, hemangioma).

Kucera JN, Coley I, O'Hara S. et al: The simples sacral dimple: diagnostic yield of ultrasound in neonates, *Pediatr Radiol* 45:211–216, 2015.
Williams H: Spinal sinuses, dimples, pits and patches: what lies beneath? *Arch Dis Child Educ Pract Ed* 91:75–80, 2006.

PONTOS-CHAVE: ACHADOS SACRAIS NEONATAIS SUGESTIVOS DE DISRAFISMO ESPINHAL OCULTO

1. Localização acima da dobra gluteal (tipicamente > 2,5 cm do ânus).
2. Fossetas profundas.
3. Fossetas de tamanho grande (> 0,5 cm).
4. Fossetas sacrais com marcadores cutâneos (lipoma, hipertricose, hemangioma).

---

225. Quais são as duas principais características das malformações de Chiari?

Alongamento cerebelar e **protrusão através do forame magno para a medula espinhal cervical**. Anomalias anatômicas do SNC inferior e da estrutura craniana resultam em posicionamento diferente das várias estruturas relativas ao canal cervical superior e ao forame magno, com diferentes características clínicas.

226. Quais são os tipos de malformações de Chiari?

O **tipo I** é o mais comum, mas clinicamente o menos grave, e geralmente é assintomático durante a infância. Quase sempre é diagnosticado como um achado incidental na RM cervical por dor no pescoço e/ou cefaleia. A apresentação de uma malformação de Chiari I pode ser insidiosa. Pode haver vertigem paroxística, ataques de queda, tontura vaga e cefaleia, que podem aumentar com a manobra de Valsalva. Cefaleia occipital precipitada por esforço pode progredir para torcicolo, nistagmo com olhar para baixo, nistagmo periódico e oscilopsia (oscilação dos objetos no campo visual). Os achados da RM incluem malformações da base do crânio e da espinha cervical superior, incluindo hidromielia e siringomielia, que é um cisto (ou siringe) na medula espinhal que pode se expandir e se alongar com o tempo. O tratamento cirúrgico é tipicamente reservado apenas aos pacientes sintomáticos ou àqueles com a siringe.

O **tipo II** é a malformação de Chiari chamada "clássica" (conhecida historicamente como malformação de Arnold-Chiari). Medula e cerebelo, juntamente com parte do, ou todo o, quarto ventrículo, se deslocam para dentro do canal espinhal (Fig. 13-10). Podem ocorrer defeitos cerebelares, de tronco encefálico e cortical. Este tipo está fortemente associado a hidrocefalia não comunicante e mielomeningocele lombossacral.

O **tipo III** compreende quaisquer das características dos tipos I e II, mas o cerebelo inteiro está herniado por todo o forame magno, com uma espinha cervical bífida cística. A hidrocefalia é uma característica comum.

Baisden J: Controversies in Chiari I malformations, *Surg Neurol Int* 3 (Suppl 3):S232–237, 2012.

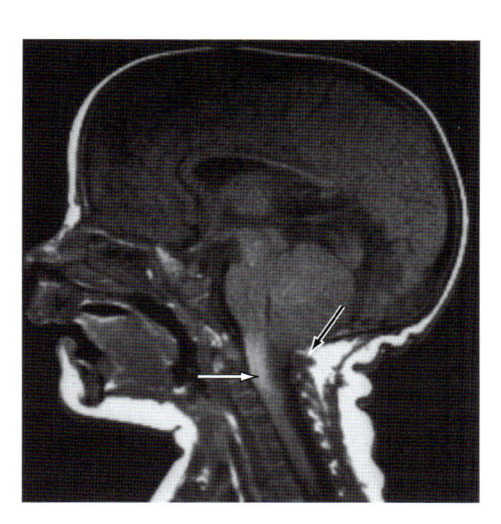

Figura 13-10. RM mesossagital ponderada em T1 de paciente com malformação de Chiari tipo II. As tonsilas cerebelares *(seta branca)* desceram abaixo do forame magno *(seta preta)*. Notar o pequeno quarto ventrículo em fenda, que foi empurrado para a posição vertical. *(De Kleigman RM, Stanton BF, Schor NF, et al., editors:* Nelson Textbook of Pediatrics, *ed 19. Philadelphia, 2011, Elsevier Saunders, p 2009).*

PONTOS-CHAVE: DICAS INICIAIS PARA COMPRESSÃO DA MEDULA ESPINHAL

1. Escoliose que produz má postura sustentada.
2. Dor nas costas ou abdominal que começa abruptamente durante o sono.
3. Maior sensibilidade da coluna espinhal à pressão ou à percussão local.
4. Disfunção do intestino ou da bexiga.
5. Sensação diminuída na região anogenital e nos membros inferiores.

227. Quais são os tipos de espinha bífida?

A *espinha bífida* refere-se a malformações que resultam de falha no fechamento da extremidade caudal do tubo neural, assim como dos arcos vertebrais sobrejacentes durante a embriogênese. Isso pode variar desde um defeito assintomático, como espinha bífida oculta, em que duas metades do arco vertebral falham em se fechar ao deslocamento da medula espinhal (mielomeningocele), até a forma mais grave, mielosquise, com tecido nervoso exposto não envolvido por qualquer membrana (Fig. 13-11).

DIFERENTES TIPOS DE ESPINHA BÍFIDA

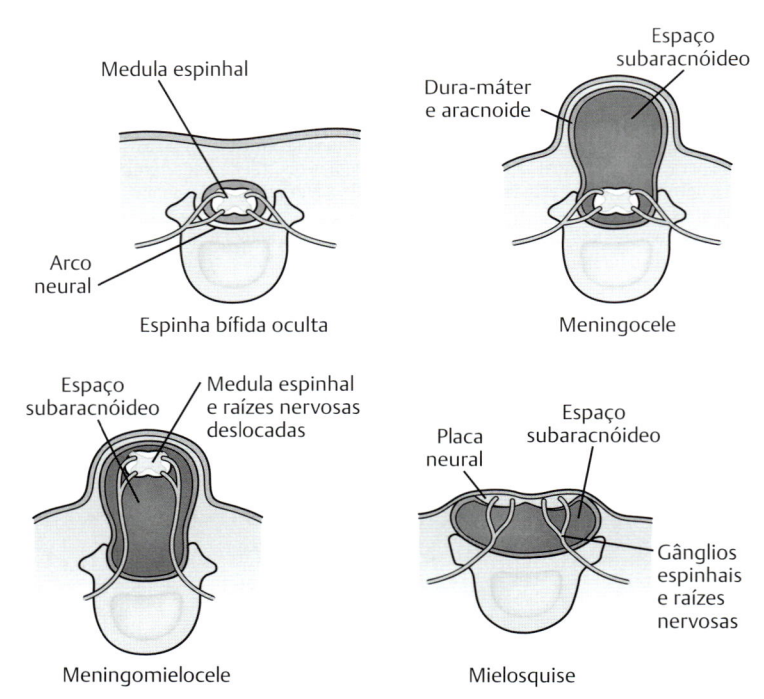

Figura 13-11. Os diferentes tipos de espinha bífida. *(De Perkin GD, Miller DC, Lane R et al., editors:* Atlas of Clinical Neurology, *ed 3. Philadelphia, 2011, Saunders Elsevier, p 267.)*

228. Qual é a frequência de anomalias espinhais assintomáticas em crianças normais?

Até 5% das crianças têm espinha bífida oculta, uma fusão incompleta dos arcos vertebrais posteriores, o que normalmente se nota como um achado radiográfico incidental. O defeito mais comumente envolve a lâmina lombar inferior de L5 e S1.

229. Qual é a expressão anatômica total da mielomeningocele?

- Presença de arcos vertebrais não fundidos ou excessivamente separados da espinha óssea (espinha bífida).
- Dilatação cística das meninges que circundam a medula espinhal (meningocele).
- Dilatação cística da medula espinhal (mielocele).
- Hidrocefalia e espectro de anormalidades congênitas cerebrais.

230. Qual é a probabilidade de um paciente com mielomeningocele ter hidrocefalia?

A hidrocefalia é vista em 95% das crianças com mielomeningocele torácica ou alta lombar. A incidência diminui progressivamente, no caso de defeitos espinhais mais caudais, a um mínimo de 60%, se a mielomeningocele estiver localizada no sacro.

231. Qual é a causa usual de estridor em uma criança com mielomeningocele?

O estridor geralmente é causado por **disfunção do nervo vago**, que inerva os músculos das cordas vocais. Em sua posição de repouso, as bordas das cordas se encontram na linha média; durante a fala, elas se afastam. Portanto, nas paralisias bilaterais do nervo vago, as bordas livres das cordas vocais estão em estreita oposição e obstruem o fluxo de ar, resultando assim em estridor. Em pacientes sintomáticos, o núcleo motor do nervo vago pode ser congenitamente hipoplásico ou aplásico. Mais comumente, acredita-se que a disfunção surja de uma lesão de tração mecânica causada por hidrocefalia, que produz progressiva herniação e deslocamento inferior do SNC inferior anormal. A colocação de *shunt* na hidrocefalia pode aliviar a tração e melhorar o estridor. Algumas vezes, a recorrência posterior do estridor indica o reacúmulo de hidrocefalia como resultado de falha do *shunt* ventriculoperitoneal.

232. Quais são as principais opções para se controlar a incontinência urinária em pacientes com mielomeningocele?

Cerca de 80% dos pacientes têm bexiga neurogênica, a qual, com mais frequência, se manifesta como bexiga pequena, bexiga com má complacência e esfíncter aberto e fixo. As opções incluem o seguinte:
- Cateterização intermitente, limpa, que resulta em esvaziamento mais completo do que as manobras simples de Crede.
- Esfíncter urinário artificial para aumentar a resistência da via de saída.
- Diversão urinária cirúrgica (p. ex., vesicostomia suprapúbica), que é usada de forma incomum.
- A cistoplastia de aumento da capacidade da bexiga em combinação com o uso da oxibutinina (com um antiespasmódico do músculo liso).

Mourtzinos A, Stoffel JT: Management goals for the spina bifida neurogenic bladder: a review from infancy to adulthood, *Urol Clin North Am* 37:527–535, 2010.

233. Com que frequência a mielomeningocele está associada à incapacidade intelectual?

Somente 15% a 20% dos pacientes têm incapacidade intelectual associada (retardo mental). A hidrocefalia, por si só, não causa o retardo mental associado a essa síndrome. Crianças com hidrocefalia congênita tratada de maneira apropriada, causada por estenose aqueductal simples, geralmente têm desenvolvimento psicomotor normal. Somente a hidrocefalia grave, com um manto cortical muito espesso, prediz menos inteligência. A incapacidade intelectual, em geral, é atribuída a infecção secundária adquirida do SNC ou a anomalias microscópicas sutis de migração e diferenciação neuronais, que podem coexistir com a malformação macroscopicamente visível do cérebro posterior.

234. Em um bebê nascido com mielomeningocele, como a avaliação inicial prediz a deambulação potencial em longo prazo?

O nível de função motora – e não o nível do defeito – é mais preditivo de deambulação.
- **Torácico:** nenhuma flexão do quadril é notada. Quase nenhuma criança pequena deambulará, e apenas cerca de um terço dos adolescentes deambulará com o auxílio de braçadeiras extensivas e muletas.
- **Lombar alta (L1, L2):** o paciente é capaz de flexionar os quadris, mas não há extensão do joelho. Cerca de um terço de crianças e adolescentes deambulará, mas somente com aparelhos de assistência extensiva.
- **Mesolombar (L3):** o paciente é capaz de flexionar os quadris e estender o joelho. A porcentagem dos indivíduos capazes de deambular situa-se entre aqueles com lesões lombares altas e baixas.
- **Lombar baixa (L4, L5):** o paciente é capaz de flexionar o joelho e dorsiflexionar o tornozelo. Quase metade de crianças e quase todos os adolescentes deambularão, com graus variáveis de braçadeiras ou muletas.
- **Sacral (S1-S4):** o paciente é capaz de realizar a flexão plantar dos tornozelos e mover os dedos dos pés. Quase todas as crianças e adolescentes deambularão, com um mínimo de aparelhos de assistência ou nenhum deles.

Agradecimento

Os editores e o autor agradecem gratamente as contribuições dos Drs. Kent R. Kelly, Douglas R. Nordli, Jr., Peter Bingham e Robert R. Clancy, que permanecem desde as cinco primeiras edições de *Segredos em Pediatria*.

ONCOLOGIA

Kerice Pinkney, MBBS ▪ *Alice Lee, MD*

QUIMIOTERAPIA E RADIOTERAPIA

1. Qual foi o primeiro agente quimioterápico citotóxico usado no tratamento de crianças com leucemia?

Em 1948, Sidney Farber relatou sucesso com o uso de aminopterina (ácido 4-aminopteroil-glutâmico) em 16 crianças com leucemia aguda. A aminopterina era um precursor da droga antifolato, metotrexato, cujo uso atualmente é comum.

Farber S, Diamond LK, Mercer RD, et al: Temporary remissions in acute leukemia in 16 children produced by folic acid antagonist, 4-amino-pteroylglutamic acid (aminopterin), *N Engl J Med* 238:787–793, 1948.

2. Cite as classes de drogas quimioterápicas citotóxicas comuns.

As drogas quimioterápicas geralmente são classificadas por seu local e pelo mecanismo de ação primário ou fonte. As mais comuns são os **alquilantes, antimetabólitos, antibióticos antitumorais** e **fitotoxinas**.

3. Podemos agradecer à cobaia por um avanço importante (embora casual) no tratamento da leucemia linfoblástica aguda (LLA) da infância. Qual foi o papel de nosso amigo roedor do gênero *Cavia*?

Em 1953, investigadores descobriram que o soro total de cobaia podia causar a regressão de certos linfossarcomas transplantados em camundongos endogâmicos. Em 1961, foi determinado que a fração do soro de cobaia responsável por seu efeito antileucêmico continha significativa atividade da asparaginase. Descobriu-se, então, que a maioria dos linfoblastos leucêmicos é constituída por autótrofos da asparagina, necessitando de asparagina exógena para a sobrevivência. Uma fonte bacteriana (*Escherichia coli*) de asparaginase foi identificada, e a produção farmacêutica de L-asparaginase começou, aumentando a taxa de remissão completa em crianças com LLA de cerca de 80% para mais de 95%.

4. Quais são os agentes quimioterápicos dependentes do ciclo celular? Em que fase estes são mais ativos?

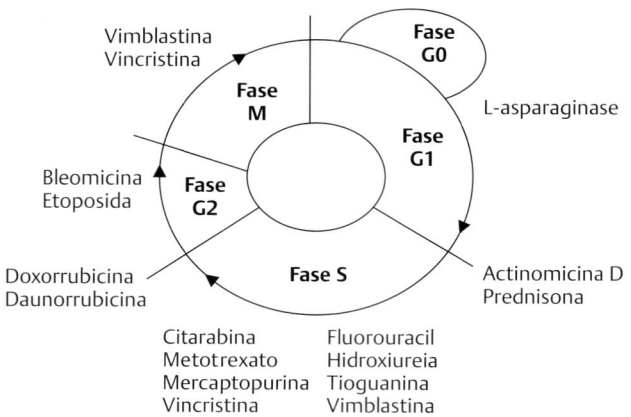

Ver Figura 14-1.

Figura 14-1. Fases em que os agentes quimioterápicos dependentes do ciclo celular são mais ativos. *G0*, fase de repouso (não proliferação); *G1*, gap1 (pré-síntese de DNA com RNA diploide e síntese de proteína); *S*, síntese de DNA; *G2*, gap2 (pós-síntese de DNA); *M*, mitose. *(De Weiner MA, Cairo MS:* Pediatric Hematology/Oncology Secrets. *Philadelphia, 2000, Hanley & Beifus, p 96.)*

5. Qual é a diferença entre quimioterapia adjuvante e neoadjuvante?
Quimioterapia adjuvante é administrada após o tratamento primário de um tumor (ressecção cirúrgica ou radioterapia), quando não há mais restos tumorais macroscópicos que possam ser avaliados para resposta à quimioterapia.

A *quimioterapia neoadjuvante* é administrada *antes* da realização do tratamento local definitivo e depois continua na situação de adjuvante. Para crianças com tumores sólidos, geralmente são administrados vários ciclos de quimioterapia neoadjuvante, para melhorar as chances de se conseguir a ressecção cirúrgica completa e o melhor controle local de um tumor primário.

6. Por que a maioria das dosagens de droga quimioterápica baseia-se na área de superfície corporal (ASC)?
Em teoria, a *ASC* correlaciona-se melhor que o peso corporal com o débito cardíaco e, portanto, com a perfusão hepática e renal. Como a maior parte do *clearance* do fármaco ocorre por meio de mecanismos hepáticos e renais, os fármacos anticâncer que têm índice terapêutico muito estreito geralmente são dosados de forma a serem normalizados para a ASC. A exceção é para bebês, que têm uma relação ASC-peso corporal muito alta; os bebês recebem quimioterapia baseada no peso corporal. A ASC pode ser estimada usando-se altura e peso. Pode-se obter uma estimativa com a seguinte fórmula:

$$\text{ASC (m}^2\text{)} = \sqrt{[(\text{peso} \times \text{altura})/3600]}$$

7. Qual é a diferença entre farmacocinética e farmacodinâmica?
A *farmacocinética* refere-se ao efeito do corpo no fármaco. É o estudo de como as drogas são absorvidas, distribuídas, metabolizadas e eliminadas do corpo. Os parâmetros comuns incluem a meia-vida de eliminação, concentração de pico, *clearance* e área sob a curva concentração-tempo.

Farmacodinâmica refere-se ao efeito do fármaco no corpo. Um efeito farmacodinâmico pode ser uma medida de toxicidade (diminuição das contagens sanguíneas) ou uma medida anticâncer (diminuição de tamanho de um tumor) após a quimioterapia.

8. Quais são as fases dos estudos clínicos?
- **Fase I:** *a fase de determinação da dose.* Esta fase destina-se primariamente a recomendar uma dose para crianças, para novas testagens posteriores, geralmente a dose máxima tolerada. Estudos farmacocinéticos são realizados durante os estudos de fase I para ajudar a saber se as crianças lidam com a droga de modo diferente do dos adultos. Estudos de fase I inscrevem tipicamente 18 a 30 crianças.
- **Fase II:** *a fase de eficácia.* Geralmente, um grupo de crianças com o mesmo diagnóstico é estudado, e é determinada a porcentagem de pacientes nos quais o fármaco causa a diminuição de tamanho de um tumor. Estudos de fase II inscrevem 30 a 150 crianças, dependendo da maneira como muitos tipos diferentes de tumor estão sendo estudados.
- **Fase III:** *a fase comparativa.* Esta fase estuda se uma nova droga (ou uma nova combinação de drogas), que se verificou ser eficaz em um estudo de fase II, pode melhorar a terapia em relação à melhor terapia atual. Os estudos de fase III são randomizados e podem inscrever centenas de milhares de crianças.

Balis FM, Fox E, Widemann BC, Adamson PC: Clinical drug development for childhood cancers, *Clin Pharmacol Ther* 85:127–129, 2009.

9. Qual é a maior toxicidade limitada à dose dos agentes alquilantes?
Mielossupressão. Os agentes alquilantes são compostos quimicamente reativos que adicionam um grupo alquila de modo covalente; isso é mais importante em relação às macromoléculas envolvidas na síntese de DNA, danificando os padrões e inibindo a síntese. Os agentes incluem mostardas nitrogenadas, oxazafosforinas (incluindo ciclofosfamida e ifosfamida), bussulfano e cisplatina.

10. Caso se tivesse que escolher um único teste laboratorial a ser feito antes de se administrar metotrexato em alta dose, qual seria ele?
A **determinação de creatinina sérica** é essencial antes de se administrar metotrexato em alta dose. Os rins eliminam mais de 90% do metotrexato. Na presença de função renal anormal, o metotrexato em alta dose acarreta um alto risco de toxicidade grave ou fatal.

Widemann BC, Adamson PC: Understanding and managing methotrexate nephrotoxicity, *Oncologist* 11:694–703, 2006.

11. Quais são os fatores associados a aumento de risco de desenvolvimento de cardiotoxicidade induzida por antraciclina?

Dose cumulativa total, radioterapia mediastinal, idade jovem e **gênero feminino** estão associados ao maior risco de desenvolvimento de cardiotoxicidade induzida por antraciclina (doxorrubicina, daunorrubicina). A dose cumulativa de antraciclina há muito é associada a aumento de risco, em que a incidência de insuficiência cardíaca congestiva clinicamente aparente eleva-se significativamente com doses de doxorrubicina que excedam 450 mg/m^2. A cardiotoxicidade tardia parece ser mais comum em crianças do que em adultos, porque o coração é incapaz de crescer em proporção com a criança, resultando em um ventrículo esquerdo pequeno e com precária complacência. Assim, crianças pequenas, particularmente aquelas com menos de 5 anos, estão em risco mais alto. Existe também alguma evidência de que, nas meninas, é maior a incidência de achados cardíacos anormais com qualquer dose cumulativa do que em meninos. Os pacientes com trissomia do 21 e negros também podem estar em alto risco. Dexrazoxane, um agente cardioprotetor, é usado em adultos que recebem antraciclinas, mas a FDA limitou o uso pediátrico pelas possíveis taxas mais altas de malignidades secundárias e leucemia mielógena aguda (LMA) em pacientes tratados de diferentes cânceres.

Lipshultz SE, Sambatakos P, Maguire M, et al: Cardiotoxicity and cardioprotection in childhood cancer, *Acta Haematol* 132:391–399, 2014.

Barry E, Alvarez JA, Scully RE, et al: Anthracycline-induced cardiotoxicity: course, pathophysiology, prevention and treatment, *Expert Opin Pharmacother* 8:1039–1058, 2007.

12. Como uma planta da vinca contribui para alguns agentes quimioterápicos de longa duração?

Extrações da vinca-rosa-de-madagascar têm sido usadas há séculos como remédios naturais. Quando usadas (sem sucesso) como tratamento do diabetes melito, notou-se mielossupressão. Nos anos 1950, notou-se que os componentes eram os alcaloides da vinca. Essa propriedade levou a estudos em oncologia com a vincristina (um dos alcaloides), autorizada pela Food e Drug Administração (FDA) em 1963.

Moudi M, Go R, Yien CY, et al: Vinca alkaloids, *Int J Prev Med* 11:1231–1235, 2013.

13. Qual é o mecanismo de ação da vincristina?

A vincristina liga-se à tubulina, que rompe microtúbulos e interrompe a mitose na metáfase. Desse modo, é mais eficaz em tipos de células que se dividem rapidamente. É usada em todas as fases da terapia para LLA, incluindo indução, consolidação e manutenção. Também teve um papel no tratamento de uma variedade de outras doenças oncológicas pediátricas, incluindo linfoma não Hodgkin, linfoma de Hodgkin, tumor de Wilms e neuroblastoma.

Liesveld J, Asselin B: It's ALL in the liposomes: vincristine gets a new package, *J Clin Oncol* 20:657–659, 2013.

14. Que agente pode neutralizar a complicação de cistite hemorrágica que ocorre em alguns regimes quimioterápicos?

Mesna é o acrônimo de 2-mercaptoetano sulfonato sódico, um composto sulfidrila. As oxazafosforinas (ciclofosfamida, ifosfamida) são amplamente usadas na prática clínica por suas atividades antitumorais. No entanto, a excreção urinária de seu metabólito urotóxico, acroleína, pode levar a hematúria e cistite hemorrágica. Mesna age como um agente destoxificante. É administrada como uma terapia adjuvante e se liga à acroleína na urina, criando um tioéter inerte, que é excretado.

Andriole GL, Sandlund JT, Miser JS, et al: The efficacy of mesna (2-mercaptoethane sodium sulfonate) as a uroprotectant in patients with hemorrhagic cystitis receiving further oxazaphosphorine chemotherapy, *J Clin Oncol* 5:799–803, 1987.

15. O que é um vesicante?

Um agente *vesicante* é aquele que produz irritação e "bolhas"; em oncologia, é uma droga quimioterápica capaz de causar uma queimadura grave, se o fármaco se infiltrar ao redor do cateter intravenoso. Todas as antraciclinas (doxorrubicina, daunorrubicina), dactinomicina e os alcaloides da vinca (vincristina, vimblastina) são vesicantes. Essas drogas devem ser administradas ou através de um cateter venoso central, ou de um cateter intravenoso de fluxo livre, recém-colocado, que não cruza o espaço articular.

ONCOLOGIA

16. Que classes de agentes quimioterápicos têm sido implicados com mais frequência na causalidade das leucemias secundárias?

Os **agentes alquilantes** (p. ex., ciclofosfamida) e os **inibidores da topoisomerase II** (etoposida) aumentam o risco de se desenvolver leucemia secundária. Leucemias induzidas por etoposida tendem a ocorrer mais cedo, geralmente em 2 a 3 anos da exposição.

17. Por que a dose de quimioterapia intratecal é baseada na idade do paciente enquanto a dosagem sistêmica (oral, intravenosa) é baseada no peso ou na ASC?

O cérebro das crianças cresce desproporcionalmente de forma mais rápida que seu corpos (daí decorre a tendência de bebês, que aprenderam recentemente a se sentar, de tombarem rapidamente). O líquido cerebroespinhal (LCR) aumenta paralelamente ao crescimento do sistema nervoso central (SNC), de tal forma que, aos 3 anos de idade, o volume do LCR é 80% do volume de LCR no adulto. A graduação das doses intratecais para o tamanho corporal trataria inadequadamente as crianças pequenas, enquanto a graduação das doses em pacientes adolescentes, cujo tamanho tenha atingido um platô em relação ao tamanho corporal, exporia desnecessariamente esses pacientes a concentrações potencialmente mais tóxicas do fármaco.

18. Quais são os agentes antieméticos mais efetivos no tratamento de náusea e vômito induzidos pela quimioterapia?

Os **antagonistas do receptor de serotonina** (ondansetrona e granisetrona) agem como o fundamento da terapia profilática por quimioterapia com significativo potencial emetogênico. Os **antagonistas do receptor de neurocinina (NK1)**, por exemplo, aprepitant, são a classe mais nova de agentes antieméticos efetivos e demonstraram resultados extremamente promissores. Aprepitant bloqueia os receptores de NK-1 nos centros de vômito no SNC, que são ativados pela substância P, liberados como uma consequência indesejável da quimioterapia. Os corticosteroides são úteis para os agentes quimioterápicos com baixo potencial emético; no entanto, eles são mais eficazes quando usados em combinação com outros agentes. Agentes menos efetivos incluem metoclopramida, fenotiazinas, canabinoides e olanzapina, os quais têm maior potencial para efeitos colaterais adversos.

Hargreaves R, Ferreira JC, Hughes D, et al: Development of aprepitant, the first neurokinin-1 receptor antagonist for the prevention of chemotherapy-induced nausea and vomiting, Ann NY Acad Sci 1222:40–48, 2011.
Hesketh PJ: Chemotherapy-induced nausea and vomiting, N Engl J Med 2008; 358:2482–2494, 2008.

19. Quem desenvolve a "síndrome da sonolência"?

Sintomas transitórios atribuídos à desmielinização temporária foram observados em 6 a 8 semanas após se **completar a radiação do SNC**, com mais frequência na profilaxia para o SNC na LLA. Crianças que desenvolvem a síndrome da sonolência têm letargia, cefaleia e anorexia que duram cerca de 2 semanas. A tomografia computadorizada (TC) e estudos de LCR não mostram anormalidade consistente, mas o eletroencefalograma muitas vezes revela uma atividade de onda lenta compatível com distúrbio cerebral difuso. O uso de esteroides durante a irradiação parece minimizar a ocorrência da síndrome.

20. O que é recordação da radiação?

A *recordação da radiação* é um efeito tardio que resulta da interação de certos agentes quimioterápicos (doxorrubicina, daunorrubicina ou actinomicina D) com radiação. Após a radioterapia, desenvolve-se uma erupção cutânea eritematosa no campo de radiação anterior. A erupção cutânea é geográfica, em geral seguindo com precisão o contorno do campo de radiação. Muitos desses efeitos ocorrem meses após o tratamento com radiação.

21. O que é uma "fração" de radiação?

A radioterapia é coordenada de tal forma que um paciente recebe uma quantidade total maximamente tolerada da dose de radiação. No entanto, a exposição a grandes quantidades de radiação em um caso não resulta necessariamente em destruição celular ótima e pode ter significativos efeitos colaterais. Como resultado, a radiação é "fracionada" em doses menores. Os pacientes podem receber até dezenas de frações individuais para atingir doses totais de radiação. Para tumores sólidos, a radiação é aplicada durante 2 a 6 semanas.

22. Uma menina de 10 anos está sendo tratada para LMA com uma combinação de citarabina e daunorrubicina em alta dose. Cinco dias após o início da terapia, ela desenvolve nistagmo, ataxia e dismetria, e uma TC do cérebro não revela anormalidades focais. Qual é a causa mais provável de seus sintomas?

A citarabina em alta dose pode resultar em uma **síndrome cerebelar aguda**, que leva a nistagmo, ataxia, dismetria e disdiadococinesia. A obtenção de imagens no início dos sintomas é tipicamente normal. Na maioria dos casos, os sintomas neurológicos se resolvem dentro de uma semana, porém até 30% dos pacientes não readquirem a função cerebelar total. O risco de se desenvolver síndrome cerebelar está relacionado à dose e à programação da citarabina, sendo observado o risco mais alto com a administração de altas doses durante 6 ou mais dias.

23. Quais são as sequelas em longo prazo da quimioterapia?

Hoje, aproximadamente 80% das crianças com câncer são curadas. No entanto, existem efeitos significativos em longo prazo da quimioterapia que vêm à tona com o crescimento da população de sobreviventes. Os efeitos são baseados no tipo de tratamento recebido e na idade em que o paciente foi tratado. As principais sequelas incluem **defeitos cognitivos**, **defeitos cardíacos** (particularmente com antraciclinas), **endocrinopatias** (especialmente disfunção tireóidea e hipopituitarismo), **infertilidade** e, infelizmente, **malignidades secundárias**. Há um componente significativo de **morbidade psicossocial**, incluindo depressão e ansiedade, que tem sido relatado.

Skinner R: Long-term effects of cancer therapy in children – functional effects, late mortality and long-term follow-up, *Paediatr Child Health* 22(6):248–252, 2012.
Skinner R: Long-term effects of cancer therapy in children – organs, systems and tissues, *Paediatr Child Health* 22:201–206, 2012.

24. Radioterapia: quais são seus efeitos em longo prazo?

A *radioterapia* é um importante componente de tratamento para muitos cânceres pediátricos. No entanto, está associada ao desenvolvimento de **neoplasias secundárias** (tumores sólidos), a **obesidade** após radiação craniana, **disfunção tireóidea**, assim como complicações **pulmonares** e **cardíacas**. A maioria dessas complicações surge dentro do campo de exposição. Limitar a dose e a extensão da exposição à radiação é a chave para a redução dos efeitos em longo prazo.

Armstrong GT, Stovall M, Robison LL: Long-term effects of radiation exposure among adult survivors of childhood cancer: results from the Childhood Cancer Survivor Study, *Radiation Res* 174:840–850, 2010.

QUESTÕES CLÍNICAS

25. Um paciente tem um cateter venoso central e desenvolve febre. O que deve ser feito?

O risco de bacteremia é maior em pacientes com cateteres venosos centrais. Assim sendo, qualquer paciente com um cateter venoso central e febre (temperatura geralmente ≥ 38,5° C) deve fazer culturas pareadas de sangue extraído do cateter (um ou mais lumens do cateter) e de uma veia periférica antes de qualquer administração de antibiótico. Tipicamente, são administrados antibióticos intravenosos até ser fornecida evidência de uma cultura sanguínea negativa. A remoção do cateter deve ser considerada, se o paciente tiver sinais de sepse, eritema significativo que piora ou purulência. A remoção do cateter geralmente é recomendável, se as culturas sanguíneas forem positivas com um organismo patológico suspeito. Se o cateter for mantido, deverá ser removido, se a infecção na corrente sanguínea continuar apesar de > 72 horas de terapia antimicrobiana à qual os micróbios infectantes são suscetíveis. Se a remoção do cateter for necessária, deve ser feita cultura da ponta do mesmo.

Mermel LA, Allon M, Bouza, et al: Clinical practice guidelines for diagnosis and management of intravascular cateter-related infection, 2009 update by the Infectious Diseases Society of America, *Clin Infect Dis* 49:1–45, 2009.
Rackoff WR, Ge J, Sather HN, et al: Central venous catheter use and the risk of infection with acute lymphoblastic leukemia: a report from the Children's Cancer Group, *J Pediatr Hematol Oncol* 21:260–267,1999.

26. Descreva três diferentes tipos de infecção associados aos cateteres venosos centrais, e qual é a diferença entre as abordagens de tratamento dessas infecções.

No caso de cateteres externos (p. ex., Hickman, Broviac), uma **infecção no local da saída** manifesta-se como inflamação e, ocasionalmente, como um exsudato limitado ao local onde o cateter emerge através da pele, em geral pode ser tratada com uma combinação de cuidados locais e antibióticos sistêmicos. Os pacientes com cateteres centrais estão em risco aumentado de **infecções na corrente sanguínea**. Muitas infecções bacterianas associadas a acessos centrais podem ser eliminadas com antibióticos intravenosos administrados através do cateter central, com lumens rotatórios no caso dos cateteres de múltiplos acessos. A infecção bacteriana potencialmente mais séria é uma **infecção tunelizada**, que se manifesta por inflamação e sensibilidade ao longo de todo o trato subcutâneo do cateter. Essas infecções obrigam à remoção imediata do cateter e à administração de antibióticos intravenosos.

27. Um paciente que se submete à quimioterapia está neutropênico e tem febre. O que deve ser feito?

Como os pacientes neutropênicos estão em risco de infecções bacterianas invasivas, em indivíduos que são neutropênicos (contagem absoluta de neutrófilos < 500/mm^3 ou < 1.000/mm^3 e em queda) devem-se obter culturas sanguíneas e administrar antibióticos de amplo espectro. A cobertura com antibiótico deve incluir tanto os organismos Gram-negativos como os Gram-positivos, incluindo antibióticos ativos contra *Pseudomonas aeruginosa*. Os antibióticos de amplo espectro são continuados até que as culturas sanguíneas fiquem negativas por 48 horas, o paciente esteja afebril por pelo menos 24 horas, e haja evidência na medula (com contagens crescentes de neutrófilos) que indique sinais de recuperação.

Lehmbecher T, Phillips R, Alexanders, et al: Guideline for the management of fever and neutropenia in children with cancer and/or undergoing hematopoietic stem-cell transplantation, *J Clin Oncol* 30:4427–4438, 2012.

28. Um paciente permanece febril e neutropênico apesar dos antibióticos apropriados há vários dias. Há causa para preocupação?

Embora não seja raro que um paciente neutropênico permaneça febril por muitos dias, apesar da administração de agentes antibacterianos de amplo espectro, a febre persistente está associada a **maior probabilidade de infecção fúngica invasiva**. Os pacientes pediátricos em risco particular de doença fúngica invasiva são os indivíduos com LMA ou recidiva de leucemia aguda, aqueles que recebem quimioterapia altamente mielossupressiva para outras malignidades e aqueles submetidos a transplante de célula-tronco com febre ≥ 96 horas apesar da antibioticoterapia de amplo espectro e com neutropenia com expectativa de continuar por > 10 dias. Tendo em vista a limitada capacidade de se recuperar fungos em culturas sanguíneas rotineiras, a abordagem a esses pacientes é adicionar empiricamente a cobertura antifúngica após um período de febre persistente. As escolhas de terapia antifúngica empírica se expandiram nos últimos anos e agora incluem formulações lipossomais de anfotericina B, azólicos (p. ex., voriconazol) e equinocandinas (p. ex., caspofungina).

Lehmbecher T, Phillips R, Alexanders, et al: Guideline for the management of fever and neutropenia in children with cancer and/or undergoing hematopoietic stem-cell transplantation, *J Clin Oncol* 30:4427–4438, 2012.

29. Como deve ser tratado um paciente que tem candidíase oral ou esofágica?

As espécies fúngicas de *Candida* são uma causa comum de infecções orais ou esofágicas em hospedeiros imunocomprometidos. Os antifúngicos tópicos (p. ex., nistatina) podem ser tentados nos casos de candidíase oral simples, e esses podem ser adicionados a regimes para tratar candidíase esofágica. No entanto, a terapia sistêmica geralmente é indicada nos casos de candidíase esofágica. O fluconazol é o agente de primeira linha que pode ser usado contra infecções da mucosa por *Candida*.

30. Após receber antibioticoterapia de amplo espectro por 4 dias para febre e neutropenia, um paciente desenvolve uma nova febre associada a cãibras abdominais e diarreia sanguinolenta. Qual é diagnóstico mais provável?

Mais provavelmente o paciente tem **colite por *Clostridium difficile*** provocada pelo tratamento com antibióticos de amplo espectro. O diagnóstico deve ser confirmado pela detecção de toxinas de *C. difficile* nas fezes, devendo-se iniciar imediatamente o metronidazol (preferido) ou a vancomicina oral.

31. Em uma menina de 10 anos, no segundo ano de tratamento da LLA, todas as medicações foram interrompidas voluntariamente por seus pais por 8 semanas. Qual é o diagnóstico provável quando ela se apresenta no pronto-socorro (PS) com tosse, taquipneia, hipóxia e uma radiografia de tórax que revela infiltrados pulmonares disseminados?

Pneumonia por *Pneumocystis jiroveci* (PJP). Anteriormente chamados de *Pneumocystis carinii*, *Pneumocystis jiroveci* são fungos do tipo levedura que podem resultar em infecções oportunistas em indivíduos com sistemas imunes comprometidos. Embora classificado como um fungo, PJP é irresponsivo ao tratamento antifúngico. Crianças com câncer são imunossuprimidas por causa de seu diagnóstico de base e pela quimioterapia que recebem. Como resultado, elas necessitam de profilaxia PJP (tipicamente trimetoprim-sulfametoxazol), que é administrada em 2 a 3 dias consecutivos de dosagem por semana. Nesse caso, a não adesão provavelmente resultará em pneumonia. Os sinais clínicos de pneumonia por *Pneumocystis* podem ser altamente variáveis, porém uma característica clássica é um nível de oxigênio arterial (pressão arterial de oxigênio, PaO_2), que é distintamente mais baixo que o esperado em razão dos achados clínicos.

32. Quais síndromes paraneoplásicas podem ocorrer na infância?

Os sinais ou sintomas paraneoplásicos são aqueles que não se relacionam a uma malignidade, mas podem prenunciar o câncer. Ocorrem com mais frequência em adultos do que em crianças. No entanto, níveis elevados de cálcio inexplicáveis, diarreia aquosa, polimiosite, dermatomiosite, hemoglobinas altas inexplicáveis, hipertensão, puberdade precoce, encefalite e opsoclonia ou mioclonia podem ser associados a malignidades na infância.

Wells EM, Dalmau J: Paraneoplastic neurologic disorders in children, *Curr Neurol Neurosci Rep* 11:187–194, 2011.

33. Quais são as anormalidades metabólicas na síndrome de lise tumoral?

A *síndrome de lise tumoral* é uma emergência oncológica que ocorre quando há degeneração massiva espontânea, ou induzida por quimioterapia, das células tumorais. A subsequente liberação dos conteúdos celulares dentro da circulação leva a **hipercalemia, hiperuricemia, hiperfosfatemia** e **hipocalcemia secundária**. Hipercalemia é o aspecto mais perigoso da síndrome da lise tumoral, por causa do alto risco de morte súbita. Assim sendo, para pacientes em risco de síndrome da lise tumoral, não se deve colocar nenhum potássio nos fluidos IV, devendo ser feitas frequentes verificações dos eletrólitos, e pode ser necessário que os pacientes sejam postos sob monitor cardíaco.

Howard SC, Jones DP, Pui CH: The tumor lisis syndrome, *N Engl J Med* 364:1844–1845, 2011.

34. Em que situações é mais provável a ocorrência de síndrome da lise tumoral?

A síndrome da lise tumoral é observada com mais frequência em pacientes com linfoma não Hodgkin e outras malignidades hematológicas (como LLA) após o início de quimioterapia citotóxica. Podem também ocorrer em outros tipos de tumor, com uma alta taxa proliferativa ou alta sensibilidade à terapia citotóxica, assim como na presença de uma grande carga tumoral. Além disso, a presença de comprometimento renal preexistente é amplamente considerada como um fator contribuinte.

Cairo MS, Coiffier B, Reiter A, et al: Recommendation for the evaluation of risk and prophylaxis of tumour lysis syndrome (TLS) in adults and children with malignant diseases: an expert TLS panel consensus, *Br J Haematol* 149(4):576–586, 2010.

35. Quais são as recomendações atuais referentes ao tratamento da síndrome da lise tumoral?

Prevenção é a chave no tratamento da síndrome da lise tumoral e é feita por meio de hidratação intravenosa (IV) agressiva. O objetivo da hidratação IV é melhorar rapidamente a perfusão renal e a filtração glomerular, resultando em alta eliminação urinária que minimiza a probabilidade de precipitação de ácido úrico ou fosfato cálcico nos túbulos. Não há um consenso atual referente ao papel da alcalinização urinária com o uso de bicarbonato de sódio nesses pacientes. Também se recomenda a redução do nível de ácido úrico por meio de medidas farmacológicas.

36. Quais são os dois agentes farmacológicos que podem ser usados para prevenir ou tratar hiperuricemia causada pela síndrome da lise tumoral?

O **alopurinol** inibe a enzima xantina oxidase, uma enzima-chave necessária para a formação de ácido úrico. Sua administração bloqueia a *produção* de ácido úrico adicional. **Rasburicase** é uma enzima recombinante que catalisa a conversão do ácido úrico em alantoína, que é mais solúvel do que o ácido úrico, e é excretada mais prontamente pelo rim.

37. Uma criança recém-diagnosticada com leucemia experimenta um rápido declínio na hemoglobina logo após a administração de rasburicase. Qual é a base para esse evento adverso relacionado a essa droga?

Rasburicase é contraindicada em pacientes com deficiência de glicose-6-fosfato desidrogenase (G6PD) em virtude do risco de hemólise e desenvolvimento de metemoglobinemia.

38. Uma criança submetida à quimioterapia de indução para leucemia desenvolve dor e sensibilidade no quadrante inferior direito. Que diagnóstico deve ser considerado?

Tiflite. Embora os pacientes com câncer ou que recebem quimioterapia possam desenvolver apendicite, a tiflite é uma infecção necrosante grave da junção ileocolônica que ocorre em pacientes neutropênicos.

39. Qual é a diferença entre um cateter Broviac e um Port-A-Cath?

Crianças que necessitam de retirar sangue repetidamente ou de medicações intravenosas geralmente têm um cateter venoso central semipermanente posicionado.
- Um **cateter Broviac** é tunelizado através dos tecidos subcutâneos do peito e emerge como um fino tubo de plástico, geralmente ao nível da segunda ou terceira costela.
- Um **Port-A-Cath** contém um reservatório subcutâneo e é implantado sob a pele do peito. Não é visível, mas deve ser acessado pela inserção de uma pequena agulha através da pele e dentro do reservatório.

Gallieni M, Pittiruti M, Biffi R: Vascular access in oncology patients, *CA Cancer J Clin* 58:323–346, 2008.

ONCOLOGIA

40. Qual é o diagnóstico diferencial de uma massa mediastinal anterior?
Os cinco "T's" podem ser usados para lembrar o diagnóstico diferencial de uma massa mediastinal anterior: **t**eratoma (tumor de células germinativas), **t**imoma, tumor **t**ireóideo, leucemia de células **T** e o **t**errível linfoma (Fig. 14-2).

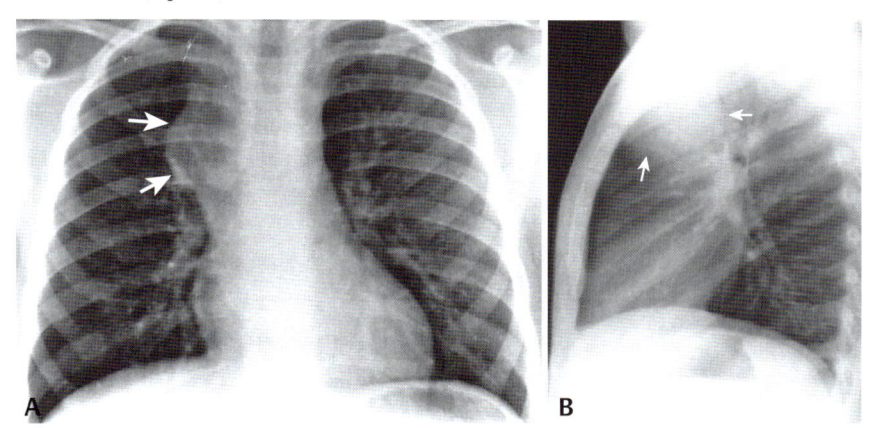

Figura 14-2. A, Radiografia frontal em uma criança com síndrome de "leucemia/linfoma" demonstrando uma massa mediastinal anterior *(setas)*. **B**, A radiografia lateral ilustra a natureza anterior da massa *(setas)* com deslocamento posterior da traqueia. *(De Blickman JG, Parker BR, Sames PD:* Pediatric Radiology: The Requisites, *ed 3. Philadelphia, 2009, Mosby, p 42.)*

41. O que é síndrome mediastinal superior? Como é tratada?
A *síndrome mediastinal superior*, também chamada de síndrome da veia cava superior, resulta da presença de uma massa mediastinal anterior que comprime a traqueia e a veia cava superior. Os pacientes têm tosse e dispneia, especialmente quando em supinação, e apresentam edema na cabeça e nas extremidades superiores como resultados de compressão venosa. Os pacientes com uma grande massa mediastinal não devem ser anestesiados por causa do risco de completa obstrução da via aérea e colapso vascular. O tratamento ótimo de uma massa mediastinal é o imediato diagnóstico e o início de tratamento apropriado. A irradiação da massa pode proporcionar alívio de emergência enquanto o diagnóstico está sendo estabelecido.

42. Que tumor é a causa mais comum de síndrome mediastinal superior em crianças?
Linfoma não Hodgkin. As causas menos frequentes são doença de Hodgkin, neuroblastoma e sarcomas. As causas infecciosas não malignas são raras, mas podem incluir histoplasmose ou tuberculose. A causa não maligna mais frequente em crianças, porém, é *iatrogênica*, resultante de trombose vascular após cirurgias para doença cardíaca congênita, procedimentos de *shunt* para hidrocefalia, ou cateterização central para acesso venoso.

43. Por que uma generosa sombra mediastinal em uma radiografia é muito mais preocupante em um adolescente do que em um bebê?
Em bebês, a incidência da doença de Hodgkin é extremamente baixa. O timo normalmente tem um formato distintivo com alargamento na base e indentações decorrentes da caixa torácica ("sinal da vela"), que em geral podem ser delineados na radiografia simples. Em adolescentes, o aumento de volume do timo tem maior probabilidade de malignidade, particularmente doença de Hodgkin, que normalmente é acompanhada por linfadenopatia em outras áreas do mediastino, em especial nas regiões paratraqueal, traqueobronquial e hilar.

44. Quais são as neoplasias associadas à hemi-hiperplasia?
Tumor de Wilms, hepatoblastoma, carcinoma cortical adrenal e **leiomiossarcomas** estão associados à hemi-hiperplasia (anteriormente chamada de hemi-hipertrofia) como parte de uma síndrome (como a síndrome de Beckwith-Wiedemann) ou isoladamente. O resultado da hemi-hiperplasia é um lado ou porção corporal maior do que a sua contraparte. A diferença pode ser sutil (notada apenas quando o paciente se deita em uma superfície plana) ou mais evidente quando se observa a postura ou a marcha. Entre 1% e 3% dos pacientes com tumor de Wilms têm hemi-hiperplasia.

45. Quais são os cânceres geralmente associados à esplenomegalia?

Leucemia aguda, leucemia mieloide crônica, leucemia mielomonocítica crônica, doença de Hodgkin e linfoma não Hodgkin geralmente estão associados à esplenomegalia. Os tumores sólidos raramente desenvolvem metástase para o baço a ponto de causar esplenomegalia.

46. Quais são os preditores de malignidade no paciente pediátrico com linfadenopatia periférica?

Um problema clínico comum é determinar quais são os pacientes com linfonodos aumentados que necessitam de biópsia para o diagnóstico. O risco de malignidade aumenta com maior tamanho (> 1 cm no período neonatal, > 2 cm e que cresce em crianças mais velhas, apesar da antibioticoterapia), número crescente de locais de adenopatia e sintomas sistêmicos concomitantes (*i. e.,* febre prolongada, sudorese noturna, perda de peso). A localização supraclavicular, a radiografia de tórax anormal, a contagem sanguínea completa anormal e nodos fixos também são significativamente preditivos de malignidade.

King D, Ramachandra J, Yeomanson D: Linfadenopatia in children: refer or reassurance? *Arch Dis Child Educ Pract Ed* 99:101–110, 2014.
Soldes OS, Younger JG, Hirschl RB: Predictors of malignancy in childhood peripheral lymphadenopathy, *J Pediatr Surg* 34:1447–1452, 1999.

47. Qual é a função das células de Langerhans?

Estas são células imunes apresentadoras de antígeno, de aparência dendrítica, encontradas em todas as camadas da pele, bem como nas superfícies mucosas e nos linfonodos. A característica ultraestrutural da célula é o grânulo de Birbeck, uma organela citoplasmática com formato semelhante a uma raquete de tênis.

48. Quais são as características da histiocitose de células de Langerhans (LCH)?

LCH é um distúrbio multifacetado, e o termo substitui as doenças agrupadas sob a denominação de *histiocitose X*. Os sintomas de apresentação da LCH podem ser lesões ósseas isoladas (granuloma eosinofílico), lesões ósseas com exoftalmia e diabetes insípido (doença de Hand-Schuller-Christian) ou lesões ósseas com doença disseminada (doença de Letterer-Siwe). Outras características incluem erupções cutâneas semelhantes a dermatite seborreica, otite crônica externa, linfadenopatia, hepatoesplenomegalia, pancitopenia, déficits neurológicos e doença pulmonar. As formas leves da doença tendem a evoluir e ceder até sem tratamento, enquanto a doença disseminada quase sempre é resistente à terapia.

49. O que é um granuloma eosinofílico?

O *granuloma eosinofílico* é um tumor lítico do osso acompanhado de dor e, algumas vezes, de edema. Sua histologia é idêntica à da LCH, com a qual é agora classificado. A biópsia de um granuloma eosinofílico isoladamente, em geral, é curativa, embora as lesões também possam regredir espontaneamente.

50. Quais são as indicações comuns para transfusão em crianças com câncer?

Embora não existam critérios absolutos, na maioria dos centros são administrados concentrados de hemácias quando o paciente tem um nível de hemoglobina na faixa de 6 a 8 g/dL, mesmo que assintomático, ou em níveis mais altos, se o paciente tiver sintomas ou seja prevista supressão de medula em breve. As plaquetas são administradas empiricamente no caso de uma contagem plaquetária inferior a 10.000 a 20.000/mm^3 em um paciente que, sob outros aspectos, está bem; pode-se usar um limiar mais alto, se houver: sangramento ativo, coagulação intravascular disseminada (CIVD) ou um procedimento planejado. As transfusões de granulócitos podem ser eficazes em pacientes neutropênicos com uma infecção refratária causada por um organismo Gram-negativo. Podem-se usar transfusões de plasma para o tratamento de coagulopatias.

Roseff SD, Luban NL, Manno CS: Guidelines for assessing appropriateness of pediatric transfusion, *Transfusion* 42:1398–1413, 2002.

51. Quais são os sintomas mais comuns apresentados por pacientes oncológicos que recebem cuidados como pacientes terminais?

Fadiga, dor e **dispneia.** Os pais relatam que esses sintomas são tratados de forma eficaz em menos de um terço das crianças. Quando comparadas com os adultos, um número duas vezes maior de crianças morre em hospitais (geralmente uma unidade de cuidados intensivos – UTI) durante os estágios finais da doença, metade em uso de ventiladores, e apenas de 10% a 20% das crianças agonizantes recebem cuidados paliativos. Isso apesar do fato de que 70% das famílias escolheriam que seu filho morresse em

ONCOLOGIA 567

casa, se o suporte fosse adequado. A atenção insuficiente aos cuidados paliativos é um grande problema, embora seja crescente a apreciação de sua importância.

Epelman CL: End-of-life management in pediatric cancer, *Curr Oncol Rep* 14:191–196, 2012.
Wolfe J, Grier HE, Klar N, et al: Symptoms and suffering at the end of life in children with cancer, *N Engl J Med* 342:326–333, 2000.
National Hospice and Palliative Care Organization: www.nhpco.org/pediatrics. Último acesso em 9 de jan. de 2015.

EPIDEMIOLOGIA

52. Embora no folclore psíquico um "*seer*" (vidente) possa ver o futuro, para os pesquisadores do câncer SEER tem uma diferente conotação. Qual é?

SEER significa Vigilância, Epidemiologia e base de dados de Resultados Finais (em inglês, **S**urveillance, **E**pidemiology and **E**nd-**R**esults). O SEER coleta a incidência, a prevalência e os dados de sobrevida do câncer, em áreas geográficas específicas nos Estados Unidos. Essas áreas representam cerca de 26% da população americana. Dados do SEER encontram-se gratuitamente disponíveis para investigadores qualificados e podem ser usados para se estudar as tendências epidemiológicas na incidência, prevalência e sobrevida do câncer.

National Cancer Institute: www.seer.cancer.gov. Último acesso em 9 de jan. de 2015.

53. Qual é a diferença entre os tipos de cânceres em adultos e crianças?

Geralmente, em *adultos*, a maioria dos cânceres é constituída por carcinomas (de origem epitelial). Em *crianças*, a origem da maioria dos cânceres é reticuloendotelial (p. ex., leucemia, linfoma), embrionária (p. ex., blastomas) ou mesenquimal (p. ex., sarcomas).

54. Qual é o câncer que ocorre com mais frequência na infância?

A **leucemia** é a ocorrência mais frequente, sendo a LLA o diagnóstico mais frequente de câncer único.

55. De que maneira os tipos e a frequência dos cânceres infantis variam com a idade?

Crianças (*Idades:* 0 a 14 anos)	Adolescentes (*Idades:* 15 a 19 anos)
• Leucemia linfoblástica aguda: 26% • Tumores de cérebro e SNC: 21% • Neuroblastoma: 7% • Linfoma não Hodgkin: 6% • Tumor de Wilms: 5% • Leucemia mieloide aguda: 5% • Linfoma de Hodgkin: 4% • Rabdomiossarcoma: 3% • Retinoblastoma: 3%	• Linfoma de Hodgkin: 15% • Carcinoma de tireoide: 11% • Tumores cerebrais e SNC: 10% • Tumores testiculares de células germinativas: 8% • Linfoma não Hodgkin: 8% • Leucemia linfoblástica aguda: 8% • Linfoma não Hodgkin: 8% • Tumores ósseos: 7% • Melanoma: 6% • Leucemia mieloide aguda: 4% • Tumores ovarianos de células germinativas: 2%

Ward E, DeSantis C, Robbins A, et al: Childhood and adolescent cancer statistics, 2014, *Ca Cancer J Clin* 64:83–103, 2014.

56. Em que posição se classifica o câncer como causa de morte em crianças mais jovens?

Embora o câncer seja a causa principal da mortalidade *relacionada à doença* em crianças de 5 a 14 anos de idade, em geral, é a segunda principal causa de morte nesse grupo etário nos Estados Unidos. É responsável por ~ 12% das mortes de crianças com menos de 14 anos. Lesões não intencionais, primariamente acidentes com veículos motorizados, são a causa mais frequente de morte em crianças com idade entre 5 e 14 anos.

Murphy SL, Xu J, Rochanek KD: Deaths: Final report for 2010. National Vital Statistics Report, Volume 62, No. 6, Hyattsville, MD, 2013, National Center for Health Statistics.

57. O câncer é a principal causa de morte em adolescentes e adultos jovens?

Não. Lesões não intencionais são a principal causa de morte de adolescentes e adultos jovens, responsáveis por mais de 40% das mortes. Homicídios e suicídios são responsáveis por quase 30% das mortes nesse grupo etário, sendo o câncer um distante terceiro responsável por 6,4%.

Murphy SL, Xu J, Rochanek KD: Deaths: Final report for 2010. National Vital Statistics Report, Volume 62, No. 6, Hyattsville, MD, 2013, National Center for Health Statistics.

58. Quais são os riscos relativos para que crianças desenvolvam leucemia?
Ver Tabela 14-1.

Tabela 14-1. Risco Relativo de Desenvolvimento de Leucemia em Crianças

POPULAÇÃO EM RISCO	RISCO ESTIMADO
Crianças brancas nos EUA	1 em 2.800
Irmãos de uma criança com leucemia	1 em 700
Gêmeos idênticos de uma criança com leucemia	1 em 5
Crianças com:	
Síndrome de Down	1 em 75
Síndrome de Fanconi	1 em 12
Síndrome de Bloom	1 em 8
Ataxia-telangiectasia	1 em 8
Exposições:	
Bomba atômica dentro de 100 m	1 em 60
Radiação ionizante	?
Benzeno	1 em 960
Agentes alquilantes	1 em 2.000?

Dados de Mahoney DH Jr: Neoplastic diseases. In McMillan JA, DeAngelis CD, Felgin RD, Warshaw JB, editors: Oski's Pediatrics, Principles e Practice, *ed 3. Philadelphia, 1999, JB Lippincott, p 1494.*

59. O uso de telefone celular aumenta o risco de cânceres, especificamente os tumores cerebrais?
Qualquer conexão entre telefones celulares e o câncer é controversa. Os estudos têm sido conflitantes. Muitos sugeriram uma relação entre o uso em longo prazo (> 10 anos) de telefones móveis e sem fio e o desenvolvimento de certos tumores do SNC, primariamente gliomas e neuromas acústicos. No entanto, o maior estudo até o momento, o estudo INTERPHONE envolvendo 13 países, não encontrou aumento de risco. Os telefones celulares emitem campos eletromagnéticos de radiofrequência (RF-EMFs) e obviamente o cérebro está próximo durante o uso típico. Em 2011, a International Agency for Research on Cancer (IARC) classificou os RF-EMFs como "possíveis" carcinógenos humanos. Os dados atualmente são epidemiológicos. As teorias sobre o papel de RF-EMF como os iniciadores potenciais e promotores dos estágios da carcinogênese no momento permanecem especulativas, mas certamente aumentam a preocupação pelo alto grau de uso do telefone celular e exposição em crianças pequenas e adolescentes.

INTERPHONE Study Group: Brain tumour risk in relation to mobile telephone use: results of the INTERPHONE international case-control study, *Int J Epidemiol* 39:675–694, 2010.

60. Quais cânceres têm predileção racial significativa?
O **tumor de Wilms** apresenta a maior incidência entre bebês negros do sexo feminino. O **tumor de Ewing** é cerca de 30 vezes mais comum em brancos do que em negros. A **doença de Hodgkin** é rara em indivíduos de descendência do leste asiático.

61. Quais são os cânceres associados, com mais frequência, a uma segunda neoplasia?
Ver Tabela 14-2.

Tabela 14-2. Cânceres mais Comumente Associados a uma Segunda Neoplasia

TUMORES PRIMÁRIOS	TUMORES SECUNDÁRIOS
Retinoblastoma	Osteossarcoma
	Pineoblastoma
Doença de Hodgkin	Leucemia não linfoblástica aguda
	Linfoma não Hodgkin

ONCOLOGIA

Tabela 14-2. Cânceres mais Comumente Associados a uma Segunda Neoplasia *(Continuação)*

TUMORES PRIMÁRIOS	TUMORES SECUNDÁRIOS
	Sarcoma (em campo de radiação)
	Carcinoma de tireoide
	Carcinoma de mama (em campo de radiação)
Leucemia Linfoblástica Aguda	Tumores cerebrais
	Linfoma não Hodgkin
Sarcomas	Sarcomas

62. Existe algum carcinógeno transplacentário conhecido?
Dietilestilbestrol, que era usado para prevenir o aborto espontâneo, foi associado a aumento do risco de câncer vaginal em bebês do sexo feminino. Há relatos de que o risco de leucemia monoblástica é 10 vezes maior em bebês de mães que fumam **maconha**. Tem-se sugerido que os sedativos e muitos fármacos não hormonais sejam carcinógenos transplacentários, mas isso não foi provado. Também não se provou que o tabagismo e os contraceptivos orais usados sejam carcinógenos transplacentários.

63. O ultrassom pré-natal está associado ao risco de leucemia na fase tardia da infância?
Não. *In vitro*, o ultrassom demonstrou que causa alterações na membrana celular, e assim tem sido expressa a preocupação referente aos efeitos potenciais sobre a embriogênese e o desenvolvimento pré e pós-natal. Porém, a evidência disponível tanto no desenvolvimento fetal como nos resultados neonatais após a exposição ao ultrassom é fortemente tranquilizadora, incluindo nenhum aumento de risco de câncer infantil. Digno de nota é que a única associação conhecida do ultrassom pré-natal com as alterações do desenvolvimento é a ligeira preferência, em homens, pela não predominância do uso da mão direita (*i. e.,* uso de ambas as mãos igualmente ou só da mão esquerda). Uma preocupação é que a maioria dos estudos de resultados em prazo mais longo iniciou-se antes de 1990, quando o ultrassom não era realizado com tanta frequência e o potencial de saída permitido em um equipamento de ultrassom era relativamente reduzido.

Houston LE, Odibo AO, Macones GA: The safety of obstetrical ultrasound: a review, *Prenat Diagn* 13:1204–1212, 2009.
Salvesen KA, Elk-Nes SH: Ultrasound during pregnancy and subsequent child non-right handedness: a meta-analysis, *Ultrasound Obstet Gynecol* 13:241–246,1999.

64. As crianças que vivem nas proximidades de linhas de transmissão de energia elétrica têm um risco maior de desenvolver câncer?
Embora alguns estudos pequenos tenham sugerido uma associação entre as linhas de transmissão de energia elétrica e o risco mais alto de LLA, a evidência é inconsistente, mas sobretudo negativa.

Bunch KJ, Keegan TJ, Swanson J, et al: Residential distance at birth from overhead high-voltage power lines: childhood cancer risk in Britain, 1962-2008, *Br J Cancer* 110:1402–1408, 2014.
Linet MS, Hatch EE, Kleinerman RA, et al: Residential exposure to magnetic fields and acute lymphoblastic leukemia in children. *N Engl J Med* 337:1–7,1997.

LEUCEMIA

65. Quais são os achados clínicos mais comuns na apresentação inicial de LLA?
- **Hepatoesplenomegalia:** 70% (10% a 15% das crianças apresentam acentuado aumento do fígado ou baço até um nível abaixo do umbigo).
- **Febre:** 40% a 60%.
- **Linfadenopatia:** 25% a 50% com aumento moderado ou acentuado.
- **Sangramento:** 25% a 50% com petéquias ou púrpura.
- **Dor óssea e articular:** 25% a 40%.
- **Fadiga:** 30%.
- **Anorexia:** 20% a 35%.

PONTOS-CHAVE: LEUCEMIA LINFOBLÁSTICA AGUDA

1. Malignidade mais comum infância.
2. Risco aumentado: Pacientes com síndrome de Down, síndrome da imunodeficiência congênita, exposição à radiação ionizante; irmãos do paciente com leucemia linfoblástica aguda.
3. Fases da quimioterapia: Indução (para conseguir a remissão), consolidação, manutenção.
4. Sobrevida (se estiver em um grupo de risco padrão) > 80% em 5 anos após conclusão de terapia.
5. Locais mais comuns de recidiva: Medula óssea, sistema nervoso central, testículos.

66. Quais são os achados hematológicos típicos notados durante a apresentação de LLA?

Contagem de leucócitos (mm^3)
- < 10.000: 45% a 55%.
- 10.000 a 50.000: 30% a 35%.
- > 50.000: 20%.

Hemoglobina (g/dL)
- < 7,5: 45%.
- 7,5 a 10,0: 30%.
- > 10: 25%.

Contagem de plaqueta (mm^3)
- < 20.000: 25%.
- 20.000 a 99.000: 50%.
- > 100.000: 25%.

67. Quais são os estudos de células tumorais úteis para determinar o prognóstico do paciente?

Citogenética e ploidia (número de cromossomos): citogenética e índice de DNA (proporção do conteúdo de DNA em células anormais, em comparação com as células normais de referência) são determinantes do número e da estrutura dos cromossomos e material cromossômico nas células tumorais. Mais de 50 cromossomos ou um índice de DNA > 1,16 é favorável, enquanto < 46 é um mau indicador prognóstico. Certas translocações cromossômicas são desfavoráveis.

Imunofenotipagem também é útil e envolve a determinação da linhagem de células B ou T, com maturidade ou imaturidade das células. Tipos de células B maduras e T precursoras têm pior prognóstico.

Harrison CJ: Cytogenetics of paediatric and adolescent acute lymphoblastic leukaemia, *Br J Haematol* 144:147–156, 2009.
Pui C-H, Relling MV, Downing JR: Acute lymphoblastic leukemia, *N Engl J Med* 350:1535–1548, 2004.

68. Quais pacientes com LLA têm pior prognóstico: crianças mais jovens ou mais velhas?

O prognóstico para crianças diagnosticadas com **LLA** com ≤ **12 meses** é ruim. A LLA em bebês parece ser uma entidade biologicamente distinta em comparação com a LLA em crianças mais velhas, tendo os bebês geralmente um conglomerado de fatores adversos, incluindo o rearranjo do gene *MLL* (observado em até 80% dos bebês com LLA, ver Pergunta 69), apresentando altas contagens de leucócitos, hepatoesplenomegalia, doença do SNC e resposta inicial lenta à terapia.

Silverman LB: Acute lymphoblastic leukemia in infancy, *Pediatr Blood Cancer* 49(7 Suppl):1070–1073, 2007.

69. Qual é o significado das translocações do gene *MLL*?

O termo gene *MLL* refere-se diretamente ao gene da leucemia de linhagem mista, presente no cromossomo 11, banda q23. Essa região frequentemente está envolvida em uma variedade de translocações e rearranjos cromossômicos na leucemia pediátrica. Translocações envolvendo o gene *MLL* são encontradas primariamente na LLA infantil, para a qual conferem um mau prognóstico. Também são encontradas na LMA infantil e conferem um risco intermediário. A presença de translocações *MLL* resulta no aumento de intensificação da quimioterapia.

Chowdhury T, Brady H J: Insights from clinical studies into the role of the MLL gene in infant and childhood leukemia, *Blood Cells Mol Dis* 40:192–199, 2008.

ONCOLOGIA

70. Embora muitos fatores prognósticos venham e vão na LLA da infância, quais são os dois que permaneceram significativos nos últimos 40 anos?

Os dois fatores prognósticos mais consistentes são a **idade** e a **elevação da contagem de leucócitos na apresentação**. Crianças com < 1 ano ou > 10 anos têm um pior prognóstico, assim como aquelas com um leucograma de apresentação de 50.000/mm^3 ou acima. Os fatores prognósticos são importantes porque, embora 95% dos pacientes com LLA alcancem a remissão (< 5% de linfoblastos na medula óssea), há 25% de recidivas. A identificação dos pacientes em risco mais alto é importante para que se possa considerar uma terapia mais agressiva ou nova.

71. Por que os meninos com LLA reagem de forma mais precária que as meninas?

Em meninos, após um curso completo de quimioterapia com remissão, o envolvimento testicular é um local comum de recidiva, ocorrendo em até 10% dos casos. Em meninos mais velhos e em adolescentes, há maior incidência de doença de células T do que em meninas. A doença de células T está associada a fatores prognósticos adversos (alta contagem de leucócitos, hepatoesplenomegalia e massas mediastinais) e isolada acarreta um prognóstico mais precário. Em meninas, a recidiva ovariana é muito rara.

72. A raça e a etnia estão relacionadas ao desfecho do tratamento em pacientes com leucemia aguda?

A raça e a etnia parecem estar relacionadas ao resultado na LLA. Crianças negras, hispânicas e índios americanos/nativos do Alasca têm um resultado um pouco pior do que as crianças brancas. As crianças das ilhas asiáticas/do Pacífico reagem um pouco melhor que as crianças brancas. Embora as razões não sejam conhecidas, essas diferenças podem ser o resultado de características do hospedeiro ou da leucemia.

Kadan-Lottick NS, Ness KK, Bhatia S, et al: Survival variability by race and ethnicity in childhood acute lymphoblastic leukemia, *JAMA* 290:2008–2014, 2003.

PONTOS-CHAVE: GRUPOS DE PACIENTES COM LEUCEMIA LINFOBLÁSTICA AGUDA DE RISCO MAIS ALTO COM PIOR PROGNÓSTICO

1. Idade: < 1 ano e >10 anos.
2. Leucograma: > 50.000/mm^3.
3. Anormalidades de translocação cromossômica, especificamente t(8;14), t(9;22) e t(4;11).
4. Hipoploidia (< 45 cromossomos).
5. Células malignas, com imunofenotipagem de células B ou T maduras.
6. Envolvimento do sistema nervoso central.
7. Pacientes negros e hispânicos.
8. Sexo masculino.

73. Nos Unidos Estados, quais são os quatro tipos mais comuns de leucemia pediátrica e aproximadamente quantas crianças são diagnosticadas ao ano com cada tipo?

LLA, com cerca de 2.500 novos diagnósticos ao ano; **LMA**, com cerca de 500 novos diagnósticos ao ano; **leucemia mielógena crônica** (LMC), com cerca de 100 novos diagnósticos ao ano; e **leucemia mielomonocítica juvenil** (LMMJ), com cerca de 50 novos diagnósticos ao ano.

74. O que é DRM e como é usada?

DRM significa *doença residual mínima*, que é tipicamente detectada por citometria de fluxo em vários pontos do tempo durante a terapia. Na LLA, a DRM detecta pacientes que têm medula óssea com aparência normal por meio de microscopia óptica, mas de fato estão em risco maior de recaída em razão do nível baixo e persistente da doença. O uso de DRM na LMA não está bem definido como na LLA.

75. Há uma relação entre DRM e o prognóstico em crianças com LLA?

Sim. Um estudo de 2008 indicou que a DRM após terapia de indução é o mais importante fator prognóstico do resultado em crianças com LLA.

Borowitz MJ, Devidas M, Hunger SP, et al: Clinical significance of minimal residual disease in childhood acute lymphoblastic leukemia and its relationship to other prognostic factors: a Children's Oncology Group study, *Blood* 111:5477–5485, 2008.

76. Qual é o risco agudo de uma contagem muito elevada de blastos no momento do diagnóstico inicial de leucemia?
Uma contagem elevada de blasto ao diagnóstico pode causar **leucostasia de SNC e acidente vascular cerebral**. O risco é maior em pacientes com LMA, porque os mieloblastos são maiores e podem ter atividade pró-coagulante que aumenta o risco de acidente vascular cerebral ou hemorragia. A leucocitaférese é usada algumas vezes para reduzir a contagem de blastos antes do início da terapia, mas seu impacto na melhora do resultado permanece não comprovado.

77. Quais são os locais mais comuns de recidiva extramedular de LLA?
Os mais comuns são as **meninges**, e a estes se segue a **recaída testicular**. A doença testicular é acompanhada de edema testicular indolor (geralmente, unilateral). O diagnóstico deve ser confirmado por biópsia. Os pacientes com doença testicular requerem irradiação, além do retratamento intensivo com quimioterapia.

78. Quais são os fatores de risco conhecidos da leucemia mieloide aguda?
Ver Tabela 14-3.

Tabela 14-3. Fatores de Risco para LMA

FATORES DE RISCO GERALMENTE ACEITOS	SUGESTIVO DE RISCO AUMENTADO	SUGESTIVO DE RISCO DIMINUÍDO	EVIDÊNCIA LIMITADA
• Síndrome de Down • Anemia de Fanconi • Monossomia do 7 familiar • Ataxia-telangiectasia • Síndrome de Shwachman-Diamond • Radiação ionizante no útero	• Idade materna avançada • Ordem crescente de nascimento • Perda fetal anterior • Uso materno de álcool • Exposição materna aos pesticidas • Alto peso ao nascimento • Baixo peso ao nascimento	• Amamentação de longo prazo	• Exposição paterna ao benzeno • Tabagismo paterno • Exposição materna ao benzeno • Uso materno de antibióticos • Consumo dietético materno de inibidores de DNA topoisomerase II

LMA, leucemia mielógena aguda; *DNA*, ácido desoxirribonucleico.
De Puumala SE, Ross JA, Aplenc R, Spector LG: Epidemiology of childhood acute myeloid leukemia. Pediatr Blood Cancer *60:728–733, 2013.*

79. O que é cloroma?
O *cloroma* é um tumor formado pela coalescência dos blastos da LMA. Pode aparecer em ossos, pele, tecido mole ou outros locais. Seu nome é derivado da aparência esverdeada em sua superfície de corte.

80. Quais são as duas principais classes de linfomas?
Os linfomas podem ser divididos em **linfomas Hodgkin** e **não Hodgkin (NHL)**. Os linfomas como um grupo são a terceira malignidade pediátrica mais comum, sendo os NHL responsáveis por aproximadamente 7% dos cânceres pediátricos. Enquanto os linfomas em adultos, em geral, são definidos como de grau baixo ou intermediário, quase todos os linfomas em pediatria são de grau alto. Os linfomas de grau mais alto têm crescimento mais rápido e mais agressivo.

81. O que é a célula maligna da doença Hodgkin?
A **célula de Reed-Sternberg**. Sua célula normal de origem permanece não esclarecida, indicando linfócito B ou T. No entanto, as células sozinhas não são patognomônicas de doença de Hodgkin, podendo estar presentes em mononucleose infecciosa, linfoma não Hodgkin, carcinomas e sarcomas.

82. Como é estadiada a doença de Hodgkin?
O sistema de estadiamento de Ann Arbor, com modificações de Cotswolds, é o atual sistema de estadiamento do linfoma de Hodgkin. Os indivíduos são definidos como estando em um dos quatro diferentes estágios numéricos (estágios I a IV).
- **Estágio I:** envolvimento de uma única região do linfonodo.
- **Estágio II:** envolvimento de dois ou mais grupos de linfonodos no mesmo lado do diafragma.
- **Estáio III:** envolvimento de grupos de linfonodos em ambos os lados do diafragma.
- **Estágio IV:** doença difusa ou disseminada.

Os pacientes são ainda subclassificados com base na ausência (A) ou presença (B) de um ou mais dos seguintes sintomas "B": febre, sudorese noturna ou perda de peso inexplicada.

83. Qual é a diferença entre o estadiamento clínico e o patológico no que se relaciona à doença de Hodgkin?

O *estadiamento clínico* refere-se ao estadiamento com base em história, exame físico e imagens (preferivelmente, PET-TC) após uma única biópsia diagnóstica. O *estadiamento patológico* é baseado na laparotomia de estadiamento com esplenectomia, biópsia de fígado, múltiplas biópsias de linfonodo e biópsia da medula óssea. O estadiamento patológico não é mais realizado.

84. Qual é a classificação histológica da doença de Hodgkin?
Ver Tabela 14-4.

Tabela 14-4. Classificação Histológica de Rye, New York

TIPO	LINFÓCITOS	CÉLULAS DE REED-STERNBERG	OUTROS	INCIDÊNCIA (%)
Predominância de Linfócitos	Muitos	Poucos	Histiócitos	10-15
Esclerosante Nodular	Muitos	Poucos ou muitos	Bandas de fibrose refrativa	40-70
Celularidade Mista	Muitos	Poucos ou muitos	Eosinófilos, histiócitos	20-30
Depleção de Linfócito	Poucos	Muitos	Nenhuma fibrose refrativa	< 5

*Baseada no número relativo de linfócitos e células de Reed-Sternberg.

85. Qual é o prognóstico para os vários estágios da doença de Hodgkin?

O prognóstico para crianças com doença de Hodgkin é excelente, já que a maioria é curada. Para os estágios I e IIA, a taxa de sobrevida em 5 anos, livre de recidiva, é superior a 80% nos pacientes tratados apenas com radiação e pode ser maior que 90% nos pacientes tratados com radiação e quimioterapia. Para o estágio IIB, o prognóstico não é tão bom, especialmente se houver um tumor mediastinal massivo, porém a sobrevida em 5 anos é ainda superior a 80%. As mesmas cifras de sobrevida pertencem à doença em estágio IIIA, porém o tratamento geralmente é mais extenso do que para a doença limitada ao estágio II. Para a doença em estágio IV, a taxa de sobrevida em 5 anos, livre de recidiva, é de 70% a 90%.

86. De quais células deriva o linfoma não Hodgkin (NHL)?

O NHL constitui uma variedade das malignidades linfoides com diferentes tipos celulares, incluindo células B e T progenitoras; células B e T maduras; e, raramente, células *natural killer* (NK).

87. Como é classificado o NHL infantil?

O sistema de classificação de 2008 da World Health Organization (WHO) é usado com mais frequência. Conta com (1) imunofenótipo celular (*i. e.,* linhagem B, linhagem T ou linhagem NK) e (2) diferenciação (*i. e.,* célula precursora *versus* madura). Embora um grande número de subtipos seja classificado à base de histologia e estudos genéticos, o NHL da infância e adolescência enquadra-se em três principais categorias, que são baseadas em grande parte das características clínicas e na resposta terapêutica ao tratamento.

- **NHL de células B maduras** (linfoma/leucemia de Burkitt e linfoma/leucemia tipo Burkitt, além do linfoma de células B grandes difusas): este responde por cerca de 40% a 50% dos casos de NHL pediátrico nos EUA.
- **Linfoma linfoblástico** (primariamente, linfoma de células T precursoras e, com menos frequência, linfoma de células B precursoras): este responde por cerca de 20% dos casos nos EUA.
- **Linfoma anaplásico de células grandes** (linfoma de células T maduras ou células *null*, que não têm marcadores característicos de células T e B): este responde por cerca de 10% dos casos nos EUA.

Jaffe ES, Harris NL, Stein H, et al: Introduction and overview of the classification of the lymphoid neoplasms. In: Swerdlow SH, Campo E, Harris NL *et al.,* editors: *WHO Classification of Tumors of Haematopoietic e Lymphoid Tissues*, ed 4. Lyon, France, 2008, International Agency for Research on Câncer, pp 157-166.

88. Existem anormalidades cromossômicas específicas no linfoma de Burkitt?
Sim. O linfoma de Burkitt está associado a três translocações cromossômicas que resultam na expressão inapropriada do oncogene c-Myc. As translocações são t(8;14) (mais frequente) e t(8;22) ou t(2;8) (relativamente rara), e cada uma delas se justapõe ao gene c-Myc localizado no cromossomo 8 (especificamente, 8q24), com um elemento regulador do lócus da cadeia pesada de imunoglobulina. C-Myc é um proto-oncogene que está envolvido na proliferação celular.

89. Qual é o papel da geografia na classificação do linfoma de Burkitt?
O início rápido do linfoma de Burkitt e sua distribuição geográfica irregular sugere uma possível etiologia infecciosa por um patógeno transmitido por vetor como a chave da doença. Esta epidemiologia peculiar levou a WHO a classificar o linfoma de Burkitt em três entidades clínicas: o linfoma endêmico (encontrado primariamente em países onde a malária é endêmica, como na África e Papua-Nova Guiné), o esporádico (o tipo predominante encontrado nos Unidos Estados e em áreas não maláricas) e aquele *relacionado à imunodeficiência* (visto com mais frequência em indivíduos com HIV). Cada entidade tem diferentes apresentações clínicas e características genéticas. A variante endêmica com mais frequência apresenta um tumor ósseo ou facial, enquanto a forma esporádica tem uma apresentação abdominal com ascite. Descobriu-se que o vírus Epstein-Barr está associado a quase todos os casos da variante endêmica, menos frequentemente à variante de imunodeficiência e raramente à variante esporádica.

Molyneux EM, Rochford R, Griffin B, et al: Burkitt's lymphoma, *Lancet* 379:1234–1244, 2012.

90. Quem foi Burkitt?
Denis Burkitt foi um cirurgião irlandês que, enquanto vivia em Uganda, notou uma série de crianças com inchaços nos ângulos da mandíbula e começou a investigar os tumores. Ele publicou sua série de casos em 1958, concluindo que estes representavam um novo complexo tumoral anteriormente não identificado. Posteriormente, ele se tornou um proeminente proponente do aumento das fibras dietéticas, tendo notado que muitas doenças ocidentais eram raras na África. Ele foi um dos primeiros a sugerir uma etiologia de depleção de fibras no câncer colorretal, embora estudos epidemiológicos subsequentes não apoiem essa hipótese. Ele morreu em 1993, aos 82 anos.

Smith O: Denis Parsons Burkitt (1911-93). Irish by birth, Trinity by the grace of God, *Brit J Haematol* 156:770–776, 2012.

91. O que diferencia a leucemia de células B e T precursoras do linfoma?
A **porcentagem de blastos na medula óssea** é usada para diferenciar entre leucemia de células B e T precursoras e linfoma. Se a porcentagem de blastos na medula óssea for maior ou igual a 25%, é estabelecido o diagnóstico de leucemia. Se a porcentagem de blastos for inferior a 25% e o paciente tiver doença maligna em outros locais, é estabelecido o diagnóstico de linfoma.

TUMORES DO SISTEMA NERVOSO

92. Como são classificados os tumores do SNC?
A maioria é tipicamente classificada com base na histologia:
- **Glioma:** surge do tecido de suporte (astrócitos).
- **Ependimoma:** surge das células ependimais que revestem os ventrículos.
- **Tumor de células germinativas:** surge de células germinativas totipotentes.
- **Rabdoide:** surge de um tipo celular desconhecido.
- **Craniofaringioma:** surge de precursores embrionários da glândula pituitária anterior.

PONTOS-CHAVE: TUMORES DO SISTEMA NERVOSO CENTRAL
1. Segunda neoplasia mais comum da infância, depois da leucemia.
2. Crianças mais velhas (> 1 ano): a maioria dos tumores é infratentorial (cerebelar ou do tronco encefálico).
3. Crianças mais jovens (< 1 ano): a maioria dos tumores é supratentorial.
4. Padrão-ouro para o diagnóstico: RM com e sem contraste de gadolínio.
5. Dor nas costas, fraqueza da extremidade e/ou disfunções intestinal e vesical sugestivas de lesões. na medula espinhal ou metástases.

93. Onde é a área mais comum de ocorrência de cada tumor?
- **Glioma:** cerebelo e trajeto óptico (com mais frequência, é benigno e de grau baixo); cérebro ou tronco encefálico (com mais frequência, é maligno e de grau alto).

ONCOLOGIA

- **Ependimoma:** quarto ventrículo; com menos frequência na medula espinhal
- **Tumor de células germinativas:** região pineal ou suprasselar.
- **Meduloblastoma e tumor neuroectodérmico primitivo (PNET):** linha média do cerebelo.
- **Rabdoide:** fossa posterior.
- **Craniofaringioma:** plexo coroide.
  Ver Figura 14-3.

Hemisférico
Gliomas 37%
Astrocitomas de baixo grau: 23%
Astrocitomas de alto grau: 11%
Outros: 3%

Linha média:
1. Gliomas quiasmáticos: 4%
2. Craniofaringiomas: 8%
3. Tumores da região pineal: 2%

Fossa posterior:
1. Gliomas do tronco encefálico: 15%
2. Meduloblastomas: 15%
3. Ependimomas: 4%
4. Astrocitomas cerebelares: 15%

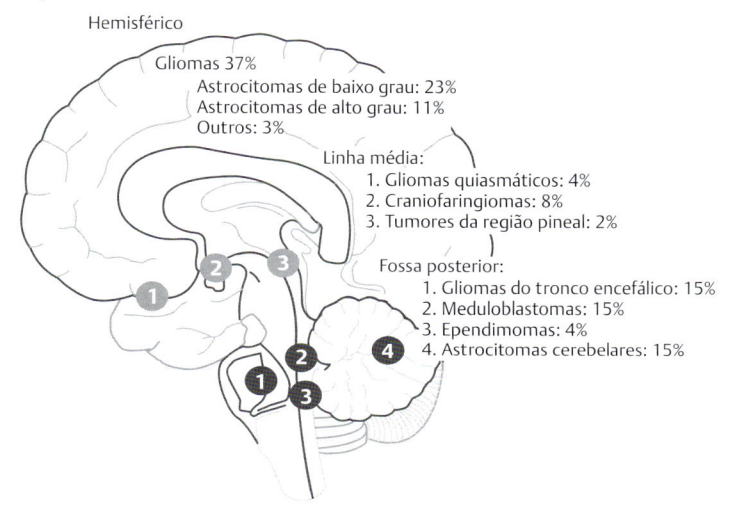

Figura 14-3. Frequência relativa dos tipos histológicos e distribuição anatômica do tumor do cérebro.
(De Kleigman RM, Stanton BF, Schor NF, et al: Nelson Textbook of Pediatrics, *ed 19, Philadelphia, 2011, Elsevier Saunders, p 1748.*)

94. Quais são os tumores mais comuns do cérebro supratentorial? Quais são os seus sintomas?

Os *tumores supratentoriais* incluem os tumores do cérebro, gânglios basais, tálamo e hipotálamo. Podem ser gliomas, ependimomas, PNETs, tumores de células germinativas, tumores do plexo coroide ou craniofaringiomas. Esses tumores podem mostrar sinais de aumento da pressão intracraniana, como cefaleia e vômito. Além disso, podem ser acompanhados por déficits focais, como perda de memória, fraqueza e alterações visuais.

Hawley DP, Walker DA: A symptomatic journey to the centre of the brain, *Arch Dis Child Educ Pract Ed* 95:59–64, 2010.

95. Quais são os tumores infratentoriais mais comuns? Quais são os sintomas?

Entre os *tumores infratentoriais* estão os do cerebelo e do tronco encefálico. Podem ser astrocitomas, meduloblastomas, ependimomas ou gliomas. Se os tumores infratentoriais bloquearem o fluxo de saída de LCR, cefaleia e vômito podem ser os sinais de apresentação; também podem se tornar aparentes com sinais de localização, como as paralisias do nervo craniano ou ataxia.

96. Quais parâmetros comuns devem ser cuidadosamente monitorados em uma criança após ressecção de um tumor no cérebro?

É importante monitorar cuidadosamente a **eliminação de urina** e o **sódio sérico** em crianças submetidas à cirurgia do SNC. A ressecção de glioma hipotalâmico, tumor de células germinativas ou craniofaringioma pode perturbar diretamente a função da glândula pituitária e levar ao diabetes insípido. Alternativamente, alguns pacientes podem desenvolver uma síndrome cerebral perdedora de sal após ressecção.

97. Qual é a anormalidade mais comum do nervo craniano em crianças que mostram sinais de aumento da pressão intracraniana como resultado de um tumor da fossa posterior?

A incapacidade de abduzir um ou ambos os olhos **(paralisia do VI nervo craniano)** pode resultar da elevação da pressão intracraniana e pode ser um falso sinal localizador do tumor primário do cérebro.

98. Quais são os três "E's" da síndrome diencefálica?
A *síndrome diencefálica* é a constelação de sintomas que resulta da presença de um tumor hipotalâmico: **euforia**, **emaciação** e **êmese**.

99. O que é síndrome de Parinaud?
Síndrome de Parinaud é o resultado de aumento da pressão intracraniana na porção dorsal média do cérebro, causando o olhar para baixo, dilatação papilar e nistagmo.

100. Além dos estudos por imagem, o que deve ser incluído na avaliação de um possível tumor de células germinativas do SNC?
Tanto a **α-fetoproteína** sérica e cerebroespinhal quanto a **gonadotropina coriônica humana** devem ser obtidas. A significativa elevação desses marcadores é diagnóstica de tumor de células germinativas do SNC em um paciente com uma massa intracraniana.

101. Quais são as avaliações-chave para a criança com um meduloblastoma recém-diagnosticado?
Meduloblastomas podem se disseminar contiguamente para o pedúnculo cerebelar, o assoalho do quarto ventrículo, dentro da espinha cervical, ou acima do tentório. Além disso, os meduloblastomas podem se disseminar através do LCR. Cada paciente deve, portanto, ser avaliado com imagens diagnósticas (imagem por ressonância magnética [RM]) da medula espinhal e de todo o cérebro. O exame do LCR deve ser realizado após ressecção do tumor primário.

Bartlett F, Kortmann R, Saran F: Medulloblastoma, *Clin Oncol (R Coll Radiol)* 25:36–45, 2013.

102. O que é a "queda da metástase"?
A maioria dos tumores do cérebro não desenvolve metástase; eles são fatais por causa da invasão local. A **queda da metástase** ocorre quando um tumor primário do cérebro se dissemina através dos trajetos do LCR, resultando assim em depósitos meníngeos ao longo da medula espinhal. É como se as metástases tivessem "caído" de seu local original para a medula espinhal ou a cauda equina.

103. Quais são as diferenças entre um glioma, um astrocitoma e um glioblastoma multiforme?
- O **glioma** (da palavra grega *glia*, cola, e o sufixo *-oma* para tumor) é uma neoplasia derivada de um dos vários tipos de células que formam o tecido intersticial de suporte do SNC, como astrócitos, oligodendróglias e células ependimais. Dentre os gliomas, os astrocitomas de malignidade variável são os mais prevalentes.
- Os **astrocitomas** são subdivididos em categorias (graus) com base no grau de anaplasia do tumor e a presença ou ausência de necrose. O astrocitoma pilocítico juvenil e o subependimal são gliomas de grau baixo. Os astrocitomas anaplásicos (grau 3) crescem de forma mais rápida do que os astrocitomas mais diferenciados.
- **Glioblastoma multiforme** é o astrocitoma de grau mais alto (grau 4).

Ullrich NJ, Pomeroy SL: Pediatric brain tumors, *Neurol Clin* 21:897–913, 2003.

104. Qual é o tumor cerebral benigno mais comum encontrado em crianças?
Astrocitoma pilocítico juvenil (APJ). Este é um tipo de astrocitoma de grau baixo (glioma), encontrado com mais frequência no cerebelo. Os APJs estão associados ao diagnóstico genético de neurofibromatose tipo I, e envolvimento do nervo óptico é um achado clássico. Quinze por cento dos pacientes com neurofibromatoses tipo I desenvolvem APJs. O tumor é de crescimento muito lento.

105. A ressecção é curativa em pacientes com astrocitoma pilocítico juvenil?
Se for possível a ressecção completa, nenhum tratamento adicional será necessário. No entanto, para muitos pacientes a ressecção completa não é possível, por causa da localização e do tamanho do tumor. Nessa situação, a ressecção cirúrgica pode ter consequências debilitantes e neurologicamente devastadoras. Uma série de regimes de quimioterapia e radiação pode ser usada para tratar tumores residuais ou recorrentes, mas estes com frequência não são curativos.

Karajanis M, Allen J, Newcomb E: Treatment of pediatric brain tumores. *J Cell Physiol* 217:584–589, 2008.

ONCOLOGIA

106. Por que o prognóstico para crianças com gliomas do tronco encefálico é tão pobre?
Localização. Um princípio básico dos tumores de SNC é que a ressecção macroscópica total é necessária para alcançar a maior chance de cura em longo prazo. Os tumores do tronco encefálico com mais frequência são totalmente intrínsecos à ponte e irressecáveis. Embora a radiação possa melhorar os sintomas, não existe atualmente uma terapia curativa conhecida para a maioria das crianças com gliomas do tronco encefálico.

107. O que é leucocoria?
Reflexo pupilar branco. Ele pode ser óbvio ou se tratar de uma assimetria sutil na avaliação do reflexo pupilar vermelho. Embora outros diagnósticos possam acompanhar leucocoria, o mais significativo é o retinoblastoma.

108. Qual é a hereditariedade do retinoblastoma?
Embora a maioria dos casos seja esporádica, o retinoblastoma pode ser herdado como uma característica autossômica dominante com penetrância quase completa. Dentre todos os casos, 60% não são hereditários e unilaterais, 15% são hereditários e unilaterais, e 25% são hereditários e bilaterais. As famílias dos pacientes com retinoblastoma devem ter aconselhamento genético.

109. O que é a hipótese "two-hit" (dois eventos) de câncer, particularmente no retinoblastoma?
A hipótese "*two-hit*", de Alfred Knudson, é um princípio básico de transformação maligna. Em 1971, Knudson calculou as probabilidades genéticas de desenvolvimento de retinoblastoma e formulou a hipótese de que os pacientes com doença bilateral primeiramente herdaram uma mutação na linhagem germinativa e, em seguida, sofreram uma segunda mutação somática até desenvolver a doença. Os pacientes com doença unilateral ou esporádica desenvolvem duas mutações somáticas durante o início da infância. A identificação dos genes associados ao primeiro dos "dois eventos" prediz corretamente a presença dos genes supressores tumorais.

Knudson A: Two genetic hits (more ou less) to cancer, *Nat Rev Cancer* 1:157–162, 2001.

110. Em que grupo etário geralmente ocorre o retinoblastoma?
O retinoblastoma ocorre com mais frequência em crianças pequenas, sendo 80% dos casos diagnosticados antes dos 5 anos de idade. O retinoblastoma geralmente é confinado ao olho, sendo curadas mais de 80% das crianças com a terapia atual.

Shields CL, Shields JA: Basic understanding of current classification and treatment of retinoblastoma, *Curr Opin Ophthalmol* V:228–23A, 2006.

111. Os pacientes com retinoblastoma estão em maior risco para outros tumores. Quão significativo é esse risco?
Os pacientes com retinoblastoma do tipo hereditário apresentam acentuado aumento na frequência de neoplasias malignas secundárias. A incidência cumulativa é de cerca de 26% ±10% em pacientes não irradiados e 58% ± 10% em pacientes irradiados 50 anos após o diagnóstico de retinoblastoma. A maioria das neoplasias malignas secundárias é constituída por osteossarcomas, sarcomas de tecido mole e melanomas.

112. Qual é a célula de origem do neuroblastoma?
Neuroblastoma é um tumor embrionário do sistema nervoso autônomo. Os tumores originam-se nos tecidos do sistema nervoso simpático, geralmente na medula adrenal ou nos gânglios paraespinhais. Portanto, os neuroblastomas podem apresentar-se como lesões de massa no abdome, na pelve, no pescoço ou tórax.

113. Qual é o câncer mais comum em crianças pequenas?
Embora as leucemias possam constituir o grupo mais comum de diagnósticos gerais de câncer pediátrico, são os **neuroblastomas** que ocorrem com mais frequência em crianças < 1 ano de idade.

Maris JM: Recent advances in neuroblastoma, *N Engl J Med*, 362:2202–2211, 2010.

PONTOS-CHAVE: NEUROBLASTOMA

1. Tumor sólido extracraniano pediátrico mais comum.
2. Tumor maligno mais comum em bebês.
3. Maioria de crianças < 4 anos de idade.
4. Pior prognóstico: > 1 ano de idade, doença metastática, amplificação de Myc-N.
5. Mais metastático ao diagnóstico.

6. Síndromes paraneoplásicas: síndrome VIP (diarreia como resultado de peptídeo intestinal vasoativo aumentado), opsoclonia-mioclonia ("olhos dançantes, pés dançantes") e excesso de catecolaminas (com rubor, sudorese, cefaleia e hipertensão).

114. Quais são as apresentações mais comuns do neuroblastoma?

Crianças com neuroblastoma disseminado são irritáveis, doentes e muitas vezes têm dor óssea peculiar, proptose e equimoses periorbitais. Setenta por cento dos neuroblastomas surgem no abdome; metade destes surge na glândula adrenal, enquanto a outra metade surge nos gânglios parassimpáticos e se distribui por todo o retroperitônio e área paravertebral no tórax e pescoço. O tumor produz e excreta catecolaminas, que algumas vezes podem causar sintomas sistêmicos, como sudorese, hipertensão, diarreia e irritabilidade. Crianças com neuroblastoma localizado podem ter sintomas atribuíveis a uma massa.

Maris JM: Recent advances in neuroblastoma, *N Engl J Med* 362:2202–2211, 2010.

115. O que é síndrome de Horner?

Ptose, **miose** (com pupilas desiguais) e **anidrose** (Fig. 14-4). A síndrome resulta de interrupção unilateral dos trajetos neurais simpáticos. A condição pode ocorrer em decorrência de lesão no plexo braquial

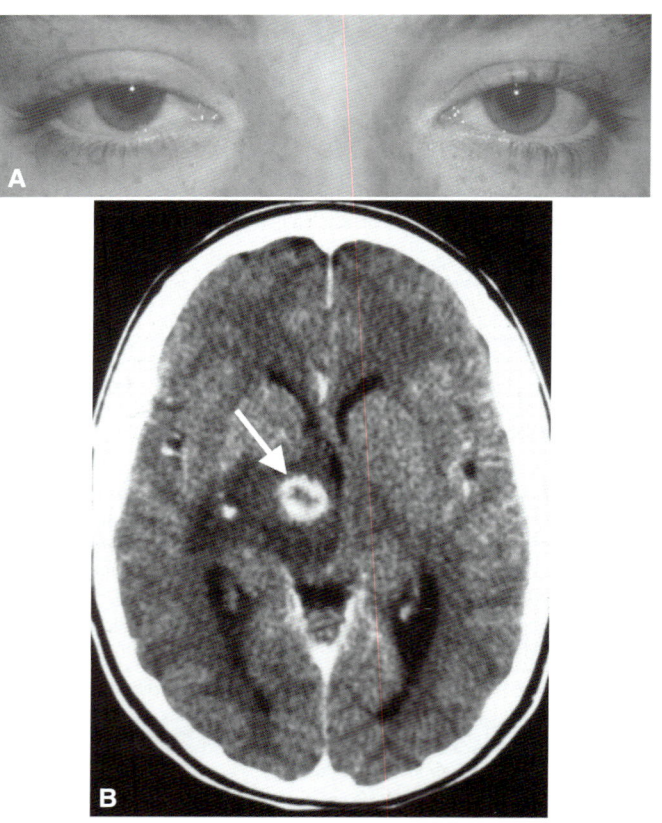

Figura 14-4. A, Síndrome de Horner direita decorrente de linfoma de células T envolvendo o tálamo direito e hipotálamo. **B,** Anel intensificado *(seta)* e edema são vistos na imagem de TC axial. (*De Liu GT, Volpe NJ, Galetta SL, editors:* Neuro-ophthalmology: Diagnosis and Treatment, *ed 2. Philadelphia, 2010, Elsevier, p 431.*)

ONCOLOGIA

congênito, mas a síndrome de Horner adquirida requer avaliação de patologia intratorácica (pré-ganglionar), cervical (pós-ganglionar) ou intracraniana (central), particularmente neuroblastoma.

116. Para onde o neuroblastoma tende a se metastizar?
O neuroblastoma dissemina-se para **fígado**; **osso**; **medula óssea**; e, com menos frequência, para a pele.

117. O que significa "olhos dançantes, pés dançantes"?
"Olhos dançantes, pés dançantes" são termos descritivos para *opsoclonia-mioclonia*, uma condição em que crianças com neuroblastoma desenvolvem nistagmo horizontal e espasmo muscular involuntário da extremidade inferior. Acredita-se que esses sintomas surjam em decorrência de uma reação inespecífica de anticorpo ao neuroblastoma que reage de forma cruzada com a placa motora terminal. Esses sintomas nem sempre melhoram, apesar da terapia apropriada para o neuroblastoma.

118. Qual é o teste urinário que ajuda no diagnóstico de neuroblastoma?
As **concentrações urinárias de catecolaminas e metabólitos**, incluindo dopamina, ácido homovanílico e ácido vanililmandélico, geralmente estão aumentadas (> 3 desvios-padrão acima da média por miligrama de creatinina para a idade) em crianças com neuroblastoma.

119. Que anormalidade molecular está associada a uma forma mais agressiva de neuroblastoma?
A **amplificação de myc-N** geralmente é vista em pacientes com neuroblastoma em estágio 4. A presença de amplificação de myc-N põe o paciente em risco maior de recorrência, independentemente do estadiamento.

120. O que significa o S no neuroblastoma estágio 4S?
O *estágio 4S* é um tipo "especial" (do inglês, *special*) do neuroblastoma que é encontrado apenas em crianças < 1 ano de idade. Junto com um tumor primário, esses bebês também podem ter doença na medula óssea, no fígado e na pele. Mesmo sem a terapia, esses cânceres regridem espontaneamente e desaparecem com o tempo. O tratamento é indicado apenas se o paciente for sintomático em decorrência da doença subjacente (p. ex., grande massa abdominal, doença hepática).

121. Como o local de compressão da medula espinhal pode ser clinicamente localizado?
A **sensibilidade espinhal** à percussão correlaciona-se com a localização em até 80% dos pacientes. Além disso, a **avaliação neurológica** de força, alterações do nível sensorial, reflexos e tônus anal pode ajudar a detectar a localização na medula espinhal, no cone medular (a porção neural terminal da medula espinhal), ou na cauda equina. A progressão é rápida com a compressão da medula espinhal, mas pode ser rápida ou variável com a compressão do cone medular ou da cauda equina. A compressão da medula espinhal mais comumente ocorre na área torácica (70%) em comparação com as regiões lombar (20%) e cervical (10%).

TUMORES SÓLIDOS DE OUTROS SISTEMAS

122. Quais são as idades de pico de incidência dos tumores sólidos mais comuns da infância?
O neuroblastoma e o tumor de Wilms são tumores do início da infância. O sarcoma de Ewing e o osteossarcoma são mais prevalentes durante a adolescência. O rabdomiossarcoma ocorre durante toda a infância e nos anos da adolescência.

123. O que são os tumores "do blastema"?
Acredita-se que muitos tumores sólidos pediátricos surjam de uma célula primitiva do blastema. O blastema é uma massa de células embrionárias das quais se desenvolve um órgão ou uma parte corporal. Assim, essas células são indiferenciadas e, se sofrerem mutação, podem se transformar em tumores como neuroblastoma, blastoma pleuropulmonar, hepatoblastoma, ou tumor de Wilms, para citar alguns.

124. Qual é a idade média do diagnóstico de tumor de Wilms?
O tumor de Wilms é um tumor renal maligno primário de grande diversidade histológica. A idade média do diagnóstico é entre **3 e 4 anos**. O tumor se torna menos comum à medida que as crianças crescem e é uma ocorrência incomum após os 6 anos de idade.

125. Quais são os três componentes histológicos de um tumor de Wilms?
Os tumores de Wilms são considerados trifásicos, consistindo em um componente **blastemal** (imaturo), um componente **epitelial** (tubular) e um componente **estromal** (muscular).

126. Como se distingue radiograficamente o tumor de Wilms do neuroblastoma?
- **Tumor de Wilms:** as imagens de TC mostrarão distorção intrínseca do parênquima renal e do sistema coletor. Somente 10% das crianças com tumor de Wilms têm calcificações.
- **Neuroblastoma:** este é quase sempre extrarrenal e causa deslocamento – não distorção – do parênquima renal e do sistema coletor. Calcificações são vistas em mais de 50% das crianças com neuroblastoma abdominal.

127. Onde o tumor de Wilms tende a se metastizar?
Localmente, o tumor de Wilms pode crescer através da cápsula renal, invadir as veias renais, estender-se para dentro da veia cava e até progredir para o interior das câmaras do coração. Os pulmões, linfonodos regionais e o fígado são os locais mais comuns de metástase.

128. O que é um tumor de Wilms em estágio V?
O **tumor de Wilms bilateral** é conhecido como um tumor de estágio V. Cada tumor é estadiado independentemente; o prognóstico com doença bilateral não necessariamente é pobre.

129. Quais fatores influenciam o prognóstico de um paciente com tumor de Wilms?
Em geral, o tumor de Wilms acarreta um bom prognóstico. Os fatores que influenciam o prognóstico incluem o estágio do tumor e a histologia, assim como anormalidades cromossomiais, como a perda de heterozigosidade. A perda de heterozigosidade em marcadores no braço distal do cromossomo 16 foi encontrada em cerca de 20% dos tumores de Wilms, enquanto a perda do braço curto do cromossomo 1 foi encontrada em cerca de 10% dos casos. A perda de heterozigosidade de ambos os lócus prenuncia um prognóstico adverso, independente do estágio e da histologia tumorais.

130. A expressão "tumor de células azuis pequenas e redondas" geralmente é usada na descrição de quais tumores da infância?
Neuroblastoma, rabdomiossarcoma, sarcoma de Ewing, leucemia linfoblástica e **linfoma**. Todos aparecem como células azuis, pequenas, redondas, ao exame microscópico de baixa resolução. O exame microscópico de alta resolução, geralmente em combinação com um painel de colorações imuno-histoquímicas e diagnóstico molecular, é necessário para o diagnóstico definitivo.

131. Quais são as localizações mais comuns do sarcoma de Ewing?
A **pelve, a perna, a porção superior do braço** e a **costela**. Esses tumores surgem nas localizações extraesqueléticas (tecido mole) e podem invadir localmente o osso.

132. Qual é a anormalidade molecular vista geralmente no sarcoma de Ewing?
A **translocação t(11:22)** é patognomônica do sarcoma de Ewing. Essa translocação resulta na fusão do gene *EWS-FLI1*, que supostamente interrompe os trajetos regulatórios transcricionais. Cerca de 85% dos sarcomas de Ewing são portadores dessa translocação.

133. Quais são os dois locais mais comuns de metástases nos pacientes com sarcoma de Ewing?
O sarcoma de Ewing geralmente desenvolve metástase para os **pulmões** e, com uma frequência um pouco menor, para os outros **ossos**. Em geral, os linfonodos não estão envolvidos, sugerindo que a disseminação desse tumor é primariamente hematógena.

134. Que tipo de tumor é o osteossarcoma?
O osteossarcoma é um **tumor maligno de células fusiformes** em que as células produzem osteoide neoplásico. É a malignidade óssea primária mais comum em crianças.

135. O osteossarcoma surge geralmente em que parte do osso?
Nas **metáfises de ossos longos** das extremidades. Entre 60% e 80% desses tumores, localizam-se nas metáfises do joelho (*i. e.,* a tíbia proximal ou o fêmur distal) (Fig. 14-5).

ONCOLOGIA

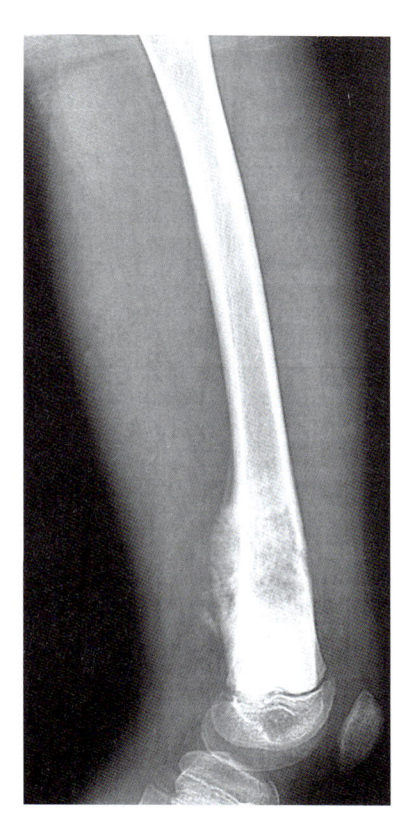

Figura 14-5. Radiografia de um osteossarcoma do fêmur distal com a aparência típica de "explosão estelar" de formação óssea. *(De Kleigman RM, Stanton BF, Schor NF, et al:* Nelson Textbook of Pediatrics, *ed 19. Philadelphia, 2011, Elsevier Saunders, p 1764.)*

136. Todos os pacientes com osteossarcoma requerem ressecção cirúrgica do tumor primário?

A ressecção cirúrgica do tumor primário é um requisito para o tratamento curativo do osteossarcoma. Em contraste com o sarcoma de Ewing, o osteossarcoma é um tumor relativamente resistente à radiação, e assim a ressecção cirúrgica após quimioterapia neoadjuvante é a base do tratamento.

137. Para pacientes com osteossarcoma localizado, que fator é mais preditivo de um resultado favorável?

Os pacientes com **mais de 95% de necrose** do tumor primário (determinada por exame patológico) **após quimioterapia neoadjuvante** têm prognóstico melhor do que aqueles com menores quantidades de necrose.

138. O que o sarcoma de Ewing e o osteossarcoma têm em comum?

Ambos são tratados com quimioterapia neoadjuvante, que consiste em um período inicial de 2 a 3 meses de quimioterapia, seguido por um controle local com cirurgia. Para casos selecionados de sarcoma de Ewing, a radioterapia também é usada. Ambos os tumores podem se transformar em metástases distantes nos pulmões e em outros ossos, e ambos os tumores são cânceres da adolescência. Embora tanto o sarcoma de Ewing quanto o osteossarcoma aparentemente sejam tumores de tecido mole que surgem no osso, apenas o osteossarcoma é realmente um tumor ósseo, enquanto o sarcoma de Ewing é um tumor neuroectodérmico primitivo.

139. Em qual tumor sólido a ressecção cirúrgica das métastases pulmonares é curativa em longo prazo?

Embora muitos sarcomas pediátricos se disseminem para os pulmões, somente a ressecção cirúrgica das metástases pulmonares provenientes do **osteossarcoma** mostrou que contribui definitivamente para a cura, e, em geral, somente quando as metástases são em pequeno número. O papel da ressecção cirúrgica das metástases pulmonares que surgem de outros sarcomas (p. ex., rabdomiossarcoma, sarcoma de Ewing) é menos claro, e esta é realizada apenas em circunstâncias selecionadas.

140. O que é um procedimento de salvamento do membro?
Na tentativa de salvar o máximo possível do tecido natural, os pacientes com sarcomas de tecido mole geralmente são submetidos à cirurgia de "salvamento do membro", na qual o tumor canceroso é removido do osso sem amputação. Por causa da proximidade dos osteossarcomas com a articulação do joelho, isso geralmente resulta também na remoção da articulação. Os pacientes que se submetem a um procedimento de salvamento de membro necessitarão de prótese ou muletas para deambular.

141. Que tipo de tumor é um rabdomiossarcoma?
O rabdomiossarcoma é um **tumor de tecido mole** que surge das células que dão origem ao músculo esquelético estriado. É o principal tumor mais comum de tecido mole da infância.

142. Onde os rabdomiossarcomas geralmente surgem?
As quatro áreas mais comuns são as seguintes: (1) **cabeça e pescoço**; (2) **região genitourinária**; (3) **extremidades**; e (4) **órbita**. A taxa de sobrevida dos indivíduos com tumores em outras áreas é dependente da quantidade, se houver, de resto tumoral após a ressecção e da presença ou ausência de doença metastática.

143. Quais locais de doença estão associados aos melhores resultados em crianças com rabdomiossarcoma?
As localizações favoráveis incluem órbita, cabeça e pescoço (exceto no caso de tumores paramenígeos), vagina e trato biliar. Entre as localizações desfavoráveis estão as extremidades, o retroperitônio e o tronco.

Mazzoleni S, Bisogno G, Garaventa A, et al: Outcomes and prognostic factors after recurrence in children and adolescents with nonmetastatic rhabdomyosarcoma, *Cancer* 104:183–190, 2005.

144. Quais são os dois principais subtipos histológicos de rabdomiossarcoma?
O **rabdomiossarcoma alveolar**, um nome derivado de seu aparecimento histologicamente superficial ao tecido pulmonar, tende a ocorrer em crianças mais velhas e adolescentes. Em sua maioria, esses tumores são portadores da translocação t(2;13) e acarretam um risco mais alto de recorrência. Os **rabdomiossarcomas embrionários** tendem a ocorrer em crianças mais jovens e sua histologia é predominante associada a locais favoráveis a tumores.

145. Qual é o tumor de células germinativas geralmente visto em crianças pequenas?
A maioria dos tumores de células germinativas que aparecem em crianças pequenas são **teratomas benignos,** que ocorrem na região sacrococcígea. Em geral, os pacientes com teratomas maduros são tratados com ressecção cirúrgica, tomando-se o cuidado, no caso de tumores sacrococcígeos, de assegurar que o cóccix seja removido completamente.

146. Por que os marcadores tumorais são avaliados antes da cirurgia para teratomas e outros tumores de células germinativas?
Os *marcadores tumorais* (p. ex., α-fetoproteína, β-HCG) são avaliados se houver previsão de monitoramento pós-operatório de possível recorrência e transformação maligna. Se estiverem elevados ao diagnóstico, esses níveis devem ser obtidos mensalmente nos primeiros 6 meses, porque esse é o período de risco mais elevado. Se não for notada qualquer elevação, o monitoramento intermitente deve ser continuado por um total de 3 anos após a ressecção.

147. A virilização pode estar associada a qual câncer da infância?
Com mais frequência, os tumores que causam virilismo são os que produzem grandes quantidades de deidroepiandrosterona, um 17-cetosteroide. Os tumores que produzem testosterona também podem causar virilização. Mais comumente, estes são **tumores benignos da glândula adrenal**; raramente são malignos. Porém, a distinção entre carcinoma e adenoma benigno geralmente é difícil. Algumas vezes, homens com neoplasias hepáticas primárias podem se tornar virilizados por causa da produção de andrógenos pelo tumor.

148. Qual é a extensão do risco de transformação maligna em testículos não descidos?
O risco de malignidade pode ser **5 a 10 vezes mais alto** nos testículos não descidos do que nos testículos normais. O risco no testículo contralateral também pode estar aumentado. A orquidopexia diminui, mas não elimina, o risco de transformação maligna subsequente.

149. Quais são os tumores hepáticos mais comuns da infância?
O **hepatoblastoma** e o **carcinoma hepatocelular**. Os hepatoblastomas geralmente surgem em bebês e crianças pequenas, enquanto os carcinomas hepatocelulares se desenvolvem durante toda a infância. A infecção pelos vírus das hepatites B e C é o maior fator de risco de ocorrência do carcinoma hepatocelular.

ONCOLOGIA

150. Qual é o marcador tumoral que mais provavelmente estará elevado em crianças com tumores hepáticos?
A maioria dos pacientes com hepatoblastoma ou carcinoma hepatocelular apresenta elevada concentração de α-**fetoproteína** em paralelo com a atividade da doença. A ausência de redução significativa de α-fetoproteína com o tratamento pode significar uma resposta pobre à terapia. Ocasionalmente, os hepatoblastomas produzem gonadotropina coriônica humana β, o que pode resultar em precocidade isossexual.

151. O tratamento de Lance Armstrong para o tumor testicular metastático de células germinativas teve uma importante modificação na terapia padrão. Qual foi essa modificação e por que esse vencedor por sete vezes do *Tour de France* de ciclismo (embora posteriormente desacreditado) a considerou importante?
Lance Armstrong teve um tumor testicular de células germinativas com metástases para o cérebro. A terapia para os tumores de células germinativas é tipicamente uma combinação de cisplatina, etoposida e bleomicina. Bleomicina é um antibiótico glicopeptídico que pode resultar em fibrose pulmonar e comprometimento da função pulmonar. Felizmente, uma série de outros agentes tem excelente atividade no tratamento de tumores de células germinativas, incluindo ifosfamida e etoposida, e assim o senhor Armstrong foi tratado com eficácia *sem* a administração de bleomicina. A toxicidade pulmonar da bleomicina certamente pode ter afetado sua subida de bicicleta para os Pirineus. Em geral, os tumores gonadais de células germinativas, mesmo quando metastáticos, têm bom prognóstico.

TRANSPLANTE DE CÉLULAS-TRONCO

152. Quais são os dois principais tipos de transplante de células-tronco hematopoiéticas?
- **Alógeno:** o receptor recebe células-tronco de um doador HLA idêntico, haploidêntico ou incompatível.
- **Autólogo:** o receptor e o doador são a mesma pessoa.

153. Qual é a importância da compatibilidade HLA nos receptores de transplante de células-tronco hematopoiéticas?
Os genes para HLA, o complexo de histocompatibilidade principal, estão intimamente ligados no cromossomo 6. A compatibilidade entre doador e receptor para haplótipos de classe I (A, B, e C) e classe II (DRB1 e DQB1) do antígeno leucocitário humano (HLA) é vital para um transplante alógeno bem-sucedido de células-tronco hematopoiéticas. Há uma progressiva diminuição na sobrevida pós-transplante a cada alelo HLA incompatível.

Fürst D, Müller C, Vucinic V, et al: High-resolution HLA matching in hematopoietic stem cell transplantation: a retrospective collaborative analysis, *Blood* 22:3220–3229, 2013.

154. Qual é a chance de irmãos terem o mesmo tipo de antígeno leucocitário humano (HLA)?
Os HLAs, que se localizam no cromossomo 6, aproximam a herança mendeliana simples, em que dois irmãos têm 1 chance em 4 de ter a mesma tipagem. Uma mistura de 1% do material também pode ocorrer durante a meiose. Quanto maior a família, mais provável se torna a compatibilidade, conforme é demonstrado pela fórmula $[1 - (0{,}75)^n]$, sendo *n* o número de irmãos. Assim, uma criança com cinco irmãos e irmãs tem uma chance de 76% de ter um irmão com um HLA compatível.

155. Qual é a chance de encontrar um doador não aparentado com HLA compatível?
Embora em teoria o número de possibilidades fosse equivalente ou até excedesse a população do mundo, o que torna a compatibilidade incrivelmente improvável, os tipos de HLA agregam-se em indivíduos de antecedentes genéticos e raciais similares. Em uma estimativa de pessoas de ascendência europeia, cerca de 200.000 indivíduos precisariam ser rastreados para se chegar a uma chance de 50% de encontrar um indivíduo compatível.

Gahrton G: Bone marrow transplantation with unrelated volunteer donors, *Eur J Cancer* 27:1537–1539, 1991.

156. Quais são as diferentes fontes de células-tronco para transplante?
As células-tronco podem ser obtidas do **sangue periférico**, da própria **medula óssea**, ou do **sangue do cordão umbilical** de um recém-nascido. As células-tronco do sangue periférico são coletadas por leucocitaférese, enquanto as da medula óssea são coletadas por meio de múltiplos aspirados da medula óssea. O sangue do cordão é coletado da placenta no momento do parto. O sangue placentário ou do cordão armazenado é uma fonte útil para os pacientes sem um doador histocompatível aparentado em virtude de menos doença do enxerto *versus* hospedeiro (GVHD).

Copelan EA: Hematopoietic stem-cell transplantation, *N Engl J Med* 354:1813–1826, 2006.

157. Quais são as vantagens e desvantagens do sangue do cordão umbilical como fonte de um transplante de células-tronco?

Vantagens
- Nenhum risco para a mãe ou o bebê.
- Disponível, a pedido, após criopreservação.
- Pode ser direcionado às famílias das minorias.
- Doadores não são perdidos em consequência de idade, doença ou realocação.

Desvantagens
- Número limitado de células-tronco na coleta.
- Possível indisponibilidade de células adicionais do doador, se ocorrer falha do enxerto ou recaída.
- Uma condição médica não diagnosticada pode estar presente em recém-nascidos.

158. Como são coletadas as células-tronco?

A medula óssea é coletada por meio de repetidos aspirados da medula óssea, enquanto o doador se encontra sob anestesia geral ou local. A medula geralmente é obtida das cristas ilíacas posteriores. O sangue periférico contém baixos níveis de células-tronco circulantes. No entanto, a administração do fator de crescimento hematopoiético (p. ex., fator estimulante de colônias de granulócitos-macrófagos [GM-CSF]) aumenta muito esse número circulante. As células-tronco do sangue periférico geralmente são obtidas depois de administração de G-CSF ao doador e com coleta por meio de aférese. O sangue do cordão umbilical contém altos números de células-tronco hematopoiéticas no momento do parto. O sangue do cordão é coletado da placenta no momento do parto, e essas células podem ser processadas e criopreservadas em bancos de sangue de cordão.

159. Qual é o racional por trás de um transplante autólogo?

Os *transplantes autólogos* são usados em situações nas quais a quimioterapia em alta dose aumentará a taxa de resposta em tumores quimiossensíveis, mas a toxicidade da quimioterapia intensa é um fator limitante. Essa limitação pode ser superada pela coleta de células-tronco hematopoiéticas dos pacientes, criopreservando-as e então subsequentemente reinfundindo-as depois de receberem a quimioterapia e/ou a radioterapia.

160. Existem indicações não malignas para o transplante de células-tronco hematopoiéticas?

A lista de indicações não malignas está crescendo, tanto para distúrbios hereditários, cuja origem é rastreada até as células-tronco hematopoiéticas (p. ex., doença falciforme, talassemia maior), e mais recentemente para distúrbios hereditários não hematopoiéticos, nos quais o enxerto de células-tronco pode melhorar o dano aos órgãos-alvo. Foram incluídas nessas últimas doenças a epidermólise bolhosa e a anemia de Fanconi.

Tolar J, Mehta PA, Walters MC: Hematopoietic cell transplantation for nonmalignant disorders, *Biol Blood Marrow Transplant* 18(1 Suppl):S166–SI 71, 2012.

161. Na medicina de transplante, a que se refere o termo "condicionamento"?

Condicionamento refere-se ao regime preparatório necessário para se alcançar a ablação da medula óssea e a supressão imune para que um enxerto de doador seja bem-sucedido. Esse regime de condicionamento também é importante na erradicação da doença de base para a qual o indivíduo está recebendo o transplante.

162. Quais são as três categorias mais comuns de regimes de condicionamento?

- **Mieloablativa:** esta consiste em um único agente ou na combinação de agentes que destroem completamente as células-tronco hematopoiéticas na medula óssea do paciente. O resultado é pancitopenia grave, que, geralmente, é irreversível e pode ser fatal sem a infusão de resgate de células-tronco. Os regimes mieloablativos atuais podem incluir irradiação corporal total ou bussulfano em alta dose.
- **Não mieloablativa:** esta provoca citopenia mínima (mas linfopenia grave) e não requer suporte de células-tronco.
- **Intensidade reduzida:** uma categoria intermediária de regimes, que pode levar a citopenias prolongadas (embora geralmente não sejam irreversíveis) e pode necessitar de infusão de células-tronco para suporte.

Bacigalupo A, Ballen K, Rizzo D, et al: Defining the intensity of conditioning regimens: working definitions, *Biol Blood Marrow Transplant* 15:1628–1633, 2009.

163. Quais são os principais efeitos colaterais decorrentes da irradiação corporal total usada no condicionamento?

Em curto prazo, a irradiação corporal total pode causar **pneumonite intersticial** e **nefrite**. Em longo prazo, a irradiação corporal total pode levar a cataratas, retardo de crescimento, hipotireoidismo, outra disfunção endócrina, infertilidade e malignidades secundárias. Os efeitos em longo prazo da irradiação corporal total nas funções pulmonar, cardíaca e neuropsiquiátrica continuam a ser estudados.

ONCOLOGIA

164. Quais medidas profiláticas devem ser adotadas após transplante de células-tronco?
Os pacientes podem receber antibióticos para descontaminação intestinal. Um agente antifúngico oral, como o fluconazol, também é administrado frequentemente. Os pacientes devem receber profilaxia para *P. jiroveci* e reposição intravenosa de imunoglobulinas. Aciclovir também pode ser administrado.

165. Qual é a complicação precoce mais comum vista em pacientes após transplante de células-tronco hematopoiéticas?
A **mucosite** é a complicação precoce mais comum vista em pacientes após transplante autólogo ou alógeno de células-tronco hematopoiéticas. Ocorre frequentemente na situação de regimes preparatórios mieloablativos e do uso de metotrexato para profilaxia de GVHD. Se a mucosite for grave o suficiente, o paciente pode não conseguir tolerar a ingestão oral e pode necessitar de nutrição parenteral total para manter suas necessidades calóricas diárias.

166. Quais são as principais características da doença do enxerto *versus* hospedeiro (GVHD)?
A *GVHD aguda* tipicamente começa com a febre, que é seguida por uma erupção cutânea de cor salmão nas palmas das mãos e plantas dos pés. A erupção cutânea pode ser pruriginosa e descamar. Hepatite (com icterícia e elevação da transaminase) e gastroenterite (com diarreia, perda de peso e dor abdominal) também podem ocorrer.

167. Como a GVHD é tratada?
Doses de metotrexato, ciclosporina ou tacrolimos durante o período pós-transplante imediato podem ser administradas na tentativa de prevenir o desenvolvimento de GVHD aguda. A depleção de células T no enxerto de medula óssea também diminui a incidência de GVHD. Para o tratamento de GVHD aguda, esteroides, ciclosporina ou tacrolimos podem ser usados isoladamente ou em combinação, dependendo da extensão da incompatibilidade doador-receptor e da gravidade da GVHD.

Carpenter PA, MacMillan ML: Tratamento of acute graft-*versus*-host doença in crianças, *Pediatr Clin North Am* 57:273–295, 2010.

168. Quais são os fatores de risco para GVHD?
Existem múltiplos fatores de risco para GVHD. Primeiramente, está a relação de parentesco do doador com o receptor. O transplante de doador não aparentado apresentará risco maior de GVHD do que o de um doador aparentado compatível. Em segundo lugar, o número de células T recebido é um fator de risco, estando os números mais altos de células T associados a risco maior de GVHD. A idade do doador e o estado de paridade de uma doadora também são fatores de risco, sendo os doadores mais velhos e as doadoras multíparas os que apresentam riscos mais altos de GVHD.

169. Qual é o diagnóstico mais provável para um paciente que experimenta ganho de peso, dor no quadrante superior direito e hepatomegalia 10 dias após uma infusão de células-tronco?
O paciente mais provavelmente tem **doença venoclusiva (VOD)**, também conhecida como síndrome da **obstrução sinusoidal (SOS)**. A VOD/SOS se deve a dano nas células endoteliais hepáticas, o qual então induz a ativação da cascata de coagulação dentro dos sinusoides hepáticos e subsequente reversão do fluxo sanguíneo através do fígado. A VOD/SOS grave pode se caracterizar por ganho de peso superior a 10%, insuficiência respiratória, síndrome hepatorrenal e alterações do estado mental. O tratamento dos centros de VOD consiste em manter um adequado volume intravascular sem comprometer a função respiratória e administração de defibrotide.

Agradecimentos

Os editores agradecem não apenas as contribuições dos Drs. Richard Aplenc, Emily Lipsitz e Peter Adamson, mas também as de todos os autores mantidos das edições anteriores de *Segredos em Pediatria*.

ORTOPEDIA

Benjamin D. Roye, MD, MPH

QUESTÕES CLÍNICAS

1. O que é torcicolo?
Torcicolo, também chamado de deformidade postural em torção ("*cock-robin*"), é a inclinação combinada da cabeça em uma direção e rotação em direção oposta. Essa deformidade pode ser fixa ou flexível.

2. Qual é o diagnóstico diferencial de torcicolo?
Torcicolo é um sintoma que tem uma variedade de etiologias subjacentes:

Óssea: anomalias atlanto-occipitais, ausência unilateral da vértebra C1, síndrome de Klippel-Feil (fusão das vértebras cervicais), deslocamento rotatório atlantoaxial, impressão basilar.

Não óssea: torcicolo muscular congênito, síndrome de Sandifer (refluxo gastroesofágico grave), disfunção ocular (estrabismo, crise oculogírica), infecções (adenite cervical, abscesso retrofaríngeo), tumores do sistema nervoso central, siringomielia, malformação de Arnold-Chiari, pele alada anormal (pterígio *coli*).

3. O raio X de um menino de 10 anos obtido para descartar fratura do tornozelo revela uma lesão lítica bem circunscrita de 4 mm, no córtex da tíbia, que está longe do local em que ele apresenta os sintomas. Qual é o diagnóstico mais provável?
Há vários achados incidentais no raio X com pouco significado clínico, algumas vezes chamados de "incidentalomas." A lesão descrita aqui pode ser facilmente um defeito cortical fibroso, também chamado de **fibroma não ossificante**. Esse é o *tumor benigno mais comum* na infância e tipicamente se resolve espontaneamente. Lesões muito grandes raramente podem enfraquecer o osso o suficiente para apresentar um risco de fratura, e uma pequena porcentagem dessas lesões apresenta fratura patológica.

4. Quais são dois outros tipos comuns de tumores ósseos benignos em crianças?
Cistos ósseos unicamerais (UBC) e **cistos ósseos aneurismáticos (ABC)**. Essas lesões tendem a ocorrer nas metáfises dos ossos longos e tipicamente têm aparência lítica "bolhosa" ao raio X, embora tipicamente tenham margens bem definidas por serem de crescimento lento. Geralmente, ambos são tratados por meio de cirurgia com curetagem do cisto e colocação de um enxerto ósseo para facilitar a cura.

5. Como e por que é importante diferenciar entre um ABC e um UBC?
Embora a aparência dos ABCs e UBCs ao raio X possa ser muito similar, os níveis de fluido-fluido vistos em imagem por ressonância magnética (RM) são patognomônicos de ABCs e não serão vistos nos UBCs (que são, algumas vezes, chamados de "cistos simples" por essa razão). Os níveis fluido-fluido vistos nos ABCs representam os dois fluidos no cisto, o fluido e o sangue císticos. É muito importante diferenciar entre as duas lesões antes da cirurgia! Embora ambas as lesões sejam benignas, os **ABCs podem ser localmente agressivos e têm uma taxa de recorrência muito mais alta**. Os ABCs geralmente **são associados a outros tumores,** incluindo tumor de célula gigante, condroblastoma e displasia fibrosa. Assim, tipicamente uma cirurgia aberta mais agressiva será realizada para um ABC, enquanto procedimentos menos agressivos percutâneos geralmente são tentados para os UBCs.

6. O que é raquitismo?
Raquitismo é a falha de calcificação do osteoide na criança em crescimento, causada com mais frequência por falta de vitamina D. O equivalente adulto é a osteomalacia.

7. Quais são os sinais físicos sugestivos de raquitismo?
As anormalidades anatômicas do raquitismo resultam primariamente da incapacidade de mineralizar normalmente o osteoide; os ossos se tornam fracos e subsequentemente deformados. Os sinais de raquitismo incluem o seguinte:
- Encurvamento femoral e tibial.
- Atraso no fechamento das suturas e das fontanelas.
- *Pectus carinatum* ou "peito de pombo" (protrusão anterior do esterno).
- Espessamento frontal e formação de bossa da testa.

- Esmalte dental defeituoso.
- Sulco de Harrison (uma borda de indentação da costela na inserção do diafragma).
- Placas de crescimento alargadas nos punhos e tornozelos.
- "Rosário raquítico" (junções costocondrais aumentadas).

8. Quais ossos são conhecidos por desenvolverem necrose asséptica (também chamada de avascular)?
As **osteocondroses** são um grupo de distúrbios nos quais ocorre necrose asséptica das epífises, com subsequente fragmentação e reparo (Tabela 15-1). A causa exata é desconhecida, na maioria dos casos. No entanto, o uso de esteroide sistêmico foi associado ao desenvolvimento de necrose asséptica. Geralmente, o paciente apresenta dor no local afetado.

Tabela 15-1. Idade Típica de Início das Osteocondroses

LOCALIZAÇÃO	EPÔNIMO	CARACTERÍSTICAS CLÍNICAS
Osso navicular do tarso	Doença de Köhler	6
Cabeça do úmero distal	Doença de Panner	9-11
Semilunar carpiano	Doença de Kienböck	16-20
Epífise lunar distal	Doença de Burns	13-20
Cabeça do fêmur	Doença de Legg-Calvé-Perthes	3-5

9. Quais são os padrões de herança e as características clínicas da osteogênese imperfeita?
Dos vários tipos de *osteogênese imperfeita*, o tipo IV é o mais comum, que ocorre em 1 entre 30.000 nascidos vivos. As características clínicas variam e dependem da gravidade da condição (Tabela 15-2).

Tabela 15-2. Tipos de Osteogênese Imperfeita

TIPO	HERANÇA	CARACTERÍSTICAS CLÍNICAS
I	Autossômica dominante	Fragilidade óssea, escleras azuladas, início de fraturas após o nascimento (mais comuns em idade pré-escolar)
Tipo A		*Sem* dentinogênese imperfeita
Tipo B		*Com* dentinogênese imperfeita
II	Autossômica recessiva	Letal no período perinatal, escleras azul-escuras, fêmures em concertina, costelas em contas
III	Autossômica recessiva	Fraturas ao nascimento, deformidade progressiva, escleras e audição normais

10. A síndrome de McCune-Albright está associada a quais anormalidades esqueléticas?
Displasia fibrosa poliostótica (*i. e.,* tecido fibroso que substitui os ossos). A displasia fibrosa ocorre com mais frequência nos ossos longos e na pelve, podendo resultar em deformidade e/ou aumento da espessura do osso. A displasia fibrosa associada à puberdade precoce e manchas café com leite é conhecida como *síndrome de McCune-Albright*.

11. Quais são as causas da marcha com os pés virados para dentro (pisada de pombo)?
A marcha com os pés virados para dentro pode decorrer de problemas nos pés, na tíbia ou no quadril:
Pé:
- Metatarso aduto ou varo.
- Talipe equinovaro (pé torto).

Perna:
- Torção tibial (interna).

Quadril:
- Anteversão femoral (torção femoral medial).
- Paralisia (pólio, mielomeningocele).
- Espasticidade (paralisia cerebral).
- Acetábulo mal direcionado.

Tunnessen WW Jr: *Signs and Symptoms in Pediatrics*, ed 3. Philadelphia, 1999, Lippincott Williams & Wilkins, pp 693-695.

12. A pisada com os pés virados para dentro é um problema?

A maioria dos casos de marcha com os pés virados para dentro não é problema patológico. Há uma variação normal do posicionamento do pé durante a marcha, que pode ir desde uma ligeira rotação interna até uma ligeira rotação externa. Muitas crianças melhoram seu andar à medida que ficam mais velhas: a maioria delas não possui um padrão de marcha madura até por volta dos 7 anos de idade. Muitos corredores de elite viram os pés quando correm porque ficam mais rápidos dessa maneira. A maioria dos pais adora esse tipo de informação.

13. Quando a pisada com os pés virados para dentro precisa ser tratada?

A *pisada com os pés virados para dentro* raramente requer outro tratamento senão a tranquilização da família de que o andar de seu filho irá melhorar com o tempo. A anteversão femoral e a torção tibial quase nunca requerem tratamento na criança neurologicamente normal. Os tratamentos tradicionais, como as mal-afamadas botas e barras bem como os sapatos ortopédicos, nada fazem para mudar a história natural desses problemas. O metatarso aduto frequentemente se resolve nos 2 primeiros anos de vida, mas os pés que são rígidos (*i. e.*, o pé não pode ser facilmente manipulado para a posição normal) ou os casos graves podem necessitar de uma tala; sapatos com cordões apertados; ou, nos casos extremos, de cirurgia. Crianças com problemas rotacionais extremos ou rotação muito assimétrica ocasionalmente beneficiam-se da cirurgia para desrotacionar o osso afetado (fêmur ou tíbia).

14. Um paciente de 15 anos com dor tibial (agrava-se à noite e é aliviada por medicamentos anti-inflamatórios não esteroides) tem uma pequena área lítica circundada por formação óssea reativa no raio X. Qual é o diagnóstico provável?

Osteoma osteoide, um tumor benigno de formação óssea, é visto tipicamente em crianças mais velhas e adolescentes e exibe predominância masculina (razão homem:mulher 2:1). A maioria das crianças se queixa de dor localizada, geralmente no fêmur e na tíbia; no entanto, braços e vértebras também podem ser envolvidos. Radiografias podem demonstrar uma área osteolítica, circundada por osso densamente endurecido reacional, e as cintilografias ósseas revelam "pontos quentes" (*hot spots*). A tomografia computadorizada (TC) mostrará um "ninho" no meio da lesão, que é patognomônico desse diagnóstico. O local tem geralmente diâmetro < 1 cm e surge na junção de córtex velho e novo. Patologicamente, a lesão é um tecido fibroso altamente vascularizado com uma matriz osteoide e espículas ósseas mal calcificadas circundadas por uma densa zona de osso esclerótico. O tratamento é a excisão cirúrgica.

15. Qual é o significado clínico da discrepância de comprimento entre os membros?

Uma significativa porção da população tem leve discrepância de comprimento entre os membros. As discrepâncias de comprimento entre os membros < 2 cm em um indivíduo esqueleticamente maduro geralmente não requerem tratamento. No entanto, discrepâncias maiores podem levar a problemas que incluem claudicação e dor nas costas. Com o tempo, outros problemas podem ser vistos, incluindo contraturas do tendão do calcâneo na perna curta e artrite tardia do quadril.

16. Quais são as possíveis causas de discrepância de comprimento entre os membros?

- **Anomalias congênitas:** fêmur curto congênito, deficiência femoral focal proximal, ausência congênita da fíbula, curvatura posteromedial da tíbia, hipoplasia tibial, hemi-hipertrofia congênita.
- **Tumores:** neurofibromatose, displasia fibrosa, encondromatose, exostose múltipla hereditária, síndrome de Klippel-Trenaunay-Weber.
- **Trauma:** lesões da placa de crescimento, fratura.
- **Infecção:** artrite séptica, osteomielite (a infecção pode danificar as placas de crescimento).
- **Inflamatória:** artrite idiopática juvenil.

17. Quais são os princípios gerais de tratamento da discrepância de comprimento entre os membros?

- *0 a 2 cm:* nenhum tratamento.
- *2 a 6 cm:* levantamento com sapato, epifisiodese.

- *6 a 20 cm:* alongamento do membro.
- *> 20 cm:* adaptação protética.

Há flexibilidade nessas orientações para englobar fatores como ambiente, motivação, inteligência, adesão ao tratamento, estabilidade emocional, desejos do paciente e do genitor, estatura final predita, bem como patologia associada nos membros.

Friend L, Widmann RF: Advances in the management of limb length discrepancy and lower limb deformity, *Curr Opin Pediatr* 20:46–51, 2008. Guidera KJ, Helal AA, Zuern KA: Management of pediatric limb length inequality, *Adv Pediatr* 42:501–543, 1995.

18. O que é cotovelo de babá?

Também conhecido como pronação dolorosa, o cotovelo de babá é uma subluxação da cabeça radial sob o ligamento orbicular (ou anular) resultante da tração axial aplicada ao braço estendido de uma criança pequena (Fig. 15-1). Em virtude da patologia, alguns especialistas também preferem o termo "compressão do ligamento anular" ou "deslocamento do ligamento anular". Clinicamente, a criança não quer mover o membro afetado (pseudoparalisia), e há sensibilidade diretamente sobre a cabeça radial. Tentativas de colocar o antebraço em supinação causam dor significativa. O diagnóstico é feito tipicamente por meio da história e do exame físico. As radiografias são normais e não indicam se o mecanismo da lesão é condizente com esse diagnóstico. Se houver trauma direto ou trauma de torção, ou a criança tiver sensibilidade localizada significativa ou edema ao exame, deve-se considerar uma radiografia para avaliar possibilidade de fratura.

Rudloe TF, Schutzman S, Lee LK, et al: No longer a "nursemaid's" elbow: mechanisms, caregivers and prevention, *Pediatr Emerg Care* 28:771–774, 2012.

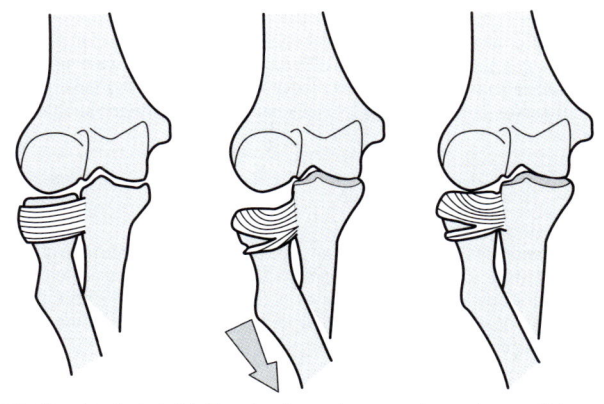

Figura 15-1. Patologia do cotovelo de babá. Quando o braço é empurrado, a cabeça radial move-se distalmente. Quando a tração é descontinuada, o ligamento é levado para dentro da articulação. *(De Kleigman RM, Stanton BF, Schor NF, et al., editors: Nelson Textbook of Pediatrics, ed 19. Philadelphia, 2011, Elsevier Saunders, p 2384.)*

19. Como o cotovelo de babá é reduzido?

Dois métodos podem ser empregados. Em um deles, a cabeça radial subluxada é reduzida por meio de supinação do antebraço estendido, seguida pela flexão total do cotovelo. No outro, realiza-se a superpronação do antebraço. Quando bem-sucedida a redução, um clique audível e palpável muitas vezes está presente. A criança começará a usar o braço espontaneamente (em geral, após alguns minutos de choro). Estudos limitados verificaram que o método da pronação pode ser mais eficaz e menos doloroso do que o método da supinação como técnica de redução.

Gunaydin YK, Katirci Y, Duymaz, et al: Comparison of success and pain levels of supination-flexion and hyperpronation maneuvers in childhood nursemaid's elbow cases, *Am J Emerg Med* 31:1078–1081, 2013.

CAPÍTULO 15

20. Quais sinais e sintomas sugerem uma causa séria de dor nas costas em uma criança que justifica outras avaliações?
Sintomas: idade < 4 anos; dor que interfere nas atividades diárias na escola, brincadeiras ou esportes; dor com duração de mais de 4 semanas; dor noturna (geralmente associada a tumor); dor que se irradia para a perna; febre ou outros sintomas sistêmicos; claudicação ou marcha alterada; alterações em intestino ou bexiga.
Sinais: alterações posturais; dedos do pé em garra, alterações da marcha, alterações nos hábitos intestinais e da bexiga, outras anormalidades neurológicas; ponto de sensibilidade reproduzível: dor à hiperextensão das costas; hematoma.

Davis PJC, Williams HJ: The investigation and management of back pain in children, *Arch Dis Child Educ Pract Ed* 93:73–83, 2008.

21. Qual é o diagnóstico diferencial de dor nas costas em crianças?
- **Infeccioso:** discite, osteomielite vertebral, tuberculose vertebral.
- **Desenvolvimental:** espondilólise, espondilolistese, cifose de Scheuermann, escoliose.
- **Traumático:** disco herniado, dor muscular, fraturas, fratura da apófise vertebral.
- **Inflamatório:** artrite idiopática juvenil, espondilite anquilosante.
- **Neoplásico:** granuloma eosinofílico, osteoma osteoide ou osteoblastoma, cisto ósseo aneurismático, leucemia, linfoma, sarcoma de Ewing, osteossarcoma.
- **Visceral:** infecção do trato urinário, hidronefrose, cistos ovarianos, doença intestinal inflamatória.

Thompson GH: Back pain in children, *J Bone Joint Surg. Am* 75:928–937, 1993.

22. As mochilas escolares contribuem para a dor nas costas?
Provavelmente, porém é algo controverso. Alguns especialistas sugerem que os limites de cargas máximas levantadas por crianças devem ser de 5% a 20% do peso corporal. Em alguns estudos, mais de um terço dos estudantes carregaram mais de 30% de seu peso corporal pelo menos uma vez durante a semana escolar. Com a aparente incidência crescente de dor nas costas em crianças e adolescentes (particularmente aquelas com placas de crescimento abertas), a mochila volumosa pode ser uma causa contribuinte.

Dockrell S, Simms C, Blake C: Schoolbag weight limit: can it be defined? *J Sch Health* 83:368–377, 2013.

23. O que constitui uma emergência ortopédica?
Existem poucas emergências verdadeiras em ortopedia que requerem imediata atenção, mas as condições que se enquadram nessa categoria incluem: fraturas abertas, síndrome compartimental iminente, fraturas do colo femoral (incluindo deslocamentos instáveis da fise femoral proximal ou epifisiólise proximal femoral – SCFE), deslocamento de articulações importantes (*i. e.,* joelho, quadril, coluna vertebral), artrite séptica, síndrome da cauda equina.

PONTOS-CHAVE: EMERGÊNCIAS ORTOPÉDICAS PEDIÁTRICAS – SEM DEMORA!
1. Fratura aberta.
2. Síndrome compartimental iminente.
3. Deslocamento de articulações importantes.
4. Artrite séptica.
5. Lesão arterial.

DISTÚRBIOS DO PÉ

24. Bebês e crianças precisam de sapatos?
Estar descalço é o estado natural do pé. Os humanos evoluíram sem sapatos, e os indivíduos que passaram a maior parte de suas vidas descalços têm pés mais fortes e menos deformidades neles do que os que usam sapatos. Antes de começar a andar, os bebês não precisam de coberturas nos pés, a não ser para mantê-los aquecidos. Depois que a criança começa a andar, os sapatos irão oferecer-lhes proteção contra o frio e objetos cortantes. A AAP recomenda sapatos macios, flexíveis e leves para os que começam a andar — em vez de sapatos com suportes volumosos e pesados.

ORTOPEDIA

25. Qual é a anormalidade podal mais comum do pé congênito?

Metatarso aduto, também conhecido como metatarso varo, é a anormalidade mais comum. Em pacientes com essa condição, o antepé é virado em direção à linha média como resultado de adução dos ossos metatarsais nas articulações tarsometatarsais. O retropé (calcanhar) é normal (Fig. 15-2). A maioria dos casos é leve e flexível, sendo o pé facilmente endireitado com o alongamento passivo. Um teste simples para determinar se a curvatura em formato de rim está dentro dos limites normais é feito desenhando-se uma linha com bissecção no calcanhar. Quando estendida, essa linha cai normalmente entre o segundo e o terceiro espaços do artelho. Se cair mais lateralmente, o metatarso aduto está presente. Em muitos casos, suspeita-se que o posicionamento *in utero* seja a causa da condição. É visto com mais frequência nos filhos primogênitos, presumivelmente porque as mães primigrávidas têm tônus muscular mais forte em suas paredes uterinas e abdominais.

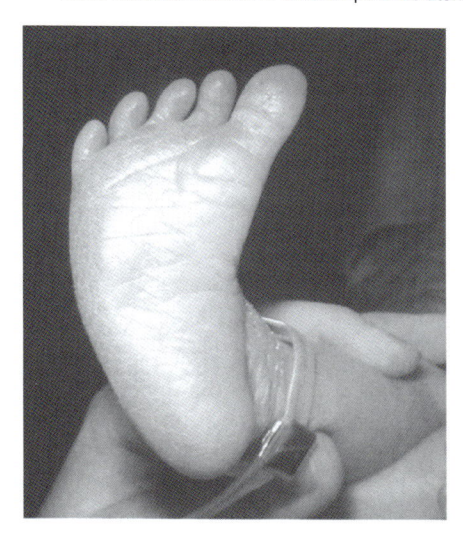

Figura 15-2. Metatarso aduto. *(De Clark DA:* Atlas of Neonatology. *Philadelphia, 2000, WB Saunders, p 224.)*

26. Como se trata o metatarso aduto?

Se for possível abduzir o pé passivamente além da posição neutra, o prognóstico é excelente para uma correção espontânea sem qualquer intervenção terapêutica. Naqueles pés que estão mais enrijecidos, um programa de alongamento passivo se justifica. Os pais são instruídos a segurar o calcanhar em posição neutra e abduzir manualmente o antepé usando o polegar colocado sobre o cuboide como um fulcro. Essa posição exagerada deve ser mantida por alguns segundos, e o alongamento, repetido 10 vezes a cada sessão. Essas sessões devem ocorrer na hora do banho e da troca de fralda. Se isso não melhorar o pé, então uma órtese (*brace*) e/ou tala podem ajudar.

27. Como se distingue o pé torto de um metatarso aduto grave?

O *pé torto*, ou *talipes equinovaro*, é distinguido patologicamente pela combinação de anormalidades de antepé e retropé, que resultam em uma deformidade equina fixa (rígida) e vara do retropé. Muitas vezes, o metatarso aduto é um componente dos pés tortos, porém um metatarso aduto isolado do retropé (calcanhar) é *normal*. Se for possível a dorsiflexão do tornozelo até a posição neutra ou além, o metatarso é o diagnóstico mais provável.

28. Como se trata o pé torto?

A maioria dos pés tortos responde bem a talas em série usando-se o método de Ponseti. As talas devem ser aplicadas logo após o nascimento, e elas são trocadas semanalmente. Durante o curso de 3 a 8 talas, pode-se esperar significativa melhora no formato do pé. Cerca de 80% dos pés que são corrigidos com talas necessitarão de tenotomia do tendão do calcâneo, para corrigir a deformidade equina. Para aqueles pés que não são corrigidos adequadamente com tala, será necessária a liberação cirúrgica mais extensa.

Smith PA, Kuo KN, Graf AN, et al: Long-term results of comprehensive clubfoot release *versus* the Ponseti method: which is better? *Clin Orthop Relat Res* 472:1281–1290, 2014.

29. O que é um pé calcâneo valgo?

Essa deformidade comum, uma espécie de antepé torto, é o resultado de um "defeito de embalagem" *in utero* e é considerada uma variante normal. A deformidade é o oposto exato do pé torto: o pé fica em uma posição agudamente dorsiflexionada, com a parte de cima do pé em contato com a superfície anterolateral da perna. O calcanhar está em valgo grave, e o antepé está acentuadamente abduzido. Em geral, o pé é flexível, e tanto o calcanhar quanto o antepé podem ser corrigidos para uma posição neutra. A correção espontânea é a norma. No entanto, em geral, é benéfico que os pais alonguem passivamente o pé (e isso faz com que os pais se sintam melhores e proativos).

30. De que se deve suspeitar quando o pé cavo é notado no exame?

Pés cavos, ou pés altos arqueados (geralmente associados aos dedos do pé em garra), podem resultar de contraturas ou distúrbio do equilíbrio muscular (Fig. 15-3). Uma etiologia neurológica sempre deve ser considerada e procurada. O diagnóstico diferencial inclui uma variante familiar normal, doença de Charcot-Marie-Tooth, espinha bífida ou outra anomalia da medula espinhal, atrofia do músculo fibular, ataxia de Friedreich, síndrome de Hurler e pólio. Uma consulta com neurologista e/ou a RM da coluna vertebral geralmente são indicadas.

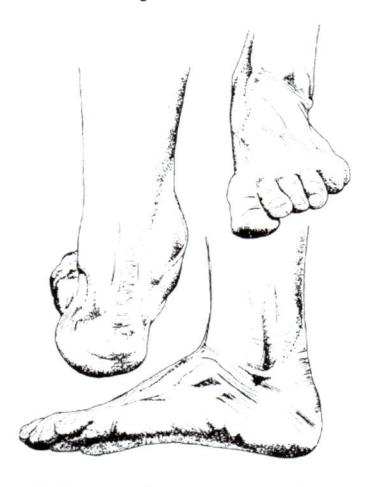

Figura 15-3. Pé cavo. *(De Mellion MB, Walsh WM, Shelton GL:* The Team Physician's Handbook, *ed 2. Philadelphia, 1997, Hanley & Belfus, p 603.)*

31. Devem-se dar sapatos corretivos a crianças com pés planos flexíveis?

Apenas muito raramente. Pés planos flexíveis (*pés planos valgos*) são um achado comum em bebês e crianças e em aproximadamente 15% dos adultos. Durante atividade de suporte de peso, os ligamentos que apoiam o estiramento do arco medial longitudinal e o arco se tornam achatados. O calcanhar também pode ir para uma posição valga aumentada (para fora). Não existem parâmetros que definam um pé plano flexível; percebe-se que é uma variante normal, que resulta da flacidez dos ligamentos. As crianças tipicamente não se queixam de dor, e um arco pode ser criado facilmente pela remoção do peso dos pés, com a criança em pé sobre os artelhos ou dorsiflexionando o hálux. Essa condição se distingue de pés planos patológicos, em que a ausência de suporte de peso não diminui a condição plana e a rigidez está presente no exame físico. Estudos prospectivos demonstraram que sapatos corretivos ou inserções ortóticas não são necessários em crianças pequenas com pés planos assintomáticas, porque o arco pode se desenvolver espontaneamente durante os primeiros 8 anos de vida, e, até quando não o fazem, os arcos não alteram a história natural.

Dare DM, Dodwell ER: Pediatric flatfoot: cause, epidemiology, assessment and treatment, *Curr Opin Pediatr* 26:93–100, 2014.

32. Quando devo me preocupar com uma criança com pés planos?

Os pés planos se tornam preocupantes se forem rígidos (em oposição aos flexíveis), dolorosos, ou causarem incapacidade (como menos resistência para andar ou correr). Se qualquer dessas condições ocorrer, a criança deve ser avaliada por um especialista para um possível tratamento, incluindo fisioterapia (para alongar os tendões do calcâneo e fortalecer os músculos do pé e do tornozelo); ortótica; ou, em casos raros, cirurgia.

ORTOPEDIA

33. De que maneira a causa da dor no pé varia por idade?
- **0 a 6 anos:** sapatos mal-adaptados, corpo estranho, fratura oculta, osteomielite, artrite idiopática juvenil (se outras articulações estiverem envolvidas), febre reumática (pé plano hipermóvel).
- **6 a 12 anos:** sapatos mal-adaptados, corpo estranho, osso navicular acessório, fratura oculta, coalizão tarsal (pé plano espástico fibular), unha encravada do artelho, pé plano hipermóvel.
- **12 a 19 anos:** sapatos mal-adaptados, corpo estranho, unha encravada do dedo do pé, pé cavo, pé plano hipermóvel com tendão do calcâneo contraído, entorses do tornozelo, fratura por estresse.

Gross RH: Foot pain in children, *Pediatr Clin North Am* 33:1395–1409,1986.

34. Um menino de 10 anos com entorses recorrentes do tornozelo e pés planos dolorosos deve ser avaliado para qual possível diagnóstico?
Coalizão tarsal. A fusão de vários ossos tarsais via pontes fibrosas ou ósseas pode resultar em um pé rígido que se inverte com dificuldade. Quando a inversão do pé é efetuada durante um exame, ocorre sensibilidade no aspecto lateral do pé, e os tendões fibulares se tornam muito proeminentes. Assim, essa condição também é referida como "pé plano espástico fibular". A não ser que a condição seja muito grave e justifique uma cirurgia, sapatos corretivos geralmente são um tratamento adequado. Outras possíveis causas de um pé plano rígido incluem artrite reumatoide, artrite séptica, artrite pós-traumática, condições neuromusculares e talo vertical congênito.

FRATURAS

35. Quais são os padrões de fraturas únicos em crianças?
As crianças podem sofrer de **fraturas fiseais (placa do crescimento), fraturas em fivelas, fraturas em galho verde e lesões de deformação plástica.** A maioria das fraturas em crianças incorpora um ou mais desses padrões.

36. O que é uma fratura em fivela?
Os ossos das crianças são mais moles e mais plásticos do que os ossos dos adultos. Seus ossos se curvam sem realmente se quebrar. A *fratura em fivela (ou toro)* ocorre quando um osso é curvado (geralmente em consequência de uma queda), e forças compressivas forçam o córtex, provocando um protuberância no osso. Isso é análogo ao que acontece a uma lâmina metálica em um carro envolvido em uma colisão. Embora essa seja uma fratura, o osso ainda é inteiriço e continua estável, razão pela qual essas fraturas muitas vezes são diagnosticadas uma semana ou duas após a lesão, para surpresa e desgosto dos pais que haviam ignorado as queixas de seu filho.

37. O que é uma fratura em galho verde?
A *fratura em galho verde* é uma fratura incompleta de um osso longo. Ela é assim chamada porque o padrão de fratura é similar ao que acontece quando se tenta quebrar um galho ainda vivo (ou galho verde) ao meio: o galho irá se quebrar em um lado, mas não totalmente. Da mesma forma, em uma fratura em galho verde, apenas um córtex é fraturado, enquanto o outro córtex permanece intacto, ainda que geralmente curvado.

38. O que significa deformação plástica?
A maciez, ou plasticidade, dos ossos de uma criança permite que se curvem sem quebrar. Quando se pega um bastão metálico, curvando-o um pouco, ele tende a retornar à sua posição original. No entanto, se curvá-lo mais, ele poderá voltar, mas não totalmente, deixando-o como um bastão curvo. O mesmo ocorre com os ossos das crianças. Dependendo da quantidade de força e energia transmitida para dentro do osso como resultado de uma lesão, primeiramente o osso se curvará, depois ficará protuberante, e depois se quebrará. Então, um pouquinho de força curvará o osso, deixando a criança com um antebraço curvado (de longe, é a localização mais comum desse padrão de lesão). Um pouco mais de força causará a curvatura do córtex, e mais força ainda fará com que a linha de fratura se estenda através do osso. É importante perceber que os ossos plasticamente deformados não se remodelam, por não haver uma resposta de cura, como a que ocorre quando o osso realmente se quebrou. Portanto, nos pacientes com ossos com deformação plástica, geralmente estes precisam ser endireitados (em sala cirúrgica ou sob sedação). Essa manobra geralmente resulta na ocorrência de uma fratura completa, que pode necessitar de fixação interna com bastões, fios ou placas.

39. Quais são os locais mais frequentes de fraturas em crianças?
- Clavícula.
- Rádio distal.
- Ulna distal.

40. O que é uma fratura aberta?
Em uma *fratura aberta*, o local de fratura comunica-se com o ambiente externo, geralmente como resultado de perfuração da pele pelo osso. Com frequência, o osso projeta-se e então cai sob a pele, assim

qualquer laceração no local de uma fratura deve ser presumida como uma fratura aberta até prova em contrário. A incidência de infecção nas fraturas abertas é maior, além de ocorrer um grau mais alto de dano ao tecido mole, quando comparadas com as fraturas fechadas.

41. O que é uma fratura dos recém-caminhadores (*toddler*)?
A *fratura dos recém-caminhadores* é aquela da tíbia em crianças de 9 meses a 3 anos de idade como resultado de forças rotacionais de baixa energia. Tipicamente, essas fraturas têm aparência espiralada e não são deslocadas. A fíbula raramente é fraturada. A criança fica claudicante, ou com mais frequência, recusa-se a suportar peso. Se a criança estiver confortável em repouso, nenhuma imobilização é necessária, mas algumas crianças (e famílias) ficarão mais confortáveis com o uso de uma órtese ou tala por cerca de 2 a 3 semanas.

42. Como são classificadas as fraturas da placa de crescimento?
A classificação de Salter-Harris das lesões da placa de crescimento (fise) (Fig. 15-4) foi criada em 1963. As fraturas fiseais podem resultar em distúrbios do crescimento, e a probabilidade de que estes aconteçam aumenta conforme a classificação de I a V:
- **Tipo I:** epífise e metáfise se separam; geralmente não ocorre deslocamento como resultado do forte periósteo; a radiografia pode ser normal; a sensibilidade sobre a fise pode ser o único sinal; crescimento normal após 2 a 3 semanas de imobilização com órtese.
- **Tipo II:** fragmento da metáfise divide-se com a epífise; geralmente redução fechada; a colocação de talapermanece por 3 a 6 semanas (mais tempo para a extremidade inferior do que para a superior); o crescimento geralmente não é afetado, com exceção do fêmur e da tíbia distal.
- **Tipo III:** fratura parcial da placa envolvendo uma fratura fiseal e epifiseal na superfície articular; ocorre quando a placa de crescimento está parcialmente fundida; é mais difícil de alcançar a redução fechada.
- **Tipo IV:** fratura extensa envolvendo epífise, fise, metáfise e superfície articular; alto risco de interrupção do crescimento, a não ser que se obtenha a redução apropriada (em geral, feita cirurgicamente).
- **Tipo V:** lesão por esmagamento da fise; alto risco de interrupção do crescimento.

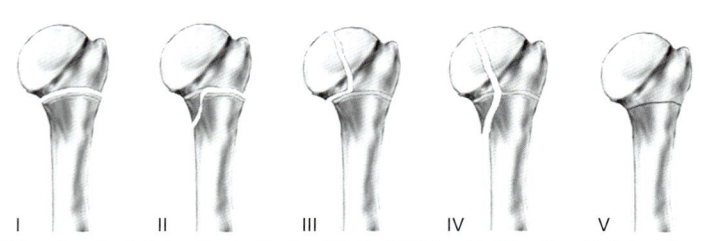

Figura 15-4. Classificação de Salter-Harris. *(De Katz DS, Math KR, Groskin SA, editors:* Radiology Secrets. *Philadelphia, 1998, Hanley & Belfus, p 403.)*

43. Em um paciente com suspeita de fratura, quais são pontos-chave no exame físico?
Avalie quanto "aos cinco Ps" na extremidade afetada:
- Dor e ponto de sensibilidade (***P****ain and point tenderness*).
- **P**ulso (distal à fratura) — para avaliar a integridade vascular.
- **P**alidez — para avaliar a integridade vascular.
- **P**arestesia (distal à fratura) — para avaliar lesão ao nervo sensitivo.
- **P**aralisia (distal à fratura) — para avaliar lesão ao nervo motor.

Examine quanto à dor acima e abaixo da lesão suspeita, porque múltiplas fraturas podem ocorrer no mesmo membro. A extremidade envolvida também deve ser cuidadosamente examinada para deformidade, edema, crepitação, descoloração e feridas abertas. Uma preocupação primária em qualquer avaliação é o comprometimento neurovascular distal, que pode necessitar de intervenção cirúrgica imediata. Embora o exame neurológico possa ser desafiador no quadro de dor, especialmente na criança pequena que não é cooperativa, é muito importante fazer um exame o mais minucioso possível.

44. Quais são os sinais de síndrome compartimental?
Os cinco "Ps" notados na questão precedente são vistos na *síndrome compartimental* iminente ou estabelecida, uma condição em que a circulação e a função dos tecidos em um espaço fechado (p. ex., coxa, porção inferior da perna) estão comprometidas pela pressão aumentada devida a edema, que resulta em isquemia distal. No entanto, o sintoma mais importante é a **dor**, especialmente a dor que não responde à medicação e a dor à amplitude de movimento passiva dos dígitos (dedos da mão ou do pé)

distal à fratura. Caso se espere por dormência e paralisia para fazer o diagnóstico da síndrome compartimental, será tarde demais, pois o dano permanente provavelmente já terá sido feito. A síndrome compartimental muitas vezes não é identificada em pacientes inconscientes, assim um alto índice de suspeição deve ser mantido em pacientes com lesões graves e estado mental alterado. Além disso, pode ser muito difícil examinar uma criança pequena ou um bebê amedrontados. Se houver qualquer preocupação com a síndrome compartimental, devem-se medir as pressões do compartimento.

45. Qual é o tratamento da síndrome compartimental?
A síndrome compartimental é uma emergência ortopédica verdadeira. O aumento de pressão em um compartimento é aliviado por meio de incisão da pele e da fáscia que abrange o compartimento envolvido. A ferida é deixada aberta e coberta com curativo estéril até o edema diminuir. Trocas de curativos, debridamentos e fechamento parcial da ferida geralmente são efetuados na sala cirúrgica a cada um ou dois dias até que a pele possa ser fechada. Em alguns casos, são necessários enxertos de pele.

46. Como são tratadas as fraturas da clavícula?
Essas fraturas são mais bem tratadas com tipoia e restrição da atividade. A união ocorre em 2 a 4 semanas, mas a tipoia pode ser removida depois que a criança estiver confortável. A protuberância residual (calo da fratura) pode levar até 2 anos para suavizar-se (remodelar-se), porém sempre pode restar alguma protuberância, especialmente em crianças mais velhas. Embora alguns estudos em adultos tenham sugerido melhores resultados com o tratamento operatório, os resultados não operatórios são bons até em adolescentes mais velhos.

47. A cirurgia é sempre indicada nas fraturas da clavícula?
O tratamento cirúrgico das fraturas claviculares é um evento muito raro. Tradicionalmente, em crianças, a cirurgia é considerada necessária apenas em alguns poucos cenários extremos: fraturas abertas, lesão neurovascular, ou comprometimento da pele. No adulto, tem havido um crescente entusiasmo pelo apoio à fixação cirúrgica das fraturas claviculares com significativo encurtamento do osso (> 2 a 3 cm), porque estas podem causar problemas como fraqueza e deformidade no ombro afetado. No entanto, não existe literatura similar de apoio à cirurgia na população pediátrica. Todos os estudos em crianças mostram uma taxa de cura próxima a 100% para essas fraturas sem cirurgia. Note-se que estudos examinando os resultados com a cirurgia mostram que esses casos representam aproximadamente 1% apenas de todas as fraturas da clavícula.

Randsborg P-H, Fuglesang HFS, et al: Long-term patient-reported outcome after fractures of the clavicle in patients aged 10 to 18 years, *J Pediatr Orthop* 34:393–399, 2014.
Kubiak R, Slongo T: Operative treatment of clavicle fractures in children: a review of 21 years, *J Pediatr Orthop* 2002;22:736–739.

48. Um adolescente que dá socos na parede com raiva incorre tipicamente em qual fratura?
Fratura do boxeador. Esta é uma fratura do quinto metacarpiano distal, geralmente com angulação dorsal apical (Fig. 15-5). Pode-se aceitar até 35 graus de angulação sem comprometimento da função. A redução pode ser mantida com uma tala, embora às vezes possa necessitar de fixação com pino.

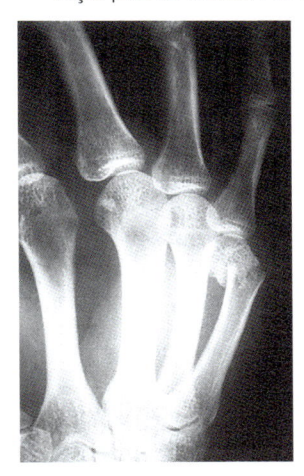

Figura 15-5. Fratura do boxeador com fratura do quinto (e quarto) metacarpiano e com deslocamento volar dos fragmentos distais após uma lesão por pancada. *(De Katz DS, Math KR, Groskin SA, editors: Radiology Secrets. Philadelphia, 1998, Hanley & Belfus, p 440.)*

49. Crianças que caem com os braços estendidos geralmente sofrem que tipos de fraturas?

Fraturas de Colles. Este é um grupo de fraturas completas do rádio distal, com deslocamentos variáveis do fragmento distal. A queda, com a mão estendida, punho dorsiflexionado e antebraço pronado, geralmente, ao exame, resulta na deformidade clássica em "garfo de jantar" do punho.

50. O que sugere a presença do coxim adiposo posterior em um raio X de cotovelo?

Dos dois coxins adiposos sobrejacentes à articulação do cotovelo, somente o anterior tipicamente é visível em um filme de raio X. Se o fluido se acumular no espaço articular, como ocorre nos casos envolvendo sangramento, inflamação ou fratura, os coxins adiposos se deslocam para cima e para fora. A posição das alterações do coxim anterior, e o coxim posterior se tornaram visíveis. Na situação de trauma agudo, a presença de um coxim adiposo posterior está associada a uma chance de quase 75% de fratura oculta, e o cotovelo deve ser imobilizado em uma órtese com cuidadoso acompanhamento programado. As lesões mais comuns seriam a fratura da cabeça radial e uma fratura não deslocada do úmero supracondilar.

51. Em um adolescente com trauma no punho, por que a palpação da "tabaqueira" anatômica é uma parte crítica do exame físico?

A *"tabaqueira" anatômica* (uma depressão formada pelos tendões do abdutor longo do polegar e extensor longo do polegar, quando o polegar é abduzido [à maneira do caroneiro]) assenta-se logo acima do osso escafoide (navicular carpiano). O escafoide é um osso carpiano que sofre fratura com mais frequência e está em alto risco de não união ou de necrose avascular. Sensibilidade na "tabaqueira", dor à supinação com resistência e dor à compressão longitudinal do polegar devem aumentar a suspeita de fratura do osso escafoide. Mesmo quando o raio X é negativo, se houver significativa sensibilidade na "tabaqueira", deve-se suspeitar de uma fratura e imobilizar o punho e o polegar. A repetição do raio X em 2 a 3 semanas pode ser melhor para revelar uma fratura. Pode-se usar tomografia computadorizada (TC) ou RM para identificar de maneira mais confiável uma fratura escafoide quando a radiografia simples for negativa e a suspeita clínica for alta.

Evenski AJ, Adamczyk MJ, Steiner RP, et al: Clinically suspected scaphoid fractures in children, *J Pediatr Orthop* 29:352–355, 2009.

52. Nomeie os oito ossos carpianos do punho.

Deixando de lado alguns mnemônicos clássicos (principalmente obscenos), lembre-se, com este, o que acontecerá se uma fratura de punho for omitida: **S**inister **L**awyers **T**ake **P**hysicians **T**o **T**he **C**ourt **H**ouse (Advogados Sinistros Levam os Médicos ao Tribunal de Justiça), o que ajuda a identificar os ossos na ordem de proximal a distal, lateral e medial: escafoide, semilunar, piramidal, pisiforme, trapézio, trapezoide, capitato e hamato (em inglês, **S**caphoid, **L**unate, **T**riquetrum, **P**isiform, **T**rapezium, **T**rapezoid, **C**apitate, and **H**amate).

53. Qual é a diferença entre reduções aberta e fechada?

Uma redução de fratura significa o realinhamento do osso à sua forma original. A *redução fechada* ocorre simplesmente empurrando-se o osso e mantendo-o em posição com uma órtese ou tala. Isso pode ser feito no pronto-socorro (PS) ou na sala cirúrgica; alguma forma de anestesia geralmente é necessária. A redução *aberta* implica na necessidade de uma incisão para expor o local da fratura, além de ajudar a realinhar o osso e, se necessário, usa um implante interno para estabilizar o osso. Isso ocorre, geralmente, quando a fratura já é exposta (uma fratura aberta), quando há tecido mole interposto entre os fragmentos que bloqueiam a redução, ou quando uma superfície articular está envolvida. As articulações não se remodelam, e o perfeito alinhamento é crítico para prevenir artrite pós-traumática. Outras indicações para a redução aberta incluem crianças com politrauma (múltiplas fraturas e/ou lesões cefálicas para facilitar sua mobilização) e aqueles com fraturas de Salter-Harris III e IV, nas quais uma boa redução pode reduzir o risco de parada fiseal.

54. Nas fraturas pediátricas, qual é a quantidade de angulação aceitável antes de se recomendar uma redução?

A angulação ou o deslocamento aceitável varia com a localização da fratura e a idade da criança. Crianças pequenas têm notável potencial de cura para se remodelar com mínima ou nenhuma deformidade residual ou limitação da rotação. Em geral, fraturas do punho em crianças com até 8 anos de idade, com até 30 graus de angulação *no plano de movimento*, irão se curar satisfatoriamente sem redução. Isso significa que se pode esperar boa modelagem de uma fratura flexionada ou estendida no punho (na direção do punho tipicamente se move). Menos angulação é aceita no eixo médio do antebraço; tipicamente serão permitidos de 15 a 20 graus. Entretanto, o deslocamento com angulação na direção do rádio ou da ulna não se remodelará de modo tão confiável, e o mau alinhamento rotacional não se remodelará absolutamente. O grau de remodelagem diminui com a idade e o crescimento remanescente. Em geral, as fraturas mais próximas à placa de crescimento vão se remodelar mais prontamente do que as fraturas no eixo médio.

Boutis K: Common pediatric fractures treated with minimal intervention, *Pediatr Emerg Care* 26:152–162, 2010.

55. Em quais fraturas a remodelagem do osso não ocorrerá?

A remodelagem do osso à sua configuração original é um fenômeno comum nas fraturas pediátricas, que diminui a necessidade de cirurgia em muitos padrões de fratura. A remodelagem ocorre mais prontamente quando a fratura está próxima da placa de crescimento e a deformidade se encontra no plano do movimento (p. ex., uma fratura no fêmur distal é encurvada na flexão, ao contrário de vara ou valga). Curiosamente, **fraturas do tipo extensão no úmero supracondilar**, que são as fraturas de cotovelo cirurgicamente tratadas mais comuns em crianças, não se remodelam muito bem, ainda que estejam próximas à fise e a deformidade encontre-se no plano de movimento (geralmente em extensão). As seguintes fraturas também têm pouca chance de se remodelar e podem necessitar de redução fechada ou aberta: **fraturas intra-articulares** (estas sempre devem ser reduzidas anatomicamente para preservar a função articular); **deformação plástica** (ver anteriormente) e as **fraturas com encurtamento ou rotação excessivos**. A angulação e as deformidades de translação podem se remodelar, mas, se a gravidade for muito grande, podem não se remodelar completamente, com sequelas da deformidade residual e possível disfunção.

56. Por quanto tempo as fraturas devem ser imobilizadas?

As fraturas das crianças geralmente se curam mais rapidamente do que asuas homólogas em adultos. O tempo exato da imobilização depende de diversas variáveis, incluindo a idade da criança, a localização da fratura e o tipo de tratamento. Em geral, fraturas fiseais, epifiseais e metafiseais se curam mais rapidamente que as diafiseais por terem melhor suprimento sanguíneo. Em média, fraturas epifiseais, fiseais e metafiseais se curam em crianças entre 3 e 5 semanas, enquanto as fraturas diafiseais podem se curar em 4 a 6 semanas. A grande exceção são as fraturas de diáfise tibial, que podem levar até 12 semanas para se curar mesmo em crianças saudáveis.

Castroom: The Casters and Bracers Home: www.castroom.net. Último acesso em 5 de mar. de 2015.

57. Quanto tempo leva para a cura de clavículas fraturadas e fêmures?
- **Recém-nascido:** clavícula, 10 a 14 dias; fêmur, 3 semanas.
- **Criança de 16 anos:** clavícula, 6 semanas; fêmur, 6 a 10 semanas.

DISTÚRBIOS DO QUADRIL

58. Por que a DDQ substituiu a LCQ?

O termo *displasia do desenvolvimento do quadril* (DDQ) substituiu o termo luxação congênita do quadril (LCQ) para refletir a natureza evolucionária dos problemas do quadril em bebês durante os primeiros meses de vida. Cerca de 2,5 a 6,5 bebês por 1.000 nascidos vivos desenvolvem problemas, e uma significativa porcentagem destes não está presente nos exames de triagem neonatal. Portanto, o processo patológico manifesto pode não estar presente ao nascimento, e o termo congênito não se aplica a todos os casos de displasia do quadril e caiu em desuso. Assim sendo, recomenda-se o exame periódico do quadril do bebê a cada exame de rotina até a idade de 1 ano.

A DDQ também se refere ao *espectro* das anormalidades envolvendo o quadril em crescimento, que varia de displasia a subluxação até o deslocamento da articulação coxofemoral. Ao contrário da LCQ, a DDQ refere-se a alterações no crescimento e na estabilidade do quadril no útero, durante o período neonatal e a infância. Se outras doenças estiverem envolvidas (p. ex., paralisia cerebral), o termo isolado "displasia do quadril" é suficiente. O deslocamento do quadril como resultado da doença neurológica ou de síndromes da contratura articular (p. ex., espinha bífida, artrogripose) é denominado, de forma mais correta, como "deslocamento teratológico".

Nemeth BA, Narotam V: Developmental dysplasia of the hip, *Pediatr Rev* 33:553–561, 2012.

59. Quais são as manobras de Ortolani e Barlow?

Os métodos clínicos mais confiáveis de detecção continuam a ser a redução de Ortolani e as manobras provocativas de Barlow. O bebê deve estar quieto repousando em supinação. Ambos os exames começam com os quadris flexionados a 90 graus. Para realizar a manobra de Ortolani, o quadril é abduzido, à medida que o dedo indicador do examinador empurra para cima sobre o trocanter maior. Esta é uma manobra de redução que permite que a cabeça femoral deslocada em um "ressalto" volte ao acetábulo (Fig. 15-6, *A*). A manobra de Barlow é realizada por meio de adução do quadril flexionado e empurrando-se delicadamente a coxa em direção posterior, na tentativa de deslocar a cabeça femoral (Fig. 15-6, *B*). Após 3 a 6 meses de idade, esses testes não são mais úteis, porque com o tempo o quadril se torna fixo em sua posição deslocada.

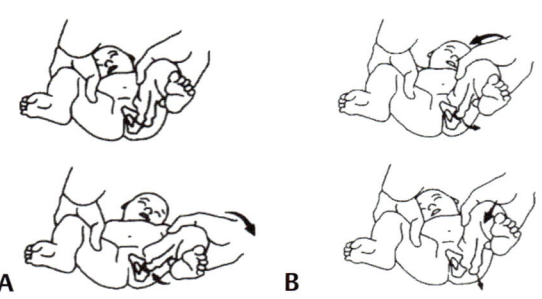

Figura 15-6. A, Manobra de Ortolani. **B,** Manobra de Barlow. *(De Staheli LT, editor:* Pediatric Orthopaedic Secrets. *Philadelphia, 1998, Hanley & Belfus, p 166.)*

> **PONTOS-CHAVE: OS QUATRO "Fs" DO RISCO AUMENTADO PARA DESLOCAMENTO DO DESENVOLVIMENTO DO QUADRIL**
> 1. Primogênito (*First born*).
> 2. Sexo feminino (*Female*).
> 3. Apresentação engraçada (pélvica) (*Funny presentation*).
> 4. História familiar (positiva para displasia do desenvolvimento do quadril) (*Family history*).

60. O que é sinal positivo de Galeazzi?

O *teste de Galeazzi* é realizado flexionando-se os quadris e os joelhos juntos, enquanto se avalia a altura relativa dos joelhos. Um sinal de Galeazzi positivo está presente, caso um joelho esteja significativamente mais alto que o outro. Isso pode significar uma de duas coisas: o quadril no lado baixo está deslocado ou o fêmur no lado baixo é curto. Em contraposição aos sinais de Ortolani e Barlow, o sinal de Galeazzi permanece positivo e de fato, geralmente, se torna mais óbvio à medida que a criança fica mais velha.

61. Qual é o significado da "crepitação no quadril" em um recém-nascido?

A *crepitação no quadril* é a sensação muito acentuada sentida bem no final da abdução, quando se testa para displasia do desenvolvimento do quadril com as manobras de Barlow e Ortolani; ele ocorre em =10% dos recém-nascidos. Classicamente, ela é diferenciada de um "ressalto", que é ouvido e sentido quando o quadril entra e sai da articulação. Embora seja um ponto discutível, a crepitação no quadril é percebida como benigna. Sua causa não é clara e ela pode ser o resultado do movimento do ligamento redondo entre a cabeça femoral e o acetábulo ou os adutores do quadril, à medida que deslizam sobre o trocanter maior cartilaginoso. Características preocupantes que podem justificar a avaliação (p. ex., ultrassom do quadril, raio X do quadril) incluem o início tardio da crepitação, anormalidades ortopédicas associadas e outras características clínicas sugestivas de displasia do desenvolvimento (p. ex., dobras/pregas de pele assimétricas, comprimento desigual da perna).

Witt C: Detecting developmental dysplasia of the hip, *Adv Neonatal Care* 3:65–75, 2003.

62. Qual é o achado físico mais confiável para quadril deslocado em uma criança mais velha?

Abdução limitada do quadril. Esta é o resultado do encurtamento dos músculos adutores.

63. Quais são os outros sinais diagnósticos sugestivos de quadril deslocado?

- **Assimetria de coxa e dobras glúteas:** no entanto, esta pode estar presente em muitos bebês normais e ser um sinal não confiável, se todos os outros testes forem normais.
- **Marcha gingada, hiperlordose da espinha lombar:** esta é vista em pacientes com deslocamentos bilaterais.
- **Pisada na ponta do pé unilateral** condizente com significativa discrepância de comprimento entre as pernas pode ser vista no deslocamento unilateral do quadril.

ORTOPEDIA **599**

64. Quais estudos radiográficos são mais valiosos para diagnosticar DDQ durante o período neonatal?
Em bebês < 6 meses de idade, o acetábulo e o fêmur proximal são predominantemente cartilaginosos e, portanto, não visíveis na radiografia simples. Nesse grupo etário, essas estruturas são mais bem visualizadas com ultrassom. Além da informação morfológica, o ultrassom fornece informações dinâmicas sobre a estabilidade da articulação coxofemoral.

Omeroglu H: Use of ultrasonography in developmental dysplasia of the hip, *J Child Ortho* 8:105–113, 2014.

65. Deve-se fazer a triagem de rotina dos bebês por ultrassom para detecção de DDQ?
A resposta não é clara. Como o exame físico não é completamente confiável e a incidência de DDQ diagnosticada tardiamente não diminuiu, alguns investigadores recomendam a triagem ultrassonográfica de rotina. No entanto, outros argumentam que a ultrassonografia pode levar a superdiagnóstico e supertratamento.

No momento, a questão permanece controversa. A triagem universal é realizada com mais frequência na Europa, enquanto nos Estados Unidos, a norma consiste mais na triagem seletiva com base nos fatores de risco e nos achados do exame físico.

Shorter D, Hong T, Osborn DA: Screening programmes for developmental dysplasia of the hip in newborn infants, *Cochrane Database Syst Rev* 9:CD004595, 2011.

66. Quem está em risco mais alto para DDQ?
Problemas de quadril deslocado, deslocável e subluxável ocorrem em cerca de 1% a 5% dos bebês; 70% dos quadris deslocados ocorrem em meninas, e 20% ocorrem em bebês nascidos em apresentação de nádegas. Outras associações de risco incluem o seguinte:
- Torcicolo congênito.
- Anormalidades cranianas ou faciais.
- Primeira gravidez.
- História familiar de luxação positiva.
- Metatarso aduto.
- Deformidades podais calcâneas em valgo em bebês < 2.500 g.
- Anormalidades do líquido amniótico (especialmente oligoidrâmnio).
- Ruptura prolongada das membranas.
- Grande peso ao nascer.

MacEwen GD: Congenital dislocation of the hip, *Pediatr Rev* 11:249–252,1990.

67. Qual é o momento recomendado para avaliação por ultrassom após as manobras de triagem?
A AAP recomenda tanto avaliações estáticas quanto dinâmicas 3 semanas após o nascimento. O American College of Radiology aprova o ultrassom em 2 ou mais semanas após o nascimento. O uso precoce do ultrassom pode resultar em alta taxa de estudos falsos-positivos em virtude da flacidez ligamentosa fisiológica, que se resolve espontaneamente.

Nemeth BA, Narotam V: Developmental dysplasia of the hip, *Pediatr Rev* 33:553–561, 2012.

68. Como a DDQ é tratada?
Se o quadril estiver luxado, o objetivo primário é obter uma redução e mantê-la, a fim de proporcionar um ambiente ideal para o desenvolvimento da cabeça femoral e acetabular. Isso é realizado mantendo-se as pernas abduzidas e os quadris e joelhos flexionados. O aparelho usado com mais frequência é o suspensório de Pavlik para bebês com menos de 6 meses. O acompanhamento frequente é necessário, para se fazerem ajustes no suspensório. O início precoce da terapia com suspensório (em < 2 meses de idade) resulta em quadris estáveis em > 95% dos casos de DDQ.

Fraldas duplas e triplas não têm um papel no tratamento de DDQ; elas proporcionam aos pais um falso senso de segurança e não proporcionam estabilização ou posicionamento confiáveis. Se o quadril for simplesmente raso ou solto e não francamente luxado, o tratamento é o mesmo, porém o suspensório ou a órtese podem ser retirados uma vez ao dia, por uma hora, para o banho ou brincar.

Cooper AP, Doddabasappa SN, Mulpuri K: Evidence-based management of developmental dysplasia of the hip, *Orthop Clin North Am* 45:341–354, 2014.

69. Qual é a história natural de DDQ não tratada?

Uma criança com deslocamento unilateral do quadril pode ter uma discrepância no comprimento entre os membros e claudicação indolor (Trendelenburg) durante a infância e na fase de adulto jovem. Se o quadril estiver subluxado, pode se desenvolver osteoartrite da articulação coxofemoral em algum momento durante a terceira à quinta década de vida. A fusão do quadril e a artroplastia total do quadril são opções de tratamento cirúrgico para o quadril sintomático em adultos jovens. Crianças com DDQ bilateral geralmente não apresentam desigualdade no comprimento das pernas e nem claudicação apreciável. Tendem a andar com hiperextensão da espinha lombar (hiperlordose) e têm marcha gingada. Como ocorre em pacientes com deslocamentos unilaterais, esses pacientes tendem a desenvolver osteoartrite precoce. A artroplastia total do quadril é o tratamento de escolha para adultos com DDQ bilateral sintomática.

70. Qual é o significado da marcha de Trendelenburg?

A *marcha de Trendelenburg* resulta de fraqueza funcional dos músculos abdutores do quadril. É vista geralmente em crianças com quadril luxado e doença de Legg-Calve-Perthes. No caso de quadril luxado, os músculos abdutores estão em desvantagem mecânica e efetivamente enfraquecidos, o que dificulta que suportem o peso da criança. Como resultado, a pelve inclina-se para longe do quadril afetado. Em um esforço para minimizar esse desequilíbrio durante a fase de apoio da marcha, as crianças se inclinam sobre o quadril afetado. Isso constitui um sinal positivo de Trendelenburg (Fig. 15-7).

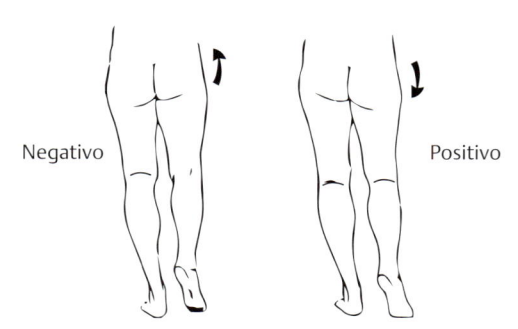

Figura 15-7. Sinal de Trendelenburg. A pelve inclina-se na direção do quadril normal quando o peso é suportado no lado afetado.
(De Goldstein B, Chavez F: Applied anatomy of the lower extremities, Phys Med Rehabil State Art Rev *10:601–603, 1996.)*

71. Qual é a causa mais comum de quadril doloroso em uma criança com < 10 anos de idade?

A **sinovite transitória** é uma condição inflamatória autolimitada que ocorre antes da adolescência, não tem causa conhecida e geralmente seu resultado clínico é benigno. Alguns teorizam que é uma resposta imune a uma doença viral, e muitos pacientes apresentam história de uma doença viral recente; no entanto, as doenças virais são muito comuns na infância. Esse distúrbio, embora benigno, pode causar considerável ansiedade entre médicos e membros da família durante seu curso clínico, uma vez que pode mimetizar outras condições mais perigosas, como artrite séptica, osteomielite, distúrbio de Legg-Calve-Perthes, artrite idiopática juvenil, deslizamento da epífise capital femoral e tumor. Pode ocorrer a qualquer momento no grupo etário dos 3 anos de idade até o final da fase juvenil, mas o pico etário de início é entre 3 e 6 anos, e é mais comum em meninos. A sinovite aguda transitória continua a ser um diagnóstico de exclusão. O tratamento consiste em fazer repouso e em acalmar a sinovite com agentes anti-inflamatórios. A maioria dos pacientes experimenta a completa resolução de seus sintomas dentro de 2 semanas do início; os demais podem ter sintomas de menos gravidade por várias semanas.

Nouri A, Walmsley D. Pruszczynski B, et al: Transient synovitis of the hip: a comprehensive review, *J Pediatr Orthop B* 23:32–36,2014.

72. Como a sinovite transitória pode ser diferenciada da artrite séptica?

Ver Tabela 15-3.

Tabela 15-3. Sinovite Transitória *versus* Artrite Séptica

	SINOVITE TRANSITÓRIA	ARTRITE SÉPTICA
História	Infecção respiratória superior precedente ± febre de grau baixo Dor no quadril ou no joelho	Febre Geralmente envolvimento de grande articulação (quadril, tornozelo, ombro, cotovelo)
Físico	Recusa em suportar peso Pode se desencadear delicadamente a amplitude de movimento na articulação afetada	Dor estranha, edema, aquecimento Acentuada resistência à mobilidade
Laboratório	VHS normal ou ligeiramente elevada Leve leucocitose periférica Fluido articular turvo Coloração de Gram negativa	VHS acentuadamente elevada Leucocitose com desvio à esquerda Geralmente hemocultura positiva Fluido articular purulento Geralmente coloração de Gram-positiva

VHS, velocidade de hemossedimentação.

73. O que é a doença de LCP?

Doença de LCP (também chamada de Perthes, Legg-Perthes ou Legg-Calvé-Perthes, segundo os três médicos que a descreveram independentemente) é um distúrbio da cabeça femoral de etiologia desconhecida que se caracteriza por necrose isquêmica, colapso e reparo subsequente (Fig. 15-8). As crianças tipicamente se apresentam com claudicação geralmente indolor. Com o tempo, em geral, elas desenvolvem dor que se localiza na virilha ou é referida para a coxa ou o joelho.

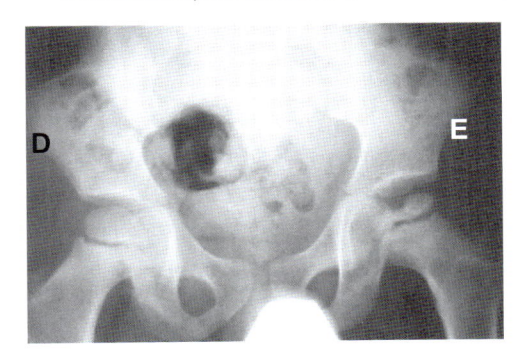

Figura 15-8. Vista anteroposterior da pelve demonstra a fragmentação e a irregularidade da cabeça femoral esquerda em um paciente com doença de Legg-Calvé-Perthes. O quadril direito é normal. *(De Katz DS, Math KR, Groskin SA, editors:* Radiology Secrets. *Philadelphia, 1998, Hanley & Belfus, p 405.)*

74. Quais são os estágios patológicos da doença de LCP?

LCP é uma condição de necrose asséptica da cabeça femoral envolvendo crianças primariamente entre as idades de 4 e 10 anos.

- **Estágio incipiente ou de sinovite:** com duração de 1 a 3 semanas, este primeiro estágio caracteriza-se pelo aumento de fluido articular do quadril e edema da sinóvia associado à reduzida amplitude de movimento.
- **Necrose avascular:** com duração de 6 meses a 1 ano, o suprimento sanguíneo para parte (ou toda a) da cabeça do fêmur se perde. Essa porção do osso envolvida morre, mas o contorno da cabeça femoral permanece inalterado.
- **Fragmentação ou regeneração e revascularização:** no último e mais longo estágio patológico da LCP, que dura de 1 a 3 anos, o suprimento sanguíneo retorna e causa a reabsorção do osso necrótico e a deposição de novo osso imaturo. À medida que o osso morto é removido, a integridade da cabeça enfraquece e entra em colapso. Pode ocorrer deformidade permanente do quadril durante esse último estágio.

É importante notar que radiografias simples podem apresentar atraso de até 3 a 6 meses em relação à progressão do distúrbio. Cintilografias ósseas e RM são testes muito melhores, porque a isquemia e a necrose avascular podem ser detectadas muito mais cedo.

75. Qual é o prognóstico para crianças com doença de LCP?

Os dois principais fatores prognósticos para doença de LCP incluem a **idade da criança ao diagnóstico** e a **quantidade de envolvimento epifiseal**. Crianças < 6 anos de idade tendem a ter um prognóstico mais favorável, e aquelas com menos envolvimento epifiseal também tendem a ter melhor prognóstico. O envolvimento epifiseal foi classificado por Salter como tipo A (aquelas com < 50% de envolvimento epifiseal) e tipo B (aquelas com > 50% de envolvimento da cabeça).

76. Que condição tem a criança na Figura 15-9?

Esta é a **anteversão femoral** (ou torção femoral medial), que é uma causa comum de pisada com os pés virados para dentro em crianças pequenas. A criança está demonstrando a "posição inversa do alfaiate", ou de "W", que é um sinal do quadril rotacionado internamente.

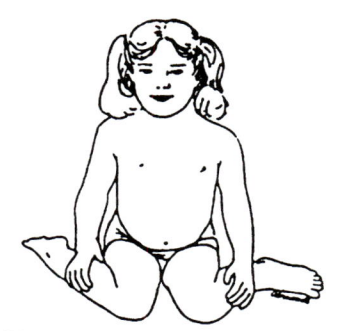

Figura 15-9. "Posição inversa do alfaiate" ou de "W".

Staheli LT: Torsional deformity, *Pediatr Clin North Am* 33:1382, 1986.

77. Como é medida a extensão da anteversão femoral?

Com a criança deitada em pronação e os joelhos flexionados a 90 graus, normalmente o quadril não pode ser rotacionado internamente (*i. e.*, os pés empurrando para fora) a mais de 60 graus (ângulo A na Fig. 15-10, *A*). Além disso, a rotação externa (ângulo B na Fig. 15-10, *B*) deve exceder 20 graus. A média, em uma criança normal, é de aproximadamente 35 graus. O movimento para além dessas variações indica que a causa da pisada com os pés virados para dentro provavelmente resultará de anteversão femoral fisiológica (ou, com menos frequência, de contrações capsulares do quadril, vistas em pacientes com paralisia cerebral).

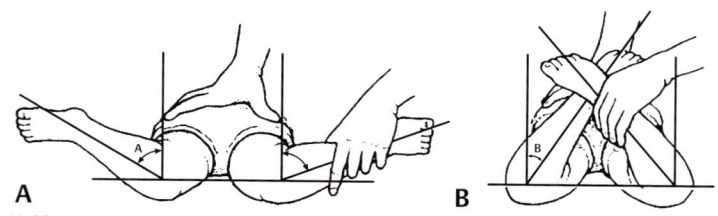

Figura 15-10. Mensuração da anteversão femoral. *(De Dormans JP: orthopaedic management of children with cerebral palsy,* Pediatr Clin North Am *40:650, 1993.)*

78. Sentar-se na posição de "W" é prejudicial?

Resumindo, **não**. Embora haja uma grande confusão a esse respeito entre muitos médicos e pacientes igualmente, não existe absolutamente nenhuma evidência de que se sentar na posição de "W" tenha um efeito prejudicial sobre o desenvolvimento do quadril e do joelho. Da mesma forma, o uso de sapatos ortopédicos especiais ou das mal-afamadas botas e barras que mantêm os pés virados para dentro não tem efeito sobre o alinhamento ósseo do fêmur proximal.

79. Existe sempre uma indicação para tratar a anteversão femoral?

As crianças neurologicamente normais quase nunca requerem tratamento para anteversão. Embora elas possam caminhar com os pés virados para dentro, especialmente no início da vida, isso tende a melhorar à medida que ficam mais velhas e sua força, coordenação e equilíbrio melhoram. Uma exceção é a criança com a chamada *síndrome do mau alinhamento miserável*, que apresenta grave anteversão femoral junto com torção tibial externa. Essa criança anda com os pés retos à frente (a tendência a virar o pé para dentro é contrabalançada pela rotação externa do pé através da tíbia), mas os joelhos estão apontados, e isso impõe grave estresse através da articulação patelofemoral. Seguem-se dor significativa no joelho e incapacidade. O tratamento é bastante significativo, envolvendo osteotomias dos fêmures e tíbias, mas a maioria dos pacientes responde bem, com melhora da mecânica do joelho e diminuição da dor.

80. Quais são os sintomas apresentados pelas crianças com epifisiólise proximal femoral (SCFE)?

A *SCFE* envolve deslocamento progressivo do quadril com rotação externa do fêmur na placa de crescimento epifiseal. O paciente tem dor intermitente ou constante no quadril, na coxa ou no joelho, que muitas vezes está presente por semanas ou meses. Claudicação, falta de rotação interna e incapacidade de flexionar o quadril sem também abduzir podem ser notadas. É importante perceber que qualquer paciente com dor no joelho pode ter patologia genicular subjacente.

81. Quais condições sistêmicas estão associadas à SCFE?

Crianças com SCFE tendem a ter atraso na maturação esquelética e obesidade e geralmente apresentam idade entre 8 e 14 anos. É mais comum em meninos e em crianças negras. As condições sistêmicas associadas à SCFE incluem **hipotireoidismo**, **pan-hipopituitarismo**, **hipogonadismo**, **raquitismo** e **irradiação**.

82. O que significa FAI?

Síndrome do impacto femoroacetabular. Esta é uma entidade de identificação relativamente recente e que se acredita ser uma causa significativa de dor no quadril e incapacidade em adolescentes e adultos jovens. Similar à maneira como o manguito rotador do ombro pode ser danificado, quando pressionado entre a cabeça do úmero e o acrômio, o *labrum* do quadril (uma estrutura análoga ao menisco no joelho) pode se romper quando pinçado entre o acetábulo e a cabeça ou o colo femoral.

Philippon MJ, Patterson DC, Briggs KK: Hip arthroscopy and femoroacetabular impingement in the pediatric patient, *J Pediatr Orthop* 33S:S126–S130, 2013.

83. Quais são os novos tratamentos disponíveis para patologia do quadril incluindo DDQ, FAI e SCFE?

No decorrer da última década, o uso de artroscopia do quadril se tornou muito mais frequente para diagnosticar e tratar a dor no quadril decorrente de rupturas labrais e recontorno das faces ósseas da articulação coxofemoral quando existem alguns tipos de displasia. Até mais recentemente, alguns centros de quadril nos EUA têm descrito sua experiência com o reparo da patologia do quadril por meio de deslocamento cirúrgico deste. Essa técnica foi evitada no passado em razão de preocupações com osteonecrose da cabeça femoral como uma complicação. No entanto, novas técnicas mostraram taxas extremamente baixas dessa complicação, e esse procedimento permite o tratamento mais direto e eficaz de muitos problemas do quadril, incluindo SCFE instável e FAI.

Jayakumar P, Ramachandran M, Youm T, et al: Arthroscopy of the hip for paediatric and adolescent disorders: current concepts, *J Bone Joint Surg Br* 94:290–296, 2012.

DOENÇAS INFECCIOSAS

PONTOS-CHAVE: OSTEOMIELITE

1. Os organismos causadores mais comuns em crianças saudáveis são *Staphylococcus aureus* e estreptococos β-hemolíticos.
2. Em crianças (ao contrário dos adultos), a disseminação de bactérias para o osso é hematogênica em vez de por um trauma local.
3. Em crianças com uma ferida de punção através de um tênis e com osteomielite, pense em *Pseudomonas aeruginosa*, porém o organismo mais comum ainda é o *S. aureus*.

4. Por causa do sedimento intravascular e infarto, os pacientes com anemia falciforme estão em risco maior, especialmente de infecções por *Salmonella*.
5. Alterações ósseas no raio X podem não ocorrer por 10 a 15 dias.

84. Que porcentagem da artrite séptica é "negativa na cultura"?

Vários estudos estabeleceram que de 30% a 60% dos pacientes com artrite séptica clinicamente aparente têm culturas negativas de fluido articular. As razões (tanto postuladas quanto confirmadas) para essa observação incluem a natureza fastidiosa de algumas causas de artrite infecciosa (p. ex., *Kingella kingae*), a perda de viabilidade de alguns organismos no transporte para o laboratório (p. ex., espécies de *Neisseria*) e talvez uma substância ou população celular no fluido aspirado que é bacteriostática durante as condições de cultura *in vitro*. O imediato processamento de amostras e o uso de várias técnicas de cultura (p. ex., meio sólido mais sistemas líquido-cultura, como aqueles usados para hemoculturas) podem aumentar a produção de culturas de fluido articular.

85. Onde se localiza, com mais frequência, a osteomielite hematogênica aguda em crianças?

Aproximadamente dois terços de todos os casos envolvem o **fêmur**, a **tíbia** ou o **úmero**.

86. Qual é a causa mais comum de osteomielite hematogênica aguda?

Staphylococcus aureus, particularmente *S. aureus* resistente à meticilina (MRSA), é responsável por 70% a 90% dos casos para os quais um patógeno bacteriano é identificado. A maioria dos casos de infecção por MRSA tem fatores de virulência adicionais, como leucocidina de Panton-Valentine, que causa necrose tecidual. Uma variedade de outros organismos pode estar envolvida, mas as taxas de *Haemophilus influenzae* tipo b e de *S. pneumonia* declinaram desde que se iniciou a vacinação universal contra esses patógenos. *Kingella kingae* (um organismo Gram-negativo anaeróbico, β-hemolítico) é a segunda causa mais comum (além dos cocos Gram-positivos) de infecções osteoarticulares, particularmente artrite séptica, em crianças com menos de 4 anos nos Estados Unidos. Para crianças com anemia falciforme, a *Salmonella* é uma causa importante de infecção. As causas neonatais são mais variadas, comparadas com as das crianças mais velhas, com *S. agalactiae*, estafilococos coagulase-negativos e bacilos Gram-negativos como possíveis causas adicionais. As causas fúngicas são raras.

Yagupsky P, Porsch MA, St. Geme 111 JW: *Kingella kingae*: an emerging pathogen in young children, *Pediatrics* 127:557–565, 2011.
Harik NS, Smeltzer MS: Management of acute hematogenous osteomyelitis in children, *Expert Rev Anti Infect Ther* 8:175–181, 2010.

87. Com que frequência as hemoculturas são positivas em pacientes com osteomielite?

As hemoculturas são positivas em 50% das vezes ou menos. Como essa taxa é relativamente baixa, a aspiração direta do osso deve ser fortemente considerada, especialmente no quadro de abscesso. A aspiração eleva o rendimento da cultura de 70% para 80% e pode facilitar a antibioticoterapia.

88. À medida que a osteomielite progride, com que brevidade ocorrem alterações no raio X?

- **3 a 4 dias:** plano muscular profundo desviado da superfície periosteal.
- **4 a 10 dias:** embotamento dos planos teciduais musculares profundos.
- **10 a 15 dias:** ocorrem alterações no osso (p. ex., lucências ósseas, lesões líticas em saca-bocado, elevação periosteal).
- **> 30 dias:** esclerose óssea pode ser evidente.

89. Qual é a melhor maneira de se confirmar o diagnóstico de osteomielite?

As infecções ósseas em crianças são tipicamente acompanhadas de febre, dor local e menor uso da parte corporal afetada (p. ex., claudicação ou falha em suportar peso). Embora o ponto de sensibilidade geralmente seja desencadeado, as radiografias simples podem parecer normais durante os primeiros 10 a 14 dias de infecção, até que uma porção suficiente do córtex seja danificada e a reação periosteal se torne aparente. No início do curso da infecção, outros estudos por imagens (varredura com radioisótopos trifásicos com tecnécio^{99m}, TC ou RM) e/ou aspiração direta com coloração de Gram e cultura podem ser úteis para confirmar o diagnóstico. A RM é especialmente valiosa na avaliação porque pode examinar simultaneamente as estruturas ósseas, articulares e musculares sem exposição à radiação ionizante (Fig. 15-11).

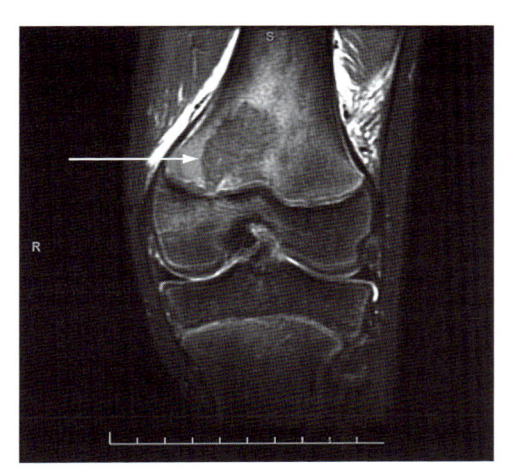

Figura 15-11. Imagem de RM do fêmur distal mostrando lesão metafiseal *(seta)* e edema inflamatório sobrejacente dos músculos, condizentes com osteomielite. *(De Bergelson JM, Shah SS, Zaoutis TE:* Pediatric Infectious Diseases: The Requisites in Pediatrics. *Philadelphia, 2008, Elsevier Mosby, p 239.)*

90. Por quanto tempo os antibióticos devem ser continuados em pacientes com osteomielite e artrite séptica?

A resposta precisa não é clara. Tradicionalmente, acreditava-se que, no mínimo, eram necessárias de 4 a 6 semanas para o tratamento de infecções por *S. aureus*. Estudos recentes indicaram que uma combinação de terapia intravenosa e oral por 3 a 4 semanas está associada ao sucesso terapêutico nos casos não complicados. Durações mais longas podem ser necessárias, se houver atraso ou evacuação cirúrgica incompleta ou focos distantes de infecção (p. ex., endocardite).

Peltola H, Pääkhönen M: Acute osteomyelitis in children, *N Engl J Med* 370:352–360, 2014.

91. Qual marcador, a proteína C reativa (PCR) ou a velocidade de hemossedimentação (VHS), é mais sensível para avaliar inflamação tanto em termos diagnósticos quanto terapêuticos?

A **proteína C reativa**. PCR tem uma vida na circulação sérica de aproximadamente 1 dia. A VHS é mais influenciada pelo nível de fibrinogênio, que tem uma vida circulatória de aproximadamente 4 dias. Assim, a VHS pode ser normal ou apenas levemente elevada durante os primeiros dias de evolução da osteomielite e posteriormente declinar mais lentamente. A PCR se eleva mais rapidamente no quadro de infecção e então declina mais rapidamente com a terapia apropriada.

Conrad DA: Acute hematogenous osteomyelitis, *Pediatr Rev* 31:464–470, 2010.

92. Quando a drenagem cirúrgica aberta é indicada em casos de osteomielite?

- Formação de abscesso em osso, subperiósteo ou tecido mole adjacente.
- Bacteremia que persiste por mais de 49 a 72 horas após o início do tratamento com antibióticos.
- Sintomas clínicos contínuos (p. ex., febre, dor, edema) após 72 horas de terapia.
- Desenvolvimento de fístula.
- Presença de sequestro (*i. e.,* pedaço destacado de osso necrótico).

Darville T, Jacobs RF: Management of acute hematogenous osteomyelitis in children, *Pediatr Infect Dis J* 23:255–257, 2004.

93. Por que as falhas de tratamento são mais comuns na osteomielite do que na artrite séptica?

- As concentrações de antibiótico são muito maiores no fluido articular do que no osso inflamado. As concentrações no fluido articular podem, de fato, exceder o pico das concentrações séricas, enquanto aquelas no osso podem ser significativamente menores que as concentrações séricas.
- O osso desvitalizado pode servir como um ninho contínuo de infecção e não possui fluxo sanguíneo para trazer os antibióticos.
- O diagnóstico de osteomielite provavelmente será mais tardio do que o de artrite séptica.

94. Como é estabelecido o diagnóstico de discite?

A *discite*, que é a infecção e/ou inflamação do disco intervertebral, ocorre com mais frequência em crianças com idade entre 4 e 10 anos. A etiologia geralmente não é clara, mas a causa bacteriana (particularmente *S. aureus*) é identificada por hemoculturas em cerca de 50% dos casos. O diagnóstico pode ser difícil porque os sintomas podem ser vagos e muito variáveis. Os sintomas incluem dor nas costas generalizada com ou sem sensibilidade localizada, claudicação, recusa a se levantar ou a andar, rigidez nas costas com perda de lordose lombar, dor abdominal e febre de grau baixo inexplicável.

Como na osteomielite, um teste laboratorial útil é uma PCR ou VHS elevada. Os leucócitos muitas vezes estão normais, e raio X precoce (< 2 a 4 semanas de sintomas) pode não mostrar alterações. Cintilografias com tecnécio-99 m demonstrarão anormalidades precocemente no curso da doença. Estudos por RM podem ajudar a distinguir entre discite e osteomielite vertebral.

O tratamento consiste em 3 a 6 semanas de antibióticos antiestafilocócicos, com quantidades variáveis de imobilização e colocação de órtese para controlar os sintomas. Os casos persistentes ou atípicos podem necessitar de biópsia para identificar a etiologia, mas isso é raro.

Early SD, Kay RM, Tolo VT: Childhood diskitis, *J Am Acad Orthop Surg* 11:413–420, 2003.

95. Qual é a variável mais importante a influenciar a mortalidade na fascite necrosante?

O tempo até o debridamento cirúrgico. A *fascite necrosante* é uma infecção do tecido mole profundo relativamente incomum que pode causar rapidamente a necrose dos planos fasciais e do tecido circundante. A infecção, com mais frequência, é decorrente de um trauma, porém até agressões menores (p. ex., raspadura, picada de inseto) podem ser implicadas. A alta suspeita clínica é a chave para o diagnóstico precoce. A dor desproporcional aos achados físicos é um indício importante para o diagnóstico. O debridamento cirúrgico agressivo e precoce, juntamente com antibioticoterapia, constitui o tratamento primário para essa doença, que foi chamada de "síndrome da bactéria comedora de carne" nos meios populares.

Bellaplanta JM, Ljungquist K, Tobin E, et al: Necrotizing fasciitis, *J Am Acad Orthop Surg* 17:174–182, 2009.

96. Qual é o papel da cintilografia óssea em crianças com dor esquelética obscura?

Na criança com sintomas vagos, não claramente localizados em um sítio anatômico específico, uma cintilografia óssea pode auxiliar na localização de uma anormalidade em ossos, articulações ou tecidos moles. Depois de localizada, a região pode ainda ser avaliada com imagens tridimensionais, se indicado, por exemplo com RM ou TC. As cintilografias ósseas são muito sensíveis, mas não muito específicas. Então, uma cintilograifa óssea negativa torna improvável a probabilidade de um problema sério, como infecção ou tumor, o que pode ser confortante para o médico e a família. Uma cintilografia deve ser considerada apenas depois de se realizar história e exame físico cuidadosos e obtidas radiografias simples da área abnormal. A imagem é mais útil para descartar uma infecção oculta ou um tumor ósseo.

97. Quais são as fases de uma cintilografia óssea?

Há três fases na cintilografia óssea definidas do tempo decorrido desde a injeção de corante radionuclídeo.
- **Fase I** — Fase angiográfica: durante os primeiros segundos, o corante passa através dos grandes vasos sanguíneos e fornece a avaliação precoce da vascularização e da perfusão regionais.
- **Fase II** — Fase de acúmulo de sangue: geralmente obtida durante os primeiros minutos após a injeção, essa fase delineia o movimento do corante dentro dos espaços extracelulares de tecido mole e osso.
- **Fase III** — Fase tardia: em 1,5 a 3 horas após a injeção, o corante localiza-se no osso, com mínima obtenção de imagem de tecido mole.

O processo de três fases é usado para diferenciar tecido mole das anormalidades ósseas. Às vezes, um estudo de Fase IV pode ser feito por meio de obtenção de novas imagens para o mesmo corante em 24 horas, que minimiza mais a atividade de fundo de tecido mole.

JOELHO, TÍBIA E DISTÚRBIOS DO TORNOZELO

98. Qual é a diferença entre deformidades em valgo e varo?

Algumas coisas parecem destinadas a ser aprendidas, esquecidas e reaprendidas muitas vezes, como um rito de passagem: o ciclo de Krebs é um; este é outro. Os termos referem-se a deformidades angulares do sistema musculoesquelético. Se a parte distal dos pontos da deformidade for na direção da linha média, o termo é *varo*. Se a parte distal apontar para longe da linha média, é *valgo*. Por exemplo, em pacientes com joelhos valgos (que batem), a porção inferior da deformidade aponta para longe, então o termo é genuvalgo.

ORTOPEDIA

Outro método é considerar o corpo na posição supina (anatômica). Desenhe um círculo ao redor do corpo. Todos os ângulos conformando-se com a curva do círculo são varos, todos os ângulos que vão contra o circulo são *valgos*. A perna arqueada conforma-se com o círculo ao redor do corpo e é, portanto, genuvaro.

99. É normal as crianças terem joelhos valgos ou pernas arqueadas?

A resposta é *sim*. Ambos podem ser normais, dependendo da idade da criança. A maioria das crianças ao nascimento tem pernas arqueadas (genuvaras) até 20 graus, mas essa tendência diminui progressivamente até cerca de 24 meses, quando inicia a tendência aos joelhos valgos (genuvalgo). Os joelhos valgos são mais notáveis por volta dos 3 anos (até 15 graus) e depois começa a diminuir. Aos 8 anos de idade, a maioria das crianças se encontra — e permanecerá — em alinhamento neutro, o que significa que seus joelhos estendidos e tornozelos se tocam (Fig. 15-12).

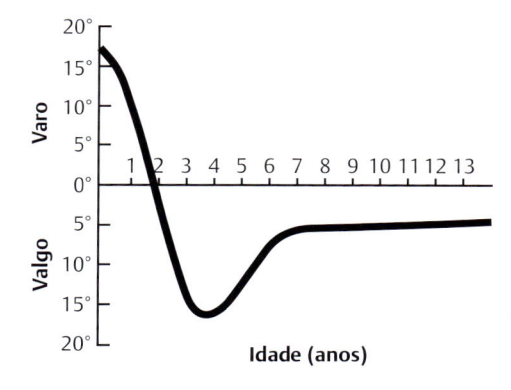

Figura 15-12. Desenvolvimento de ângulo tibiofemoral durante o crescimento. *(De Bruce RW, Jr: Torsional and angular deformities,* Pediatr Clin North Am *43:875, 1996.)*

100. Quais bebês ou crianças pequenas com pernas arqueadas precisam de avaliação?

Devem-se considerar radiografias se as pernas arqueadas demonstrarem qualquer das seguintes características:
- Presentes após 24 meses (a idade em que a maioria das crianças começa a desenvolver genuvalgo fisiológico).
- O varo progressivo se desenvolve após 1 ano de idade, quando o bebê começa a suportar peso e a andar.
- Deformidade unilateral.
- Visualmente > 20 graus da angulação vara através do joelho.

É importante lembrar que a avaliação clínica ou radiográfica do alinhamento nas pernas requer que os joelhos estejam apontados diretamente para frente. Se os joelhos apontarem para dentro ou para fora, sua flexão poderá ser facilmente confundida com arqueamento das pernas.

101. Quais são as causas patológicas de genuvaro (pernas arqueadas) ou genuvalgo (joelhos que batem)?

Genuvaro
- Pernas arqueadas fisiológicas.
- Tíbia vara infantil.
- Raquitismo hipofosfatêmico.
- Condrodisplasia metafiseal.
- Displasia fibrocartilaginosa focal.

Genuvalgo
- Raquitismo hipofosfatêmico.
- Fratura metafiseal prévia da tíbia proximal (fratura de Cozen).
- Displasia epifiseal múltipla.
- Pseudoacondroplasia.

Sass P, Hassan G: Lower extremity abnormalities in children, *Am Fam Physician* 68:461–468, 2003.

102. Quais crianças têm mais probabilidade de desenvolver doença de Blount?

A *tíbia vara*, ou doença de Blount, é uma angulação medial da tíbia na região metafiseal proximal como resultado de um distúrbio do crescimento na face medial da epífise tibial proximal. No tipo infantil, a criança geralmente é obesa, com aquisição precoce da marcha, desenvolvendo pernas arqueadas pronunciadas durante o primeiro ano de vida. Meninas negras estão particularmente em risco de grave deformidade. Na variedade adolescente, o início ocorre durante a fase tardia da infância ou o início da adolescência, e a deformidade geralmente é unilateral e mais leve. Enquanto a colocação de órtese pode ser eficaz em alguns casos infantis diagnosticados nos primeiros 2 anos de vida, a correção de deformidade grave geralmente requer intervenção cirúrgica.

103. Como a torção tibial se altera conforme a evolução da idade?
A *torção tibial*, a causa mais comum de pés virados para dentro em crianças entre as idades de 1 e 3 anos, gradualmente rotaciona externamente com a idade. Para a excessiva rotação interna, a órtese foi usada extensamente no passado, mas sua eficácia é questionável, porque a história natural da condição é a autorresolução. A medição é feita medindo-se o ângulo formado pelo eixo longo do pé e a coxa quando o joelho é flexionado a 90 graus.

104. Qual é a eficácia da órtese de Denis Browne no tratamento da torção tibial?
Nenhuma. A órtese consiste em uma barra de metal conectada aos sapatos e que mantém os pés em vários graus de rotação externa. A órtese foi usada frequentemente no passado para crianças com torção tibial interna. Entretanto, não existe absolutamente nenhuma evidência científica de que esse aparelho altere a história natural da torção tibial, e o seu uso no tratamento da torção tibial em ortopedia pediátrica essencialmente desapareceu.

105. Por que as lesões ligamentosas são menos comuns em crianças?
Em crianças, os ligamentos tendem a ser mais fortes do que as placas de crescimento cartilaginosas, e portanto geralmente ocorre falha na placa de crescimento (*i. e.,* fratura) antes de uma ruptura de ligamento.

106. Como são graduadas as entorses de tornozelo?
Entre 80% e 90% das entorses de tornozelo são o resultado da inversão excessiva e/ou flexão plantar resultando em lesão nos ligamentos laterais (talofibular anterior e calcaneofibular). Uma **entorse de tornozelo de grau 1** é uma ruptura leve, parcial, do ligamento do tornozelo e não resulta em instabilidade. Uma **entorse de grau 2** é uma ruptura parcial de alto grau. Diferenciar clinicamente entre graus 1 e 2 pode ser um desafio. Uma **entorse de grau 3** é a ruptura completa do ligamento. Esta resultará em alguma instabilidade do tornozelo, que pode ser detectada com o teste da gaveta do tornozelo. Esse teste é realizado imobilizando-se a tíbia com uma mão enquanto a outra mão segura o calcanhar e puxa o pé para frente. Há sempre algum movimento (teste o lado não afetado para ter uma ideia do que é normal para esse paciente), porém, no caso de ruptura completa, há flacidez acentuada com um precário desfecho.

107. Quais entorses do tornozelo devem ser avaliadas com raio X?
Estima-se que mais de 5.000.000 de radiografias sejam obtidas anualmente em crianças e adultos para lesões do tornozelo. Várias diretrizes foram propostas, incluindo as *Low Risk Ankle Rules* (LRAR), ou regras de baixo risco do tornozelo, e as *Ottawa Ankle Rules*, ou regras de Ottawa do tornozelo. A LRAR recomenda que o raio X não é necessário, se uma criança tiver edema e sensibilidade isolados na fíbula distal e/ou ligamentos laterais adjacentes distais à linha articular tibial anterior. As regras de Ottawa aconselham que se obtenha um raio X, se houver dor maleolar e uma ou as duas condições seguintes presente(s): (1) a incapacidade de suportar peso por quatro passos imediatamente após a lesão e durante avaliação em consultório ou no PS; e/ou (2) sensibilidade óssea na borda posterior ou ponta de ambos os maléolos. O uso desses critérios simples pode reduzir raio X desnecessário em 25% a 50% ou mais, com pouca probabilidade de omitir uma fratura.

Boutis K, Grootendorst P, Willan A, et al: Effect of the Low Risk Ankle Rule on the frequency of radiography in children with ankle injuries, *CMAJ* 185:E731–738, 2013.

108. Devem-se aplicar talas em entorses do tornozelo?
Não. Se as entorses do tornozelo por inversão não forem complicadas por uma fratura ou um deslocamento do tendão fibular, a aplicação de tala não se justifica. Estudos randomizados demonstraram que as talas não apresentam nenhum benefício sobre a imobilização precoce com órteses funcionais removíveis, e, de fato, a imobilização completa pode realmente atrasar a reabilitação.

109. Qual é o erro mais significativo cometido durante a avaliação da dor no joelho?
Falha em avaliar o quadril como origem da dor. A patologia do quadril frequentemente mascara-se como dor no joelho ou na coxa distal (p. ex., doença de Perthes, epifisiólise proximal femoral). Vários joelhos já foram desnecessariamente submetidos à artroscopia diagnóstica para patologia no quadril.

110. Na lesão aguda, que lesões tipicamente causam sangramento na articulação do joelho?
A hemartrose aguda ocorre quando há uma lesão em uma estrutura intra-articular. As lesões fora da cápsula articular do joelho não podem causar sangramento dentro da articulação. As lesões geralmente associadas à hemartrose incluem:
- Ruptura dos ligamentos cruzados anterior ou posterior.
- Rupturas meniscais periféricas.
- Fraturas intra-articulares (como a avulsão da espinha tibial).
- Ruptura importante da cápsula articular.

111. Um menino de 5 anos com um inchaço indolor no dorso do joelho, provavelmente, terá qual condição?
Cisto poplíteo. Também chamados de cistos de Baker, estes ocorrem mais frequentemente em meninos, em geral são encontrados no lado medial da fossa poplítea e são indolores. Em crianças, os cistos raramente são associados à patologia intra-articular. A massa deve transiluminar-se no exame físico, confirmando a natureza cheia de fluido da lesão. A história natural é o cisto desaparecer espontaneamente após 6 a 24 meses. A cirurgia não é necessária, exceto em circunstâncias extraordinárias, como na dor incessante. Os achados atípicos (p. ex., sensibilidade, firmeza, história de rápido aumento de tamanho, dor) são a justificativa para avaliação diagnóstica extra.

Herman AM, Marzo JM: Popliteal cysts: a review, *Orthopaedics* 37:e678–e684, 2014.

112. Como ocorre a síndrome do estresse patelofemoral?
Esta causa importante de dor crônica no joelho em adolescentes resulta de **mau alinhamento do mecanismo extensor do joelho**. É vista com mais frequência como uma entidade de "uso excessivo (*overuse*)" em esportes que envolvem corrida e flexão total do joelho (p. ex., trilha, futebol). É chamada inadequadamente de *condromalacia patelar*, que é um diagnóstico patológico específico de uma superfície articular anormal que ocorre em uma minoria desses pacientes. A patela serve como o fulcro sobre o qual o quadríceps estende o joelho. Os múltiplos ventres musculares do quadríceps podem agir assimetricamente, causando maior estresse no aspecto lateral da patela. Isso é particularmente um problema para os indivíduos com problemas, pondo-os em risco de sintomas patelares, incluindo: anteversão femoral, torção tibial externa, patela alta, quadríceps anormalmente desenvolvido, achatamento excessivo do sulco troclear ou um ângulo Q aumentado. O tratamento consiste em gelo, repouso, drogas anti-inflamatórias não esteroides, fortalecimento do quadríceps, alongamento dos isquiotibiais e possivelmente órteses de estabilização patelar.

113. O que é ângulo Q?
Esse ângulo descreve as linhas de força agindo sobre a patela. O ângulo é formado pela intersecção de uma linha desenhada da espinha ilíaca anterossuperior à patela e uma linha da patela ao tubérculo tibial. No caso de adolescentes do sexo masculino, o ângulo Q médio é de 14 graus e, do sexo feminino, 17 graus. Ângulos > 20 graus criam um efeito em corda de arco, que impõe um estresse lateral sobre a patela e predispõe os indivíduos (particularmente corredores) à dor crônica no joelho.

DISTÚRBIOS ESPINHAIS
PONTOS-CHAVE: ESCOLIOSE
1. Escoliose de > 10 graus é relativamente comum (1% a 2%), mas a progressão para > 25 graus e a necessidade de tratamento são raras.
2. A colocação de órtese não corrige permanentemente a escoliose, mas pode impedir a progressão.
3. Estabelecer o nível de maturidade do esqueleto é importante porque o risco de progressão é maior com a imaturidade.
4. Em adolescentes, as curvas progressivas tem sete vezes maior de aparecer em meninas do que em meninos.
5. Toda escoliose não é idiopática: avalie para discrepância de comprimento entre os membros, anomalias congênitas e anormalidades neurológicas, especialmente reflexos.

114. Quais são as diferentes formas de escoliose?
A *escoliose* é uma curvatura lateral da espinha (*i. e.*, deformidade do plano coronal) que tem várias causas gerais. A forma mais comum é a **escoliose idiopática,** que surge em crianças sob outros aspectos

normais por razões que não são totalmente compreendidas, mas existe uma causa genética de base. A escoliose idiopática é subdividida de acordo com a idade em que a doença é diagnosticada. Anteriormente, três grupos etários foram considerados, porém atualmente a maioria das escolioses idiopáticas divide-se em dois grupos: início precoce (≤ 9 anos) e adolescente (≥ 10 anos). A **escoliose congênita** ocorre quando há um problema no modo de formação das vértebras durante a embriogênese. Essa forma de escoliose pode estar associada a anomalias dos sistemas cardíaco e renal, que estão se desenvolvendo ao mesmo tempo. A **escoliose neurogênica** está associada a uma variedade de doenças neuromusculares espásticas e paralíticas, como a paralisia cerebral, distrofia muscular e mielomeningocele. Finalmente existem **diversas** causas, tipicamente sindrômicas, de escoliose que podem estar associadas a distúrbios do tecido conectivo, como as síndromes de Marfan e Ehlers-Danlos. A escoliose também é vista em taxas aumentadas em crianças submetidas a cirurgia abdominal ou torácica importante na lactância (como a cirurgia cardíaca de peito aberto ou reparo de hérnia diafragmática congênita). A escoliose tem sido relatada após ligação de um canal arterial persistente.

Konieczny MR, Senyurt H, Krauspe R: Epidemiology of adolescent idiopathic scoliosis, *J Child Orthop* 7:3–9, 2013.
National Scoliosis Foundation: www.scoliosis.org. Último acesso em 24 de nov. de 2014.

115. A escoliose é mais comum em meninos ou em meninas?
Depende da idade e da causa da escoliose. No caso de escoliose idiopática vista na infância, os homens excedem em número as mulheres por uma margem de 3:2. À medida que a idade aumenta, as mulheres os alcançam, e, na adolescência, as mulheres têm cinco a sete vezes maior probabilidade de ter escoliose que os homens.

Weinstein SL, Dolan LA, Wright JG, et al: Effects of bracing in adolescents with idiopathic scoliosis, *N Engl J Med* 369:1512–1521, 2013.

116. Qual é a probabilidade de progressão da escoliose?
Acredita-se que a escoliose idiopática, caracterizada por uma curvatura lateral da espinha com um ângulo de Cobb (ver Pergunta 120) de 10 graus ou mais, ocorra em cerca de 3% das crianças com menos de 16 anos. Somente 0,3% a 0,5% terá progressão das curvas que necessite de tratamento.

117. Quais são os fatores de risco de progressão de escoliose idiopática?
A escoliose idiopática é um fenômeno do crescimento, e a taxa de progressão da curva é proporcional à taxa de crescimento. É por isso que muitas curvas se tornam clinicamente aparentes na adolescência logo após o estirão de crescimento. Portanto, o risco de progressão é maior em crianças mais jovens (nas quais haverá ainda mais crescimento), e quanto maior a curva, mais provável é sua progressão. A maior parte dos outros fatores de risco de progressão está relacionada a esse potencial de crescimento restante, como idade esquelética e estado de menarca.

Hresko MT: Idiopathic scoliosis in adolescents, *N Engl J Med* 368:834–841, 2013.

118. Como é realizada a triagem de deformidade espinhal?
Devem-se retirar as roupas da criança ou deixá-la apenas com roupas de baixo, com uma bata aberta nas costas. Pede-se para a criança se curvar para frente enquanto está de pé, e o contorno das costas é examinado de trás para o lado. Esse exame é então repetido com a criança sentada. Os seguintes sinais sugerem escoliose:
- Assimetria do ombro ou escapular.
- Assimetria dos músculos paraespinhais ou caixa torácica (a chamada corcova de costela) na espinha torácica e notada à inclinação para frente (> 0,5 cm na região lombar e >1,0 cm na região torácica; um escoliômetro pode ser usado para essa determinação).
- Deformidade do plano sagital como uma cifose aumentada, quando vista de lado.
- Assimetria da dobra da cintura que não desaparece ao sentar-se (muitas assimetrias da dobra da cintura são o resultado de discrepâncias de comprimento entre os membros). Este achado é muito útil em pacientes obesos cuja proeminência paraespinhal pode ser obscurecida por seu tecido adiposo subcutâneo.

119. O que constitui uma mensuração anormal do escoliômetro?
O *escoliômetro* (também chamado de inclinômetro) é um tipo de transferidor usado para medir a rotação vertebral e a proeminência da costela que é vista na escoliose com o teste de inclinação para frente (Fig. 15-13).

Um ângulo ≤ 5 graus geralmente é insignificante enquanto um ângulo ≤ 7 graus justifica um encaminhamento ortopédico e a consideração de radiografias em pé, posteroanterior e lateral, para avaliação mais precisa da curvatura. Isso é diferente da mensuração da escoliose feita em radiografias, que é conhecida como ângulo de Cobb. Embora possa variar dramaticamente, o ângulo de Cobb geralmente é cerca de três vezes maior que a medida do escoliômetro. Geralmente, os ortopedistas discutem o ângulo de Cobb ao descreverem escoliose, e tipicamente é o ângulo de Cobb que dita o tratamento.

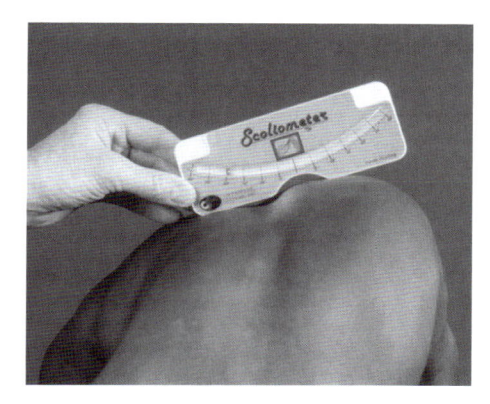

Figura 15-13. Uso de escoliômetro demonstrando 20 graus de rotação do tronco. *(De Dormans JP: Pediatric Orthopaedics and Sports Medicine: The Requisites in Pediatrics. Philadelphia, 2004, Elsevier Mosby, p 150.)*

120. Como é medida a escoliose pelo método de Cobb?

Esta é a técnica padrão usada para quantificar escoliose em radiografias posteroanteriores. Desenha-se uma linha ao longo da vértebra, inclinada ao máximo no topo da curva, e outra é desenhada na parte inferior da curva. A curvatura é representada por um ângulo "a" e pode ser medida de duas maneiras, ilustradas na Figura 15-14.

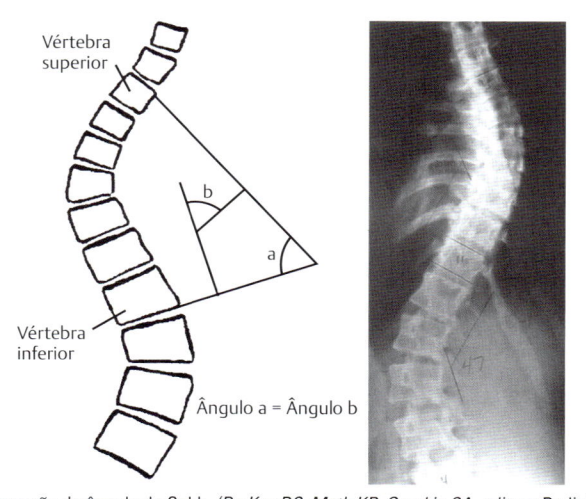

Figura 15-14. Mensuração do ângulo de Cobb. *(De Kaz DS, Math KR, Groskin SA, editors:* Radiology Secrets. *Philadelphia, 1998, Hanley & Bellas, p 321.)*

121. Quão valiosos são os programas de triagem escolares para escoliose?

Isso é controverso. Muitos estados, nos Estados Unidos, exigem triagem escolar de escoliose. Especialistas favoráveis a esses programas argumentam que existem procedimentos confiáveis de triagem e que a identificação precoce levará a cuidados não operatórios mais precoces e à prevenção da progressão e necessidade de intervenção cirúrgica. Os opositores argumentam que a baixa incidência de crianças que necessitam de tratamento, o baixo valor positivo-preditivo dos programas de triagem e os números elevados de crianças que são encaminhadas desnecessariamente não justificam os programas.

Burton MS: Diagnosis and treatment of adolescent idiopathic scoliosis, *Pediatr Ann* 42:224–228, 2013.
Richards BS, Vitale MG: Screening for idiopathic scoliosis in adolescents, *J Bone Joint Surg Am* 90:195–198, 2008.

122. Qual é a história natural de escoliose idiopática grave não tratada?

É provável que a escoliose idiopática não tratada maior que 50 graus em maturidade esquelética continue a progredir ao longo da vida. A taxa de progressão tende a ser lenta, da ordem de 1 grau por ano, porém mais do que o tempo de vida esperado do paciente, que pode ser de 60 ou mais graus de progressão. No entanto, mesmo com essa progressão, a escoliose idiopática do adolescente (AIS) geralmente não é uma doença fatal, e há um inexpressivo excesso na mortalidade vista em alguns estudos de história natural em longo prazo. Somente quando as curvas são maiores que 90 a 100 graus há um efeito clinicamente importante na função cardiopulmonar. Alguns estudos demonstraram problemas psicossociais relacionados à insatisfação do paciente com sua aparência, mas nem todos os estudos reproduziram esse achado. A dor nas costas pode ser maior nessa população, em comparação com as normas pareadas por idade, mas não há indicação de que a cirurgia melhore isso.

Weinstein SL, Dolan LA, Spratt KF, et al: Health and function of patients with untreated idiopathic scoliosis: a 50-year natural history study, *JAMA* 289:559–67, 2003.

123. Quando se deve considerar a cirurgia para escoliose idiopática?

Como se vê na história natural, a escoliose idiopática continua a progredir durante a vida depois de estar **acima de 50 graus**, então geralmente esse é o critério para a cirurgia na AIS.

124. Que tipo de cirurgia tipicamente é realizado para a correção da escoliose?

A cirurgia geralmente é um **procedimento de fusão** em que as vértebras envolvidas na curva são instrumentadas com implantes de metal e conectadas a um bastão para corrigir a curva, equilibrar a espinha e estabilizar os ossos para possibilitar sua fusão. Evidentemente, isso elimina o movimento e impede o crescimento no segmento operado da espinha. A maioria das crianças com AIS se submete à cirurgia na adolescência, e, assim, não há muito crescimento restante. A altura ganha pelo endireitamento da espinha tipicamente compensa qualquer perda de crescimento pela fusão dessas vértebras.

125. A espinha de crianças pequenas sofre fusão também?

Não mais. A escoliose em crianças até três anos de idade e em crianças jovens é um dos problemas mais difíceis vistos em ortopedia pediátrica. Originalmente, essas curvas foram corrigidas e fundidas, sendo a teoria de que uma espinha reta curta é melhor do que uma mais longa e torta. No entanto, o acompanhamento em longo prazo constatou que espinhas fundidas antes dos 8 ou 9 anos resultaram em tórax pequeno e limitado desenvolvimento pulmonar. O resultado foi que muitos pacientes morriam de insuficiência respiratória no início da vida adulta porque seus pulmões eram incapazes de atender às necessidades de seu corpo adulto.

126. Então como são tratadas as curvas grandes em crianças pequenas tratadas?

Esta é uma questão desafiadora sem uma boa resposta. Atualmente, existem várias opções disponíveis — colocação de tala, órtese ou implantes de crescimento. Sabemos que a fusão de espinhas pequenas é má ideia, assim os implantes, que estabilizam a espinha ao mesmo tempo em que ainda permitem que ela cresça (uma espécie de órtese interna), têm sido usados com algum sucesso há duas décadas. A atual geração de "bastões de crescimento" é fixada a costelas, espinha e/ou pelve. Esses bastões precisam ser aumentados periodicamente para compensar o crescimento que está ocorrendo na espinha e manter a correção da escoliose.

Nos Estados Unidos, até muito recentemente, esses bastões exigiram múltiplas cirurgias para serem aumentados, com altas taxas de complicação. No entanto, alguns pacientes são candidatos ao bastão, que pode ser aumentado no consultório com o uso de um mecanismo magneticamente controlado. Esse aparelho, disponível na Europa há vários anos, mas somente desde 2014 nos Estados Unidos, não é indicado para todos os pacientes, mas são promissores no sentido de reduzir bastante o número de cirurgias para muitos pacientes.

Hickey BA, Towriss C, Baxter G, et al: Early experience of MAGEC magnetic growing rods in the treatment of early onset scoliosis, *Eur Spine J* 23S:S61–S65, 2014.
Akbarnia BA, Blakemore LC, Campbell RM Jr, et al: Approaches for the very young child with spinal deformity: what's new and what works, *Instr Course Lect* 59:407–424, 2010.

127. As talas ainda são usadas para tratar escoliose?

O primeiro procedimento de fusão para escoliose foi realizado há cerca de 100 anos, e durante décadas as talas foram usadas para estabilizar a espinha por meses até que possa ocorrer a fusão. O advento de implantes de metal evita a necessidade de talas, mas a aplicação de talas se tornou novamente popular como tratamento da escoliose *no paciente muito jovem*. Uma técnica desrotacional de aplicação de tala provou ser bastante eficaz para muitos pacientes e pode até ser curativa em alguns casos. Embora nenhuma cirurgia aberta esteja envolvida, as talas requerem tração sob anestesia e, portanto, são aplicadas na sala cirúrgica.

Sanders JO, D'Astous J, Fitzgerald M, et al: Derotational casting for progressive infantile scoliosis, *J Pediatr Orthop* 29:581–587, 2009.

128. A colocação de órtese é um tratamento eficaz para escoliose?

Existe há muito, na literatura ortopédica, a história de colocação de órtese, e os resultados de estudos são um tanto mistos. Além disso, a qualidade de muitos desses estudos tem sido baixa, e muitos ortopedistas não estavam seguros de que a colocação de órtese seria um tratamento eficaz. Entretanto, um estudo de múltiplos centros de 2013, patrocinado pelo NIH, verificou melhoras dramáticas em crianças que receberam órteses, comparadas com os controles sem órtese. Os pacientes no estudo tinham de 10 a 15 anos de idade, necessitavam de ângulos de Cobb entre 20 e 40 graus e usavam a órtese por, no mínimo, 18 horas ao dia, com reavaliação por raio X a cada 6 meses. Esse estudo BrAIST (Bracing in Adolescent Idiopathic Scoliosis Trial) foi o primeiro a provar a eficácia da colocação de órtese em meninas adolescentes pré-menarca.

Weinstein SL, Dolan LA, Wright JG, et al: Effects of bracing in adolescents with idiopathic scoliosis, *N Engl J Med* 369:1512–1521, 2013.

129. Qual diagnóstico se deve considerar em um adolescente do sexo masculino com postura muito ruim e não flexível?

Cifose de Scheuermann. Essa é uma deformidade em forma de cunha dos corpos vertebrais de etiologia não esclarecida que causa cifose juvenil (curvas lombar ou torácica dorsal anormalmente grandes). Comum em adolescentes, é distinguida da má postura simples ("deformidade postural da cifose [*round-back*]") por sua angulação nítida e pela impossibilidade de se corrigir com o paciente em pé, ereto, ou deitado no topo de um suporte. Estudos de raio X revelam o corpo vertebral anterior em forma de cunha e erosões irregulares da placa terminal vertebral. O tratamento consiste em exercício; colocação de órtese; e raramente, correção cirúrgica (para deformidades graves, dolorosas).

130. Qual é a diferença entre espondilólise e espondilolistese?

A *espondilólise* é uma condição em que há um defeito na *pars interarticularis* (arco vertebral) de uma vértebra, que é mais comum na L5. Pode ser um problema congênito, mas é vista comumente como uma fratura de estresse em atletas que executam muitas hiperextensões da região lombar (classicamente ginastas e atacante ofensivo de futebol). A *espondilolistese* é uma condição (que geralmente resulta de espondilólise) que se caracteriza por deslocamento para frente de uma vértebra sobre as vértebras inferiores. A dor é o sintoma de apresentação mais comum em ambas as condições. A etiologia não é clara, mas várias teorias a relacionam a fatores hereditários, predisposição congênita, trauma, postura, crescimento e fatores biomecânicos. O tratamento inclui espera vigilante, limitação da atividade, terapia com exercícios, colocação de órtese, tala e cirurgia, dependendo da idade do paciente, da magnitude do deslocamento, da extensão da dor e da probabilidade prevista da progressão da deformidade.

Foreman P, Griessenauer CJ, Watanabe K, et al: L5 spondylolysis/spondylolisthesis: a comprehensive review with an anatomic focus, *Childs Nerv Syst* 29:209–216, 2013.

MEDICINA ESPORTIVA

131. Um jogador de beisebol de 12 anos apresenta-se com queixa de dor no cotovelo. Qual diagnóstico você precisa considerar?

O **cotovelo de arremessadores juvenis de beisebol**, uma apofisite do epicôndilo medial do cotovelo, é uma lesão de tensão da placa de crescimento vista em cotovelos de arremessadores (e outros atiradores). O tratamento inclui repouso e evitar todas as atividades de arremesso por, no mínimo, 4 a 6 semanas, seguidos pela retomada gradual do arremesso sob estrita orientação de terapeuta e/ou instrutor.

132. O que é pior para o cotovelo do arremessador de beisebol: arremessar bolas curvas ou rápidas?

Diz a sabedoria convencional que as bolas curvas causam mais estresse ao cotovelo do arremessador do que as rápidas. Existem recomendações para que bolas curvas não sejam lançadas até que o atleta esteja se aproximando da maturidade esquelética, em torno dos 14 anos de idade. No entanto, uma pesquisa recente descobriu que a quantidade de estresse mecânico no cotovelo não é diferente quando se arremessa uma bola curva ou rápida. Pode haver outras razões para limitar ou atrasar o arremesso de bolas curvas em atletas mais jovens, porém o aumento do estresse no cotovelo não parece ser uma delas.

Nissen CW, Westwell M, Ounpuu S, et al: A biomechanical comparison of the fastball and curveball in adolescent baseball pitchers, *Am J Sports Med* 37:1492–1498, 2009.

133. Como as lesões no cotovelo podem ser prevenidas em arremessadores?

O uso de **contadores de arremessos** como proteção para os braços dos arremessadores, em todos os níveis do beisebol, dos juvenis aos adultos, entrou em foco nos últimos anos. Há evidência mostrando que o contador de arremesso é mais importante do que o tipo de arremesso para a proteção do cotovelo. O beisebol juvenil padronizou o número de arremessos e a quantidade de repouso obrigatório entre os dias de arremesso.

Tjoumakaris FP, Pepe MD, Bernstein J: Eminence-based medicine *versus* evidence-based medicine: it's okay for 12-year-old pitchers to throw curveballs; its the pitch count that matters, *Phys Sportsmed* 40:83-86, 2012.

134. As rupturas de menisco ocorrem em crianças pequenas?

As rupturas de menisco raramente ocorrem antes dos 12 anos de idade. Uma exceção é o paciente com um discoide menisco, que é um menisco com formato congenitamente anormal, como um disco de hóquei em vez da aparência normal em "C". Por haver um menisco na porção de suporte de peso do joelho (e o menisco não se destina a isso), todos eventualmente se rompem, tornando-se sintomáticos. As rupturas de menisco em crianças não associadas ao menisco discoide tipicamente estão associadas a lesões significativas. Certifique-se de procurar por uma lesão associada ao ligamento cruzado anterior.

135. Se um jogador de futebol de nono grau com um edema no joelho "sentiu um pop" enquanto marcava um gol, quais são os três possíveis diagnósticos?

A sensação de "pop" ou estalo no estabelecimento de uma lesão aguda no joelho geralmente está associada ao seguinte:
- **Lesão ao ligamento cruzado anterior.**
- **Lesão do menisco.**
- **Subluxação patelar.**

136. Como é avaliada a integridade meniscal no exame?

Compressão de Apley e **teste de McMurray**. O teste de Apley envolve compressão com dor no joelho, sugerindo lesão. O teste de McMurray avalia rupturas laterais e mediais por meio de aplicações de rotação de estresse/interna valga e vara, respectivamente; a sensação de "pops"/cliques e sensibilidade sobre a linha articular, se presente, pode indicar lesão (Fig. 15-15).

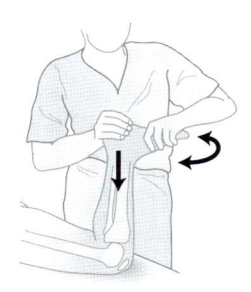

Teste de compressão de Apley

Estresse valgo e extensão

Rotação externa

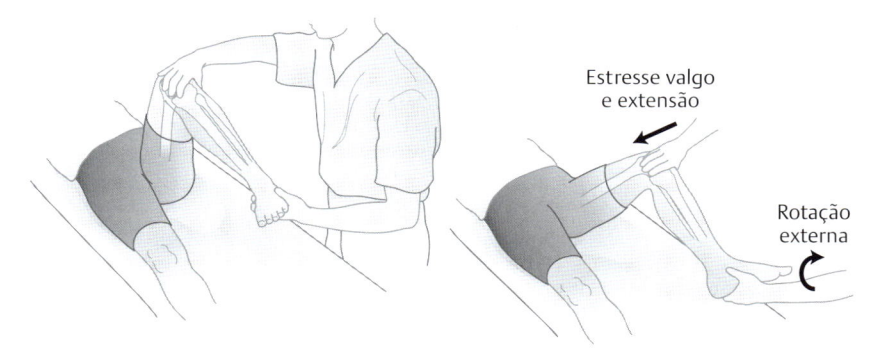

Teste de McMurray

Figura 15-15. O *teste de compressão de Apley* é realizado com o paciente em pronação e o joelho do examinador sobre a coxa posterior do paciente. A tíbia é rotacionada externamente enquanto uma força compressiva descendente é aplicada sobre a tíbia. O *teste de McMurray* é realizado com o paciente em supinação e o examinador em pé do lado do joelho afetado. *(De Kleigman RM, Stanton BF, Schor NF, et al: Nelson Textbook of Pediatrics, ed 19. Philadelphia. 2011, Elsevier Saunders, p 2415.)*

137. Qual é o mecanismo típico de uma ruptura do ligamento cruzado anterior (ACL)?

O ACL assenta-se na articulação do joelho e impede a tíbia de subluxar-se anteriormente sob o fêmur. Esse ligamento está sob estresse, quando se aplica peso a um joelho levemente flexionado. Quando se aplicam rotação e estresse valgo (uma força que empurra o joelho para a linha média) ao joelho ao mesmo tempo, o ligamento é mais suscetível à ruptura. Essa combinação de forças ocorre tipicamente quando um atleta aterrissa sobre a perna e tenta mudar de direção.

138. Como é testada a estabilidade do ACL no exame?

Teste da gaveta anterior e **teste de Lachman**. Ambos avaliam qualquer possível movimento anormal para a frente da tíbia com a coxa/fêmur e o pé estabilizados. O movimento excessivo, comparado com o joelho oposto, sugere lesão do ACL (Fig. 15-16).

139. Por que as meninas e as mulheres jovens são mais suscetíveis a rupturas do ACL do que seus homólogos masculinos?

As taxas de ruptura do ACL em mulheres são de 3 a 8 vezes mais altas que em homens. As razões suspeitadas incluem: (1) **fatores anatômicos**, como uma incisura intercondilar mais estreita no joelho e pelve mais larga que a dos homens; (2) **fatores bioquímicos**, como aumento do estrógeno, o que torna os ligamentos mais elásticos; e (3) **fatores neuromusculares,** na maneira como as mulheres ativam os músculos durante o salto e a aterrissagem. Pesquisadores do Oregon descreveram fatores de risco adicio-

Teste da gaveta anterior   **Teste de Lachman**

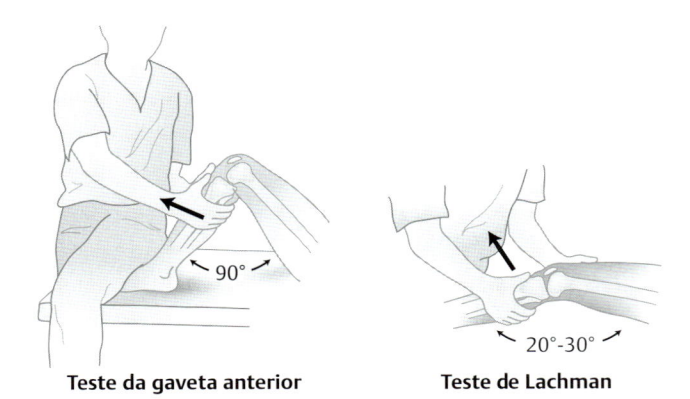

Figura 15-16. *Teste da gaveta anterior* é realizado com o paciente em supinação e o joelho em flexão de 90 graus. O *teste de Lachman* é conduzido com o paciente em supinação e o joelho flexionado de 20 a 30 graus. *(De Kleigman RM, Stanton BF, Schor NF, et al:* Nelson Textbook of Pediatrics, *ed 19. Philadelphia, 2011, Elsevier Saunders, p 2415.)*

nais, que incluem fadiga crônica (probabilidade três vezes maior em meninas do que em meninos colegiais) e problemas dietéticos, que variam da má ingestão nutricional a francos distúrbios alimentares.

Elliot DL, Goldberg L, Kuehl KS, et al: Young women's anterior cruciate ligament injuries: an expanded model and prevention paradigm. *Sports Med* 40:367–376, 2010.

140. As rupturas de ACL são tratadas diferentemente em crianças, adolescentes e adultos?

Um **sim** retumbante. Os procedimentos tradicionais de reconstrução de ACL envolvem a perfuração de um grande túnel onde a fise estaria na tíbia proximal e no fêmur distal. Em crianças com fises abertas, a preocupação com a parada do crescimento é grande. As recomendações atuais geralmente são para se usar uma técnica que poupe a fise em crianças pré-púberes, que não é tão estável quanto nas técnicas tradicionais e tecnicamente mais difícil de realizar. No caso de adolescentes mais jovens, permite-se a reconstrução transfiseal, mas o enxerto é totalmente de tecido mole, e as suturas ou parafusos usados para estabilizar o enxerto são colocados longe da placa de crescimento. Em adolescentes mais velhos, usa-se uma técnica transfiseal padrão, embora nenhum osso seja colocado através da placa de crescimento (uma técnica algumas vezes empregada em adultos).

Vavken P, Murray MM: Treating anterior cruciate ligament tears in skeletally immature patients, *Arthroscopy* 27:704–716, 2011.
Finlayson CJ, Nasreddine A, Kocher MS: Current concepts of diagnosis and management of ACL injuries in skeletally immature athletes, *Phys Sportsmed* 38:90–101, 2010.

141. Há maneiras de se prevenir rupturas de ACL?

A maioria das rupturas de ACL resulta de jogos sem contato (p. ex., aterrissar de um salto ou fazer um corte no campo, em vez de ser confrontado defensivamente ou golpeado). Uma série de programas de prevenção despontou pelo país nos últimos anos, envolvendo tipicamente exercícios neuromusculares para retreinar atletas no que se refere à melhor maneira de saltar, aterrissar e cortar. Esses estudos, em geral, têm sido muito bem-sucedidos. Uma recente metanálise demonstrou que, em média, esses programas reduziram as rupturas de ACL em 50% entre as mulheres e em até 80% nos homens.

Sadoghi P, von Keudell A, Vavken P: Effectiveness of anterior cruciate ligament injury prevention training programs, *J Bone Joint Surg Am* 94:769–776, 2012.

142. Um adolescente tem dor crônica no joelho, edema e "travamento" ocasional da articulação genicular e seu raio X revela aumento da densidade e fragmentação na superfície de suporte de peso do côndilo medial femoral. Provavelmente, qual é a condição que ele apresenta?

Osteocondrite dissecante. Nesta doença, existe necrose focal de uma região do osso subcondral, tipicamente na metade lateral do côndilo femoral medial. A causa é desconhecida, porém o trauma antecedente é comum, e crianças (geralmente meninos) com essa condição são tipicamente muito ativas.

Esses casos apresentam dor relacionada à atividade; travamento, encurvadura (*buckling*) e rigidez também podem ser vistos. Uma radiografia simples pode revelar o diagnóstico, porém uma RM é mais sensível, quando a suspeita clínica é alta, e os achados radiográficos, duvidosos. A imobilização extensa e a restrição da atividade são o tratamento primário em pacientes esqueleticamente imaturos que têm uma história natural favorável. As lesões curam-se tipicamente sem cirurgia. No caso de adolescentes mais velhos e indivíduos esqueleticamente maduros, é frequente a necessidade de cirurgia para estabilizar a lesão e incentivar a cura. Se o fragmento não se curar, poderá se desprender e se tornar um corpo solto. Esse é um problema importante, porque a perda de cartilagem articular não pode ser substituída, e o risco de artrite é alto.

143. Se um jogador de basquetebol de 12 anos de idade tiver um inchaço doloroso em ambos os joelhos, qual é o diagnóstico mais provável?

Doença de Osgood-Schlatter. Esta é uma apofisite de tração e resulta de estresse repetitivo (tracionamento do tendão patelar) no tubérculo tibial, que é conectado à diáfise tibial através de uma placa cartilaginosa. A cartilagem é incapaz de lidar com as forças de tração criadas pelo músculo quadríceps e ela hipertrofia-se, tornando-se inflamada. Esse processo ocorre geralmente por volta da época do estirão de crescimento do adolescente e se relaciona com o nível de atividade física. O exame físico revela sensibilidade à palpação e a um tubérculo tibial muito proeminente. A dor é exacerbada com a extensão resistida do joelho.

O tratamento clínico apropriado inclui uso criterioso das medicações anti-inflamatórias, atividades restritas, alongamento e fortalecimento do quadríceps e treinamento cruzado. Geralmente, a condição é autolimitada e se resolve com a maturidade esquelética, embora a protuberância permaneça. Raramente a imobilização, que pode levar à atrofia difusa, é necessária.

144. Qual é o provável diagnóstico em um jogador de futebol de quinto grau com dor no calcanhar e um "teste do aperto" positivo?

Doença de Sever, ou apofisite do calcâneo. É causada pela tração no calcâneo, nos locais de inserção dos músculos gastrocnêmio-sóleo, e microavulsões ocorrem onde o osso se une à cartilagem. A dor é reproduzida com a compressão dos aspectos medial e lateral do calcanhar (o "teste do aperto"). O tratamento envolve alongamento do tendão do calcâneo, calcanheiras viscoelásticas e drogas anti-inflamatórias não esteroides. A falha em melhorar sugere uma possível fratura de estresse calcâneo, podendo ser necessária a imobilização.

Soprano JV, Fuchs SM: Common overuse injuries in the pediatric and adolescent athlete, *Clin Pediatr Emerg Med* 8, 8–11, 2007.

145. Quais são as lesões esportivas mais comuns em crianças e adolescentes em idade escolar?

Cerca de 75% das lesões em crianças em idade escolar envolvem as extremidades inferiores, e a maioria das lesões no joelho e tornozelo é de novas lesões resultantes de cura incompleta de um problema anterior. Contusões e entorses são os tipos mais comuns de lesão, com fraturas e deslocamentos respondendo por 10% a 20% adicionais. As lesões cranianas são as causas mais comuns de fatalidade nos esportes.

Meninos adolescentes que participam de equipes de esportes de contato, particularmente futebol e luta olímpica, estão em risco mais alto de lesões. Em meninas, softbol e ginástica têm a taxa mais alta de lesão.

Somente 10% das lesões esportivas são causadas por um oponente; a maioria das lesões é provocada por tropeços, quedas ou pisadas em falso. O último achado sugere que melhorar os fatores intrínsecos (p. ex., elevar o nível de condicionamento físico, evitando o *overuse*, e fortalecendo a estabilidade do joelho) pode ser mais importante para a prevenção de lesões do que os fatores externos (p. ex., mudança nas normas, no equipamento).

146. Quais são as definições de concussão e síndrome pós-concussão?

Em 2004, a Second International Conference on Concussion in Sports definiu uma **concussão** esportiva como um processo fisiológico complexo após trauma craniano resultando no rápido início de comprometimento funcional de curta duração, embora em alguns casos associados a sintomas pós-concussivos prolongados e tipicamente associados a imagens normais de TC. A **síndrome pós-concussão** é definida como a persistência além de 7 a 10 dias da lesão de qualquer dos seguintes sintomas não presentes anteriormente: cefaleias, fadiga fácil, transtornos do sono, tontura, irritabilidade, agressividade, ansiedade, depressão, ausência no trabalho, problemas de relacionamento, alteração da personalidade, problemas com matemática simples e com a memória de curto prazo.

Eisenberg MA, Meehan WP 111, Mannix R: Duration and course of post-concussive symptoms, *Pediatrics* 133:999–1006, 2014.
ME, Walter KD, and the Council on Sports Medicine and Fitness: Clinical report—sport-related concussion in children and adolescents, *Pediatrics* 126:597–615, 2010.

147. Qual é o valor do "repouso cerebral" no tratamento de concussão?

O *repouso cognitivo* foi proposto em 2004 com base na teoria de que as atividades que necessitam de concentração e atenção podem exacerbar os sintomas de concussão e, portanto, atrasar a recuperação. A redução de atividades como leitura, mensagens de texto, jogos de *videogame*, uso de computador e realização de trabalho escolar tem sido ressaltada por alguns como vital no tratamento da concussão. A teoria subjacente é que a concussão resulta em interrupção metabólica cerebral com diminuição do suprimento da adenosina trifosfato (ATP). A instituição do repouso cognitivo conserva os suprimentos de ATP para recuperação da lesão. Embora o conceito de repouso cognitivo esteja sujeito a debate, um número crescente de estudos apoia seu papel como ferramenta no tratamento das concussões.

Brown NJ, Mannix RC, O'Brien MJ, et al: Effect of cognitive activity level on duration of post-concussion symptoms, *Pediafrics* 133:e299–e304, 2014.
Halstead ME, McAvoy K, Devore CD, et al: Returning to learning following a concussion, *Pediatrics* 132:948–957, 2013.

148. Quando se deve permitir que um atleta que sofreu concussão volte a jogar?

Não se deve permitir que nenhum atleta volte a jogar no dia da concussão nem depois, se estiver sintomático em repouso ou ao esforço. Embora a maioria dos sintomas manifestos se resolva dentro de 1 semana, os atletas mais jovens podem necessitar de um período de recuperação mais longo para a função cognitiva total. Assim, uma abordagem mais conservadora é usada em pacientes pediátricos e adolescentes, comparados com os adultos. *Protocolos de retorno gradual ao jogo* com exercícios escalonados são recomendados, com um sistema posicionado para monitorar os sintomas e a função cognitiva. Testes neuropsicológicos pós-lesão (como o teste ImPACT) geralmente são usados como guia para o retorno, especialmente se estiverem disponíveis testes pré-lesão para comparação.

Heads Up to Clinicians: Concussion Training: www.cdc.gov/concussion/headsup/return. to play.html. Último acesso em 24 de nov. de 2014.

Agradecimentos

Os editores agradecem as contribuições dos Drs. Francis Y. Lee, John P. Dormans, Richard S. Davidson, Mark Magnusson, David P. Roye e Joshua E. Hyman, que foram mantidas desde as quatro primeiras edições de *Segredos em Pediatria*.

PNEUMOLOGIA

Robert W. Wilmott, MD ▪ Bradley A. Becker, MD

RINITE ALÉRGICA

1. A rinite alérgica é comum?
Muito comum. Até 40% das crianças têm a experiência de rinite, que é a manifestação mais frequente de doença alérgica e uma das doenças crônicas mais comuns da infância.

2. Além da congestão nasal crônica ou recorrente, quais características na história e no exame físico sugerem a rinite alérgica?
- "Fácies alérgica": boca aberta, hipoplasia facial medial.
- "Dobra nasal alérgica": é a dobra na ponte nasal como resultado de levantamento da ponta do nariz para alívio do prurido nasal com a palma da mão (a saudação alérgica).
- Sentidos do paladar e olfato diminuídos.
- Má oclusão dental.
- "Olheiras" alérgicas (círculos escuros sob os olhos).
- Múltiplas dobras infraorbitárias.
- Aparência em paralelepípedo da orofaringe posterior (Fig. 16-1).
- Aparência pálida e úmida da mucosa nasal.

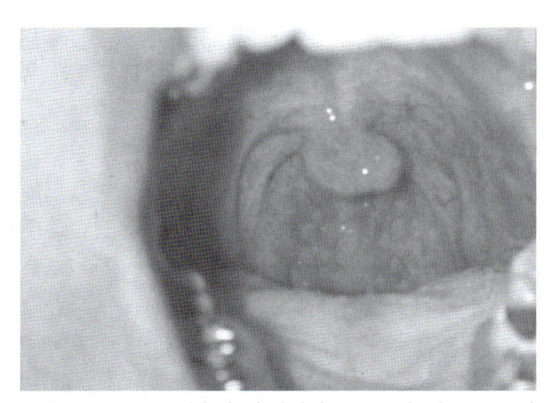

Figura 16-1. Aparência pavimentosa em paralelepípedo da faringe posterior decorrente de corrimento pós-nasal. *(De Terasaski G, Paauw DS: Evaluation and treatment of chronic cough, Med Clin North Am 98:391–403, 2014.)*

3. Quais são os três fatores de risco, no início da vida, para rinite alérgica?
1. Gênero masculino (As mulheres apresentam maior incidência de rinite na vida adulta).
2. Não ter contato inicial com irmãos em casa ou com crianças de creche.
3. Não ter contato inicial com animais de estimação ou não viver em fazenda.

Matheson MC, Dharmage SC, Abramson MJ, et al: Early-life risk factors and incidence of rhinitis: results from the European Community Respiratory Health Study – an international population-based co-hort study, *J Allergy Clin Immunol* 128:816–823, 2011.

4. Como a época do ano ajuda a identificar a causa em potencial da rinite alérgica?

Árvore com pólen geralmente está associada ao início da estação de crescimento*. Após a polinização de árvore local, aparecem os pólens das gramíneas; isso pode ocorrer precocemente nos locais onde os invernos são curtos. O pólen de outras ervas daninhas, além da erva-de-santiago (tasneira), associam-se ao pico do pólen do final de verão. No outono, a erva-de-santiago é o principal alérgeno do pólen. Ela é polinizada em meados de agosto até a primeira geada na maior parte dos Estados Unidos. As contagens são especialmente altas nas regiões leste e central da América da Norte. Aeroalérgenos fúngicos circulam na estação de crescimento. Concentrações relativas de alérgenos de animais domésticos, ácaros da poeira e fungos de ambientes internos geralmente aumentam quando portas e janelas ficam fechados. No entanto, os ácaros da poeira e o mofo proliferam em áreas de grande umidade e podem causar sintomas perenes.

Naclerio R, Solomon W: Rhinitis and inhalant allergens, *JAMA* 278:1842–1848,1997.

5. Quando se utilizam exames de sangue para alergia?
- Em um paciente que está tomando uma medicação que bloqueia o teste cutâneo para alergia, tal como um anti-histamínico, que não pode ser interrompido por, pelo menos, 3 dias.
- Em um paciente que tenha uma afecção de pele, como eczema ou psoríase, sem suficientes áreas não afetadas para realizar o teste cutâneo.
- Quando o exame de sangue seria mais tolerado, como é o caso de um bebê ou uma criança pequena.

American College of Allergy, Asthma and Immunology: www.acaai.org. Último acesso em 13 de jan. de 2015.

6. O que é ImmunoCAP IgE específico de antígeno?

ImmunoCAP IgE (Thermo-Fisher Scientific Inc., Uppsala, Sweden) é um método laboratorial automático *in vitro* usado para quantificar a IgE específica de alérgeno no soro de um paciente. O alérgeno do teste é ligado a uma matriz de fase sólida e depois incubado com o soro. Se contiver a IgE específica do alérgeno, a IgE do paciente ligar-se-á ao antígeno ImmunoCAP. A IgE não específica é removida por lavagem. O anti-IgE com marcador fluorescente então é adicionado e se liga ao complexo IgE-antígeno. A fluorescência é medida e comparada com uma curva padrão.

Johansson SG: ImmunoCAP specific IgE test: an objective tool for research and routine allergy diagnosis, *Expert Rev Mol Diagn* 4:273–279, 2004.

7. Resuma os prós e os contras do teste cutâneo *versus* teste *in vitro* (p. ex., ImmunoCAP IgE) para alergias.
Testes *in vitro*
- Nenhum risco de anafilaxia.
- Resultados não influenciados pelas medicações (p. ex., anti-histamínicos), dermatografismo ou doença dermatológica extensa.
- Mais caros.
- Melhor valor preditivo para alguns alérgenos alimentares comuns.

Testes cutâneos
- Mais baratos.
- Mais sensíveis do que os testes *in vitro*.
- Resultados disponíveis imediatamente.

8. Quais são os tratamentos recomendados para crianças com rinite alérgica?
- Medidas de **controle ambiental** para prevenção do alérgeno são a base do tratamento. Alérgenos relevantes são recomendados para redução da exposição em caso de teste cutâneo positivo ou teste de IgE específica do soro correlacionada com a presença de sintomas à exposição ao alérgeno.
- **Farmacoterapia**, incluindo *sprays* corticosteroides nasais, anti-histamínicos (administrados por via oral ou *spray* nasal), antileucotrienos orais, ou combinações dessas medicações são tratamentos eficazes.
- **Imunoterapia** é reservada aos pacientes com sintomas persistentes, apesar do tratamento citado anteriormente, e àqueles que desejam controlar os sintomas com menos medicações.

American Academy of Allergy, Asthma and Immunology: vvw.aaaai.org. Último acesso em 13 de jan. de 2015.

---

*N. do T.: Nos EUA, uma época de chuvas e temperaturas brandas, com crescimento das plantas e culturas, tipo "primavera".

PONTOS-CHAVE: RINITE ALÉRGICA

1. História (sintomas, histórico da família e agravamento à exposição ambiental) é a chave para o diagnóstico.
2. Com dois genitores atópicos, o risco de uma criança é de 50% a 70%.
3. A sensibilidade dos testes classifica-se como segue: intradérmica (pode produzir resultados falsos-positivos) > punção cutânea > ImmunoCAP IgE.
4. O teste ImmunoCAP IgE é indicado aos pacientes com graves distúrbios ou àqueles incapazes de descontinuar temporariamente os anti-histamínicos bloqueadores de H1.
5. As características alérgicas incluem olheiras (círculos escuros sob os olhos), aumento das dobras infraorbitais, dobra transversa da ponte nasal, mucosa nasal azul-pálida e úmida bem como aparência pavimentosa de paralelepípedo da conjuntiva e orofaringe posterior.
6. A imunoterapia deve ser considerada quando a prevenção do alérgeno e a farmacoterapia produzirem resultados subótimos.

9. Quais são os principais alérgenos dos ambientes (ao longo do ano)?
Ácaros da poeira domésticos, descamação da pele dos animais, baratas e **mofos**.

10. Como se pode diminuir o alérgeno de gatos na casa?
- Considere uma "felinectomia".
- Remova móveis estofados, tapete e outras fontes de ancoragem de alérgenos.
- Use filtros de ar particulado de alta eficiência (HEPA) e aspiradores de pó.
- Banhe o gato, se possível, semanalmente.

11. Existe realmente uma raça canina que seja "hipoalergênica"?
Lamentavelmente, o cão hipoalergênico parece ser um **mito**. Embora certos cães (p. ex., poodles; Spanish waterdogs; Airedale terriers; e o novo híbrido, Labradoodle) geralmente sejam comercializados como "hipoalergênicos", quando feita a comparação da quantidade de alérgenos caninos (Can f 1) em amostras de pelo e da pelagem, bem como na superfície ambiental circundante, não foram encontradas diferenças entre esses cães e as raças de controle.

Nos Estados Unidos, cerca de 78 milhões de cães ocupam os lares, então essa não é uma boa notícia para os 20% da população geral que pode ser alérgica a cães.

Vredegoor DW, Willemse T, Chapman MD, et al: Can f 1 levels in hair and homes of different dog breeds: lack of evidence to describe any dog breed as hypoallergenic, *J Allergy Clin Immunol* 130:904.e7–909.e7, 2012.

12. Quais crianças devem ser consideradas para imunoterapia?
A imunoterapia para alérgeno é um tratamento eficaz para rinite alérgica, asma e para a prevenção da anafilaxia ao veneno. Também pode ser benéfica na dermatite atópica. Para a rinite alérgica e a asma alérgica, deve ser considerada a imunoterapia para pacientes que não são bem controlados, apesar das tentativas de redução da exposição ao alérgeno e da farmacoterapia, ou para pacientes que desejam tomar menos medicação. As vias subcutâneas ou sublinguais (para certos alérgenos inalantes) são aprovadas nos Estados Unidos. Em crianças, a imunoterapia mostrou que previne a progressão da rinite alérgica para asma e pode prevenir a sensibilização a novos alérgenos nos indivíduos monossensibilizados.

Jones SM, Burks W, Dupont C: State of the art on food allergen immunotherapy: oral, sublingual, and epicutaneous, *J Allerg Clin Immunol* 133:318–323, 2014.
Burks AW, Calderon MA, Casale T, et al: Update on allergy immunotherapy: American Academy of Allergy, Asthma & Immunology/European Academy of Allergy and Clinical Immunology/PRACTALL consensus report, *J Allergy Clin Immunol* 131:1288–1296, 2013.

13. Qual é a frequência do broncoespasmo induzido pelo exercício em crianças com rinite alérgica?
O exercício é um deflagrador do broncoespasmo em 40% a 50% das crianças com rinite alérgica, comparadas com 90% daquelas diagnosticadas com asma e 10% daquelas que se desconhece que tenham

asma ou alergias respiratórias. O broncoespasmo induzido pelo exercício é definido como uma queda de 10% em FEV_1 ou pico da taxa de fluxo expiratório a partir do valor antes do exercício.

Randolph C: Exercise-induced bronchospasm in children, *Clinic Rev Allerg Immunol* 34:205–216, 2008.

ASMA

14. Se ambos os pais forem asmáticos, qual é o risco de que seu filho tenha asma?
O risco é de **60%**. Para uma criança com apenas um dos pais com asma, o risco é estimado em cerca de 20%. Se nenhum dos pais tiver asma, o risco é de 6% a 7%.

15. Em geral, quando ocorre o início dos sintomas da asma?
Cerca de 50% da asma infantil desenvolve-se antes dos 3 anos de idade, e em quase todos desenvolve-se por volta dos 7 anos. Os sinais e sintomas de asma, incluindo tosse crônica, podem ser evidentes muito antes do diagnóstico, podendo ser erroneamente atribuídos à pneumonia recorrente.

American Lung Association: www.lungusa.org. Último acesso em 13 de jan. de 2015.

16. Em quais crianças, com respiração dificultosa em idade precoce, há probabilidade de desenvolvimento de asma crônica?
Ainda que um terço das crianças tenha um episódio de sibilância antes de 1 ano de idade, a maioria (80%) não desenvolve a sibilância persistente após os 3 anos de idade. Os fatores de risco para a persistência incluem o seguinte:
- História familiar positiva de asma (especialmente materna).
- Níveis aumentados de IgE.
- Dermatite atópica.
- Rinite não associada a resfriados.
- Exposição passiva à fumaça de cigarro.

Taussig LM, Wright AL, Holberg CJ, et al: Tuscon Children's Respiratory Study: 1980 to present, *J Allergy Clin Immunol* 111:661–675, 2003.

17. Quais pontos históricos são sugestivos de uma base alérgica para a asma?
- A natureza sazonal com rinite concomitante (sugerindo pólen).
- Os sintomas se agravam ao visitar uma família com animais de estimação (sugerindo descamação da pele de animal).
- A sibilância ocorre quando é passado aspirador de pó em tapetes ou ao se arrumar a cama (sugerindo ácaros).
- Os sintomas se desenvolvem em porões ou celeiros úmidos (sugerindo mofos).

18. Quais são os outros desencadeadores potenciais da asma?
- Ar frio.
- Extremos emocionais (estresse, medo, choro, riso).
- Ambientais (poluentes, fumaça de cigarro).
- Exercício.
- Alimentos, aditivos alimentares.
- Doença do refluxo gastroesofágico.
- Hormonal (menstrual, pré-menstrual).
- Irritantes (odores fortes, emanações de tintas, cloro).
- Medicações (drogas anti-inflamatórias não esteroides, aspirina, β-bloqueadores).
- Abuso de substância.
- Infecções da via aérea superior (rinite, sinusite).
- Mudanças do tempo/clima.

American Academy of Allergy, Asthma and Immunology: www.aaaai.org. Último acesso em 13 de jan. de 2015.

19. O que distingue EIA de EIB?
A *asma induzida pelo exercício (EIA)* é um componente comum nos indivíduos que receberam o diagnóstico de asma. Sintomas significativos (p. ex., tosse, aperto no peito, sibilância, dispneia) são notados

após o exercício em até 90% das crianças asmáticas, embora testes de função pulmonar anormais possam ser encontrados em quase 100% desses pacientes. *O broncoespasmo induzido pelo exercício* (EIB) atualmente se refere, com mais frequência, a indivíduos com estreitamento da via aérea em resposta ao exercício, os quais não foram diagnosticados com asma. Até 12% dos atletas adolescentes e 40% dos atletas de um time de colégio podem manifestar EIB. Entre as crianças atópicas, estima-se que a incidência de EIB chegue a 40%.

Parsons JP, Kaeding C, Phillips G, et al: Prevalence of exercise-induced bronchospasm in a co-hort of varsity college athletes, *Med Sci Sports Exerc* 39:1487, 2007.

20. Qual é o curso temporal do EIB?
Os sintomas, com mais frequência a tosse, apresentam pico de 5 a 10 minutos após a conclusão do exercício e geralmente se resolvem dentro de 30 a 60 minutos.

21. Como o EIB é diagnosticado?
- **Desafio com exercício:** o EIB é provável se a taxa de fluxo de pico ou o volume expiratório forçado em 1 segundo (VEF_1) cair em 15% após 6 minutos de exercício vigoroso, seja em um laboratório ou em ambiente de campo. Esse exercício pode incluir corrida em uma esteira motorizada (15% graduam-se em 3 a 4 mph), pedalando uma bicicleta estacionária, ou correndo para cima e para baixo em um corredor ou em torno de uma trilha em testes de campo. A maior redução no EIB geralmente é vista em 5 a 10 minutos após o exercício. Como verificação adicional do diagnóstico, se o paciente desenvolveu um fluxo de pico diminuído (e possivelmente sibilância), duas inalações de um β_2-agonista devem ser administradas para tentar reverter o broncoespasmo.
- **Hiperventilação voluntária eucapneica (EVH)** envolve respirar um gás seco em uma frequência respiratória aumentada na tentativa de induzir o broncoespasmo e a diminuição da $VEF_1 > 10\%$.
- O **desafio osmótico** é a inalação de solução salina hipertônica ou de pó seco de manitol para induzir o broncoespasmo.
- O **desafio farmacológico** é uma medida direta usando-se agentes que atuam sobre a musculatura lisa (p. ex., histamina, metacolina). O limiar de concentração necessário para induzir broncoespasmo é determinado e comparado com o exigido em controles saudáveis.

Cuff S, Loud K: Exercise-induced bronchospasm, *Contemp Pediatr* 25:88–95, 2008.

22. Suspeita-se que um paciente de 15 anos com dispneia repetida após a prática de trilha tenha broncoespasmo induzido pelo exercício, mas os testes de função pulmonar são normais, os testes de broncoprovocação são negativos, e ele não apresenta nenhuma resposta ao tratamento com medicações para asma. Qual é a alternativa provável?
Obstrução laríngea induzida pelo exercício (EILO). Esse grupo de diagnósticos inclui *disfunção da corda vocal* e *laringomalacia induzida pelo exercício*. Na primeira, durante o exercício, as cordas vocais são aduzidas durante a inspiração, causando dispneia, aperto no peito, tosse ou estridor. Na última, há prolapso inspiratório das estruturas supraglóticas, que causa dispneia e/ou estridor. Em ambos os casos, há movimento paradoxal da laringe – ocorre estreitamento quando a respiração é mais prolongada. As razões precisas não são claras, mas podem estar relacionadas a menores dimensões das vias aéreas, inibição dos reflexos laríngeos, ou comprometimento da inervação e/ou força dos músculos laríngeos. O teste padrão ouro para o diagnóstico é a nasoendoscopia flexível, com contínua gravação de vídeo da laringe durante todo o exercício.

Tilles SA, Ayars AG, Picciano JF, et al: Exercise-induced vocal cord dysfunction and exercise-induced laryngomalacia in children and adolescents: the same clinical syndrome? *Ann Allergy Asthma Immunol* 111:342–346, 2013.
Nielsen EW, Hull JH, Backer V: High prevalence of exercise-induced laryngeal obstruction in athletes, *Med Sci Sports Exerc* 45:2030–2035, 2013.

23. Quais mecanismos levam à obstrução da via aérea durante um ataque agudo de asma?
As principais causas de obstrução do fluxo de ar na asma aguda são a inflamação da via aérea, incluindo edema, broncoespasmo e aumento da produção de muco. A inflamação crônica eventualmente resulta em remodelagem da via aérea, que pode não ser clinicamente aparente.

24. Tudo aquilo que sibila não é asma. Quais são suas outras causas não infecciosas?
- **Pneumonite por aspiração:** especialmente em um bebê com comprometimento neurológico ou com refluxo gastroesofágico, e especialmente se houver tosse, asfixia ou engasgos à alimentação. Se houver uma clara associação com a alimentação, considere a possibilidade de fístula traqueoesofágica.

- **Bronquiolite obliterante:** sibilos crônicos geralmente após infecção adenoviral.
- **Displasia broncopulmonar:** especialmente se houve terapia prolongada com oxigênio ou necessidade ventilatória durante o período neonatal.
- **Discinesia ciliar:** especialmente se estiverem presentes otite média recorrente, sinusite, ou *situs inversus*.
- **Malformações congênitas:** incluindo anomalias traqueobrônquicas, traqueomalacia, cistos pulmonares e lesões mediastinais.
- **Fibrose cística:** se os sibilos forem recorrentes e associados a dificuldade em se desenvolver, diarreia crônica ou infecções respiratórias recorrentes.
- **Anomalias cardíacas congênitas:** especialmente as lesões com *shunts* da esquerda para a direita.
- **Aspiração de corpo estranho:** se associada a episódio agudo de asfixia em um bebê > 6 meses.
- **Anéis, *slings* vasculares ou compressão da via aérea.**

25. **Qual é a classificação de gravidade de uma crise aguda de asma?**
Ver Tabela 16-1.

Tabela 16-1. Classificação da Gravidade das Exacerbações da Asma em Situação de Cuidados Urgentes ou de Emergência

	SINTOMAS E SINAIS	PEF INICIAL (OU VEF_1)	CURSO CLÍNICO
Leve	Dispneia somente com a atividade (avalie taquipneia em crianças pequenas)	PEF ≥ 70% do predito ou melhor marca pessoal	• Geralmente cuidados domiciliares • Alívio imediato com SABA inalado • Possível curso breve de corticosteroides sistêmicos
Moderada	Dispneia interfere na atividade usual ou a limita	PEF 40-69% do predito ou melhor marca pessoal	• Geralmente requer visita ao consultório ou ao PS • Alívio decorrente de SABA inalado • Corticosteroides orais sistêmicos; alguns sintomas duram 1-2 dias depois do início do tratamento
Grave	Dispneia ao repouso; interfere na conversação	PEF < 40% do predito ou melhor marca pessoal	• Geralmente requer visita ao PS e provável hospitalização • Alívio parcial decorrente de SABA inalado frequentemente • Corticosteroides sistêmicos orais; alguns sintomas durante > 3 dias após o início do tratamento • Terapias adjuvantes são úteis
Subgrupo: ameaça à vida	Dispneico demais para falar; perspirante	PEF < 25% do predito ou melhor marca pessoal	• Requer PS/hospitalização; possível UTI • Alívio mínimo ou nenhum alívio decorrente de SABA inalado • Corticosteroides intravenosos • Terapias adjuvantes são úteis

PS, pronto-socorro (emergência); VEF_1, volume expiratório final forçado em 1 segundo; *UTI*, unidade de tratamento intensivo; *PEF*, fluxo expiratório de pico; SABA, β_2-agonista de curta ação.
Adaptada de National Asthma Education and Prevention Program Expert Panel Report 3, 2007.

26. **A radiografia de tórax é necessária para todas as crianças com sibilos pela primeira vez?**
Uma radiografia de tórax deve ser considerada para um paciente que apresenta sibilos pela primeira vez nas seguintes situações:
- Achados no exame físico que possam sugerir outros diagnósticos.
- Assimetria acentuada dos sons respiratórios (sugerindo uma aspiração de corpo estranho).
- Suspeita de pneumonia.
- História sugestiva de aspiração de corpo estranho.
- Hipoxemia ou desconforto respiratório acentuado.
- Criança mais velha sem história familiar de asma ou atopia.
- Suspeita de insuficiência cardíaca congestiva.
- História de trauma que possa ter causado lesão à via aérea (p. ex., queimaduras, escaldaduras, lesão penetrante ou não penetrante).

PNEUMOLOGIA

27. Quais são os achados usuais na amostra de gasometria arterial durante crises agudas de asma?
O achado mais comum é a **hipocapnia** (*i. e.,* pressão arterial de dióxido de carbono – $PaCO_2$ baixa), uma vez que a hiperventilação e a hipoxemia também podem estar presentes, a não ser que a criança esteja sendo tratada com oxigênio. A hipercapnia é um sinal sério, que sugere que a criança está se cansando ou se tornando gravemente obstruída. Esse achado deve incentivar a reavaliação e a consideração de internação em uma unidade de terapia intensiva.

28. Quais são as indicações para hospitalização em crianças com asma?
Após a terapia no setor de emergência, a internação é recomendável se a criança tiver qualquer dos seguintes:
- Nível diminuído de consciência.
- Resposta incompleta com retrações moderadas, sibilos, fluxo de pico < 60% do previsto, pulso paradoxal > 15 mmHg, saturação arterial de oxigênio (SaO_2) de 90% ou menos, pressão de dióxido de carbono (PCO_2) de 42 mmHg ou mais.
- Sons respiratórios significativamente diminuídos.
- Evidência de desidratação.
- Pneumotórax.
- Sintomas residuais e história de crises graves prévias envolvendo hospitalização prolongada (especialmente, se a intubação foi necessária).
- Não confiabilidade parental.

Um desafio igualmente difícil (e muito imprevisível) relaciona-se à predição de que os pacientes terão recaída após responder à terapia e subsequentemente necessitarão de hospitalização. Esse é um grande problema, porque a taxa de recaída na asma pode se aproximar dos 20% a 30%.

29. Liste os possíveis efeitos colaterais agudos do albuterol e de outros β-agonistas.
- **Gerais:** hipoxemia, taquifilaxia.
- **Renal:** hipocalemia.
- **Cardiovasculares:** taquicardia, palpitações, contrações ventriculares prematuras.
- **Neurológicos:** cefaleia, irritabilidade, insônia, tremor, fraqueza.
- Gastrintestinais: náusea, azia, vômito.

Felizmente, esses efeitos colaterais são raros.

30. Qual é o papel do sulfato de magnésio nas crises agudas de asma?
O **sulfato de magnésio** é um conhecido relaxante da musculatura lisa usado com mais frequência no tratamento de pré-eclâmpsia. Nos pacientes asmáticos, quando usado em conjunto com broncodilatadores e corticosteroides padrões, o sulfato de magnésio intravenoso pode proporcionar broncodilatação adicional, com reduzida probabilidade de internação hospitalar. É usado com mais frequência quando pacientes gravemente enfermos não responderam à terapia convencional. O sulfato de magnésio inalado como terapia adjuvante para crianças encontra-se atualmente em estudo. Estudos com adultos demonstraram significativas melhoras na função respiratória e taxas mais baixas de hospitalização.

Shan Z, Rong Y, Yang W, et al: Intravenous and nebulized magnesium sulfate for treating acute asthma in adults and children: a systematic review and meta-analysis, *Resp Med* 107:321–330, 2013.

31. Como se classifica a gravidade da asma crônica em crianças de 5 a 11 anos de idade?
O National Heart, Lung, and Blood Institute and National Asthma Prevention Program (NAEPP) define a gravidade em termos de comprometimento e risco. Quatro categorias são listadas: **intermitente, persistente leve, persistente moderada** e **persistente grave**. A categorização que também é feita separadamente para 0 a 4 anos e ≥ 12 anos ajuda a orientar a terapia (Tabela 16-2).

National Asthma Education and Prevention Program Expert Panel Report 3: *Guidelines for the Diagnosis and Management of Asthma. Full Report 2007*, Bethesda, MD, August 2007,'National Heart, Lung, and Blood Institute. NHLBI publication 08–4051. Disponível em hitp://www.nhlbi.nih.gov/guidelines/asthma/asthgdln.htm. Último acesso em 13 de jan. de 2015.

32. Qual é o tratamento de escolha para pacientes com asma persistente?
Corticosteroides inalados. A administração diária melhora significativamente os sintomas, reduz as exacerbações e permite a cura das alterações inflamatórias crônicas que ocorrem nas vias aéreas

Tabela 16-2. Classificação da Gravidade da Asma e Início da Terapia em Crianças

CLASSIFICAÇÃO DA GRAVIDADE DA ASMA E INÍCIO DA TERAPIA EM CRIANÇAS

		Intermitente	Persistente					
					Leve		Moderada		Grave	
COMPONENTES DE GRAVIDADE		0-4 anos	5-11 anos	0-4 anos	5-11 anos	0-4 anos	5-11 anos	0-4 anos	5-11 anos
Comprometimento	Sintomas	≤ 2 dias/semana	≤ 2×/mês	> 2 dias/semana, mas não diariamente	3-4×/mês	Diariamente	> 1×/semana mas não à noite	Ao longo do dia	Geralmente 7×/semana
	Despertares noturnos	0		1-2×/mês		3-4×/mês		> 1×/semana	
	Uso de β$_2$-agonistas para controle de sintoma	≤ 2 dias/semana		> 2 dias/semana, mas não diariamente		Diariamente		Várias vezes ao dia	
	Interferência na atividade normal	Nenhuma	FEV$_1$ normal entre exacerbações	Limitação menor		Alguma limitação		Extremamente Limitada	
	Função pulmonar • VEF$_1$ (predito) ou fluxo de pico (melhor marca pessoal) • VEF$_1$/CVF	N/A	> 80% > 85%	N/A	> 80% > 80%	N/A	60-80% 75-80%	N/A	< 60% < 75%
Risco	Exacerbações que requerem corticosteroides sistêmicos orais (considere gravidade e o intervalo desde a última exacerbação)	0-1/ano		≥ 2 exacerbações em 6 meses que requer corticosteroides sintéticos orais ou ≥ 4 de episódios de sibilos/1 ano, de duração > 1 dia e fatores de risco para asma persistente	≥ 2× (ver notas) Risco relativo anual pode se relacionar à VEF$_1$				

VEF$_1$, volume expiratório forçado em 1 segundo; *CVF*, capacidade expiratória forçada; *ICS*, corticosteroides inalados; *UTI*, unidade de tratamento intensivo; *N/A*, não aplicável.
Adaptada do *National Asthma Education and Prevention Program Expert Panel Report 3, 2007.*

com o tempo. A dosagem e o uso de medicações adjuvantes (p. ex., β_2-agonistas inalados de longa ação, antagonistas do receptor de leucotrieno) dependem da gravidade da persistência.

Bel EH: Mild asthma, *N Engl J Med* 369:549–557, 2013.
Rachelefsky G: Inhaled corticosteroids and asthma control in children: assessing impairment and risk, *Pediatrics* 123:353–366, 2009.

33. Os esteroides inalados afetam o crescimento em crianças?

Os resultados são conflitantes, mas tendem a indicar que uma leve supressão do crescimento ocorre em crianças que recebem doses moderadas a altas, particularmente naquelas com asma mais grave e primariamente durante o primeiro ano de terapia (cerca de 1 cm). A redução do crescimento geralmente não é progressiva. A asma, por si só, também pode inibir o crescimento, e a terapia com esteroide inalado não parece afetar a eventual altura do adulto. É importante que as crianças que necessitam de uso extenso de esteroides inalados sejam monitoradas para altura e velocidade de crescimento, além de cataratas.

Zhang L, Prietsch SO, Ducharme FM: Inhaled corticosteroids in children with persistent asthma: effects on growth, *Cochrane Database Sys Rev* 7:CD009471, 2014.
Kelly HW, Sternberg AL, Lescher R, et al: Effect of inhaled glucocorticoids in childhood on adult height, *N Engl J Med* 367:904–912, 2012.

34. Qual é o tratamento anti-IgE para asma?

Omalizumab é um anticorpo monoclonal anti-IgE humanizado aprovado para terapia adjuvante de asma grave persistente em pacientes com 12 anos ou mais, com elevada IgE total e sensibilidade a alérgenos perenes. Ele impede que a IgE sérica livre se ligue a seus receptores de alta afinidade nos mastócitos e basófilos. O omalizumab mostrou que reduz as exacerbações da asma. Deve ser considerado como um acréscimo para crianças com > 6 anos de idade com asma grave mediada por IgE alérgica persistente, inadequadamente controlada, as quais necessitam de corticosteroides orais contínuos ou frequentes. Sintomas de anafilaxia podem se desenvolver em até 24 horas após administração (embora sejam raros), então o clínico que administra a droga deve estar preparado para tratar anafilaxia, e o paciente deve portar epinefrina autoinjetável por 1 dia após a administração.

Normansell R, Walker S, Milan SJ, et al: Omalizumab for asthma in adults and children, *Cochrane Database Syst Rev* 1: CD003559, 2014.

35. Há um papel para medicamentos complementares e alternativos no tratamento da asma?

Não existem claras diretrizes ou orientações para o uso de medicamentos complementares e alternativos para crianças com asma, embora geralmente essas terapias sejam usadas de modo independente pelas famílias. Hipnose, ioga, técnicas de relaxamento, acupuntura e massagem demonstraram benefício em alguns estudos, mas uma revisão dos estudos envolvendo técnicas de mente-corpo, relaxamento, terapias manuais e dieta descobriu uma tendência a pouca ou nenhuma diferença significativa entre *sham* (placebo) e terapia ativa.

Snyder J, Brown P: Complementary and alternative medicine in children: an analysis of the recent literature, *Curr Opin Pediatr* 24:539–546, 2012.
Markham AW, Wilkinson JM: Complementary and alternative medicines (CAM) in the management of asthma: an examination of the evidence, *J Asthma* 41:131–139, 2004.

36. Qual é a utilidade dos testes de função pulmonar na avaliação e no acompanhamento de crianças com asma?

A *espirometria* é usada tanto para o diagnóstico como para o monitoramento de asma em crianças de 5 anos de idade ou mais. O diagnóstico de asma requer a obstrução do fluxo aéreo com, pelo menos, 12% de melhora, ou reversibilidade, da VEF_1 a partir do basal com a inalação de um β-agonista de curta ação. A história do paciente e o exame físico não predizem adequadamente o grau de uma obstrução do fluxo aéreo do paciente. A espirometria também é usada para monitorar asma após o diagnóstico e tratamento. Os objetivos da terapia para asma incluem função pulmonar normal ou quase normal com o tratamento. A espirometria deve ser realizada no paciente após o tratamento ter sido iniciado ou trocado, com base na função pulmonar anormal, para avaliar a melhora. Também deve ser realizada durante períodos de perda prolongada do controle da asma. Por outro lado, em pacientes com sintomas controlados, ela deve ser repetida, pelo menos, anualmente, para monitorar o paciente em longo prazo. As *me-*

dições portáteis do fluxo de pico são úteis para monitorar os pacientes, mas não para o diagnóstico inicial.

National Asthma Education and Prevention Program Expert Panel Report 3: *Guidelines for the Diagnosis and Management of Asthma. Full Report 2007*, Bethesda, MD, August 2007, National Heart, Lung, and Blood Institute. NHLBI publication 08–4051. Available at www.nhlbi.nih.gov/guidelines/asthma/asthgdln.htm. Último acesso em 13 de jan. de 2015.

PONTOS-CHAVE: ASMA

1. A asma caracteriza-se por obstrução recorrente reversível e inflamação, geralmente com desencadeadores identificáveis.
2. As anormalidades típicas à espirometria incluem o seguinte: redução de VEF_1 e da relação VEF_1/CVF; elevação da VEF_1 (> 12%) com broncodilatador.
3. A classificação baseia-se em frequência dos sintomas e das exacerbações; despertares noturnos; limitação das atividades do dia a dia; uso de esteroides orais; e função pulmonar – intermitente, persistente leve, persistente moderada e persistente grave.
4. Medições normais da $PaCO_2$ (40 mmHg) ou sua elevação em um paciente asmático com taquipneia, ou significativo estresse respiratório, são sinais de alerta de evolução para insuficiência respiratória.
5. Os sinais de insuficiência respiratória iminente incluem retrações graves, uso de músculo acessório (especialmente, esternocleidomastóideos), reduzido tônus muscular e estado mental alterado.

37. Que proporção de crianças asmáticas "se cura" dos seus sintomas?

O ensinamento pediátrico popular tem sido o de que a maioria das crianças com asma "se cura" com o tempo. No entanto, estudos sugerem que isso é errôneo e que apenas 30% a 50% se livram dos sintomas, primariamente aquelas com doença mais leve. Muitas crianças que parecem superar os sintomas apresentam recorrências durante a vida adulta. Estudos também indicam que muitos bebês com sibilos e infecções virais, que ficam assintomáticos entre as doenças, tendem a "curar" sua asma. Crianças com (1) asma de início precoce (< 3 anos de idade) com uma história parental positiva de asma, (2) dermatite atópica ou (3) sensibilização a aeroalérgenos mais provavelmente terão broncoespasmo persistente ou recorrente. Embora a tendência geral seja de que a asma se torne mais leve, uma grande porcentagem de adultos tem doença obstrutiva persistente, tanto reconhecida quanto não reconhecida.

Link HW: Pediatric asthma in a nutshell, *Pediatr Rev* 35:287–297, 2014.
Sears MR, Greene JM, Willan AR, et al: A longitudinal, population-based, co-hort study of childhood asthma followed to adulthood, *N Engl J Med* 349:1414–1422, 2003.

38. Que diagnóstico deve ser considerado em um paciente com asma mal controlada e com infiltrados recorrentes, que apresenta bronquiectasia central na tomografia computadorizada (TC) do tórax e eosinofilia no sangue periférico?

Aspergilose broncopulmonar alérgica. Esta é uma resposta de hipersensibilidade mediada por células T a *Aspergillus fumigatus* (um fungo ubíquo) que pode causar infiltrados pulmonares migratórios e bronquiectasia central. A condição ocorre como uma complicação primariamente em pacientes com asma e fibrose cística. O diagnóstico depende de radiografia de tórax e imagem de TC anormais, teste de punção cutânea de reatividade a *A. fumigatus*, IgE sérica total elevada > 417 UI/L e anticorpos séricos positivos para *A. fumigatus* (IgE e/ou IgG).

Greenberger PA: Chapter 18: Allergic bronchopulmonary aspergillosis, *Allergy Asthma Proc* 33S:S61–S63, 2012.

BRONQUIOLITE

39. Qual é a causa mais importante de doença do trato respiratório inferior em bebês e crianças pequenas?

Vírus sincicial respiratório (VSR). Até 100.000 crianças são hospitalizadas anualmente, nos Estados Unidos, como resultado desse pneumovírus, que é diferente do paramixovírus (mas intimamente relacionado a ele). A doença ocorre com mais frequência durante os surtos de inverno ou primavera nos

Estados Unidos e durante os meses de inverno, julho e agosto, no hemisfério Sul. Nos primeiros 2 anos de vida, 90% das crianças se tornarão infectadas por VSR, e até 40% desenvolverão alguma doença respiratória inferior.

Hall CB, Weinberg GA, Iwane MK. et al: The burden of respiratory syncytial virus infection in young children, *N Engl J Med* 360:588–598, 2009.

40. Quais outros agentes causam bronquiolite?
Estima-se que o VSR cause 50% a 80% dos casos. Entre outros agentes responsáveis por bronquiolite estão o metapneumovírus humano (segunda causa mais comum), o vírus da *parainfluenza*, o vírus da *influenza* tipos A e B e o adenovírus. Dentre esses, é mais provável que o adenovírus resulte em sequelas sérias raras, como bronquiolite obliterativa.

Teshome G, Gattu R, Brown R: Acute bronchiolitis, *Pediatr Clin North Am* 60:1019–1034, 2013.

41. Quais são os melhores preditores da gravidade da bronquiolite?
O único melhor preditor em uma avaliação inicial parece ser a **saturação de oxigênio**, que pode ser determinada por oximetria de pulso. Uma SaO_2 < 95% correlaciona-se com doença mais grave; uma SaO_2 baixa, em geral, não é clinicamente aparente, e são necessárias medições objetivas. Gasometria arterial com uma pressão arterial de oxigênio (PaO_2) de 65 ou menos, ou $PaCO_2$ de > 40 mmHg, é particularmente preocupante. Outros preditores de maior gravidade incluem o seguinte:
- Aparência doente ou "tóxica".
- História de prematuridade extrema ou moderada (idade gestacional < 34 semanas).
- Atelectasia na radiografia de tórax.
- Frequência respiratória > 60 respirações/minuto.
- Bebê < 3 meses de idade.

42. Quais são os achados típicos na radiografia de tórax de uma criança com bronquiolite?
O quadro é variado. Com mais frequência, há hiperinflação dos pulmões. Cerca de 25% dos bebês hospitalizados têm atelectasia ou infiltrados. Anormalidades intersticiais bilaterais com espessamento peribronquial são comuns, ou os pacientes podem apresentar consolidação lobar, segmentar ou subsegmentar, que pode mimetizar pneumonia bacteriana. Bacteremia ou pneumonia bacteriana secundária, porém, é incomum em pacientes com bronquiolite. Com a possível exceção da atelectasia, os achados de radiografia de tórax não se correlacionam bem com a gravidade da doença.

43. Quais pacientes com bronquiolite estão em risco de apneia?
A apneia em pacientes hospitalizados com bronquiolite variou de 3% a 7% em estudos. Preocupações com o risco de ocorrer apneia em geral são motivo para a hospitalização do paciente. Em um estudo, pacientes em risco mais alto eram aqueles nascidos a termo e com < 1 mês, bebês prematuros (< 37 semanas de gestação) com < 48 semanas pós-concepção, bem como aqueles com um episódio apneico observado antes da avaliação. Se nenhum desses critérios clínicos estava presente, o risco de apneia era < 1%. Em outro estudo, preditores independentes de apneia ocorriam em crianças com < 2 semanas de idade, peso ao nascer < 2,3 kg, evento apneico relatado durante a doença atual e saturação de oxigênio pré-internação < 90%.

Schroeder AR, Mansbach JM, Stevenson M. et al: Apnea in children hospitalized with bronchiolitis, *Pediatrics* 132: e1194–e1201, 2013.
Willwerth BM, Harper MB, Greenes DS: Identifying hospitalized infants who have bronchiolitis and are at high risk for apnea, *Ann Emerg Med* 48:4441–4447, 2006.

44. O uso de esteroides se justifica para bronquiolite?
Embora os corticosteroides tenham sido usados pelos clínicos por muitos anos para o tratamento de bronquiolite, a preponderância de múltiplos estudos controlados não mostrou qualquer vantagem imediata ou em longo prazo com o seu uso, seja pela via sistêmica ou inalada.

Schroeder AR, Mansbach JM: Recent evidence on the management of bronchiolitis, *Curr Opin Pediatr* 26: 328–333, 2014.

45. A terapia com inalação é eficaz para bronquiolite?

Broncodilatadores: o uso de terapia com broncodilatador para bronquiolite é controverso, mas, em geral, não há evidência de apoio a uma significativa eficácia. Uma metanálise de 2010 constatou que o uso do regime ambulatorial não reduziu a taxa de hospitalização e que o uso na internação do paciente não diminuiu a permanência hospitalar. A ausência de benefício na bronquiolite, em comparação com a asma, pode ser explicada pelo fato de que a bronquiolite se caracteriza por edema da parede bronquial e desprendimento do epitélio, e não por broncoespasmo. Apesar do escasso apoio de seu valor na literatura, a terapia questionável com broncodilatador continua a ser amplamente praticada.

Epinefrina: alguns centros utilizam a epinefrina, uma terapia com propriedades vasoconstritivas α-agonística, porém evidência recente indica não haver benefícios, em comparação com a solução salina inalada.

Solução salina hipertônica: em teoria, a solução salina hipertônica pode ser eficaz por meio da absorção de água da mucosa nos bronquíolos e aumento do *clearance* mucociliar. Os resultados de estudos clínicos iniciais indicaram alguma possível redução na duração da hospitalização, porém múltiplos estudos recentes não demonstraram qualquer benefício.

Schroeder AR, Mansbach JM: Recent evidence on the management of bronchiolitis, *Curr Opin Pediatr* 26:328–333, 2014. Jacobs JD, Foster M, Wan J. et al: 7% Hypertonic saline in acute bronchiolitis: a randomized controlled trial, *Pediatrics* 133 e8–e13, 2014.

46. Existe uma vacina para prevenir a infecção por VSR?

Não, não existe ainda uma vacina segura e eficaz contra o VSR, embora as vacinas estejam em desenvolvimento. Palivizumab (Synagis), um anticorpo monoclonal direcionado contra o VSR, é eficaz para a profilaxia de infecção por VSR em bebês em alto risco. É administrado por via intramuscular e deve ser dado uma vez ao mês durante a estação do vírus. Esse fármaco não é indicado para o tratamento da infecção pelo vírus.

PONTOS-CHAVE: BRONQUIOLITE

1. As causas mais comuns são o vírus sincicial respiratório e o metapneumovírus.
2. A gravidade da doença é maior entre 2 e 6 meses de idade.
3. Alterações atelectásicas na radiografia de tórax são comuns.
4. Na maioria dos casos, são necessários apenas cuidados de suporte.
5. Nos casos mais graves, o valor dos broncodilatadores e corticosteroides é controverso.

47. A infecção por VSR confere proteção vitalícia?

Não. De fato, a reinfecção é muito comum. Em creches, até 70% dos bebês que adquirem infecções por VSR durante o primeiro ano de vida são reinfectados durante os 2 anos subsequentes. Infecções primárias tendem a ser os episódios mais graves, com doenças subsequentes sendo mais leves. Em crianças mais velhas e adultos, as infecções por VSR apresentam os mesmos sintomas dos "resfriados," sendo comum também a reinfecção.

48. Se uma criança de 5 meses for hospitalizada em razão de bronquiolite por VSR, o que se deve dizer aos pais sobre a probabilidade de futuros episódios de sibilos?

Em estudos de acompanhamento, 40% a 50% desses bebês têm episódios recorrentes subsequentes de sibilos, geralmente durante o primeiro ano após a doença. Anormalidades pulmonares subclínicas também podem persistir. A questão sobre serem as sequelas pulmonares resultantes da bronquiolite ou da predisposição genética aos sibilos respiratórios ou à asma continua não esclarecida. Fatores como anormalidades pulmonares antes da doença, exposição passiva à fumaça de cigarro, diátese atópica e respostas imunológicas de IgE vírus-específica determinam o risco de recorrência.

QUESTÕES CLÍNICAS

49. Como é feita a diferenciação entre hemoptise e hematêmese?

Ver Tabela 16-3.

Rosenstein BJ: Hemoptysis. In Hilman BC, editor: *Pediatric Respiratory Disease*. Philadelphia, 1993, WB Saunders, p 533.

PNEUMOLOGIA

Tabela 16-3. Hemoptise *versus* Hematêmese

	HEMOPTISE	HEMATÊMESE
Cor	Vermelho-brilhante e espumosa	Vermelho-escura ou marrom
pH	Alcalino	Ácido
Consistência	Pode estar misturada a catarro	Pode conter partículas de alimento
Sintomas	Precedida por gorgolejo Acompanhada de tosse	Precedida de náusea Acompanhada por ânsia de vômito

50. Quais são as indicações para o reparo cirúrgico de peito escavado?

Esta ainda é uma área de considerável controvérsia. Cerca de 1 em 400 crianças tem essa anomalia da parede torácica congênita. Crianças com peito escavado (Fig. 16-2) tendem a ter reduzida capacidade pulmonar total, diminuição da capacidade vital, volume residual aumentado e reduzido volume sistólico cardíaco durante o exercício máximo. Entretanto, a maioria dos pacientes ainda se encontra com esses valores na faixa normal. As queixas mais comuns relacionam-se a uma precária autoimagem e à diminuição da tolerância ao exercício. O aconselhamento geralmente é suficiente para os aspectos cosméticos, porém muito pacientes idosos relatam melhora da tolerância ao exercício após reparo, apesar daquilo que possa parecer alterações menores na função cardíaca. Seja por razão cosmética ou para melhorar o exercício máximo, o reparo operatório deverá ser retardado até a criança ter > 16 anos de idade, para diminuir o risco de recorrência durante o estirão de crescimento puberal.

Obermeyer RJ, Goretsky MJ: Chest wall deformities in pediatric surgery, *Surg Clin North Am* 92:669–684, 2012.

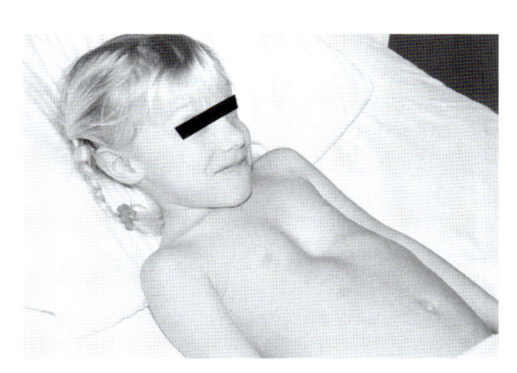

Figura 16-2. Peito escavado. *(De James EC, Carry RJ, Perry JF:* Principles of Basic Surgical Practice. *Philadelphia, 1987, Hanley & Belfus, p 173.)*

51. Quais são as causas mais comuns de tosse crônica?

Gotejamento pós-nasal e **asma**. O diagnóstico diferencial de tosse crônica é muito longo e inclui anomalias congênitas, tosse infecciosa ou pós-infecciosa, refluxo gastroesofágico, aspiração, irritação física e química, bem como tosse psicogênica. Após história e exame físico completos, a avaliação com radiografia torácica e com espirometria também ajuda a estabelecer o diagnóstico.

Acosta R, Bahna SL: Chronic cough in children, *Pediatr Ann* 43:e176–e183, 2014.
Asilsoy S, Bayram E, Agin H, et al: Evaluation of chronic cough in children, *Chest* 134:1122–1128, 2008.

52. Quando se deve considerar o diagnóstico de tosse psicogênica?

A *tosse psicogênica* deve ser considerada em crianças com tosse diurna persistente, seca, grasnante, explosiva, que desaparece com o sono ou no fim de semana. Ela geralmente começa após uma infecção de vias aéreas superiores (IVAS). O paciente se queixa de cócegas ou de "alguma coisa na garganta." O exame físico e os estudos laboratoriais são normais, e as terapias convencionais são ineficazes. Uma abordagem comportamental com treinamento para reduzir a tosse é o tratamento preferido, embora, em alguns casos, seja necessária a intervenção psicológica; a hipnose também tem sido empregada com sucesso.

53. Quais são as medicações mais eficazes para os sintomas de resfriado em crianças?

Múltiplos estudos falharam em demonstrar o benefício de qualquer medicação em particular sobre o placebo, incluindo dextrometorfano, difenidramina, codeína e *Echinacea*. Além disso, tendo em vista que o uso de produtos de venda livre para tosse e resfriados com anti-histamínicos e descongestionantes tem sido implicado em muitos eventos adversos, o comitê consultivo da FDA recomendou que não sejam usados em crianças com < 6 anos de idade. Muitos fabricantes retiraram voluntariamente do mercado esses produtos destinados a crianças < 2 anos de idade. Cuidados de suporte com paciência até a autorresolução dos sintomas continuam a ser a base do tratamento.

Isbister GK, Prior F, Kilham HA: Restricting cough and cold medicines in children, *J Paediatr Child Health* 48:91–98, 2012.

54. O que é mais eficaz para tosse em crianças: anti-histamínicos, antitussígenos, mucolíticos, descongestionantes ou mel?

Mel. Numerosos estudos demonstraram que o mel é um tratamento seguro e eficaz para tosse associada a IVAS em crianças com > 1 ano de idade. O mel não deve ser dado a crianças com < 1 ano de idade pelo risco de botulismo. Desde 2007, vários órgãos consultivos, incluindo a FDA, advertiram contra o uso de medicações de venda livre para tosse e resfriado em crianças com menos de 2 a 6 anos de idade por não existir eficácia comprovada e pelos relatos de casos de abuso e *overdose* com graves efeitos clínicos adversos e mortes.

Mazer-Amirshahi M, Reid N, van de Anker J, Litovitz T: Effect of cough and cold medication restriction and label changes on pediatric ingestions reported to United States Poison Centers, *J Pediatr* 163:1372–1376, 2013.
Cohen A, Rozen J, Kristal H, et al: Effect of honey on nocturnal cough and sleep quality: a double-blind, randomized, placebo-controlled study, *Pediatrics* 130:465–471, 2012.

55. O que constitui um fumante passivo?

Exposição passiva à fumaça de cigarro consiste tanto na exposição à exalação de um fumante (exposição à fumaça, cerca de 15% do total) quanto na exposição nociva mais lateral (exposição à ponta acesa, não filtrada, do cigarro, cerca de 85% do total).

56. Quais são os possíveis riscos da exposição passiva à fumaça de cigarro?

- Diminuição do crescimento fetal e efeitos adversos persistentes sobre a função pulmonar durante a infância decorrente do tabagismo na gravidez.
- Aumento da incidência da síndrome da morte súbita infantil.
- Aumento da incidência de efusões agudas e crônicas do ouvido médio.
- Aumento da frequência de infecções do trato respiratório superior e inferior.
- Aparecimento de sibilância no lactente com exacerbações mais frequentes.
- Função pulmonar comprometida durante a infância decorrente de exposição passiva à fumaça de cigarro após o nascimento.

As questões em longo prazo sobre as taxas aumentadas de câncer e doença cardiovascular permanecem sob estudo. Além disso, se um dos pais fuma, há a probabilidade duas vezes maior de que a criança se torne um fumante.

U.S. Department of Health and Human Services: *The Health Consequences of Involuntary Exposure to Tobacco Smoke: A Report of the Surgeon General*. Available at www.surgeongeneral.gov.library/reports/secondhandsmoke/fullreport.pdf fullreport.pdf. Último acesso em 13 de jan. de 2015.

57. Como é diagnosticado o baqueteamento dos dedos?

Baqueteamento digital é a presença de maiores quantidades de tecido conectivo sob a base da unha. Isso pode ser visto das seguintes formas:

- **Agite a unha** no leito ungueal entre um dedo e o polegar do examinador. Em pacientes com baqueteamento, a unha parece estar flutuando.
- A **inspeção visual** revela que a profundidade falangiana distal (DPD), que é a distância da parte superior da base da unha até a almofada do dedo, excede a profundidade interfalangiana (IPD), que é a distância desde parte superior da articulação falangiana distal até a parte inferior da articulação. Normalmente, a relação DPD/IPD é < 1, mas, nos pacientes com baqueteamento dos dedos, ela é > 1.
- **O sinal do diamante (ou Schamroth):** normalmente, se as unhas dos dedos indicadores, ou de dois outros dedos quaisquer, forem posicionadas em oposição, há uma janela em formato de diamante (losango) presente entre as bases ungueais (Fig. 16-3); essa janela desaparece nos pacientes com baqueteamento digital.

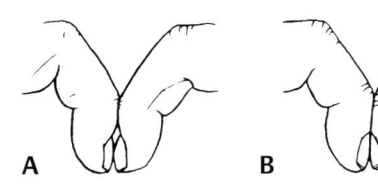

Figura 16-3. A, Criança normal com uma janela em formato de diamante entre as bases ungueais quando os dedos estão em oposição. **B,** No baqueteamento digital, a janela em formato de diamante está obliterada pela quantidade aumentada de tecido mole sob a base da unha.

58. Quais são as causas de baqueteamento digital?

- **Pulmonar:** bronquiectasia (como na fibrose cística, bronquiolite obliterante, discinesia ciliar), abscesso pulmonar, empiema, fibrose intersticial, malignidade (carcinoma brônquico), fístula atrioventricular pulmonar.
- **Cardíaca:** doença cardíaca cianótica congênita, insuficiência cardíaca congestiva crônica, endocardite bacteriana subaguda.
- **Hepática:** cirrose biliar, atresia biliar, deficiência de α_1-antitripsina.
- **Gastrintestinal:** doença de Crohn, colite ulcerativa, diarreia amebiana crônica e bacilar, polipose *coli*, linfoma de intestino delgado.
- **Endócrina:** tireotoxicose, deficiência da tireoide.
- **Hematológica:** talassemia, metemoglobinemia congênita (rara).
- **Idiopática:** pode ser uma variação do normal, e não um indicativo de uma doença de base.
- **Hereditária:** pode ser uma variação do normal, e não um indicativo de uma doença de base.

Modificado de Hilman BC: Clinical assessment of pulmonary disease in infants and children. In Hilman BC, editor: *Pediatric Respiratory Disease.* Philadelphia, 1993, WB Saunders, p 61.

59. Qual é a fisiopatologia do baqueteamento dos dedos?

A resposta não é clara. A maior quantidade de tecido conectivo sob os leitos ungueais, causando o baqueteamento digital, pode decorrer da presença de substâncias vasoativas aumentadas por causa de hipóxia, por maior produção na doença inflamatória crônica, ou diminuição do *clearance* pulmonar. Os possíveis mediadores incluem o fator de crescimento derivado de plaquetas e a prostaglandina E_2.

60. Os pólipos nasais estão associados a quais condições?

Crianças: os pólipos nasais são raros em crianças, exceto como uma manifestação de fibrose cística (Fig. 16-4). Cerca de 3% das crianças com fibrose cística têm pólipos nasais, que geralmente têm um problema recorrente que se torna mais frequente com o avanço da idade.

- **Adolescentes:** há uma variedade maior de possíveis diagnósticos, incluindo fibrose cística, rinite alérgica, sinusite crônica, malignidade, "tríade da asma" (asma, pólipos nasais, sensibilidade à aspirina) e síndrome da discinesia ciliar (p. ex., síndrome de Kartagener).

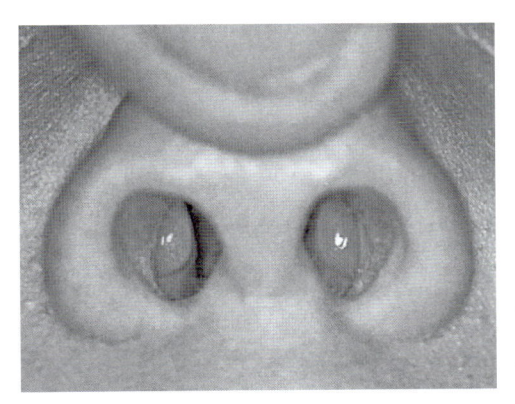

Figura 16-4. Pólipos nasais em um paciente com fibrose cística. *(De Zitelli BJ, Davis HW: Atlas of Pediatric Physical Diagnosis, ed 4. St. Louis, 2002, Mosby, p 550.)*

61. Um paciente com sinusite crônica e infecções pulmonares recorrentes tem uma radiografia de tórax que demonstra uma silhueta cardíaca do lado direito. Que teste diagnóstico deverá ser considerado em seguida?

Deve-se realizar biópsia brônquica ou da mucosa do corneto nasal para avaliação por microscopia eletrônica dos cílios. A **síndrome de Kartagener** é uma das síndromes de discinesia ciliar (ou cílios imóveis). Os sintomas de apresentação são uma constelação de infecções pulmonares recorrentes, sinusite crônica, otite média recorrente, *situs inversus* e infertilidade (em homens). Anormalidades ciliares estruturais (mais comum é a ausência dos braços de dineína) resultam em função ciliar anormal e diminuição do *clearance* das secreções respiratórias, predispondo assim o paciente à infecção. Além disso, como os espermatozoides têm caudas com as mesmas anormalidades ultraestruturais, como cílios respiratórios, eles não se movem tão bem, causando infertilidade. A causa do *situs inversus* (Fig. 16-5) não é totalmente compreendida, mas ocorre em cerca de 50% dos indivíduos com discinesia ciliar primária. Tem-se sugerido que os cílios são importantes para a adequada orientação do órgão durante o desenvolvimento embrionário, e que os cílios disfuncionais tornam a orientação do órgão um evento aleatório, levando ao *situs inversus* em 50% das vezes.

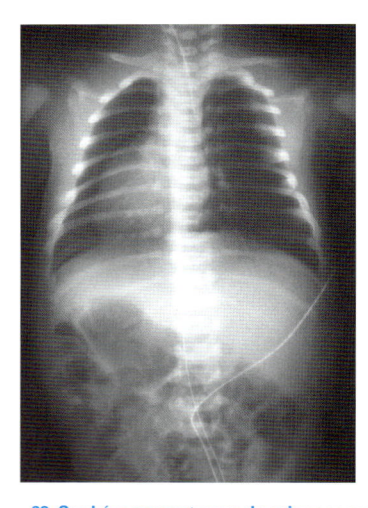

Figura 16-5. Dextrocardia com *situs inversus*. *(De Clark DA:* Atlas of Neonatology. *Philadelphia, 2000, WB Saunders, p 115.)*

62. Qual é a porcentagem de crianças que roncam?

Entre 5% e 10% de crianças pré-adolescentes roncam, segundo relatos de seus pais.

63. Em quais crianças que roncam se deve suspeitar de síndrome de apneia e hipopneia obstrutiva do sono (SAHOS)?

À noite, a criança com SAHOS pode apresentar ronco persistente interrompido por períodos de silêncio durante os quais são feitos esforços respiratórios, porém não há movimento de ar. Aumento do esforço respiratório, com retrações; acentuada respiração pela boca; posturas incomuns de sono; frequentes despertares noturnos; enurese e sudorese noturna são sintomas de SAHOS. Durante o dia, pode haver excessiva sonolência, problemas de aprendizagem, cefaleias matinais, ou mudanças da personalidade. Estima-se que de 2% a 3% da população pediátrica geral sofra de SAHOS; taxas muito mais altas são encontradas em adolescentes obesos.

Reiter J, Rosen D: The diagnosis and management of common sleep disorders in adolescents, *Curr Opin Pediatr* 26:407–412, 2014.

64. Quais avaliações devem ser realizadas em uma criança com suspeita de SAHOS?

- O **exame físico** é usado para avaliar quanto a respiração bucal durante a vigília, hipoplasia mediofacial ou mandibular, hipertrofia tonsilar, fenda palatina, deformidade palatal causada por hipertrofia adenoidal, *failure to thrive* (dificuldade em crescer e se desenvolver), ou obesidade.
- **Radiografia lateral da via aérea** é um dos meios mais fáceis e diretos para se avaliar o calibre da via aérea superior. Com menos frequência, são necessárias TC ou imagem por ressonância magnética (RM).

- **Nasofaringoscopia flexível** é útil para avaliação dinâmica das cavidades nasais, via aérea superior e laringe.
- **Polissonografia noturna detalhada** (estudo durante o sono ou polissonograma [PSG]) é o padrão ouro para o diagnóstico definitivo de SAHOS até que possam ser encontrados correlatos clínicos consistentes.
- **Avaliação cardiológica** (radiografia torácica, eletrocardiograma e ecocardiografia) é empregada para crianças com SAHOS documentada e dessaturação de oxigênio grave ou sustentada.

Wetmore RF: Sleep-disordered breathing. In Wetmore RF, editor: *Pediatric Otolaryngology: The Requisites*, Philadelphia, 2007, Mosby Elsevier, pp 190-201.

65. Quais são as consequências potenciais em longo prazo da SAHOS?

As complicações mais graves da SAHOS em crianças são hipertrofia ventricular direita, hipertensão, policitemia, acidose respiratória com alcalose metabólica compensatória, *cor pulmonale* potencialmente fatal e insuficiência respiratória. Em fase tardia da vida, a SAHOS está associada a risco maior de morbidade e mortalidade cardiovasculares. Está fortemente implicada no desenvolvimento de hipertensão, doença cardíaca isquêmica, arritmias e morte súbita (em indivíduos com doença cardíaca isquêmica coexistente); ela também contribui para o risco de acidente vascular encefálico.

Capdevila OS, Kheirandish-Gozal L, Dayyat E, et al: Pediatric obstructive sleep apnea: complications, management, and long-term outcomes, *Proc Am Thorac Soc* 5:274–282, 2008.

66. Qual é a causa mais comum do estridor infantil?

A **laringomalacia congênita** ocorre como resultado do prolapso à inspiração das estruturas supraglóticas — as aritenoides, as dobras ariepiglóticas e a epiglote (Fig. 16-6). O estridor é mais alto após o choro ou esforço, mas tipicamente não interfere em alimentação, sono ou crescimento. Geralmente, os sintomas se resolvem quando o bebê tem 18 meses de idade.

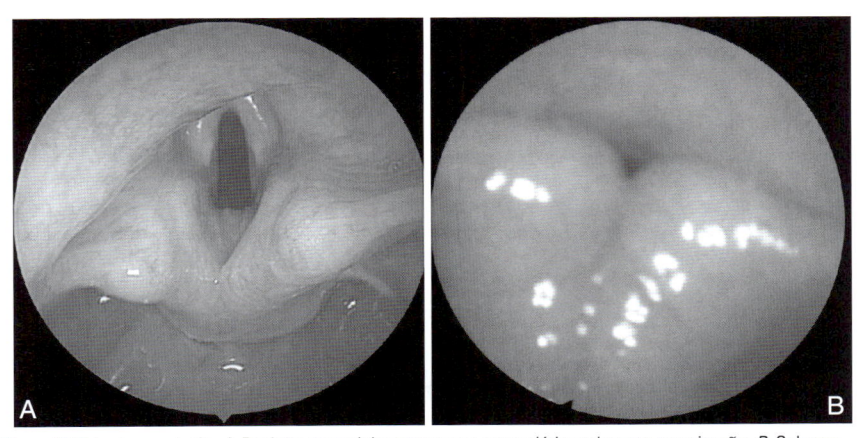

Figura 16-6. Laringomalacia. *A,* Posição normal das estruturas supraglóticas durante a expiração. *B,* Colapso das aritenoides durante a inspiração. *(De Powitzky R, Stoner J, Fisher T, Digoy GP: Changes in sleep apnea after supraglottoplasty in infants with laryngomalacia,* Int J Pediatr Otolaryngol *75:1234–1239, 2011.)*

67. Como se pode distinguir clinicamente a paralisia de corda vocal unilateral da bilateral em um bebê?

Normalmente, as cordas vocais são tonicamente abduzidas, com adução voluntária que resulta na fala. Com a paralisia unilateral, uma corda vocal é ineficaz para a fala e resulta em rouquidão. O choro da criança pode ser fraco ou ausente. O estridor geralmente é mínimo, mas pode ser posicional (p. ex., dormir de lado da corda paralisada possibilitará que ela caia na linha média e produza sons obstrutivos). Na paralisia bilateral, a rouquidão é menos aparente, e o choro permanece fraco, porém o estridor (tanto inspiratório como expiratório) geralmente é muito proeminente; além disso, o bebê mais provavelmente terá sintomas manifestos de aspiração pulmonar.

68. Qual é a causa mais comum da rouquidão crônica em crianças?

Nódulos de Screamer ("gritador"). Estes são nódulos de corda vocal causados por abuso vocal, como o grito repetitivo, berros e tosse. Eles são a causa de uma voz rouca em > 50% das crianças quando a rouquidão persiste por > 2 semanas.

69. Quais são os sinais e sintomas mais comuns em crianças com suspeita de aspiração de corpo estranho?

Tosse e **asfixia** (testemunhadas ou relatadas) ocorrem em até 80% a 90% dos suspeitos, o que ressalta a importância do questionamento sobre asfixia em uma criança que é avaliada por causa de tosse. A clássica tríade de *tosse, sibilos* e *sons respiratórios unilateralmente diminuídos* ocorre em apenas cerca de um terço a metade dos pacientes.

Tan HKKK, Brown K, McGill T: Airway foreign bodies: a 10-year review, *Int J Pediatr Otolaryngol* 56:91–99, 2000.

70. Quais outras características clínicas são sugestivas de aspiração de corpo estranho?

Sintomas e história
- Criança < 4 anos de idade.
- Duas vezes mais comum em meninos que em meninas.
- Hemoptise.
- Infecção respiratória que não se resolve com tratamento.
- Dificuldade respiratória.

Sinais
- Sibilos em uma criança sem história de asma.
- Desvio mediastinal.
- Um mamilo mais elevado que o outro como resultado de hiperinflação unilateral.
- Estridor.

71. As radiografias torácicas são úteis para avaliar a aspiração de corpo estranho?

Infelizmente, apenas cerca de 10% a 20% de corpos estranhos aspirados são radiopacos. Assim, os filmes inspiratórios em geral são normais. As características que sugerem a aspiração de corpo estranho são as seguintes:
- A radiografia expiratória que mostra assimetria na aeração pulmonar como resultado de enfisema obstrutivo. (O corpo estranho, em geral, age como um mecanismo de válvula esférica, permitindo a entrada, mas não a saída do ar.) (Fig. 16-7)

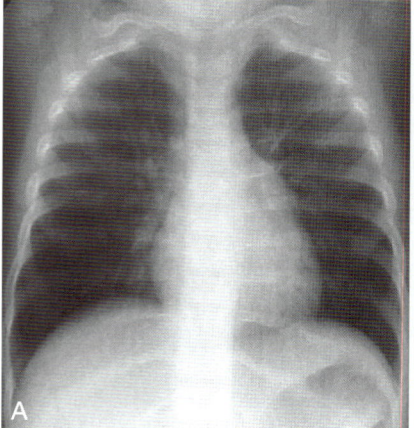

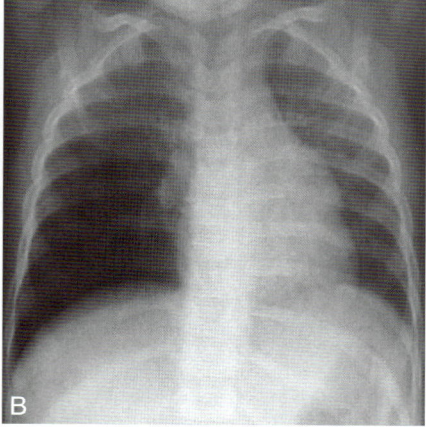

Figura 16-7. Aspiração de corpo estranho no lado direito. Comparado ao filme inspiratório **(A)**, o filme expiratório **(B)** mostra a contínua expansão no lado direito em virtude da captura de ar causada pelo corpo estranho. *(De Pinzoni F, Boniotti C, Molinaro SM: Inhaled foreign bodies in pediatric patients: review of personal experience,* Int J Pediatr Otolaryngol *71:1897–1903, 2007.)*

- Filmes em decúbito lateral direito e esquerdo que mostram essa mesma assimetria. (Essas vistas geralmente são usadas em crianças não cooperativas que não podem ou não exalarão a pedido.)
- Hiperinflação local.
- Atelectasia obstrutiva.

72. Em que lado do tórax são mais comuns as aspirações de corpo estranho e as pneumonias por aspiração?

No **lado direito**, particularmente em crianças mais velhas e adolescentes. Isso ocorre por causa das considerações anatômicas. O principal ramo brônquico direito, comparado ao esquerdo, é mais largo, tem um fluxo de ar maior e um ângulo menos agudo com a traqueia. Isso possibilita uma passagem mais fácil de corpos estranhos pequenos ou a entrada de líquidos aspirados no lado direito e suas vias aéreas secundárias. Essa diferença de angulação é menos pronunciada na infância e aumenta à medida que a criança avança para a puberdade. Assim, quanto mais jovem a criança, menor a probabilidade de predominância do lado direito.

73. Quais são os possíveis mecanismos de desenvolvimento de abscessos pulmonares em crianças?
- **Após pneumonia:** particularmente por *Staphylococcus aureus, Haemophilus influenzae, Streptococcus pneumoniae* e *Klebsiella pneumoniae*.
- **Disseminação hematogênica:** especialmente se houver um cateter central presente ou endocardite do lado direito.
- **Trauma penetrante**.
- **Aspiração:** especialmente em pacientes comprometidos neurologicamente.
- **Secundários à infecção de uma anomalia pulmonar subjacente:** tal como um cisto broncogênico.

Campbell PW: Lung abscess. In Hilman BC, editor: *Pediatric Respiratory Disease*, Philadelphia, 1993, WB Saunders, pp 257-262.

74. Quais são os achados clínicos típicos em pacientes com bronquiectasia?

Bronquiectasia é a dilatação progressiva dos brônquios, mais provavelmente decorrente de obstrução aguda e/ou recorrente e infecção. Ela pode resultar de uma variedade de infecções (p. ex., adenoviral, rubéola, pertussis, tuberculose) e geralmente é associada à suscetibilidade pulmonar de base (p. ex., fibrose cística, síndromes de discinesia ciliar, imunodeficiências). Os achados clínicos podem ser variáveis, mas geralmente incluem mau hálito, tosse persistente, produção crônica de catarro purulento, febres recorrentes e baqueteamento digital. Crepitações inspiratórias geralmente são ouvidas sobre a área afetada. Hemoptise e sibilos podem ocorrer, mas são incomuns.

75. Um alpinista principiante adolescente desenvolve cefaleia, tosse forte e ortopneia no fim de uma escalada rápida de 2 dias. Qual é o diagnóstico provável?

Doença aguda das montanhas com edema pulmonar da grande altitude. Essa condição resulta de tempo insuficiente para se adaptar às mudanças de altitudes superiores a 2.500 a 3.000 metros, ocorrendo hipóxia alveolar e tecidual como resultado de hipertensão pulmonar e edema pulmonar. Nos casos graves, pode resultar em edema cerebral. O tratamento consiste no retorno do paciente a uma altitude menor e na administração de oxigênio. Se a descida e o oxigênio suplementar não forem possíveis, câmaras hiperbáricas portáteis e nifedipina ou inibidores da fosfodiesterase-5 devem ser usados até a descida, se possível. Se houver suspeita de edema cerebral, é indicada dexametasona.

Bartsch P, Swenson ER: Acute high-altitude illnesses, *N Engl J Med* 368:2294–2302, 2013.

76. Qual é o diagnóstico provável de uma criança com doença pulmonar difusa, anemia microcítica e catarro que contém macrófagos contendo hemossiderina?

Hemossiderose pulmonar. Essa condição, cujos sintomas de apresentação podem incluir problemas respiratórios crônicos ou hemoptise aguda, caracteriza-se por hemorragia alveolar e anemia hipocrômica microcítica, com um baixo nível sérico de ferro. A hemossiderina ingerida por macrófagos alveolar, em geral, pode ser detectada no catarro ou em aspirados gástricos após coloração com azul prussiano. É mais comum que a condição seja idiopática e isolada, mas pode estar associada a hipersensibilidade ao leite de vaca (síndrome de Heiner), glomerulonefrite com anticorpos antimembrana basal (síndrome de Goodpasture) e doença vascular do colágeno.

77. Como se deve tratar uma criança com um pneumotórax espontâneo?

Se o pneumotórax for pequeno e a criança for assintomática, somente a observação é apropriada. A administração de oxigênio a 100% pode acelerar a reabsorção de ar livre, porém essa técnica é menos eficaz em crianças de grupos etários mais velhos. Se o pneumotórax for maior que 20% (medido por [diâmetro do pneumotórax]^3/[diâmetro do hemitórax]^3) e/ou o paciente esteja desenvolvendo sintomas respiratórios, a inserção de uma sonda de toracostomia e a aplicação de pressão negativa devem ser consideradas. Sinais de pneumotórax de tensão (p. ex., dispneia acentuada, taquipneia e taquicardia, hiper-ressonância torácica unilateral com sons respiratórios reduzidos, desvio da traqueia) necessitam de aspiração e colocação de sonda de emergência. Adolescentes com pneumotórax espontâneo têm altas taxas de recorrência por causa da associação comum com bolhas subpleurais congênitas. Como uma medida de acompanhamento, muitas autoridades recomendam a TC de tórax com contraste, porque bolhas significativas podem ser tratadas por toracoscopia.

78. Descreva as características clínicas e radiográficas de um pneumotórax de tensão:
- **Clínicas:** desconforto respiratório crescente, hipoxemia, hipercarbia, hipotensão.
- **Radiográficas:** hiperlucência do hemitórax, desvio do mediastino, achatamento do diafragma, alargamento dos espaços intercostais (Fig. 16-8).

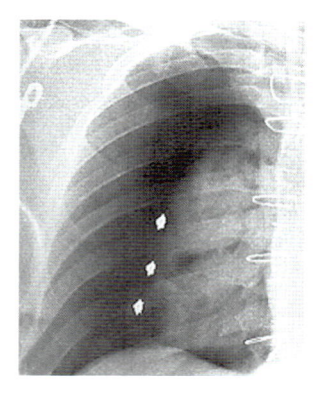

Figura 16-8. Pneumotórax de tensão. *(De Katz DS, Math KB, Groskin SA, editors:* Radiology Secrets. *Philadelphia, 1998, Hanley & Belfus, p 61.)*

79. Quais características no exame físico sugerem um derrame pleural?
- Macicez à percussão ("macicez pedregosa").
- Sons respiratórios diminuídos ou ausentes no lado do derrame.
- Diminuição do frêmito tátil.
- Presença de um atrito de fricção à ausculta.
- Egofonia (trocas de "i" para "é", como se fosse uma cabra).

80. Em crianças com derrames pleurais, como se distinguem exsudatos de transudatos?
Os derrames pleurais exsudativos preenchem, pelo menos, um dos seguintes critérios:
- Relação entre a proteína no fluido pleural e a proteína sérica de 0,5 ou acima.
- Relação entre a lactato desidrogenase (LDH) no fluido pleural e a LDH sérica de > 0,6.
- A concentração de LDH no fluido pleural é > 66% do limite superior do normal para o soro.

Se nenhum desses critérios for preenchido, o paciente tem um derrame pleural transudativo. Os critérios são extremamente sensíveis à identificação dos exsudatos, mas a especificidade é muito menor. Vinte por cento dos transudatos da insuficiência cardíaca congestiva podem ser identificados incorretamente como exsudatos, particularmente na situação de uso de diurético, o que aumenta a proteína e a concentração de LDH no fluido pleural.

Muzumdar H: Pleural effusion, *Pediatr Rev* 33:44–46, 2012.

PNEUMOLOGIA

81. Quais doenças pediátricas estão associadas aos derrames pleurais exsudativos e transudativos?
Os exsudatos resultam de condições de maior permeabilidade capilar, enquanto os transudatos ocorrem com o aumento da pressão hidrostática capilar.
Exsudativas
- Pneumonia.
- Tuberculose.
- Malignidade.
- Quilotórax.

Transudativas
- Insuficiência cardíaca congestiva.
- Cirrose.
- Síndrome nefrótica.
- Obstrução da via aérea superior.

Em crianças, a causa mais comum de derrame pleural é a pneumonia ("parapneumônica"), enquanto, em adultos, a etiologia mais comum é a insuficiência cardíaca congestiva.

Beers SL, Abramo TJ: Pleural effusions, *Pediatr Emerg Care* 23:330–334, 2007.

82. Quais são os possíveis tratamentos de derrames parapneumônicos infectados?
Embora os derrames pleurais não complicados possam, em geral, ser tratados de maneira conservadora sem a necessidade de cirurgia, cerca de 5% dos pacientes com derrames pleurais progridem para o empiema (Fig. 16-9). Uma precisa abordagem à terapia é controversa e, muitas vezes, varia com a instituição, porém as opções incluem o tratamento médico isoladamente ou em combinação com toracocentese, drenagem com sonda torácica, cirurgia toracoscópica videoassistida (VATS) com drenagem com sonda torácica, terapia fibrinolítica intrapleural e toracotomia. Em geral, são feitos um diagnóstico simples e a toracocentese terapêutica realizada com a inserção de uma sonda torácica no início da fase exsudativa de um empiema, quando o fluido está se acumulando. A terapia VATS, com mais frequência, é o tratamento de escolha para empiemas organizados iniciais (uma fase fibrinopurulenta), enquanto a toracotomia, geralmente combinada com excisão (*stripping*) pleural, é usada posteriormente em empiemas mais avançados, quando formação cicatricial pode resultar no encarceramento pulmonar.

Shah SS, Hall M, Newland JG, et al: Comparative effectiveness of pleural drainage procedures for the treatment of complicated pneumonia in childhood, *J Hosp Med* 6:256–263, 2011.

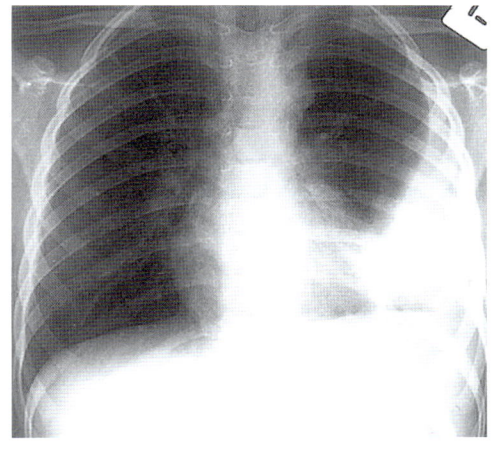

Figura 16-9. Grande empiema esquerdo com atelectasia passiva do pulmão adjacente. (De Chernick V, Boat TF, Wilmott RW, Bush A, editors: Kendig's Disorders of the Respiratory Tract in Children, *ed 7. Philadelphia, 2006, WB Saunders, p 374.*)

83. Qual é o valor da fisioterapia de tórax (FT) em pacientes com doença pulmonar pediátrica?

A principal função da fisioterapia de tórax é auxiliar na remoção de secreções traqueobrônquicas para diminuir a obstrução, reduzir a resistência da via aérea, aumentar a troca gasosa e reduzir o trabalho respiratório. Uma variedade de técnicas é usada: percussão da parede torácica, vibração e drenagem postural. A FT tem sido defendida em pacientes com produção crônica de catarro (p. ex., fibrose cística), pneumonia primária e atelectasia; para neonatos intubados; e para pacientes na pós-extubação e em pós-operatórios. Entretanto, os benefícios clínicos em cada categoria — com exceção das doenças da produção crônica de catarro — continuam a ser bastante empíricos e pouco estudados. Uma limitada evidência não apoia um papel na bronquiolite e na asma.

Chaves GS, Fregonezi GA, Dias FA, et al: Chest physiotherapy for pneumonia in children, *Cochrane Database Syst Rev 9:* CD010277, 2013.
Roque I, Figuis M, Gine-Garriga M, et al: Chest physiotherapy for acute bronchiolitis in paediatric patients between 0 and 24 months, *Cochrane Database Sys Rev 2:*CD004873, 2012.
American Association for Respiratory Care: vwww.aarc.org. Último acesso em 13 de jan. de 2015.

84. Quem foi Ondina e o que era a sua maldição?

Ondina foi uma legendária ninfa das águas que se apaixonou por Hans, um mortal. Ela lançou sobre ele uma maldição estipulando que, se ele a traísse algum dia, seria sufocado, pois deixaria de respirar ao adormecer. Infelizmente, Hans se rendeu aos encantos de Bertha e acabou sucumbindo à maldição enquanto cochilava. A expressão *maldição de Ondina* é usada para descrever a síndrome da apneia do sono como resultado de um impulso respiratório reduzido, embora o termo *síndrome da hipoventilação central* (SHC) seja usado de forma mais correta. Essa rara condição geralmente é associada a outras anormalidades da função do tronco encefálico. A SHC pode ser idiopática, ou ser uma complicação de uma lesão prévia ao cérebro em desenvolvimento. Em algumas famílias, é genética. As crianças com SHC são inicialmente tratadas com traqueostomia e ventilação mecânica durante o sono. Os resultados do uso de marca-passo no nervo frênico têm sido bons em bebês e crianças. A recorrência familiar da SHC tem sugerido uma etiologia genética, e mutações no gene *PHOX2B* foram relatadas em estudos da França e dos Estados Unidos.

Marion TL, Bradshaw WT: Congenital central hypoventilation syndrome and the *PHOX2B* gene mutation, *Neonatal Netw* 30:397–401, 2011.

FIBROSE CÍSTICA

85. Qual é o defeito básico em pacientes com fibrose cística (FC)?

Os pacientes com FC têm um defeito na proteína do **regulador de condutância transmembrana na FC (CFTR)**. Este é um canal iônico importante que regula a transferência de cloreto e de sódio através da membrana apical das células epiteliais e outras células. Em pacientes com FC, o cloreto é precariamente secretado dentro do lúmen, e há maior absorção de sódio dentro da superfície luminal da via aérea ou ducto, resultando assim em secreções respiratórias e pancreáticas que são relativamente desidratadas e viscosas. Essas secreções hiperviscosas obstruem os ductos pancreáticos, resultando em esteatorreia decorrente de insuficiência pancreática exócrina, e elas interferem no *clearance* mucociliar pulmonar, causando assim a doença respiratória crônica. Na glândula sudorípara, o CFTR está envolvido na reabsorção de cloreto, e a função anormal do CFTR em pacientes com FC leva à produção de suor com maiores concentrações de sódio e cloreto. Mais de 1.900 mutações do gene que codifica para essa proteína foram identificadas.

O'Sullivan BP, Freedman SD: Cystic fibrosis, *Lancet* 373:1891–1904, 2009.

86. Qual é a incidência de FC nos vários grupos étnicos?
- Brancos: 1 em 3.300 nascimentos vivos.
- Hispânicos: 1 em 8.000 a 9.500 nascimentos vivos.
- Nativos americanos (nos Estados Unidos): 1 em 11.200 nascimentos vivos.
- Negros: 1 em 15.300 nascimentos vivos.
- Asiáticos: 1 em 32.100 nascimentos vivos.

Cystic Fibrosis Foundation: www.cff.org. Último acesso em 13 de jan. de 2015.

87. Quais são os sinais e sintomas de apresentação de FC?

Estes podem ser lembrados pelo acrônimo, em inglês, **CF PANCREAS**:
- Tosse crônica – **C**hronic cough and wheezing.
- Dificuldade em crescer e se desenvolver – **F**ailure to thrive.
- Insuficiência pancreática – **P**ancreatic insufficiency (sinais de má absorção, incluindo fezes volumosas e fétidas).
- Alcalose e desidratação hiponatrêmica – **A**lkalosis and hyponatremic dehydration.
- Obstrução intestinal neonatal (íleo meconial) – **N**eonatal intestinal obstruction – e pólipos **N**asais.
- Baqueteamento dos dedos e radiografias de tórax com alterações – **C**lubbing of the fingers and **C**hest radiographs with changes.
- Prolapso retal – **R**ectal prolapse.
- Elevação dos eletrólitos no suor – **E**lectrolyte elevation in sweat; pele salgada.
- Ausência ou atresia congênita do vaso deferente – **A**bsence or congenital atresia of the vas deferens.
- Catarro com *Staphylococcus* ou *Pseudomonas* – **S**putum with Staphylococcus ou Pseudomonas (mucoide).

Schidlow DV: Cystic fibrosis. In Schidlow DV, Smith DS, editors: *A Practical Guide to Pediatric Respiratory Diseases*, Philadelphia, 1994, Hanley & Belfus, p 76.

88. Como é feito o diagnóstico de FC?

Na presença de um ou mais sintomas típicos de FC, ou uma história de FC em um irmão, ou uma triagem anormal em recém-nascido, acrescida da evidência laboratorial de disfunção do CFTR.

A evidência laboratorial de disfunção do CFTR pode ser na forma de um teste positivo de suor, demonstração de duas mutações conhecidas causadoras de doença ou medições anormais de diferença de potencial nasal.

89. O que constitui um teste de suor anormal?

As secreções da glândula sudorípara deverão ser obtidas por meio de iontoforese com pilocarpina. Um nível de cloreto no suor de > 60 mEq/L é anormal; de 40 a 60 mEq/L é limítrofe; e < 40 mEq/L é normal. Note que os valores de cloreto no suor < 40 mEq/L ocasionalmente têm sido demonstrados em casos geneticamente comprovados de FC. Na infância, valores superiores a 30 mEq/L devem ser considerados anormais e levar a outras avaliações.

90. Como é feita a triagem de FC em recém-nascidos?

Os recém-nascidos com FC têm níveis elevados de tripsinogênio imunorreativo (IRT), um precursor da enzima pancreática. Se a triagem inicial para esse composto for elevada (e, às vezes, a repetição do teste IRT para confirmar a elevação), a análise mutacional de DNA ou teste de suor são usados para confirmar o diagnóstico. Em 2010, todos os estados americanos ofereceram o teste de FC como parte da expansão de seus programas de triagem de recém-nascidos, e a sensibilidade do teste varia dependendo da metodologia e das faixas de referência selecionadas. Em geral, o teste tem sensibilidade de até 95%, assim os sintomas sugestivos de FC em uma criança cuja triagem de recém-nascido foi normal são uma indicação para o teste de suor ou análise mutacional.*

Wagener JS, Zemanick ET, Sontag MK: Newborn screening for cystic fibrosis, *Curr Opin Pediatr* 24:329–325, 2012.

91. Quando e por que se deve fazer a triagem de crianças com fibrose cística para um possível diabetes melito relacionado à FC?

Crianças com FC devem passar por triagem de um possível diabetes melito relacionado à doença de base **após os 9 anos de idade**. Secreções viscosas e espessas em pacientes com FC causam dano obstrutivo ao pâncreas exócrino, que acabam por levar a destruição de células das ilhotas e à diminuição da produção de insulina. Recomenda-se o teste anual de tolerância à glicose após os 9 anos de idade. O teste da hemoglobina A_1C não é suficiente como triagem por subestimar o controle glicêmico.

Paranjape SM, Mogaydel PJ Jr: Cystic fibrosis. *Pediatr Rev* 35:194–204, 2014.

92. Quais são os fundamentos da terapia pulmonar para crianças com FC?

- Técnicas de *clearance* da via aérea (p. ex., fisioterapia de tórax, coletes mecânicos, válvula de *flutter*).
- Agentes mucolíticos (p. ex., DNAse humana recombinante, aerossóis de solução salina hipertônica).
- Agentes anti-inflamatórios (p. ex., ibuprofeno, azitromicina oral).
- Broncodilatadores (p. ex., β_2-agonistas inalados).
- Antibióticos (orais, inalados e intravenosos).

O'Sullivan BP, Freedman SD: Cystic fibrosis, *Lancet* 373:1891–1904, 2009.

---

* N. do T.: No Brasil, vários estados já realizam a dosagem da IRT no teste do "pezinho" como parte do programa de triagem neonatal nacional.

93. Qual é o papel do Ivacaftor no tratamento de pacientes com FC?

Ivacaftor é um agente oral, classificado como um potencializador de CFTR que ativa um CFTR defeituoso na superfície celular em pacientes com certa mutação de classe III (G551D). Essa mutação afeta de 4% a 5% dos pacientes com FC. Estudos clínicos envolvendo os pacientes com outras mutações estão em andamento. A resultante melhora na função do canal celular nas vias aéreas aumenta a secreção de cloreto, reduz a absorção excessiva de sódio e água e diminui a tenacidade da secreção. No entanto, é um dos fármacos mais caros já comercializados, com um custo anual, em 2013, superior a US$300,000, o que provocou muitas críticas.

O'Sullivan B, Orenstein DM, Milla CE: Viewpoint: pricing for orphan drugs, will the market bear what society cannot? *JAMA* 310:1343–1344, 2013.
Ramsey BW, Davies J, McElvaney NG, et al: VX09-770-102 Study Group. A CFTR potentiator in persons with cystic fibrosis and the G551D mutation. *N Engl J Med* 365:1663–1672, 2011.

PONTOS-CHAVE: FIBROSE CÍSTICA

1. Fibrose cística (FC) é a doença letal herdada mais comum em brancos.
2. Há mais de 1.900 mutações conhecidas do gene da FC; ∆F508 é o mais comum na América do Norte (75%).
3. A chave para o diagnóstico é um teste de suor (cloreto no suor > 60 mEq/L é anormal).
4. FC é uma doença pulmonar obstrutiva crônica.
5. As manifestações gastrintestinais podem incluir insuficiência pancreática, obstrução intestinal, prolapso retal, intussuscepção, refluxo gastroesofágico e colelitíase.
6. A colonização pulmonar com *Pseudomonas aeruginosa, S. aureus* meticilina-resistente (MRSA) ou *Burkholderia cepacia* é um mau sinal prognóstico.

94. Quais são as características de FC que têm significado prognóstico?

- **Gênero:** homens apresentam melhores taxas de sobrevida que as mulheres, embora o intervalo esteja se estreitando.
- **Colonização por bactérias virulentas:** *Pseudomonas aeruginosa, S. aureus* meticilina-resistente (MRSA) e *Burkholderia cepacia* são patógenos envolvidos com maior gravidade, que geralmente são resistentes a múltiplas drogas e difíceis de eliminar depois que o paciente se torna persistentemente infectado. *Stenotrophomonas maltophilia* é um problema emergente; os pacientes colonizados de maneira crônica por esses organismos têm taxas de sobrevida significativamente mais pobres que outros pacientes com FC.
- **Diabetes melito** é um fator prognóstico negativo que está associado a taxas mais altas de declínio da função pulmonar.
- A **desnutrição** também está associada a taxas aumentadas de declínio da função pulmonar.
- *Cor pulmonale* é uma das complicações tardias da FC, porque a doença obstrutiva progressiva das vias aéreas leva ao desenvolvimento de hipertensão pulmonar e à insuficiência respiratória. O prognóstico do paciente é ruim após o desenvolvimento de *cor pulmonale*.
- O **pneumotórax** está associado a doença pulmonar moderada a avançada em pacientes com FC. Portanto, o extravasamento de ar tem sido considerado tradicionalmente como um mau sinal prognóstico. O prognóstico tem melhorado agora que o pneumotórax é tratado de maneira agressiva.
- **Agravamento dos testes de função pulmonar:** os pacientes com um nível de VEF1 < 30% do predito têm uma taxa de mortalidade maior em 2 anos.

Montgomery GS, Howenstine M: Cystic fibrosis, *Pediatr Rev* 30:302–309, 2009.
Kulich M, Rosenfeld M, Goss CH, Wilmott R: Improved survival among young patients with cystic fibrosis, *J Pediatr* 142:631–636, 2003.

PNEUMONIA

95. Quais agentes causam pneumonia em crianças?

Ver Tabela 16-4.

Tabela 16-4. Agentes que Causam Pneumonia			
IDADE	**VIRAL**	**BACTERIANA**	**ATÍPICA**
Do nascimento a 3 semanas	Citomegalovírus Vírus do herpes simples	*Streptococcus* do grupo B Bacilos entéricos Gram-negativos (p. ex., *Escherichia coli*) *Listeria monocytogenes*	*Ureaplasma urealyticum*
3 semanas a 3 meses	Vírus sincicial respiratório Vírus da *parainfluenza* Metapneumovírus humano *Influenza* A e B Adenovírus Bocavírus Rhinovírus	*Streptococcus pneumoniae* *Bordetella pertussis* *Staphylococcus aureus*	*Chlamydia trachomatis*
3 meses-5 anos	Vírus sincicial respiratório Vírus da *parainfluenza* *Influenza* A e B Metapneumovírus humano Adenovírus Bocavírus Rhinovírus	*Streptococcus pneumoniae* *Haemophilus influenzae* (não tipável) *Staphylococcus aureus*	*Mycoplasma pneumoniae* *Chlamydophila pneumoniae*
5 anos até a adolescência	*Influenza* A e B	*Streptococcus pneumoniae* *Staphylococcus aureus*	*Mycoplasma pneumoniae* *Chlamydophila pneumoniae*

96. Quais são os achados recentes mais importantes na etiologia da pneumonia nos Estados Unidos?

- **Bacteriana:** a introdução de vacinas pneumocócicas conjugadas reduziu substancialmente as hospitalizações por pneumonia.
- **Viral:** a pneumonia viral é mais comum em grupos etários mais jovens, e o agente mais frequente é o VSR. O metapneumovírus humano, descrito inicialmente em 2001, pode mimetizar o quadro clínico do VSR.
- **Pneumonia atípica:** causada por *Mycoplasma pneumoniae* e *Chlamydophila* (anteriormente *Chlamydia*) *pneumoniae*, anteriormente acreditava-se que essas infecções fossem comuns em crianças em idade pré-escolar. Nesse grupo etário, acredita-se que a incidência esteja aumentando. Ambos os organismos se tornaram mais prevalentes em crianças em idade escolar e são a etiologia mais comum da pneumonia em crianças mais velhas.

Grijalva CG, Griffin MR, Nuorti JP, et al: Pneumonia hospitalizations among children before and after introduction of the pneumococcal conjugate vaccine – United States, 1997-2006. *MMWR* 58:1, 2009.

97. As culturas nasofaringianas ou da garganta são úteis para o diagnóstico de pneumonia?

Em geral, a correlação entre as culturas bacterianas de garganta e nasofaringianas e de patógenos do trato respiratório inferior é precária e de valor limitado. Crianças saudáveis podem ser colonizadas com uma ampla variedade de bactérias potencialmente patológicas (p. ex., *S. aureus*, *Haemophilus influenzae* não tipável), que podem ser consideradas como parte da flora normal; *Bordetella pertussis* é uma exceção. Estudos de PCR para identificar os vírus respiratórios, *C. pneumoniae*, ou *M. pneumoniae*, são mais úteis porque é muito menos comum que esses organismos sejam transportados de forma assintomática.

98. Com que frequência as hemoculturas são positivas em crianças com suspeita de pneumonia bacteriana?

As hemoculturas são positivas em 10% das vezes ou menos em pacientes hospitalizados. Em pacientes ambulatoriais com pneumonia adquirida na comunidade, a probabilidade é significativamente menor (< 3%). Assim, quanto mais enfermo o paciente, maior será a produção em potencial. A incidência de bacteremia não é clara, porque o verdadeiro denominador da equação (o número de pneumonias bacterianas verdadeiras) é difícil de determinar por causa da imprecisão ao se fazer um diagnóstico definitivo. A baixa taxa de hemoculturas positivas sugere que a maioria das pneumonias bacterianas não é adquirida por disseminação hematogênica.

Myers AL, Hall M, Williams DJ, et al: Prevalence of bacteremia in hospitalized pediatric patients with community-acquired pneumonia, *Pediatr Infect Dis J* 32:736–740, 2013.

99. Com que frequência as culturas de fluido pleural são positivas em crianças com suspeita de pneumonia bacteriana?
Entre 60% e 85% são positivas, se os antibióticos ainda não foram iniciados. Esse alto rendimento ressalta a importância de se reconhecer um derrame pleural em pacientes com pneumonia e o valor de uma toracocentese precoce antes de se iniciar uma antibioticoterapia.

100. Uma radiografia de tórax pode distinguir de maneira confiável entre pneumonias viral e bacteriana?
Não. As infecções virais com mais frequência têm infiltrados intersticiais multifocais, peri-hilares ou peribrônquicos; hiperinflação; atelectasia segmentar e adenopatia hilar. Os derrames são incomuns. No entanto, pode haver considerável sobreposição de características da pneumonia bacteriana (e por clamídia e micoplasma). Geralmente, a pneumonia bacteriana resulta em infiltrados lobares e alveolares, mas a sensibilidade e a especificidade desses achados não são muito altas.

Kronman MP, Shah SS: Pediatric community-acquired pneumonia, *Contemp Pediatr* 26:44–50, 2009.

101. Quais são as indicações para internação hospitalar em crianças com pneumonia?
- Todos que estiverem toxêmicos, com dispneia, ou hipóxia.
- Suspeita de pneumonia estafilocócica (p. ex., pneumatocele na radiografia de tórax) (Fig. 16-10).
- Derrame pleural significativo.
- Suspeita de pneumonia por aspiração (pela maior probabilidade de progressão).
- Crianças que não tolerem medicações orais ou em significativo risco de desidratação.
- Suspeita de pneumonia bacteriana em bebês muito jovens, especialmente com envolvimento multilobar.
- Má resposta à terapia em regime ambulatorial após 48 horas.
- Aquelas crianças cuja situação familiar e chances de um acompanhamento confiável estejam abaixo do ideal.

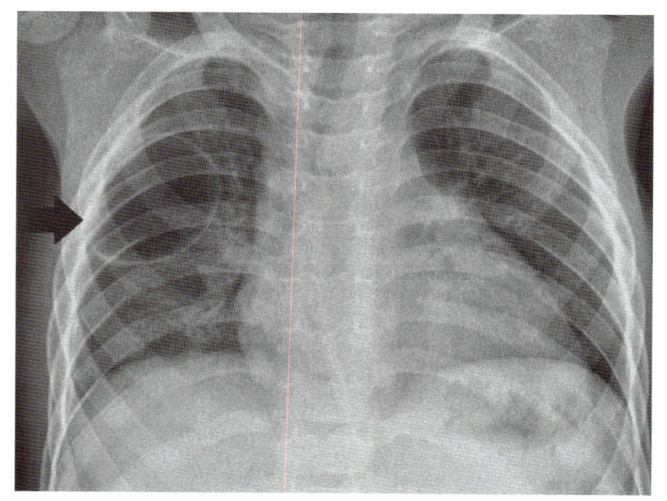

Figura 16-10. Pneumatocele após grave pneumonia estafilocócica (um cisto de parede fina na zona superior direita *(seta)*. *(De Adam A, Dixon AK, Gillard JH, et al:* Grainger & Allison's Diagnostic Radiology, *ed 6. Philadelphia, 2015, Elsevier, p 1789.)*

102. Quais indícios clínicos sugerem pneumonia atípica?

Pneumonia atípica refere-se àquela que é causada por certas bactérias, incluindo *Mycoplasma pneumoniae*, *Chlamydophila pneumoniae* e *Legionella pneumophila*. Caracteristicamente, essas infecções começam gradualmente, apresentam tosse mínima ou não produtiva e frequentes sinais constitucionais (p. ex., cefaleia, erupção cutânea e faringite). As radiografias de tórax tendem a mostrar infiltrados peribrônquicos desiguais, ocasionalmente com consolidação lobar.

103. Quais são as causas da síndrome da "pneumonia afebril do bebê"?

A síndrome geralmente é o resultado de *Chlamydia trachomatis*, citomegalovírus, *Ureaplasma urealyticum* ou *Mycoplasma hominis*. Os bebês afetados desenvolvem desconforto respiratório progressivo durante vários dias a algumas semanas, juntamente com precário ganho de peso. Uma história materna de infecção sexualmente transmissível é comum. Radiografias de tórax revelam infiltrados bilaterais difusos com hiperinflação. Pode haver eosinofilia e imunoglobulinas quantitativas (IgG, IgA, IgM) elevadas. As causas etiológicas se sobrepõem no quadro clínico, embora uma história de conjuntivite sugira *Chlamydia*.

104. Quais são as características clínicas da pneumonia clamidial em bebês?

- A doença ocorre entre 2 e 19 semanas após o nascimento. A maioria dos bebês mostra sintomas com 8 semanas de idade.
- O início é gradual, com sintomas respiratórios superiores prodrômicos com duração superior a 1 semana.
- Quase 100% dos pacientes são afebris.
- Menos da metade tem conjuntivite de inclusão.
- Os sinais e sintomas respiratórios incluem: tosse em *staccato*, taquipneia, crepitações difusas e sibilos ocasionais.
- A radiografia de tórax revela hiperexpansão bilateral e infiltrados simétricos intersticiais.
- Setenta por cento têm contagem absoluta elevada de eosinófilos (> 400/mm^3).
- Mais de 90% têm imunoglobulinas quantitativas aumentadas.

105. Qual é a utilidade das aglutininas frias no diagnóstico de infecções por *M. pneumoniae*?

Aglutininas frias são autoanticorpos IgM que são direcionados contra o antígeno I dos eritrócitos, que aglutina as hemácias a 4° C. Até 75% dos pacientes com infecções por *Mycoplasma* as desenvolverão, geralmente no fim da primeira semana da doença, com um pico de 4 semanas. Um título de 1:64 apoia o diagnóstico. Outros agentes infecciosos, incluindo adenovírus, citomegalovírus, vírus Epstein-Barr, *influenza*, sarampo alemão, *Chlamydia* e *Listeria,* também podem dar um resultado positivo. Um único título de aglutinina fria de 1:64, portanto, é evidência sugestiva, mas não conclusiva, de infecção por *M. pneumoniae*. Testes mais definitivos requerem sorologia IgG e IgM (especialmente títulos agudos e convalescentes), reação em cadeia da polimerase quantitativa (FQ-PCR) e cultura.

Qu J, Wu J, Dong J, et al: Accuracy of IgM antibody testing, FQ-PCR and culture in laboratory diagnosis of acute infection by Mycoplasma pneumoniae in adults and adolescents with community-acquired pneumonia, *BMC Infect Dis* 13:172, 2013.

106. Quando os achados radiológicos da pneumonia se resolvem?

Embora exista uma ampla gama, em geral, a maioria dos infiltrados que resultam de *S. pneumoniae* se resolve em 6 a 8 semanas, e os que são causados por VSR se resolvem em 2 a 3 semanas. Entretanto, em algumas infecções virais (p. ex., adenovírus), pode levar até 1 ano para as radiografias se normalizarem. Se significativas anormalidades radiológicas persistirem por > 6 semanas, deverá haver alto índice de suspeição de um possível problema de base (p. ex., infecção incomum, anormalidade anatômica, deficiência imunológica).

Regelmann WE: Diagnosing the cause of recurrent and persistent pneumonia in children, *Pediatr Ann* 22:561–568, 1993.

107. Crianças com pneumonia precisam de acompanhamento com radiografias para verificar a resolução?

Geralmente, não. As exceções incluem crianças com derrame pleural, aquelas com sinais e sintomas persistentes ou recorrentes e aquelas com condições de comorbidade significativas (p. ex., imunodeficiência).

Mahmood D, Vartzelis G, McQueen P, Perkin MR: Radiological follow-up of pediatric pneumonia: principle and practice, *Clin Pediatr* 46:160–162, 2007.

108. Quais são as causas de pneumonia recorrente?
- **Suscetibilidade à aspiração:** incoordenação orofaríngea, paralisia da corda vocal, refluxo gastroesofágico, fístula traqueoesofágica.
- **Imunodeficiência:** congênita, adquirida.
- **Defeitos cardíacos congênitos:** defeito septal atrial, defeito septal ventricular, ducto arterioso patente.
- **Secreções anormais ou *clearance* reduzido das secreções:** asma, fibrose cística, discinesia ciliar.
- **Anomalias pulmonares:** sequestro, malformação adenomatoide cística.
- **Compressão ou obstrução da via aérea:** corpo estranho, anel vascular, linfonodo dilatado, malignidade.
- **Miscelânea:** por exemplo, anemia falciforme, sarcoidose.

Brand PL, Moving MF, de Groot EP: Evaluating the child with recurrent lower respiratory tract infections, *Paediatr Respir Rev* 13:135–138, 2012.
Kaplan KA, Beierie EA, Faro A, et al: Recurrent pneumonia in children: a case report and approach to diagnosis, *Clin Pediatr* 45:15–22, 2006.

PONTOS-CHAVE: PNEUMONIA
1. Efusão ou pneumatocele sugere uma causa bacteriana.
2. Achados radiográficos em pacientes com infecções por *Mycoplasma* são altamente variáveis.
3. Na metade dos pacientes com pneumonia por *Chlamydia*, a conjuntivite precede a pneumonia.
4. Adenopatia hilar sugere tuberculose.
5. A produção das hemoculturas para pneumonia adquirida na comunidade é muito baixa.

109. De que maneira o pH de uma substância afeta a gravidade da doença na pneumonia por aspiração?
Um **pH baixo é mais prejudicial** do que um pH ligeiramente alcalino ou neutro, sendo mais provável que esteja associado ao broncoespasmo e à pneumonia. A forma mais grave de pneumonia é vista quando os conteúdos gástricos são aspirados; os sintomas podem se desenvolver em questão de segundos. Se o volume do aspirado for grande o suficiente e o pH for < 2,5, a taxa de mortalidade poderá exceder 70%. A vista radiográfica pode ser a de um infiltrado ou edema pulmonar. Edema pulmonar unilateral poderá ocorrer, se a criança estiver deitada de lado.

110. Como devem ser tratadas as crianças com pneumonia por aspiração?
Em geral, o tratamento da aspiração aguda pode ser o de suporte sem antibióticos, porque o processo inicial é uma pneumonite química. Se ocorrerem sinais secundários de infecção, devem-se iniciar os antibióticos após culturas apropriadas; a penicilina ou a clindamicina são uma escolha razoável para cobrir anaeróbios orofaríngeos predominantes. Se a aspiração for nosocomial, a cobertura com antibiótico deverá ser estendida para incluir organismos Gram-negativos.

PRINCÍPIOS PULMONARES

111. Além da imaturidade imunológica subjacente, por que os bebês são mais suscetíveis a maior gravidade da doença respiratória?
- Parede torácica muito complacente (permite a passagem através do canal do nascimento, mas limita o esforço inspiratório, uma vez que se distorce com o aumento da carga respiratória).
- Músculos respiratórios fatigados com mais facilidade como resultado de diminuição da massa muscular e menos fibras musculares tipo I (contração lenta, fibras oxidativas elevadas).
- O recuo elástico da parede torácica é deficiente na infância (o fechamento da via aérea ocorre em um volume pulmonar relativamente alto).
- A complacência da via aérea alta facilita o colapso da via aérea e a captura de ar.
- Ventilação colateral mal desenvolvida, aumentando assim a probabilidade de atelectasia durante a doença.
- A concentração da glândula mucosa da via aérea superior é maior em bebês do que em adultos.

112. Com que idade o número dos alvéolos para de crescer?
Embora o desenvolvimento da via aérea extra-acinar esteja completo com 16 semanas de gestação, a multiplicação alveolar continua após o nascimento. Estudos iniciais sugeriram que a multiplicação al-

PNEUMOLOGIA 647

veolar pós-natal termina aos 8 anos de idade. Entretanto, estudos mais recentes demonstraram que ela termina aos 2 anos de idade e, possivelmente, entre 1 e 2 anos de idade. Após o término da multiplicação alveolar, os alvéolos continuam a aumentar de tamanho até o crescimento torácico se completar.

113. Qual é a frequência respiratória normal em crianças saudáveis sob outros aspectos?
As frequências em crianças que se encontram despertas podem ser amplamente variáveis, dependendo de seu estado psicológico e atividade. As frequências durante o sono são muito mais confiáveis, sendo um bom indicador da saúde pulmonar. Como regra geral, em um bebê ou criança em repouso, afebril, sob outros aspectos saudável e calmo, a frequência respiratória máxima esperada declina com o avanço da idade. Na ausência de outros sinais e sintomas, recém-nascidos a termo, em média, produzem 50 respirações/minuto, diminuindo para 40 respirações/minuto aos 6 meses e para 30 respirações/minuto com 1 ano de idade. Depois de 1 ano de idade, a frequência declina gradualmente, atingindo a frequência típica do adulto, de 14 a 20 respirações/minuto, em meados da adolescência. A contagem das frequências respiratórias por mais de 1 minuto fornece uma mensuração mais acurada do que a extrapolação das frequências por períodos mais curtos que 1 minuto.

114. Qual é o significado das respirações com grunhidos/gemência?
Respirações com gemência são aquelas com ruídos ouvidos durante a expiração e supostamente são uma tentativa fisiológica de manter a permeabilidade alveolar (PEEP). Em pacientes vistos em ambientes hospitalares, o grunhido é associado a maior probabilidade de infecções sérias, incluindo pneumonia, pielonefrite e peritonite.

Bilavsky E, Shouval DS, Yarden-Bilavsky H, et al: Are grunting respirations a sign of serious bacterial infection in children? *Acta Paediatr* 97:1086–1089, 2008.

115. Qual é a saturação de oxigênio normal em bebês saudáveis com <6 meses?
Em um estudo longitudinal usando a oximetria de pulso, a saturação basal foi maior que 95% (a normal foi 98%, com um percentil 10 mais baixo em 95%). Entretanto, dessaturações agudas são comuns; quase todas estão associadas a episódios breves de apneia durante o sono.

Hunt CE, Corwin MJ, Lister G, et al: Longitudinal assessment of hemoglobin saturation in healthy infants during the first six months of life, *J Pediatr* 134:580–586,1999.

116. Qual é a diferença entre os tipos de padrões respiratórios de Kussmaul, Cheyne-Stokes e Biot?
- **Kussmaul:** respirações profundas, lentas, regulares, com exalação prolongada; vistas na cetoacidose diabética e na ingestão de salicilato.
- **Cheyne-Stokes:** respirações em crescendo-decrescendo alternadas com períodos de apneia (nenhuma respiração); as causas incluem insuficiência cardíaca, uremia, trauma ao sistema nervoso central, elevação da pressão intracraniana e coma.
- **Biot** (também conhecida como respiração atáxica): caracterizada por irregularidade imprevisível; as respirações podem ser superficiais ou profundas e parar por curtos períodos; as causas incluem depressão respiratória, meningite, encefalite e lesões no sistema nervoso central envolvendo os centros respiratórios.

117. O que é um suspiro?
Um suspiro é apenas um suspiro em um filme romântico, mas é também uma manobra antiatelectática muito eficaz. Por definição, é uma respiração que é mais de três vezes o volume corrente normal.

118. Existe uma base respiratória para o bocejo?
Embora seja sugerida com frequência uma função respiratória para o bocejo, o suporte científico para essa crença é mínimo. Aumentar a concentração de CO_2 no ar inspirado aumenta a frequência respiratória, mas não altera a frequência do bocejo. O alívio da hipóxia e áreas de abertura de microatelectasia são outras teorias que não são apoiadas por estudos científicos. Alguns autores formulam a hipótese de que o bocejo seja um reflexo de excitação.

119. Em que concentração o oxigênio inspirado é tóxico?
Além da atelectasia, a alta concentração de oxigênio pode causar lesão alveolar com edema, inflamação, deposição de fibrina e hialinização. O nível preciso de hiperoxia que resulta em lesão não é claro e varia por idade e patologia pulmonar de base, porém uma regra razoável é assumir que uma concentra-

ção superior a 80% por mais de 36 horas, provavelmente, resulte em dano contínuo significativo; de 60% a 80% provavelmente estará associada a uma lesão mais lentamente progressiva. É improvável que uma concentração de oxigênio inspirado de 50%, mesmo quando administrado por períodos extensos, cause toxicidade pulmonar.*

Jenkinson SG: Oxygen toxicity, *J Intensive Care Med* 3:137–152, 1988.

120. Por que é mais provável que uma criança que esteja recebendo oxigênio a 100% desenvolva atelectasia do que aquela que respira o ar ambiente?

O nitrogênio é absorvido pelos alvéolos mais lentamente do que o oxigênio. No ar ambiente (com seus 78% de nitrogênio), o colapso alveolar é minimizado pela presença contínua e a pressão do gás de nitrogênio (a "restrição de nitrogênio"). Com a respiração de oxigênio a 100%, porém, a alta solubilidade deste no sangue pode levar à atelectasia de absorção em áreas de má ventilação e ao *shunt* intrapulmonar.

121. Em que PaO_2 se desenvolve a cianose?

Desenvolve-se cianose quando a concentração de hemoglobina dessaturada (*i. e.*, reduzida) é de, pelo menos, 3 g/dL centralmente ou de 4 a 6 g/dL perifericamente. No entanto, múltiplos fatores afetam a probabilidade de que determinada PaO_2 resulte em cianose clinicamente aparente: anemia (menos provavelmente), policitemia (mais provavelmente), perfusão sistêmica reduzida ou débito cardíaco (mais provavelmente) e hipotermia (mais provavelmente). A cianose geralmente é um sinal de hipóxia significativa. Em um paciente com perfusão adequada e hemoglobina normal, a cianose central geralmente é notada quando a PaO_2 é de cerca de 50 mmHg.

122. Quais são as causas de uma PaO_2 reduzida associada a aumento de A-aDO_2 (diferença de tensão de oxigênio alveolar-arterial ou gradiente A-a)?

- **Shunt direita-esquerda:** conexões arteriovenosas intracardíacas anormais; *shunts* intrapulmonares que resultam de perfusão de alvéolos sem ar (p. ex., pneumonia, atelectasia), geralmente referidas como desigualdades de ventilação-perfusão.
- **Má distribuição de ventilação:** asma, bronquiolite, atelectasia etc.
- **Difusão comprometida:** um mecanismo incomum, porque muitas das condições que anteriormente se acreditava apresentarem um "bloqueio de difusão" (p. ex., síndrome do desconforto respiratório) também têm um componente importante de *shunt*; pode ser vista quando o edema intersticial afeta as paredes septais (p. ex., em edema pulmonar inicial e pneumonia intersticial).
- **Diminuição do conteúdo de oxigênio venoso central:** como resultado de uma circulação lenta (p. ex., choque) ou de maiores demandas de oxigênio tecidual (p. ex., na sepse).

123. Como funciona a oximetria de pulso?

O princípio-chave por trás da oximetria de pulso é que a hemoglobina oxigenada permite mais transmissão de certos comprimentos de onda de luz vermelha do que a hemoglobina reduzida. Em contraposição, a transmissão de luz infravermelha não é afetada pela quantidade de oxiemoglobina presente. Uma fonte de luz vermelha e comprimentos de onda infravermelha são aplicados a uma área corporal fina o suficiente para que a luz atravesse um leito capilar pulsante e seja captada por um detector de luz no outro lado. Cada pulsação aumenta a distância que a luz tem de atravessar, o que aumenta a quantidade de absorção da luz. Um microprocessador deriva a saturação de oxigênio arterial comparando as absorbâncias basais e de pico de um pulso transmitido.

Sinha I, Magell SJ, Halfhide C: Pulse oximetry in children, *Arch Dis Child Educ Pract Ed* 99:117–118, 2014.

124. Quais são as desvantagens ou limitações da oximetria de pulso?

- O movimento do paciente perturba as mensurações.
- Estados de má perfusão afetam a acurácia.
- Luz fluorescente ou de alta intensidade pode interferir nos resultados.
- Não é confiável se estiver presente hemoglobina anormal (p. ex., metemoglobina).
- Não é capaz de detectar hipóxia até a PaO_2 diminuir abaixo de 80 mmHg.
- A acurácia diminui com saturações arteriais abaixo de 70% a 80%.

*N. do T.: Essa regra não vale para neonatos prematuros, e trabalhos recentes demonstram o potencial de geração de radicais livres e consequências em longo prazo (displasia broncopulmonar, enterocolite necrosante e retinopatia da prematuridade) de acordo com níveis elevados de O_2 utilizados na reanimação neonatal e nas primeiras horas de vida (ver Pergunta 188 do Capítulo Neonatologia).

125. **Em bebês com doença pulmonar unilateral, o pulmão bom deve estar para cima ou para baixo?**
O pulmão bom deve estar para **cima**. Este é outro exemplo de por que as crianças não são simplesmente pequenos adultos. Está bem estabelecido que os adultos com doença pulmonar unilateral, tratados em posição de decúbito, terão aumento da saturação de oxigênio quando o pulmão bom é posicionado do lado de baixo; isso ocorre por causa de um aumento na ventilação para o pulmão dependente. Estudos demonstraram que o oposto ocorre em bebês e crianças, porque a ventilação é preferencialmente distribuída na direção do pulmão mais elevado. Essa redistribuição posicional da ventilação parece mudar para um padrão adulto durante os últimos anos da adolescência.

Davies H, Helms P, Gordon I: Effect of posture on regional ventilation in children, *Pediatr Pulmonol* 12:227–232,1992.

Agradecimentos

Os editores agradecem as contribuições dos Drs. Ellen R. Kaplan, Carlos R. Perez, William D. Hardie, Barbara A. Chini e Cori L. Daines, que se mantiveram desde as três primeiras edições de *Segredos em Pediatria*.

CAPÍTULO 17

REUMATOLOGIA

Carlos D. Rosé, MD, CIP ▪ *Elizabeth Candell Chalom, MD*
Andrew H. Eichenfield, MD

QUESTÕES CLÍNICAS

1. O que é FAN?

O *anticorpo (fator) antinuclear* (FAN) é composto por γ-globulinas circulantes direcionadas contra várias proteínas nucleares conhecidas e desconhecidas. Infelizmente, a técnica clássica de imunofluorescência está sendo substituída por uma técnica ainda não validada, o ensaio imunoenzimático (ELISA), com o objetivo de economizar. Quando mensurado por uma técnica imunofluorescente, ele também é chamado de *anticorpo antinuclear fluorescente* (FANA). É expresso como um título, geralmente com um corte de 1:40. É positivo em 97% dos pacientes com lúpus eritematoso sistêmico (LES), geralmente em um título de 1:320, ou acima, e em 60% a 80% dos pacientes com artrite idiopática juvenil (AIJ), geralmente em um título mais baixo. Também é positivo em 10% a 30% das crianças normais e por isso não deve ser usado como um teste de triagem quando a criança não apresenta achados físicos objetivos de artrite.

2. O que é um perfil FAN?

Dentre os muitos antígenos nucleares que podem tornar o teste de FANA positivo, há alguns de valor clínico em pediatria. Eles são agrupados no chamado perfil FAN. Estes são anticorpos individuais medidos por ELISA (em laboratórios comerciais) ou *Western blot* (em laboratórios especializados).

3. Devo solicitar um perfil em vez de FAN por ter mais especificidade?

Não. Este teste tem valor somente no contexto clínico corrente (ver adiante) e quando há um FAN positivo documentado por imunofluorescência.

4. Qual é o significado dos vários anticorpos incluídos no perfil FAN?

- *Anti-DNA duplo filamento:* associado a LES. Este teste tem de ser solicitado separadamente; geralmente não faz parte do perfil.
- *Anti-histona:* associado ao lúpus induzido por medicamentos.
- *Anti-Ro* (também chamado de anti-SS A): associado à síndrome de Sjogren e ao lúpus neonatal.
- *Anti-La* (também chamado de anti-SS B): associado à síndrome de Sjogren e ao lúpus neonatal.

5. Uma menina de 6 anos de idade com história de dor articular há 2 meses (início após doença viral) apresenta exame físico, hemograma completo e velocidade de hemossedimentação (VHS) normais, mas um título positivo de FAN de 1:160. Quais são algumas das possíveis explicações para este teste positivo?

- Variação laboratorial.
- Resposta inespecífica à doença viral.
- Estado pré-clínico de LES (menos provável).
- Frequência normal na população (cerca de 8% nesse título).
- Outras condições autoimunes ou paraneoplásicas.

Tan EM, Feltkamp TE, Smolen JS, et al: Range of antinuclear antibodies in "healthy" individuals, *Arthritis Rheum* 40:1601–1611, 1997.

6. O fenômeno de Raynaud é uma doença?

Em 1874, Maurice Raynaud, quando ainda era um estudante de medicina, descreveu uma tríade de palidez episódica, cianose e eritema após exposição ao estresse pelo frio; a *denominação* de Raynaud descreve essa tríade clínica. Quando esse fenômeno está associado a uma doença, como a esclerodermia ou o lúpus, é chamado de síndrome de Raynaud; quando o fenômeno é visto como uma condição isolada, sem qualquer outra doença reumática, ele é chamado de doença de Raynaud, embora alguns pacientes, no acompanhamento em longo prazo, desenvolvam uma doença associada (p. ex., síndrome CREST [uma forma limitada de esclerose sistêmica]). Os reumatologistas geralmente são consultados, porque os adolescentes apresentam mãos e pés azul-escuros. Se não houver palidez, provavelmente é acrocianose (doença de Crocq), uma variante benigna sem relevância clínica. Pode ocorrer em associação com perda de peso em atletas ou crianças tratados com derivados de anfetamina para transtorno do déficit de atenção/hiperatividade.

Nigrovic PA, Fuhlbrigge RC, Sundel RP: Raynaud's phenomenon in children: a retrospective review of 123 patients, *Pediatrics* 111:715–721, 2003.

7. Quando se considera que uma criança tenha articulações hipermóveis?

A presença de três das seguintes características sugere uma hipermobilidade verdadeira:
- Aposição do polegar com a face do flexor do antebraço (Fig. 17-1).
- Hiperextensão dos dedos para que se situem paralelos ao dorso do antebraço.
- Hiperextensão no cotovelo > 10 graus.
- Hiperextensão do joelho > 10 graus.
- Capacidade de tocar o assoalho com o calcanhar e também com as palmas das mãos a partir de uma posição em pé sem flexionar o joelho.

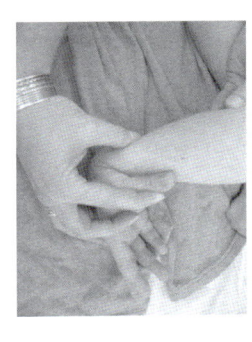

Figura 17-1. Contato anormal entre o polegar e o antebraço em uma menina com síndrome de hipermobilidade articular benigna.

8. Quais crianças podem demonstrar um sinal de Gorlin?

O *sinal de Gorlin* é a capacidade de tocar a ponta do nariz com a língua. É visto em condições associadas a síndromes de hipermobilidade, como a síndrome Ehlers-Danlos.

9. Em que situações a artrite reativa pode ocorrer?

A *artrite reativa,* em seu sentido mais amplo, refere-se a um padrão de artrite associada a uma infecção não articular (remota). Por definição, é uma artrite inflamatória, mas um organismo vivo não pode ser isolado por cultura de fluido sinovial ou biópsia sinovial. Uma definição restrita da síndrome inclui artrite após infecções entéricas (p. ex., *Salmonella, Shigella, Yersinia, Campylobacter, Giardia*) ou genitourinárias (p. ex., *Chlamydia*).

Morris D, Inman RD: Reactive arthritis: developments and challenges in diagnosis and treatment, *Curr Rheumatol Rep* 14:390–394, 2012.

10. Quais condições estão associadas a sintomas gastrintestinais e artrite?

Não infecciosas
- Colite ulcerativa.
- Doença de Crohn.
- Doença de Behçet.
- Púrpura de Henoch-Schonlein.
- Doença celíaca.

Infecciosas
- *Salmonella.*
- *Shigella.*
- *Yersinia.*
- *Campylobacter.*
- Tuberculose.
- Giardíase.

11. Uma semana após trauma leve, uma menina de 8 anos tem dor e sensibilidade no pé e na perna direitos, os quais estão frios, estranhamente sensíveis ao toque, com pigmentação mosqueada. Qual é o provável diagnóstico?

Síndrome da dor regional complexa, tipo 1. Chamada com mais frequência de distrofia simpática reflexa, ou distrofia neurovascular reflexa, essa entidade mal compreendida muitas vezes é confundida com artrite, por causa da dor intensa localizada em uma das extremidades. Entretanto, várias características a separam da artrite. A dor não é confinada a uma só articulação; é de natureza regional, envolvendo as porções de uma extremidade; e geralmente ocorre após um trauma menor (+/- imobilização ou uso de auxílio para andar). A dor é muito intensa, e até o toque luminoso causa dor (*i. e.,* hiperestesia). Várias alterações disautonômicas (p. ex., mosqueado, alterações de cor, sudorese) podem ocorrer, mas nem sempre. Os achados laboratoriais são normais. Técnicas de imagens ou estudos de condução nervosa não são necessários, a não ser que o diagnóstico esteja em questão. A osteopenia regional como resultado de desuso pode se desenvolver em casos muito graves.

Como o papel do sistema nervoso simpático não é claro, e a distrofia pode não ocorrer em todos os casos, a alteração da terminologia foi revisada pela International Association for the Study of Pain. No tipo 1, todas as características do complexo estão presentes sem lesão nervosa definível.
No tipo 2, uma lesão nervosa definível está presente.

Rajapakse D, Liossi C, Howard RF: Presentation and management of chronic pain, *Arch Dis Child* 5:474–480, 2014.
Merskey H, Bogduk N, editors: *Classification of Chronic Pain.* IASP Press, 2002, Seattle, pp 41-43.

12. Como é tratada a síndrome da dor regional complexa?

Embora muitas crianças recebam órteses por causa de suspeita de fraturas em linha de cabelo (fina), a imobilização é contraindicada. O tratamento tem por objetivo aliviar a dor com o uso de analgésicos e outras modalidades não médicas. É importante dar às famílias uma boa explicação acerca do mecanismo da dor e tranquilizá-los de que essa condição é controlável. Um programa de fisioterapia deverá ser iniciado imediatamente, com ênfase nos exercícios de amplitudes de movimento passiva e ativa, bem como a manutenção da função e dessensibilização da dor. A terapia aquática é particularmente útil nessas crianças para iniciar a terapia. A dessensibilização da área dolorosa, usando-se uma das várias modalidades (p. ex., *biofeedback*, estimulação nervosa elétrica transcutânea, visualização, acupuntura), pode fazer parte do programa. Uma atitude positiva por parte dos médicos e terapeutas é essencial.

Katholi BR, Daghstani SS, Banez 6A, et al: Noninvasive treatments for pediatric complex regional pain syndrome: a focused review, *PM&R* 6(10): 926–933, 2014.
Lee BH, Scharff L, Sethna NF, et al: Physical therapy and cognitive-behavioral treatment for complex regional pain syndromes, *J Pediatr* 141:135–140, 2002.

13. As crianças desenvolvem fibromialgia?

Crianças de apenas 9 anos de idade têm sido diagnosticadas com essa síndrome. A fibromialgia é uma condição que se caracteriza por dores e dolorimentos musculoesqueléticos, fadiga, padrões variáveis de sono perturbado e sensibilidade em várias partes do corpo. Esses pontos sensíveis são úteis para o diagnóstico (Fig. 17-2). Deve haver sensibilidade em pelo menos 4 desses 11 pontos para uma apropriada classificação dos indivíduos. Além disso, não deve haver sensibilidade em locais inespecíficos, como a testa ou a região pré-tibial.

Dores e dolorimentos são extremamente comuns em crianças e podem ser o resultado de doenças clínicas sérias (p. ex., leucemia), doença mental (p. ex., depressão) e estresse psicossocial. A diferenciação entre dor musculoesquelética crônica de origem não orgânica pode ser difícil em crianças e adolescentes.

Critérios para diagnóstico de fibromialgia
(American College of Rheumatology)

1. **História de dor disseminada**
   A dor é considerada disseminada quando ocorre em ambos os lados do corpo, acima e abaixo da cintura. A dor no esqueleto axial deve estar presente.

2. **Dor em 11 de 18 locais com pontos de sensibilidade bilaterais à palpação digital**
   (usando cerca de 4 kg de pressão).

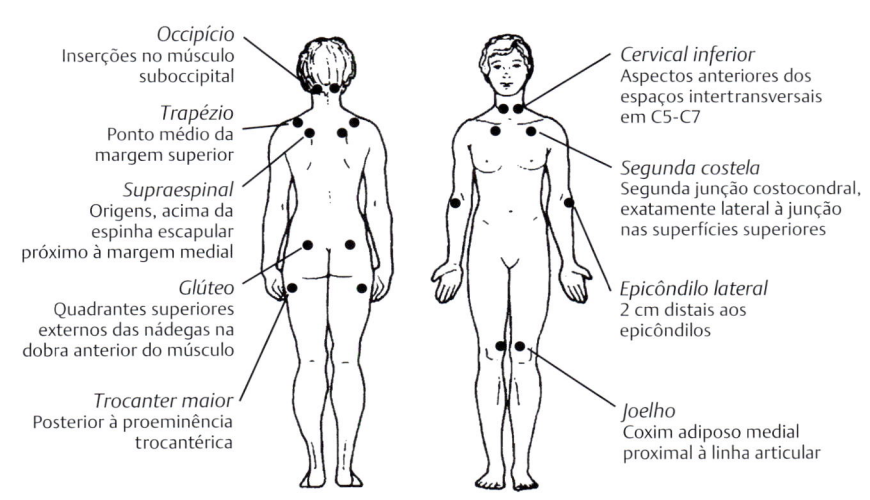

Occipício — Inserções no músculo suboccipital
Trapézio — Ponto médio da margem superior
Supraespinal — Origens, acima da espinha escapular próximo à margem medial
Glúteo — Quadrantes superiores externos das nádegas na dobra anterior do músculo
Trocanter maior — Posterior à proeminência trocantérica
Cervical inferior — Aspectos anteriores dos espaços intertransversais em C5-C7
Segunda costela — Segunda junção costocondral, exatamente lateral à junção nas superfícies superiores
Epicôndilo lateral — 2 cm distais aos epicôndilos
Joelho — Coxim adiposo medial proximal à linha articular

Figura 17-2. Critérios do American College of Rheumatology para o diagnóstico de fibromialgia. *(De Ballinger S, Bowyer S: Fibromyalgia: the latest "great" imitator,* Contemp Pediatr *14:147, 1997.)*

DERMATOMIOSITE E POLIMIOSITE

14. **Quais são os critérios usados para o diagnóstico de dermatomiosite e polimiosite juvenil?**
    - Fraqueza muscular proximal simétrica (p. ex., sinal de Gowers).
    - Enzimas séricas elevadas no músculo (creatina quinase [CK], desidrogenase láctica [LDH], aspartato transaminase [AST] e/ou aldolase).
    - Eletromiograma anormal (aumento da atividade insercional, padrão miopático, potenciais polimórficos).
    - Inflamação e/ou necrose na biópsia muscular.
    - Erupção cutânea característica.
      A presença de erupção cutânea distingue entre dermatomiosite e polimiosite. Três dos quatro critérios mais uma erupção cutânea patognomônica estabelecem o diagnóstico de dermatomiosite, não sendo necessária uma biópsia confirmatória. Se poucos critérios forem preenchidos, uma biópsia pode ser necessária para o diagnóstico.

Huber A, Feldman BM: An update on inflammatory myositis in children, *Curr Opin Rheumatol* 25:630–635, 2013.

15. **Quais alterações cutâneas são patognomônicas de dermatomiosite?**
    Manchas de Gottron (Fig. 17-3). Estas se iniciam como pápulas inflamatórias na face dorsal das articulações interfalangianas, na face extensora dos cotovelos e articulações dos joelhos. As pápulas se tornam violáceas e com um topo plano e podem coalescer, tornando-se manchas. Eventualmente, as lesões mostram alterações atróficas e se tornam hipopigmentadas.

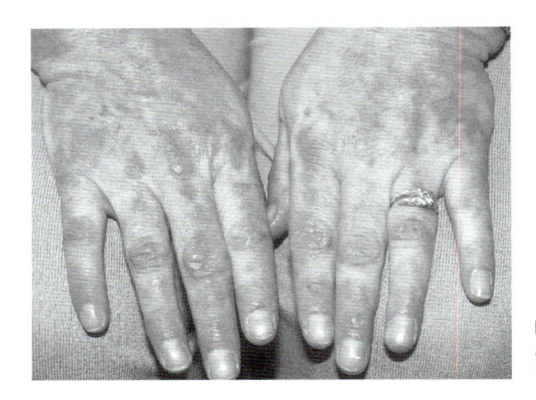

Figura 17-3. Pápulas de Gottron. *(De Fitzpatrick JE, Aeling JL:* Dermatology Secrets, *ed 2. Philadelphia, 2001, Hanley & Belfus, p 257.)*

16. Quais são os outros achados cutâneos clássicos de dermatomiosite em crianças?
- Edema e eritema periorbitais com cor violácea da pálpebra superior (erupção cutânea heliotrópica).
- Erupção cutânea na porção torácica superior em uma distribuição em xale.
- Fotossensibilidade.
- Vasculite cutânea com ulceração.
- Anormalidades capilares na prega ungueal.

17. Quais são os agentes infecciosos que sabidamente causam miosite?
- **Virais:** notavelmente, o vírus Coxsackie (denominação segundo a cidade de Coxsackie, em NY) e *influenza* A e B.
- **Bacterianos:** *Staphylococcus* e *Yersinia* (causando piomiosite).
- **Protozoarianos:** *toxoplasma* e triquinose.
- **Espiroquetas:** *borrelia*.

A causa mais comum de doença muscular aguda associada a dor, dificuldade para andar e alto nível de creatina quinase é a miosite viral.

ARTRITE IDIOPÁTICA JUVENIL

18. Por que a ARJ está se tornando artrite idiopática juvenil (AIJ)?
Europeus e canadenses nunca gostaram do termo "reumatoide" incrustado em A**R**J (artrite reumatoide juvenil), que é usado nos Estados Unidos desde 1977, por sugerir homologia com a doença do adulto (artrite reumatoide). No mesmo ano de 1977, na cidade de Basel, pesquisadores europeus cunharam o termo ACJ, que inclui praticamente todas as formas de artrite primária da infância. A International League of Associations of Rheumatology (ILAR) encerrou a disputa transatlântica e surgiu com o novo nome – AIJ (artrite **idiopática** juvenil). Há, pelo menos, alguma consistência porque o "J" e o "A" permaneceram inalterados. O "J" significa *juvenil* (início da doença antes do décimo sétimo aniversário) e o "A" significa *artrite*, ou seja, inflamação articular. A nova classificação passou por múltiplas revisões e ainda é um trabalho em andamento. As vantagens potenciais são: (1) fim da confusão e (2) início esperançoso de uma solução, ao menos pelo reconhecimento de que não sabemos o que causa a doença ("pagando por ser humilde").

19. O que é sinovite e em que ponto ela é considerada crônica?
A *inflamação sinovial* (sinovite) é a lesão patológica primária na AIJ. É crônica em 6 semanas, nos Estados Unidos, e em 3 meses, na Europa.

20. Qual é a artrite crônica mais comum vista em crianças?
AIJ, com um ponto de prevalência de cerca de 1:1.000.

21. Quais são os critérios diagnósticos para a classificação de AIJ?
A AIJ é um *diagnóstico* de exclusão. As características incluem o seguinte:
- Início com ≤ 16 anos de idade.
- Artrite clínica com edema ou efusão articulares, aumento do calor e limitação da amplitude de movimento com sensibilidade.
- Duração da doença ≥ 6 semanas.

22. Quais são as características dos sete principais subgrupos de AIJ?

Os sete principais subgrupos se distinguem pelo número de articulações, pela presença de fator reumatoide e pela combinação diferente de manifestações extra-articulares (Tabela 17-1).

Tabela 17-1. Subgrupos de Artrite Idiopática Juvenil

SUBGRUPO	Nº DE ARTICULAÇÕES	IDADE	UVEÍTE	FR	FAN	HLA-B27	REMISSÃO	OUTROS SINTOMAS
Sistêmico	Qualquer	0–16 meses	–	–	–	–	50%	Febre, visceromegalia serosite, erupção cutânea
Oligopersistente	1–4	2 anos	++++	–	++++	–	60%	Nenhum
Oligoestendido*	> 5	2 anos	++++	–	++++	–	20%	Nenhum
FR poliarticular (–)	> 5	3 anos	+++	–	+++	–	15%	Nódulos subcutâneos (pequenos)
FR poliarticular (+)	> 5	12–17 anos	Nenhuma	+	++	–	0%	Nódulos subcutâneos (grandes)
Artrite relacionada à entesite	Qualquer número	8–16	Aguda	–	–	+	Desconhecida	Envolvimento tendíneo Entesite†
Artrite psoriática	Qualquer número	Qualquer	+	–	+/–		Baixa	Dactilite, psoríase das unhas e pele, envolvimento tendíneo
Outras artrites‡			N/A	N/A	N/A	N/A	N/A	N/A

FAN, anticorpo antinuclear; *HLA*, antígeno leucocitário humano; *FR*, fator reumatoide.
*Após um início oligoarticular típico com um curso oligoarticular de 6 meses, novas articulações passam a ser recrutadas.
†Inflamação no ponto de inserção dos tendões, cápsula e ligamentos.
‡Qualquer forma de artrite crônica que não atenda aos critérios de quaisquer outros subgrupos.

23. Qual é a porcentagem de AIJ pediátrica que se apresenta como AIJ sistêmica?

Cinco por cento a 15% das AIJs apresentam-se como AIJ sistêmica na América do Norte e na Europa. Na Ásia, porém, a AIJ sistêmica parece responder por uma porcentagem maior de casos de AIJ, com 25% na Índia e 50% no Japão.

24. Qual é o padrão de febre e erupção cutânea característico do subgrupo de início sistêmico de AIJ?

A *AIJ de início sistêmico (doença de Still)* responde por cerca de 15% dos casos de crianças com essa doença. Os indivíduos afetados tipicamente têm febre de origem desconhecida, com picos de temperatura de uma ou duas vezes ao dia (*i. e.,* cotidiano), geralmente acima de 40° C. Calafrios geralmente precedem a febre. A temperatura caracteristicamente retorna a 37° C ou menos; a febre contínua deve sugerir outros diagnósticos.

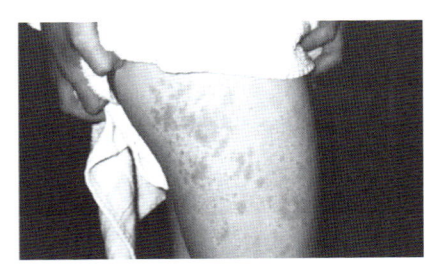

Figura 17-4. Erupção cutânea típica da artrite reumatoide juvenil de início sistêmico. *(De West S:* Rheumatology Secrets, *ed 2. Philadelphia, 2002, Hanley & Belfus, p 493.)*

Uma erupção cutânea, rosa-clara, evanescente, que se torna esbranquiçada à compressão e pode mostrar palidez perimacular acompanha a febre em mais de 90% dos casos (Fig. 17-4). A erupção cutânea da AIJ sistêmica é diagnóstica só depois de estabelecido o diagnóstico (por exclusão). A artrite pode não estar presente durante as primeiras várias semanas da doença. Serosite, hepatosplenomegalia e linfadenopatia são outros achados significativos em pacientes com essa forma da doença.

Prakken B, Albani S. Martini A: Juvenile idiopathic arthritis, *Lancet* 377:2138–2149, 2011.

25. Além das diferentes características clínicas, como se distingue a AIJ sistêmica de outros subgrupos de AIJ?
- Igual distribuição por sexo (outros subgrupos ocorrem com mais frequência em mulheres).
- Raramente familiar.
- Falta de autoanticorpos (p. ex., fator reumatoide, FAN) e células T autorreativas.
- Falta de associações com HLA.
- Maior responsividade à inibição com interleucina-1 e interleucina-6.
- Doença autoinflamatória, em vez de autoimune (ver Pergunta 101).

Prakken B, Albani S, Martini A: Juvenile idiopathic arthritis, *Lancet* 377:2138–2149, 2011.

26. Por que, algumas vezes, é difícil distinguir entre AIJ sistêmica (AIJs) e leucemia?
Até 20% dos pacientes com leucemia linfoblástica aguda (LLA) têm algum grau de sintomas musculoesqueléticos, incluindo dor articular e edema ocasional, que pode mimietizar AIJs. Em ambas as doenças, há anemia, febre e perda de peso. Podem envolver hepatosplenomegalia e linfadenopatia. Na LLA, porém, a febre geralmente não tem picos, e as contagens plaquetária e de leucócitos tendem a ser entre baixas e normais baixas. Na LLA, em comparação com AIJs, é mais comum a dor ocorrer à noite. Um bom exame de um esfregaço periférico é crucial. Um nível elevado de desidrogenase láctica é muito sugestivo de leucemia, e a cintilografia óssea com tecnécio-99 mostra um diferente padrão de captação. Pode ser necessária mais de uma biópsia de medula óssea.

Marwaha RK, Kulkarni KP, Bansal D, Trehan A: Acute lymphoblastic leukemia masquerading as juvenile rheumatoid arthritis: diagnostic pitfall and association with survival, *Ann Hematol* 89:249–254, 2010.
Jones OY, Spencer CH, Bowyer SL, et al: A multicenter case-control study on predictive factors distinguishing childhood leukemia from juvenile rheumatoid arthritis, *Pediatrics* 117:e840–e844, 2006.

27. Em um paciente com suspeita de doença reumática, quais características clínicas são mais sugestivas de malignidade?
Particularmente preocupantes são a **dor óssea não articular**, a **dor nas costas** como a principal característica sintomática, a **sensibilidade óssea** e os **sintomas constitucionais graves**. Crianças com problemas articulares reumáticos apresentam tipicamente rigidez e podem se queixar de dor. A dor da malignidade é desproporcional à quantidade do edema ao redor da articulação e tende a se agravar à noite. É vital pensar na possibilidade de malignidade em crianças com queixas reumáticas.

Cabral DA, Tucker LB: Malignancies in children who initially present with rheumatic complaints, *J Pediatr* 134:53–57, 1999.

28. Qual é o valor da medida de FAN e do fator reumatoide (FR) em pacientes com AIJ?
Após a AIJ ter sido diagnosticada clinicamente, os resultados desses testes ajudam a atribuir a um paciente a categoria apropriada (p. ex., oligoarticular ou poliarticular FR-positiva). Esses testes também são úteis como indicadores prognósticos. Como FAN pode estar presente em 10% a 30% das crianças normais, este teste não deve ser usado como um teste de triagem para diagnosticar AIJ em crianças que têm dor não inflamatória. A presença de FAN aumenta o risco de uveíte, desse modo tornando mais importante a vigilância oftalmológica. O FR é um valioso marcador de mau prognóstico funcional em adolescentes com artrite poliarticular.

29. As radiografias são úteis para diagnosticar AIJ?
Não. Não há alterações radiográficas características de início. O valor da radiologia é descartar outras condições esqueléticas e fornecer um estado basal documentado.

REUMATOLOGIA

30. Em um paciente com AIJ que fica doente com trombocitopenia, anemia profunda e transaminases acentuadamente elevadas, qual é a complicação provável?

Síndrome da ativação de macrófagos (SAM). Essa nova conceitualização de um velho problema é vista em crianças com AIJ de início sistêmico, tanto no início (até a apresentação) como na fase tardia do curso da doença. Caracteriza-se por aumento massivo na função das células T e macrófagos, com vasta liberação das citocinas pró-inflamatórias levando à *hemofagocitose* (característica). Acredita-se que, na maioria dos casos, a SAM é desencadeada por uma infecção viral. SAM é o único fator contribuinte mais importante de mortalidade, juntamente com sangramento gastrintestinal e infecção em pacientes com AIJ sistêmica. O nome e a classificação nosológica dessa entidade estão sendo discutidos atualmente por especialistas da área.

Bennett TD, Fluchel M, Hersh AO, et al: Macrophage activation syndrome in children with systemic lúpus erythematosus and children with juvenile idiopathic arthritis, *Arthritis Rheum* 64:4135–4142, 2012.

31. Quais são as principais características da síndrome da ativação de macrófagos?
- Agravamento da febre e erupção cutânea.
- Anemia, frequentemente grave (em parte devida à hemofagocitose), leucopenia e trombocitopenia.
- Coagulação intravascular disseminada com hipofibrinogenemia e pseudonormalização de VHS.
- Disfunção hepática.
- Hipertrigliceridemia.
- Hiponatremia (pseudo).
- Aumento massivo dos níveis de ferritina.
- Envolvimento do sistema nervoso central ocasional.
- Dor musculoesquelética generalizada.

Ramanan AV, Schneider R: Macrophage activation syndrome – what's in a name! *J Rheum* 30:2513–2516, 2003.

PONTOS-CHAVE: ARTRITE IDIOPÁTICA JUVENIL

1. *Sine* qua non: persistência por > 6 semanas.
2. Sete subtipos diferenciados pelo número de articulações envolvidas, pela presença do fator reumatoide e pelo envolvimento extra-articular.
3. Achado característico: rigidez ou dolorimento matinal que melhora durante o dia.
4. Não há testes laboratoriais diagnósticos.
5. Pacientes < 7 anos de idade com artrite idiopática juvenil oligoarticular com FAN positiva têm risco mais alto de uveíte.

32. Qual é a abordagem tradicional de primeira linha no tratamento médico de AIJ?

A chamada terapia de primeira linha consiste em **anti-inflamatórios não esteroides (AINEs)**. Administrados na dose correta, eles promovem o alívio da dor e suprimem a inflamação (diminui na rigidez matinal), com um pico de ação de 4 a 6 semanas. Os membros clássicos desse grupo são aspirina, ibuprofeno, naproxeno, tolmetina e indometacina. A escolha destes é feita com base na disponibilidade da forma líquida, meia-vida, perfil de efeitos colaterais, preferências individuais do médico e resultados de um estudo individual. A maior parte de sua ação se dá pela inibição da ciclogigenase. Cerca de um terço dos pacientes controla seus sintomas com o uso de AINEs; dois terços necessitam de farmacoterapia mais agressiva. Para os pacientes com doença oligoarticular, a injeção intra-articular de corticosteroides também é considerada terapia de primeira linha.

33. Quais agentes de segunda linha são usados no tratamento de AIJ?
- Sais de ouro.
- Penicilamina.
- Hidroxicloroquina.
- Sulfassalazina.
- Metotrexato.

Destes, somente o metotrexato provou-se comprovadamente benéfico em um estudo randomizado, duplo-cego, placebo-controlado.

Giannini EH, Brewer EJ, Kuzmina N et al.: Methotrexate in resistant juvenile rheumatoid arthritis: results of the USA-USSR double blind placebo controlled trial, N Engl J Med 326:1043–10499, 1992.

34. Quando são indicados corticosteroides para crianças com AIJ?
- Doença potencialmente fatal (p. ex., pericardite, miocardite).
- Febre incessante não responsiva a AINEs.
- Poliartrite incessante com graves limitações que requerem fisioterapia intensiva para alcançar a deambulação.
- Terapia tópica para uveíte (esteroides sistêmicos raramente são necessários para crianças com uveíte agressiva irresponsiva à terapia tópica).
- No papel de injeções intra-articulares para tratar articulações irresponsivas ou doença articular única no contexto de intolerância a AINEs, ou falta de eficácia destes. Hexacetonido de triancinolona é o fármaco de escolha.

35. Quais são os efeitos colaterais mais comuns da terapia prolongada com corticosteroide?
Os efeitos podem ser minimizados por terapia em dias alternados, mas às vezes o tratamento é pior do que a doença. Os problemas geralmente encontrados associados ao uso de corticosteroide em alta dose em crianças podem ser lembrados com o uso de um mnemônico, em inglês, ***CUSHINGOID MAP***:
- **C**ataratas.
- **U**lceras.
- Estrias (***S**triae*).
- **H**ipertensão.
- Complicações infecciosas (*Infectious complications*).
- **N**ecrose do osso (avascular).
- Retardo de crescimento (***G**rowth*).
- **O**steoporose.
- Pressão intracraniana aumentada ([*Increased intracranial pressure*]; pseudotumor cerebral).
- **D**iabetes melito.
- **M**iopatia.
- Hipertrofia do tecido **A**diposo (obesidade, "giba de búfalo").
- **P**ancreatite.

36. O que são os agentes biológicos?
Esses produtos são geneticamente construídos e agem por meio do bloqueio de trajetos imunes específicos, como a sinalização da citocina, para reduzir a inflamação. Etanercept, o primeiro agente biológico usado no tratamento de AIJ, bloqueia as ações do fator de necrose tumoral α, uma citocina pró-inflamatória. Uma crescente variedade de outros agentes é usada, incluindo adalimumab, outro anticorpo para o fator de necrose tumoral, e abatacept, que é um bloqueador da coestimulação que age por meio do bloqueio de receptores nas células apresentadoras de antígeno. Novos agentes biológicos têm sido desenvolvidos para controlar o aumento de IL-1 (anakinra, rilonacept e canakinumab) e IL-6 (tocilizumab). Canakinumab é aprovado para o tratamento de AIJ de início sistêmico, e o tocilizumab, tanto para AIJ sistêmica quanto poliarticular. Os agentes biológicos se tornaram importantes opções terapêuticas para pacientes com AIJ resistente ou intolerante a tratamentos convencionais.

Sen ES, Ramanan AV: New age of biological therapies in paediatric rheumatology, Arch Dis Child 99:679–685, 2014.

37. Quais crianças com AIJ requerem o monitoramento mais frequente para a uveíte?
Uveíte (também chamada de iridociclite) é a inflamação da íris e do corpo ciliar. Ela ocorre em média em 20% dos pacientes com **ARJ pauciarticular** e em 5% dos pacientes com **doença poliarticular**. A Tabela 17-2 sumariza as diretrizes da American Academy of Pediatrics, para a frequência do exame com lâmpada de fenda, diretrizes essas desenvolvidas pelos departamentos de oftalmologia e reumatologia. Os pacientes em alto risco requerem exames trimestrais; aqueles em risco moderado necessitam de exames semestrais; e aqueles em baixo risco podem ser examinados anualmente.

Qian Y, Acharya NR: Juvenile arthritis-associated uveitis, Cur Opin Ophthalmol 21:468–472, 2010.

Tabela 17-2. Frequência do Exame Oftalmológico em Pacientes com AIJ					
TIPO	ANTICORPOS ANTINUCLEARES	IDADE DE INÍCIO	DURAÇÃO DA DOENÇA (ANOS)	CATEGORIA DE RISCO	FREQUÊNCIA DO EXAME OCULAR (MESES)
Oligo ou poliartrite	+	≤6	≤4	Alto	3
	+	≤6	>4	Moderado	6
	+	≤6	>7	Baixo	12
	+	>6	≤4	Moderado	6
	+	>6	>4	Baixo	12
	−	≤6	≤4	Moderado	6
	−	≤6	>4	Baixo	12
	−	>6	N/A	Baixo	12
Doença sistêmica (febre, erupção cutânea)	N/A	N/A	N/A	Baixo	12

AIJ, artrite idiopática juvenil.
Frequência do Exame Oftalmológico em Pacientes com AIJ.
(Dados de Cassidy J, Kivlin J, Lindsley C, Nocton J: Ophthalmologic examinations in children with juvenile rheumatoid arthritis. Pediatrics 117:1843–1845, 2006.)

38. Qual é o sinal mais precoce de uveíte em pacientes com AIJ?

Quando a câmara anterior do olho é examinada com uma lâmpada de fenda, um *"flare"* é o sinal mais precoce. Este é uma aparência enevoada como resultado de aumento da concentração de proteína e células inflamatórias. Os sinais tardios podem incluir a aparência salpicada da córnea posterior (como resultado de precipitados queratínicos), a pupila irregular ou pobremente reativa (como resultado de sinéquias entre a íris e o cristalino), queratopatia em banda e cataratas (Fig. 17-5).

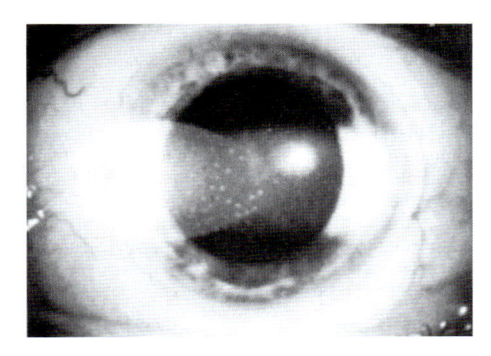

Figura 17-5. Uveíte. Exame com lâmpada de fenda mostra acúmulo (*flare*) de fluido da câmara anterior (causado pelo aumento do conteúdo de proteína) e precipitados queratínicos na superfície posterior da córnea, representando pequenas coleções de células inflamatórias. *(De Cassidy JT, Laxer RM, Petty RE, Lindsley CB, editors:* Textbook of Pediatric Rheumatology, *ed 6. Philadelphia, 2011, Saunders, pp 305-314.)*

39. Quais são as espondiloartropatias juvenis segundo o sistema revisado de classificação?

As espondiloartropatias são atualmente consideradas um dos subgrupos de AIJ e são reconhecidas sob a denominação de artrite relacionada à entesite (ARE).

40. Quais são as características clínicas das espondiloartropatias juvenis?
- Afeta homens > 8 anos de idade.
- Entesite (inflamação do tendão, cápsula e locais de inserção do ligamento) é característica.
- Oligoartrite prodrômica envolvendo grandes articulações das extremidades inferiores, incluindo o quadril.
- Envolvimento de articulações sacroilíacas e das costas, que se manifesta como dor, rigidez e reduzida amplitude de movimento (Fig. 17-6).
- Associada ao antígeno leucocitário humano (HLA-B27) ($\leq$ 90% em crianças com espondilite anquilosante e 60% daquelas com outras espondiloartropatias).
- Soronegatividade: FAN e fatores reumatoides tipicamente negativos.

Ramanathan A, Srinivasalu H. Colbert RA: Update on juvenile spondyloarthritis, *Rheum Dis Clin North* Am 39:767–788, 2013.

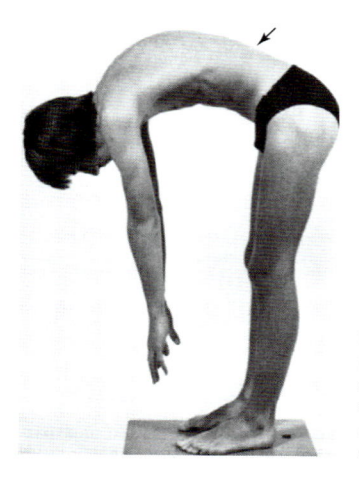

Figura 17-6. Menino de quinze anos na posição de máxima flexão para frente. Notar as costas achatadas *(seta)*. Radiografias demonstraram artrite sacroilíaca bilateral, mas nenhuma anormalidade da espinha lombossacral. *(De Casssidy JT, Laxer RM, Petty RE, Lindsley CB, editors:* Textbook of Pediatric Rheumatology, ed 6. Philadelphia, 2011, Saunders, pp 272-286.)

41. Como a entesite é diagnosticada clinicamente?
A *êntese* é o local de inserção dos ligamentos, tendões, cápsula e fáscia ao osso. Entesopatia é exclusivo das espondiloartropatias e aparece como uma sensibilidade dolorida localizada no tubérculo tibial (que pode ser confundida com a doença de Osgood-Schlatter), na patela periférica e na inserção calcaneal do tendão do calcâneo e fáscia plantar (que pode ser confundida com doença de Sever). O espessamento do tendão do calcâneo e a sensibilidade nas articulações metatarsofalangianas são os achados associados. A imagem por ressonância magnética (RM) pode ser extremamente útil. A imagem ponderada em T2 pode demonstrar edema de medula óssea adjacente à êntese.

42. Por que é difícil de fazer o diagnóstico de espondilite anquilosante em crianças?
Uma criança pode ter espondiloartrite indiferenciada (uma artrite relacionada à entesite) que se caracteriza por entesite e episódios recorrentes de oligoartrite da extremidade inferior durante vários anos antes de desenvolver sintomas nas costas. Para preencher os critérios para espondilite anquilosante, as características clínicas da dor na espinha lombar, a limitação do movimento lombar e os sinais radiográficos de sacroileíte devem estar presentes. O tempo médio do início dos sintomas até o diagnóstico no adulto com espondilite anquilosante é 5 anos; muitos adolescentes serão adultos antes de preencherem os critérios (Fig. 17-7). A RM (STIR [*short T1 inversion recovery*] ou T2W [ponderada em T2]) é muito útil para documentar precocemente a sacroileíte. No caso de sacroileíte, não é necessário gadolínio.

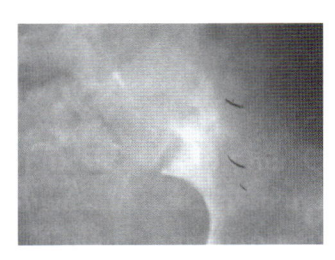

Figura 17-7. Esclerose periarticular em um menino com sacroileíte crônica e diagnóstico de espondiloartropatia.

43. Onde se encontram as covinhas de Vênus?

Covinhas de Vênus é a expressão usada para definir a linha basal do teste de Schober. As covinhas são proeminentes indentações paravertebrais na região lombar de alguns indivíduos. Uma linha desenhada entre as covinhas marca a junção lombossacral, e esse é o ponto a partir do qual se medem 10 cm acima para determinar um limite superior e 5 cm abaixo para determinar o limite inferior a fim de avaliar a flexão anterior da espinha lombossacral. Depois que o paciente se curva sem flexionar os joelhos, faz-se uma segunda medição da distância. A alteração no comprimento entre o ponto superior e o inferior deve ser nesse momento > 5 cm a partir da medição da linha basal.

DOENÇA DE LYME

44. Quais critérios são usados para diagnosticar a doença de Lyme?

Os critérios de classificação (*i. e.,* definição de caso), conforme determinados pelo Centers for Disease Control and Prevention, incluem o seguinte:
- Eritema migratório: lesão eritematosa circular que aumenta de tamanho (tamanho mínimo, 5 cm), ou
- Pelo menos uma manifestação clínica (artrite, neuropatia craniana, bloqueio, atrioventricular, meningite asséptica, radiculoneurite) e isolamento ou evidência sorológica de infecção por *Borrelia burgdorferi*.

45. Qual é a erupção cutânea típica vista na doença de Lyme?

A erupção clássica do **eritema migratório (EM)**, que se acredita ser patognomônica para a doença de Lyme, é uma lesão cutânea eritematosa expansiva (redonda ou oval; ≥ 5 cm) que começa como uma pequena mácula ou pápula em local de picada. À medida que a lesão se expande durante dias a semanas, o clareamento central ou paracentral confere à lesão uma aparência anular ou em alvo (Fig. 17-8). No entanto, o EM nem sempre é clássico. Cerca de 60% dos casos têm eritema homogêneo, 30% com eritema central, 9% com clareamento central, 7% com vesículas ou ulcerações centrais e 2% com púrpura central.

Dandache P, Nadelman RB: Erythema migrans, *Infect Dis Clin North Am* 22:235–260, 2008.

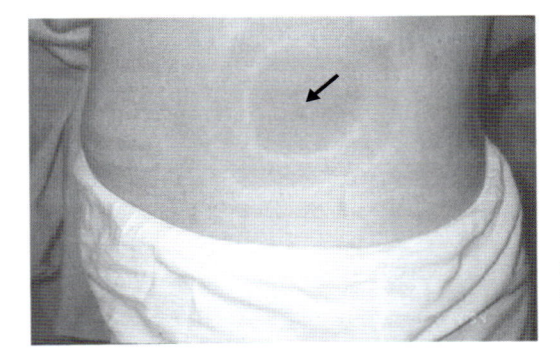

Figura 17-8. Eritema migratório (EM) com um ponto *(seta)*. *(De Dandache P, Nadelman RB: Erythema migrans,* Infect Dis Clin North Am *22:237, 2008.)*

46. Quanto tempo depois da picada de um carrapato aparece a erupção cutânea da doença de Lyme?

O tempo médio é de **7 a 10 dias**, mas a erupção cutânea pode aparecer, em média, em 1 a 36 dias.

47. Como a doença de Lyme é confirmada no laboratório?

Embora as tentativas de demonstrar o DNA de *Borrelia* nos tecidos infectados por meio de PCR tenham alcançado algum sucesso e ocasionalmente as culturas produzam resultados positivos, a principal ferramenta diagnóstica continua a ser a sorologia. A imunoglobulina M (IgM) atinge um pico em cerca de 4 semanas após a infecção, enquanto a IgG tem picos em 6 semanas. Essa é a principal razão para que os anticorpos possam não ser detectados durante os estágios dermatológicos e neurológicos iniciais.

Existem duas técnicas de detecção: ELISA e *Western blot*. Ambas estão disponíveis para IgG e IgM. ELISA mede os componentes totais de *Borrelia*. É um teste muito sensível, mas com muitos resultados falsos-positivos. Um teste ELISA negativo não requer outras investigações em determinado momento. Todos os testes ELISA positivos — particularmente aqueles com positividade limítrofe — devem ser confirmados por *Western blot*. Isso é chamado de sistema em dois níveis. O teste ELISA para peptídeo C6 mede a IgG para uma lipoproteína relativamente invariável na espiroqueta e, como um teste único, tem se mostrado sensível e quase tão específico quanto o sistema em dois níveis.

Steere AC, McHugh G, Dannie N, et al: Prospective study of serologic tests for Lyme disease, *Clin Infect Dis* 47:188–195, 2008.

48. Se a infecção ocorrer subsequentemente a uma picada de carrapato, como a doença de Lyme progredirá?

- **Doença inicial localizada:** 2 a 30 dias. Sessenta por cento a 80% das crianças desenvolverão EM. Algumas podem ter uma doença semelhante à gripe, com febre, mialgia, cefaleia, fadiga, artralgia e mal-estar.
- **Doença inicial disseminada:** 3 a 12 semanas. As manifestações clínicas refletem a disseminação hematogênica para outros locais; estes incluem EM secundária (múltiplas lesões), paralisias do nervo craniano (primariamente, o nervo facial) e meningite asséptica. A radiculoneurite e a cardite (com vários graus de bloqueio cardíaco) são vistas muito mais raramente em crianças (comparadas aos adultos).
- **Doença tardia:** 2 a 12 meses. Em crianças, a manifestação mais comum é artrite. Raramente, pode se desenvolver encefalomielite. Existe controvérsia referente à doença de Lyme crônica.

Shapiro ED: Lyme disease, *N Engl J Med* 370:1724–1731, 2014.
Feder HM Jr, Johnson BJB, O'Connell S, et al: A critical appraisal of "chronic Lyme disease." *N Engl J Med* 357:1422–1430, 2007.

49. Como é estabelecido o diagnóstico de meningite de Lyme?

O diagnóstico, em geral, é inexato e feito comumente com base no achado de pleocitose do líquido cerebroespinhal e na presença de EM e/ou sorologia positiva. Tanto o teste ELISA quanto o *Western blot* podem ser negativos ou indeterminados no curso inicial da infecção, quando ocorreu a disseminação para o sistema nervoso central. O teste do líquido cerebroespinhal para a produção intratecal do anticorpo específico e a demonstração do DNA de *B. burgdorferi* pelo teste da reação em cadeia da polimerase não se encontram prontamente disponíveis, e o último é relativamente insensível.

50. Como a doença de Lyme e a meningite viral são diferenciadas clinicamente?

Ambas são predominantemente doenças do verão, mas a distinção é crítica, porque a meningite de Lyme requer semanas de antibióticos intravenosos. Além da possível presença de EM, outras áreas de distinção clínica em pacientes com sinais e sintomas de meningite incluem o seguinte:
- Neuropatia craniana, especialmente a paralisia do sétimo nervo periférico, é fortemente sugestiva de meningite de Lyme.
- O papiledema é visto com mais frequência em pacientes com meningite de Lyme.
- Uma duração mais longa (7 a 12 dias *versus* 1 a 2 dias) dos sintomas, incluindo cefaleia antes da punção lombar, é mais típica da meningite de Lyme.
- Erupção cutânea do EM.
- A pleocitose do líquido cerebroespinhal não deve ter mais de 10% de neutrófilos na meningite de Lyme.

A erupção cutânea do EM, papiledema ou paralisia do nervo craniano são vistos em mais de 90% dos pacientes com meningite de Lyme, mas quase nenhum na meningite viral.

Avery RA, Frank G, Glutting, Eppes SC: Prediction of Lyme meningitis in children from a Lyme disease-endemic region: a logistic-regression model using history, physical, and laboratory findings, *Pediatrics* 117:e1–e7, 2006.
Shah SS, Zaoutis TE, Turnquist JL, et al: Early differentiation of Lyme from enteroviral meningitis, *Pediatr Infect Dis* J 24:542–545, 2005.

51. Devem-se fazer punções lombares em pacientes com paralisia facial e suspeita de doença de Lyme?

Isso permanece em debate, porque estudos no final dos anos 1990 revelaram "meningite oculta" (*i. e.*, pleocitose do líquor) em pacientes sem sinais meníngeos, mas com paralisia facial de Lyme. Entretanto, o significado clínico de um líquor anormal não é claro, e não tem havido aumento aparente da doença de Lyme em estágio final nos indivíduos tratados somente com antibióticos orais. Consequentemente, a maioria dos especialistas recomenda que não se faça punção lombar para paralisia facial de Lyme suspeitada ou confirmada, a não ser que haja cefaleia intensa ou prolongada, rigidez da nuca ou outros sinais meníngeos.

52. Como a artrite de Lyme é diferenciada da artrite séptica?

A inflamação gerada pela artrite de Lyme é significativamente menos intensa do que a artrite séptica. A artrite de Lyme envolve tipicamente uma grande articulação (joelho ≥ 90%), a amplitude de movimento é menos limitada do que a artrite séptica, algumas vezes o suporte de peso é possível. Na aspiração articular, a artrite séptica de forma mais típica mostra > 100.000 células/mL^3. A artrite séptica, com mais frequência, está associada a uma elevada contagem de leucócitos periféricos e a alta taxa de sedimentação.

Deanehan JK, Kimia AA, Tan Tanny SP, et al: Distinguishing Lyme from septic knee monoarthritis in Lyme disease-endemic areas, *Pediatrics* 131:e695–e701, 2013.

53. Qual é o prognóstico para crianças diagnosticadas com artrite de Lyme?

Múltiplos estudos demonstraram que o prognóstico em longo prazo para os pacientes tratados é excelente, com pouca morbidade. Os clínicos devem estar cientes de que a sinovite persistente após a conclusão de um curso único de 4 semanas não é rara e não é resultado de falha de antibiótico. De fato, até dois terços dos pacientes com artrite de Lyme requerem 3 meses para alcançar a resolução, e 15% têm sintomas da artrite por mais de 12 meses.

Smith BG, Cruz Al Jr, Milewski MD, Shapiro ED: Lyme disease and the orthopaedic implications of Lyme arthritis, *J Am Acad Orthop Surg* 19:91–100, 2011.
Gerber MA, Zemel LS, Shapiro ED: Lyme arthritis in children: clinical epidemiology and long-term outcome. *Pediatrics* 102:905–908, 1998.

54. Do que se deve suspeitar se um paciente com doença de Lyme desenvolver febre e calafrios após iniciar o tratamento com antibiótico?

A **reação de Jarisch-Herxheimer**. Essa reação consiste em febre, calafrios, artralgia, mialgia e vasodilatação, e ela se segue ao início da antibioticoterapia em certas doenças (mais tipicamente, a sífilis). Acredita-se que seja mediada por liberação de endotoxina quando o microrganismo é destruído. Uma reação similar ocorre em 40% ou menos dos pacientes tratados para doença de Lyme e pode ser confundida com uma reação alérgica ao antibiótico.

55. Devemos acompanhar o curso da doença de Lyme e a resposta à terapia com obtenção de títulos?

Não! Como resultado da secreção contínua de anticorpos por células de memória, a sorologia (particularmente, com *kits* comerciais ultrassensíveis) pode permanecer positiva por até 10 anos depois da erradicação microbiana. A interpretação errônea da sorologia positiva como um indicador de infecção ativa é responsável por muitos cursos desnecessários de antibióticos em áreas endêmicas.

Kalish RA, McHugh G, Granquist J, et al: Persistence of immunoglobulin M or immunoglobulin G antibody responses after active Lyme disease, *Clin Infect Dis* 33:780–785, 2001.

56. A profilaxia com antibiótico é indicada para todas as picadas de carrapato?

Não. Na maioria das regiões, a taxa de infestação de carrapatos é baixa, e assim também é baixa a probabilidade de transmissão. Até em áreas endêmicas, o risco de doença de Lyme em um grupo de placebo após picadas de carrapatos foi de apenas 1,2%. O carrapato tem de permanecer fixado por, pelo menos, 24 a 48 horas antes de ocorrer a transmissão da infecção. O tratamento de todas as picadas de carrapatos com antibióticos não é prático (algumas crianças são tratadas com antibióticos orais durante todo o verão). Um estudo demonstrou que uma dose única de 200 mg foi efetiva para a prevenção da doença de Lyme, desde que seja administrada dentro de 72 horas da picada do carrapato. Consequentemente, a profilaxia com antibiótico não é recomendada de rotina, mas, em circunstâncias únicas (p. ex., áreas endêmicas, fixação prolongada, gravidez), pode-se considerá-la.

Nadelman RB, Nowakowski J, Fish D *et al.*, Tick Bite Study Group: Prophylaxis with single-dose doxycycline for the prevention of Lyme disease after an Ixodes scapularis tick bite, *N Engl J Med* 345:79–84, 2001.
Shapiro ED, Gerber MA, Holabird NB, et al: A controlled trial of antimicrobial prophylaxis for Lyme disease after deer-tick bites. *N Engl J Med* 327:1769–1773, 1992.

57. Quais são os outros meios de prevenir a doença de Lyme?
- Evitar áreas infestadas por carrapatos.
- Uso de roupas de cores claras, de mangas compridas, com as calças por dentro das botas.
- Repelentes de insetos (N, N-dietil-meta-toluamida [DEET]; permetrina).
- "Verificações em busca de carrapatos" após exposições em potencial.
- Adequada remoção do carrapato: Puxando-os para fora, com pinças próximas à pele.

Hayes EB, Piesman J: How can we prevent Lyme disease? *N Engl J Med* 348:2424–2430, 2003.

> **PONTOS-CHAVE: DOENÇA DE LYME**
> 1. A espiroqueta *Borrelia burgdorferi* é a culpada.
> 2. Somente um terço dos pacientes se lembra de uma picada de carrapato.
> 3. A erupção cutânea do eritema migratório é praticamente diagnóstica.
> 4. O ensaio imunoenzimático apresenta alta taxa de falsos-positivos; confirme com análise de *Western blot*.
> 5. As complicações em potencial incluem artrite, meningite asséptica, paralisias do nervo craniano e bloqueio atrioventricular.
> 6. Meningite de Lyme (comparada com a meningite viral): neuropatia craniana e papiledema são mais comuns, com maior duração dos sintomas antes do diagnóstico.

FEBRE REUMÁTICA

58. O que é febre reumática aguda?
Febre reumática é uma reação inflamatória pós-infecciosa, imunomediada, que afeta o tecido conectivo de múltiplos sistemas de órgão (coração, articulações, sistema nervoso central, vasos sanguíneos, tecido subcutâneo) e que se segue à infecção por certas cepas de estreptococos β-hemolíticos do grupo A (GAS).

As principais manifestações são cardite, poliartrite, coreia, eritema marginado e nódulos subcutâneos. No mundo em desenvolvimento, a febre reumática aguda e as doenças cardíacas reumáticas são as principais causas de morte cardiovascular durante as primeiras 5 décadas de vida.

59. Quais são os principais critérios de Jones para febre reumática?
O mnemônico **J ♥ NES**, do inglês, pode ser útil:
- Articulações (*Joints*): artrite migratória.
- ♥: doença cardíaca.
- **N**ódulos: nódulos subcutâneos.
- **E**ritema: eritema marginado.
- **S**ydenham: coreia de Sydenham.

60. Qual é a prova aceitável de faringite estreptocócica que antecede o diagnóstico de febre reumática aguda?
- **Cultura da garganta:** esta é o padrão ouro para o diagnóstico de GAS. Culturas positivas, porém, não distinguem faringite por GAS de um estado de portador.
- **Testes de antígeno estreptocócico:** testes diagnósticos rápidos para a detecção de antígenos para GAS nas secreções faríngeas são evidência aceitável de infecção, porque são altamente específicos. Novamente, testes positivos não distinguem a infecção real de um estado de portador.
- **Anticorpos antiestreptocócicos:** no momento da apresentação clínica com febre reumática, as culturas da garganta geralmente são negativas. É razoável avaliar os anticorpos antiestreptocócicos em todos os casos de suspeita de febre reumática, porque os anticorpos devem estar elevados no momento da apresentação.

Gerber MA, Baltimore RS, Eaton CB, et al: Prevention of rheumatic fever and diagnosis of acute streptococcal pharyngitis, *Circulation* 119:1541–1551, 2009.

61. Quais anticorpos antiestreptocócicos são medidos com mais frequência?
O teste empregado com mais frequência mede os anticorpos para **antiestreptolisina O**. O ponto de corte para um teste positivo em uma criança em idade escolar é de 320 unidades Todd (240 no adulto); os

níveis atingem um pico em 3 a 6 semanas após a infecção. Se o teste for negativo — como pode ser o caso em 20%, ou menos, dos pacientes com febre reumática aguda (FRA) e em 40% daqueles com coreia isolada —, outros anticorpos antiestreptocócicos podem ser detectados. O teste praticamente mais disponível destes identifica os anticorpos para **desoxirribonuclease B** (ponto de corte positivo, 240 unidades em crianças, 120 em adultos). Alternativamente, amostras subsequentes em convalescentes, que cursam simultaneamente com a amostra aguda, podem detectar títulos crescentes de antiestreptolisina O ou de antidesoxirribonuclease B.

62. Quais são as manifestações comuns de cardite em pacientes com FRA?

Em seus *Etudes Médicales du Rhumatisme*, Lasègue observou que "a febre reumática lambe as articulações... e morde o coração", querendo dizer com isso que a gravidade das duas manifestações tende a ser inversamente relacionada. Em surtos mais recentes de FRA, 80% ou menos dos pacientes tiveram evidência de cardite. A FRA causa pancardite, que potencialmente afeta todas as camadas (do pericárdio até o endocárdio), podendo incluir o seguinte:

- **Valvulite:** esta é prenunciada por um sopro novo ou alterado. A manifestação mais comum é a regurgitação mitral isolada, e esta é seguida em frequência por um ronco mesodiastólico de fisiopatologia não esclarecida (sopro de Carey-Coombs), e então por insuficiência aórtica na presença de regurgitação mitral. A insuficiência aórtica isolada é rara, assim como as lesões estenóticas.
- **Disritmias:** as anormalidades no eletrocardiograma tipicamente envolvem algum grau de bloqueio cardíaco.
- **Miocardite:** quando leve, esta pode se manifestar como taquicardia em repouso, desproporcional à febre. Entretanto, quando é clinicamente mais grave e em combinação com dano valvular, a miocardite pode levar à insuficiência cardíaca congestiva.
- **Pericardite:** os pacientes podem ter dor no peito ou atrito. Pericardite e miocardite praticamente nunca ocorrem isoladamente.

Messeloff CR: Historical aspects of rheumatism, *Med Life* 37:3–56,1930.

63. Com que rapidez ocorrem as lesões valvulares em crianças com FRA?

Sopros novos aparecem dentro das primeiras 2 semanas em 80% dos pacientes e raramente ocorrem após o segundo mês da enfermidade. Portanto, durante um episódio, um ecocardiograma normal nas primeiras 2 semanas deve ser suficiente para eliminar a cardite.

64. Quais são as características típicas da artrite em pacientes com FRA?

A **poliartrite migratória** geralmente é o sintoma mais precoce da doença, e é típico que afete as grandes articulações, os joelhos, os tornozelos, os cotovelos e os punhos (raramente afeta os quadris). As articulações são extraordinariamente dolorosas; o suporte de peso talvez não seja possível. O exame físico revela calor, eritema e estranha sensibilidade de tal forma que o peso das roupas de cama e dos lençóis pode não ser tolerável. Essa sensibilidade, em geral, é desproporcional ao grau do edema.

65. Qual é o efeito da terapia com aspirina na artrite da febre reumática?

Este tipo de artrite é estranhamente sensível até mesmo a doses modestas de salicilatos, os quais interrompem efetivamente o processo dentro de 12 a 24 horas. Se a aspirina ou outros AINEs forem empregados precocemente no curso da afecção, a artrite não migrará, podendo resultar em retardo do diagnóstico. Tais medicações devem ser suspensas até que o curso clínico da doença se torne claro. Por outro lado, se não houver uma resposta dramática à aspirina, outro diagnóstico além de febre reumática deverá ser considerado.

66. Qual é a erupção cutânea da febre reumática?

Eritema marginado. Essa erupção cutânea ocorre em menos de 5% dos casos de FRA. Caso você a observe e chame um colega para confirmá-la ao lado do leito, é provável que nesse ínterim a erupção desapareça. É uma erupção não prurítica, evanescente, de cor rosada a ligeiramente vermelha, com centros pálidos e margens serpiginosas; pode ser induzida pela aplicação de calor, e sempre que palpada fica esbranquiçada. As bordas externas das lesões são nítidas, enquanto as bordas internas são difusas (Fig. 17-9). São encontradas com mais frequência no tronco e nas extremidades proximais (mas não no rosto). O eritema marginado é visto quase unicamente nos pacientes com cardite.

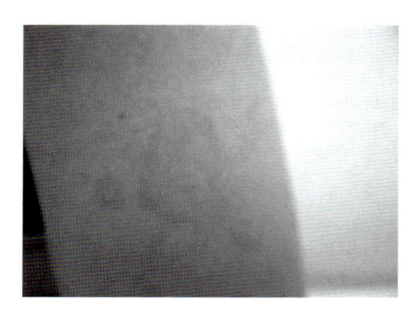

Figura 17-9. Erupção cutânea clássica de eritema marginado no braço de uma criança com febre reumática aguda.

67. O que é coreia de Sydenham?

Movimentos irregulares, involuntários e sem finalidade das extremidades, que estão associados a fraqueza muscular e comportamento emocional lábil. Acredita-se que esses sintomas resultem de inflamação do cerebelo e dos gânglios basais.

Wei F, Wang J: Sydenham's chorea or St. Vitus's dance, *N Engl J Med* 369:e25, 2013.

68. Quem foi São Vito?

São Vito era um jovem siciliano, martirizado no ano 303, aos 14 anos de idade. Na Idade Média, os indivíduos com coreia praticavam a adoração desse santo em altares a ele dedicados. Consequentemente, a coreia de Sydenham também é conhecida como a "dança de São Vito". São Vito é o santo padroeiro dos dançarinos e comediantes. Enquanto coreia, a propósito, significa dança em grego! São Vito foi um dos 14 Santos Auxiliadores. Ele era invocado para ajudar as pessoas em casos de epilepsia, transtornos nervosos e na coreia de Sydenham, embora na época de Vito ela não fosse de Sydenham. Thomas Sydenham (o "Hipócrates britânico") nasceu em 1624.

69. Os corticosteroides são benéficos para o tratamento de FRA?

Estudos controlados nos anos 1950 não conseguiram demonstrar um benefício definido dos corticosteroides no tratamento de cardite reumática. Todavia, geralmente se recomenda que os pacientes com cardite grave (p. ex., insuficiência cardíaca congestiva, cardiomegalia, bloqueio cardíaco de terceiro grau) recebam prednisona (2 mg/kg/dia) em adição à terapia convencional para sua insuficiência cardíaca. O raro paciente com artrite reumatoide bem documentada, que não responde a salicilatos ou AINEs, será beneficiado em seus sintomas com a prednisona.

70. A profilaxia com antibióticos para febre reumática pode ser descontinuada?

A duração satisfatória da profilaxia antiestreptocócica após FRA documentada é tema de algum debate. É evidente que o risco de recorrência diminui depois de decorridos 5 anos da crise mais recente. Portanto, a maioria dos clínicos recomenda que se descontinue a profilaxia em pacientes que não tiveram cardite após 5 anos ou em seu vigésimo primeiro aniversário (o que ocorrer mais tarde). Os indivíduos em risco mais alto de contrair faringite estreptocócica (p. ex., professores, profissionais de saúde, recrutas militares, outros que vivem em condições de superpopulação) e qualquer paciente com história de cardite devem receber profilaxia com antibióticos por períodos mais longos. As recomendações variam, indo de 10 anos até o quadragésimo aniversário (o que ocorrer mais tarde) até uma profilaxia vitalícia, dependendo da extensão da doença cardíaca residual.

71. Onde os PANDAS se situam no mundo da reumatologia pediátrica?

Em 1989, Swedo e colegas caracterizaram as anormalidades psiquiátricas encontradas em crianças com coreia de Sydenham, notando uma alta prevalência de comportamentos decorrentes do transtorno obsessivo-compulsivo (TOC). Eles também descreveram uma síndrome, que chamaram de **PANDAS** (transtornos neuropsiquiátricos autoimunes pediátricos associados à infecção estreptocócica [**p**ediatric **a**utoimmune **n**europsychiatric **d**isorders **a**ssociated with **s**treptococcal infection]), em que o TOC e a síndrome de Tourette, em algumas crianças, pareciam ser desencadeados ou exacerbados por infecções estreptocócicas na ausência de coreia clássica ou de outras manifestações da febre reumática. Os transtornos PANDAS foram expandidos para **PANS** (síndrome neuropsiquiátrica de início agudo pediátrica), que teoriza uma possibilidade mais ampla de desencadeadores que antecedem os sintomas agudos de TOC.

A existência de PANDAS (e PANS) permanece controversa. Não existe um estudo prospectivo sobre infecção estreptocócica do grupo A para confirmar a associação de faringite estreptocócica com essas anormalidades comportamentais. Os sintomas dos transtornos de tiques e TOC tendem a flutuar espontaneamente e podem ser exacerbados de maneira inespecífica pela doença. Em alguns casos, o único vínculo com a infecção estreptocócica é uma cultura única da garganta ou um teste sorológico, pondo em questão a especificidade da condição. PANDAS (a síndrome) atualmente permanece como uma hipótese não comprovada, enquanto o urso PANDA, o mamífero (*Ailuropoda melanoleuca*), pode ser encontrado na China central e em zoológicos ao redor do mundo.

Murphy TK, Gerardi DM, Leckman JF: Pediatric acute-onset neuropsychiatrie syndrome, *Psychiatr Clin North Am* 37:353–374, 2014.
Swedo SE, Rapaport JL, Cheslow DL, et al: High prevalence of obsessive-compulsive symptoms in patients with Sydenham chorea, *Am J Psychiatry* 146:246–249,1989.

LÚPUS ERITEMATOSO SISTÊMICO

72. O que é lúpus eritematoso sistêmico (LES)?
O LES é um distúrbio autoimune multissistêmico caracterizado pela produção de autoanticorpos e por uma ampla variedade de manifestações clínicas e laboratoriais.

Lúpus Foundation of America: www.lúpus.org. Último acesso em 13 de jan. de 2015.

73. Quais testes laboratoriais devem ser solicitados para uma criança com suspeita de ter LES?
Um estudo útil para LES é o teste **FAN**. Até 97% dos pacientes com LES têm FANs positivos em algum momento durante sua doença. Em um paciente com sinais e sintomas característicos, um teste FAN positivo pode ajudar a confirmar as suspeitas de LES. Infelizmente, porém, cerca de 10% da população infantil normal também pode ter FAN positivo. Portanto, um FAN positivo na ausência de quaisquer achados objetivos de LES tem pouco significado. Outros autoanticorpos são muito mais específicos, mas são bem menos sensíveis para LES. Estes incluem anticorpos para o DNA de dupla fita e o antígeno Sm nuclear extraível. Os níveis de complemento, em geral, estão diminuídos em pacientes com LES ativo, e quase sempre as taxas de sedimentação estão elevadas. A combinação de nível de anticorpo de anti-DNA de dupla fita positivo e um nível baixo de C_3 é quase 100% específico para LES. Anemia, leucopenia, linfopenia e/ou trombocitopenia também podem ser vistas.

Levy DM, Kamphuis S: Systemic lúpus erythematosus in children and adolescents, *Pediatr Clin North Am* 59:345–364, 2012.
Tsokos GC: Systemic lúpus erythematosus, *N Engl J Med* 365:2110–2121, 2011.

PONTOS-CHAVE: LÚPUS ERITEMATOSO SISTÊMICO
1. A característica do lúpus eritematoso sistêmico (LES) é a presença de autoanticorpos em títulos intermediários a altos.
2. Em cerca de 15% a 20% dos pacientes com LES, o início da doença ocorre durante a infância.
3. As apresentações clínicas variam, porém os sintomas de apresentação mais comuns são artrite, erupção cutânea e doença renal.
4. O LES neonatal é causado pelos autoanticorpos maternos; isso leva ao completo bloqueio cardíaco congênito.
5. A presença de anticorpos antifosfolipídicos predispõe o paciente à trombose venosa.

74. Quais são as manifestações mais comuns do LES em crianças?
- Artrite: 80% a 90%.
- Erupção cutânea ou febre: 70%.
- Doença renal, como proteinúria ou cilindros (cada paciente com LES provavelmente terá alguma anormalidade demonstrada na biópsia renal): 70%.
- Serosite: 50%.
- Hipertensão: 50%.

- Doença do sistema nervoso central (psicose/convulsões): 20% a 40%.
- Anemia, leucopenia, trombocitopenia: 30% cada uma.

Iqbal S, Sher MR, Good RA, Cawkwell GD: Diversity in presenting manifestations of systemic lúpus erythematosus in children, *J Pediatr* 135:500-505,1999.

75. Quais são as manifestações neurológicas do LES?

A *cerebrite do lúpus* é uma denominação que sugere uma etiologia inflamatória da doença do sistema nervoso central. Microscopicamente, porém, áreas amplamente dispersas de microinfarto e vasculopatia não inflamatória são vistas no tecido cerebral; a vasculite real do sistema nervoso central raramente é observada. Uma punção lombar pode revelar pleocitose do líquido cerebroespinhal ou uma concentração aumentada de proteína, mas pode também estar normal. As manifestações neuropsiquiátricas (p. ex., psicoses, alterações do comportamento, depressão, labilidade emocional) ou convulsões são observadas com mais frequência. Uma síndrome cerebral orgânica, com desorientação progressiva e deterioração intelectual, pode ser vista. Neuropatias motoras ou sensoriais cranianas ou periféricas, coreia, mielite transversa e ataxia cerebelar são manifestações menos comuns do lúpus do sistema nervoso central. Observam-se também cefaleias intensas e eventos isquêmicos cerebrais.

Steinlein MI, Blaser SI, Gilday DI, et al: Neurological manifestations of pediatric systemic lúpus erythematosus, *Pediatr Neurol* 13:191-197,1995.

76. Quais doenças devem ser consideradas no diagnóstico diferencial de crianças com erupção cutânea em borboleta?

Uma erupção cutânea malar está presente em 50% das crianças com LES. A típica erupção cutânea em borboleta envolve as áreas malares e cruza a ponte nasal, mas poupa as dobras nasolabiais; ocasionalmente, é difícil distinguir entre erupção cutânea e dermatomiosite. Ver Fig. 17-10. (Pápulas eritematosas nas superfícies extensoras das articulações metacarpofalangianas e interfalangianas proximais são comuns na dermatomiosite, mas geralmente elas não são vistas em pacientes com LES.) A dermatite seborreica ou a dermatite de contato podem ser similares à erupção cutânea do LES. A vesiculação deve sugerir outra doença, como o pênfigo eritematoso. O rubor malar é clinicamente distinto e pode ser visto em crianças com estenose mitral ou hipotireoidismo.

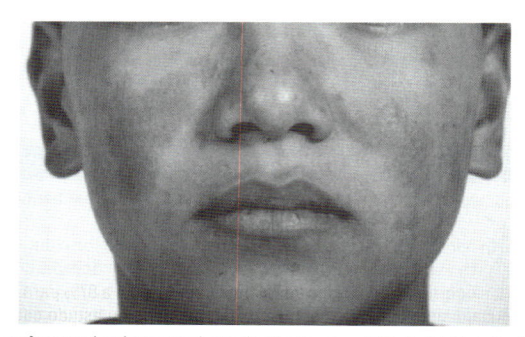

Figura 17-10. Erupção cutânea malar de um paciente de 14 anos com LES. A distribuição desta erupção cutânea típica em "borboleta" ou malar inclui as bochechas e cruza a ponte nasal, mas poupa as dobras nasolabiais. *(De Firestein GS, editor:* Kelley's Textbook of Rheumatology, *ed 9. Philadelphia, 2013, Saunders, pp 1771-1800.)*

77. Crianças com LES devem ser submetidas à biópsia renal?

Esta é uma área de controvérsia, porque quase todas as crianças com LES apresentarão alguma evidência de envolvimento renal. Geralmente, a doença clínica (p. ex., sedimento urinário anormal, proteinúria, alterações da função renal) correlaciona-se com a gravidade da doença renal na biópsia, mas nem sempre esse é o caso. Extensas anormalidades glomerulares podem ser encontradas na biópsia com mínimas manifestações clínicas concomitantes.

Por essa razão, muitas autoridades são agressivas com a biópsia inicial. Três circunstâncias em particular justificam a biópsia:
- Uma criança com LES e síndrome nefrótica — para distinguir entre glomerulonefrite membranosa e glomerulonefrite proliferativa difusa (o que justifica uma terapia mais agressiva).
- Falha dos corticosteroides em dose alta de reverter a função renal em deterioração — para determinar a probabilidade de benefício decorrente da terapia citotóxica.
- Um pré-requisito para entrar em estudos clínicos terapêuticos.

Silverman E, Eddy A: Systemic lúpus erythematosus. In Cassidy JT, Petty RE, Taxer R, Lindsley C, editors: Textbook of Pediatric Rheumatology, ed. 6, Philadelphia, 2011, WB Saunders, pp 315-343.

78. De que maneira o resultado da biópsia renal pode afetar o tratamento do LES?

A biópsia pode revelar um espectro de patologia renal, que varia de um rim normal (raro) até nefrite mesangial ou glomerulonefrite (focal ou difusa, proliferativa ou membranosa). A transformação histológica de um grupo em outro, com o tempo, não é rara. O tratamento da nefrite do lúpus baseia-se na gravidade da lesão. A doença mesangial pode necessitar de pouca ou nenhuma intervenção. Os pacientes com nefropatia membranosa geralmente têm síndrome nefrótica e respondem à prednisona. A glomerulonefrite proliferativa focal quase sempre é controlada com corticosteroides somente, mas a glomerulonefrite proliferativa difusa, em geral, requer corticosteroides, ciclofosfamida de pulso intravenosa e possivelmente outros imunossupressivos. No último grupo encontram-se o micofenolato de mofetila e o rituximab (um anticorpo monoclonal que ocasiona a depleção das células B). Por causa dos efeitos prejudiciais à fertilidade observados com a ciclofosfamida, muitos investigadores percebem que o micofenolato deverá ser usado em vez de ciclofosfamida (inclusive em crianças com glomerulonefrite proliferativa difusa).

79. Quando se deve considerar a terapia com corticosteroide em alta dose para o tratamento de LES?

Os corticosteroides em alta dose consistem geralmente em metilprednisolona de pulso intravenoso (30 mg/kg por dose, com uma dose máxima de 1 g administrada diariamente, ou em dias alternados, administrada em *bolus* intravenosos por até 3 doses) ou prednisona oral (1 a 2 mg/kg/dia). Geralmente, os pulsos intravenosos são então seguidos por esteroides orais em altas doses. As principais indicações para os esteroides em alta dose, nos casos de LES, são as seguintes:
- Crise do lúpus (envolvimento com vasculite multissistêmica aguda disseminada).
- Agravamento de doença do sistema nervoso central (enquanto a psicose por esteroide não for considerada como etiologia).
- Nefrite do lúpus grave.
- Anemia hemolítica aguda.
- Doença pleuropulmonar aguda.

80. Qual é a associação de anticorpos antifosfolipídicos e lúpus?

Anticorpos antifosfolipídicos podem causar tromboses arteriais e/ou venosas recorrentes (p. ex., acidente vascular encefálico, flebite, trombose da veia renal, trombose da placenta levando à morte fetal). Anticorpos antifosfolipídicos geralmente são detectados como os anticorpos anticardiolipina ou anticoagulante lúpico. Esses anticorpos são vistos geralmente em pacientes com LES, porém sua prevalência entre pacientes com lúpus pediátrico varia amplamente (30% a 87% para anticorpos anticardiolipina e 6% a 65% no caso de anticoagulante lúpico), dependendo do estudo citado.

A patogênese da trombose em pacientes com anticorpos antifosfolipídicos permanece não esclarecida.

Von Scheven E, Athreya BH, Rose CD, et al: Clinical characteristics of antiphospholipid antibody syndrome in children, J Pediatr 129:339-345, 1996.

81. Quais testes laboratoriais são úteis para monitorar a eficácia da terapia nos pacientes com LES?

Estudos sorológicos podem proporcionar informações úteis sobre a atividade do LES. O título de FAN não se correlaciona com a atividade da doença. No entanto, os títulos de anti-DNA de dupla fita (se presente) geralmente caem, e os níveis de complemento podem aumentar e voltar ao normal com terapia eficaz. As taxas de sedimentação, em geral, diminuem, e as contagens celulares no hemograma podem voltar ao normal (ou, pelo menos, melhoram) com uma terapia eficaz e a diminuição da atividade.

82. Quais são as manifestações mais comuns do lúpus eritematoso neonatal?

A síndrome do *lúpus eritematoso neonatal* (LEN) foi descrita primeiramente em bebês nascidos de mães com LES ou síndrome de Sjogren; porém, atualmente, se descobriu que 70% a 80% das mães com essas condições são assintomáticas. O LEN mais provavelmente será causado pela transmissão dos autoanticorpos IgG maternos. As principais manifestações são as seguintes:

- **Cutâneas:** lesões cutâneas são encontradas em cerca de 50% dos bebês com LEN. Embora a erupção cutânea possa estar presente ao nascimento, geralmente ela se desenvolve nos primeiros 2 a 3 meses de vida. As lesões incluem máculas, pápulas e placas anulares e podem ser precipitadas pela exposição à luz solar. As lesões, em geral, são transitórias e não cicatrizam.
- **Cardíacas:** bloqueio cardíaco congênito completo (BCCC) é a lesão cardíaca clássica de LEN; 90% de todos os BCCCs se devem ao lúpus neonatal. A maioria dos casos de BCCC aparece após o período neonatal, e 40% a 100% desses pacientes eventualmente necessitam de um marca-passo, geralmente antes de seus 18 anos de idade.
- **Hepáticas:** o envolvimento hepático é visto em, pelo menos, 15% dos bebês com LEN. Geralmente, observa-se hepatomegalia com ou sem esplenomegalia. As transaminases hepáticas são leves ou moderadamente elevadas, ou estão normais. Clínica e histologicamente, quase sempre a aparência é a da hepatite de células gigantes neonatal idiopática.
- **Hematológicas:** trombocitopenia, anemia hemolítica e/ou neutropenia podem ser vistas.

Izmirly PM, Rivera TL, Buyon JP: Neonatal lúpus syndromes, *Rheum Dis Clin North Am* 33:267–285, 2007.

83. Qual é a fisiopatologia do BCCC do LEN?

O BCCC é causado pelos **autoanticorpos maternos** que cruzam a placenta e se depositam no sistema condutor — geralmente, o nó atrioventricular — do coração fetal. Isso leva a uma lesão inflamatória localizada, que pode então ser seguida por tecido cicatricial com fibrose e calcificação. Os autoanticorpos encontrados geralmente são anticorpos anti-Ro, mas os anticorpos anti-La também podem ser os agentes etiológicos.

84. Quais são as características comuns do lúpus induzido por drogas?

Febre, artralgias e artrite bem como serosite podem ser vistas em pacientes com lúpus induzido por drogas. FAN e anticorpos anti-histona geralmente são positivos, mas os anticorpos para DNA de dupla fita geralmente são negativos, e os níveis de complemento permanecem normais. Geralmente não se observam envolvimento renal, doença do sistema nervoso central, erupção cutânea malar, alopecia e úlceras orais nos pacientes com lúpus induzido por drogas, e sua presença deve levantar a suspeita de LES.

85. Quais são as causas mais comuns de lúpus induzido por drogas em crianças?

Medicações antiepilépticas (especialmente, etossuximida, fenitoína e primidona) são as causas mais comuns, e pelo menos 20% das crianças que tomam drogas antiepilépticas desenvolverão um FAN positivo. Minociclina, hidralazina, isoniazida, α-metildopa e clorpromazina também estão associadas ao lúpus induzido por drogas, assim como o são várias medicações antitireóideas e β-bloqueadores. Na realidade, todas as tetraciclinas têm sido associadas a uma síndrome peculiar semelhante ao lúpus, que inclui o seguinte:

- Poliartrite simétrica aguda.
- FAN positivo.
- Leve disfunção hepática.

Talvez o agente mais comum associado ao lúpus atualmente seja o uso crônico de minociclina (e outras tetraciclinas) em associação com o tratamento da acne. O lúpus induzido por drogas geralmente se resolve em 2 semanas após a descontinuação da medicação, mas pode durar mais tempo (meses). Ele se caracteriza por artrite, erupção cutânea lúpica e hepatite ("transaminite" persistente). Outros autoanticorpos além do FAN também podem ser vistos.

El-Hallak M, Giani T, Yeniay BS, et al: Chronic minocycline-induced autoimmunity in children. *J Pediatr* 153:314–319, 2008.

VASCULITE

86. Quais características clínicas sugerem uma síndrome vasculítica?
Uma doença multissistêmica com **febre, perda de peso** e **erupção cutânea** quase sempre é o quadro de apresentação de um distúrbio vasculítico, que se caracteriza pela presença de inflamação na parede de um vaso sanguíneo. Muitos tipos diferentes de erupções cutâneas podem ser vistos, sendo o mais comum a púrpura palpável, a vasculite urticariana e a necrose dérmica. Envolvimento do sistema nervoso central, artrite, miosite e/ou serosite podem ser vistos.

Blanco R, Martinez-Taboada VM, Rodriguez-Valverde V, Garcia-Fuentes M: Cutaneous vasculitis in children and adults: associated diseases and etiologic factors in 303 patients, *Medicine* 77:403–418,1998.

87. Como são classificadas as vasculites sistêmicas primárias?
Um esquema proposto por um consenso internacional (EULAR/PRES: European League against Rheumatism/Paediatric Rheumatology European Society) classificou as vasculites com base no tamanho dos vasos predominantemente afetados, assim como chamou de "outras vasculites" as que não se enquadraram muito bem nessa categoria de tamanho de vaso. Na lista a seguir, as condições em itálico são doenças pediátricas comuns. As condições marcadas com um asterisco (*) não são raras nos centros de reumatologia pediátrica.

Vasculite predominantemente de vaso grande
- Arterite de Takayasu*.

Vasculite predominantemente de vaso de tamanho médio
- Doença de Kawasaki.
- Poliarterite nodosa e sua variante limitada ao membro*.

Vasculite predominantemente de vaso pequeno
- Poliangiite microscópica*.
- Granulomatose com poliangiite (anteriormente granulomatose de Wegener)*.
- Granulomatose eosinofílica com poliangiite (anteriormente síndrome de Churg-Strauss)*.
- Vasculites leucocitoclásticas.
- Mediadas por imunocomplexo: *púrpura de Henoch-Schonlein, vasculite do lúpus, vasculite da doença sérica, vasculite por imunocomplexo induzida por drogas, vasculite por imunocomplexo induzida por infecção*, vasculite da síndrome de Sjogren*, vasculite urticariana hipocomplementêmica*.

Outras vasculites
- Doença de Behçet*.
- Vasculite paraneoplásica de vaso pequeno (principalmente, no caso de leucemia mielocítica aguda, leucemia linfoblástica aguda ou de tratamento com asparaginase)*.
- Vasculite inflamatória da doença intestinal, particularmente o acidente vascular encefálico associado à colite ulcerativa e síndrome do tipo poliarterite nodosa associada à doença de Crohn*.

Ozen S, Ruberto N, Dillon MJ *et al.* EULAR/PReS endorsed consensus criteria for the classification of childhood vasculitides, *Ann Rheum Dis* 65:936–941, 2006.

88. Quais são as duas vasculites pediátricas mais comuns?
A **púrpura de Henoch-Schonlein** e a **doença de Kawasaki** são as duas vasculites pediátricas mais comuns.

89. Quais agentes infecciosos estão associadas à vasculite?
- **Viral:** vírus da imunodeficiência humana, vírus das hepatites B e C, citomegalovírus, vírus Epstein-Barr, vírus da varicela, vírus da rubéola e parvovírus B19.
- **Rickettsial:** febre maculosa das Montanhas Rochosas, tifo, varíola rickettsial.
- **Bacteriana:** meningococos, sepse disseminada como resultado de qualquer organismo, endocardite bacteriana subaguda.
- **Espiroqueta:** sífilis.
- **Micobacteriana:** tuberculose.

90. Quais são as condições agrupadas sob a denominação *síndromes pulmonares renais*?
Estas são síndromes médicas com hemorragia alveolar mais glomerulonefrite, que podem ocorrer espontaneamente ou em intervalos de semanas a meses, e geralmente são manifestações de condições autoimunes. Os padrões de autoanticorpos séricos são úteis na distinção das causas (p. ex., a síndrome

de Goodpasture é tipicamente positiva para anticorpos da membrana antiglomerular basal). Os sintomas podem incluir dispneia, febre e hemoptise em combinação com sinais de glomerulonefrite (p. ex., edema, hematúria).
- Síndrome de Goodpasture.
- Granulomatose com poliangiite (GPA, anteriormente granulomatose de Wegener).
- Granulomatose eosinofílica com poliangiite (GEP, anteriormente síndrome de Churg-Strauss).
- LES.

91. Qual é a tríade clínica da doença de Behçet?
Estomatite aftosa, ulcerações genitais e **uveíte**. A doença de Behçet é uma vasculite de etiologia não esclarecida. Em dois terços dos casos, em crianças, ocorrem poliartrite e lesões gastrintestinais inflamatórias, que podem confundir o diagnóstico com doença intestinal inflamatória, particularmente se o paciente tiver menos de 5 anos. Meningite asséptica, trombose da veia sinusal e outras formas de trombose venosa profunda são características dessa doença.

92. A denominação deve ser "púrpura de Henoch-Schonlein" ou "púrpura de Schonlein-Henoch"?
Em 1837, Johann Schonlein descreveu a associação entre púrpura e artralgia. Edward Henoch, posteriormente, acrescentou as outras características clínicas, incluindo gastrintestinal, em 1874, e renal, em 1899. Assim, os puristas diriam que, mais propriamente, a denominação deveria ser "púrpura de Schonlein-Henoch". No entanto, em 1801, William Heberden descreveu o caso de um menino de 5 anos com dores articulares e abdominais, petéquias, hematoquezia e hematúria macroscópica em seus Comentários em *History and Cure of Disease* (História e Cura da Doença), assim os verdadeiros puristas podem dizer que, mais propriamente, a condição deve ser a "síndrome de Heberden."

93. Quais são os achados laboratoriais característicos de pacientes com púrpura de Henoch-Schonlein (PHS)?
Os reagentes de fase aguda, incluindo a VHS e a proteína C reativa, geralmente são elevados, e frequentemente há leve leucocitose. Trombocitopenia nunca é vista. Hematúria microscópica e proteinúria são indicadores de envolvimento renal. A PHS parece ser uma doença mediada por IgA; a IgA sérica elevada tem sido notada por meio de imunofluorescência na pele e por biópsias renais. (A histologia renal é indistinguível da doença de Berger.) Imunocomplexos circulantes e crioglobulinas contendo IgA também são observados com frequência.

94. Que tipos de lesões cutâneas são notados em pacientes com PHS?
A PHS é uma das *vasculites por hipersensibilidade* e, como tal, caracteriza-se por inflamação leucocitoclástica das arteríolas, capilares e vênulas. Inicialmente, predominam as lesões **urticarianas**, e po-

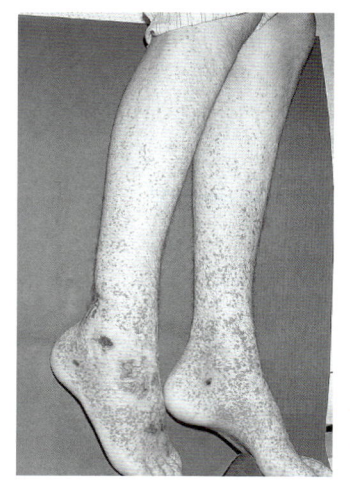

Figura 17-11. Numerosas máculas e pápulas purpúricas nas pernas e nos pés de uma criança com púrpura de Henoch-Schonlein. (*De Gawkrodger DJ;* Dermatology: An Illustrated Colour Text, *ed 3. Edinburgh, 2002, Churchill Livingstone, p 78.*)

dem ser pruriginosas ou queimantes; estas se desenvolvem em **maculopápulas** rosadas (Fig. 17-11). Com o dano às paredes do vaso, ocorre sangramento dentro da pele, resultando em **petéquias** não trombocitopênicas e **púrpura palpável**. Geralmente, um edema migratório de tecido mole também é observado em crianças pequenas.

95. Além da pele, quais outros sistemas de órgãos são tipicamente envolvidos na PHS?
Classicamente, a PHS envolve o sistema musculoesquelético, o trato gastrintestinal e/ou os rins.
- O achado abdominal mais comum é a cólica gastrintestinal (70%). Este frequentemente está associado a náusea, vômito e sangramento gastrintestinal. Esses achados podem preceder a erupção cutânea em 30% dos casos, ou menos. A intussuscepção ocorre em 5% dos casos, ou menos.
- O envolvimento renal ocorre em cerca de 50% dos casos relatados e geralmente é aparente precocemente no curso da doença. Sua gravidade varia de hematúria microscópica a síndrome nefrótica.
- O envolvimento articular é muito comum (80%) e pode ser bastante doloroso. O edema periarticular dos joelhos, tornozelos, punhos e cotovelos — em vez de uma artrite verdadeira — geralmente é visto.
- Até 15% dos homens podem apresentar envolvimento escrotal com epididimite, orquite, torção testicular e sangramento escrotal.
- A hemorragia pulmonar é uma complicação rara da PHS, que é observada principalmente em adolescentes e adultos. Está associada a significativa mortalidade.

Trnka P: Henoch-Schönlein purpura in children, *J Paediatr Child Health* 49:995–1003, 2013.
Tizard EJ, Hamilton-Ayres MJJ: Henoch-Schönlein purpura, *Arch Dis Child Educ Pract Ed* 93:1–8, 2008.

96. Com que frequência se desenvolve a doença renal crônica em crianças com PHS?
O prognóstico em longo prazo dos pacientes com PHS depende, principalmente, do envolvimento renal inicial. Em geral, < 5% dos pacientes com PHS desenvolvem doença renal terminal. No entanto, até dois terços das crianças que têm glomerulonefrite crescêntica grave, documentada em biópsia, desenvolverão insuficiência renal terminal dentro de 1 ano. Dentre aquelas com nefrite ou síndrome nefrótica no início da doença, quase metade pode ter problemas em longo prazo com hipertensão ou função renal comprometida quando adultas. Hematúria microscópica como a única manifestação de PHS é comum e está associada a um bom resultado em longo prazo.

Bogdanovic R: Henoch-Schonlein purpura nephritis in children: risk factors, prevention and treatment, *Acta Paediatr* 12:1882–1889, 2009.
Coppo R, Andrulli S, Amore A, et al: Predictors of outcome in Henoch-Schönlein purpura in children and adults, *Am J Kidney Dis* 47:993–1003, 2006.

PONTOS-CHAVE: PÚRPURA DE HENOCH-SCHÖNLEIN
1. Vasculite de vaso pequeno.
2. A tríade clínica clássica é a seguinte: púrpura, artrite e dor abdominal.
3. Metade dos pacientes tem urinálise anormal (hematúria, proteinúria; geralmente leves).
4. A terapia com esteroide é debatida, mas deve ser considerada para artrite dolorosa, dor abdominal, nefrite, edema e edema escrotal.
5. Alguns pacientes têm complicações renal em longo prazo.

97. Por que o diagnóstico de intussuscepção, em geral, é difícil em pacientes com PHS?
- Intussuscepção pode ocorrer subitamente, sem sintomas abdominais precedentes.
- Quase metade dos casos de intussuscepção da PHS são ileoileais (comparados com as intussuscepções não decorrentes de PHS, das quais 75% são ileocólicas). Isso aumenta a probabilidade de um enema de bário falso-negativo.
- A variedade das possíveis complicações gastrintestinais em pacientes com PHS (p. ex., pancreatite, colecistite, gastrite) pode confundir o quadro clínico.
- A ocorrência comum (50% a 75%) de melena, fezes guáiaco-positivas e dor abdominal na PHS sem intussuscepção pode levar a um reduzido índice de suspeição.

98. Quando são indicados corticosteroides para o tratamento de PHS?
A indicação precisa de corticosteroides para pacientes com PHS permanece controversa. Prednisona, 1 a 2 mg/kg/dia (máximo: 80 mg/kg/dia) por 5 a 7 dias, geralmente, é usada para sintomas intestinais gra-

ves e pode diminuir a probabilidade de intussuscepção. Os corticosteroides podem ser úteis em situações de manifestações pulmonares significativas, escrotais ou do sistema nervoso central para minimizar a inflamação vasculítica; às vezes, são usados, se estiver presente dor articular intensa e quando os AINEs forem contraindicados. Os esteroides não previnem a recorrência dos sintomas, e os sintomas podem surgir se os esteroides forem descontinuados. Tem surgido controvérsia referente ao uso de corticosteroides em todos os pacientes com PHS. Alguns estudos epidemiológicos demonstraram que o uso de corticosteroides pode diminuir o tempo de hospitalização e prevenir as complicações cirúrgicas. Não existe controvérsia sobre o fato de que os corticosteroides fazem com que as crianças com PHS se sintam muito melhores rapidamente. No entanto, o problema é quanto ao uso, por muito tempo, de uma medicação tóxica para uma doença benigna. Existe muita controvérsia também no que se refere ao uso precoce de corticosteroides (orais ou em pulsos intravenosos) em pacientes com doença renal e à sua capacidade de melhorar os resultados em longo prazo; ainda não foi demonstrado qualquer benefício em estudos controlados randomizados.

Jauhola O, Ronkainen J, Koskimies O, et al: Outcome of Henoch-Schonlein purpura 8 years after treatment with a placebo or prednisone at disease onset, *Pediatr Nephrol* 27:933–939, 2012.
Weiss PF, Feinstein JA, Luan X, et al: Effects of corticosteroid on Henoch-Schönlein purpura: a systematic review. *Pediatrics* 120:1079–1087, 2007.

99. O que é edema hemorrágico agudo da infância (EHAI)?
Uma resposta simplista é que o EHAI seja uma versão infantil da PHS, que aparece durante o primeiro ano de vida. Lesões purpúricas eritematosas, grandes, palpáveis, desenvolvem-se e, quando confluentes, têm uma aparência bastante dramática. (Os franceses as chamam de "rosette", e os ingleses, de "*knot of ribbons*" – nó de fitas.) As lesões cutâneas são vistas nas extremidades superiores e inferiores, além de no rosto, particularmente nas orelhas. A deposição de IgA é comum em torno das lesões vasculíticas. Os envolvimentos renal e gastrintestinal são raros, e a recuperação ocorre, em geral, em 2 a 3 semanas. Também é conhecido como síndrome de Finkelstein.

McDougall CM, Ismail SK, Ormerod A: Acute haemorrhagic oedema of infancy, *Arch Dis Child* 90:316, 2005.

100. Em quais doenças reumáticas podem ser observadas as "orelhas em couve-flor"?
Em bebês com EHAI e em crianças mais velhas com policondrite recorrente — uma doença potencialmente séria que afeta primariamente a cartilagem das orelhas, vias aéreas, esclera e anel da valva aórtica.

101. Qual é a diferença entre doenças autoinflamatórias e autoimunes?
Doenças *autoinflamatórias* são um grupo de condições que envolvem a desregulação da cascata inflamatória na ausência de autoanticorpos (como FAN, FR e ANCA). Acredita-se que o problema autoinflamatório envolva a desregulação da *imunidade inata*. Esse é o ramo do sistema imune caracterizado por defesas imunes inespecíficas (p. ex., neutrófilos e monócitos). Doenças autoimunes resultam de problemas com a *imunidade adaptativa* (*ou adquirida*), que se refere à resposta imune mais complexa específica de antígeno (p. ex., linfócitos). Ambas as condições resultam em ataque do sistema imune aos próprios tecidos corporais.

As doenças autoinflamatórias são incompletamente compreendidas, porém muitas se caracterizam por mutações genéticas, que resultam em ativação aumentada e frequente dos trajetos inflamatórios. Citocinas inflamatórias, como interleucina-1β (IL-1β), interleucina-6 (IL-6) e fator de necrose tumoral α (TNF-α), são produzidas em excesso. Ao contrário das doenças autoimunes, os autoanticorpos não impulsionam a inflamação. As doenças autoinflamatórias se caracterizam por episódios crônicos e recorrentes de inflamação sistêmica e órgão-específica, com febre, particularmente recorrente, como sintoma principal.

Hausmann JS, Dedeoglu F: Autoinflammatory diseases in children, *Dermatol Clin* 31:481–494, 2013.

102. Todas as doenças autoinflamatórias se caracterizam por febre periódica e mutações genéticas?
Não, e isso pode dificultar o processo de diagnóstico. Mais de 20 doenças autoinflamatórias monogênicas foram identificadas. Estas incluem a febre mediterrânea familiar, a síndrome da febre periódica associada ao TNF (TRAPS) e a síndrome da hiperimunoglobulina D (HIDS). Entretanto, a síndrome PFAPA

(febre periódica, estomatite aftosa, faringite, adenite), também conhecida como síndrome de Marshall, não possui uma base genética conhecida, embora tenha muitas das características de um distúrbio autoinflamatório. Além disso, suspeita-se que a síndrome de Behçet (discutida anteriormente) e a AIJ de início sistêmico, ambas sem mutação monogênica específica, sejam doenças autoinflamatórias.

Russo RAG, Brogan RA: Monogenic autoinflammatory diseases, *Rheumatology* 53:1927–1939, 2014.

ÍNDICE REMISSIVO

Os números acompanhados pelas letras *f* em *itálico* e **t negrito** indicam figuras e tabelas respectivamente.

A

Abatacept, 658
Abdução limitada do quadril, 3
Abertura himenal, 157
Ablação transcateter para taquicardia supraventricular, 96
Abscesso(s)
　hepático, 5
　peritonsilar, 406
　pulmonares, 637
　retrofaríngeo, 406, 407
Absorção desigual do marcador, 219
Abstinência de droga no recém-nascido, 418
Abuso
　de álcool, 33
　　fatores de risco, 33
　de drogas, 32
　de inalantes, 33
　　fatalidade relacionada ao, 33
　de substância, 30, 66
　infantil, 2, 7, 149, 155
　　exame físico, 151
　　fraturas, 153, 158
　sexual, 158
　　pré-puberal, 155, 156
Acalasia, 246
　tratamento, 246
Acantose nigricans, 201, 202, 202*f*
Acesso intraósseo, 165
　complicações do, 166
Acetaminofeno, 171, 172
　superdosagem de, 171, 177
Achatamento occipital, 51
Aciclovir, 383
Acidente vascular cerebral (AVC), 83, 514, 572
Acidificação ou a alcalinização da urina, 173
Ácido(s), 162
　graxos, 453
　retinoico, 293
　valproico, 293, 503, 504

Acidose, 159, 198
　metabólica, 2, 177, 444, 464, 489
　　hiperclorêmica crônica, 489
　　profunda, 197
　tubular renal (ATR), 489
Acne, 109
　cicatrizante, 111
　conglobata, 110, 111
　do bebê, 109
　fatores que exacerbam a, 110
　fulminans, 110
　infantil, 109, 110
　neonatal, 109, 110
　nodulocística, 111
　patogênese da, 109, 110
　precoce, 109
　terapias para, 111
　vulgar, 1, 109
Acondroplasia, 273, 274
Açúcar, 44
Acuidade visual, 72
　normal, 73
Acúmulo de ferro, 336
Acutane, 293
ADA (deficiência de adenosina desaminase), 320
Adamantanas, 387
Adapaleno, 112
Adenocarcinoma, 223
Adenoma sebáceo, 544, 544*f*
Adenopatia hilar, 414
Adenosina, 96
　desaminase, 320
Adesão(ões)
　labiais, 498
　leucocitária tipo 1, 320
Adesivos teciduais, 187, 188
Aditivos alimentares, 44
Adrenarca prematura, 212
Adoção, 69

ÍNDICE REMISSIVO

Adolescente(s), 8
  obeso, 16
ADPKD (doença renal policística autossômica dominante), 470
Aedes aegypti, 360
AEIOU, mnemônico, 468
AEIOU TIPS, mnemônico, 178
Aférese, 340
Afogamento
  em água doce, 158
  em água salgada, 158
Agenesia renal unilateral (URA), 488
Agentes
  alquilantes, 559, 561
  antifúngicos orais, 124
  biológicos, 148, 658
  formadores de bolhas, 149
  nervosos, 149
  quelantes de cobre, 251
  sufocantes, 149
Aglutininas frias, 645
Agonistas
  α-adrenérgicos, 43
  α-agonistas, 625
Agressão grave, 65
AINEs (anti-inflamatórios não esteroides), 15, 657
Alácrima, 72
Alanina aminotransferase (ALT) sérica, 249
Albinismo, 139
  generalizado (oculocutâneo), 140
  oculocutâneo, 76
Albumina sérica, 484
Albuterol, 625
Alcaçuz, 483
Alcalinização da urina, 173
Álcalis, 162
Alcalose
  metabólica, 464
    por vômito grave, 464
    resistente à solução salina, 464
    responsiva à solução salina, 464
  respiratória, 177
Álcool, 29, 30, 172, 176
  durante a gravidez, 294
  benzílico, 128
  isopropílico, 176
  uso de, 84
Alcoolismo, predisposição genética, 33
Aldosterona, 463
Aleitamento materno, 451
  contraindicações do, 452
Alérgeno(s)
  de gatos, 621
  dos ambientes, 621
  imunoterapia para, 621
Alergia(s)
  alimentares, 240
  amendoim, 240
  amoxicilina, 342
  bétula, 240
  leite de vaca, 240
  ovos, 240, 373
  penicilina, 342
  proteína do leite, 240, 244
  soja, 244
Alimentação
  enteral, 451
  por via oral, 431
  trófica, 431
Aloimunização para antígenos de hemácias, 336
Alopecia
  areata, 125, 125f
    tratamento, 126
  por tração, 125
Alopurinol, 564
Alterações
  de humor, 66
  ungueais, 135
Alucinógenos, 31
Alvéolos, 646
Amantadina, 387
Ambliopia, 3, 76
  anisometrópica, 76
  de oclusão, 76
  tratamento, 76
AME (atrofia muscular espinhal), 550
Ameaça de violência, 7
Amebíase, 235
Amendoins, 163
  alergia, 240
Amenorreia, 9, 15
  causa, 12
  primária, 12
  secundária, 12
Amilase, 151, 253
Aminoglicosídeos, 549
Aminopenicilinas, 341
Aminopterina, 293, 558
Aminotransferases, 4, 248
Amiodarona, 94
Amitriptilina, 171
Amolecimento craniano, 51
Amoxicilina, 341, 342
  alergia, 342
Ampicilina, 341

Amplificação
   de MYC-N, 579
   mediada por transcrição, 22
Amplitude de distribuição dos glóbulos vermelhos (RDW), 324
Anafilaxia, 163
Analgésicos opioides, 31
Análise cromossômica, 211
Ancilóstomo, 1
Andar na ponta dos dedos, 517
Androgênios, 293
Androstenediona, 34
Anel(éis)
   de Kayser-Fleischer, 250
   vasculares, 79, 79t, 80
Anemia, 432
   aplástica
     adquirida, 296
     constitucional, 297
     grave, 296
   causadora de esplenomegalia, 299
   crônica, 338
   de Cooley, 335
   de Diamond-Blackfan, 297
   de Fanconi, 271, 297
   falciforme, 271, 330, 331, 332, 333
   fisiológica, 298
   hemolítica, 312, 454
     aloimune, 313
     autoimune, 313
   macrocítica, 326
   megaloblástica, 326, 327
   microcítica, 324
   perniciosa, 327
   por deficiência de ferro, 1, 258, 322, 323, 325
Anfetaminas, 31
Angina de Ludwig, 406
Angiorressonância magnética (ARNM), 513
Ângulo Q, 609
Anidrâmnio, 457
Anidrose, 578
Ânion gap sérico indeterminado, 463
Anisocoria fisiológica, 77
Anomalia(s)
   congênitas dos rins e do trato urinário (CAKUT), 488
   de Ebstein, 88
Anorexia nervosa, 9, 347
   diagnósticos diferenciais, 9
   distúrbios de eletrólitos, 10
   e sexo feminino, 9
   e sexo masculino, 9
   internação hospitalar, 10
   prognósticos, 9
   risco de baixa densidade mineral óssea, 9
   sinais no exame físico, 9
Anormalidades
   das unhas, 125
   de costelas, 85
   de eletrólitos, 10
   dos cabelos, 125
   hemivertebrais, 85
   na coluna espinhal, 207
   no cromossomo sexual, 289
Anquiloglossia
   completa, 63
   parcial, 63
Ansiedade, 66
   evasão relacionada à, 71
Antagonistas do receptor
   de neurocinina (NK1), 561
   de serotonina, 561
Anteversão femoral, 602, 603
Anti-hipertensivos, 482
Anti-histamínicos, 632
Anti-inflamatórios não esteroides (AINEs), 15, 657
Antiarrítmicos, 171
Antibióticos, 605, 666
   intraparto, 442
   sistêmicos, 111
   tópicos, 111
Anticonvulsivantes, 147
Anticonvulsivos, 172
Anticorpo(s), 308
   antiestreptocócicos, 664
   antifosfolipídicos, 307, 669
   antineutrófilos, 322
   antinuclear (FAN), 650
     fluorescente (FANA), 650
   de hemácia, 337
Antidepressivos
   atípicos, 43
   tricíclicos, 43, 171, 177
Antídotos, 173t
Antiemético(s), 178, 231
Antiepiléticos, 4
Antiestreptolisina, 664
Antimalárico, 171
Antipsicóticos, 171
Antirretrovirais (ARVs), 369
α-1 antitripsina fecal, 228
Antitrombina III, 307
Antitussígenos, 632
Antivirais, 350
Antrax, 148
   cutâneo, 148f, 359
   gastrintestinal, 359
   por inalação, 359

Ânus imperfurado, 267
Aparelhos dentários, 55
APD (defeito pupilar aferente), 520
Apêndices pré-auriculares, 113
Apendicite, 4, 269, 270
APJ (astrocitoma pilocítico juvenil), 576
Aplasia congênita da cútis, 132
Apneia, 629
    primária, 421
    secundária, 421
Apofisite do calcâneo, 617
Arbovírus, 391
Armas químicas, 149
ARPKD (doença renal policística autossômica recessiva), 470
Arritmia(s), 81, 83, 159
    eletrocardiogramas e, 92
    fatais, 33
    letal da síndrome de WPW, 97
Arsênico, 84
Arteriograma, 80
Arterite de Takayasu, 671
Articulações hipermóveis, 651
Artralgias, 256
Artrite
    da febre reumática, 665
    de Lyme, 663
    idiopática juvenil (AIJ), 3, 654
        de início sistêmico, 655
    reativa, 651
    séptica, 601t, 604, 605, 663
Artrogripose congênita, 272
ARVs (antirretrovirais), 369
Ascite, 224
ASD (defeito septal atrial), 88
Asfixia
    ao nascimento, 506
    neonatal, 421
Asfixiantes, 128, 149
asma, 4, 622, 631
    anti-IgE para tratamento, 627
    crônica, 622, 625
    induzida pelo exercício (EIA), 622
    persistente, 625
Aspergilose, 415
    broncopulmonar alérgica, 628
Aspiração de corpo estranho, 624, 636, 636f, 637
Aspirados gástricos, 413
Aspirina, 100, 665
    uso de, 84
Asplenia funcional, 331
Astrocitoma(s), 576
    pilocítico juvenil (APJ), 576

Ataque(s)
    com armas químicas, 149
    com explosivos e rajadas, 149
    de pânico, 65
    NAC, 177
Ataxia
    aguda, 516
    de Friedreich, 84, 517
Ataxia-telangiectasia, 319
Atetose, 535, 536
Atividade aumentada, 44
Atomoxetina, 43
Atraso
    constitucional, 207
        da puberdade, 21
        do crescimento e da puberdade (CDGP), 20
    desenvolvimental
        da fala, 61
        diagnóstico, 205
        exame físico, 60
        global, 60
    motor grosseiro, 57
Atresia
    biliar, 266, 267
        extra-hepática, 251
    duodenal, 266, 267f
    esofágica, 238f
        com fístula traqueoesofágica, 237
    jejunoileal, 266
    muscular espinhal (AME), 550
Atropina, 164, 165
Ausência
    congênita de dentes, 53
    da expansão testicular, 20
    de desenvolvimento das mamas, 20
    de secreção lacrimal, 72
Autismo, 3, 45
    triagem, 45
    vacinas e, 46, 377
Autoanticorpos "quentes" e "frios", 313
Autoexame das mamas, 22
Avaliação(ões)
    auditivas depois da alta da UTI neonatal, 418
    neurológica, 512
AVC (acidente vascular cerebral), 83, 514, 572
Avulsão, 181

B

β-Lactamase, 343
Bacillus
    anthracis, 148
    cereus, 400

Bacilo Calmette-Guerin (BCG), 411
Baço palpável, 328
Bacteremia oculta, 362
Baixa estatura, 204
    testes laboratoriais, 205
Baixa implantação das orelhas, 281
Baixo controle de impulso, 66
Balbuciação, 61
Balismo, 536
Bandas de Ladd, 264
Baqueteamento dos dedos, 632
    causa, 633
    fisiopatologia do, 633
Barbitúricos, 30
Bastonetes Gram-negativos, 26
Bater a cabeça, 48
Bateria(s)
    em forma de botão, 222
    tipo disco, 180
BCG (Bacilo Calmette-Guerin), 411
Bebês prematuros, 4
"Beijo de anjo", 144
Benzodiazepinas, 30
Betabloqueadores, 142
Bétula, alergia, 240
Bicarbonato de sódio, 196, 197, 422, 490
Bilíngues, 4
Bilirrubina, 435, 436, 438
    conjugada, 249
    elevada, 249
    toxicidade da, 437
    transcutânea, 439
Binocularidade da visão, 74
Biópsia
    cirúrgica da espessura total, 226
    de medula óssea, 322
    retal por sucção, 226
Bioterrorismo, 148
Bloqueadores
    de canal de cálcio, 171
    H2, 245
Bloqueio(s)
    atrioventricular (AV), 82
    cardíaco completo, 85
    de ponto motor, 508
    nervosos, 508
Bocejo, 647
Bócio, 215, 215*f*
    eutireoidiano, 216
Bolha, 110
Bombas-relógio, 172
Botulismo infantil, 258, 549
    originado do alimento, 549
    por ferida, 549

Bougienage, 180
Brincadeiras, 59
Broncodilatadores, 630
Broncoespasmo induzido pelo exercício (EIB), 621, 623
Bronquiectasia, 637
Bronquiolite, 629, 630
    obliterante, 624
Bronzeamento, 137
Brucelose, 415
Bulimia nervosa, complicações, 10
Bullying, 71
    eletrônico, 71
Bupropiona, 43

C

C. difficile, 235
    diagnóstico, 234
Cabelo(s), 125
    anormalidades dos, 125
    esparsos ou ausentes, 125
    verde, 127
CAD (cetoacidose diabética), 1, 195
    bicarbonato em, 196**t**
Cafeína, 31, 34, 459
CAKUT (anomalias congênitas dos rins e do trato urinário), 488
Calázio, 400
Calcificações
    cerebrais, 352
    intra-abdominais, 430
Calcineurina, 118
Cálcio, 165, 259, 463
Cálculos renais, 268, 498, 499
Calorias diárias necessárias, 451
Calos, 114
Canabinoides, 31
    sintéticos, 31
Canalopatias herdadas, 463
Câncer
    faringiano, 34
    oral, 34
    SEER, 567
    testicular, 37
Candidíase, 442
    esofágica, 563
    oral, 563
    pseudomembranosa aguda, 350
Canja de galinha, 347
Capacidade
    da bexiga, 472
    refrativa, 74

Capnografia, 163
Características marfonoides, 81
Carbamazepina, 4, 147, 503
Carbapenemas, 343
Carboidratos, 257
Carcinoma
  cortical adrenal, 565
  hepatocelular, 582
Cardiologia, 78
Cardiomiopatia(s), 83
  dilatada, 80
  hipertrófica, 82
    com obstrução do fluxo de saída ventricular esquerdo (VE), 80
    sem obstrução do fluxo de saída VE, 80
  restritiva, 80
Cardiotoxicidade induzida por antraciclina, 560
Cardioversão, 96
Cardite, 665
Carga viral, 369
Cáries dentárias, 54
  fluoreto e, 54
  por leite de mamadeira, 54
Carrapatos, 138
Carvão, 172
  ativado de dose única, 172
Cascata do complemento, 322
Catapora, 148, 382, 383
  congênita, 76
Cateter(es)
  Broviac, 564
  Port-A-Cath, 564
  venoso central, 562
  umbilicais, 431
Caxumba, 348, 348f
CDGP (atraso constitucional do crescimento e da puberdade), 20
Cefaleia(s), 532, 533
  da enxaqueca, 533, 534
    aguda, 534
  em salvas, 533
  tipo tensional, 533, 535
Céfalo-hematoma, 448
Cefalosporinas, 342
  de primeira geração, 342
  de quarta geração, 343
  de segunda geração, 342
  de terceira geração, 342, 394
  e penicilina, 343
Cegueira, 2
  pós-sarampo, 379
  social, 74
  total, 74
  virtual, 74
Célula(s)
  de Langerhans, 566
  de Reed-Sternberg, 572
  do corno anterior, 550
  falciforme, 334
  mordidas, 314
Células-guia, 29, 29f
Células-tronco, 584
Celulite
  orbital, 399, 400
  periorbital, 399, 399f
  peritonsilar, 406
  pré-septal, 399
Cephalic pustulosis neonatal, 109
Ceratoconjuntivite, 398
  epidêmica, 398
Cerebelite pós-infecciosa aguda, 516
Cerebelo, 512
Cerebrite do lúpus, 668
Cérebro, 512
Cetoacidose diabética (CAD), 1, 195
  bicarbonato em, 196t
Cetoconazol, 124
Cetonas, 31
CF PANCREAS, acrônimo, 641
CHIPS, mnemônico, 174
Chlamydia trachomatisi, 22, 358
Choque, 168, 169
  anafilático, 170
  cardiogênico, 169
  compensado, 168
  descompensado, 168
  distributivo, 169
  hipotensivo, 168
  hipovolêmico, 169
  na fase de recém-nascido, 170
  neurogênico, 170
  no trauma pediátrico, 171
  obstrutivo, 169
  precoce, 168
  séptico, 169
  sinais e sintomas de, 170
  tardio, 168
Choro
  agudo excessivo, 47
  neonatal, 518
Chumbo
  envenenamento por, 325
  toxicidade por, 42
Chupetas, 56

Cianeto, envenenamento por, 179
Cianose, 85, 648
  grave, 85
  moderada, 85
Ciclo menstrual normal, 12, 13*f*
Cifose de Scheuermann, 613
Cigarro, 34
  5 "A's" do aconselhamento para cessar o fumo, 35
  fumaça de, 632
  fumante passivo, 632
Ciliopatias, 469, 470**t**
Cimex lecturarius, 130
Cintilografia
  nuclear, 245
  óssea, 606
Circulação(ões)
  de Fontan, 83
  fetal, 428
  neonatal, 428
  sistêmicas e pulmonares independentes, 85
Circuncisão, 497
Cirurgia(s)
  bariátrica em adolescentes, 18
  de alongamento de tendão, 508
  de epilepsia, 529
  de *shunt*, 105, 106*f*
Cistinose, 490
Cistite, 493
Cisto(s)
  de inclusão epidérmica, 115
  do ducto tireoglosso, 3
  ósseos
    aneurismáticos, 586
    unicamerais, 586
  poplíteo, 609
  renais bilaterais, 470
Citatro de sódio, 490
Citogenética, 570
Citomegalovírus (CMV), 6, 26, 352, 443
  adquirido, 390
  congênito, 353
CIVD (coagulação intravascular disseminada), 301, 307, 435
Clampeamento do cordão umbilical, 420
Clavícula, 424, 427
Clobazam, 503
Clonidina, 43, 171
Clônus do tornozelo, 450
Cloridrato de cetamina, 157
Cloroma, 572
Cloroquina, 171
Clorpromazina, 171

Clostridium
  botulinum, 258, 549
  difficile, 234, 563
CMV (citomegalovírus), 6, 26, 352, 443
  adquirido, 390
  congênito, 353
Coagulação, 306
  intravascular disseminada (CIVD), 301, 307, 435
  sanguínea, 301*f*
Coalizão tarsal, 593
Coarctação da aorta, 83, 83*f*
Cobre, 250
Cocaína, 31
Coccidioidomicose, 415
Cocooning (casulo), 374
Coeficiente de inteligência, 64**t**
Cogumelos, 179
  alucinógenos, 31
Coiotes, 186
Colecistite
  acalculosa, 252
  calculosa, 251
Colelitíase, risco de, 252**t**
Colestase neonatal, 249
Colesterol, 260
  não HDL, 260
Colheita de lêndeas, 128
Cólica
  causa, 47
  infantil, 47
  tratamento, 47
Colisão automobilística, 182
Colite
  associada a antibiótico, 234
  por *Clostridium difficile*, 563
  ulcerativa, 253, 254t
    tratamento, 255
Colobomas da íris, 282
Colostro, 452
Coluna espinhal, anormalidades na, 207
Comedão, 109
Commotio cordis, 82
Complexos QRS, 95
  alargado, 95
Comportamento(s)
  agressivo resistente, 47
  de dependência exagerada, 47
  ritualísticos, 66
Compostos de sais de anfetamina, 43
Compreensão cognitiva da morte, 69
Compressão de Apley, 614
Concentração de hemoglobina, 14

Concussão(ões), 617
  em adolescentes, 7
Condicionamento, 584
Condiloma acuminado, 78
  anogenital, 23
Condyloma acuminata, 24, 157**t**
Condylomata acuminata, 24*f*
Confusão mental, 178
Congestão pulmonar, 90
Congestão venosa, 90
Conjuntivite, 397
  bacteriana, 398
    aguda, 398
    e otite média, 398
    por clamídia, 5, 397
    neonatal, 398
  viral, 398
Consentimento a seus cuidados médicos, 8
Constipação, 5, 224
  funcional com extravasamento, 226
  retentiva crônica, 225
Contador Coulter, 309
Contador(es)
  de arremessos, 614
  de plaquetas, 433
Contagem de reticulócitos, 310
Contracepção
  de emergência, 3
    pós-coito, 40
  hormonal combinada, 39
  injetável de progesterona única, 39
Contraceptivo(s), 4
  reversível de longa duração (LARC), 39
  que contenham estrogênio,
    contraindicações, 39
Contrações
  atriais prematuras, 95
  ventriculares prematuras isoladas (PVCs), 95
Controle glicêmico, 201
Contusões, 152
Convulsão(ões), 151, 544
  acinética, 525
  afebril, 501, 521
  atônicas de acinéticas, 525
  com febre, 4
  de ausência
    atípica, 524
    típica, 524
  epilépticas, 522
  febril, 530, 532
    complexa, 531
    prolongadas, 531
    simples, 531
  mioclônicas, 525
  não epilépticas psicogênicas (PNES), 522
  neonatal(is), 450, 538
    clônicas, 538
    mioclônicas, 538
    sutis, 538
    tônicas, 538
    tratamento, 540
  persistentes, 3
  refratárias, 528
  tônico-clônica(s)
    afebril, generalizada, 523
    primárias, 501
Coprolalia, 537
Coqueluche, 4, 347
  causa, 348
Cor do olho, 73
Coração
  em forma de bota, 86
  em forma de ovo, 86
  fetal, 428
  tamanho do, 90
Cordão umbilical, 440
  clampeamento do, 420
Coreia, 535, 536
  de Sydenham, 666
Cor pulmonale, 642
Cores, diferenças de, 77
Corpo(s)
  estranho, 222
    do esôfago, 180
  de Heinz, 310
  de Howell-Jolly, 310
Corrente
  alternada, 162
  contínua, 162
Corrimento vaginal, 28
  avaliação do, 28**t**
Corticosteroides, 142, 169, 395, 658, 666
Costelas, anormalidades de, 85
Costocondrite, 78
Cotovelo
  de arremessadores juvenis de beisebol, 614
  de babá, 589
Covinhas de vênus, 661
Coxim adiposo posterior, 596
Crânio
  ao nascimento, 50*f*
  espessado, 52
Craniofaringioma, 574, 575
Craniossinostose, 51
  primária, 50, 51*f*
Craniotabes, 52

Creatina, 34
Creatinina, 486
Creme(s), 122
  antifúngicos, 124
Crepitação no quadril, 598
Crescimento
  bacteriano, 364
  cefálico no bebê prematuro, 428
  hormonal, deficiência do, 17
Cretinismo, 65
Criança(s)
  canhotas, 56
  "chave de trinco", 69
  obesa, 16
Crioprecipitado, 339
Criptococose, 415
Crise(s)
  agudas de asma, 625
  aplástica, 331
  cianótica, 48
  de perda de fôlego, 49
    "azul", 48
    "branca", 48
  hemolítica aguda, 331
  pálida, 48
Cristais
  de cistina, 487
  urinários, 487
Critérios de Levine (POSTER), 505
Cromossomo sexual, anormalidades no, 289
Crosta láctea, 120
Crupe, 408t
  membranoso, 409
  pseudomembranoso, 409
  tratamento, 408, 409
  viral, 408
Cultura(s)
  da garganta, 643
  de urina positiva, 492
  nasofaringianas, 643
CUSHINGOID MAP, mnemônico, 658
Cutis marmorata, 131
Cyberbullying, 71

D

D-penicilamina, 251
Dacriocistite aguda, 73
Dactilite, 330
Daltonismo, 77
Dano
  nervoso, 185
  retiniano, 2

Dapsona, 111
Datação da gravidez, 425
Débito cardíaco, 83
Decréscimo na mineralização óssea, 256
Dedo avulso, 185
Defeito(s)
  de oxidação de ácidos graxos, 3
  na linha média, 446
  no eixo hipotalâmico-pituitário-gonadal, 212
  pupilar aferente (APD), 520
  septal atrial (ASD), 88
  septal ventricular (VSD), 88, 106, 416
    com síndrome de Eisenmenger, 89
Deficiência
  à aldosterona, 463
  de ácido graxo, 454
  de acil-CoA desidrogenase de cadeias médias (MCAD), 287
  de adenosina desaminase (ADA), 320
  de adesão leucocitária tipo 1, 320
  de antitrombina III, 307
  de ferro, 322, 325
  de G6PD, 313, 314
  de inibidor de C1 hereditária, 320
  de iodo, 65
  de proteína C, 307
  de proteína S, 307
  de vitamina A, 379
  de vitamina B12, 326
  de vitamina D, 259
  de vitamina E, 454
  de vitamina K, 152
  de α1-antitripsina, 250
  do crescimento hormonal, 17
  do fator de coagulação, 301
  do fator IX, 302
  do fator VII, 304
  do fator VIII, 302
  do fator XI, 304
  intelectual, 64, 65
  pituitária, 212
  seletiva de IgA, 317
  visual, 74
Deformação plástica, 593, 597
Deformidade(s)
  em valgo, 606
  em varo, 606
  espinhal, 610
  postural em torção, 586
  torácicas esqueléticas, 85
  unilaterais de uma extremidade, 2
Dengue, 360
  hemorrágica, 351

ÍNDICE REMISSIVO

Dentes
    ausência congênita de, 53
    de Hutchinson, 357*f*
    natais, 53
    neonatais, 53
    primários e permanentes, 53
    supranumerários, 53
Depleção com perdas renais, 460
Depósitos aumentados de cálcio, 174
Depressão, 40, 67
    grave, 65
    ungueal associada à psoríase, 135*f*
Derivados de oxicodona, 31
Derivativos da tioamida, 218
Dermatite
    atópica, 117, 118, 120**t**, 240
        genética, 119
        tratamento, 118
    da fralda
        irritativa, 122
        por cândida, 122
        tratamento, 121
    de contato, 125
        alérgica, 121
        irritante, 121
    eczematosa, 121
    seborreica, 110, 120t
Dermatografismo, 116
Dermatologia, 109
Dermatomiosite, 653, 654
Dermatose
    bolhosa crônica da infância, 145
    plantar juvenil, 125
Dermografismo, 116, 116*f*
Derrame(s)
    parapneumônicos, 639
    pleural(is), 638
        exsudativos e transudativos, 639
Desaceleração montanhosa, 525
Desajuste em múltiplos ambientes, 44
Desatenção, 42, 44, 66
Desconforto respiratório, 455
Descongestionantes, 31, 632
Descontaminação gastrintestinal, 172
Desenvolvimento
    infantil
        anormal, 57
        atividade lúdica e 59**t**
        avaliação do, 56
        coeficiente de inteligência, 64**t**
        cognitivo, 59
        diferenças étnicas no 57
        linguagem expressiva, receptiva e visual, 61**t**
        problemas de fala, 62**t**
        sinais de atraso sequencial no alcance
            cognitivo, 64**t**
        uso de giz de cera, 60**t**
    puberal
        meninas, 19, 20*f*
        meninos, 19*f*
    sexual, 18, 22
        diferenciação e 210
        precoce, 212
Desequilíbrios
    de cálcio, 93*f*
    de potássio, 93*f*
Desidratação, 231
Desidrogenase láctica de eritrócitos séricos, 309
Desipramina, 171
Desmopressina, 471
Desnutrição, 379, 642
11-desoxicortisol, 211
Despigmentação congênita, 139
    localizada, 140
Destreza manual, 56
Desvio do eixo esquerdo, 85
Detectores de CO_2, 423
Detergente de lavar louças, 178
Determinação de creatinina sérica, 559
Dextroanfetamina, 43
Di-hidrotestosterona, 211
Diabetes, 2
    durante a gravidez, 426
    insipidus (DI), 194
        diagnóstico,194
        nefrogênica, 461
    melito, 84, 199, 642
        tipo 1 (DM1), 199, 200, 483
        tipo 2 (DM2), 201, 203
Diarreia
    aguda, 227
    associada a antibiótico, 232
    causada por *E. coli* OH157:H7, 467
    crônica, 227
    da criança pequena, 229
    do viajante, 233
    enterotoxigênica, 228
    inflamatória, 228
    osmótica, 228, 229**t**
    secretória, 228, 229, 229**t**
    verdadeira, 229
Diastat, 504
Diazepam gel retal (Diastat), 504

Dicloxacilina, 341
Dieta
   BRAT, 231
   cetogênica, 528
   estrita livre de glúten, 237
Dietilamida do ácido lisérgico (LSD), 31
Dietilestilbestrol, 293, 569
Difenil-hidantoína, 84
Dificuldade respiratória, 440
Difteria, 409
Digoxina, 101
DII (doença inflamatória intestinal), 253
Dilatação
   da pelve renal, 488
   da pupila, 167
DIP (doença inflamatória pélvica), 15
   diagnóstico, 25
   patógenos que comumente causam a, 26
   sequelas da, 26
Diplegia, 506
Diplopia, 549
Disautonomia familiar, 271
Discalculia, 70
Discinesia
   ciliar, 624
   tardia, 538
Discite, 606
Discrepância de comprimento entre os membros, 588
Disforia do gênero, 8
Disfunção
   da corda vocal, 623
   do nervo vago, 556
   hipotalâmica, 209
Disgenesia gonadal, 211
Disgrafia, 70
Dislexia, 70
Dismaturidade, 427
Dismenorreia, 14
   medicamentos, 15
   primária, 14
   secundária, 15
Dismorfologia, 280
Dismotilidade gastrintestinal, 244
Disparo de arma de fogo, 7
Displasia
   broncopulmonar, 458, 624
   do desenvolvimento do quadril (DDQ), 597
   fibromuscular, 481
   fibrosa poliostótica, 587
   ventricular direita arritmogênica, 82
Disrafismo espinhal oculto (OSD), 1, 112, 554
Disritmia(s), 665
   cardíaca, 463

Dissomia uniparental, 272
Distimia, 40, 508, 536
Distonia aguda, 178
Distrofia(s)
   das 20 unhas, 127
   miotônica congênita, 548
   musculares, 550
      de Becker, 550t
      de Duchenne, 84, 550t, 552
Distúrbio(s)
   da coagulação, 152
   da diferenciação sexual (DDS), 210
   da medula espinhal, 554
   depressivo maior (DDM), 40
   do crescimento, 203
   do pé, 590
   do quadril, 597
   espinhais, 609
   menstruais, 15
   mitocondrial, 3
   neuromusculares, 546
   progressivo do sistema nervoso central, 508
Diuréticos, 483
Divertículo de Meckel, 243
Divórcio, 68
DMPB (doença mão, pé e boca), 127, 384
Doença(s)
   aguda das montanhas com edema pulmonar da grande altitude, 637
   autoimunes, 674
   autoinflamatórias, 674
   cardíaca(s) congênita(s), 84
      cianóticas, 90f
      complexa (CDCC), 89
   causada pelo enterovírus, 384
   cavitária, 414
   celíaca, 236
      diagnóstico, 237
      tratamento, 237
   cerebrovascular, 514
   da arranhadura de gato, 388
      manifestações da, 389
   de "lime", 138
   de armazenamento de glicogênio tipo 1 (GSD 1), 285
   de Behçet, 671, 672
   de Blount, 607
   de Canavan, 271
   de Chagas, 99
   de Christmas, 304
   de Crohn, 253, 254t
      tratamento, 255

ÍNDICE REMISSIVO

de Gaucher, 271
de Graves, 217
   exoftalmia na, 217
   tratamento, 218
de Hirschsprung, 225
de Hodgkin, 568, 572, 573t
de Kawasaki, 2, 83, 99, 101, 117, 671
   idade típica de crianças com, 100
   incompleta, 99
   testes laboratoriais, 100
de Legg-Calve-Perthes, 600, 601
de Lyme, 1, 661, 662, 663, 664
de Niemann-Pick (tipo A), 271
de Osgood-Schlatter, 617, 660
de Osler-Weber-Rendu, 545
de Paget-Schroetter, 308
de Sever, 617, 660
de Still, 655
de Tay-Sachs, 271, 526
de von Willebrand, 5, 15, 302
de Wilson, 250
   tratamento, 251
do enxerto *versus* hospedeiro (GVHD), 585
do refluxo gastroesofágico, 244
do Rh, 432
dos legionários, 415
enterotoxigênica, 228
falciforme, 2
febril, 363
genital ulcerosa, 27
glomerulares, 472, 474t
granulomatosa crônica, 5, 320
hemorrágica do recém-nascido, 435
hepática, 247
   gordurosa não alcoólica (NAFLD), 4, 248
   testes laboratoriais, 248t
infecciosas, 341, 603
   emergentes, 359
inflamatória, 228
   intestinal (DII), 253
intraespinhal, 2
mão, pé e boca (DMPB), 127, 384
metabólica, 509
microbianas transmitidas pelo ar, 415t
mitocondrial, 287
moyamoya, 514
muscular, 512
nula, 485
perianal severa, 256
periodontal, 34
poliarticular, 658

por GBS de início precoce, 441
pulmonar
   crônica, 458
   de doença cardíaca congênita (DCC), 84
      cianótica, 84
   pediátrica, 640
   reativa e restritiva crônica, 256
   unilateral, 649
renal, 200
   crônica (DRC), 468
   crônica-transtorno mineral e ósseo
      (DRC-MBD), 469
   policística autossômica dominante (ADPKD), 470
   policística autossômica recessiva (ARPKD), 470
   policística infantil, 470
residual mínima, 571
reumáticas, 2
secretória, 228
sexualmente transmissíveis, 30
   em adolescentes femininas, 23
   em adolescentes masculinos, 23
   triagem das, 22
transmitidas por transfusão, 340
vascular pulmonar irreversível, 88
venoclusiva (VOD), 585
DOPE, acrônimo, 165
Dor(es)
   abdominal
      funcional, 221
      recorrente, 221
      unilateral, 15
   de cabeça, 5
   escrotal aguda, 36
   esquelética obscura, 606
   no cotovelo, 614
   no joelho, 608
   no ombro esquerdo, 2, 184
   no pé, 593
   no peito, 78
   pélvica, 15
      crônica, 5, 15
Dose única de carvão ativado, 172
Doxiciclina, 381
DRC (doença renal crônica), 468
DRC-MBD (doença renal crônica-transtorno
   mineral e ósseo), 469
Drenagem
   cirúrgica aberta, 605
   nasolacrimal, 74*f*
DRGE (doença do refluxo gastroesofágico), 244
Drogas
   antiepilépticas, 501
   de abuso, 30

de emergência, 164
ilícitas
  detecção de metabólitos de, 32t
  permanecem detectáveis na amostra de urina, 32
  sinais físicos do uso de, 31t
para melhora de performance, 34
quimioterápicas citotóxicas, 558
teratogênicas, 293
DSM-5, 45
Ducto arterioso, 416
  patente (PDA), 87
DUMBELS, mnemônico, 179
Dupla cobertura antimicrobiana, 343

E

E-cigarro, 35
E. coli, 234
  entero-hemorrágica, 234
  enteroinvasiva, 234
  enteropatogênica, 234
  enterotoxigênica, 233, 234
Ebola, vírus, 360
Eclâmpsia, 427
Ecocardiograma, 80
Ecstasy, 180
Ectopia lentis, 76
Ectrópio cervical, 22
Eczema, 117
  disidrótico, 125
  herpético, 384, 384*f*
Edema, 484
  cerebral, 1, 198
  citotóxico, 515
  hemorrágico agudo da infância (EHAI), 674
  periférico, 454
  vasogênico, 515
Edrofônio, 550
Efedrina, 34
Eflúvio
  anágeno, 127
  telógeno, 5, 126
Efusão pericárdica, 107
EIA (asma induzida pelo exercício), 622
EIB (broncoespasmo induzido pelo exercício), 621, 623
Elastase fecal, 230
Eleanor Roosevelt, 415
Eletrocardiograma (ECG), 43, 92
  triagem em atletas jovens, 81
Eletrólitos, anormalidades de, 10
Eletromiografia, 547
Elevação de temperatura em um veículo fechado, 159
Eliptocitose hereditária, 312

Emaciação, 576
Emergência ortopédica, 590
Êmese, 576
Encefalite aguda, 380
Encefalomielite disseminada aguda (ADEM), 515
Encefalopatia(s)
  epilépticas, 525
  hepática, 251
  mioclônica aguda, 538
  neonatal, 450
Encoprese, 226
Endocardite bacteriana (EB), 97, 98
Endocrinologia, 189
Endometriose, 5, 15
Endoscopia, 241
  superior, 237
Enema de bário, 225
Engasgo, 1
Engatinhar, 5, 57
Ensaio
  do cofator de ristocetina, 305
  imunoenzimático (ELISA), 650
Entalhamento da costela, 86
  bilateral, 85
Entamoeba histolytica, 235
Enterite por *Salmonella*, 232
Enterocolite necrosante, 430
Enteropatia
  por perda de proteína, 106
  sensível ao glúten, 236
Enterovírus, 385, 391
  D68 (EV-D68), 360
Êntese, 660
Entesite, 660
Entorses de tornozelo, 608
Enurese noturna, 1, 2, 471
Envenenamento
  por chumbo, 325
  por cianeto, 179
  por monóxido de carbono, 2
  por plantas, 179
  por salicilatos, 177
Enxaqueca, 533
  com aura, 533
  do tipo basilar, 534
  hemiplégica familiar, 534
  sem aura, 533
Eosinofilia, 299
  esofágica, 239
Ependimoma, 574, 575
Epidemia, 385
Epidermólise bolhosa (EB), 146

Epididimite, 36, 37
Epifisiólise proximal femoral (SCFE), 603
Epiglotite, 407, 408t
    aguda, 407
    causa, 408
Epilepsia, 520, 521
    benigna com foco occipital, 521
    de ausência, 502, 521, 524
    juvenil
        de ausência, 521
        mioclônica, 521, 525
    rolândica, 521, 524
Epinefrina, 164, 170, 422, 630
Episódio
    depressivo maior, 68
    maníaco, 68
Epitelioma calcificante benigno de Malherbe, 115
Equimoses, 152, 301
Eritema
    infeccioso, 381
    marginado, 665
    migratório (EM), 661, 661f
    multiforme (EM), 146
    nodoso, 114, 389
    tóxico, 134
Eritroblastopenia transitória da infância (ETI), 297
Eritrocitaférese, 340
Eritropoietina, 432
Erros inatos do metabolismo, 284, 444
Erupção
    cutânea
        da doença de Lyme, 1
        da febre reumática, 665
        em borboleta, 668
        semelhantes a anéis, 113
    fixa por fármaco, 140
    polimorfa solar, 138
    por contato irritativo de fralda, 120
    por hera venenosa, 121
Escabiose, 129
Escala de Coma de Glasgow (GCS), 182, 183t
Escarlatina, 117
Esclerose
    múltipla, 554
    tuberosa, 545
        achados cutâneos na, 544t
        complexa, 541, 543
Escoliômetro, 610
Escoliose, 612
    congênita, 610
    idiopática, 1, 609, 610
        grave não tratada, 612
    neurogênica, 610

    severa, 207
    tratamento, 613
Escores de Apgar, 506
Esferócitos, 312
Esferocitose hereditária, 312
Esfregaço de hemácias em alvo, 310
Esofagite eosinofílica, 4, 237
Esôfago em "bico de pássaro", 246f
Esofagograma com deglutição de bário/por vídeo, 246
Esofagoscopia, 180
Esofagrama por bário, 80
Esotropia
    acomodativa, 75
    congênita, 75
    infantil, 75
Espasmos
    epilépticos, 525, 526
    infantis, 521
Espasticidade, 508
Espectroscopia por RM (ERNM), 513
Espermarca, 20
Espinha bífida, 555
Espirometria, 627
Esplenectomia, 329
Esplenomegalia, 251, 566
    causadora de anemia, 299
Espondilite anquilosante, 660
Espondiloartropatias juvenis, 659, 660
Espondilólise, 613
Espondilolistese, 613
Esportes, 7
Esqueleto
    apendicular, 154
    axial, 154
Esquistócitos, 312
Estado
    epiléptico, 528
    hipocoagulável, 485
    mental alterado, 172
    minimamente consciente, 516
    nutricional, 258
    vegetativo persistente, 516
Estafilococos, 346
Estágios de Tanner
    para meninas, 19t
    para meninos, 18t
Estar descalço, 590
Estatura baixa desproporcional, 205
Estenose
    arterial renal, 481
    de ramos pulmonares periféricos, 89
    do trajeto da via de saída ventricular, 86
    leucocitária, 491

pilórica, 267
   e antibióticos macrolídeos, 268
Estereotipia, 535, 536
Ésteres, 31
Esteroides, 31, 190, 239
   anabolizantes, 34
      efeitos colaterais, 34
   fluorados, 119
   inalados, 627
Estilete, 510
Estimulador do nervo vago (VNS), 529
Estimulantes, 31, 34
Estirão do crescimento puberal, 204
Estômago, 429
Estrabismo, 6, 74, 76
   de privação visual, 75
   incomitante, 75
Estreptococos, 2
Estreptomicina, 293
Estridor infantil, 635
Estrogênio, 39
Estudos clínicos, 559
Etanol, 176
Etilenoglicol, 176
Etossuximida, 502, 503
Euforia, 576
Evasão relacionada à ansiedade, 71
Eventos vaso-oclusivos, 331
Exame(s)
   de sangue para alergia, 620
   do esqueleto, 151, 154
   FAST, 184
   neurológico pediátrico, 512
   pélvico, 4, 40
      com espéculo, 23
   retal, 225
Exantema(s), 377
   súbito, 380
Excreção urinária de amônia, 489
Exercício intenso, 83
Exoftalmia, 218*f*
   na doença de Graves, 217
Exotropia intermitente, 75
Expansão testicular, ausência da, 20
Exposição
   à alta voltagem, 162
   ao raio, 162
   de crianças à televisão, 70
   solar excessiva, 137
Expressão do gênero, 8
Exsanguinotransfusão(sões), 340, 439
Exsudatos, 638

F

Facomatoses, 541
Failure to thrive (FTT), 220
Fala
   hipernasal, 62
   receptiva e expressiva, 61
Falência da medula óssea, 296
Falha gonadal primária em meninos, 21
FAN (anticorpo [fator] antinuclear), 650
FANA (anticorpo antinuclear
      fluorescente), 650
Faringite, 2, 4
   estreptocócica, 403
      do grupo A recorrente, 405
   por GAS, 404, 405
Farmacocinética, 559
Farmacodinâmica, 559
Fármacos para abuso sexual, 157
   "Boa noite, Cinderela", 157
Fascite necrosante, 5, 606
Fator(es)
   de von Willebrand (VWF), 305
   IX, deficiência do, 302, 304
   reumatoide (FR), 656
   V de Leiden, 307
   VII, deficiência do, 304
   VIII, deficiência do, 302, 304
   XI, deficiência do, 304
Favismo, 314
Febre, 361
   da dengue, 351, 360
      hemorrágica, 360
   de origem indeterminada, 365
   escarlate, 117, 404
   maculosa das Montanhas Rochosas, 3, 381
   periódica, 366
   prolongada em pacientes
      com meningite, 396
   Q, 415
   quebra-ossos, 351
   reumática aguda, 664
   tifoide, 232
Felbamato, 503
Fenciclidina, 31
Fenda palatina, 282
Fenilcetonúria (PKU), 285
Fenitoína, 293, 503
Fenobarbital, 4, 147, 503
Fenômeno
   de "antecipação", 548
   de Kasabach-Merritt, 143
   de Koebner, 134*f*
   de Raynaud, 650

de Somogyi, 200
do amanhecer, 200
Fenótipo molecular, 340
Ferimento(s)
  por faca, 7
  por queimaduras, 161**t**
Ferritina, 324
Ferro, 49, 172, 178, 259, 322, 323, 324
  deficiência de, 322, 325
  não heme, 324
Festas *rave*, 180
α-fetoproteína, 576
Fezes em geleia de groselha, 242
Fibroma não ossificante, 586
Fibromialgia, 652
Fibrose cística, 4, 6, 271, 273, 284, 624, 640
  diabetes melito e, 641
  risco para, 274*f*
Filagrina, 119
Fimose, 37, 497
Fios
  de alta voltagem, 162
  de cabelo em crescimento, 126
  de estimulação cardíaca efetivos, 96
Fisiologia desenvolvimental, 308
Fisioterapia de tórax (FT), 640
Fissura
  anal/retal, 244
  de palato submucosa, 62
Fístulas enteroenterais, 256
Fitas reagentes, avaliação com, 483
Fixação binocular, 74
Flecainida, 171
Fluido pleural, 644
Flunitrazepam, 30, 157
Fluoreto, 54
  suplementação com, 55
Fluoroquilonas, 346
Fluorose, 55
Fluxo sanguíneo
  pulmonar
    ductal-dependente, 86
    inadequado, 85
  sistêmico ductal-dependente, 86
Fondaparinux, 308
Fontanela(s), 49, 50*f*
  anterior, 50
Fórmula(s)
  de Schwartz, 486
  para bebês, 453
Fossetas sacrais, 554
Fotodermatologia, 137

Fotossensibilização, 138
Fototerapia, 437, 438
"Fração" de radiação, 561
Fragilidade epidérmica, 144
Fraqueza
  dos músculos de tronco e extremidade inferior proximal, 547
  facial, 518
  generalizada aguda, 546
Fratura(s), 153
  aberta, 593
  com encurtamento ou rotação excessivos, 597
  da clavícula, 595
  da placa de crescimento, 594
  de Colles, 596
  do assoalho da órbita, 180
  do boxeador, 595, 595*f*
  do tipo extensão no úmero supracondilar, 597
  dos recém-caminhadores, 594
  em fivelas, 593
  em galho verde, 593
  femorais, 154
  fiseais, 593
  intra-articulares, 597
  nasal, 182
  pediátricas, 596
  provenientes de abuso, 153, 158
Frequência respiratória, 647
Frutos do mar, 163
Função
  hipotalâmico-pituitária, 210
  renal, avaliação da, 486
Fundoplicação de Nissen, 245
Futebol
  americano, 7
  feminino, 7

G

γ-hidroxibutirato, 30
γ-hidroxibutírico, 157
G6PD, deficiência de, 313, 314
Gabapentina, 503
Gaguejar, 63
Gambás, 186
Ganho de peso diário, 257**t**
Gardnerella, 26
  vaginalis, 29
"Garoto da bolha", 320
Gasolina, 178
Gastrinoma, 229
Gastroenterite(s), 231
  bacterianas e terapia antimicrobiana, 233**t**

Gastroenterologia, 220
Gastroparesia, 247
  pós-infecciosa, 247
  tratamento, 247
Gastrosquise, 429
Gatos, 187
Gel, 122
Gemência, 454
Gêmeos
  dizigóticos, 426
  monozigóticos, 426
Gene
  BRCA1, 22
  BRCA2, 22
  da filagrina, 119
  do neurônio motor de sobrevivência 1 (SMN1), 550
  falciforme, 334
  GJB2 (*gap junction* β-2), 273
  MLL, 570
  PH0X2B, 640
GeneTests, 277
Genética, 271
Gengivite, 55
Genitália ambígua, 210
Genuvalgo, 607
Genuvaro, 607
Geofagia, 325
Gestação
  ectópica, 15
  na adolescência, 38
Giardia, 235
Giardíase, 235
Gigantismo pituitário, 208
Ginecomastia, 35
Giz de cera, 59
Glândula tireoide, 3
Gliburida, 171
Glicocorticoides, 209
Glicose, 197
  de jejum, 260
Glicosúria renal, 491
Glioblastoma multiforme, 576
Glioma(s), 574, 576
  do tronco encefálico, 577
Glipizida, 171
Globo rompido, 181
Glomeruloesclerose segmentar focal (GESF), 485
Glomerulonefrite
  aguda, 473
  crônica, 473
  pós-estreptocócica, 4
Glomerulopatia por C3, 475

Glucagon, 209
Glúten, 236
Gonadotropina coriônica humana (hCG), 38, 576
Gorduras, 256
Gotejamento pós-nasal, 631
Granuloma
  eosinofílico, 566
  piogênico, 115
Granulomatose eosinofílica
  com poliangiite, 671, 672
Graus de cegueira, 74
Gravidez de gêmeos, 426
Griseofulvina, 123
Guaraná, 34
Guaxinins, 186
GVHD (doença do enxerto *versus* hospedeiro), 585

H

Habilidades
  adaptativas, 59
  motoras, marcos de desenvolvimento de, 57t
Hábitos indesejáveis, 47
Haemophilus influenza, 26
Halitose, 56
Hamartomas pigmentados da íris, 542
Haptoglobina sérica, 310
Haxixe, 31
HDL, 260
HEADS, mnemônico, 7
Hemácias leucorreduzidas, 337
Hemaglutinina, 385
Hemangioma(s)
  cutâneo múltiplo, 142
  "da barba", 142, 143
  da cabeça e do pescoço, 142, 143
  espinhais da linha mediana, 142, 143
  grandes/volumosos, 142, 143
  infantis, 115, 141
    tratamento, 141, 142
  lombossacral, 112f
  múltiplos, 143
  na superfície cutânea, 141
  segmentais, 142, 143
  superficiais, 143
  tratamento, 142
  ulcerados, 142, 143
Hematêmese, 244, 631t
Hematologia, 296
  laboratorial, 309
Hematoma septal, 181
Hematoquezia, 242

Hematúria, 476
　avaliação de, 477
　grosseira, 477
　microscópica, 1
Hemiplegia, 506
Hemivertebrais, anormalidades, 85
Hemoculturas, 643
Hemofilia
　A, 302
　B, 302
　C, 304
Hemoglobina, 298
　A1C (HbA1C), 201
　Barts, 335
　E, 334
　fetal, 432
　reticulocitária, 323
Hemoglobinopatias, 284
Hemoglobinúria paroxística fria, 313
Hemograma completo, 151, 260, 321
Hemólise, 330
Hemoptise, 631t
Hemorragia(s), 303
　extracraniana, 447
　feto-materna, 433
　intracraniana, 448
　intraventricular, 448
　retinianas, 150f, 151, 158
Hemossiderose pulmonar, 637
Heparina de baixo peso molecular (HBPM), 308
Hepatite
　A, 250, 356
　aguda, 250
　autoimune, 251
　B, 5, 250, 355, 356, 443
　C, 250, 356
　crônica, 250
　D, 250
　E, 250
　G, 250
　neonatal, 249t
　viral, 250
Hepatite tóxica, 250
Hepatoblastoma, 565, 582
Hepatomegalia, 446
Hepcidina, 324
Heredograma, 283f
Hérnia
　de Bochdalek, 457, 458f
　diafragmática congênita, 457
　encarcerada, 36, 263
　inguinal, 263
　umbilical, 2, 262

Heroína, 31
Herpangina, 406
Herpes
　do gladiador, 384
　neonatal, 352
　simples, 3
　vírus humanos, 380
　　1, 27
　　2, 27
　　6, 380, 381
Herpes-zóster, 382, 383f
　após vacina contra varicela, 383
Heterocromia, 77
Hibridização *in situ* fluorescente (FISH), 283
Hidrocarbonetos, 178
Hidrocarbonos alifáticos halogenados e aromáticos, 31
Hidrocefalia, 448, 556
　comunicante, 511
　ex vacuo, 511
　não comunicante, 511
Hidrocodona, 171
Hidrocortisona, 190
Hidronefrose, 1, 488
　pré-natal, 488
Hidropisia fetal, 289
Hidroxicloroquina, 171
17-hidroxipregnenolona, 211
17-hidroxiprogesterona, 211
Hidroxiureia, 333
Hiper-homocisteinemia, 307
Hiperacusia, 517
Hiperamilasemia, 253
Hiperandrogenismo, 201
Hiperatividade, 42, 47
Hiperbilirrubinemia, 2, 310, 435, 436, 439
　não conjugada neonatal, 249t
　neonatal e infecção do trato urinário (ITU), 439
Hipercalcemia, 191
　extrema, 191
　sintomática, 447
Hipercalciúria, 1, 476, 499
　idiopática, 498
Hipercalemia, 462
　com risco de vida, 197
　induzida por medicação, 463
　tratamento, 463
Hipercapnia, 4
Hipercarbia, 454
Hipercolesterolemia familiar, 262
Hiperglicemia, 198
Hiperlipidemias genéticas primárias, classificação das, 262t

Hipernatremia
  causa, 461
  convulsões e, 461
Hiperparatireoidismo, 191, 469
Hiperplasia
  adrenal congênita (HAC), 189
  sebosa, 110
Hiperpneia, 454
Hipertelorismo, 281
Hipertensão, 478
  crônica, 427
    com pré-eclâmpsia sobreposta, 427
  do avental branco (WCH), 479
  estágio 1, 478
  estágio 2, 478
  gestacional, 427
  intracraniana idiopática, 511, 512
  mascarada, 480
  monogênica com renina baixa, 482
  na gravidez, 427
  portal, 251
  pós-operatória, 107
  pulmonar, 88, 457
    persistente do recém-nascido (HPPN), 456
    primária, 88
Hipertermia, 159, 160
Hipertireoidismo, 214, 216, 217
Hipertrofia da panturrilha, 552
Hiperventilação, 524
  voluntária eucapneica (EVH), 623
Hipocalcemia, 10, 192, 446
  neonatal
    precoce, 446
    tardia, 446
Hipocalemia, 10, 462
Hipocapnia, 625
Hipofosfatemia, 10, 11
Hipoglicemia, 208, 427, 446
  aguda, 209
  diagnóstico diferencial de, 208**t**
  neonatal, 445
Hipoglicêmicos orais, 171
Hipogonadismo hipogonadotrófico, 208
Hipomagnesemia, 10
  neonatal, 447
Hiponatremia, 10, 460, 460
  dilucional, 460
  por depleção com perdas extrarrenais, 460
Hipoparatireoidismo, 192
Hipoperfusão cerebral, 448
Hipopigmentação, 139
  pós-inflamatória, 139
Hipospadia, 497

Hipotelorismo, 282
Hipotensão, 159, 169, 169**t**
  ortostática, 14
Hipotermia, 159
  terapêutica, 450
Hipótese
  de Lyon, 289
  "two-hit", 577
Hipotireoidismo, 17, 214
  adquirido na infância, 216
  congênito, 214, 215
Hipotiroxinemia, 65
Hipotonia, 4, 548
Hipsarritmia, 525
Histiocitose de células de Langerhans (LCH), 566
Histoplasmose, 415
Homem subvirilizado, 211
Hordéolo, 400
Hormônio
  da paratireoide (PTH), 192
  do crescimento humano, 34, 207
    excesso de, 208
  liberador
    de gonadotrofina (GnRHa), 210
    de tireotrofina (TRH), 210

I

Icterícia, 435
  da amamentação, 437, 438
  do leite materno, 437
  flutuante leve, 251
Idade
  gestacional, 428
  óssea, 207
Ideação suicida, 7, 40, 65
Identidade do gênero, 8
Ímãs, 223
Imidazolinas, 171
Imipramina, 171, 471
Immunocap IgE, 620
Impedância intraluminal multicanais, 245
Impetigo, 116
Impregnação cutânea pelo mecônio, 420, 421
Imprinting
  genético, 271, 272
  parental, 283
Impulsividade, 42, 44
Imunização, 372, 373
  contra pertussis, 373
Imunodeficiência(s), 314
  congênitas, 284
  primária, 315, 317
    achados clínicos de, 316**t**

Imunofenotipagem, 570
Imunoglobulina (Ig), 308, 431
    antivaricela-zóster, 383
    intravenosa, 147
Imunologia laboratorial, 321
Imunoterapia para alérgeno, 621
Inalantes, 31
Incapacidade de aprendizagem, 70
Incessante, 44
Incidentalomas, 586
Incisivo maxilar central, 53f
    mediano solitário, 53
Incompatibilidade ABO, 432, 436
Incontinência urinária
    do riso, 472
    em pacientes com mielomeningocele, 557
    intermitente, 471
    pigmentada, 542, 545
Índice
    cardiotorácico (CT), 90, 91f
    de Apgar, 425
    de massa corporal (IMC), 16, 260
    de Mentzer, 324
    Internacional Normalizado (INR), 301
Indometacina, 101
    contraindicações, 102
    efeitos colaterais da, 101
Infecção(ões)
    aguda, 299
    com antrax, 359
    com enterococos resistentes à vancomicina, 345
    com erupções, 377
    com HHV-6, 381
    congênitas, 352
        pelo CMV, 353
        sequelas, 352
    crônica, 299
    das vias respiratórias superiores (IVAs), 347
    de corrente sanguínea associada a cateter
        central (CLABSI), 364
    de tecidos moles e pele (ITMP), 348
    de varicela primária, 353
    do trato urinário (ITU), 1, 491, 493, 495
    faríngeas, 403
    fúngicas, 122
    genitais
        por clamídia, 26, 78
        por herpes simples, 27
    gonocóccicas, 26
    hospitalar, 442
    intestinal viral, 360
    laríngeas, 403
    latente por tuberculose (LTBI), 413
    meningocócicas, 375
    micobacteriana não tuberculosa (NTM), 388
    na corrente sanguínea, 562
    no local da saída, 562
    oculares, 397
    pelo Chikungunya, 360
    pelo Ebola, 360
    pelo HIV, 366, 443
        em um bebê recém-nascido, 368
        transmissão de mãe para filho, 367
    pelo HPV, 23
        cervical, 23
        durante a gravidez, 354
        no bebê recém-nascido, 354
    pelo influenza, 387
    pelo vírus Chikungunya, 360
    pelo vírus coxsackie, 147
        B, 84
    pelo vírus da hepatite
        A, 356
        B, 356
        C, 356
    pelo vírus Epstein-Barr (EBV), 389
    pelo vírus herpes simples oral (HSV), 350
    pelo vírus varicela-zóster (VZV) reativado, 382
    pertussis, 347, 348
    por ancilóstomo, 1, 243
    por *Candida*, 442
    por *Chlamydia*, 358
    por CMV adquirida, 390
    por GBS de início precoce, 442
    por HPV, 23
    por *M. pneumoniae*, 645
    por tinha, 122
    por *Toxoplasma*, 359
    por VSR, 630
    primária materna pelo Toxoplasma, 358
    sexualmente transmissíveis, 22
    tunelizada, 562
    virais, 315
Infestações, 127
Inflamação sinovial, 654
Influenza, 6, 385, 515
    A, 385
        H1N1, 385
    apresenta resistência a medicações
        antivirais, 387
    B, 385
    C, 385
    sintomas, 386t
    tratamento, 387
Infusão(ões)
    contínua de nitroprussiato, 179
    de emergência para suporte cardiovascular, 102t

Ingestão
    de bário, 80f
    de fármacos, 516
Inibidor(es)
    da β-lactamase, 341
    da bomba de prótons, 245
    da entrada e fusão, 369
    da integrase, 369
    da neuraminidase, 387
    da protease(IPs), 369
    da topoisomerase II, 561
    de C1 hereditária, 320
    de M2, 387
    diretos da trombina (IDTs), 308
    não nucleosídeos da transcriptase reversa (ITRNNs), 369
    nucleosídeos e nucleotídeos análogos da transcriptase reversa (ITRNs), 369
    seletivos da recaptação da serotonina, 419
Injeções intramusculares, 372
Inodilatadores, 170
Inotrópicos, 170
Insuficiência
    adrenal, 189
        primária, 189
        secundária, 189
    cardíaca congestiva, 1, 90, 167
        causas de, 91t
        e cardiomegalia, 92
    hepática, 251
    pancreática, 230
    renal, 192
        aguda (IRA), 6, 465
    respiratória, 160
    velofaringeana, 62
Insulina, 198
    contínua, 198
    farmacocinética da, 199t
Inteligência, 64
Inteligibilidade, 5, 61
Interação social e comunicação social prejudicadas, 45
Intervalo QT, 93
    corrigido (QTc), 93
    prolongado, 93
Intolerância
    à lactose, 229, 230
    à proteína do leite, 241
    alimentar, 240
Intoxicação(ões), 171t
    crônica por chumbo, 174
    por acrodinia, 179
    por cianeto, 179
    por ferro, 178
    por mercúrio, 179
    por monóxido de carbono (CO), 160
Intussuscepção, 2, 265
    diagnóstico, 266
    ileocolônica, 265, 265f
Iodeto de potássio, 149
Iodo
    deficiência de, 65
    radioativo, 218
Irrigação
    da ferida, 188
    intestinal completa, 173
Isoniazida, 415
Isotretinoína, 111
Ivacaftor, 642
Ivermectina, 128

J

Jejum, 347
Joelho(s), 606
    valgos, 607
Juventude LGBTQ, 8

K

Koebnerização, 134
Kwarshiokor, 258

L

Lábio leporino, 282
Laceração(ões), 185, 186
    de Mallory-Weiss, 10
Lacosamida, 503
Lactase, 230
Lágrimas, 72
    de crocodilo, 519
Lamotrigina, 4, 147, 502, 503
LARC (contraceptivo reversível de longa duração), 39
Laringomalacia
    congênita, 635
    induzida pelo exercício, 623
Laser corante pulsado, 142
Lavagem
    gástrica, 172
    nasogástrica, 242
Laxativo osmótico, 227
LDL, colesterol, 260
Leiomiossarcomas, 565
Leishmaniose, 350

Leite
   de vaca, 258
      alergia à, 240
      materno, 322
         composição do, 452
Lêndeas, 128, 129
Leptospirose, 351
Lesão(ões)
   ambiental, 158
   cardíacas comuns ductal-dependentes, 86
   causada pelo cinto de segurança, 184
   do ligamento cruzado anterior, 4
   ductal-dependentes, 90
   elétrica, 162
   em alvo, 146
   ligamentosas, 608
   lombossacrais na linha mediana, 1
   meniscal, 4
   não intencional, 7
   nervosa em uma laceração no dedo, 185
   obstrutivas
      do lado direito, 416
      do lado esquerdo, 416
   papulares neonatais comuns, 131t
   periventriculares da substância branca, 505
   por mistura anormal de sangue entre a
      circulação pulmonar e sistêmica, 416
   por queimaduras, 155, 161, 162
   pulmonar aguda relacionada à transfusão
      (TRALI), 339
   renal aguda (LRA), 6, 465
Letargia, 178
Leucaférese, 340
Leucemia, 1, 567, 568t, 569
   aguda, 571
   linfoblástica aguda (LLA), 3, 558
   mielógena
      aguda, 572t
      crônica, 571
   mielomonocítica juvenil, 571
Leucocoria, 76, 77f, 577
Leucomalácia periventricular, 448, 449
Leucoplasia
   de SNC, 572
   oral, 34
Levetiracetam, 503
Levonorgestrel, 40
LGBTQ (lésbica, gay, bissexual, transgênero e
   jovens em dúvida), 8
Lidocaína, 164
   com epinefrina, 187
Lindane, 128

Linfadenite, 348, 388
Linfadenopatia
   cervical, 99
   periférica, 566
   regional, 388
Linfócito atípico, 311, 311f
Linfoma
   de Burkitt, 574
   Hodgkin, 572
   não Hodgkin, 565, 573
Linfopenia, 316
Língua
   geográfica, 117, 117f
   presa, 63
Linguagem receptiva, 3, 59
"Linhas de chumbo", 174
Lipase, 253
Lipídios, 261
Líquen
   estriado, 137
   plano, 136
Líquido cerebrorraquidiano (LCR), 508
Lítio, 84, 172, 293
Localizações anatômicas vulneráveis, 142, 143
Loção, 122
Lombrigas, 219
Lúpus
   eritematoso, 84
      neonatal, 670
      sistêmico, 650, 667
   induzido por drogas, 670
Lustra-móveis, 178

M

M-CHAT-RF (Lista de Controle Modificada para
   Autismo em Bebês, Revisada com
   Acompanhamento), 46
M. tuberculosis, 411
Má absorção, 227
   de gordura, 228
   de proteína, 228
Má rotação do intestino, 264
Macicez móvel, 224
Maconha, 31, 33, 176
   uso crônico da, 33
Macrocefalia, causa, 52
Macrossomia, 274, 446
Mácula, 110
Maculopápulas, 673
Magnésio, 447
Magnetoencefalografia (MEG), 513
Malária, 4, 350
   diagnóstico, 351

Malassezia furfur, 124
Malathion, 128, 129
Maldição de Ondina, 640
Malformação(ões), 2
 de Chiari, 554
  tipo I, 554
  tipo II, 555
  tipo III, 555
 menor, 280
 vasculares, 140
Mamas
 ausência de desenvolvimento das, 20
 autoexame das, 22
Mamografia, 22
Mancha, 110
 café com leite, 542
 de Brushfield, 278, 278*f*
 de Gottron, 653
 de Koplik, 378, 379*f*
 de vinho do porto, 143, 144, 545
 mongólicas, 131, 152, 152*f*
 salmão, 130
 Shagreen, 545
 vasculares, 130
Mandril, 510
Mania, 66
Manobra(s)
 de Barlow, 597, 598*f*
 de Ortolani, 597, 598*f*
 vagais, 96
Manometria esofágica, 246
Manual Diagnóstico e Estatístico de Transtornos Mentais, 45
Marasmo, 258
Marcações pulmonares
 aumentadas, 85
 diminuídas, 85
Marcadores tumorais, 582
Marcas de nascença, 130, 140
Marcha
 atópica, 1, 120
 com os pés virados para dentro, 587
 de Trendelenburg, 600
Marcos motores grosseiros, 59
Maria Tifoide (Typhoid Mary), 233
Máscara laríngea, 423
Massa
 anexial, 26
 mediastinal anterior, 565
Mastite, 364
Mastocitoma, 115
Mastocitose, 116

Mastoidite
 aguda, 403
 crônica, 403
MCAD (deficiência de acil-CoA desidrogenase de cadeias médias), 287
MDMA, 180
Mecônio, 419, 421, 429
Medicações de liberação prolongada, 172
Medicina
 de emergência, 148
 popular, 152
Medida
 da gordura fecal de 72 horas, 228
 dos esteroides adrenais, 211
Medula espinhal, 512
Meduloblastomas, 575, 576
 e tumor neuroectodérmico primitivo (PNET), 575
Megalencefalia, 52
Mel, 258, 632
Melanoma
 adulto, 140
 maligno, 140
 pediátrico, 140
Melanose
 dérmica, 152
 pustular, 133*f*
 pustulosa neonatal transitória, 133
Melena, 242
Melonose dérmica, 131
Membrana timpânica, 401*f*
Menarca, 12, 20
Meninas com X frágil, 293
Meninges, 572
Meningite, 391, 392
 bacteriana, 394
  tratamento, 395
  versus viral, 393
 enteroviral, 391
 por *Mycoplasma hominis*, 354
 tuberculosa, 414
 viral, 391, 662
Meningoencefalite, 391
Menometrorragia, 12
Menorragia, 12
Mescalina, 31
Mesiodentes, 53
Mesna, 560
Metadona, 31, 171
Metáfises de ossos longos, 580
Metaloporfirinas, 439
Metanol, 2, 176
Metaplasia cervical na zona de transformação, 22
Metatarso aduto, 591

ÍNDICE REMISSIVO

Metemoglobinemia, 300
Metformina, 203
Meticilina, 341
Metilenodioximetanfetamina (MDMA, ecstasy, Molly), 31
Metilfenidato, 43
Metimazol, 218
Método(s)
    contraceptivos, 39
    de barreira, 39
    de Cobb, 611
Metotrexato, 293
Metronidazol, 29
Metrorragia, 12
Miastenia grave, 549
    adulta, 549
    congênita, 549
    juvenil, 549, 550
    neonatal, 549
Micção disfuncional, 471
Micoplasma(s), 26
    urogenitais, 354
Microalbuminemia, 483
Microalbuminúria, 3
Microarranjo de polimorfismo de nucleotídeo único, 284
Microcefalia, 273
    avaliações, 52
Microesferócitos, 312
Micropênis, 212, 446
Microscopia de montagem molhada, 28
Mídia social, 8
Midríase, 177
Mielomeningocele, 556
    à incapacidade intelectual, 557
Mielossupressão, 559
Milia, 110
Miliaria
    pustulosa, 110
    rubra, 110, 134
Minociclina sistêmica, 111
Miocardite, 98, 665
Mioclonia, 536
Miose, 177, 578
Miosite, 654
Miotonia, 548
Mochilas escolares, 590
Modulação hormonal, 111
Moedas, 222
    na traqueia, 222
    no esôfago, 222
Molly, 180
Molusco contagioso, 113
Monitoramento
    ambulatorial da pressão arterial (MAPA), 479
    CRAFFT, 31
Mononucleose, 390
Monóxido de carbono, 161
    envenenamento por, 2
Morbidades associadas à prematuridade, 427
Morcegos, 186
    frugívoros, 361
Mordeduras de cães e gatos, 186
Mortalidade em adolescentes, 7
Morte
    cardíaca súbita, causa, 81
    cerebral, 515, 516
    inexplicada, 152
    negra, 148
    por superdosagem, 171
    súbita, 5
        em pacientes com anorexia nervosa, 10
        infantil inesperada (SUID), 419
        risco de, 81
Motricidade
    fina principal, 57
    grosseira principal, 57
Movimentos hipercinéticos, 535, 536
Moxabustão, 152
MR SOPA, mnemônica, 421
Mucolipidose IV, 271
Mucolíticos, 632
Mucopolissacarídeos, 288t
Mucopolissacaridose, 285
Mucormicose, 415
Mucosite, 585
Mudança(s)
    antigênica, 385
    de personalidade, 66
MUDPILES, mnemônico, 176, 464
Mulher virilizada, 211
Mupirocina, 345
My HEART, mnemônico, 99
Mycobacterium marinum, 359

N

N-acetilcisteína (NAC), 177
N. meningitidis, 397
Nafcilina, 341
NAFLD (doença hepática gordurosa não alcoólica), 4, 248
Naloxona, 164, 174
Nanismo tanatofórico, 274
Narcan, 174

Nascimento prematuro, 427
Nasofaringoscopia flexível, 635
Necessidade média diária de sono, 71
Necrólise epidérmica tóxica (TEN), 4, 145, 146
Necrose
  adiposa subcutânea, 132
  asséptica, 587
  avascular, 587
Nefrite, 584
  hereditária, 478
  intersticial aguda (AIN), 491
  lúpica, 473
Nefrolitíase, 256
Nefrologia, 460
Nefronoftise, 470
Nefropatia
  pelo vírus da imunodeficiência humana (HIV), 475
  por IgA (IgAN), 1, 473
Nefrose, 473
  lipoide, 485
Neisseria gonorrhoeae, 22, 25
  coloração Gram de, 25*f*
Neonatologia, 416
Neuraminidase, 385
Neuroblastoma, 577, 578, 580
  diagnóstico, 579
  estágio 4S, 579
Neurocisticercose, 397
Neurofibromatose, 541
Neurologia, 501
Neuropatia, 512
Neurorretinite, 389
Neutropenia, 314, 427
  autoimune na primeira infância (NAI), 315
  crônica, 315
  transitória, 315
Nevo
  de tecido conectivo, 545
  pigmentado, 140
  sebáceo, 132
  Spitz, 140
Nevus simplex, 130, 144
Nifedipina, 171
Nistagmo, 177
Nitrito, 491
NK1 (antagonistas do receptor de neurocinina), 561
Nódulo(s), 110
  de Lisch, 542
  de Screamer ("gritador"), 636
  mamário, autoexame, 21
  tireoidiano solitário, 219
Norovírus, 227, 360
Notificação às autoridades, 7
Novos coronavírus, 359
Nozes, 163
Nutrição, 256

O

Obesidade, 16, 18, 201, 248, 260
  associada à psoríase infantil, 136
  complicações da, 16
  exame físico, 17
  fatores de risco, 16
  fatores que podem contribuir, 17
  simples, 5
Obstrução
  congênita do ducto nasolacrimal, 73*f*
  do ducto nasolacrimal, 73
  do trato urinário, 488
  intestinal em má rotação, 264
  laríngea induzida pelo exercício (EILO), 623
Oclusão
  da fontanela anterior, 49
  de um defeito septal atrial, 107
  prematura, 50
  retardada, 50
Oftalmia *neonatorum*, 397
Olfato, 20, 428
"Olhos dançantes, pés dançantes", 579
Olhos de boneca, 519
Oligoidrâmnio, 457
Oligúria pré-renal, 465
Omalizumab, 627
Oncologia, 558
Onda(s)
  líquida, 224
  P, 95
Ondina, 640
Onfalocele, 429
Onicomadese, 127
Online Mendelian Inheritance in Man (OMIM), 277
Onze sinais de ação, 65
Ópio, 31
Opioides, 31, 171, 419
Opsoclonia-mioclonia, 538
Orelhas em couve-flor, 674
Organismos "ESKAPE", 344
Orientação sexual, 8
Orquite, 36
Órtese, 508
  de Denis Browne, 608
Ortopedia, 586
Oscar Wilde, 403
Oseltamiir, 387
Osmolalidade da urina, 487

Ossos carpianos do punho, 596
Osteocondrite dissecante, 616
Osteocondroses, 587
Osteodistrofia
　hereditária de Albright (AHO), 193
　renal, 469
Osteogênese imperfeita, 79, 155, 587
Osteoma osteoide, 588
Osteomielite, 604, 605
　hematogênica aguda, 604
Osteopenia, 256
Osteossarcoma, 580, 581
Otite média, 400
　abordagem de "espera vigilante" para, 402
　aguda, 5
Overdose, 3
Ovos, alergia, 240, 373
Oxacilina, 341
Oxcarbazepina, 503
Oxicodona, 31
Óxido
　nítrico, 457
　nitroso, 31
Oxigenação por membrana extracorpórea (ECMO), 457
Oxigênio, 647
　hiperbárico, 161
Oximetria de pulso, 5, 89, 648

P

Pacientes terminais, 566
Padrões de comportamento restritos e repetitivos, 45
Padrões respiratórios
　de Biot, 647
　de Cheyne-Stokes, 647
　de Kussmaul, 647
Pagofagia, 325
Palivizumab, 376
Palpação para febre, 361
Pan-hipogamaglobulinemia, 317
Pancreatite, 252
　aguda, 252
Pandemia, 385
Panencefalite esclerosante subaguda, 380
Papanicolaou, 77
Papiledema, 182, 510f
Papiloma vírus humano (HPV), 23, 374
Pápula(s), 110
　de Gottron, 654f
　peroladas penianas, 37
Parada cardíaca, 166, 167

Parafimose, 37, 497
Paralisia
　central do sétimo nervo, 519
　cerebral, 4, 505, 506
　　atáxica, 506
　　discinética, 506
　　espástica, 506
　de Bell, 519
　de corda vocal unilateral da bilateral, 635
　de Erb, 449f
　de Klumpke, 449
　do plexo braquial, 449
　do sétimo nervo periférico, 518
　do VI nervo craniano, 575
　facial, 450
　histérica, 548
　periférica do sétimo nervo, 519
Parasonias, 72
Paroníquia
　aguda, 127
　crônica, 127
Parto "traumático", 424
Parvovírus B19, 353, 381
Pasta, 122
PDA (ducto arterioso patente), 87
Pé(s)
　calcâneo valgo, 592
　cavo, 2, 592, 592f
　congênito, 591
　de atleta, 125
　planos flexíveis, 592
　torto, 591
Pediculose
　corporal, 128
　do couro cabeludo, 127
　pubiana, 128
Pediculus capitis, 127
Peito escavado, 631, 631f
Pele marmoreada, 131
Penicilamina, 293
Penicilina(s), 341, 342
　alergia à, 342
　antiestafilocócicas, 341
　antipseudomonas, 341
　de espectro estendido, 341
　G, 341
　resistentes à penicilinase, 341
Pentassacarídeo, 308
Pequeno para a Idade Gestacional, 446
Percepção profunda, 74
Perda
　auditiva, 61, 273
　　por CMV congênito, 353
　　pré-lingual, 4

pré-verbal, 273
sensorioneural não sindrômica, 4
de sal cerebral, 194
de volume sanguíneo, 242t
do ritmo sinusal, 106
sanguínea gastrintestinal crônica, 1
Perfil
biofísico, 426
lipídico em jejum, 260
Performance miocárdica prejudicada, 90
Perfuração do apêndice, 270
Pericardite, 99, 665
Peritonite, 485
meconial, 430
Permetrina, 128, 129
Pernas arqueadas, 607
Pérolas de Epstein, 54
Perseguição virtual, 8
Pesadelos, 72
Peso, 166
Peste bubônica, 148
Petéquias, 673
PFAPA, acrônimo, 366
pH
urinário, 464
vaginal, 28
pHmetria de 24 horas, 245
Pica, 325
Picada(s)
de carrapato, 663
de cegonha, 144
de percevejo, 130
Piebaldismo, 140
Pielonefrite, 493, 495
Pigmentação da íris, 73
Pilomatricoma, 115
Pilomatrixoma, 115
Pílula do dia seguinte, 40
Piodermite, 4
Piolhos, 127
da cabeça, 127
diagnóstico, 128
tratamento, 128
do corpo, 128
púbico, 128
Piperacilina, 341
Piretrinas, 128
Piridoxina, 415
Pisada
com os pés virados para dentro, 588
de pombo, 587
Pitiríase rósea, 136
tratamento, 136

Placa, 110
Plagiocefalia
causada pela craniossinostose, 51
deformacional, 51
lambdoide, 51
posicional, 51
posterior, 51
Planta(s)
da vinca, 560
envenenamentos por, 179
Plasmaférese, 340
Plasmodium malariae, 351*f*
Ploidia, 570
PNES (convulsões não epilépticas psicogênicas), 522
Pneumatocele, 644*f*
Pneumatose intestinal, 430, 430*f*
Pneumologia, 619
Pneumonia, 643
agentes que causam, 643t
atípica, 643, 645
bacteriana, 643, 644
clamidial, 645
por aspiração, 637, 646
por micoplasma, 147
por *Pneumcystis jiroveci*, 369, 563
recorrente, 646
viral, 643, 644
Pneumonite
intersticial, 584
por aspiração, 623
química, 178
Pneumotórax, 642
de tensão, 182, 638
espontâneo, 638
Pododáctilos encravados, 127
Polaciúria, 472
Poliangiite microscópica, 671
Poliarterite nodosa, 671
Poliartrite migratória, 665
Policitemia, 433
Polimiosite juvenil, 653
Pólipos
colônicos, 223
nasais, 633, 633*f*
Polipose juvenil, 223
Polissonografia noturna detalhada, 635
Pomada(s), 122
oftálmicas, 398
Ponto(s)
brancos, 109
negro, 109

Posição
    de "W", 602
    em decúbito dorsal para o sono, 71
    prona, 51
    supina, 51
Potássio, 196, 462
Pré-eclâmpsia, 427
Pré-excitação em Wolff-Parkinson-White, 97f
Pré-hipertensão, 478
Preenchimento capilar, 168
Prega simiesca, 278, 278f
Prematuro, fatores característicos do ECG do, 92
Pressão
    arterial, 479
    intracraniana, 182, 510
        elevada, 52
    média nas vias aéreas (MAP), 454
Previsor da altura, 203
Priapismo, 332
Primeiro som cardíaco, 103
Primidona, 503
Privação, 76
Probióticos, 232, 431
Problema(s)
    cognitivos, 64
    comportamentais, 47
    da rotina diária, 47
    de acordar à noite, 71
    de fala, 62**t**, 70
    de leitura, 70
    de sono em crianças na fase escolar, 72
    dentários, 55
    do crescimento, 205
    do sono, 71
    escolares, 47, 70
    familiares psicossociais, 68
    metabólicos, 443
    neurológicos, 447
    plaquetários, 301
    respiratórios, 454
    urogenitais, 497
Procainamida, 171
Procedimento
    de Fontan, 96, 106, 107
    de Kasai, 267
    de salvamento do membro, 582
    dentário, profilaxia antibiótica, 98
    Glenn shunt (hemiFontan), 107
    Norwood, 107
Proctocolite alérgica, 241
Produtos
    de reforço sanguíneo, 34
    para limpeza do vaso sanitário, 178

Profilaxia antibiótica intraparto, 441
Programa
    "Back to Sleep", 51, 420
    de Ressuscitação Neonatal (PRN), 421
Prolactina, 210
Prolapso da válvula mitral (PVM), 79
Prometazina, 178
Pronação dolorosa, 589
Propitiouracil, 218
Propranolol, 142
Prostaglandina E1, 2, 102, 170
Proteção contra exposição solar, 137
Proteína(s), 256
    C, 307
    C reativa (PCR), 605
    do leite, alergia à, 240, 244
    elevada no LCR, 509
    ligadoras de penicilina, 343
    S, 307
Proteinúria, 483
    intermitente, 484
    ortostática, 484
    persistente, 484
Protetor solar, 117, 137, 138
Prova(s)
    calórica fria, 519
    cruzada, 337
    de função hepática, 151
Prurido do couro cabeludo, 128
Pseudo-hipercalemia, 463
Pseudo-hipoaldosteronismo, 463
Pseudo-hipoparatireoidismo, 192
Pseudoesotropia, 75f
Pseudoestrabismo, 75
Pseudoparalisia, 548
Pseudoxantoma elástico, 79
Psilocibina, 31
Psitacose, 415
Psoríase, 4, 135
    infantil, 135
    tratamento, 136
Ptose, 519, 549, 578
    congênita, 520
Pubarca prematura, 212
Puberdade
    acelerada, 21
    atrasada, 20, 256
        causa, 20
        testes laboratoriais, 21
    precoce, 2, 212, 213
        verdadeira, 212
    pseudoprecoce, 212

Pulso(s)
    alternante, 103
    femorais, 81
    paradoxal, 103
Punção lombar, 151, 440, 510, 530, 663
    traumática, 392
Punição, 48
    corporal, 48
Pupila(s)
    branca, 76
    contraídas, 519
    de Marcus Gunn, 520
    de tamanhos desiguais, 77
    dilatada(s), 177
        e não reativa, 513
    puntiformes, 177
Púrpura
    de Henoch-Schonlein, 671, 672, 673
    de Schonlein-Henoch, 672
    palpável, 673
    trombocitopênica imune aguda (PTI), 327
Pústula, 110
PVCs (contrações ventriculares prematuras isoladas), 95

Q

Quadril deslocado, 598
Quadriplegia, 506
"Quebra" da voz, 214
Queda
    da metástase, 576
    da temperatura central, 159
    do coto umbilical, 320
Queimaduras, 155, 162
    de frio, 163
    ferimentos por, 161t
    geográficas, 155
    oculares, 162
    por ácidos, 162
    por álcalis, 162
    por imersão, 155
    salpicadas, 155
Queratose
    pilar, 120
    plantar sulcada, 125
Quérion, 124
Querosene, 178
Quilomícrons, 260
Quilotórax, 107
Quimioterapia, 558
    adjuvante, 559
    neoadjuvante, 559
    sequelas, 562
Quinsy, 406
Quinta doença, 381

R

Rabdoide, 574, 575
Rabdomiossarcoma(s), 582
    alveolar, 582
    embrionários, 582
Radiografia(s)
    cervical lateral, 184
    do crânio, 512
    do tórax, 80, 86f, 364, 624, 644
Radioterapia, 558
    efeitos em longo prazo, 562
Raios, 162
Raiva, 187
    profilaxia, 187
Rânula, 54, 54f
Raposas, 186
Raquitismo, 586
Rasburicase, 564
Rastreamento materno, 271t
Rastreamento toxicológico de rotina, 175
RDW (amplitude de distribuição dos glóbulos vermelhos), 324
Reação(ões)
    adversas alimentares, 240
    de Jarisch-Herxheimer, 663
    de Koebner, 134
    em cadeia polimerase (PCR), 22
    "id", 121
    leucemoide, 299
    pupilar à luz, 428
    transfusionais, 339
        alérgicas, 339
        febris não hemolíticas, 339
        hemolítica
            aguda, 339
            tardia, 339
Recaída testicular, 572
Receptores
    α, 102
    β, 102
    dopaminérgicos, 102
Recessão gengival e inflamação, 34
Recordação da radiação, 561
Recorrência de intussuscepção, 266
Recusa de vacina, 377
Redução
    de fratura, 596
    de peso em adolescentes, 18

Reentrada nodal AV, 95
Reflexo(s)
    de apreensão, 56
    de marcha e de colocação, 56
    de Moro, 56
    labiríntico tônico, 56
    oculocefálico, 519
    oculovestibular, 519
    primitivos, 56
    pupilar branco, 577
    tônico cervical assimétrico (RTCA), 56
Refluxo
    ácido na esofagite, 10
    gastroesofágico (RGE), 244
    vesicoureteral, 1, 499
Regra
    dos nove, 161, 162f
    "7-8-9", 422
Reidratação oral, 231
Relação proteína/creatinina urinária (RPC), 483
Remoção urgente de um corpo estranho, 223
Repouso
    cerebral, 618
    cognitivo, 618
Resfriado, 632
    sintomas, 386t
Resistência
    à aldosterona, 463
    à vancomicina, 345
    aos antibióticos β-lactâmicos, 343
Respirações com grunhidos/gemência, 647
Respiradores nasais, 454
Ressecção extensa do intestino delgado, 268
Ressonância magnética (RM), 80, 151
    com contraste, 513
    funcional(FRNM), 513
    sem contraste, 513
Ressuscitação
    cardiopulmonar (RCP), 163, 165
    neonatal, 425
Ressuscitador com peça em T, 422
Restrição do crescimento intrauterino, 427
Retardo
    constitucional, 207
    mental, 64, 292
    no crescimento, 256
Retinoblastoma, 577
Retinoides
    sistêmicos, 111
    tópicos, 111
Retinopatia da prematuridade, 417
    estágios da, 418
    tratamento, 418

Reumatologia, 650
RGE (refluxo gastroesofágico), 244
Ribavirina, 347
Rickettsia rickerrsii, 381
Rimantadina, 387
Rinite alérgica, 619, 620
Rinorreia aquosa, 181
Rinovírus, 385
Rizotomia dorsal seletiva, 508
Rohipnol, 30
Roséola, 380
Rouquidão crônica, 636
Rubéola, 84, 352
Rubor ciliar, 6, 400
Rufinamida, 503
Ruído da carótida (sistólico), 104
Ruptura
    de menisco, 614
    do ligamento cruzado anterior (ACL), 615, 616
    uretral, 184

S

Salicilatos
    envenenamento por, 177
    ocultos, 177
Sangramento, 300
    gastrintestinal, 241
    glomerular, 476
    menstrual intenso, 12, 14
        tratamento, 14
    nasal, 181
    no trato urinário, 476
    retal, 223, 243
    uterino
        anormal, tratamento de, 14
        disfuncional (SUD), 12
    vaginal irregular, 15
Sangue materno engolido, 244
SANTAS, acrômio, 181
São Vito, 666
Sapatos corretivos, 592
Sapinho oral, 350
Sarampo, 6, 378, 415
    atípico, 379
    complicações neurológicas, 380
    diagnóstico, 379
    tratamento, 79
Sarcoma de Ewing, 580
Sardas associadas a urticárias, 116
Saturação de oxigênio, 647
SCID (doença da imunodeficiência combinada grave), 316

SCIWORA, 183
Sebo, 109
Secreção lacrimal, ausência de, 72
Sedação consciente, 188
Sedativos hipnóticos, 30
Segundo som cardíaco, 103
Seios
    da face, 410
    etmoides, 409
    maxilares, 409
Sela túrcica, 210
Selantes dentários, 55
Selênio, 81
Sensibilidade solar acentuada, 138
Separação, 68
Sepse de início precoce, 440
Sequestro esplênico agudo, 331
Shakes de proteínas, 34
Shunt(s)
    arteriais, 105
    Blalock-Taussig (BT), 105
    Potts, 105
    Sano, 105
    sistêmicos, 83
    venoarteriais, 105
    ventriculares, 511
    Waterston, 105
Sibilos, 624
Sífilis
    congênita, 356
        manifestações, 357t
        precoce e tardia, 356
    secundária, 136
Sildenafil, 456
Silhueta de um boneco de neve, 86
Sinal(is)
    da gangorra, 115
    da poça, 224
    de Auspitz, 4, 136
    de Babinski, 517
    de Brudzinski, 510
    de Chvostek, 192
    de Darier, 115
    de Galeazzi, 598
    de Gorlin, 4, 651
    de Gowers, 547
    de Hatchock, 348
    de Hoover, 548
    de Kehr, 2, 184
    de Kernig, 510
    de Nikolsky, 144
    de Prehn, 37
    de Romaña, 99
    de Schamroth, 632
    de Trousseau, 192
    do "café da manhã, almoço e jantar", 130
    do diamante, 632
    do piparote, 224
    vitais, 242t
Síncope, 3, 82, 82t
Síndrome
    alcoólica fetal, 294, 294f, 295
    Brugada, 82
    Catch-22, 275
    cerebelar aguda, 561
    CHARGE, 87, 281
    clínicas, 194
    com úlceras genitais, 26
    compartimental, 594, 595
    da "pneumonia afebril do bebê", 645
    da ativação de macrófagos (SAM), 657
    da criança vulnerável, 69
    da deficiência de GLUT-1, 527
    da doença não tireoidiana, 219
    da dor precordial, 78
    da dor regional complexa, tipo 1, 652
    da fralda
        azul, 477
        rosa, 477
    da hipoventilação central (SHC), 640
    da morte súbita em bebês (SIDS), 6, 51, 152
    da morte súbita inesperada (SUDS), 289
    da morte súbita infantil (SIDS), 419, 420
    da obstrução sinusoidal (SOS), 585
    da pele escaldada estafilocócica, 349t
    da polimioclonia infantil, 538
    da realimentação, 11
    da rubéola congênita, 354
    da secreção inapropriada do hormônio antidiurético (SIADH), 194
    da sonolência, 561
    das úlceras genitais, 26t
    de abstinência neonatal, 419
    de Adams-Oliver, 132
    de alergia oral, 240
    de Alport, 478
    de Apert, 273
    de apneia e hipopneia obstrutiva do sono (SAHOS), 634
    de Bardet-Biedl, 17
    de Bloom, 271
    de Chédiak-Higashi, 76, 76f
    de choque da dengue, 351
    de Cohen, 17

de Cushing, 17
de deficiência da proteína transportadora de glicose, 527
de desconforto respiratório, 455
de DiGeorge, 87, 275
de Down, 276, 277, 278, 280
    avaliação cardíaca, 279
    genética, 279
    hipotireoidismo congênito, 279
    leucemia, 279
de Ehlers-Danlos, 4, 79
de Eisenmenger, 88
de epilepsia, 501
de Fitz-Hugh-Curtis, 26
de Gilbert, 251
de Goodpasture, 672
de Gradenigo, 403
de Guillain-Barré (SGB), 552
de Heberden, 672
de hidantoína fetal, 294
de hipersensibilidade às AEDs, 504
de hipoplasia do coração esquerdo, 2
de Horner, 520, 578, 578f
de Hurler, 79
de Impressive, 463
de Kallmann, 20
de Kartagener, 634
de Kasabach-Merritt, 143
de Kawasaki, 179
de Kindler, 146
de Klinefelter, 21
de Klippel-Trenaunay, 144
de Klippel-Trenaunay-Weber, 542
de Kostmann, 298
de Landau-Kleffner, 521, 527
de Leigh, 287
de Lemierre, 406
de Lennox-Gastaut, 521 527
de lise tumoral, 564
de Marfan, 79, 273
de May-Thurner, 308
de McCune-Albright, 587
de Noonan, 292t
de Panayiotopoulos, 521
de paralisia periódica, 463
de Parinaud, 576
de polipose juvenil, 223
de Prader-Willi, 17, 274
de Rapunzel, 223
de ruminação, 247
de Sandifer, 245
de secreção inapropriada do hormônio antidiurético, 1

de Shwachman-Diamonds, 298
de Stevens-Johnson (SJS), 4, 146
de Sturge-Weber, 144, 542
de Tietze, 78
de Tourette, 537
de Turner, 291f, 292t
de VACTERL, 85
de von Hippel-Lindau, 542
de Waardenburg, 140, 282
de Williams, 274
de Williams-Beuren, 274
de Wiskott-Aldrich, 298, 319
de Wolf Parkinson White, 82, 85, 95
    diagnóstico,97
    tratamento, 101
de α-talassemia, 335
diencefálica, 576
do anágeno frouxo, 126
do bebê
    bronzeado, 438
    grande, 274
    sacudido, 150, 151
do choque
    da dengue, 360
    tóxico estafilocócico, 349t
    tóxico estreptocócico, 349t
do doente eutireoidiano, 219
do estresse patelofemoral, 609
do homem vermelho, 345
do impacto femoroacetabular, 603
do intestino curto, 268
do mau alinhamento miserável, 603
do miado do gato, 275
do ovário policístico (SOP), 3, 14
do QT longo, 82, 94, 94f
    adquirido, 93
    congênito, 93
do X frágil, 292
    no sexo masculino, 293
genéticas associadas à doença cardíaca congênita, 87t
hemolítica urêmica (SHU), 234, 465
    associada à toxina Shiga, 467
    atípica, 467
    causada por E. coli OH157:H7, 467
hiper IgE, 318
LEOPARD, 280
mão e pé, 330
mediastinal superior, 565
metabólica, 4, 17
nefrótica, 192, 472, 473, 483
    da mudança mínima (MCNS), 485
    de nefrite, 472

neurocutâneas, 541
neuroléptica maligna, 538
oculocerebrocutânea, 132
oculoglandular de Parinaud, 389, 399
PANDAS, 666
paraneoplásicas, 563
pós-concussão, 617
pós-pericardiotomia (PPCS), 107
pulmonares renais, 671
renal de Fanconi, 490
respiratória
   aguda grave (SARS), 359
   do Oriente Médio (MERS), 360
Sturge-Weber, 144f
torácica aguda, 332
VACTERL, 87
vasculítica, 671
velocardiofacial, 87, 275
Sinéquias, 498
Sinergia, 343
Sinovite, 654
   transitória, 600, 601t
Sinusite, 400, 409, 410
   aguda não complicada, 411
   crônica, 411
Sistema fagocítico, 322
Slings, 79t
   vasculares, 79
SLUDGE, mnemônico, 179
Sobrecarga de ferro relacionada à transfusão, 336
Sobrepeso, 3, 17
Sódio, 196
Soja, alergia à, 244
Solução(ões)
   oftálmicas, 398
   salina hipertônica, 460, 630
Soluço
   intratável, 222
   persistente, 222
Solventes de tintas, 178
Som de Korotkoff, 479
Sonambulismo, 72
Sonda de Foley, 180
Sonilóquio, 72
Sono influencia no peso, 17
Sopro(s), 87
   de ejeção, 104
      pulmonar, 104t
   de fluxo pulmonar, 104
   de Still, 104
   inocentes, 103, 104t
   intracraniano, 516
   patológico, 81, 105

   sistólico, 103, 104f
   vibratório clássico, 104
Soro de Coombs, 336
Staphylococcus aureus, 604
   resistente à meticilina (MRSA), 388, 442
      adquirido na comunidade (CA-MRSA), 344
      adquirido no hospital (HA-MRSA), 344
Subluxação patelar, 4
Subsalicilato de bismuto, 233
Substituição dos sorotipos, 362
Sucção
   do polegar, 49
   não nutritiva, 453
Suco de cranberry, 496
Suicídio, 7, 40
   frequência de tentivas, 40
   ideação suicida, 7, 40, 65
   risco elevado de, 41
Sulfacetamina, 111
Sulfato de magnésio, 625
Sulfeto de selênio, 124
Sulfonamidas, 4, 147
Superdosagem de acetaminofeno, 171, 177
Suplementação
   com fluoreto, 55
   de ferro, 1, 432
   vitamínica, 453
Suplementos nutricionais, 34
Supressão do eixo adrenal-pituitário, 190
Surfactante, 456
Surto, 385
Suspiro, 647
Suturas, 185
   absorvíveis, 188
   de ferimento, 185
   maiores, 50f

T

Tabaco, 31
   riscos de mascar, 34
Tabagismo, 5 "A's" do aconselhamento para cessar o fumo, 35
"Tabaqueira" anatômica, 596
Taenia solium, 397
Talassemia, 334
   α-talassemia, 334, 335
      características clínicas de, 335t
   intermédia, 335
   maior, 335
   menor, 335
Talidomida, 255, 293
Talipes equinovaro, 591
Taquicardia

reentrante intra-atrial, 106
sinusal fisiológica, 95
supraventricular, 1, 166
ventricular, 82, 94
Taquipneia transitória do recém-nascido (TTRN), 456
Taquipneia, 454
Tatuagens, 35
Taxa(s)
   de crescimento, 203
   de filtração glomerular (TFG), 486
Telangiectasia hemorrágica hereditária, 545
Telarca prematura, 212, 213
Telecanto, 281
Telefone celular, risco de câncer, 568
Televisão, 70
Temperatura corporal, 159, 362
   normal, 361
Tempo
   de choro, 47
   de protrombina (TP), 301, 434
      tempo de tromboplastina parcial, 151
   de submersão preditivo de resultados em afogamentos, 158
   de tromboplastina parcial, 434
      ativada (TTPA), 301
Tensilon, 550
Terapia(s)
   antecipada do parceiro, 29
   antenatal com corticosteroides, 426
   anti-infecciosa, 341
   antirretroviral, 369
   com álcali, 490
   com imunoglobulina intravenosa (IVIG), 100, 318
   comportamental cognitiva (TCC), 68
   de oxigênio, 455
   diretamente observada (DOT), 414
   hormonais, 15
   por ablação, 96
Teratógenos, 293t
Teratologia, 293
Teratomas benignos, 582
Terceiro nervo craniano, 513
Terçol, 400
Terebintina, 178
Terrores noturnos, 72
Teste(s)
   com ácido sulfossalicílico, 483
   cutâneo para TB, 412
   D, 344, 345f
   da antiglobulina direta (TAD), 313
   da fragilidade osmótica, 312
   da função hepática, 260
   da gaveta anterior, 615
   da lanterna oscilante, 520
   da produção do hormônio do crescimento, 210
   de amplificação do ácido nucleico (NAATs), 22, 28, 234, 413
   de anticorpo antinuclear, 5
   de Apt, 244, 433
   de compressão de Apley, 615f
   de Coombs, 313
      direto, 336, 432
      indireto, 336
   de desenho Goodenough-Harris, 60
   de detecção de antígenos para influenza A e B e RSV, 365
   de estimulação do ACTH, 210
   de função da tireoide, 260
   de Galeazzi, 598
   de hiperóxia, 84
   de irritação meníngea, 510
   de Kleihauer-Betke, 433
   de Lachman, 615
   de Mantoux, 412
   de McMurray, 614
   de progesterona em uma paciente com amenorreia, 12
   de QI, 64
   de rastreamento apropriado para a doença celíaca, 236
   de reflexo vermelho, 76
   de Schober, 661
   de suor anormal, 641
   de urina para gravidez, 38
   do aperto, 617
   do edrofônio, 550
   indireto, 337
   monospot, 389
   positivo de gestação, 15
   respiratório de hidrogênio, 230
   RPR e VDRL, 357
   tuberculínico (TST), 412
Testículo(s)
   não descidos, 582
   retido, 4, 497
Testosterona, 211
Tet spells, 88, 89
Tetraciclina, 293
Tetra-hidrozolina, 171
Tetralogia de Fallot, 88, 89
Texidor twinge, 78
THE MISFITS, mnemônico, 170
Tiagabina, 503
Tíbia, 606
Ticarcilina, 341
Tiflite, 564
Timerosal, 377
Timo, 309

Timolol tópico-gel formador de solução, 142
Timpanocentese, 401
Timpanogramas planos, 62
Timpanometria, 62
Tinha
  da cabeça, 122, 125
    apresentação clínica da, 123
    cultura para, 123
    tratamento, 123
    do ponto preto, 123f
  dos pés, 125
  versicolor, 124
Tinidazol, 29
Tinturas de roupas, 152
Tioamidas, 218
Tioridazina, 171
Tipagem, 337
  sanguínea direta e reversa, 337
Tiques, 536, 537
  motores simples, 536
  simples, 536
Tireoide, 214
Tireoidite
  de Hashimoto, 216
  linfocítica crônica, 216
Toilet, uso do, 49
Tomografia computadorizada
  com contraste, 513
  craniana computadorizada, 151
  por emissão
    de fóton único (SPECT), 513
    de pósitrons (PET), 513
  sem contraste, 513
Tonsilectomia, 407
Topiramato, 503
Torção
  do apêndice do testículo, 36
  ovariana, 2, 15
  testicular, 2, 36, 37
    completa, 36
    diagnóstico, 36
    manifestações clínicas da, 36
    tratamento, 36
  tibial, 608
Torcicolo, 586
Tornozelo, 606
Torsade de points, 94
Tosse, 1
  crônica, 631
  psicogênica, 5, 631
Toxicidade por chumbo, 42
Toxicologia, 171, 180
Toxidrome, 174
Toxidrome para anticolinérgicos, 175

Toxina botulínica, 508
Toxoplasma congênito, 352
Toxoplasmose, 352
  congênita, 359
Tragos acessórios, 113
Transferrina, 324
Transfusão(ões), 336
  de concentrado de hemácias, 338
  de plaquetas, 433
    diretrizes para, 434t
  de sangue, 333
  em crianças com câncer, 566
Translocações do gene MLL, 570
Transplante
  autólogo, 584
  cardíaco, 96, 107
  de células-tronco, 584, 585
  de fígado, 251
Transposição das grandes artérias, 88
Transtorno(s)
  adrenais, 189
  afetivo, 66
  alimentares, 9, 11, 66
  bipolar, 68
  comportamentais ou emocionais, 42
  convulsivo, 48
  cranianos, 49
  da ansiedade, 68
    da separação, 67
    social, 67
  da ingestão alimentar tipo restritivo/evitativo (ARFID), 11
  da tireoide, 214
  de adolescentes masculinos, 35
  de aprendizagem e de desenvolvimento, 42
  de conduta, 67
  de pigmentação, 139
  dentários, 53
  depressivo maior, 67
  do cromossomo sexual, 290t
  do déficit de atenção/hiperatividade (TDAH), 42
    condições podem se assemelhar ao, 42
    diagnóstico, 43
    frequência de ocorrência, 42
    predisposição genética, 42
    riscos para adolescentes, 44
    terapias da medicina alternativa ou complementar (CAM), 44
    tratamento, 43
  do espectro autismo (TEA), 46
  do metabolismo do cálcio, 191
  do movimento, 535
  do pânico, 67
  dos genes sensores de cálcio, 192

dos neutrófilos, 315
eczematosos, 117
endócrinos, 284
esofágicos, 237
infecciosos, 97
inflamatórios, 97
lipídicos, 260
menstruais, 12
metabólicos, 443
    herdados/erros inatos do metabolismo (EIM), 284
mitocondriais, 271
obsessivo compulsivo (TOC), 66
    adulto, 66
    infantil, 66
oposicional desafiador, 67
PANDAS
PANS, 666
papuloescamosos, 134
pituitários e hipotalâmicos, 209
plaquetários, 327
psiquiátricos, 65
tubulares, 489
vesicobolhosos, 144
visuais e de desenvolvimento, 72
Transudatos, 638
Trantornos de coagulação, 300
Traqueia, moeda na, 222
Traqueíte bacteriana, 409
Traquioníquea, 127
Trauma, 180
    abdominal, 184
    nasal, 181
Traumatismo
    abdominal fechado, 185
    craniano
        abusivo, 150
        agudo leve, 182
        fechado grave, 150
Treinamento de uso do *toilet*, 49
Tremores, 535
    cinéticos, 536
    repouso, 536
Treponema pallidum, 356
Tretinoína, 112
Tríade
    clássica da malária, 350
    da mulher atleta, 11
    de Cushing, 510
Trichomonas vaginalis, 28
Tricobezoar, 223
Tricomoníase, 28
Tricotilomania, 127
Trientina, 251

Triglicerídeos, 260
Trimetadiona, 293
Trimetoprim-sulfametoxazol, 140
Tripanossomíase americana, 99
Trissomia
    13, 276t
    18, 276t
Trombocitaférese, 340
Trombocitopenia, 427, 433, 434
    aloimune neonatal, 329, 434
    púrpura idiopática (TPI), 3
    refratária persistente, 329
Trombocitose, 329, 454
    tratamento, 329
Tromboflebite séptica, 406
Trombose, 83
    venosa profunda (TVP), 308
Tronco encefálico, 512
Trypanosoma cruzi, 99
Tuberculose, 411
    tratamento, 414
Tubos
    de timpanotomia, 402, 403
    endotraqueais, 164, 422t
Tularemia, 390, 415
Tumor(es)
    benignos da glândula adrenal, 582
    de células
        embrionárias, 275
        germinativas, 574, 575, 582
    de Ewing, 568
    de Wilms, 565, 568, 579, 580
        bilateral, 580
    do blastema, 579
    do sistema nervoso, 574
    hepáticos, 582
    infratentoriais, 575
    intra-abdominais, 430
    neuroectodérmico primitivo (PNET), 575
    sólidos, 579
    supratentoriais, 575
    vasculares, 140

U

Úlceras genitais, 26
Ultrassonografia, 211
    com Doppler colorido, 36
    renal, 470
Unhas, anormalidades das, 125
Unidade pilossebácea, 109
Ureaplasma urealyticum, 26, 354
Uretrocistografia miccional de rotina (UCM), 1
Uretrografia retrógrada, 184

Uretrorragia, 477
Urina
   alcalinização da, 173
   gravidade específica da, 487
Urinálises, 486
Urolitíase, 498
Uropatia obstrutiva, 1
Urticária
   aguda, 113
   pigmentosa, 116
Usinas nucleares, 149
Uveíte, 659, 659f
Úvula bífida, 62

V

Vacina(s), 372
   à base de ovo-embrião, 373
   administração de múltiplas, 372
   antipneumocócica, 362
   antirrábica, 373
   com Bacilo Calmette-Guerin (BCG), 411
   com vírus atenuado vivo, 376
   conjugadas pneumocócicas, 6
   contra a hepatite B, 443
   contra influenza viva atenuada, 386
   contra MMR, 376
   contra pertussis
      acelular, 373
      de célula inteira, 373
   contra rotavírus e intussuscepção, 266
   contra varicela, 375
   e autismo, 46, 377
   para o papiloma vírus humano (HPV), 374
   pneumocócica conjugada, 374
Vaginite
   por cândida, 28
   por tricomoníase, 28
   pós-puberal, 28
Vaginose bacteriana, 28, 29
   diagnóstico, 29
Valaciclovir, 383
Valproato, 502, 503
Válvula(s)
   de Hasner, 73
   de Rosenmüller, 73
   mecânicas, 83
   uretrais posteriores, 488
Valvulite, 665
Vancomicina, 345, 346, 394
Vaporizador com vapor fresco, 409
Variação
   antigênica, 385
   da protrombina, 307

Varicela, 148, 353, 382, 415
Varicocele, 37
Varíola, 148
Vasculite(s), 152, 671
   inflamatória da doença intestinal, 671
   paraneoplásica de vaso pequeno, 671
   leucocitoclásticas, 671
   sistêmicas primárias, 671
Vaso-oclusão, 330
Vasodilatadores, 170
Vasopressores, 170
Veganos, 259
Vegetarianos, 259
Veículos
   secantes, 122
   umidificantes, 122
   utilizados em preparações dermatológicas, 122t
Velocidade de hemossedimentação (VHS), 605
Ventilação, 421
   mecânica convencional, 454
Verapamil, 171
Verrugas, 114
   anogenitais, 78
   comuns, 24
   genitais, 23, 78
   palmares, 24
   plantares, 114
      profundas, 24
Vertigem periférica da central, 517
Vesicante, 560
Vesícula(s), 110
   diagnóstico diferencial de 131t
   cutâneas, 145
Via aérea, 164
   por máscara laríngea, 423f
Viagra, 456
Vigabatrina, 503
Vincristina, 560
Violência, 7
   doméstica, 69
   entre namorados, 7
   entre parceiros íntimos, 7
VIPoma, 229
Virginia Apgar, 425
Virilização, 582
Vírus
   Coxsackie A, 384
   da hepatite
      A, 356
      B, 352, 356
      C, 356
   da imunodeficiência humana (HIV), 366
   da raiva, 186
   Ebola, 360

Epstein-Barr (EBV), 389
  herpes simples, 3
  influenza, 385
  sincicial respiratório (VSR), 628
Visão, binocularidade da, 74
Visco, 179
Vitamina
  A, 379
  B12, 259, 326
  D, 138, 259, 260
  E, 454
  K, 152, 306
Vitiligo, 139, 139f
VLDL, colesterol, 260
Volume sanguíneo total, 337
Vólvulo *in utero*, 264

Vômito verde, 263
VSD (defeito septal ventricular), 88, 106, 416
  com síndrome de Eisenmenger, 89

W
Warfarina, 293
WITHDRAWAL, acrônimo, 418

Y
Yersinia pestis, 148

Z
Zanamivir, 387
Zinco, 259
Zonisamida, 503
  Zumbido venoso, 104